谨以此书献给

北京协和医院建院九十周年

北京协和医院

PEKING UNION MEDICAL COLLEGE HOSPITAL

1921

系统性疾病与心脏

——附病例解析

（第 2 版）

主　编　曾　勇　田　庄　谢洪智

主　审　朱文玲　方　全

编　者（以撰写章节为序）

姚　明　朱以诚　李乃适　曾　勇　王　鸥

卢　琳　童安莉　朱慧娟　郭潇潇　袁　涛

许岭翎　孟　岩　魏　珉　叶益聪　周　炜

刘永太　费允云　徐　东　翁　力　谢洪智

杨　明　王书杰　李　剑　张　力　任　彤

周　滢　田　庄　樊晓红　李　航　李　钥

姚　方　钟　旭　施举红　陆慰萱　邵　池

张　弘　蔡柏蔷　范洪伟　陈绍辉　黄宇光

沈建中

病例及图片提供

刘东方　杨　明　吴　炜　郭潇潇　叶益聪

杨德彦　赖晋智　韩业晨　杨　静　王怡宁

刘永太　赵大春　郭立琳　朱燕林　张丽华

徐瑞燚　李清亿

中国协和医科大学出版社

图书在版编目（CIP）数据

系统性疾病与心脏：附病例解析（第2版）/ 曾勇，田庄，谢洪智主编. —2版. —北京：中国协和医科大学出版社，2011. 8

ISBN 978 -7 -81136 -529 -0

Ⅰ. ①系…　Ⅱ. ①曾…②田…③谢…　Ⅲ. ①心脏血管疾病 - 诊疗　Ⅳ. ①R54

中国版本图书馆 CIP 数据核字（2011）第136232号

系统性疾病与心脏（第2版）

主　　编：曾　勇　田　庄　谢洪智

责任编辑：何海青　田　奇　何慧婧

出版发行：中国协和医科大学出版社

（北京东单三条九号　邮编100730　电话65260378）

网　　址：www. pumcp. com

经　　销：新华书店总店北京发行所

印　　刷：北京佳艺恒彩印刷有限公司

开　　本：787×1092　1/16开

印　　张：30

字　　数：700千字

版　　次：2011年9月第1版　　2011年9月第1次印刷

印　　数：1—5000

定　　价：125. 00元

ISBN 978 -7 -81136 -529 -0/R·529

再版前言

《系统性疾病与心脏》一书出版后，深受心血管病医生和内科医生的欢迎。本书作为参考书既能帮助临床医生开阔思路，在心血管病鉴别诊断时想到系统性疾病累及心脏的可能；也能帮助临床医生加深对系统性疾病累及心血管系统的机制、临床表现、诊断方法及处理的理解，特别是在面临一些罕见疾病时能借鉴本书的病例解析得到启发。

《系统性疾病与心脏》第 1 版出版时，由于时间仓促，临床资料不够充足，于是产生了出版第 2 版的愿望。经过几年时间的临床病例积累，我们在第 2 版中补充了新的系统性疾病心脏受累的章节和新的病例解析，与同道们分享。

《系统性疾病与心脏（第 2 版）》全书 15 章，增添了北京协和医院 20 年来 90 例线粒体病的临床和病理资料总结及本院 62 例 I 型糖原累积病的临床总结，包括心脏受累及血脂异常及其治疗情况；补充了本院围生期心肌病的临床总结；增添了肥胖心肌病和 Fabry 病新章节。第 2 版补充了 33 例病例解析，包括线粒体病和糖原累积病心脏受累，Febry 病，甲亢心脏病，嗜铬细胞瘤，心脏嗜铬细胞瘤，肢端肥大症心肌病，SLE，贝赫切特（白塞）病，大动脉炎，结节性多动脉炎，变应性肉芽肿性血管炎，抗磷脂综合征，皮肌炎，高嗜酸性粒细胞综合征，淀粉样变，血液肿瘤心脏表现，放射和化学治疗所致心肌病，心腔内血栓形成，心脏良性恶性肿瘤及心包肿瘤，肝硬化，川崎病，艾滋病，妊娠合并室上性心动过速及心动过速心肌病以及非动脉粥样硬化心肌梗死等病例报告。

我们要感谢所有为本书提供资料的中青年临床医生，他们提供了众多有意义的罕见病例和影像学图片，并做了富有临床经验的解析。一些罕见和疑难病的确诊和治愈汇集了我院老一辈医学专家和各级医生的智慧和丰富的临床经验，也发扬了针对疑难病例查阅文献，刻苦钻研及多科会诊集思广益的协和传统。

朱文玲

2011 年 6 月

第1版前言

系统性疾病往往直接或间接累及心脏，引起心脏结构和（或）功能的改变。很需要有一本系统性疾病与心脏的书介绍系统性疾病引起心血管病的机制、临床表现及处理。更重要的是，希望这本书可以帮助临床医生在面临一位心血管病患者时，能开阔临床思路，对心血管病的病因进行全面的诊断和鉴别诊断，以确诊系统性疾病的心脏病变，这就是撰写本书的目的。北京协和医院是一所科室十分齐全的综合性医院，在诊治疑难病方面积累了不少病例，获得了丰富的临床经验，这是我们能够完成本书撰写的条件。

本书作者是来自北京协和医院的心血管内科、呼吸内科、消化内科、血液病科、肾脏病科、感染性疾病科、风湿免疫科、内分泌科、神经科、儿科和麻醉科的第一线临床医师。而且他们都是中青年医生，本书凝集了他们极大的写作热情和临床实践经历，并积聚了我院老一辈医学专家丰富的临床经验。本书的写作由系统性疾病相关专业的医生完成，使本书对系统性疾病的介绍更加规范化和系统化，包括系统性疾病的国内、国际诊断标准，临床表现，鉴别诊断和处理原则以及具体治疗方案。改变了初始安排心血管专科医生来写系统性疾病心脏病的想法，本书的写作质量大大提高。此外，我们要求作者一定要有我院有关系统性疾病心脏病的临床资料，以增加本书的可读性。

系统性疾病与心脏全书15章，包括神经系统疾病与心脏（Friedreich共济失调，线粒体病，进行性肌营养不良，强直性肌营养不良，其他类型的进行性肌营养不良，糖原贮积病，伴心血管病变的其他神经系统疾病，如吉兰-巴雷综合征、周期性麻痹、脑血管病和腓骨肌萎缩症等）；内分泌疾病与心脏（甲状腺功能亢进症，甲状腺功能减退症，胺碘酮相关性甲状腺病变，甲状旁腺功能亢进症，甲状旁腺功能减退症，皮质醇增多症，原发性醛固酮增多症，嗜铬细胞瘤，肢端肥大症）；代谢性疾病（糖尿病，高尿酸血症，高同型半胱氨酸血症与心脏，肥胖症与心脏）；免疫系统疾病与心脏（系统性红斑狼疮，干燥综合征，贝赫切特病，大动脉炎，结节性多动脉炎，变应性肉芽肿性血管炎和韦格纳肉芽肿，类风湿关节炎，Reiter综合征，抗磷脂综合征，皮肌炎，血清阴性脊柱关节病，硬皮病）；马方综合征与心脏；血液病与心脏（贫血，溶血性疾病，高嗜酸性粒细胞综合征，淀粉样变性，血色病，血黏滞度增加相关的疾病，血液肿瘤的心脏表现，放射治疗和化学治疗对心脏的影响，心血管药物引起的血液学异常，心腔内血栓形成）心脏肿瘤（具有肌细胞分化的心脏良性肿瘤，心脏的恶性肿瘤，心包肿瘤，心脏嗜铬细胞瘤）；妊娠与心血管疾病；肾脏病与心血管疾病（慢性肾脏病与心血管疾病，肾脏替代治疗患者的心血管损害）；消化系统疾病（急性胰腺炎，肝硬化）；呼吸系统疾病（肺动脉高压，肺血栓栓塞症，肺血管炎，阻塞性睡眠呼吸暂停低通气综合征，COPD 和慢性肺源性心脏病）；感染性疾病与心脏（川崎病，艾滋病）；麻醉与心血管和非动脉粥样硬化所致的心肌梗死。本书适合于内科、儿科、内分泌科、神经科等内科医师和麻醉科医师阅读，特别对心血管专业医师掌握心血管病的继发性病因有很大帮助。更适合内科医师在遇到心血管病时作为诊断、鉴别诊断的参考书，并为制定治疗方案，判断疾病的预后提供参考。本书由于时间仓促，临床资料尚不够充足，以后还需积累和提供更多的各种系统性疾病心脏病的临床资料。

朱文玲
2008 年 8 月

目 录

第一章　神经系统疾病与心脏

第一节　Friedreich 共济失调

Friedreich 共济失调（Friedreich ataxia，FA）于 1863 年被 Friedreich 首次报道，是一种常染色体隐性遗传病，以脊髓后索、脊髓小脑束、皮质脊髓束变性以及心肌病为特点。

【病因和发病原理】

FA 是一种常染色体隐性遗传病，其基因定位于 9 号染色体长臂（9q13 - 12.1），编码线粒体蛋白 frataxin。Frataxin 基因非编码区第一内含子的 GAA 三核苷酸异常扩增导致 FA。正常人 frataxin 基因 GAA 三核苷酸重复次数低于 42 次；而 FA 患者 GAA 三核苷酸扩增明显增加，可达 66 ~ 1700 次。95% 的 FA 患者为 GAA 异常扩增的纯合子。其余的则为 GAA 异常扩增的杂合子，即两个等位基因其一 GAA 扩增增加，另一个则携带一种 frataxin 点突变。GAA 重复序列的多少与临床症状相关。发病年龄与两个等位基因中较短的一个相关。

GAA 重复序列增多导致异常的螺旋结构，从而抑制 frataxin 基因转录。GAA 扩增与 frataxin 转录成反比。GAA 扩增越多，frataxin 转录抑制越明显，发病越早，症状也更严重；反之亦然。

Frataxin 广泛分布在脊髓、骨骼肌、心脏以及肝脏等细胞的线粒体内膜。它是铁 - 硫簇、亚铁血红素生物合成所必需的。Frataxin 水平降低导致线粒体功能紊乱，最终导致 FA。一方面 frataxin 缺乏导致乌头酸酶（Krebs 循环酶）缺陷以及线粒体呼吸链复合体 Ⅰ ~ Ⅲ 缺陷，线粒体内铁超负荷，能量生成受损；另一方面铁硫簇合成异常导致线粒体呼吸链疾病，超氧化物歧化酶等抗氧化途径信号传递障碍。细胞（尤其是神经元和心肌细胞）对氧化应激的敏感性增加，产生过多的过氧化物自由基，最终导致神经元和心肌细胞死亡。

FA 病理改变主要在脊髓后索、脊髓小脑后束以及锥体束，脊髓小脑前束损害较轻，小脑皮质和齿状核也有轻度改变。脊髓后柱、脊髓小脑束、皮质脊髓束变性硬化。背根神经节 Clarke 柱的神经细胞脱失。周围神经及少量大的有髓轴突可受累。

FA 患者常合并肥厚型心肌病，GAA 重复序列越多，左室肥厚越明显。组织病理学检查显示心肌细胞肥厚、变性，伴心肌间质纤维化，部分心肌纤维变性坏死，反应性炎症以及肌内膜结缔组织增生。大小冠状动脉均可见 PAS 阳性物沉积。心脏神经、神经节以及传导系统的变性坏死，钙盐和铁质沉积均有报道。组化分析发现心肌细胞内铁大量聚集而乌头酸酶活性降低。小的含铁颗粒聚集分布于散在的肌纤维核周，呈线样分布在肌原纤维间。目前认为 FA 进行性的心肌病是铁负荷导致线粒体损害，继以出现心肌纤维坏死、慢性反应性心肌炎的结果。

【临床表现及实验室检查】

FA 的人群患病率 2/10 万，男女均受累；近亲结婚发病率高达 5.6% ~ 28%。通常在 5 ~

18 岁起病，少数可迟至 30 岁发病。6～9 岁和 12～15 岁为两个发病高峰。以进行性步态和肢体共济失调、腱反射消失、病理征阳性为特点。

患者通常以步态不稳、笨拙、容易跌倒作为首发症状。可见于已能正常行走的儿童，更常表现为儿童学步缓慢、运动功能发育迟缓。随着病情发展，从双下肢逐步发展到四肢都受累；出现双上肢共济失调、小脑性协同运动障碍以及本体感觉障碍。意向性震颤以双上肢多见，构音不清，锥体束征常见。可出现肢体远端肌肉萎缩，偶有括约肌功能障碍。体格检查可见步基增宽，站立时躯体摇晃，Romberg 征阳性。双下肢肌张力降低、腱反射消失，深感觉障碍，以及 Babinski 征阳性。眼震不少见。

少数患者伴发视神经萎缩、视网膜色素变性、上睑下垂、眼外肌麻痹、智能低下、震颤麻痹或肌阵挛。

骨骼异常常见，几乎所有患者在病程后期都出现弓形足、马蹄内翻足、爪形趾、脊柱侧弯和后凸畸形。

约 10% 的 FA 患者伴发糖尿病。

脊柱 X 线可见畸形；CT 或 MRI 可显示小脑或脑干不同程度萎缩，脊髓变细、萎缩；血清、周围血白细胞或培养皮肤成纤维细胞检测，可见丙酮酸脱氢酶活性低于正常的 50%，氨基己糖酶 A 活性降低。脑脊液检查正常。

【心血管系统表现】

心肌病变

1863 年 Friedreich 首次报道 FA 患者可以出现心肌受累。目前认为这是本病的重要特征之一。90%～100% 的 FA 患者有心脏受累，伴或不伴临床症状。以隐匿的无症状性心脏受累多见，ECG 和超声心动图可发现一种或多种异常。严重共济失调的发生往往早于心脏疾病，且神经系统病变程度与心脏受累程度无关，但是心脏病常是死亡原因。极少数患者心脏症状早于神经系统症状。

1. 心肌肥厚　34%～77% 的 FA 患者伴有心肌肥厚，其中 1/3 为可表现出流出道梗阻。约 30% 的患者出现临床症状。活动后心悸、气短是最常见的症状，也可以表现为水肿和外周发绀。心绞痛相对少见，后者可能是心脏受累的晚期表现。临床症状多见于伴 ECG 异常改变的患者。可出现各种心律失常，但是与肥厚型心肌病相比，严重的室性心律失常少见。

体格检查可发现额外心音和心脏杂音，如胸骨左缘第二肋间收缩期杂音、第三心音和第四心音增强。部分病人可出现奔马律。Thoren 通过血管造影发现收缩期肺动脉漏斗部狭窄，认为这与胸骨左缘杂音有关。

胸片可显示心影增大。

90%～95% FA 患者的 ECG 可有异常改变，一般与心室肥厚相一致。ECG 是明确有无心脏损害的最敏感的无创检查手段，其异常改变早于超声心动图所见，有时甚至在神经系统症状得到关注之前出现。儿童和青少年原发性心肌病少见，因此如果出现 ECG 异常改变，应该建议患者进行神经系统检查。T 波倒置（尤其是下壁和侧壁）伴或不伴左或右室肥厚是最常见的 ECG 改变，这可能是心肌部分纤维化导致的复极紊乱。其次是电轴右偏、窦性心动过速以及 Q 波。Q 波提示可能存在室壁运动异常，这部分患者容易转变为低动力的扩张型心肌病。约 10% 的患者可以见到顺钟向或逆钟向转位，多见于伴脊柱侧弯的患者。值得一提的是 FA 患者 ECG 异常的比例远远高于出现心脏受累症状者，因此 ECG 异常并不等同于心肌病变。

超声心动图所示一般也与心电图心室肥厚相一致。绝大多数表现为左室肥厚［向心性和（或）室间隔不对称性肥厚］、乳头肌肥厚及左室流出道梗阻，伴或不伴收缩和舒张功能障碍。左室心腔变小，左房内径增大。室间隔厚度和左室重量与 Frataxin 较短的等位基因 GAA 三联子重复次数成正比。组织多普勒显示 FA 患者收缩期和舒张早期 MVG 下降。

病理学显示心室肥厚，伴心肌间质纤维化，部分心肌纤维变性。间隔细胞排列混乱是遗传性肥厚型心肌病的组织学标志，但罕于 FA 患者或仅为灶性分布。

2. 心脏扩大　心脏扩大远较心肌肥厚少见，但也有报道，多由后者转变恶化而来。17%~30% 的患者出现类似于低动力型扩张性心肌病样的临床表现。最初可能表现为全心功能低下，但是左室内径尚正常。患者心功能进行性恶化，心室内径扩大，晚期出现充血性心力衰竭，预后差。心律失常常见。房颤和房扑等房性心律失常是 FA 伴心脏扩大患者特征性的表现。也可见室性心动过速。约 50% 的 FA 患者临死前出现阵发性房性心动过速。

冠状动脉病变

冠状动脉疾病，尤其是壁内小冠状动脉病变，也有报道，但是冠状动脉病变与局部室壁异常之间的关系尚不确定。

传导系统障碍

心脏传导障碍以及持续的节律异常罕见。

北京协和医院分析确诊为 Friedreich 共济失调患者 2 例，临床上患者均有心肌受累的表现，其中 1 例患者超声心动图表现为类似于扩张型心肌病的表现，临床有明显心力衰竭的表现。

【诊断】

Friedreich 共济失调的诊断标准：根据儿童或少年起病，自下肢向上肢发展的进行性共济失调，明显的深感觉障碍，通常可以诊断；如有构音障碍、脊柱侧凸、弓形足、心肌病、MRI 显示脊髓萎缩和 frataxin 基因 GAA 异常扩增（GAA 大于 66 次重复），可确诊。

【鉴别诊断】

（一）腓骨肌萎缩症

为遗传性周围神经病，也可以出现弓形足等异常；周围神经传导速度正常而感觉神经动作电位缺失或显著下降是 FA 与 CMT 重要鉴别点。

（二）多发性硬化

复发 - 缓解的病史，时间和空间的多发性，中枢神经系统多数病灶的体征有助于鉴别。

（三）维生素 E 缺乏

可以导致共济失调，血清维生素 E 水平明显降低有助于诊断。

（四）共济失调 - 毛细血管扩张症

儿童期起病的小脑性共济失调，可见特征性眼结合膜毛细血管扩张。

（五）亚急性联合变性

中年发病，有贫血和脊髓后索、锥体束及周围神经损害的证据。

（六）常染色体显性遗传脊髓小脑性共济失调 ADSC

也表现为脊髓小脑性共济失调，但本病为常染色体显性遗传，一般成年期发病，有助于与FA鉴别，确诊有赖于基因诊断。

（七）遗传性共济失调性多发性神经炎

常染色体隐性遗传，缓慢起病，具备小脑性共济失调、多发性神经炎、视觉改变三大主征，血清植烷酸含量增高。

【治疗】

（一）Friedreich共济失调的治疗

目前本病无特效治疗，轻症病人可用支持疗法和功能锻炼，肌腱切断术等矫形手术可纠正足部畸形。

（二）Friedreich共济失调心肌病的治疗

早期治疗可延缓FA心脏病变的进展，但是不能减低死亡率。L-肉碱和creatine肌酐（后者已经证实无效）能增强细胞的能量传导。辅酶Q10也被用于延缓心肌病进展。

Idebenone是一种短链辅酶Q10类似物。它作为一种有效的自由基清除剂，可使线粒体免受氧化应激。它不能阻止共济失调的进展，但是可以显著减轻心肌肥厚、室间隔厚度和左心室重量。治疗后ECHO提示左室缩短分数改善。心肌肥厚的改善早于心功能改善，并与其呈线性关系。该药无严重的副作用，推荐FA患者确诊肥厚性心肌病时就开始长期口服Idebenone 5～15mg/(kg·d)。

对于FA伴肥厚型心肌病的患者，推荐应用ACEI改善心室重构。有个案报道大剂量β受体阻滞剂可以减少室间隔和左心室后壁的厚度，完全逆转ECG所示的弥漫性复极异常。

对于晚期心衰患者，可考虑左室辅助装置（VAD）植入或心脏移植。

【预后】

一般而言，神经系统功能缺陷逐渐进展，患者可在出现症状5年内不能独立行走，10～20年内卧床不起，有症状者平均患病期25年，平均死亡年龄35岁。心肌病变为较常见的死因。伴有扩张型心肌病的患者，迅速进展到终末期充血性心力衰竭，预后极差。

第二节 线粒体病

线粒体病是遗传缺损导致线粒体代谢酶缺陷，使ATP合成障碍、能量来源不足导致的一组异质性疾病。

【病因和发病原理】

人体细胞所需能量来源于线粒体。人类线粒体DNA（mtDNA）主要编码呼吸链及与能量代谢相关的蛋白质。mtDNA缺失或点突变使编码线粒体氧化过程必需的酶或载体发生障碍，糖原和脂肪酸不能进入线粒体内进行氧化磷酸化产生足够的ATP，导致能量代谢障碍，从而出现多系统受累的症状，以对有氧代谢需求高的脑、骨骼肌以及心肌最容易受累。5个呼吸链复合体中任何一个功能缺陷都可以导致氧化磷酸化障碍，以复合体Ⅰ和Ⅳ缺陷最常见。

受精卵线粒体均来自卵子，因此线粒体病为母系遗传。母亲将mtDNA传递给子女，只有女儿可将mtDNA再传递给下一代。每个细胞的mtDNA有多重拷贝，线粒体编码基因的表现型与受细胞内突变与野生型 mtDNA 相对比例影响。只有当突变型达到阈值时患者才会出现症状。除了 mtDNA 突变以外，部分线粒体病患者为核 DNA 突变。

肌肉冷冻切片 Gomori 三色染色，在光镜下可见异常线粒体聚集的蓬毛样红纤维（RRF），电镜显示大量异常线粒体糖原和脂滴堆积，线粒体嵴排列紊乱。

儿童时期异常的氧化磷酸化可以导致肥厚型或扩张型心肌病。线粒体心肌病是编码呼吸链酶的核 DNA 或 mtDNA 突变所致。tRNA3243A→G 点突变见于大多数 MELAS 综合征患者，它被认为与肥厚型心肌病有关。线粒体肌病的 tRNA3260A→G 点突变也与肥厚型心肌病有关。tRNA4269A→G 点突变与扩张型心肌病有关。心脏传导阻滞见于 CPEO 和 KSS 患者，后者具有 mtDNA 缺失。

心脏活检光镜显示弥漫性心肌细胞空泡变性，细胞间脂肪浸润，间质纤维化明显。电镜结果与骨骼肌相似，细胞内大量巨大的异常线粒体聚集，线粒体嵴增多。心肌细胞内空泡变性导致心肌纤维肥厚，从而出现肥厚型心肌病的形态学表现，并最终发展为肥厚型扩张型心肌病。目前认为心功能进行性恶化与心肌纤维变性和心脏微血管病有关。窦房结、房室结、各束支组织也出现细胞变性坏死，脂肪浸润明显，伴纤维化、结缔组织增生。

【临床表现及实验室检查】

线粒体病发病率约 1/万存活新生儿，据病变部位不同可分为线粒体肌病、线粒体脑肌病以及线粒体脑病。

线粒体肌病多在 20 岁左右起病，也可在儿童或中年起病，男女均可受累，以骨骼肌极度不耐受疲劳为特点，伴肌肉酸痛和压痛，但是肌萎缩少见。

经典的线粒体脑肌病包括以下多种类型：

慢性进行性眼外肌麻痹（CPEO）：一般在儿童期发病，少数在成年后发病，进展缓慢。本病以上睑下垂为首发症状，逐渐发展为全部眼外肌瘫痪，眼球运动障碍，双侧眼外肌一般对称受累，复视罕见；部分患者出现咽喉肌和四肢肌无力。

Kearns-Sayre 综合征（KSS）：一般 20 岁前起病，进展较快，以进行性眼外肌麻痹、视网膜色素变性以及心脏传导阻滞为典型三联征，常常伴有小脑性共济失调、脑脊液蛋白增高、神经性耳聋以及智能减退。

线粒体脑肌病伴高乳酸血症和卒中样发作（MELAS）综合征：多在儿童期发病，反复出现卒中样发作，病情逐渐加重。CT 和 MRI 可见枕叶脑软化灶，但病灶范围不符合血管分布，常伴脑萎缩、脑室扩大和基底节钙化，血和脑脊液乳酸增高。

肌阵挛性癫痫伴肌肉蓬毛样红纤维（MERRF）综合征：也多在儿童期发病，主要表现为肌阵挛性癫痫、小脑性共济失调和四肢近端无力等，伴多发性对称性脂肪瘤。

线粒体脑病：包括 Leber 遗传性视神经病（LHON）、亚急性坏死性脑脊髓病（Leigh 病）、Menkes 病等。

约 80% 以上线粒体疾病患者血乳酸、丙酮酸最小运动量试验为阳性，即运动后 10 分钟血乳酸、丙酮酸仍高于正常。线粒体脑肌病患者 CSF 乳酸含量也增高。线粒体呼吸链复合体酶活性降低。肌肉活检 Gomori 染色可见肌细胞内线粒体堆积，类似破碎红纤维和（或）糖原、脂肪堆积。60%~70% 的患者的肌电图检查呈肌源性损害，少数呈神经源性损害。头 CT 和 MRI 可见脑、小脑萎缩，大脑半球有低密度区，基底节可有钙化。mtDNA 分析有助于线粒体疾病亚型诊断。CPEO 和 KSS 为 mtDNA 片段缺失；80% 的 MELAS 患者为 mtDNA tRNA 基因 3243 点突变；MERRF 综合征则是 tRNA 基因位点 8344 点突变。

【心血管系统表现】

线粒体疾病容易出现心脏受累，对 113 例确诊线粒体疾病的儿童的研究发现，约 40% 的患者有心脏受，且心脏受累者平均发病年龄早于无心脏受累组。心脏传导系统和心肌都可以受累。

（一）传导系统

心脏传导系统病变是线粒体病心脏受累的主要表现之一，最常见于 CPEO 和 KSS 患者，通常出现较晚。患者出现进行性结下传导阻滞，这是希氏束远端的广泛异常所致。部分患者可同时伴有房室结传导增强。

心脏传导阻滞是逐渐进展的。初期患者可能仅有轻微的传导异常，逐渐发展为双分支阻滞、三分支阻滞，乃至完全性房室传导阻滞。完全性房室传导阻滞是 KSS 典型三联征之一。伴分支阻滞的 KSS 综合征患者发展为完全性房室传导阻滞较缺血性心脏病患者迅速，且几率高。KSS 综合征患者出现三分支病变、右束支阻滞以及左前分支阻滞者危险性较大，常需要植入起搏器。

电生理检查可发现希氏束和普肯耶系统广泛受累，主要表现为 HV 间期延长、希氏束内阻滞、希氏束远端阻滞或应用阿托品或起搏治疗后希氏束远端阻滞。

（二）心肌病变

线粒体心肌病并不少见。约 18%~40% 儿童线粒体病患者伴有心肌病。线粒体心肌病多在新生儿期或儿童早期发病，以 6 个月 ~2 岁好发，绝大多数在 6 岁前确诊。心肌受累晚于神经系统受累，极少数患者以心肌病为首发症状。

Fernando 等对 113 例儿童线粒体疾病患者的研究显示，线粒体心肌病以肥厚型心肌病（58%）最常见，其次为扩张型心肌病（29%）以及左室致密化不全（LVNC，13%）。肥厚型心肌病往往逐渐进展为扩张型心肌病，后者被认为是疾病进展晚期的表现。LVCN 是心肌病的一种特殊类型，患者心内膜形成障碍，以左心室存在大量明显的小梁和小梁间深的隐窝为特点。

心肌病可见于线粒体疾病不同亚型，最常见于 MELAS 综合征。KSS 综合征、CPEO、Leigh 病伴心肌病变的也有报道。

线粒体心肌病早期以舒张功能不全为特点，左室室壁厚度逐渐增加，心功能逐渐恶化，直到出现心脏扩大、扩张型心肌病，左室舒张末期容积增加和射血分数降低。患者心功能不全可迅速恶化，与其伴有的呼吸链缺陷无关。约半数患者出现心力衰竭，总体预后差，死于心衰或心源性猝死，30 岁前死亡率达 70%。

ECG 可见窦性心动过速、长 QT 综合征、电轴左偏、左室肥厚、室上性心律失常。

心肌病的确诊依靠心脏超声检查。

北京协和医院回顾了近 20 年来诊断的 90 例线粒体疾病患者的临床与病理资料，包括心电图、动态心电图和心脏超声检查。其中男 56 例，女 34 例，男女之比为 1.7∶1.0。≤12 岁 8 例，13~35 岁 64 例，36~49 岁 13 例，≥50 岁 5 例，35 岁以下者 72 例。68.9% 的患者病程在 3 年以上，病程≥10 年者 22 例。

心脏受累表现和预后：本组进行心脏超声检查者 36 例（40.0%），心肌病变检出者 5 例（13.9%），其中左心室肥厚者 2 例，心脏扩大伴心衰者 3 例。3 例以心衰为首发表现。1 例 12 岁时因心衰症状发现心肌肥厚合并心肌致密化不全，14 岁行心脏移植术，术后因乳酸性酸中毒，经肌活检诊断为线粒体肌病。另 2 例青壮年诊断为扩张型心肌病，左心室舒张末期内径分别为 68mm、72mm，左心室射血分数分别是 26.0% 和 16.7%，同时发现肌酶持续升高，经活检确诊。合并心肌受累的 5 例患者中，4 例为近 2 年内发现，目前均存活，坚持营养心肌及血管紧张素转化酶抑制剂、β 受体阻断剂、利尿剂等治疗，心功能Ⅱ～Ⅲ级；1 例肌肥厚为 1997 年诊断，已失访。合并先天性结构性心脏病 4 例中，二尖瓣脱垂 1 例、二尖瓣及三尖瓣脱垂 1 例、房间隔缺损 1 例（此 3 例为常规心脏超声检查发现，临床无明显症状）；另 1 例在 4 岁时行室间隔缺损修补术，14 岁癫痫发作后诊断为线粒体脑病。

本组合并各种心律失常者 20 例（22.2%）。4 例患者因阿斯发作和缓慢型心律失常安装起搏器，年龄分别是 12 岁、23 岁、28 岁、63 岁；其中 2 例为三度房室传导阻滞，1 例为右束支传导阻滞（RBBB）合并左前分支阻滞，1 例不详。3 例在安装起搏器后 2～3 年诊断为线粒体疾病，1 例在线粒体脑肌病诊断 11 年后诊断。1 例患者存在多种心律失常，从 48 岁开始间断晕厥、乏力、呼吸困难，69 岁时诊断为Ⅱ型呼吸衰竭，心电图为 RBBB 合并阵发性心房颤动，骨骼肌活检为线粒体肌病，72 岁发生室性心动过速（室速）、阿斯发作后行心肺复苏术。1 例为阵发性房性心动过速。其他无症状的心律失常者 14 例，为常规心电图检查发现，分别是 RBBB 4 例，RBBB 合并左前分支阻滞 1 例，短 PR 间期综合征 5 例，B 型预激综合征（预激）2 例，室内传导阻滞 2 例。

线粒体疾病的不同亚型与心脏异常的关系：在各种线粒体疾病中，以 KSS 的心脏异常阳性率最高，9 例中占 8 例，阳性率为 88.9%；线粒体疾病所导致的心脏异常主要为心脏传导异常，有 4 例已安装永久起搏器（其中 1 例合并二尖瓣及三尖瓣脱垂），1 例 RBBB 合并左前分支阻滞，1 例室内传导阻滞，1 例短 PR 间期综合征，1 例房间隔缺损。单纯线粒体肌病的 18 例中心脏异常阳性者占 9 例，阳性率为 50.0%，以心肌病变和其他心律失常为主，包括：扩张型心肌病 2 例，左心室肥厚 1 例，肥厚伴致密化不全心脏移植 1 例，RBBB 合并阵发性心房颤动、室速 1 例，室内传导阻滞 1 例（QRS 132 ms），肺动脉高压伴右心室肥厚 1 例；另有 2 例心电图显示左心室肥厚，但未行心脏超声检查。MELAS 34 例中 9 例心脏异常，阳性率为 26.5%；其中左心室肥厚 1 例、室间隔缺损 1 例、B 型预激 2 例、PR 间期缩短者 3 例（PR < 100ms）；另有 2 例心电图分别显示左心室肥厚、一度心脏传导阻滞合并不完全 RBBB，但未行心脏超声检查。

从以上资料可以看出，线粒体疾病可以各种心肌病、心衰、心律失常甚至猝死为首发表现，是影响患者预后的主要因素，需引起各学科医师的重视。尤其对青壮年的心肌病、不明原因的严重传导阻滞应尽可能寻找病因，除外线粒体肌病的可能。此外，建议对所有线粒体疾病患者定期进行心电图、动态心电图和超声心动图等检查，以便尽早发现异常并给予治疗以改善预后。

【诊断】

（一）线粒体疾病的诊断

根据四肢近端极度不能耐受疲劳、身体矮小以及神经性耳聋等，伴各亚型临床特点；以血乳酸、丙酮酸最小运动量试验做筛选，肌肉活检病理发现 RRF 可确诊，有条件者可进行基因分析，发现 mtDNA 缺失或点突变（表 1-1）。

表 1-1 适用于儿童线粒体疾病改良的 Walker 标准

	主要标准	次要标准
临床表现	临床上表现为线粒体肌脑病，或满足以下 3 点的线粒体细胞： 1. 难以解释的多系统受累 2. 逐渐进展的病程，伴阵发性加重；或家族史强烈提示 mtDNA 突变 3. 排除其他可能的代谢性或非代谢性疾病	症状符合呼吸链缺陷 *
组织学	骨骼肌可见 >2% 的红变纤维	少量的 RRF、SSAM 或电镜下线粒体广泛异常
酶学分析	肌纤维希堡色素氧化酶（-），或者组织呼吸链复合体活性 <20%；细胞 line 中呼吸链复合体活性 <30%，或 2 个或以上组织中呼吸链复合体活性 <30%	抗体测定显示某一呼吸链复合体缺陷，或组织中其活性为 20%~30%，某一细胞系中呼吸链复合体活性 30%~40%，或 2 个或以上组织中呼吸链复合体活性 30%~40%
功能检查	成纤维细胞 ATP 合成率 >3 SD	成纤维细胞 ATP 合成率：平均值 -（2~3）SD，或半乳糖培养基中成纤维细胞不能生长
基因检查	明确的致病性核 DNA 或 mtDNA 突变	可能的致病的核 DNA 或 mtDNA 突变
代谢异常		1 个或以上的代谢指标提示代谢功能受损

SSAM 肌膜下线粒体聚集；*：儿童线粒体疾病的其他特点：死胎伴宫内胎动减少，新生儿死亡或 collapse，运动障碍性疾病，严重生长发育不良，新生儿肌张力减低以及新生儿肌张力增高作为次要临床标准。

（二）线粒体疾病心脏损害的诊断

已确诊线粒体疾病者，其心肌病的诊断和分型依靠心脏超声检查。若超声提示左室局限性或弥漫性肥厚，且舒张期左室后壁厚度和（或）室间隔厚度大于等于正常值 +2SD，诊断肥厚型心肌病。如果左室流出道血流率大于等于 2m/s，提示存在梗阻。舒张期左室内径大于等于正常值 +2SD，则提示扩张型心肌病。

ECG 和电生理检查可发现心脏传导障碍。

【鉴别诊断】

（一）多发性肌炎

本病也以骨骼肌受累为主，表现为四肢近端肌无力和肌萎缩，可累及心肌，血清 CK 升高，肌电图呈肌源性损害，可与线粒体肌病或线粒体脑肌病混淆。但是本病好发于 30～60 岁，女性多见；眼外肌一般不受累；可伴皮疹、关节痛、雷诺现象、低热等；部分患者抗细胞质 tRNA 合成抗体（anti-JO1）阳性，血乳酸不高；肌肉活检提示肌纤维坏死、炎性细胞浸润，而无 RRF。

（二）重症肌无力

本病也以骨骼肌受累为主，表现为受累肌肉呈病态疲劳，需要与线粒体疾病鉴别。但是本病为波动性肌无力，具有活动后加重、休息后减轻以及晨轻暮重的特点。新斯的明试验阳性，血乙酰胆碱受体抗体阳性以及神经重复电刺激出现动作电位波幅递减都有助于与线粒体疾病鉴别。

（三）眼咽型肌营养不良

常染色体显性遗传，首发症状为上睑下垂和眼球运动障碍，双侧对称，逐步出现吞咽困难，轻度面肌力弱，咬肌无力和萎缩、构音不清。

（四）周期性瘫痪

以反复弛缓性肌无力或麻痹发作为特点，无脑损害证据，发作时多有血钾降低和低钾心电图改变，补钾后症状迅速缓解。

【治疗】

（一）线粒体疾病的治疗

本病目前无特效治疗，仅限于对症治疗，可用 ATP、辅酶 A，或采用大量 B 族维生素、辅酶 Q10 等。丙酮酸羧化酶缺乏者推荐高蛋白、高碳水化合物以及低脂饮食。部分病例用皮质激素治疗后获得明显改善。

对本组疾病的根治方法是基因治疗，或补充所缺乏的酶或载体，目前尚难于实现。

（二）线粒体疾病心脏受累的治疗

有文献报道，Idenol 用于治疗心肌病变。心衰晚期可行心脏移植。

由于 KSS 和 CPEO 患者发生完全性房室传导阻滞的风险大，建议这类患者定期进行 ECG 检查。如果有双分支阻滞的证据，则应进一步行希氏束记录。一旦发现 H-V 间期延长或传导阻滞位于希氏束以下应行永久起搏器植入。

【预后】

心脏受累者临床预后较差，仅 18% 可以存活到 16 岁，多死于心力衰竭或心源性猝死；无心脏受累者 95% 可以存活到 16 岁，多死于呼吸衰竭。

病例1　线粒体病心脏损害
——心肌肥厚、心力衰竭、慢性肾功能不全

病例简介：患者男性，37 岁，因“间断性活动后气短 3 年”入院。既往无高血压、糖尿病病史。否认类似家族史。7 年前出现双耳听力减退。

入院查体：矮小身材，身高 150cm。生命体征正常。心界向双侧扩大，心音较低沉，肺动脉区可闻及 3/6 收缩期吹风样柔和杂音。肺部及腹部查体（-）。神经系统检查无感觉或运动障碍。

辅助检查：血常规和肝功能未见异常；SCr 270μmol/L；空腹血糖 4.4mmol/L，血沉 30mm/第 1 小时。24 小时尿蛋白 2.63g。B 型钠尿肽 86.4pg/ml。免疫固定电泳、甲状腺功能：正常。肌酸激酶和肌酸激酶同工酶正常。动脉血气：pH 7.296，血氧分压 93.7mmHg，血二氧化碳分压 40mmHg，碳酸氢盐 18.9mmol/L，乳酸浓度 1.8mmol/L（正常）。心电图提

示肢导低电压，左心室肥厚（图1）。超声心动图：左心室壁均匀增厚（室间隔16mm，后壁16mm），乳头肌肥大，左心室收缩功能轻度减弱（EF 48%），中到大量心包积液。瓣膜未见病变（图2）。为明确心肌病变行心内膜活检，光镜显示：心内膜下及心肌细胞广泛空泡变性，心肌排列紊乱，心肌肥大；心肌间质未见明确均质淡染物沉积。刚果红染色阴性（图3）。电镜显示心肌细胞体积增大，细胞间质未见有异常物质沉积。心肌细胞内可见大量巨大、肿胀的线粒体聚集，线粒体内可见紧密排列的嵴，部分线粒体内可见致密颗粒样物质沉积（图4）。

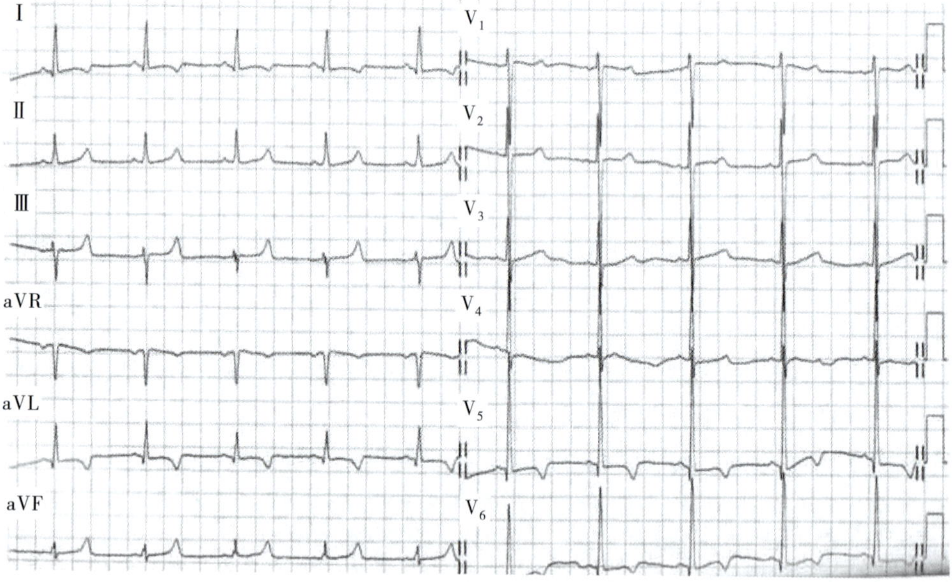

图1　心电图提示左心室肥厚

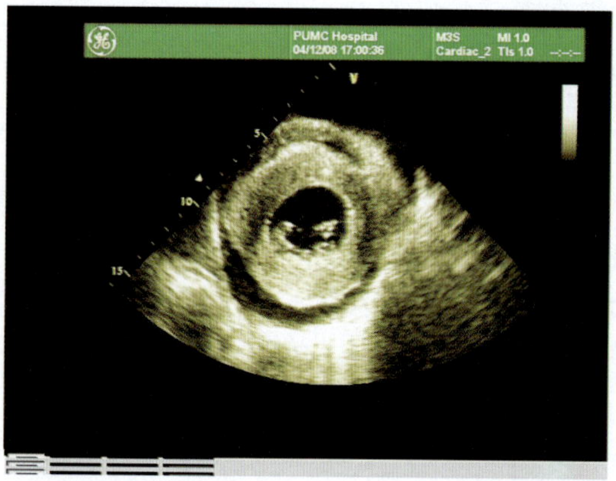

图2　超声心动图显示左心室壁均匀增厚（室间隔16mm，后壁16mm）

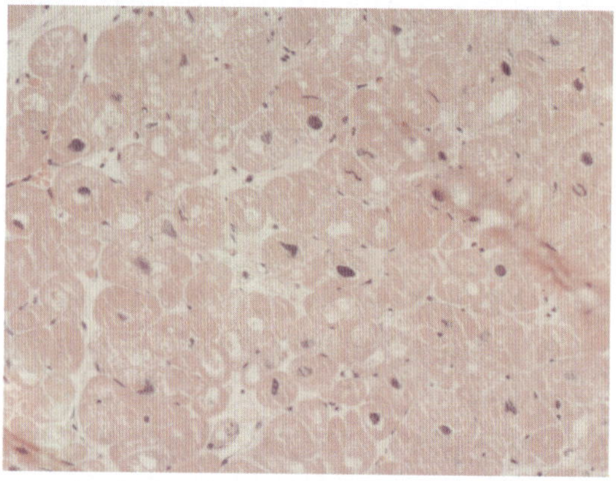

图3　心肌活检病理：心内膜下及心肌细胞广泛空泡变性，心肌排列紊乱，心肌肥大

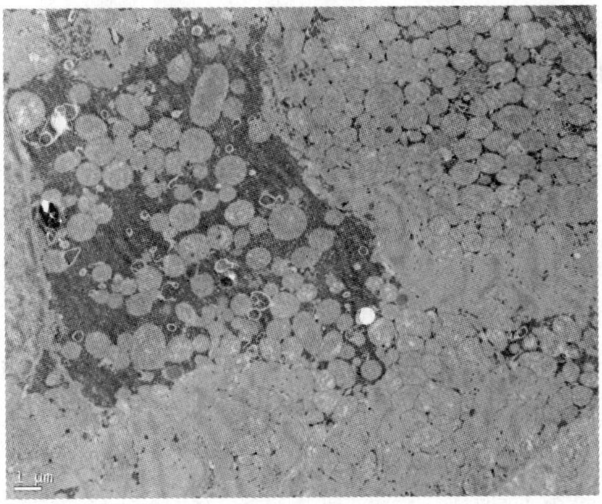

图4　电镜显示心肌细胞体积增大，内可见大量巨大、肿胀的线粒体聚集

最终诊断：线粒体病。

病例分析：线粒体病容易出现心脏受累，发生率约为20%，以肥厚型心肌病最常见，其次为扩张型心肌病以及左心室致密化不全。本例患者的主要表现为心功能不全，实验室检查也显示心肌有肥厚而无明显的神经肌肉病变的表现。但患者存在肾功能不全、大量蛋白尿、耳聋、发育异常等其他系统受累的表现，与肥厚型心肌病单纯累及心脏有所不同。因此临床上对于多系统受累的心肌肥厚应该考虑有无代谢或遗传性疾病的可能。

（病例提供　刘东方　田　庄）

第三节　进行性肌营养不良

进行性肌营养不良（progressive muscular dystrophy，PMD）是一组以缓慢进行性加重的对称性肌无力、肌萎缩为特点的遗传性肌肉疾病。根据遗传方式、发病年龄、受累肌肉分布、有无肌肉假性肥大以及病程和预后等分为不同的临床类型。本病以肢体肌、躯干肌以及头面肌受累为主，但不少亚型可以出现心脏损害，甚至在无明显肌无力的情况下出现严重的心脏受累。临床分为Duchenne型肌营养不良和Becker型肌营养不良

【病因和发病原理】

Duchenne型肌营养不良（Duchenne muscular dystrophy，DMD）和Becker型肌营养不良（Becker muscular dystrophy，BMD）均为X连锁隐性遗传病，为X染色体短臂Xp21肌营养不良蛋白基因突变所致。60%～70%的Duchenne型或Becker型肌营养不良患者在X21p上有一缺失或重复，其余的则是点突变所致。

该基因编码的抗肌萎缩蛋白（dystrophin，Dys）分布于骨骼肌和心肌细胞膜的质膜面，是一种重要的细胞骨架蛋白，起细胞支架作用，具有维持肌纤维完整性及抗牵拉功能。脑和其他器官含有不同类型。在肌肉组织，Dys与肌纤维膜糖蛋白紧密结合为抗肌萎缩蛋白结合蛋白，后者与肌纤维外表层的层黏蛋白联结，在维持肌纤维膜结构和功能完整性方面发挥重

要作用。Dys（Duchenne 型肌营养不良）或异常（Becker 型肌营养不良）时，肌膜收缩和松弛时变得不稳，肌纤维膜稳定性下降，造成过多的钙内流，导致肌细胞坏死，从而出现肌无力。

正常人骨骼肌含有足量结构正常的 Dys，根据 Dys 空间结构改变和功能丧失程度的不同，可分为 Duchenne 型和 Becker 型肌营养不良。DMD 患者由于基因缺失或突变，肌肉中 Dys 缺乏或显著减少，不到正常人的 3%；85% BMD 患者为 Dys 分子量改变，15% 为 Dys 含量减少，均引起抗肌萎缩蛋白复合体功能缺损而致病。

心肌细胞进行性变性的机制与骨骼肌相似，Dys 缺乏导致跨膜蛋白复合体被破坏，细胞膜完整性丧失，心肌纤维不断坏死、伴肌营养不良心肌细胞再生，心肌组织逐渐被纤维组织和脂肪组织取代。

【临床表现及实验室检查】

DMD 是最常见、最严重的儿童期发病的肌营养不良，发病率大约是 1/3 500 例出生男婴。大约 1/3 的病例由新的突变引起，另一些患者有家族史。本病患者寿命缩短，患病率较少，约占男性的 1/18 000。BMD 更为少见，其频度大约是 1/20 000。

DMD 的临床症状严重程度与患儿家族遗传代数成反比，散发型最严重。男性患儿一般在 5 岁左右发病，表现为颈屈肌、腹肌以及肢带肌无力。肌无力缓慢进展，下肢重于上肢，肢体近端重于远端，面肌受累较轻，发音、吞咽肌以及眼外肌不受累，一般 7 ~ 12 岁左右患儿不能行走。

骨盆带肌无力出现走路摇摆呈鸭步；髂腰肌和股四头肌无力出现上楼和蹲起困难；腹肌和髂腰肌无力使患儿不能从仰卧位直接站起，需要先转为俯卧位，然后借助双手臂攀附身体方能站起（Gower 征），这是本病的特征性表现之一；肩胛带肌无力导致举臂困难，前锯肌和斜方肌无力不能固定肩胛内缘，呈典型的翼状肩胛。患儿近端肌萎缩明显，90% 出现腓肠肌假性肥大，也可见于臂肌、三角肌等，这是肌肉脂肪浸润所致。急性胃扩张不少见。约 1/3 的患者出现精神发育迟滞。由于运动减少和维生素 D 不足，DMD 患者接受激素治疗前即存在骨密度减低，使肢体骨折几率增加；但是脊柱骨折罕见于未接受激素治疗的患者。肌电图呈典型的肌源性改变，血清肌酸激酶（CK）、乳酸脱氢酶（LDH）等明显增高，CK 可达正常 50 倍；尿肌酸增加，肌酐减少。肌肉活检病理显示以散在大圆形嗜伊红均质玻璃样变纤维为特点的慢性肌源性改变，免疫组化分析显示肌纤维膜上 Dys 缺乏或重度减少。病程晚期出现心脏受累。

BMD 较少见，其发病率大约 1/30 000 例出生男婴。其临床特征与 DMD 相似：也表现为近端无力、腓肠肌假性肥大、血清 CK 升高以及肌电图肌源性改变。但是与 DMD 相比，本病起病较晚，多在 12 岁之后发病；进展缓慢，多数患者 40 岁以后仍能行走；死亡年龄较晚；心脏受累少，通常无认知功能缺陷；血 CK 升高并不显著；总体预后较好。

【心血管系统表现】

（一）DMD 心血管系统表现

DMD 患者常常出现心脏受累，多在 10 岁左右发病，随着年龄增长发病率增加，到 18 岁时几乎所有 DMD 患者都出现心脏病变，但是患者可以长期表现为无症状性心脏受累。DMD 的心脏损害表现为冲动产生或传递障碍，或心肌病。

1．心肌病变　DMD 容易出现心肌受累，可表现为肥厚型心肌病或扩张型心肌病；此外尚有个案报道 DMD 病程晚期出现左室致密化不全。DMD 心肌病变以左室壁后基底部和后侧部受累为特点，室间隔较少受累，右心室和心房肌不受累。其中左室壁的后基底部和后侧部是最初出现心肌营养不良的部位，也是病变最广泛的部位；病变逐渐延伸到左室游离壁的外膜面 1/3，以至进展为全层，并由纤维组织取代。Cziner 和 Levin 认为 Dys 可增强肌膜对抗牵拉刺激的能力，沿左室长轴的作用力对后壁的影响远远大于其他部分，

DMD 伴发的心肌病具有临床症状体征少的特点。典型的首发症状是窦性心动过速，患者心室功能正常，因此目前认为这种持续的心动过速可能是自主神经功能失调所致。Perloff 认为“营养不良的”窦房结纤维化和（或）脂肪浸润不仅导致窦房结自律性异常，也导致窦房结折返和 labile 窦性心动过速。随着心肌纤维化逐渐加重，逐渐出现左室功能不全和室性心律失常。10% 的患者出现心功能不全的临床症状或体征，表现为体重下降、咳嗽、恶心、呕吐、疲乏等非特异症状。疾病终末期，收缩功能不全可能导致心力衰竭和猝死。

ECG 异常比例高（66.7%～93.3%），出现时间早，6 岁前 226% 的患者出现 ECG 改变。右胸前导联 R 波增高，R/S 比值增大，以及Ⅰ、AVL、V5～6 导联的深 Q 波是 DMD 心肌受累的特征，其中 Q 波改变为晚期改变。ECG 改变与心肌病理改变相一致，左室壁后基底部和邻近侧壁的心肌营养不良引起的电势降低或丧失（分别引起 QRS 波前移和Ⅰ、AVL、V5～6 导联的深 Q 波）被认为引起特征性的 ECG 改变。这种电势丧失并不需要心肌全层都被结缔组织取代。氟脱氧葡萄糖浓度升高以及局部室壁活动正常，提示存在异常但存活的收缩纤维或者保留了足够的正常心肌纤维。

早期心脏超声正常，或显示纤维化部位出现局灶性室壁运动异常。随着纤维化范围扩大，逐渐出现左室功能不全的表现。心脏超声所示左室功能不全与心脏受累程度和死亡率关系密切。组织 Doppler 可以早期发现心脏舒张和收缩功能障碍。

心肌核素显像显示局部灌注缺损。在这些受累部位，尽管存在冠状动脉小血管病变，但是尸检并没有发现室壁内外冠状动脉血管腔狭窄。

2．传导系统　传导系统受累导致心脏节律和传导异常。最常见的节律紊乱是异常的窦性心动过速，可分为持续性窦性心动过速和清醒或睡眠中的不稳定性窦性心动过速。后者的发作可以使渐进发生，也可以突然发生。心房扑动是最重要的房性节律异常，是 DMD 患儿较常见的临终前快速性心律失常。此外，房性期前收缩、间隙性房性异位节律、间歇性交界性节律以及持续性室上性心动过速也有报道。心肌灶性纤维化与细胞内阻抗增加和传导减慢有关，它们都使得折返性心律失常容易发生。

传导障碍仅出现在疾病晚期，多因大量心肌坏死、间质广泛纤维化所致。可出现 P-R 间期延长、右室传导延迟、左后分支阻滞、左前分支阻滞、右束支阻滞，以及双束支阻滞。对房室束的组织病理学研究发现了从轻微纤维化和脂肪浸润到灶性纤维化以及血管退行性改变等多种异常，累及房室结的嵌入部和分叉部。

3．瓣膜损害　心室运动不协调和后乳头肌功能不全可以导致二尖瓣脱垂，从而出现二尖瓣关闭不全。仅少数患者出现二尖瓣瓣环扩大。

（二）BMD 心血管系统表现

BMD 在骨骼肌和心肌的表达有相当的变异。大约 90% BMD 患者有心脏损害，可发生在

较小年龄，往往与骨骼肌病变不成比例。明显的心脏受累可以发生在无明显肌无力的患者，而部分进行性肌萎缩和肌无力的患者则完全没有或没有明显的心脏受累。心脏受累的严重程度与年龄无关，但是成年患者一般都患有心肌病，以扩张型心肌病最常见。

与 DMD 相比，BMD 心肌病以侧壁最容易受累，表现为Ⅰ、aVL、V6 导联 R 波变小或出现明显的 Q 波；其次为 V1 导联 R 波增高。

BMD 患者更容易出现心功能不全。Saito 等发现 PEP/PT 比值在 BMD 早期就明显升高，并且高于 DMD 心肌病者。PEP/PT 比值、左室内径以及二尖瓣环大小随年龄增加，提示长期持续负荷使受损心肌逐渐出现收缩功能不全，左室扩张以及心力衰竭。心室和二尖瓣环扩大，造成相对性二尖瓣关闭不全。

希氏束和结下传导异常表现为分支传导阻滞、右束支阻滞、左束支阻滞以及完全性心脏阻滞。

有人报道 BMD 的心脏受累以右室早期受累，伴或不伴左室受累为特点。超声心动可见右室心舒张末期容积明显增加，左室 EF 轻度下降。双心室受累的最终结果是心室扩张和心功能衰竭。

（三）DMD 或 BMD 携带者的心血管系统表现

近来研究发现大约 10% Dys 突变（DMD 或 BMD）的女性携带者发生明显的心功能衰竭，甚至缺乏骨骼肌受累。但这种改变不见于儿童期。XLDCM 是一种快速进展的心肌病。

【诊断】

根据典型的临床表现和遗传方式，结合肌酶谱、肌电图以及肌肉病理检查，一般均能确诊。肌肉活检免疫组化分析发现肌膜上 Dys 丧失或明显减少可帮助分型。

DMD 或 BMD 患者根据超声心动和 ECG 可明确有无心脏受累。由于 DMD 患者心脏后累的临床症状体征少，目前认为窦性心动过速等轻微改变即提示可能有心脏早期受累。

【鉴别诊断】

（一）脊肌萎缩症（SMN）

散发性或不典型的 DMD 病例需要与脊肌萎缩相鉴别。后者有肌束颤动，肌电图呈神经源性损害，肌肉病理可见群组性萎缩和失神经支配。基因检测示染色体 5q11 ~ 13 的 SMN 基因缺失突变或移码等异常。

（二）肢带型肌营养不良

起病较晚，多在青年发病，腓肠肌肥大少见，病情进展缓慢，活动能力可保留较长时间。

（三）先天性肌营养不良

它是一组异质性疾病，新生儿或婴儿期出现四肢近端为主的肌无力和肌萎缩，肌张力降低，伴明显的智力损害，头 MRI 可提示脑白质改变。典型的临床表型有助于临床诊断，确诊依靠基因检测。

（四）Emery-Dreifuss 肌营养不良

本病也在儿童早期发病，可表现为常染色体隐性遗传，肌肉病理也呈慢性肌源性改变；但是本病进展缓慢，肌无力相对较轻，早期出现挛缩，肌酶轻度身高或正常，肌肉病理免疫组化分析提示核周蛋白伊默菌素缺陷。

（五）慢性多发性肌炎

无遗传史，病情进展多较急性多发性肌炎缓慢；血清 CK 水平正常或轻度升高，肌肉病理符合肌炎改变，皮质激素疗效较好，有助于鉴别。

（六）包涵体肌炎

它是累及近端肌，更容易累及下肢远端肌，使引起指长屈肌无力的极少数几种疾病之一。多累及 50 岁以上男性。

【治疗】

（一）进行肌营养不良的治疗

1. 药物治疗　循证医学认为在 DMD 患者尚未丧失行走能力时，开始长期口服激素治疗可以改变自然病程，对肌力和功能活动有益，肌力改善可维持约 3 年，远期疗效尚不确定，因此推荐患儿接受足够剂量的激素治疗（证据级别 A）。对 5 ~ 15 岁患者，推荐以泼尼松 0.75mg/(kg·d) 开始治疗，并上述剂量维持治疗，如果因副作用需要减量，逐渐减少泼尼松到 0.3mg/(kg·d) 仍可使患者受益。文献报道的主要副作用是体重增加和行为改变。如果用药 1 年内患者体重比同身高别个体增加 20%，建议将激素减到 0.5mg/(kg·d)，如减量 3 ~ 4 月后体重仍持续增加，则建议减到 0.3mg/(kg·d)。对于长期应用皮质激素的患者，每公斤体重的口服剂量应随时间延长而递减。也有研究隔日或采用“假日”疗法，其疗效尚无定论。

Deflazcort 是一种泼尼松类似物，也可用于 DMD 治疗（证据级别 A）。Deflazcort 0.9mg/(kg·d) 与泼尼松疗效相似。该药引起体重增加比泼尼松轻，但是容易导致无症状性白内障。

有个案报道肌酸 - 水化物 5 ~ 10g/d 或别嘌呤醇可不同程度改善临床症状。此外，可试用三磷酸腺苷、肌苷、肌生注射液、甘氨酸、核苷酸、苯丙酸诺龙。

2. 支持治疗　支持治疗对于 DMD 或 BMD 患者极为重要。鼓励患者尽可能从事日常活动，避免长期卧床，增加营养，避免过劳和感染。物理疗法和矫形治疗可预防或改善畸形和挛缩，对维持活动功能是重要的。

DMD 患者在全身麻醉后具有肌球蛋白尿的危险，需要引起注意。

3. 基因治疗　X 染色体上 dys 基因出现缺失或突变是 DMD 的主要致病原因。因此在患者体内引入正常的 dys 基因可以防治 DMD，通常以基因工程改造后的腺病毒为载体，输入动物体内。早期研究发现该疗法对年幼的新生病鼠有效，但是已经表现出肌营养不良症状的年长小鼠，往往会对腺病毒载体产生强烈的免疫反应，甚至摧毁 dys 基因，使治疗难以维持。由于 Dystrophin 基因较大，如何将整个基因输入动物体内，并使其停留于特定的肌肉部位，也一直未能有效解决。

（二）DMD、BMD 患者心脏疾病的治疗

124 届国际 ENMC 工作会议推荐 DMD、BMD 患者心脏疾病的治疗如下：

DMD 患者在确诊时都应该进行心脏方面的评价（超声心动和 ECG 检查）；10 岁以前每两年复查 1 次，10 岁以后每年复查 1 次；术前应该重复超声心动和 ECG。DMD 患者一旦发现进行性心脏损害，应及早使用 ACEI 或/和 β 受体阻滞剂。目前没有证据表明激素治疗对心脏病变有害，也没有证据显示不能与 ACEI 同时使用。长期的队列研究显示每日口服 Deflazcort 可能具有心脏保护作用。有研究发现 perindropril 能延缓 DMD 患者出现左室功能不全。

BMD 患者也应在确诊时进行超声心动和 ECG 检查，此后至少每 5 年复查 1 次。一旦发现进行性心脏损害，也应尽早使用 ACEI 或/和 β 受体阻滞剂。

DMD/BMD 携带者也可以出现心脏损害，因此建议他们在确诊时接受超声心动和 ECG 检查；16 岁后至少每 5 年复查 1 次。一旦发现异常，随诊间歇应缩短。一旦出现明显的心脏损害，则应开始 ACEI 治疗。

除了心脏受累外，DMD 患者容易出现多种其他并发症，如呼吸衰竭和脊柱畸形，这使得他们不适合接受心脏移植。但对于 BMD 患者以及 DMD 或 BMD 携带者而言，心脏移植是可行的。BMD 和 DMD/BMD 携带者均有心脏移植成功的报道。文献报道了 1 例 BMD 患者接受心脏移植后其骨骼肌无力明显改善。

对于严重心衰患者，应考虑预防性抗凝治疗预防血栓栓塞事件。

有文献报道 BMD 伴心脏病变的患者在服用非甾体类抗炎药后出现心衰加重，因此该类药物使用应该慎重。

【预后】

DMD 是 PMD 最严重的类型，预后不良。随着病情的进展，典型患者在青春期出现严重残疾，长期用足尖走路导致跟腱挛缩，9～15 岁左右即不能独立行走而被迫卧床。晚期可累及肢体近端肌肉和面肌等，甚至可出现肌肉挛缩和骨骼变形，智能也逐渐衰退。多数患儿心肌受累，少数严重受损导致充血性心力衰竭。约 20 岁左右出现呼吸困难，晚期需要辅助呼吸。多在 25～30 岁前死于呼吸道感染、呼吸衰竭、心力衰竭和消耗性疾病，其中呼吸衰竭是首要死亡原因。心源性病死率随年龄增长而增加。

BMD 肌无力进展缓慢，临床预后相对较好，多数患者 40 岁以后仍保留行走能力；约 40～50 岁死于心力衰竭或呼吸衰竭，前者是主要死亡的原因。

第四节　强直性肌营养不良

强直性肌营养不良 1 型（myotonic dystrophy，MD）由 Delege（1890 年）首次描述，是一种多系统受累的常染色体显性遗传病，表现肌营养不良、肌强直、心脏病、白内障及内分泌病。本病是最常见的成人肌营养不良，临床上具有早现遗传和增强效应。

【病因和发病原理】

强直性肌营养不良 1 型的基因定位于染色体 19q13.2。肌营养不良肌强直蛋白激酶（DMPK）基因非编码区内 CTG 三联子序列的异常扩增导致本病。正常人 CTG 重复 5～40 次，MD 患者 CTG 三联子扩增超过 100 次。临床症状的严重程度与 CTG 三联子的数目关系密切。

CTG 三联子异常扩增通过影响转录或翻译而发挥作用。它可能影响 DMPK 或邻近基因的核糖核酸代谢，或 DMPK 蛋白本身，导致肌膜对钠离子通透性增加而发病。进行性家族性心脏阻滞 I 型（progressive fmilial heart block type，IPF-HB1）的基因定位于 19q13.2-13.3，与 DMPK 基因相邻，其作用受 DMPK 基因扩增的影响。故目前有学者认为 DMPK 三联子扩增异常可能干扰 IPF-HB1 基因转录，导致 MD1 型患者的心脏传导紊乱。

典型的肌肉病理改变为细胞核内移，呈链状排列，肌细胞大小不一，呈镶嵌分布，肌原纤维多朝一侧退缩而形成肌质块。肌细胞坏死和再生并不突出。

心脏受累是强直性肌营养不良的重要临床表现之一，尤其是结下传导系统（普肯耶系统），窦房结受累较轻。心脏传导系统最常见的组织病理学损害是纤维化、脂质浸润以及萎缩，累及窦房结、房室结、希氏束和束支。心肌特异性受累相对较少，多表现为心肌细胞肥大、间质纤维化、脂肪浸润，少数病例可见肌纤维混乱、淋巴细胞浸润。心肌纤维化主要分布在瓣膜周围，也可见于细胞周围或成片状分布。

【临床表现及实验室检查】

强直性肌营养不良发病率大约是 13.5/10 万存活新生儿。本病可以发生于任何年龄，但多见于青春期后，起病隐袭，进展缓慢。男性多于女性，而且症状较严重。以肌无力、肌萎缩及肌强直为主要症状，前两者尤为突出。

MD1 型的肌病分布具有特点，颈部屈肌无力是早期征象之一，可以累及颅部肌肉和面肌。可有上睑下垂，部分患者出现眼球运动障碍；构音障碍、吞咽困难，颞肌变小。呈长瘦脸、上睑下垂。胸锁乳突肌变小。肢体肌病在远端最重，手足同样受累。下肢远端无力可引起足下垂和跨越步态。多数病人全身性消瘦，面部萎缩部明显。肌腱反射消失，与无力相称。呼吸肌可受累，甚至在有明显的肢体无力之前。

肌强直多局限在上肢肌、面肌及舌肌。临床上表现为肌肉松弛障碍，如用力握拳后不能立即将手松开，用力闭眼后不能立即睁眼等。叩击鱼际肌或前臂手指屈肌指腹，可见松弛缓慢，局部肌球形成，持续数秒钟后方能恢复。

多数患者（约 90%）出现白内障，有时甚至是本病的唯一症状；多在成年后出现，可伴有视网膜色素变性。裂隙灯检查是最敏感的方法。

内分泌疾病在男性患者多见，表现为前额脱发、睾丸萎缩、性欲下降、基础代谢率降低，但一般生育能力不受影响。糖尿病比一般人群更为常见，糖耐量异常可达 35%。

半数患者智能低下。胃肠道症状不常见，但是假性肠梗阻或巨结肠能够呈戏剧性变化。

睾丸萎缩者促性腺激素升高；血清 CK 正常或轻度升高。肌电图显示一次收缩后引起一系列动作电位，为典型的肌强直放电；67% 的患者运动单位时限缩短，48% 有多相波。肌肉病理提示轻度的非特异性改变，肌纤维变性萎缩。头颅 CT 可见蝶鞍变小及脑室扩大。血 CPK、LDH 增高。

【心血管系统表现】

MD1 型的心脏受累以房室传导阻滞、室性心律失常以及猝死为主要特点，心肌病相对少见。随着肌病的进展，心脏受累不断加重，其进展远远快于神经肌肉疾病。

（一）传导系统

心律失常和传导障碍的发生率约为 37%～80%。患者通常缺乏临床症状，如果出现晕厥、黑蒙、心悸应该引起重视。

心肌肌营养不良可能是房性、室性心律失常的原因，包括窦性心动过缓、房性期前收缩、心房扑动、心房颤动、室性期前收缩以及室性心动过速。房扑和房颤最常见（25% 左右）。Nishioka 发现房颤是最常见的持续的心律失常。

传导系统受累以普肯耶系统（80%患者）为主，反映在室内传导缺陷，H-V 间期延长，以及右束支的有效不应期延长，右束支阻滞，和对心房起搏或额外刺激的反应异常。随着希氏－普肯耶系统病变加重，最终可导致阿－斯综合征发作。电生理检查可以确定需要安装起搏器的高危患者。

房室传导阻滞、室性心动过速可导致猝死。

（二）心肌病变

心肌受累一般是隐匿性的，表现为肌营养不良，呈非选择性，4 个心腔受累的程度大致相等；呈现从极少或无改变到局灶性或弥漫性脂质浸润及纤维化。心肌累及范围较小，不至于导致临床症状和体征。不超过 10% 的患者有明显心力衰竭的证据。

常常在缺乏冠状动脉病变时，ECG 出现异常 Q 波和 ST 段改变。PR 间期 > 200ms 提示局限性室壁运动异常。QRS > 120ms 与局限性室壁运动异常和左房增大有关。

超声心动图可见左室肥厚（19.8%），左室扩张（18.6%），左室收缩功能不全（14%），二尖瓣脱垂（13.7%），局限性室壁运动异常（11.2%）以及左房增大（6.3%）左室收缩功能不全与年龄增长、CTG 重复片段长度、PR 间期 > 200ms 以及 QRS > 120ms 有关。

（三）瓣膜损害

乳头肌功能不全可导致二尖瓣脱垂，见于 25%～40% 的患者。

（四）冠状动脉

有证据表明部分 MD 患者冠状动脉平滑肌有受累。

【诊断】

MD 的诊断主要依靠家族遗传史、特殊分布的肌肉无力、萎缩、肌肉强直现象和多器官系统受累的表现以及肌电图典型的肌强直放电和肌源性损害。

电生理检查是发现 MD 心脏受累的最敏感的检测手段（阳性率可达 87%）。ECG 是判定心脏传导组织受累的一个敏感指标，对心肌则不然，但是伴有正常冠脉的异常 Q 波提示局部心肌肌营养不良。动态心肌核素显像有时可检测到隐性心肌受累。

【鉴别诊断】

（一）先天性肌强直（Thomsen 病）

常染色体显性遗传，与 7q35 染色体突变有关；出生即有全身性肌强直，寒冷和静止不动肌肉僵硬可加重，活动可缓解，肌假性肥大很突出，肌电图也呈典型的肌强直电位，但是其特征是肌肉强直而无肌营养不良，且骨骼肌发育良好，不伴肌萎缩、肌无力、白内障、脱发和内分泌功能障碍有助于与强直性肌营养不良鉴别。

（二）先天性副肌强直

与 SCN4A 基因变异有关，常染色体显性遗传，肌强直较轻，无肌萎缩，肌肥大不明显，寒冷刺激诱发肌无力和肌强直加重，不伴其他系统和器官受累的表现，据此可与强直性肌营养不良鉴别。

（三）神经肌强直（Isaacs 综合征）

多见于儿童和青少年，表现为肌纤维连续的不能控制的自发性抽动，睡眠中症状不消失，重复收缩后部分患者症状暂时好转，运动终板处用箭毒可阻滞发作；患者可伴多汗。

（四）炎性肌病和代谢性肌病

一般临床上没有肌强直发作，肌电图和肌肉活检可以确诊。

（五）CMT

强直性肌营养不良可以足下垂为首发症状，而与 CMT 混淆。但是前者临床上有肌强直表现，肌电图示肌源性损害伴肌强直放电，肌肉活检提示慢性肌源性损害。后者表现无肌强直表现，肌电图提示周围神经源性损害，神经活检可见“洋葱皮”样改变。

（六）高钾性周期麻痹

肌电图可见肌强直放电，但是本病多在 10 岁左右发病，发作性病程，多在白天发作，发作持续时间短，发作时血清钾增高有助于鉴别。

（七）酸性麦芽糖酶缺乏症

肌电图可见到肌强直表现，但是临床上无相应表现。

【治疗】

（一）强直性肌营养不良的治疗

目前还没有根本性的治疗措施，以对症治疗为主。

1. 药物治疗　膜稳定剂能促进钠泵活动，降低细胞膜内钠离子浓度以提高静息膜电位，从而改善肌强直状态。首选苯妥英钠（每次 0.1g，3 次/日）。此外还可选用卡马西平（每次 0.1～0.2g，3 次/日）、奎宁、普鲁卡因胺或其他抗抽搐药物。奎宁、普鲁卡因胺禁用于有心脏传导阻滞的患者，后者可试用钙离子通道阻滞剂。

可试用肾上腺皮质激素、ACTH 或苯丙酸诺龙增加蛋白合成而治疗肌萎缩。

2. 物理治疗　对于肌无力缺乏有效方法，但是康复治疗对保持肌肉功能有益；支具可改善足下垂。

3. 眼病防治　成年患者应定期行裂隙灯检查，出现眼部症状时需要进行治疗。

（二）强直性肌营养不良患者心脏受累的治疗

124 届国际 ENMC 工作会议推荐如下：

1. 确诊 MD 后每年行 ECG 检查，成年患者在确诊时应该行 Holter 检查评价传导阻滞和心律失常的状况。

2. 先天性 MD 患者确诊是应该行 ECHO。

3. 如果 ECG 显示 PR 间期延长或其他证据表明心动过缓的风险增加，则有必要进行 Holter 检查。电生理检查测定 H-V 间期（结下传导阻滞：HV > 70ms）有助于明确是否需要起搏器治疗。

4. 房性心动过速（心房扑动、心房颤动）常见，如果伴有临床症状，应予抗心律失常治疗。但是抗心律失常的药物可能增加已存在的发展为心动过缓或室性心动过速的风险。

5. 如果发现严重的心动过缓或者出现高度房室传导阻滞，应该安装起搏器。

6. 虽然有室性心动过速的报道，但是其发病率不高，因此不推荐常规植入除颤器。

【预后】

本病进展缓慢，部分病人因肌萎缩及心、肺等并发症而在 40 岁左右丧失工作能力，常因继发感染和心力衰竭而死亡。轻症患者病情可长期稳定。

房室传导阻滞和室性心律失常是猝死的常见原因。对于安装起搏器的患者而言，呼吸功能是预后的最佳预测指标。

第五节 其他类型的进行性肌营养不良

一、Emery-Dreifuss 肌营养不良

Emery-Dreifuss 肌营养不良(EDMD)是一组遗传异质性疾病，X 连锁遗传或常染色体显性遗传。X 连锁的 EDMD(XLEDMD)是 X 染色体 Xq28 的 STA 基因突变所致，该基因编码的蛋白质伊默菌素位于肌肉和其他组织的核膜。常染色体显性遗传的 EDMD(autosomal dominant EDMD，AD-EDMD)则是核纤层蛋白（lamin）A/C 基因突变的结果。伊默菌素位于心肌、骨骼肌以及平滑肌核膜内层，与核纤层蛋白和核质相互作用，维持肌细胞核膜的稳定性。

本病多在儿童期发病，缓慢进展，以“早发的关节挛缩以及缓慢进展的以肱、腓受累明显的肌无力和肌萎缩、心脏受累”三联征为典型表现。患者在出现明显的肌无力之前，即出现严重的挛缩，可影响到肘、膝、踝、手指和脊柱。发展为脊柱强硬，颈部屈曲受限。肌无力分布不寻常，以肱腓受累明显，即二头肌三头肌受累而肩带肌不受影响，下肢的远端肌受累。血清 CK 轻度升高。

XLEDMD 除了肌核中缺乏伊默菌素外，皮肤和 WBC 中也缺乏伊默菌素。因此皮肤活检或 WBC 检查可帮助诊断。

EDMD 骨骼肌无力相对较轻，但成年后患者不可避免会出现心脏受累，包括心脏传导缺陷、心律失常以及心肌病。神经肌肉损害与心脏受累无明确关系。

XLEDMD 容易出现心脏受累，随年龄增加而逐渐进展，其远期预后由心脏受累程度决定。本病的心脏损害以房室传导障碍为特点，常在 20～30 岁之前出现 ECG 改变，35～40 岁后几乎所有患者出现冲动产生或传导异常。有学者认为位于心肌闰盘和筋膜黏附的伊默菌素，可能是导致明显的传导障碍的原因。早期可表现为窦性心动过缓、PR 间期延长，逐渐演变为心脏传导阻滞、心房扑动或纤颤、完全性房性静止/麻痹。有创性电生理检查显示 H-V 间期和心房、房室结及心室不应期轻度延长。也有少数个案报道 XLEDMD 患者出现扩张型心肌病、充血性心衰。扩张型心肌病更多见于因植入起搏器而生存期延长的患者。

心肌纤维化和脂肪浸润首先累及心房，导致心房静止/麻痹，尸检发现患者心房扩大，心房壁明显变薄。心房静止/麻痹是 EDMD 患者具有独特电生理形式的心脏疾病。早期可表现局灶性心房静止，即某些灶性区域呈静止状态，而其他区域容易出现心房电活动增强(房性心动过速或心房扑动)，最终所有的心房肌不能被激动。房性静止的诊断标准包括在标量 ECG 以及食管、心内 ECG 上 p 波消失；心房对心内电刺激或机械刺激无反应；颈静脉搏动和右房压力搏动中 α 波消失；室上性 QRS。

尽管心房静止、心房扑动或纤颤是 EDMD 的特征，但是对患者威胁最大的是结性传导异常，伴缓慢的交界性节律或完全性房室传导阻滞。严重的房室传导阻滞、室性心律失常是 EDMD 患者心源性猝死的常见原因。

XLEDMD 女性携带者不会出现骨骼肌症状，但是可出现晚发的心脏疾病，包括传导异常和猝死。

AD-EDMD 患者骨骼肌受累轻微或无骨骼肌受累，但是常有心脏受累，而且随着年龄增

长而进展。患者可在 20 ~ 40 岁出现扩张型心肌病或传导障碍；猝死也不少见，甚至发生在安装起搏器之后。

124 届国际 ENMC 工作会议推荐 EDMD 患者在确诊时进行 ECG 检查，并每年复查 1 次；同时每年进行 1 次 Holter 检查以发现有无心动过缓或心动过速。麻醉可诱发房室传导阻滞。

一旦 ECG 提示窦房结或房室结病变，即使患者无症状，也应该安装起搏器。患者可能存在心房静止，因此起搏器以心室起搏为好。有创性的电生理检查对于决定是否安装起搏器以及安装时机帮助不大，但是有助于确定起搏器类型。当出现心房扑动、纤颤或房性静止时，心源性栓塞的风险大，应予华法林预防性抗凝治疗。

药物治疗对于伴有左室功能不全的患者可能有效。

猝死常见，但是是否应该预防性安装可植入性心脏除颤器尚无定论。

二、肢带型肌营养不良

肢带型肌营养不良（limb-girdle muscular dystrophy，LGMD）也是一组遗传异质性疾病。一般儿童晚期、青少年或成年早期发病。与 DMD 和 BMD 相比，本病肩带肌和骨盆带肌受累程度相似；常以骨盆带肌萎缩为首发症状，出现腰椎前凸、鸭步、上楼和蹲起困难；肩胛带肌受累可见肌萎缩、抬臂困难和翼状肩胛，无肌肉假肥大；病情进展缓慢，平均病后 20 年丧失行走能力。

任何一种类型的 Sarcoglycanopathy（LGMD2C-F）都可出现心脏受累，心动过速或心动过缓发病率低。LGMD2I 患者也常常出现心肌病，其心肌病变可能与骨骼肌受累不成比例。Calpainopathy（LGMD2A）、dysferlinopathy（LGMD2B）心脏受累少。目前尚无 LGMD1A（myotolin）、2H（TRIM32）、2G（telethoninopathy）或 2J（tinin）患者出现心脏受累的报道。

目前认为 LLGMD 2A、2B、2G、2H、2J、1A 患者在确诊或丧失行走能力时应进行心脏检查，不建议定期复查。而 Sarcoglycanopathy 和 LGMD2I 患者心脏检查的频率应该与 DMD 患者相同。

三、面肩肱型肌营养不良

面肩肱型肌营养不良（facioscapulohumeral muscular dystrophy，FSHD）是一种常染色体显性遗传病，是染色体 4q35 同源框基因重组所致。本病发病率约 1/20 000。

多在青春期发病，也可在儿童期或中年发病。肌无力局限于面、肩以及臂肌，斧头脸、翼状肩胛常见。病情进展缓慢，一般不影响正常寿命，约 20% 的患者最终丧失行走能力。肌电图提示肌源性损害，肌肉活检表现肌病特征，但是组织学改变较轻，血清 CK 正常或轻度升高。

以往认为本病一般不出现心脏受累，但是越来越多的研究发现 FSHD 患者具有心脏受累的临床症状或亚临床证据者较预期多。患者可出现传导阻滞和心律改变，伴或不伴临床症状。房性心律失常相对多见。Trevisan 等对 83 例 FSHD 患者的研究发现，62 例无心血管事件危险因素的患者中有 10 例有心脏受累的临床症状或。其中 5 例反复因室上性心律失常出现心悸，另外 5 例 ECG 提示短阵的室上性心动过速。有个案报道 FSHD 出现心律失常性右室心肌病。

目前推荐确诊 FSHD 时进行 ECG 和超声心动检查，其随诊频率由实际临床情况决定。

附表 不同类型肌营养不良的比较

强直性肌营养不良和各种不同类型进行性肌营养不良心脏受累的频率、类型及意义。

病种	心脏受累（按严重程度排序）	出现异常的患者百分比	年龄跨度	发病率/死亡率
DMD	ECG 异常：HCM 和 DCM	心电图异常 >90% Echo 异常 >90%	6 岁开始出现 ECG 异常表现，此后逐渐紧张	10%～20% 死于心脏病，通常在十几岁
BMD	ECG 异常：HCM 和 DCM	心电图异常 <90% Echo 异常 <65%	不同研究结果各异，与骨骼肌受累不成比例	50% 患者死于心脏病
DMD/BMD 携带者	ECG 异常：HCM 和 DCM	21%～90%	不同研究结果各异，高于骨骼肌受累比例	DCM 发病率 7%～11%
XL-EDMD	AVB、心房麻痹、房扑和房颤	30 岁时 95% 患者出现异常	10～39 岁	心源性猝死常见于未安装起搏器的患者；起搏器植入平均年龄 24 岁
强直性肌营养不良	房室传导障碍、房扑和房颤、室性心动过速	约 65% 成年 MD 患者出现 ECG 异常	最早出现临床症状的年龄不确定。中年患者风险最大	约 5% 患者需要植入起搏器。 有心源性猝死的风险
Sarcoglycanopathies（LGMD2C-2F）	ECG 异常；HCM 和 DCM	18.7%		对预后影响不明确
LGMD2I	ECG 异常；DCM	1/3 成年发病者		1/3 患者出现有症状的心肌病
MDC1C	DCM		大多数严重病例临床早期	可能是早夭的原因之一
Laminopathies（包括 AD-EDMD、LGMD1B）	AVB、房性瘫痪、房扑和房颤	30 岁时 95% 患者出现异常	15～52 岁	起搏器植入平均年龄 23 岁（19～57 岁）即使安装起搏器，仍有 50% 患者发生心源性猝死
Laminopathies（包括 AD-EDMD、LGMD1B）	DCM	全部病例的 35%	19～55 岁	如果不行心脏移植，患者常死于心功能衰竭
面肩肱型肌营养不良	传导障碍，房性心律失常	30% 患者出现轻度的 ECG 改变		
MDC1A	射血分数降低			

第六节 糖原贮积病

糖原贮积病（glycogen storage disease）是一组由于遗传性糖原代谢障碍导致糖原在组织内过多沉积而引起的疾病。本组疾病的发病率为 1/20 000～1/25 000，根据糖原代谢障碍的酶缺陷和过量地糖原在体内沉积的组织不同可分为 11 个亚型，以Ⅱ、Ⅲ型容易出现心脏受累。

一、Ⅱ型糖原贮积病

【病因和发病原理】

Ⅱ型糖原贮积病，即 Pompe 病，于 1963 年由 Hers 发现。Pompe 病是一种罕见的常染色体隐性遗传病，系溶酶体内参与葡萄糖降解的 α-1, 4-葡萄糖苷酶（GAA，即酸性麦芽糖酶）缺乏所致。基因缺陷以及转录后修饰共同导致酶活性改变。目前已经发现了超过 200 种基因突变可以导致 Pompe 病，它们导致不同程度的酶活性改变。

GAA 能使低聚糖和糖原在溶酶体酸性环境中分解为葡萄糖。GAA 缺乏使得糖原及麦芽糖不能转化为葡萄糖而被利用，导致全身组织的溶酶体内均有糖原沉积。病理检查可见肝、肌肉、心、脑干运动核核脊髓前角细胞中大量糖原贮积。

溶酶体和细胞质内聚集的葡萄糖可破坏细胞结构和功能，从而导致多系统受累，以骨骼肌和心肌最容易受累。骨骼肌的溶酶体位于肌原纤维间的有限空间。骨骼肌收缩时可导致充满糖原的溶酶体破裂，使糖原和各种毒性成分进入细胞质，最终导致肌原纤维丢失、肌纤维破坏。本病的另一病理改变是骨骼肌内存在吞噬小泡。除了溶酶体外，吞噬小泡内也有糖原聚集。大多数 Pompe 病的骨骼肌内可见吞噬小泡过度聚集，但是其作用目前尚不清楚。

【临床表现及实验室检查】

Pompe 病发病率因种族而异，各种亚型的总体发病率约为 1/400 000，其临床表现取决于体内 GAA 酶活性。发病年龄、脏器受累以及疾病进展速度因人而异。以往将本病分为婴儿型、儿童型以及成年型 3 种，近来倾向于将本病分为婴儿型和晚发型两大类。

婴儿型 Pompe 病进展迅速，以心肌肥厚、呼吸肌和其他骨骼肌无力、早夭为特点。GAA 完全缺乏或近乎完全缺乏，又分为经典型和变异型。经典型进展快速，常在生后 1 个月至数月出现喂养困难、胃食管反流，呼吸窘迫、进食后发绀、睡眠呼吸暂停，全身无力、肌张力降低、运动迟滞，生长发育不良，心脏明显扩大，巨舌及不同程度肝大等症状体征，患者的运动功能严重受损，患儿不能翻身、坐、站，或者很快丧失上述运动能力。往往在 1 岁内死于心肺功能衰竭。变异型患者也多在 1 岁内出现典型症候，但是以进展缓慢、心脏受累轻为特点；往往在 12 ~ 18 个月出现呼吸衰竭，但是经过适当的呼吸和营养支持患者可存活较长时间。

晚发型进展缓慢，残存部分 GAA 活性，包括儿童、青少年以及成年发病的变异型。儿童和青少年患者在 1 岁后发病，成年型常在 20 ~ 60 岁发病。主要表现有骨骼肌无力伴呼吸肌受累。大多数患者以缓慢进展性四肢无力为首发症状，近端重于远端，逐渐出现肌肉萎缩，以躯干肌和骨盆肌萎缩明显；可有肢体假性肥大。50% 的患者可影响呼吸肌，甚至可见于不伴肢带肌无力的患者。心脏不受累或仅轻度受累。

CPK 升高，GOT、GPT 正常，血涂片可见泡沫细胞。肌肉活检可见较多糖原贮积，肌肉活检组织和培养的成纤维细胞中酸性麦芽糖酶活性降低。周围血白细胞糖原染色阳性。

Pompe 病的心脏受累主要表现为心肌肥厚，患者心脏扩大，ECG 可表现为 QRS 波增宽，PR 间期缩短，QT 离差增加，左室高电压等心脏传导异常和心肌肥厚等改变，表现为限制型心肌病样临床表现。

【诊断】

Pompe 病的诊断依据：①典型的临床表现；②肌酶升高；③肝、肌肉组织电镜检查提示大量糖原颗粒沉积；免疫组化分析提示缺乏 GAA，或从血白细胞皮肤活检后成纤维细胞培养中也找不到此酶的存在可以确诊本病。早期妊娠时检测培养羊水细胞中的酶活性可进行产前检诊断。

【鉴别诊断】

（一）DMD 或 BMD

巨舌、肝脏受累罕见，肌肉病理提示 Dys 缺乏而 GAA 活性正常，有助于鉴别。

（二）线粒体肌病

慢性肌无力为主，可合并心肌病或心脏传导阻滞，鉴别主要依靠肌肉病理或酶学检查。

【治疗】

（一）姑息治疗

（二）营养支持治疗

口服生玉米淀粉（175 ~2.5g/kg）。

（三）酶替代治疗。

最近批准将重组人 α-1,4-葡萄糖苷酶作为酶替代治疗（ERT）用于 Pompe 病。ERT 可使机体 GAA 活性提高乃至正常，肌肉内糖原含量减少。ERT 对心脏病变的疗效好于骨骼肌，左室重量指数、左室后壁厚度明显降低，ECG 异常改变好转。无论全身疾病严重程度如何，ERT 都可显著改善心功能，推迟机械通气的使用，延长生存期。目前推荐尽早开始 ERT 治疗，越早开始治疗疗效越好。

【预后】

经典的婴儿型 Pompe 病患者的运动功能严重受损，中位死亡年龄约 6 ~7.7 月，5% ~8% 的患儿可存活到 1 岁以后。生后 6 月内发病或确诊者死亡风险大。接受高蛋白饮食，呼吸机辅助呼吸、物理治疗或呼吸治疗者死亡率低。

二、糖原贮积病Ⅲ

糖原贮积病Ⅲ（Cori 病，又称 Forbe 病），由 AGL 基因编码的葡萄糖脱分支酶缺乏所致，是常染色体隐性遗传性疾病。由于脱分支酶缺乏，导致糖原中 1,6-糖苷键水解困难，仅能经磷酸化酶分解糖原分子中的 1,4-糖苷键，直到糖原分子脱落而成界限糊精。由于糖原尚可以进行磷酸化水解为葡萄糖，且糖原异生尚能进行，所以低血糖、高脂血症等不严重。多在 1 岁内发病，出现肝大、低血糖、高脂血症、CK 水平升高，部分患者出现身材矮小、轻度的智能发育迟滞。通常到儿童期出现肌病和心肌病时，肝脏增大自行缓解。

只有肌肉组织缺乏酶活性的病人才有心脏受累。心脏受累最常见的标志是在 ECG 和 ECHO 上呈现明显的左室肥厚征象。糖原在心肌内积聚或浸润，导致伴心室舒张期充盈受限的限制型心肌病。收缩功能也可同时受累，但是并不总是存在。

三、糖原贮积病Ⅶ

糖原贮积病Ⅶ（Tarui 病）是缺乏肌肉磷酸果糖激酶所致，也是常染色体隐性遗传。临床上表现为运动后肌肉酸痛、痉挛，伴肌红蛋白尿。文献报道本病可有心脏受累，表现为 ECG 低电压，异位室上性心动过速，二尖瓣增厚，二尖瓣关闭不全、左房增大、左室肥厚、舒张功能不全。

以往认为糖原累积症Ⅱ、Ⅲ型容易出现心脏受累，但目前发现Ⅰ型 GSD 成年患者的心血管疾病发病率高于正常人群。

北京协和医院2001 年1 月至2010 年7 月所有门诊就诊和住院的Ⅰ型 GSD 患者中，接受规律治疗并规律随诊的患者共62 例，所有患者葡萄糖-6-磷酸酶基因检查均符合Ⅰ型 GSD 的诊断标准。

62 例规律随诊治疗的Ⅰ型 GSD 患者（女性 26 例，男性 36 例）于我院就诊时的平均年龄为（8. 35 ±6. 89）岁（6 月 ~39 岁），平均病程（6. 65 ±6. 19）年（1 月 ~37 年），接受治疗时间（38. 3 ±35. 2）月（3 ~168 月）。

所有患者中 12 例（19. 4%）有家族史，经基因检查符合 GSD-Ⅰa 型的患者有 53 例（85. 5%），符合 GSD-Ⅰb 型的患者有 9 例（14. 5%），62 例患者中接受肝活检的有 15 例（24. 2%），其中 14 例患者的病理表现均符合Ⅰ型 GSD 的表现，1 例患者的肝活检结果提示重度脂肪肝伴纤维化。

所有患者中有鼻出血表现的为48 例（77. 4%），有发育迟缓表现的为60 例（96. 8%），有低血糖反应的为 56 例（90. 3%），仅 2 例（3. 2%）患者有惊厥发作，16 例（25. 8%）患者有镜下或肉眼血尿，18 例（29%）患者有蛋白尿，所有患者的超声均提示肝大，10 例（16. 1%）患者发现有肝腺瘤，4 例（6. 5%）患者超声提示有脂肪肝，15 例（24. 2%）患者有脾大，35 例（56. 5%）患者的超声提示有肾损害，8 例（12. 9%）患者有双侧或单侧肾结石，28 例（45. 2%）患者的 X 线提示其骨龄落后于实际年龄。

62 例患者中心电图提示有窦速的4 例（6. 5%），4 例（6. 5%）患者的心电图提示左心室高电压，3 例患者（4. 8%）有非特异的 ST-T 改变。所有患者中的 3 例（4. 8%）有少量心包积液，1 例（1. 6%）患者有二尖瓣前叶增厚伴轻度关闭不全，卵圆孔未闭，1 例（1. 6%）患者发现合并房间隔缺损，10 例患者（16. 1%）的超声心动图均提示有左心房增大。

所有患者均接受规律的玉米淀粉治疗，其中 27 例（43. 5%）患者接受了别嘌呤醇和（或）碳酸氢钠的治疗；因血脂异常，8 例（12. 9%）患者接受了阿托伐他汀（立普妥）的治疗；2 例（3. 2%）患者接受了非诺贝特的治疗。治疗后所有患者的鼻出血及低血糖发作等临床症状均明显改善。

经规律治疗后患者的空腹血糖水平由（2. 57 ± 0. 87）mmol/L 升至（3. 87 ± 1. 02）mmol/L（P =0. 348），ALT 由（139. 24 ± 113. 90）U/L 降至（63. 98 ± 64. 01）U/L（P = 0. 000），AST 由（197. 10 ±181. 13）U/L 降至（74. 31 ±71. 91）U/L（P =0. 000），体重指数（BMI）由（17. 24 ±2. 08）kg/m^2 升至（18. 80 ±3. 37）kg/m^2（P =0. 003），血 pH 值由 7. 38 ±0. 06 升至 7. 40 ±0. 04（P =0. 005）。患者的总胆固醇水平由（6. 18 ±2. 47）mmol/L 降至（5. 61 ±1. 84）mmol/L（P =0. 020），血甘油三酯水平由治疗前的（11. 17 ±9. 85）mmol/L 降至（6. 81 ±5. 97）mmol/L（P =0. 010），而患者的高密度脂蛋白胆固醇水平却由治疗前的（0. 98 ±0. 37）mmol/L 降至（0. 96 ±0. 23）mmol/L（P =0. 005），高敏 C 反应蛋白（High Sensitivity C-Reactive Protein，hsCRP）水平由治疗前的（2. 33 ±3. 30）mg/L 升至（3. 35 ±3. 39）mg/L（P =0. 431）。患者治疗前后的血尿酸水平分别是（526. 53 ±127. 09）

μmol/L 和（490.78±129.79）μmol/L（$P=0.977$）。

Ⅰ型 GSD 是由于肝、肾等组织中葡萄糖-6-磷酸酶系统活性缺陷所造成的一组遗传性疾病，是糖原累积症中最为常见者，其典型的代谢异常包括低血糖、高乳酸酸中毒、高尿酸血症和血脂异常。

糖原累积症的病理生理基础是在低血糖时由于胰高血糖素的代偿性分泌促进了肝糖原分解，从而导致了患者体内的6-磷酸葡萄糖累积和由此生成过量的乳酸、尿酸、甘油三酯和胆固醇等，并由此引起一系列机体异常变化的病理生理过程。未经治疗的糖原累积症患儿常因反复发作的低血糖和酸中毒等异常而导致发育障碍，而成年患者心血管疾病、胰腺炎和肝脏腺瘤的发生率显著高于正常人群。本组患者平均年龄仅（8.35±6.89）岁，发育迟缓表现的比例是96.8%，低血糖反应发生的比例是90.3%，并且已经有16.1%的患者发现有肝腺瘤，和文献报道类似。

目前文献报道较多的容易引起心脏受累的疾病是 GSD Ⅱ型和Ⅲ型，通常认为Ⅰ型 GSD 更多引起肝脏病变，其对心脏影响的文献极少。我们的研究发现，有17.7%的患者有心电图异常，24.2%的患者超声心动图有异常发现，其中最常见的是左心房增大。北京协和医院首次报道了国内Ⅰ型 GSD 患者的心脏受累情况，提示对于Ⅰ型 GSD 患者也有必要根据情况进行心电图或超声心动图的检查，以便发现可能存在的心脏损害。

由此可以推测，我们的Ⅰ型 GSD 患者属于心血管疾病的高危人群。随着诊断方法和治疗策略的进步与发展，越来越多的 GSD 患者能存活到成年，其高血脂等代谢异常在此类患者的动脉粥样硬化的发生发展中所起到的作用也更迫切的需要得到应有的重视。对于血脂、尿酸和 hs-CRP 均有显著异常的患者，有必要对其进行密切的监测和积极地调脂治疗，以预防心血管疾病的发生和发展，真正改善患者的预后。同时，也有必要进行大规模前瞻性对照研究，以明确Ⅰ型 GSD 患者的心血管疾病发病率及治疗的必要性。

病例2 糖原贮积症

病例简介：患者女性，15岁，因“间断性活动后气短，发现心前区隆起2年”入院。既往5岁时因肝大在我院儿科通过临床和基因检测诊断为糖原贮积病（GSD）Ⅲ型，间断服用生玉米淀粉治疗。

入院查体：生命体征正常，身高、体重与同龄人基本相同，心前区隆起，心界略向左增大，心律齐，心尖部可闻及3/6收缩期吹风样杂音，肺部查体正常，肝剑下4cm，肋下4cm，质软，无触痛，脾肋下未触及，双下肢不肿。

辅助检查：血常规正常；肝肾功能：碱性磷酸酶343U/L，天门冬氨酸氨基转移酶55U/L，乳酸脱氢酶292U/L，余正常；空腹血糖5.1mmol/L；血气分析正常；乳酸浓度1.9mmol/L（正常）；肌酸激酶和肌酸激酶同工酶正常；心电图（图5）提示双侧心室肥厚；超声心动图（图6～8）提示左右心室壁均显著增厚（室间隔厚27mm，左心室后壁厚26mm，右心室壁厚7mm）、左心室流出道梗阻（最大血流速4.4m/s）、左心室舒张功能减低（E/A 0.6）及左心房增大，左心室射血分数65%，轻度二尖瓣关闭不全，少量心包积液。给予高蛋白、生玉米淀粉饮食，口服美托洛尔（倍他乐克）和培哚普利治疗2年，后因血压过低改为缓释维拉帕米（异搏定）治疗。复查超声心动图显示左心室肥厚有所减轻

（室间隔厚度25mm，左心室后壁厚度16mm），左心房仍有增大，但左心室流出道梗阻缓解。患者可从事轻度体力活动，无明显不适。

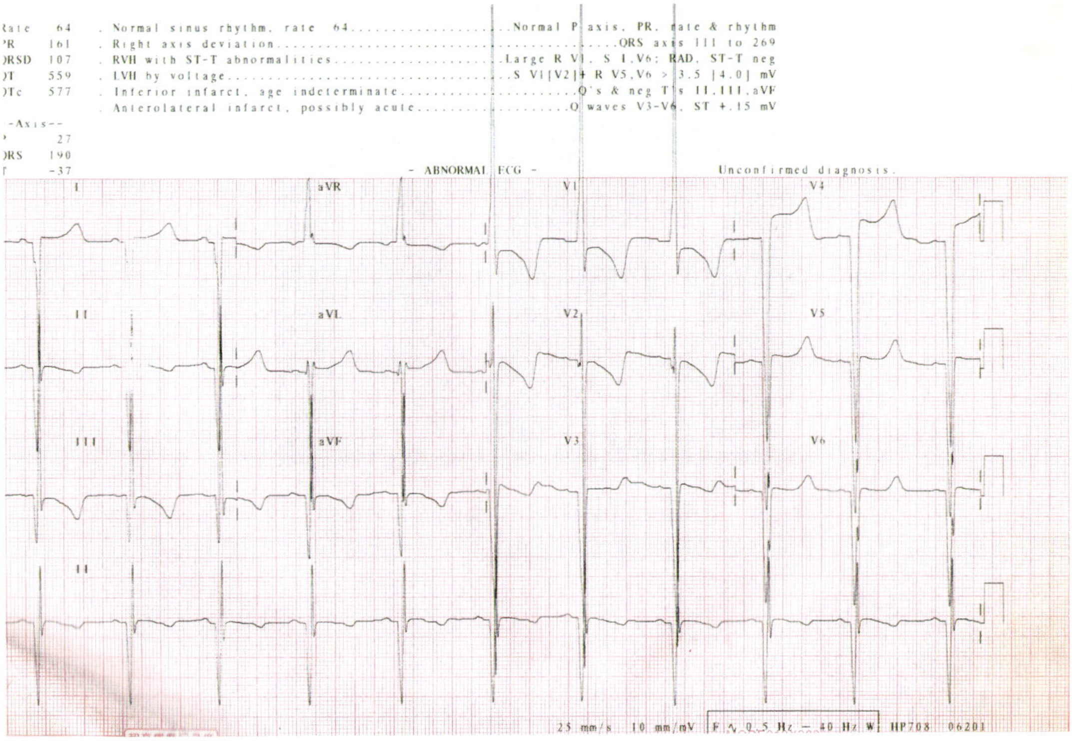

图5　心电图提示心室肥厚

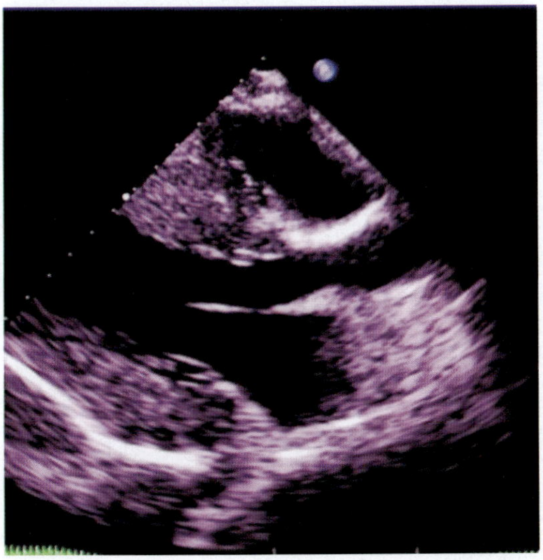

图6　超声心动图胸骨旁长轴切面可见左心室后壁及室间隔明显增厚

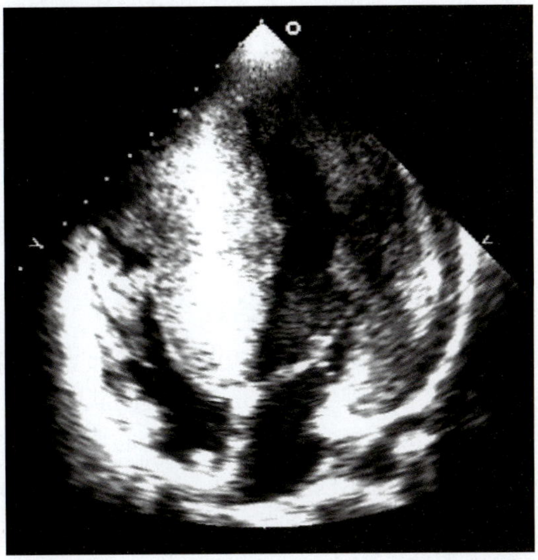

图7　超声心动图心尖四腔心切面可见室间隔及左、右室侧壁明显增厚

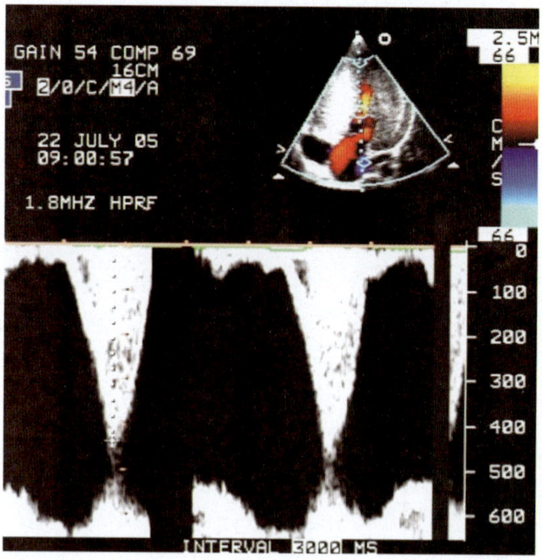

图 8　超声心动图连续血流多普勒提示左心室流出道梗阻，血流频谱呈匕首样改变，血流速度明显增快

最终诊断：糖原贮积症 Ⅲ型。

病例分析：糖原贮积症是一类先天性糖代谢紊乱性疾病，分为 9 种亚型，其中Ⅱ型和Ⅲ型最常累及心脏。GSDⅢ型患者心脏受累最常见的表现是无症状心肌病，心室壁均匀增厚，左心室功能无明显异常。患者病情通常相对稳定，但个别可迅速进展，出现左心室扩张、收缩功能减低或心源性猝死；病情稳定者也可能在心脏负荷加重时出现严重心力衰竭。在年轻患者出现心肌病特别是室壁明显增厚时应注意存在代谢性疾病的可能，进一步明确病因，给予替代治疗或者考虑心脏移植。

（病例提供　郭潇潇）

第七节　伴心血管病变的其他神经系统疾病

一、吉兰－巴雷综合征

吉兰－巴雷综合征（旧称格林－巴利综合征，Guillain-Barre syndrome，GBS）急性炎症性脱髓鞘性多神经病）是最常见的获得性脱髓鞘性神经病。其神经症状为对称性肢体无力，常常伴有感觉异常。GBS 患者的心脏受累多为自主神经功能紊乱的表现之一，包括心律失常、心率和血压改变。

迷走神经功能增强可导致严重的心律失常，如房性和室性期前收缩、缓慢型心律失常（窦性停搏、完全性心脏阻滞）以及快速型心律失常（室上性和室性）。

直立性低血压，一过性高血压，血压和心率的宽幅波动，以及 R-R 间期的变化均反映了自主神经功能失调，尤其是交感神经的过度活跃。由于反复发作晕厥，可能需要植入起搏器。ECG 偶示多导联 T 波倒置。

二、周期性麻痹

周期性麻痹（periodic paralysis）以反复发作的迟缓性肌无力以及血清钾异常的增高和降低为特征。低钾血症性发作多于儿童晚期或青少年期发病，通常在夜间开始，多较严重，持续一天或更长时间。高钾血症性发作发病年龄更早，发作较低钾血症性发作更为频繁，但多较轻，持续时间短。两种周期性麻痹有很多相同特征，包括家族性多发，紧张活动停止后即刻易感性增强，轻微活动使初期发作终止，麻痹自下肢开始，逐步进展到上臂肌肉，但不累及呼吸肌，寒冷加重病情，以及即使血钾水平正常，在不同发作间隙仍有持续性无力。

高血钾时，ECG 提示 T 波尖锐，低钾期时则表现为 T 波低平或倒置，对洋地黄敏感。周期性麻痹常常伴有室性心律失常，包括室性异位波动，室性二联律，以及融合波，呈多种形态。可见与洋地黄中毒无关的双向性室性心动过速，多种抗心律失常治疗无效，与血清电解质无关，以及轻微活动可转为窦性心律。也可以出现长 QT 综合征，往往与低血钾有关。

三、脑血管病

大约 90% 的急性脑血管病患者，尤其是颅内或蛛网膜下腔出血的患者，出现 ECG 异常，主要包括心脏节律和复极紊乱。

节律异常包括窦性心动过缓，窦性心动过速，房性心律失常，交界性节律和室性心律失常。复极异常类似缺血性心脏病的表现，可见 ST 段显著抬高以及 T 波深度倒置，Q-T 间期延长。传导障碍包括Ⅰ度、Ⅱ度或Ⅲ度房室传导阻滞。

此外，急性脑血管病患者可由于交感中枢过度兴奋，出现“儿茶酚胺爆发”，去甲肾上腺素自心脏 β_1 受体部位大量释放，引起心肌损害，反映在 CK-MB 升高，左室壁活动异常。

四、腓骨肌萎缩症

腓骨肌萎缩症（Charcot-Marie-Tooh 综合征）的特征是腿部远端无力，主要累及由腓神经支配的肌群，尤其是足外翻。常染色体显性遗传。有心律失常，传导异常和扩张性心肌病的散在报道。

（姚　明　朱以诚）

参 考 文 献

Friedreich 共济失调

1. James TN, Cobbs BW, Coghlan HC, et al. Coronary disease, cardioneuropathy, and conduction system abnormalities in the cardiomyopathy of Friedreich's ataxia. Br Heart J, 1987, 57 (5): 446
2. Dutka DP, Donnelly JE, Palka P, et al. Echocardiographic characterization of cardiomyopathy in Friedreich's ataxia with tissue Doppler echocardiographically derived myocardial velocity gradients. Circulation, 2000, 102 (11): 1276
3. Seznec H, Simon D, Monassier L, et al. Idebenone delays the onset of cardiac functional alteration without correction of Fe-S enzymes deficit in a mouse model for Friedreich ataxia. Hum Mol Genet, 2004, 13 (10): 1017
4. Rustin P. The use of antioxidants in Friedreich's ataxia treatment. Expert Opin Investig Drugs, 2003, 12 (4): 569
5. Kosutic J, Zamurovic D. High-dose beta-blocker hypertrophic cardiomyopathy therapy in a patient with Fried-

reich ataxia. Pediatr Cardiol, 2005, 26 (5):727

6. Pandolfo M. Iron metabolism and mitochondrial abnormalities in Friedreich ataxia. Blood Cells Mol Dis, 2002, 29 (3):536
7. Palau F. Friedreich's ataxia and frataxin: Molecular genetics, evolution and pathogenesis. Int J Mol Med, 2001, 7 (6):581
8. Albano LM, Nishioka SA, Moysés RL, et al. Friedreich's Ataxia. Cardiac Evaluation of 25 Patients with Clinical Diagnosis and Literature Review. Arq Bras Cardiol, 2002, 78 (5):444
9. Bit-Avragim N, Perrot A, Schöls L, et al. The GAA repeat expansion in intron 1 of the frataxin gene is related to the severity of cardiac manifestation in patients with Friedreich's ataxia. J Mol Med, 2001, 78 (11):626
10. Dutka DP, Donnelly JE, Nihoyannopoulos P, et al. Marked variation in the cardiomyopathy associated with Friedreich's ataxia. Heart, 1999, 81 (2):141

线粒体病

11. Lev D, Nissenkorn A, Leshinsky-Silver E, et al. Clinical presentations of mitochondrial cardiomyopathies. Pediatr Cardiol, 2004, 25 (5):443
12. Scaglia F, Towbin JA, Craigen WJ, et al. Clinical spectrum, morbidity, and mortality in 113 pediatric patients with mitochondrial disease. Pediatrics, 2004, 114 (4):925
13. Holmgren D, Wåhlander H, Eriksson BO, et al. Cardiomyopathy in children with mitochondrial disease; clinical course and cardiological findings. Eur Heart J, 2003, 24 (3):280
14. Okajima Y, Tanabe Y, Takayanagi M, et al. A follow up study of myocardial involvement in patients with mitochondrial encephalomyopathy, lactic acidosis, and stroke-like episodes (MELAS). Heart, 1998, 80 (3):292
15. Gallastegui J, Hariman RJ, Handler B, et al. Cardiac involvement in the Kearns-Sayre syndrome. Am J Cardiol, 1987, 60 (4):385
16. Anan R, Nakagawa M. Miyata M, Cardiac involvement in mitochondrial diseases. A study on 17 patients with documented mitochondrial DNA defects. Circulation, 1995, 91 (4):955
17. Akaike M, Kawai H, Yokoi K, et al. Cardiac dysfunction in patients with chronic progressive external ophthalmoplegia. Clin Cardiol, 1997, 20 (3):239
18. Holmgren D, Wåhlander H, Eriksson BO, et al. Cardiomyopathy in children with mitochondrial disease. Clinical course and cardiological findings. Eur Heart J, 2003, 24 (3):280
19. Scaglia F, Towbin JA, Craigen WJ, et al. Clinical spectrum, morbidity, and mortality in 113 pediatric patients with mitochondrial disease. Pediatrics, 2004, 114 (4):925
20. Channer KS, Channer JL, Campbell MJ, et al. Cardiomyopathy in the Kearns-Sayre syndrome. Br Heart J, 1988, 59 (4):486
21. 张丽华，方理刚，程中伟，方全. 回顾性调查线粒体疾病患者的心脏病变. 中华心血管病杂志，2009, 37 (10):892－895

进行性肌营养不良/强直性肌营养不良

22. Finsterer J, Stöllberger C, Blazek G, et al. Cardiac involvement in myotonic dystrophy, Becker muscular dystrophy and mitochondrial myopathy: a five-year follow-up. Can J Cardiol, 2001, 17 (10):1061
23. Phillips MF, Harper PS. Cardiac disease in myotonic dystrophy. Cardiovasc Res, 1997, 33 (1):13
24. Rakocević-Stojanović V, Grujić M, Seferović P, et al. Myotonic dystrophy and cardiac disorders. Panminerva Med, 2000, 42 (4):257
25. Schara U, Schoser BG. Myotonic dystrophies type 1 and 2: A summary on current aspects. Semin Pediatr Neurol, 2006, 13 (2):71

26. Merino JL, Carmona JR, Fernάndez-Lozano I, et al. Mechanisms of sustained ventricular tachycardia in myotonic dystrophy implications for catheter ablation. Circulation, 1998, 98 (6):541
27. Bhakta D, Lowe MR, Groh WJ. Prevalence of structural cardiac abnormalities in patients with myotonic dystrophy type I. Am Heart J, 2004, 147 (2):224
28. Bushby K, Muntoni F, Urtizberea A, et al. Report on the 124th ENMC International Workshop. Treatment of Duchenne muscular dystrophy; Defining the gold standards of management in the use of corticosteroids. 2-4 April 2004, Naarden, The Netherlands. Neuromuscul Disord, 2004, 14 (8-9):526
29. Bushby K, Muntoni F, Bourke JP. 107th ENMC international workshop: The management of cardiac involvement in muscular dystrophy and myotonic dystrophy. 7th-9th June 2002, Naarden, the Netherlands. Neuromuscul Disord, 2003, 13 (2):166
30. Goodwin FC, Muntoni F. Cardiac involvement in muscular dystrophies: Molecular mechanisms. Muscle Nerve 2005, 32 (5):577 -588.
31. Muntoni F. Cardiomyopathy in muscular dystrophies. Curr Opin Neurol, 2003, 16 (5):577
32. Nigro G, Comi LI, Politano L, et al. Evaluation of the cardiomyopathy in Becker muscular dystrophy. Muscle Nerve, 1995, 18 (3):283
33. Moxley RT 3rd, Ashwal S, Pandya S, et al. Practice parameter: corticosteroid treatment of Duchenne dystrophy: Report of the quality standards subcommittee of the American Academy of Neurology and the Practice Committee of the Child Neurology Society. Neurology, 2005, 64 (1):13
34. Deconinck N, Dan B. Pathophysiology of duchenne muscular dystrophy: Current hypotheses. Pediatr Neurol, 200, 36 (1):1
35. Ramaciotti C, Iannaccone ST, Scott WA. Myocardial cell damage in Duchenne muscular dystrophy. Pediatr Cardiol, 2003, 24 (5):503
36. American Academy of Pediatrics Section on Cardiology and Cardiac Surgery. Cardiovascular health supervision for individuals affected by Duchenne or Becker muscular dystrophy. Pediatrics, 2005, 116 (6):1569
37. Funakoshi M, Tsuchiya Y, Arahata K. Emerin and cardiomyopathy in Emery-Dreifuss muscular dystrophy. Neuromuscul Disord, 1999, 9 (2):108
38. Saito M, Kawai H, Akaike M, et al. Cardiac dysfunction with Becker muscular dystrophy. Am Heart J, 1996, 132 (3):642
39. de Kermadec JM, Bécane HM, Chénard A, et al. Prevalence of left ventricular systolic dysfunction in Duchenne muscular dystrophy: An echocardiographic study. Am Heart J, 1994, 127 (3):618
40. Gulati S, Saxena A, Kumar V, et al. Duchenne muscular dystrophy: Prevalence and patterns of cardiac involvement. Indian J Pediatr, 2005, 72 (5):389

糖原贮积病

41. Fukuda T, Roberts A, Plotz PH, et al. Acid alpha-glucosidase deficiency (Pompe disease). Curr Neurol Neurosci Rep, 2007, 7 (1):71
42. Arad M, Maron BJ, Gorham JM, et al. Glycogen storage diseases presenting as hypertrophic cardiomyopathy. N Engl J Med, 2005, 352 (4):362
43. Kishnani PS, Corzo D, Nicolino M, et al. Recombinant human acid [alpha] -glucosidase: Major clinical benefits in infantile-onset Pompe disease. Neurology, 2007, 68 (2):99
44. Lee PJ, Deanfield JE, Burch M, et al. Comparison of the functional significance of left ventricular hypertrophy in hypertrophic cardiomyopathy and glycogenosis type Ⅲ. Am J Cardiol, 1997, 79 (6):834
45. Case LE, Kishnani PS. Physical therapy management of Pompe disease. Genet Med, 2006, 8 (5):318

其他

46. Zöllei E, Avramov K, Gingl Z, et al. Severe cardiovascular autonomic dysfunction in a patient with Guillain-Barre syndrome: A case report. No To Shinkei, 2003, 55 (6):517
47. Douglas PZ, Peter L, Robert OB. In Eugene Braunwald: Heart Disease: A Textbook of Cardiovascular Medicine (7th Edition). USA: Elsevier Company, 2005
48. Rake JP, Visser G, Labrune P, Leonard JV, Ullrich K, Smit GP. Glycogen storage disease type I: diagnosis, management, clinical course and outcome. Results of the European Study on Glycogen Storage Disease Type I (ESGSD I). Eur J Pediatr 2002, 161 (S1):S20-S34
49. Rake JP, Visser G, Labrune P, Leonard JV, Ullrich K, Smit GP: Guidelines for management of glycogen storage disease type I-European Study on Glycogen Storage Disease Type I (ESGSD I). Eur J Pediatr 2002, 161 (S1):S112-S119
50. Fayssoil A. Cardiomyopathy in Pompe's disease. Eur J Intern Med. 2008 Jan, 19 (1):57-59
51. Arad M, Maron BJ, Gorham JM et al. Glycogen storage diseases presenting as hypertrophic cardiomyopathy. N Engl J Med 2005, 352:362-372
52. Yekeler E, Dursun M, Emeksiz E, et al. Prediction of premature atherosclerosis by endothelial dysfunction and increased intima-media thickness in glycogen storage disease types Ia and Ⅲ. Turk J Pediatr, 2007, 49 (2):115-119
53. Bernier AV, Correia CE, Haller MJ, et al. Vascular dysfunction in glycogen storage disease type I. J Pediatr, 2009, 154 (4):588-591
54. G. Russo, J. A. Leopold, J. Loscalzo. Vasoactive substances: nitric oxide and endothelial dysfunction in atherosclerosis. Vasc Pharmacol, 2002, 38:259-269
55. R. Fathi, T. H. Marwick. Noninvasive tests of vascular function and structure: why and how to perform them. Am Heart J, 2001, 141: 694-703
56. Ridker PM, MacFadyen J, Libby P, et al. Relation of baseline high-sensitivity C-reactive protein level to cardiovascular outcomes with rosuvastatin in the Justification for Use of statins in Prevention: an Intervention Trial Evaluating Rosuvastatin (JUPITER). Am J Cardiol, 2010, 106 (2):204-209
57. Bahadursingh S, Beharry K, Maharaj K, et al. C-reactive protein: adjunct to cardiovascular risk assessment. West Indian Med J, 2009; 58 (6):551-555
58. Kwaijtaal M, van Diest R, Bar FW, et al. Inflammatory markers predict late cardiac events in patients who are exhausted after percutaneous coronary intervention. Atherosclerosis, 2005, 182 (2):341-348
59. Mohan V, Deepa R, Velmurugan K, et al. Association of C-reactive protein with body fat, diabetes and coronary artery disease in Asian Indians: the Chennai Urban Rural Epidemiology Study (CURES-6). Diabet Med, 2005, 22 (7):863-870
60. Fang J, Alderman MH. Serum uric acid and cardiovascular mortality: the NHANESI epidemiologic follow up study. JAMA, 2000, 283:2404-2410
61. 中国医师协会心血管内科医师分会，中国医师协会循证医学专业委员会. 无症状高尿酸血症合并心血管疾病诊治建议中国专家共识. 中国当代医药，2009，16 (24):4-8

第二章　内分泌疾病与心脏

第一节　甲状腺功能亢进症

【病因和发病原理】

甲状腺功能亢进症（hyperthyroidism），简称甲亢，是指甲状腺分泌甲状腺激素过多引起的一系列临床综合征（syndrome）。

（一）甲状腺激素的生理作用

甲状腺激素主要指三碘甲腺原氨酸（3, 5, 3′-triiodothyronine，liothyronine，T_3）与甲状腺素（tetraiodothyronine，levothyroxine，T_4），在血中主要以与甲状腺结合球蛋白（thyroxine-binding globulin，TBG）等转运蛋白结合的状态存在，仅 0.04% 的 T_4 和 0.4% 的 T_3 是游离的，但其生理作用只是由游离激素来完成的，其中又以 T_3 的生物活性为主。

1. 对氧耗、产热的影响　T_3 可促进所有组织的耗氧量和产热过程，但大脑、脾脏、睾丸除外。这一作用部分是通过刺激 Na^+-K^+-ATP 酶来实现的。因而甲亢时患者产热增加，耗氧也增加。

2. 对心血管系统的影响　见下文。

3. 对交感神经系统的影响　甲状腺激素可增加心肌细胞、骨骼肌细胞、脂肪细胞和淋巴细胞表面 β 肾上腺素能受体的表达，同时可以降低心肌 α 肾上腺素能受体的表达。另外，甲状腺激素可放大儿茶酚胺的受体后效应。

4. 对呼吸系统的作用　在低氧和高碳酸血症时，甲状腺激素能够正常驱动呼吸中枢。

5. 对胃肠道的影响　甲状腺激素可刺激肠蠕动。

6. 对骨骼的影响　甲状腺激素可刺激骨转换，以骨吸收为主，也在一定程度上刺激骨形成。

7. 对神经肌肉系统的影响　甲状腺激素可以维持肌肉收缩和舒张的速度；另外，对中枢神经系统的正常发育是不可或缺的。

8. 对糖脂代谢的影响　甲状腺激素可使糖代谢和脂代谢中许多酶促反应的速度增加。甲状腺激素可促进脂肪分解为脂肪酸和甘油。

9. 对内分泌系统的影响　维持多数激素的合成、转运和代谢的速度。

（二）甲状腺激素的分子机制

1. 甲状腺激素的合成　甲状腺激素是在甲状腺细胞内合成的，其中甲状腺球蛋白和甲状腺过氧化物酶的作用十分独特。一方面，氨基酸在甲状腺细胞内合成并经过糖基化形成甲状腺球蛋白；另一方面，碘离子在进入甲状腺细胞后被活化，在细胞与胶质的交界处，在过氧化物酶的作用下，使甲状腺球蛋白的酪氨酸残基碘化成为一碘甲腺原氨酸（MIT）和二碘甲腺原氨酸（DIT），然后进一步耦联形成 T_3 和 T_4；经溶酶体水解，T_3 和 T_4 从甲状腺球蛋白上脱落并被输送至血液循环。

2. 甲状腺激素的转运　甲状腺激素在血液循环中主要以结合形式存在，结合蛋白主要为甲状腺素结合球蛋白（thyroxine-binding globulin，TBG），也有甲状腺素结合前白蛋白、白蛋白等其他血浆蛋白。

3. 甲状腺激素的作用机制　甲状腺激素作用机制可分为基因组效应和非基因组效应。传统的观点认为甲状腺激素是通过基因组效应来发挥作用的：游离的甲状腺激素通过被动扩散或易化扩散进入靶细胞，然后与胞质内的甲状腺激素受体（主要为 T_3 受体）结合，继而共同与 DNA 上的甲状腺激素反应元件（thyroid hormone response element，TRE）结合，对一些功能蛋白的表达起促进或抑制的作用，从而发挥其生理效应。但是，由于产生基因组效应的时间较长，常需要数小时到数天；而甲状腺激素的某些效应往往在短时间内即可完成，不能用基因组效应解释，故人们在进一步研究后发现了非基因组效应。非基因组效应的作用机制为：游离甲状腺激素直接作用于特殊的一些酶（如 Ca ATP 酶、腺苷酸环化酶等）、葡萄糖转运子、线粒体蛋白等直接发挥生理作用。

（三）下丘脑 - 垂体 - 甲状腺轴

下丘脑的室上核和视上核神经元合成促甲状腺激素释放激素（thyrotropin-releasing hormone，TRH），释放进入垂体门脉系统，刺激腺垂体的促甲状腺细胞合成并分泌促甲状腺激素（thyrotropin，thyroid-stimulating hormone，TSH），分泌入血后可通过作用于甲状腺细胞胞膜上 TSH 受体，使甲状腺激素的合成和分泌增多。而血液中游离甲状腺激素（主要为 T_3）又能够对垂体和下丘脑进行反馈抑制。TRH 为一仅由 3 个氨基酸构成的小肽，而 TSH 则为一由 2 个亚基共 204 个氨基酸共同构成的糖蛋白，但二者均通过 G 蛋白耦联的七穿膜受体发挥其生物学效应。

（四）甲亢的病因分类

甲状腺受下丘脑 - 垂体 - 甲状腺轴的调控，因此甲亢有可能由任一环节的功能障碍所导致。传统的方法把来源于甲状腺的病变称为原发性，来源于垂体的称为继发性，来源于下丘脑的称为三发性。而由于 TRH 与 TSH 均属于多肽类激素，故均有由异位分泌激素的肿瘤合成的可能。甲状腺功能亢进症的病因分类见表 2-1，按激素分泌的异常进行分类以便于理解，但按发病率来看以格雷夫斯病占绝大多数，而下丘脑产生 TRH 过多者尚未见报道，由异位肿瘤产生 TRH 过多者仅 1 例（由胰腺产生）。

表 2-1　甲状腺功能亢进症的病因分类

来源于下丘脑（或异位肿瘤）产生 TRH 过多：TRH 瘤
来源于垂体（或异位肿瘤）产生 TSH 过多：TSH 瘤，产生 TSH 类似物的葡萄胎或绒癌
来源于甲状腺产生甲状腺激素过多：格雷夫斯病，甲状腺毒性腺瘤，毒性多结节性甲状腺肿，亚急性甲状腺炎或慢性甲状腺炎（病程中的一个阶段）
碘甲亢：甲状腺癌

（五）格雷夫斯病的发病机制

由于格雷夫斯病为甲亢中最为常见的类型，故简述其发病机制：T 淋巴细胞由于某种诱因被甲状腺内的物质致敏以后，刺激 B 淋巴细胞产生针对这些抗原的自身抗体，其中就可能有 TSH 受体的抗体。如果这种抗体与 TSH 受体结合后能够产生和原本配体 TSH 同样的作用，则同样能促进甲状腺激素的合成与分泌；然而该抗体又不受下丘脑－垂体－甲状腺轴调控，于是甲状腺激素持续合成与分泌过多，产生甲状腺激素过多的临床综合征。此外，该种自身免疫过程还影响到眶周组织，使眼外肌与成纤维细胞发生炎症，造成浸润性突眼。有时自身免疫的损伤还累及皮肤，一般为胫前皮肤受累，出现黏液性水肿。

（六）甲状腺激素对心脏的作用

T_3通过增加肌浆网 Ca^{2+} ATP 酶的活性，增加心肌的舒张期张力；通过增加肌球蛋白重链的转录来增加心肌收缩力；通过改变不同形式的 Na^+-K^+-ATP 酶的转录，增加 β 受体的表达，减少抑制型 G 蛋白的表达；通过加快窦房结去极化和复极化的速度使心率加快。总之，甲状腺激素对心脏有着正性肌力作用和正性变时作用，加上肾上腺素能神经元敏感性的增加，在过量时即甲亢时会导致心率加快，心肌收缩力增加。

【临床表现及实验室检查】

（一）甲状腺功能亢进症的临床表现

甲亢的临床表现主要为高代谢症状和交感兴奋表现，因疾病的严重程度、不同病因、年龄等具体情况而个体化差异很大。常见症状为：神经过敏（易激惹、性情改变）、多汗、怕热、心悸、疲乏、体重下降、呼吸困难、食欲增加、排便增多、眼部症状等。常见体征为：心动过速、甲状腺肿大、皮肤改变、震颤、眼征、心房纤颤、甲剥离等。作为最为常见的甲亢病因，格雷夫斯病往往表现较为典型，同时还可能伴有特有的浸润性眼病和胫前黏液性水肿。实验室检查包括甲状腺功能检查（一般显示血清游离 T_3、T_4 水平升高、TSH 水平降低）、甲状腺抗体检查（格雷夫斯病常 TSH 受体抗体显著升高），必要时进行甲状腺超声检查及核医学检查（包括^{99}Tc 甲状腺显像和甲状腺吸^{131}I 率）。如甲状腺大小达到Ⅲ度大（超过胸锁乳突肌外缘），需查气管 X 线片确定气管是否受压。一部分老年患者可能临床表现不典型，但常常以心脏症状来就诊。

（二）甲亢危象的临床表现

甲亢危象指甲亢的病情极度加重、危及生命的情况。提示甲亢危象的临床表现有：精神状态改变、高热、心动过速或快速型心律失常、严重的甲亢临床征象、呕吐、黄疸、腹泻、心衰、呼吸窘迫、脱水、肾前性肾衰等。实验室检查除了有关甲亢的常规检查外，还需要检查血常规确定有无感染，查电解质、肝肾功能状况、凝血指标等进一步评价患者状况。

（三）甲亢患者的心脏表现

甲亢患者的心率明显加快，心肌收缩力明显增强表现为脉搏波幅增加，形成水冲脉的体征；二者共同导致心排出量增加。这是与 T_3 的直接作用有关的，但也与心脏高代谢状况和过多产热有关。窦房结在甲状腺激素的作用下去极化和复极化均明显加快，若症状较重或治疗不及时，会出现心房纤颤。在抗甲状腺药物（ATD）治疗后，这些症状常常可恢复，但如房颤时间已经较久，心房已出现器质性病变，则恢复窦性心律的可能性较小。实验室检查包括心电图、Holter、心脏超声等。

甲状腺功能亢进的患者心血管系统的症状往往是整体临床表现中最为突出的。病人因为心率增快、心肌收缩力增强而表现为心悸。同时许多病人运动耐力下降并有劳力性呼吸困难，这部分是因为骨骼肌和呼吸肌衰弱所致。一部分病人可以出现心绞痛样胸痛。心导管检查发现大多数病人冠状动脉造影正常，但有冠脉痉挛的报道。这些病人很少发生心肌梗死，使用钙离子通道阻滞剂或硝酸酯类药物有效。

甲状腺功能亢进病人最常见的节律紊乱是窦性心动过速，但其重要性被心房纤颤所掩盖。心房纤颤的发生率在2%~20%之间，对于其治疗可选用 β_1 选择性或非选择性制剂控制心室率。洋地黄被用于控制甲亢相关的心房纤颤病人的心室率，但因洋地黄清除增加以及细胞水平内高 Na^+-K^+-ATP 酶水平，因此常需要较大剂量的洋地黄。甲亢伴房颤病人的抗凝是有争议的，需要权衡体循环栓塞、脑栓塞、出血以及其他治疗相关的并发症。因为在甲亢的回顾性研究中发现，栓塞主要危险因素是年龄而不是心房纤颤。约 2/3 的病人在成功的甲亢治疗后 2 ~3 个月恢复窦性心律。在老年人或房颤持续较长时间病人，转复窦性节律的可能性很小，因此如需尝试转复应在甲状腺功能恢复后再进行。

甲亢在心血管表现为增加静息时心排血量和增强心肌收缩力。一些病人有劳力性呼吸困难、端坐呼吸、夜间阵发性呼吸困难症状以及外周水肿、颈静脉怒张和第三心音。这些临床表现提示甲亢性心肌病可能。因为甲亢病人心排出量是正常人的 2 ~3 倍，所以运动耐力的下降可能是骨骼肌无力所致。然而，高心排出量增加肾脏钠重吸收，扩大血容量并引起外周水肿、胸腔积液和颈静脉怒张。甲亢病人体循环血管阻力下降，但肺血管床并没有受影响，因此进入肺循环的血容量增加，导致肺动脉高压。这个效应导致平均静脉压增高、颈静脉怒张、肝淤血以及外周水肿。

同时，病程长和有明显窦速、房颤病人可引起心排血量的下降，心肌收缩力受损并导致射血分数下降、S3 和肺淤血。回顾性分析发现这些患者都是与长期心动过速相关。当心脏大时，可发生二尖瓣反流。甲亢所致心率血压乘积和心肌耗氧量增加，可能使原有心脏基础疾病的患者心脏功能进一步损害。因此，对于老年性甲状腺功能亢进患者的认识尤为重要，因为这些病人本身有心血管和脑血管事件发生的很大风险。

（四）甲亢危象患者的心脏表现

甲亢危象患者往往会出现充血性心力衰竭，且地高辛的效果不理想。如果在积极治疗以后患者的甲状腺激素水平能够得到有效控制，则心衰的症状可能逐渐缓解，但房颤可能持续更长的时间。

【诊断】

（一）甲状腺功能亢进症的诊断

甲状腺功能亢进症的诊断主要依靠临床表现和实验室检查。血清 T_3、T_4 高，结合临床表现，排除外源性甲状腺激素摄入，即可诊断甲状腺功能亢进症。病因诊断尚需进行更多的分析和进一步的实验室检查，如格雷夫斯病常伴有血 TSH 受体抗体效价的明显升高。

（二）甲亢危象的诊断

目前，甲亢危象一直无统一的诊断标准，北京协和医院根据多年临床实践，由史轶蘩提出了将甲亢危象分为危象与危象前期的操作性定义：甲亢危象的诊断必须符合四条标准：体温超过 39℃，脉搏大于 160 次/分，精神状况恶化如躁动、谵妄、昏睡甚至昏迷，胃肠道症状加重如呕吐及腹泻显著增多。如出现体温低于39℃，脉搏低于160次/分，多汗、烦躁、食欲减退、恶心及排便次数增多等状况则为危象前期。甲亢患者因各种原因致病情加重时，只要符合危象前期的半数标准，应按照危象处理。该诊断定义的目的在于让患者在危象前期时即得到充分的治疗，不致进入危象，使死亡率降低。

（三）甲状腺功能亢进症所致心脏损害的诊断

血中甲状腺激素水平升高即可导致心排出量增加、心率加快，但心脏尚可维持正常功能。此时如果能够进行有效治疗，则心脏症状是可逆的，甚至许多心房纤颤病程不长的状况都可恢复为窦性心律。但是，如果长期得不到有效治疗，则心脏会出现器质性改变；如此则即使以后甲状腺功能恢复正常，心脏病变也不能恢复。然而，这与患者患甲亢前的心脏状况又有着非常密切的关系，尤其是老年患者。因此，目前尚无这方面的统一诊断标准，临床上需根据患者的个体化差异进行具体分析。

【鉴别诊断】

甲状腺功能亢进症的诊断通常并非特别困难，但需要注意一种外源性高T_3、T_4血症的状况，有时难以鉴别。另外，由于老年起病的甲亢有时临床表现不典型，常常以心脏症状首诊，应注意与其他快速型心律失常等心脏疾病相鉴别。

（一）人为甲状腺毒症

外源性摄入甲状腺激素也可造成血中甲状腺激素增多，自然会有相似的临床表现，仅甲状腺增大的体征除外。因其甲状腺激素并非由甲状腺产生，故不属于甲亢的范畴，但属于甲状腺毒症的范畴。虽然临床表现相似，但其甲状腺吸^{131}I率为零，甲状腺显像也不显影。由于我国甲状腺片的获取常常较为容易，而各种所谓“保健药”又无严格审查渠道，故这方面问题不可忽略。北京协和医院曾诊治一年轻消瘦女性，甲状腺不大，查甲状腺功能示血游离T_3、T_4显著升高，TSH极低；甲状腺相关抗体无异常。但每次欲行核医学检查时均会出现各种奇异症状而逃避检查。经反复追问病史无有价值发现，取得家长配合在其家中卧室内发现不明胶囊数颗，但患者仍然矢口否认曾服该药。将胶囊中药物溶于水后用滤纸过滤，测定滤液中游离T_3、T_4水平极高，稀释数倍后方可测出。最终该患者诊断为神经性厌食，该药是市面上的某“减肥药”。

（二）老年起病的格雷夫斯病

老年人往往有一定心脏基础疾患，患格雷夫斯病后高代谢症状有时并不典型，可为“淡漠型”甲亢，但心脏症状却常常成为首发症状。故需特别注意在快速型心律失常患者中留意甲亢的可能性，鉴别只需要检查甲状腺功能即可。

【治疗】

（一）甲亢治疗

各种病因所致甲亢的治疗是不相同的，部分由肿瘤导致甲亢者只需要切除肿瘤即可根治，而像亚急性甲状腺炎这样的自限性疾病则可能根本不需要治疗；由于格雷夫斯病较为常见，故以下仅介绍格雷夫斯病的治疗。对于甲亢引起的心脏症状一般只需对症处理，但如果已发展至器质性病变，则只能在将甲状腺功能控制正常后按心脏状况进行处理。

1. 抗甲状腺药物治疗　当前国内外常用的药物，包括甲巯咪唑和丙基硫氧嘧啶两种，均是作用于甲状腺过氧化物酶，抑制甲状腺激素的合成，虽然有一些较弱的免疫抑制作用，但不是对因治疗，而只是控制症状，期待病因自行消退。这两种药物均有一定副作用，可能造成严重的白细胞减少和肝功能恶化，需及时监测，及早发现。ATD治疗的复发率较高。

2. 外科治疗　在甲状腺功能控制到正常以后，对甲亢患者肿大的甲状腺进行手术治疗，也是格雷夫斯病患者的选择之一。手术前需要用碘剂准备。手术因切除甲状腺的比例多少会取得不同的效果。

3. 放射性核素治疗　美国已经基本普及放射性核素治疗。用含^{131}I的药物进入体类，利用甲状腺富集碘的功能，将^{131}I大部分进入甲状腺，在其内破坏甲状腺以达到和手术相似的效果。

（二）甲亢危象的治疗

甲亢危象前期即应予充分的抢救措施，以防止病情进展至危象。治疗的首要目标是防止由于高热、心动过速和心力衰竭导致的心源性休克。因此，针对发热，必须采取有效措施降低体温，如果物理降温不理想，则可用对乙酰氨基酚（不用阿司匹林，因其可与甲状腺激素竞争结合蛋白），必要时使用氯丙嗪等。针对交感兴奋症状和心动过速，可采用β受体阻滞剂普萘洛尔，必要时使用静脉泵入艾司洛尔。用PTU抑制T_4合成，同时阻断T_4向T_3的转化。糖皮质激素也用来抑制这一转化过程。对T_4合成的抑制以碘剂为最强，但必须是在使用PTU之后。地高辛必须用更大的剂量才能控制心衰。对感染诱发的问题，需要及时使用抗生素。对于甲亢危象的治疗很大程度上是对于心脏的治疗。

【预后】

大多数格雷夫斯病患者能够得到有效治疗，心脏功能也随着甲状腺激素水平的正常将可逆恢复。但病程迁延、未正规治疗者疗效不佳，可能导致心脏器质性病变。甲亢发展至危象后，死亡率约50%。

（李乃适）

病例3　甲状腺功能亢进合并冠状动脉痉挛

病例简介：患者女性，39岁，因“发作性胸痛3年，加重13小时”入院。1年前诊断为甲状腺功能亢进，给予药物治疗，3个月前自行停药。

入院查体：BP 130/60mmHg，HR 110bpm，双侧甲状腺Ⅱ度肿大，心律齐，心脏各瓣膜区未闻及杂音，肺部及腹部查体未见异常。

辅助检查：ECG示窦性心动过速，Ⅰ、Ⅱ、aVL及V3～V6导联ST段压低0.1～0.2mV，Ⅲ导联T波倒置，aVF导联T波低平（图9）。心肌酶CK-MB 5.4μg/L、C-TnI 0.39μg/L。急诊CAG示右冠开口及左主干开口重度狭窄（图10A、B）。经硝酸甘油扩冠治疗后ST段恢复正常（图11）。甲状腺功能TSH 3.0mU/L、FT4 3.86ng/dl、FT3 11.85pg/ml、T3 5.94ng/ml、T4 26.12μg/dl。UCG示心脏结构及功能正常，LVEF 58%。冠脉MRI示左冠未见异常，右冠开口处模糊。再次行CAG，术中予硝酸甘油动脉内注射，右冠状动脉开口及左主干处未见明显狭窄（图12A、B）。予甲硫氧嘧啶、单硝酸异山梨酯、比索洛尔、合贝爽等治疗。

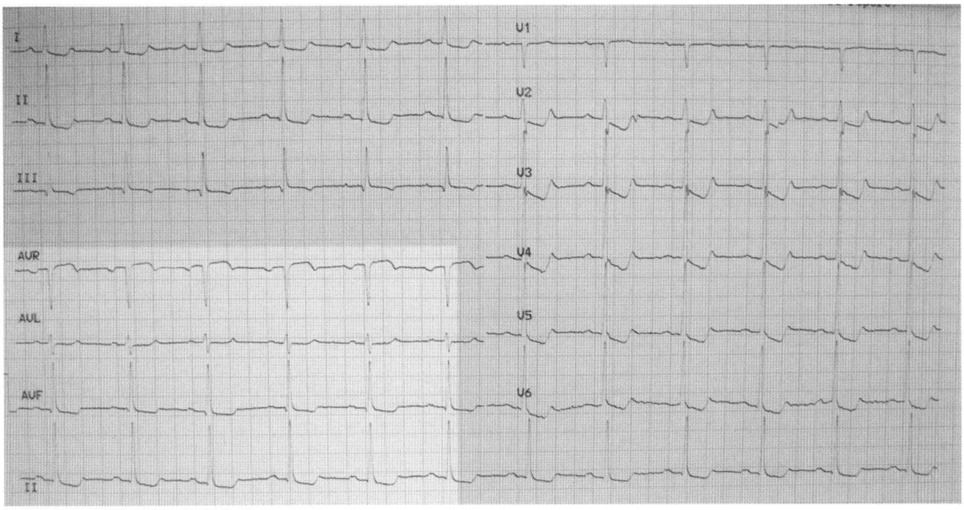

图 9　胸痛发作时 ECG

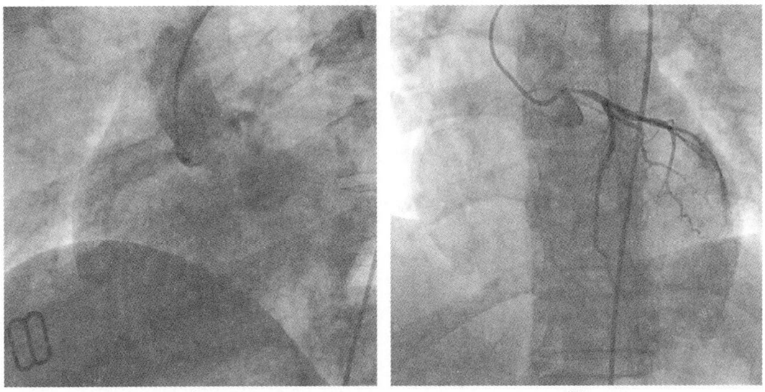

A　　B

图 10　冠状动脉造影显示右冠开口及左左干开口严重狭窄

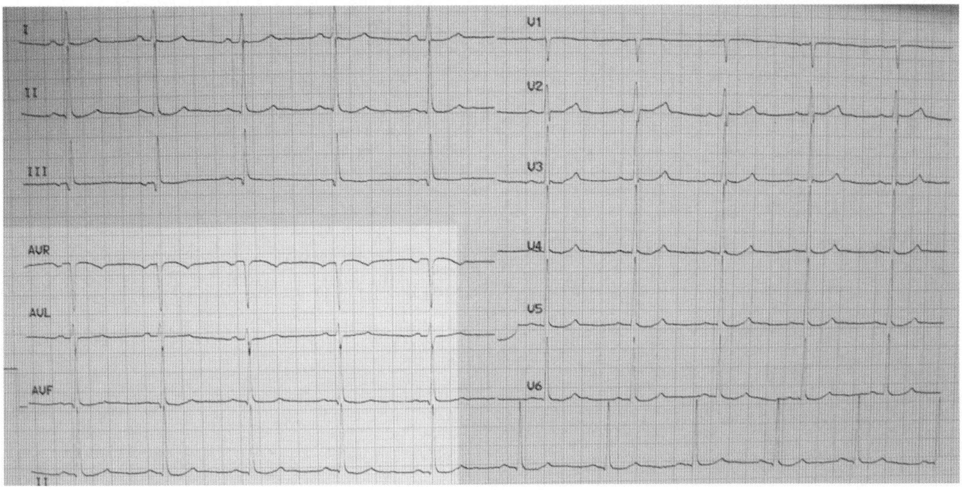

图 11　胸痛缓解时 ECG

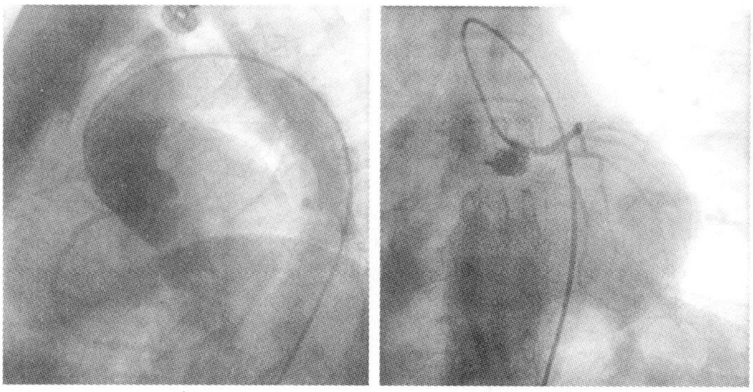

A B

图 12 冠状动脉造影显示右冠开口及左左干开口缓解，无明显固定狭窄

最终诊断：甲状腺功能亢进，冠状动脉痉挛。

病例分析：甲状腺功能亢进可引起严重心脏受累，常见的有快速房颤、快速心律失常所致心衰，有时也可引发冠脉痉挛，导致心肌梗死。本例患者无冠心病危险因素，但临床表现为缺血性胸痛，急诊冠脉造影示双侧冠脉近段均有严重狭窄，临床上很难解释，而结合患者有甲状腺功能亢进史，就应当考虑到冠脉痉挛。对于甲亢所致冠脉痉挛，在造影过程中应非常小心，避免造影过程中刺激冠脉，冠脉内注射硝酸甘油可缓解痉挛。冠脉 CTA 或 MRI 有助于诊断，但对于未控制的甲亢，大量含碘造影剂有使病情加重的风险，而 MRI 对冠脉狭窄的判断准确性欠佳。甲亢所致冠脉痉挛的治疗以治疗原发病为根本，同时给予扩冠及解痉治疗。

（病例提供 刘东方）

第二节 甲状腺功能减退症

甲状腺功能减退症（hypothyroidism，简称甲减症）是指不同原因引起的甲状腺激素缺乏，机体的代谢和身体的各个系统功能减退而引起的临床综合征，也是较常见的内分泌疾病。各种年龄均可发生，以女性居多。成年人的甲状腺功能减退也称黏液性水肿（myxoedema），本病引发的昏迷称黏液水肿昏迷（myoxedemacoma），胚胎期起病者称克汀病（Critinism）或呆小病。有作者将儿童起病者称为幼儿黏液水肿。甲减症在临床上不少见。

一、甲状腺功能减退的分类

许多种原因可以引起甲减症，不同原因发生的甲状腺功能减退与地域和环境因素（饮食中碘含量，致甲状腺肿物质、遗传及年龄等）的不同而有差别。在世界许多地区新生儿的筛查发现，每 4000～5000 个新生儿中就有一个甲减患儿；老年甲状腺功能减退发生率的报道各国不一，一般在 1%～14% 之间。

（一）原发性（甲状腺性）甲状腺功能减退

原发性甲状腺功能减退较多见，约占甲状腺功能减退症的 96%，是甲状腺本身的病变引起的，根据临床所见，有因抗甲状腺药物引起的、慢性淋巴细胞性甲状腺炎、甲状腺功能亢进或甲状腺癌的甲状腺大部切除术后、放射性碘治疗后、先天性甲状腺缺如或克汀病、舌甲状腺、侵袭性纤维性甲状腺炎、致甲状腺肿药物引起、先天性甲状腺激素生成障碍、甲状腺转移瘤以及慢性地方性碘缺乏引起的等。

（二）继发性（垂体性）甲状腺功能减退

继发性甲状腺功能减退较少见，是垂体疾病使 TSH 分泌减少引起的，如垂体肿瘤、席汉病、非肿瘤性疾病（如肉芽肿）、卒中、垂体手术或放射治疗以后所引起。

（三）第三性（下丘脑性）甲状腺功能减退

第三性甲状腺功能减退罕见，原于下丘脑产生 TRH 的减少，使得垂体的 TSH 的分泌减少而引起，如鞍上肿瘤及先天性 TRH 缺乏等。

（四）末梢对甲状腺激素作用的抵抗

核受体缺乏、T_3 或 T_4 受体的结合障碍以及受体后缺陷。

二、原发性甲状腺功能减退症

（一）病因

依据患者伴有或不伴有甲状腺肿大，原发甲状腺功能减退症病因包括：

1. 甲状腺不肿大　①甲状腺先天发育异常，多有家族倾向；②特发性：病因不明，有称此症是慢性淋巴细胞性甲状腺炎的后期；③放射性碘或甲状腺手术治疗以后；④颈部放射线外照射治疗后，如淋巴瘤治疗后。

2. 甲状腺肿大　①甲状腺激素合成障碍：系常染色体隐性遗传，占先天性甲状腺功能减退的25%~30%；②由于母亲体内的碘化物或抗甲状腺制剂传递给胎儿致病的；③碘缺乏；每日摄碘量<25μg，或由天然的致甲状腺肿物质如木薯；④药物：硫脲类抗甲状腺药、氨基水杨酸（aminosalicylic acid）、碘化物、保泰松及锂盐等引起；⑤慢性淋巴细胞性甲状腺炎。

（二）临床表现

1. 常见的临床表现　甲状腺激素减少引起机体各系统功能减低及代谢减慢，病情较严重时，出现典型的甲状腺功能减退临床征象。

（1）一般表现　畏寒、无力，表情淡漠，反应迟钝，动作减慢。声音嘶哑，水肿，体重增加，面色苍白，眼睑水肿，眼裂变窄，鼻翼增大，唇厚，舌大，皮肤蜡黄、少汗、粗糙、落屑、缺乏弹性，毛发稀疏、脱落，指（趾）甲脆而增厚等。

（2）神经系统　常见智力减退，记忆力、注意力、理解力和计算力均减弱，听力下降，感觉灵敏度降低，有些病人有感觉异常，麻木，嗜睡，严重者出现昏迷。检查时见腱反射及松弛时间延长。脑电图示电波活动及幅度减低，曲线平坦。当病情严重时，由于垂体的增大，可见蝶鞍增大。

（3）消化系统　食欲减退，胃酸分泌减少，肠蠕动减弱，出现顽固性便秘。

（4）血液系统　1/4 病人有贫血，一般为正红细胞型，也有巨细胞型。因有抗胃泌素抗体存在，约半数患者表现胃酸缺乏。

（5）生殖系统　性欲减退，男性患者常有阳痿，女病人可有月经不调，不易怀孕。

（6）肌肉、关节　①肌肉：有疼痛，强直，痉挛，无力，水肿及肥大；②关节：非炎性黏液性渗出，软骨钙质沉着、关节破坏及屈肌腱鞘炎等；③腕管综合征：由于腕管中黏蛋白物质在神经外堆积，引起手指疼痛，或感觉异常。

（7）其他　有些病人伴有泌乳，但血中的泌乳素不水平一定升高。

三、亚临床型甲状腺功能减退

此类患者既无明显的甲状腺功能减退症状，也缺少典型的甲状腺功能减退体征，其血中的甲状腺激素也在正常范围，仅血中 TSH 水平高于正常。Whickham 观察，在英国女性中有 7.5%、男性中有 2.8% 存在亚临床甲状腺功能减退，且在女性血中 TSH 升高随年龄增高而增加。女性超过 75 岁，亚临床甲状腺功能减退的发生率为 17.4%。美国相似的一组观察，血 TSH 升高的发生率，女性为 8.5%，男性为 4.4%。亚临床甲状腺功能减退在 I 型糖尿病及伴有其他自身免疫疾病的患者中更容易发生。美国的妊娠妇女中，2% 有亚临床甲减。亚临床甲减常见的原因有：慢性淋巴细胞性甲状腺炎、放射性碘及手术治疗后的 Graves 甲状腺功能亢进、甲状腺功能减退症时不适当的替代治疗、碳酸锂治疗、碘及含碘药物及颈部的外照射等。关于亚临床甲状腺功能减退的治疗有不同的认识，为预防亚临床型发展成临床甲状腺功能减退，尤其病人血中的 TSH 水平大于 14 ~ 20 μIU/ml 时、尤其是血中抗体有中等度升高时，适合替代治疗。而认为不予治疗者的考虑是，本症无症状的时间可能会很长，有些病人在替代治疗后，可能使心绞痛加重或出现心律不齐。

亚临床甲减中脂质代谢、动脉粥样硬化、心肌收缩力和体循环血管阻力都有变化。胆固醇水平和 TSH 水平平行升高。一项研究发现亚临床甲减女性病人，动脉粥样硬化和心肌梗死增加比例分别为 1.7 和 2.3，同时存在抗甲状腺抗体的病人危险性更高。在甲状腺激素替代治疗后，TSH 恢复正常后可以改善病人的脂质代谢、降低体循环血管阻力和改善心肌收缩力。同时，许多研究显示病人体循环血管阻力的改变可能是内皮依赖血管扩张的结果。因此，综合而言从心血管角度出发，对所有甲状腺功能减退症的病人都推荐甲状腺激素替代治疗可能是不恰当的。

四、甲状腺功能减退呼吸系统表现

甲减患者有阻塞性睡眠呼吸暂停综合征者不少见，这些病人的甲状腺功能低减程度多较严重，北京协和医院曾经观察的病情较重的原发甲减症 21 例，其中 11 例经检查符合阻塞性睡眠呼吸暂停综合征。其原因是由于黏液水肿使得上气道（口、舌、咽喉鼻）阻塞及气道狭窄。多导睡眠图监测示其特征性（最长呼吸暂停时向、平均呼吸暂停时间、呼吸紊乱指数，最高氧饱和度及最低氧饱和度等指标）异常，予甲状腺激素治疗后，甲减与呼吸暂停均明显改善或消失。

五、甲状腺功能减退心脏病

甲状腺功能减退性患者心血管表现常常隐匿，特征性的症状有轻度心动过缓、舒张性高血压、脉压缩小及心尖搏动减弱。临床检查可以发现心脏扩大、心排出量减少及心电图示肢体导联低电压、非凹陷性颜面和外周水肿，以及像腹腔积液、端坐呼吸和阵发性呼吸困难等充血性心力衰竭症状。劳累性呼吸困难和容易疲劳仍是最常见的主诉。

有 30% 的甲状腺功能减退症的患者血清肌酸激酶（CK）增加 50% ~ 10 倍。亚型特异性分析大于 96% 的来源于骨骼肌（MM），与进行心肌梗死后 CK 半衰期（12 小时）不同，甲状腺功能减退患者在标准的口服替代治疗后其半衰期是 10 ~ 14 天。黏液性水肿伴有毛细血管通透性增加和随后的蛋白质渗漏至组织间隙，导致心包积液。心包积液是严重黏液性水肿中常见的临床表现，大约占所有黏液性水肿病人的 1/3，并发心脏压塞的极为少见。超声心动图是最常用的诊断心包积液的方法，心包积液随着甲状腺素替代治疗后消失。与黏液性水肿有关的心源性休克也罕见报道，而且也对甲状腺素替代治疗反应良好。

心电图改变包括窦性心动过缓和 Q-T 间期延长，通常 P 波振幅非常低。低温可能引起折返性室性心律失常。黏液性水肿病人的房室和室内传导阻滞的发生率是正常人群的 3 倍，可有不完全性和完全性右束支传导阻滞，也有报道存在提示心肌病的原发性心脏病变。其他心电图变化与心包积液有关。有病例报道获得性尖端扭转性室速病人应用甲状腺激素替代治疗得到改善或完全缓解。

虽然在严重甲状腺功能减退症中高血压的发病率不高，但甲减病人中高血压的发病率增高。在一项研究中，477 例病人，15% 的甲减病人血压高于 160/95mmHg，而年龄相同的甲状腺功能正常人中，发生率仅 5. 5%，甲状腺素的替代治疗可致高血压病人血压下降。在一个 688 例连续的高血压病人研究中，有 25 例（3. 5%）发现甲减，在这 25 例中，近 1/3 病人甲减治疗后血压降至正常。因而，轻度和中度甲减病人发生高血压的可能性增加，尤其是舒张性高血压，而严重甲减病人血压往往正常或略低。

甲状腺功能减退症也增加总胆固醇、低密度脂蛋白胆固醇和载脂蛋白 B。由于危险因素如高胆固醇血症、高血压和同形半胱氨酸水平的增加，甲状腺功能减退症患者增加动脉粥样硬化及冠状动脉和体循环血管疾病。即使很轻的甲状腺功能减退症也有腹主动脉粥样硬化。甲状腺功能减退症病人核素心肌灌注扫描提示心肌缺血，但这些异常可以在甲状腺素替代治疗后得到缓解，提示可能完全因为血管固定狭窄引起血流受限所致。但心肌梗死和心绞痛在甲减中相对较少见，心绞痛发生率仅是甲减病人的 7%，这么低的动脉粥样硬化心脏并发症可能仅反映了甲减时心脏的代谢需求降低。

心肌作用使甲减病人心排出量、每搏量、血液和血浆容量减少。除心包积液引起增高外，右室和左室充盈压通常在正常范围。血流常重新分布，脑和肾血流量轻度下降，而皮肤血流量显著下降，心室等容舒张期延长，在甲状腺素替代治疗后恢复正常。黏液性水肿中缺乏常见充血性心力衰竭或在无其他心脏疾病时发生充血性心力衰竭的证据。可能在甲减中，降低的心肌收缩力足以维持降低的心脏负荷对心脏的影响。但要鉴别黏液性水肿和心力衰竭症状是困难的，两者均可出现呼吸困难，水肿，心包积液，心肌肥厚和 T 波改变。左心衰竭时，运动时肺动脉压力通常增高，心排出量不能正常地增加，Valsalva 反应正常，甲状腺功能减退时正好相反。而且黏液性水肿的血流动力学变化对甲状腺素应用反应良好。在甲减时，心脏儿茶酚胺水平并不降低，心脏机械做功对交感神经刺激的敏感性和心脏腺苷酸环化酶对去甲肾上腺素反应均无改变，但心脏 β 受体总量下降。

六、黏液性水肿昏迷

黏液性水肿昏迷（myxoedemacoma）又称甲状腺功能减退性昏迷，是甲状腺功能减退症未能及时诊治，病情发展的晚期阶段。其特点除有严重的甲状腺功能低减表现以外，尚有低体温、昏迷，有时发生休克。本病常发生于老年女性患者。虽然本病的发生率不高，但其死亡率较高，危险性不亚于糖尿病昏迷。Urbanic 等介绍，在其 10 年住院的甲状腺功能减退患者中，昏迷发生率仅 0. 1%。不论甲状腺功能减退症是由哪种病因引起的，凡是甲状腺功能减退的病情发展到末期，均可以产生昏迷。

黏液性水肿昏迷的病因尚未完全清楚。本症主要表现为神志丧失及低体温，其他还有通气降低、低血压、体液和电解质失衡及周围循环衰竭等。这些表现的病理生理机制有许多仍不甚清楚。

七、诊断及鉴别诊断

（一）甲状腺功能检查

1．常用检测 ①$T_4<52$ nmol/L（4μg/dl）；②T_3 摄取试验降低；③FT_4 减低；④T_3 及 T_4 均减少；⑤TSH＞5.0U/ml（原发甲状腺功能减退）；⑥甲状腺摄碘-131 率减低。应当注意的是：正常老年人的血 T_4、T_3、FT_3 及 FT_4 水平均较成年人低，而 TSH 较成年人的数值高，在分析结果时应予以考虑。

2．其他检查 ①血脂改变：血中总胆固醇、甘油三酯及低密度脂蛋白胆固醇及载脂蛋白均可升高，高密度脂蛋白胆固醇的含量改变不明显；②慢性淋巴细胞性甲状腺炎引起者，血中的抗甲状腺抗体效价可明显升高。

（二）甲状腺功能减退的诊断与鉴别

典型的甲状腺功能减退患者，结合临床表现与常采用的实验室检查方法一般不难作出正确的诊断。文献报道亚临床甲状腺功能减退的发生率并不太低，此类临床表现不明显，但血中 TSH 测定是升高的。因此，测定血中 TSH 水平对于确定甲状腺功能减退症的病变是原发性、继发性还是第三性引起的是十分有意义的，前者测定数值可明显高于正常，后二者需要进行鉴别诊断。慢性淋巴性甲状腺炎是引原发性甲状腺功能减退的常见原因之一，对其中的大多数病人应进行血中抗甲状腺素抗体测定。

近年来，发现在同一病人中，多种自身免疫性疾病的重叠出现受到了广泛重视。特别是继发性性甲状腺功能减退及慢性淋巴性甲状腺炎引起的甲状腺功能减退与其他系统的疾病如甲状旁腺功能减退、类风湿性关节炎、慢性肝炎等相伴存在的病例已有报道。需要与甲状腺功能减退鉴别的疾病还有贫血、慢性肾炎、肥胖症以及特发性水肿等疾病。这些疾病测定甲状腺功能均正常，通过典型的临床表现和相应的实验检查一般可做出诊断与鉴别诊断。有的患者在进行血中有关激素测声时，为典型的甲状腺功能减退表现，但见临床上病人思维敏捷、反应良好，也缺少明显的甲状腺功能减退症的体征，这种个体差异的类型的类型，虽不常见但也值得重视。

（三）黏液性水肿昏迷的诊断与鉴别

黏液性水肿昏迷患者血中甲状腺激素水平明显减退，原发性甲状腺功能减退病人血中的 TSH 水平明显升高，而继发或第三性者的数值降低或测不出来，TRH 兴奋试验虽然是区别继发和第三性甲状腺功能减退的重要检查，但对于昏迷病人显然不合适，有的病人血中总甲状腺素、游离甲状腺素指数（FT_4I）及总三碘甲状腺原氨酸（TT_3）可降至零。

原发性与继发或第三性甲状腺功能减退症临床上常难鉴别。从病因考虑绝大多数是原发性。测 TSH 对区别原发、继发或第三性甲状腺功能减退症有帮助。但在紧急治疗，开始时均采用糖皮质激素。因此，这种鉴别不一定需要。但是，对病情改善后的进一步针对病因的治疗，此项检查是有意义的。典型病例诊断并不困难，但对不够典型的病例，急诊条件下常难证实。

八、治疗

（一）甲状腺功能减退的治疗

应根据引起甲状腺功能减退的病因，进行相应的处理。甲状腺制剂的长期替代是本病主要和有效的治疗方法，常用的制剂有甲状腺干燥片（甲状腺片）和合成的甲状腺素（L-型甲状腺素钠）片。

甲状腺片是由家畜甲状腺的干燥粉末加工而成的。其中含有 T_4 为 T_3 的2.5倍（猪）或4倍（牛）。甲状腺激素的半衰期较长，T_4 为6～7天，T_3 为1～2天，摄入后主要在肝及肾中代谢，经肾排出。治疗甲状腺功能减退时应从小剂量开始，特别是当甲状腺功能减退的病情重、病人年龄大及伴有心血管疾患时，应当从每日10～20mg开始，以后每隔1～2周左右逐渐增加药量，1～2月或更长时间增加至每日60～120mg。加药时应注意有无心脏方面的不良反应，有些病人当药量过多时，可产生甲状腺功能亢进的表现。一般在用药一周左右患者开始利尿，体重下降，而甲状腺功能减退的其他表现明显改善，血 T_4 及TSH恢复正常，大约需1.5～2月时间。对已有心脏病的老年患者；可从每日8～15mg开始。L-型甲状腺素钠片（L-thyroxinesodium）作用较慢，持久。由于起效时间较缓慢，病人容易耐受，剂量易于掌握，是治疗甲状腺功能减退症较理想的制剂。L-型三碘甲腺原氨酸（1iothyronine sodium，甲碘胺）作用较快，且药效维持时间短，适用于黏液性水肿昏迷患者的抢救。

除了抗甲状腺药及甲状腺次全切除术后引起的暂时性的甲状腺功能减退，其他原因产生的甲状腺功能减退，应长期服用甲状腺制剂。在治疗中可根据病人的症状、体征及血中TSH、T_4 及 T_3 的结果来调整药物的剂量，当有妊娠或遇有应激情况时，不可停药。因为寒冷刺激可以增加TSH的分泌，进而使甲状腺激素增多，以适应环境的改变，所以在气候寒冷时适当增加药量是应该的。甲状腺功能减退病人对安眠镇静药较敏感，必须慎用。

（二）甲状腺功能减退心脏病的治疗

甲状腺功能减退病人易有高血压及冠心病，故降低血压及治疗高脂血症是有益的。如伴有心包积液，应尽早用甲状腺激素。有心绞痛的患者可用硝酸甘油、长效硝酸酯及β受体阻滞剂。为缓解症状，防止心脏压塞，有时对大量心包积液的病人，可行心包穿刺，若甲状腺功能恢复正常、心包积液仍不消退，或出现心脏压塞，必要时考虑心包切开手术。

如没有合并冠心病，或年龄小于50岁，可以不太在意心脏的副作用，可以开始用全量的左旋甲状腺素替代治疗（0.1～0.15μg/d），直到血清TSH正常。在甲状腺功能减退症年龄大于50岁已知或可能有冠心病的患者治疗需注意一些问题：

1. 在开始甲状腺素替代治疗前是否需要冠状动脉重建。对于不适合做介入治疗的患者特别是左主干或三支病变合并左心室功能障碍的病人可进行冠脉旁路移植手术，只有极少数病人因甲状腺功能严重低下致凝血功能障碍需术前补充凝血因子。甲状腺素替代治疗可以推迟到手术后，给予静脉或口服全量。

2. 对于稳定的冠心病临床不需要血管重建的患者，给予左旋甲状腺素治疗，开始小剂量（12.5μg），逐渐增加，每6～8周增加12.5～25μg直到血清TSH正常。甲状腺素替代治疗可以减轻体循环血管阻力、降低后负荷和改善心肌能量利用，从而减轻心肌缺血的临床征象。β受体阻滞剂是控制心室率的理想用药。

3. 对于无临床症状与体征但又有冠心病潜在危险的病人甲状腺激素替代治疗可以从小剂量开始，通常25～50μg/d，每6～8周增加25μg直到血清TSH正常。

（三）黏液性水肿性昏迷的治疗

当排除了产生昏迷的其他原因，临床确立诊断以后，不需要等待实验室检查结果（如甲状腺激素测定)，应当尽早开始治疗。治疗的目的是提高甲状腺激素水平及控制威胁生命的并发症，为进行有效的治疗，急诊救治人员的合理安排及必要的设备是需要的。

1. 甲状腺激素替代治疗 目的是尽早使血中 TT_4、TT_3 恢复正常。静脉注入大剂量甲状腺素可以降低病死率。但此药有引起心律失常或心肌缺血等不良反应，如病人有动脉硬化性心脏病，处理较困难，但这与危及生命的黏液性水肿昏迷相比，后者更加重要。用甲状腺激素治疗时进行心脏监护是必要的，如出现心律不齐或缺血性改变，需及时减少用量。如诊断是垂体原因引起的甲状腺功能减退，为避免肾上腺危象的发生，在用甲状腺激素的同时，应加用肾上腺皮质激素。

2. 一般疗法及支持疗法 包括纠正代谢异常、抗休克、防治感染治疗等常规对症支持治疗。甲状腺功能减退严重者，液体需要量较正常人少，如不发热，每日 500～1 000ml 已足够。低血钠时限制水量，如血钠很低可用小量高渗盐水。但应注意，过多高渗盐水可引起心力衰竭。用磷酸或琥珀酸氢化可的松 100～300mg 静脉点滴注，约 1 周。原发性甲状腺功能减退者，肾上腺皮质储备能力差；垂体功能减退者，除可有甲状腺功能减退，肾上腺皮质功能也受影响。

九、预后

甲状腺功能减退的病人一般预后良好，但对于合并其他疾病特别是黏液性水肿昏迷病人则不然。黏液性水肿昏迷的患者最初 48 小时的救治对病人至关重要，如未能及时治疗，预后差。呼吸衰竭是主要的死亡原因。过去本病死亡率高达 80%，随诊断和治疗水平的不断提高，目前已有降低，但仍有 50%～60%。许多因素如体温明显降低、昏迷时间延长、低血压、恶病质及未能识别和未及时处理等均会影响预后。实验室检查结果，对判断预后的价值不大。

十、伴有心脏病的甲状腺激素代谢变化

除了典型的甲状腺疾病引起的甲状腺功能改变外，其他一系列急慢性疾病包括脓毒血症、饥饿和心脏病也可以引起甲状腺激素水平的改变。

在没有甲状腺功能异常情况下，血清 T_3 的变化是甲状腺激素代谢改变所致，T_3 下降的机制是多方面的，部分与肝脏 5′单碘的脱碘下降有关。

许多急性和慢性心脏病可以改变甲状腺激素的代谢，引起血清 T_3 明显减低。一项研究显示，低血清 T_3 水平是全因死亡和心血管死亡的强力预测因子。随访无并发症的急性心肌梗死患者，血清 T_3 水平下降约 20%，大约在 96 小时后达到最低。体外循环心脏手术病人血清 T_3 水平下降，但静脉注射 T_3 紧急治疗冠状动脉旁路移植的病人可以使心排出量增加和体循环阻力下降，但病人的总体死亡率没有变化。

在充血性心力衰竭的病人中，血清 T_3 的下降与纽约心功能分级评价的心衰程度成正比。30% 的心衰病人有 T_3 的下降，可发生在胺碘酮治疗和没有胺碘酮治疗的病人。考虑到甲状腺功能减退对心肌的损害，T_3 替代治疗可能是有益的。

（曾 勇）

第三节 胺碘酮相关性甲状腺病变

乙胺碘呋酮（amiodarone，AMD），简称胺碘酮，属Ⅲ类特效抗心律失常药，为延长动作电位时程药。胺碘酮最初于1961年被合成时是作为冠状动脉扩张剂问世的，在1970年前后其电生理特性被详细研究后进入抗心律失常药物范畴，此后胺碘酮应用于临床日趋广泛。而自1989年心律失常抑制试验（cardiac arrhythmia suppression trial，CAST）的结果公布以后，抗心律失常用药的应用发生了巨大的变化，胺碘酮因不增加原有心脏病的死亡率而得到进一步的强调。然而，胺碘酮的副作用也因此越来越常见，甲状腺病变即为其中之一。

【病因和发病原理】

（一）碘与甲状腺激素的关系

1．碘代谢　碘以碘化物或碘离子形式通过饮食进入人体，在胃肠道迅速被吸收，分布于细胞外液、唾液、胃液及乳汁中。由于甲状腺对碘的迅速捕获和肾脏对碘的清除，细胞外液的碘离子的浓度通常很低。在甲状腺中，碘离子从血清经过主动运输穿过基底膜，进入甲状腺细胞中，并有机化成为有机碘，参与甲状腺激素的合成。有机碘的甲状腺池很大，约8～10mg。甲状腺每天有约75μg的激素碘从甲状腺池释放入血液循环，而这些激素又以与甲状腺结合球蛋白结合的形式为主要形式，故循环池中有约600μg的碘。饮食碘绝大部分经肾脏排泄，少量的激素碘从肝脏代谢。世界卫生组织推荐的碘摄入量是150～300μg/d，低于50μg/d时甲状腺就不能保证足够的甲状腺激素合成。

2．碘在甲状腺细胞代谢的机制　碘进入甲状腺细胞是通过主动转运机制进行的，这一过程称为碘捕获。从分子机制上看，这一转运是由甲状腺细胞胞膜上被称为钠-碘共运输体（Na-I^- symporter；NIS）的一种膜蛋白介导的，而能量是由细胞膜上Na^+-K^+-ATP酶的激活并耦联所提供的。在进入甲状腺细胞后，在甲状腺过氧化物酶的作用下，碘在细胞与滤泡胶质交界的界面被过氧化氢氧化成为一种碘的活性中间产物，继而和甲状腺球蛋白上的酪氨酸残基结合，形成MIT和DIT。然后，在二聚体的甲状腺球蛋白的形式下，由过氧化物酶继续催化形成T_3和T_4，但此时这些碘化酪氨酸衍生物均以共价键连接在甲状腺球蛋白上。此后经过溶酶体的作用，这些球蛋白被水解，MIT、DIT、T_3和T_4均被释放出来，T_3和T_4进入血液循环，而MIT、DIT则经Ⅰ型5′-脱碘酶的催化而分解，碘即储存于甲状腺内。

3．TSH对碘代谢的调节　TSH可促进各阶段的碘代谢，加速碘的转运，促进甲状腺球蛋白的碘化，增加甲状腺激素的分泌。TSH的作用多数通过和甲状腺细胞胞膜上受体结合，激活G蛋白－腺苷酸环化酶-cAMP系统介导，但也有通过细胞内Ca^{2+}升高时PIP_2系统进行的。TSH促进碘的转运是由G蛋白－腺苷酸环化酶-cAMP系统介导的。而在碘的活化反应中，TSH可促进NAPDH氧化酶在Ca^{2+}存在的条件下产生过氧化氢的反应，而碘在甲状腺细胞内的活化必须有过氧化氢的参与。

4．碘过量的影响　在碘缺乏状况下，甲状腺细胞会优先合成T_3，以更有效率地维持代谢。而碘摄入过量时，一系列甲状腺功能均会受到抑制，如碘捕获、甲状腺球蛋白的碘化、甲状腺激素的分泌等。大量碘摄入可使NIS饱和而使碘捕获过程减慢。动物试验表明：给碘缺乏的大鼠增加碘摄入量时，开始会使碘的有机化增加而导致甲状腺激素的合成增加，但达到一定临界水平后，碘的有机化却受到抑制，意味着激素合成减少；这一现象称为Wolff-Chaikoff效应。但是正常甲状腺是可以产生逸脱效应的，其原理是由于碘捕获受到抑制，细胞内的碘含量逐渐减少，于是甲状腺激素合成过程又可以逐渐开始。在一些情况下，甲状腺不能行使逸脱功能，则一旦碘摄入过量就会出现甲状腺功能减退。相反的情况也存在，在缺碘地区补充碘以后，一部分患者出现甲状腺功能亢进症，这些患者在补充碘以前常常有甲状腺肿；这种情况称为 Jod-Basedow 效应。

（二）胺碘酮作用于甲状腺的机制

1. 胺碘酮的药物学特性　胺碘酮是一脂溶性白色至微黄色结晶粉末，易溶于氯仿，溶于乙醇，微溶于丙酮，几乎不溶于水。无臭、无味。胺碘酮是含有两个碘原子的苯并呋喃衍生物，分子结构与 T_3、T_4 有一定相似之处。胺碘酮的有机碘含量（按质量百分比）达到约 37%，其中 10% 能够脱碘成为游离碘被吸收。胺碘酮口服吸收不完全，生物利用度为 30% ~65%，血浆蛋白结合率为 96%，广泛分布于全身各组织，在脂肪和肌肉显著蓄积。经肝代谢为有活性的单 N-去乙基胺碘酮、双 N-去乙基胺碘酮等。口服后 3 ~7 小时达血药峰值。口服后一般 4 ~7 日起效，有效血药浓度 1 ~2. 5mg/L，长期口服有效半衰期 26 ~107 天。经肝分泌，进入胆汁，由肠肝循环方式缓慢排泄；几乎不经肾代谢。常用口服制剂为每片 200mg，含碘约 75mg，口服后经代谢大约可释放出 7. 5mg 碘。

2. 胺碘酮相关性甲状腺病变的发病机制

（1）胺碘酮对正常甲状腺和甲状腺激素的影响　①代谢过程中释放出大量碘，抑制甲状腺吸收碘和合成甲状腺激素，即前文所述 Wolff-Chaikoff 效应；②在外周，胺碘酮对 5′脱碘酶具特异性抑制作用，导致外周细胞中 T_4 转化为 T_3 减少；③通过影响甲状腺激素代谢而间接抑制 T_3 和 T_4 进入外周细胞；④由活性代谢产物去胺碘酮介导，直接拮抗 T_3 对心肌的作用。

（2）胺碘酮对甲状腺的毒性作用　动物实验的结果表明胺碘酮对甲状腺细胞的毒性作用并不等同于过量摄入碘的作用，可导致甲状腺细胞超微结构的改变，细胞坏死。

（3）胺碘酮与甲状腺自身免疫　有观点认为胺碘酮应用与甲状腺自身抗体产生有关，但临床观察表明原先甲状腺自身抗体阴性的患者在胺碘酮治疗后转为阳性者少见，故更倾向于胺碘酮通过破坏甲状腺释放出大量抗原而使某些器官特异性自身免疫的情况加重。

【临床表现及实验室检查】

胺碘酮相关性甲状腺病变分为胺碘酮致甲状腺功能减退症（amiodarone-induced hypothyroidism，AIH）和胺碘酮致甲状腺毒症（amiodarone-induced thyrotoxicosis，AIT）。在英美，高碘摄入地区更易出现 AIH，而低碘摄入地区 AIT 略多。总体来说，AIH 的发生远超过 AIT。

（一）胺碘酮致甲状腺功能减退症

AIH 发病率由低碘摄入地区的 6% 到高碘摄入地区的 13% 不等。男女比率为 1∶3，原先有慢性淋巴细胞性甲状腺炎者更易于发病。从临床表现来看，AIH 与一般甲减无明显差异，但表现可能较为隐匿，最常见症状为嗜睡。实验室检查可见游离 T_4 降低，TSH 升高。

（二）胺碘酮致甲状腺毒症

AIT 在碘缺乏地区发病率更高，似乎与 Jod-Basedow 效应有关。但 AIT 发病机制更为复杂，目前分为Ⅰ型与Ⅱ型。Ⅰ型指由于碘摄取过量造成的状况，而Ⅱ型指由于胺碘酮细胞毒作用导致甲状腺炎的状况。由于胺碘酮有抗肾上腺素能的作用，甲状腺毒症的症状可能并不典型。

【诊断和鉴别诊断】

（一）胺碘酮致甲状腺功能减退症

用胺碘酮前无甲减而使用后出现嗜睡等低代谢症状，查血清游离 T_4 低、TSH 升高，考虑诊断 AIH。需注意仅仅血清 T_3 低不能作为 AIH 的诊断依据。

（二）胺碘酮致甲状腺毒症

用胺碘酮前无甲亢而使用后出现心悸、多汗等高代谢症状，查血清游离 T_3、T_4 高，TSH 低，考虑诊断 AIT。从临床症状上常常难以鉴别Ⅰ型与Ⅱ型 AIT，如果自然转归为甲减应考虑为Ⅱ型。有时也有混合型的可能。从实验室检查看，血清 IL-6 水平对鉴别Ⅰ型与Ⅱ型 AIT 有意义，但该项检查一般不常规开展。彩色多普勒超声会有所帮助（表 2-2）。

表 2-2　Ⅰ型与Ⅱ型 AIT 鉴别

	Ⅰ型	Ⅱ型
原先存在甲状腺疾病	可能有	无
甲状腺肿大	常结节性或弥漫性	罕见，可能有触痛
甲状腺抗体	阳性	阴性
甲状腺吸 ^{131}Ⅰ率	正常或稍低	很低
甲状腺球蛋白	正常或轻度升高	很高
血清 IL-6	正常或轻度升高	很高
超声血流分布	丰富	常减少
晚期甲减	无	可能

需要注意的是，了解正常情况下用胺碘酮后的改变有助于帮助 AIH 与 AIT 的诊断。通常使用胺碘酮后 2 周左右即出现游离 T_4 中度升高，游离 T_3 降低，TSH 一过性升高；而 3 个月后常出现游离 T_4 略高或正常高限，游离 T_3 略低（常正常低限），TSH 正常。对使用胺碘酮治疗的患者，在使用前就开始监测甲状腺功能是必要的。

【治疗】

（一）胺碘酮致甲状腺功能减退症

如果患者有潜在甲状腺疾病的证据，可考虑直接加用甲状腺素替代治疗。反之，则可考虑选择停用胺碘酮，随诊至甲状腺功能恢复正常。当然，一般用胺碘酮长期口服治疗者多数不能停药。

（二）胺碘酮致甲状腺毒症

首先是低碘饮食等与格雷夫斯病相同的一般治疗。如可能尽量停用胺碘酮。对于Ⅰ型 AIT，用丙基硫氧嘧啶或其他 ATD 治疗，力图恢复甲状腺功能；国外曾报告加用锂剂效果较好。如果 ATD 疗效不佳仍可考虑手术治疗。对于Ⅱ型 AIT，需要用泼尼松治疗，国外资料表明需用大剂量泼尼松或泼尼松龙 40 ~ 60mg/d，应用 8 ~ 12 周。无论Ⅰ型还是Ⅱ型 AIT，如胺碘酮不能停药而 ATD 治疗疗效不佳，均可选择手术治疗。然而术前准备将相对较为困难。放射性核素治疗一般疗效差。

（三）注意事项

由于胺碘酮半衰期非常长，无论出于控制甲状腺毒症的心率增快症状还是出于控制心律失常的目的，β受体阻滞剂均需慎用，防止造成心动过缓甚至窦性停搏。

（李乃适）

第四节　甲状旁腺功能亢进症

【病因和发病原理】

原发性甲状旁腺功能亢进症（primary hyperparathyroidism，PHPT）是甲状旁腺组织本身异常引起甲状旁腺素（parathyroid hormone，PTH）不适当分泌，血清 PTH 水平增高，从而导致肾脏过量的钙重吸收、尿磷排泄及 1,25（OH）$_2D_3$合成，并使骨吸收增加。其典型临床表现主要包括骨骼系统、泌尿系统、胃肠道及神经肌肉系统的特征性症状或体征，还可具有一些神经精神系统、心血管系统等非特征性的表现。

诸多研究发现，在 PHPT 患者中心血管疾病发生率增加，且心血管疾病是此类患者病死率增加的主要原因之一。Thompson 等对 300 例 PHPT 患者进行随访，心血管异常发生率可达到 44%，而在年龄匹配的对照组中该发生率仅 7%；其他国外文献也报告在 50% 以上的 PHPT 患者中，甲状旁腺手术前超声心动检查常常提示存在心室肥厚、瓣膜或心肌的钙化。国外文献报告 PHPT 患者中高血压的比例可达到 50% 左右，但北京协和医院内分泌科统计 1958～2004 年 235 例散发性 PHPT 患者中合并高血压者仅占 9.8%。

钙离子对于心肌细胞有较强的正性变时和变力的作用，任何增加跨膜钙离子流的因素均可能参与心肌肥厚的发生。高钙血症可伴随或引起高血压、冠状动脉和瓣膜的钙化、心肌收缩性增强、心室肥厚从而氧需求量增加、心肌钙质沉着、并可能诱发心律失常。因此，以往的研究认为高钙血症是 PHPT 患者心血管异常发生率及病死率增高的一个独立危险因素，但近期研究发现，PTH 水平本身也是影响此类患者心血管疾病发生率和病死率的一个独立危险因素。Symons 等对高钙血症患者进行超声心动检查，31% 的 PHPT 患者合并心肌肥厚，但在单纯高钙血症（PTH 水平正常）患者中未检测到心肌肥厚。Stefenelli 等对 PHPT 术后患者进行随访，发现 PTH 水平恢复正常者心肌肥厚可部分恢复，而在 PTH 水平仍持续增高但血钙水平正常者中心肌病变不能恢复且继续进展。细胞水平及动物研究也证实，PTH 对于心肌细胞具有正性变时和变力的作用，能够促进钙离子的内流，而该作用与血清钙水平不相关。

此外，近期的多项研究均提示，在 PHPT 患者中糖脂代谢异常、胰岛素抵抗及肥胖的发生率增高，均为心血管疾病（尤其是缺血性心脏病）的危险因素，可能也参与了心血管疾病的发生。

【临床表现及实验室检查】

近 20 年来国外随着血清钙筛查的应用，发现约 50% 的成人 PHPT 患者可以无症状，但国内文献报告大多数甲旁亢患者均有明显的临床表现。其临床表现主要包括高血钙、骨骼病变及泌尿系统病变等 3 组症状。北京协和医院总结病例中以骨骼病变受累为主者占 41%，以泌尿系统受累为主者占 10%，骨骼系统与泌尿系统均受累者占 35%。

（一）高血钙症状

血钙水平增高引起的症状可影响多个系统。神经肌肉系统的表现包括淡漠、嗜睡、性格改变、智力迟钝、记忆力减退、肌张力减低、易疲劳、四肢肌肉（尤其是近端肌肉）软弱等。消化系统方面，高血钙使神经肌肉激惹性降低，胃肠道平滑肌张力减低，胃肠蠕动减慢，表现为食欲不振、恶心、呕吐、腹胀腹痛、便秘、反酸等；高血钙刺激胃泌素分泌，胃酸分泌增多，可引起消化性溃疡；高血钙可激活胰蛋白酶，引起急、慢性胰腺炎。

（二）骨骼病变

临床上主要表现为广泛的骨关节疼痛及压痛，多从下肢和腰部开始，逐渐发展至全身，可出现活动受限、卧床不起。骨密度减低，严重者可有骨畸形，如肩关节下垂、驼背、身高变矮、肋骨和骨盆塌陷伴“鸡胸”及骨盆“三叶草”畸形。

（三）泌尿系统症状

长期高血钙可影响肾小管的浓缩功能，尿钙和尿磷排出增多，患者常可出现多饮、多尿。发生反复的泌尿系统结石或肾脏钙化，表现为肾绞痛、血尿、尿砂石等，易合并泌尿系统感染，病程较长不能得到及时正确诊断的患儿可发生肾功能不全。

（四）心血管表现

PHPT 患者中心血管病变症状多较隐匿，部分患者表现为缺血性心脏病，甚至急性心肌梗死。心电图可示心动过速，Q-T 间期缩短，有时伴心律失常。超声心动图检查较为敏感，可检出心肌肥厚、心肌或瓣膜的钙化、血管壁的钙化，患者可出现心室舒张功能的下降。也有报告在 PHPT 患者中存在心脏自主神经功能的改变，如心率变异性以及血压节律等的异常。

高钙血症与心脏包括心肌间质、传导系统和心脏瓣膜及瓣环沉积的病理改变有关。可能由于钙对血管平滑肌张力的直接作用，甲旁亢的病人动脉血压增高。

（五）其他

软组织钙化影响肌腱、软骨等处，可引起非特异性关节痛，累及手指关节，有时主要在近端指间关节。皮肤钙盐沉积可引起皮肤瘙痒。重症患者可出现贫血，系骨髓组织为纤维组织充填所致。

（六）实验室检查

PHPT 实验室检查主要包括血清钙、磷、碱性磷酸酶、PTH 及尿钙、磷排量，骨转换指标，肾功能，影像学检查包括骨 X 线平片、甲状旁腺和泌尿系统超声及甲状旁腺放射性核素扫描等。对于心血管病变，心电图有助于发现心律失常，超声心动图检查对于早期发现心脏结构和功能的改变具有较高的价值。亦有文献应用心肌的磁共振显像（MRI），但其对心肌或瓣膜钙化检出的敏感性并没有超声心动图敏感。

（七）体征

颈部可触及肿物。骨骼有压痛、畸形、局部隆起和身材缩短等。可合并高血压。

【诊断】

（一）原发性甲状旁腺功能亢进症的诊断

原发性甲旁亢诊断分定性诊断和定位诊断两个步骤。具有骨骼病变、泌尿系统结石、高血钙的临床表现，生化指标主要依靠血钙、PTH 水平的升高。定性诊断明确后，可通过超声、放射性核素扫描等有关定位检查了解病变甲状旁腺的部位。

（二）原发性甲状旁腺功能亢进症心脏损害的诊断

PHPT 患者合并心血管疾病多无明显临床症状，且缺乏特异性，可进行心电图、超声心动图等检查早期发现心肌肥厚、钙化等改变。

【鉴别诊断】

PHPT 诊断中，需与以下疾病鉴别：

（一）多发性骨髓瘤

可有局部和全身骨痛、骨质破坏、高钙血症，有特异性的免疫球蛋白增高、血沉增快、血尿轻链增高、尿本周蛋白阳性，骨髓象可找到瘤细胞，血碱性磷酸酶正常或轻度升高，血 PTH 水平正常或降低。

（二）恶性肿瘤引起的高钙血症

可见于肺、肝、甲状腺、肾、肾上腺、前列腺、乳腺和卵巢肿瘤。恶性肿瘤通过骨转移破坏或分泌体液因素引起高血钙，临床上有原发肿瘤的特征性表现，血 PTH 水平正常或降低。

（三）结节病

有高血钙、高尿钙、低血磷和碱性磷酸酶增高，但无普遍性脱钙，有血浆球蛋白增高，血清血管紧张素转换酶水平升高，胸片有相应改变，血 PTH 水平正常或降低。

（四）维生素 A、D 过量

有明确用药史，皮质醇抑制试验有助于鉴别。

（五）甲状腺功能亢进

过多的甲状腺激素使骨吸收增加，20% 的患者可有轻度高钙血症，尿钙增多，伴骨质疏松。临床上有甲状腺功能亢进的相应表现，血 PTH 水平正常或降低。

（六）原发性骨质疏松症

血清钙、磷及碱性磷酸酶水平正常，X 线无甲旁亢特征性的骨吸收增加的改变。

（七）佝偻病

血钙、磷正常或降低，血碱性磷酸酶、PTH 水平增高，尿钙磷排量减少。X 线在儿童有尺桡骨远端干骺端增宽、杯口状、边缘不齐呈毛刷样改变，成人有椎体双凹变形、假骨折或骨盆变形等特征性表现。

（八）肾性骨营养不良

骨骼病变有纤维性囊性骨炎、骨硬化、骨软化和骨质疏松 4 种，血钙水平降低或正常，血磷水平增高，尿钙排量减少或正常，有肾功能损害。

【治疗】

（一）原发性甲状旁腺功能亢进症的治疗

1. 手术治疗　如有条件，PHPT 患者首选手术治疗。在手术中应探查所有的甲状旁腺，对于腺瘤可切除腺瘤，如为增生则主张切除 3 + 1/2 个腺体，也有作者采用切除所有 4 个腺体 + 甲状旁腺自体移植。90% 的甲旁亢患者可通过成功的手术切除病变的甲状旁腺而有效地缓解症状，降低血钙及 PTH 水平。

2. 药物治疗　对于血钙水平升高程度较轻的无症状 PHPT 患者或不能耐受手术的患者需要进行随访，监测症状或体征、血压、血钙水平、血肌酐水平及肌酐清除率等。进行非手术治疗的患者必须注意保持足够的水化，避免使用噻嗪类利尿剂及长期制动，伴随明显呕吐或腹泻时进行积极的处理。饮食钙摄入量以中等度合适，应避免高钙饮食，尤其在血清 1,25（OH)$_2$D$_3$ 水平增高的患者，可出现血清钙及尿钙水平的升高；低钙饮食可刺激甲状旁腺素的分泌。

双磷酸盐为骨吸收抑制剂，能够降低骨转换，虽然不直接影响 PTH 的分泌，但可以降低血清和尿钙的水平。静脉应用双磷酸盐已被成功用于原发性甲旁亢所致高钙血症的急诊处理。在甲旁亢的长期药物治疗中，作用较强的第二代以后的双磷酸盐（如利塞磷酸盐、阿仑磷酸钠等）目前正在研究中。两项关于阿仑磷酸钠的为期 1 年的研究均证实，它可以显著增加腰椎和髋部的骨密度，血清和尿钙水平以及血 PTH 水平无显著变化。

（二）PHPT 患者心血管损害的治疗

由于 PHPT 患者中心血管疾病的发生率及病死率增高，部分学者主张对于明确诊断的 PHPT 患者应尽早手术，术后及时补充钙剂和维生素 D 制剂，减少继发性甲状旁腺功能亢进症的发生。心律失常及缺血性心脏病患者，应在基础病变治疗的同时，及时给予相应常规治疗。

【预后】

手术切除病变的甲状旁腺后高钙血症及高 PTH 血症即被纠正，骨吸收指标的水平迅速下降。术后 1～2 周骨痛开始减轻，6～12 个月明显改善。术前活动受限者大都于术后 1～2 年可以正常活动并恢复工作。骨密度在术后显著增加，以在术后第一年内增加最为明显。文献报告成功的甲旁亢手术后泌尿系统结石的发生率可减少 90%，而剩余 5%～10% 的结石复发的患者可能存在甲旁亢以外的因素。已形成的结石不会消失，已造成的肾功能损害和高血压也不易恢复。心血管系统方面，心肌肥厚术后可有一定程度的改善，但在合并高血压的患者中多无明显改善，心脏自主神经病变也可有所改善，心肌或瓣膜的钙化不能恢复。

（王　鸥）

第五节　甲状旁腺功能减退症

甲状旁腺素（parathyroid hormone，PTH）是主要的钙调节激素之一，通过骨钙动员、促进尿钙重吸收、促进 1,25（OH)$_2$D$_3$ 合成而增加肠钙吸收等途径参与血钙水平的调节。当 PTH 产生减少（甲状旁腺功能减退，hypoparathyroidism）或靶器官对 PTH 的反应完全或不完全丧失（假性甲状旁腺功能减退，pseudohypoparathyroidism）时，即可引起钙磷代谢的异常，表现为低钙血症、高磷血症及相关的临床表现。本病少见，日本调查 1997 年特发性甲旁减及假性甲旁减的患病率分别为 7.2（5.5～8.8）/百万人口、3.4（2.6～4.2）/百万人口，国内尚无相关流行病学资料。

【病因和发病原理】

多种因素可引起甲旁减及假性甲旁减，其病因包括以下几类：

（一）甲状旁腺发育异常

来源于第三、四对鳃囊，于胚胎第 5 周左右开始向甲状旁腺组织分化，其中第三对鳃囊腹侧还参与胸腺的发生。甲状旁腺发育的异常可见于 DiGeorge 综合征、甲旁减－感音神经性耳聋－肾脏发育不良综合征、甲旁减－生长发育迟缓－畸形综合征、Sanjad-Sakati 综合征、Kenny-Caffey 综合征、线粒体病及家族性孤立性甲旁减等。

（二）甲状旁腺破坏

较多见，可由于自身免疫因素（抗甲状旁腺抗体）或外科手术破坏引起，放射线、过量金属、肉芽肿性疾病或肿瘤转移为少见因素。

（三）调控异常

原发性病变可见于钙敏感受体（calcium-sensing receptor，CaSR）基因突变或 PTH 基因突变，继发性病变可见于母亲患甲状旁腺功能亢进症的新生儿、甲状旁腺功能亢进症腺瘤术后一过性甲旁减、低镁血症等。

（四）靶组织对 PTH 抵抗

见于假性甲旁减及低镁血症。

上述多种因素造成 PTH 合成分泌不足或不能发挥作用，骨钙动员、肾小管钙重吸收减少；1,25（OH）$_2$D$_3$ 合成减少，肠钙吸收也减少，同时肾脏排磷减少。上述途径导致低钙血症和高磷血症。PTH 的不足还可减少肾脏 HCO_3^- 的分泌，引起碱中毒。低钙血症和碱中毒导致神经肌肉兴奋性增高，出现手足搐搦、癫痫发作等神经系统兴奋性增高的症状。低钙血症还可出现外胚层组织营养变性的表现，包括低钙性白内障、牙发育不良等。高磷血症还可引起异位钙化，出现颅内钙化等。PTH 水平的降低或作用不足，使骨转换降低，出现骨密度的增高、骨质增生等。

甲旁减对于心脏的影响主要是由于低钙血症引起。早在 19 世纪晚期已证明钙离子在心肌细胞的功能中发挥重要作用，心肌细胞的收缩起始于细胞外钙离子的内流，而内流的幅度直接影响收缩的强度。随后的研究也证实了钙离子在心肌兴奋－收缩耦联中的中心地位，心肌的正常收缩和舒张均需要钙离子的参与。低钙血症可引起心肌细胞动作电位 2 期的延长，导致 QT 间期延长。在少数甲旁减患者中，低钙血症影响心肌正常收缩功能，并可能通过影响肾脏钠的排泄，共同导致心肌病变，引起可逆性的充血性心力衰竭。在个例报告中，1 例甲旁减患者严重低血钙时的心电图（ECG）可出现类似急性心肌梗死的变化，可能与低钙血症引起冠状动脉的痉挛有关。还可出现 CK（MM 型为主）、LDH 水平的增高，可能与低钙血症时细胞膜电位降低，细胞膜通透性增加，肌肉细胞胞质蛋白外漏有关。

【临床表现及实验室检查】

在急性或重度有症状的甲旁减低钙血症患者中，主要表现为神经肌肉兴奋性增高、神经精神症状及心血管系统的异常。患者可表现为口周或四肢的麻木、蚁走感、刺痛等感觉异常、肌痛、乏力等，严重者可出现手足搐搦、声门痉挛、气管呼吸肌痉挛、吞咽困难，内脏平滑肌痉挛还可累及胆管及肠道。神经精神症状包括易激惹、焦虑、精神异常、幻觉、抑郁、意识改变及锥体外系症状等。可有颅内压升高、视盘水肿、癫痫等。体征包括 Chvostek 征、Trousseau 征阳性。

严重的低钙血症可导致心动过缓或室性心律失常，冠状动脉痉挛，低血压，严重时可出现充血性心力衰竭，可通过补充钙剂和维生素 D 制剂纠正低钙血症后恢复。关于甲旁减引起可逆性充血性心力衰竭目前仅有个例报告。此外，在甲旁减患者中 ECG 可出现 QT 间期延长。

慢性低钙血症也可无明显神经肌肉兴奋性增高的表现，轻症患者可仅在常规检查血钙时被发现，或在钙需要量增加时（如妊娠、哺乳、月经期、碱中毒状态等）以及使用双膦酸盐类药物时出现症状。

外胚层营养不良的症状包括皮肤干燥、皮炎、脱发、牙齿异常（包括牙或釉质发育不良、恒牙萌出延迟或不萌出、牙腔增大、磨牙根变短等）等，还可出现低钙性白内障。

转移性钙化多见于脑基底节，常呈对称性分布，严重者小脑、齿状核、额叶、顶叶等也可出现钙化，其他软组织如肌腱等也可发生钙化。

部分患者可出现腰背、髋部骨痛，X 线表现为骨质增生、骨密度增加。

实验室检查包括血钙、磷、碱性磷酸酶、PTH 及 24 小时尿钙、磷水平的测定，甲旁减患者生化指标改变包括低血钙、高血磷，尿钙、磷排量减少，除假性甲旁减患者 PTH 水平明显增高、血碱性磷酸酶水平可升高外，其他甲旁减患者血 PTH 水平多数低于正常，少数在与其低钙血症不相应的所谓“正常范围”内，血碱性磷酸酶水平正常。眼科检查可提示有无低钙性白内障，头颅 CT 检查可提示十分存在颅内钙化。

【诊断】

（一）甲旁减的诊断

甲旁减的诊断主要依靠临床表现及生化指标测定，典型患者临床表现为手足搐搦、癫痫、颅内钙化、低钙性白内障等，生化检查提示低钙血症、高磷血症，除假性甲旁减外患者血碱性磷酸酶水平正常，血 PTH 水平降低；假性甲旁减患者可有特殊的 Albright 体征，血 PTH 水平显著高于正常。

（二）甲旁减心脏损害的诊断

ECG 可显示 QT 间期延长。少数重症患者可出现室性心律失常、充血性心力衰竭的表现，可随着低钙血症的纠正而改善。

【鉴别诊断】

应与以下疾病鉴别：

（一）佝偻病/软骨病

也可有手足搐搦及低钙血症，但血磷水平正常或降低，血碱性磷酸酶水平增高，X 线有椎体双凹变形、假骨折、桡骨远端杯口毛刷样改变等特征性改变，骨活检提示类骨质增多。

（二）肾性骨营养不良

肾功能不全患者也可出现低钙血症和高磷血症，但同时有肾功能的异常、酸中毒等，血碱性磷酸酶水平常增高，骨 X 线表现可有骨软化、骨硬化、纤维囊性骨炎、骨质疏松等，椎体可有“三明治”样改变。

（三）其他原因引起的癫痫

不具有甲旁减的生化改变。

（四）碱中毒

如换气过度、呕吐、原发性醛固酮增多症等，应有原发病的相应表现，血钙磷水平多正常。

【治疗】

（一）甲旁减的治疗

甲旁减患者往往需要持续终生的治疗，除了钙剂为治疗所必需以外，大多数患者需要同时服用维生素 D 或其类似物。

1. 钙剂　需要长期口服，每日元素钙 1 ~ 1.5g，可根据情况选用葡萄糖酸钙、乳酸钙和碳酸钙等。

严重低钙血症引起手足搐搦、喉痉挛、癫痫大发作时，需要静脉推注 10% 葡萄糖酸钙 10 ~ 20ml，缓慢注射，必要时 1 ~ 2 小时后重复给药。症状严重顽固者，可采用静脉持续滴注，10% 葡萄糖酸钙 100ml 稀释于 500 ~ 1000ml 生理盐水或葡萄糖溶液，每小时不超过元素钙 4mg/kg，监测血钙水平，避免高钙血症及异位钙化。

2. 维生素 D 及其衍生物　临床上可供选择的维生素 D 制剂包括维生素 D_2（或 D_3）、双氢速变固醇（AT10）、阿法骨化醇（1αOHD）及骨化三醇［1,25（OH）$_2D_3$］。维生素 D_2（或 D_3）价格便宜，但半衰期长，作用较弱，充分发挥作用需要 4 ~ 8 周，停药后作用可持续 6 ~ 12 周，因此在长期治疗中需要警惕慢性维生素 D 中毒。1,25（OH）$_2D_3$ 为维生素 D 的活性代谢产物，作用最强，且半衰期短，3 ~ 7 天可发挥最大效应，停药后 3 ~ 7 天作用可消失，利于监测及避免维生素 D 过量。

除假性甲旁减病人外，其他甲旁减病人存在 PTH 缺乏，肾小管对钙重吸收减少，因此服骨化三醇后，随着血钙水平的上升，可见尿钙排量的显著增加，部分患者可出现高尿钙症。Winer 等比较了骨化三醇和 PTH1-34 治疗甲旁减患者的长期效果，在 3 年的治疗过程中，二者均可有效地控制血钙水平维持于正常或正常偏低水平，但骨化三醇使 24h 尿 Ca 水平从 5.8 ±0.27mmol/L 增加至 8.2 ±0.51mmol/L，PTH 则可使尿 Ca 水平维持在正常范围内，也证实了 PTH 的缺乏造成肾小管对钙重吸收减弱。而长期的高尿钙可导致泌尿系统结石或肾脏钙化，影响肾功能。因此，不能强求将血钙水平维持于完全正常的水平，而且需要在治疗过程中监测尿钙排量，调整药物剂量，必要时可考虑加用噻嗪类利尿剂减少尿钙的排出。

北京协和医院先后观察了 1α(OH)D_3 联合钙剂、国产骨化三醇（盖三淳）联合钙剂治疗甲旁减患者的疗效及安全性。孟迅吾等应用 1α(OH)D_3 联合钙剂治疗 19 例甲旁减患者 14 周，血 Ca、尿 Ca 水平分别升高 23%、27%，血 P 水平下降 29%，治疗结束时血 Ca 水平可达到平均 2.18mmol/L，均证实活性维生素 D 联合钙剂可有效改善甲旁减患者的症状和体征，将血钙水平维持在正常或接近正常的水平。治疗中还观察到甲旁减患者在服药后随着血钙和尿钙水平的增高，尿羟脯氨酸水平无明显升高，提示活性维生素 D 的主要作用在于加强小肠钙的重吸收，而非促进骨钙动员。近期应用国产骨化三醇联合钙剂治疗 24 例甲旁减患者，观察到其低钙血症的症状、体征明显缓解，2 周即可见血钙水平的显著上升，在完成 12 周治疗的 20 例患者中，80% 的患者血钙水平正常，15% 在正常偏低水平，1 例（5%）出现高钙血症，40% 的患者血磷水平恢复正常。

3. PTH　随着基因重组人 PTH 的出现，也有作者将 PTH1-34 用于甲旁减患者的治疗，其优点在于能够在升高血钙水平的同时不引起高尿钙，从而减少了肾脏钙化和肾功能不全的风险，但其需要每日 2 次注射给药，价格较为昂贵，限制了其在甲旁减患者的长期治疗。

（二）甲旁减心血管损害的治疗

对于由甲旁减低钙血症引起的心力衰竭和室性心律失常的患者，及时有效纠正血钙水平可有效缓解症状，并使增大的心脏体积恢复正常，射血分数改善。

【预后】

甲旁减患者往往需要持续终生的药物治疗，以控制其低钙血症的症状，维持血钙水平在正常低限或略低于正常，治疗中需要监测尿钙水平，避免肾脏损害。由严重低钙血症引起的充血性心力衰竭或室性心律失常多为可逆性，可随血钙水平恢复而纠正。

（王　鸥）

第六节　皮质醇增多症

【病因和发病原理】

皮质醇增多症又称库欣综合征（Cushing syndrome），1912 年由 Harvey Cushing 首次报告，20 年后以他的名字命名该病。内源性库欣综合征是原发性或继发性肾上腺皮质分泌过量皮质醇引起的以满月脸、多血质外貌、向心性肥胖、痤疮、皮肤紫纹、高血压、继发性糖尿病和骨质疏松为主要表现的综合征。本征可发生于任何年龄，成人多于儿童，女性多于男性，高发年龄为 20～45 岁，男女比例 1∶3～8。

（一）病因

内源性库欣综合征的病因可分 ACTH 依赖性和 ACTH 非依赖性两大类。ACTH 依赖性库欣综合征是指垂体或垂体以外的肿瘤组织分泌过量 ACTH，使双侧肾上腺皮质增生并继发性分泌过量皮质醇；而 ACTH 非依赖性库欣综合征是肾上腺皮质腺瘤、腺癌或结节性增生自主分泌过多皮质醇所引起相应的临床表现。库欣综合征的病因详见下表 2-3。

表 2-3　库欣综合征的病因

ACTH 依赖性 Cushing 综合征
垂体性 Cushing 综合征（库欣病）
垂体 ACTH 腺瘤
垂体 ACTH 腺癌
垂体 ACTH 细胞增生
异位 ACTH 综合征
异位 CRH 综合征
ACTH 非依赖性 Cushing 综合征
肾上腺肿瘤
肾上腺皮质腺瘤
肾上腺皮质腺癌
肾上腺皮质增生
大结节性肾上腺增生
原发性色素性结节性肾上腺皮质病/增生不良
异位肾上腺腺瘤

1. ACTH 依赖性库欣综合征　约占内源性库欣综合征的 70%～80% 左右，其具体病因见下：

（1）库欣病　每年新发病例约为 $2.4/10^6$，年轻女性多见（就诊时平均年龄为 36 岁）。青少年的发病在两种性别之间无明显差异。其病因包括：

1）垂体 ACTH 腺瘤　微腺瘤约为 80% 左右，大腺瘤仅占 10%～20%。

2）垂体 ACTH 细胞增生　增生可为弥散性、局灶性或形成多个结节，可能由于下丘脑本身病变或功能障碍致下丘脑 CRH 分泌过多，刺激垂体 ACTH 细胞增生。此外，有些是因为下丘脑以外的肿瘤异源分泌过量的 CRH 或 CRH 类似物所致。

3）垂体 ACTH 细胞癌　也有罕见报道的垂体 ACTH 腺癌，可向颅内其他部位及远处（如肝、肺等处）转移，恶性程度高，易侵犯周围组织，预后差。

（2）异位 ACTH 综合征　约占库欣综合征的 10%～20%，异位 ACTH 综合征指垂体以外的肿瘤分泌大量 ACTH，既往报道最常见原因为肺癌（尤其是小细胞肺癌，约占 50%），其次为胸腺瘤或胸腺类癌（10%），但 NIH 近 20 年的 90 例异位 ACTH 综合征的资料中最常见的病因为肺和胸腺类癌（44.4%），其次是神经内分泌肿瘤（14.4%）和胃泌素瘤（6.7%），小细胞肺癌仅占 3.3%。异位分泌 ACTH 的肿瘤患者一般大剂量地塞米松抑制试验不被抑制，但类癌较特殊，多数可被大剂量地塞米松抑制。

还有一些罕见的病例报道异位 ACTH 综合征中的肿瘤异位分泌 CRH，可单纯分泌 CRH 或同时分泌 CRH 和 ACTH 增多。

2. ACTH 非依赖性库欣综合征　原发性肾上腺疾病占内源性库欣综合征病因的 15%~20%，分为单侧和双侧肾上腺疾病，其中单侧肾上腺疾病最常见的是腺瘤，腺癌较少见。双侧肾上腺疾病约占肾上腺性库欣综合征病因的 10%~15%，包括 ACTH 非依赖性的大结节性肾上腺增生（ACTH-independent marconodular adrenal hyperplasia，AIMAH）、原发性色素结节性肾上腺皮质病/发育不良（primary pigmented nodular adrenocortical disease/dysplasia，PPNAD）、双侧腺瘤和腺癌等。肾上腺皮质腺瘤在 50 岁以上的人群是相对常见的肿瘤，其发病率大约是 3%，但肾上腺皮质癌却很罕见，发病率约为 $1\sim2/10^6$，多见于以女性男性化为突出表现者及儿童（婴幼儿），且预后很差。

（二）发病原理

1. 对脂肪分布的影响　高皮质醇血症可使食欲增加，使患者体重增加。同时皮质醇还可促进脂肪分解，因而在对皮质醇敏感的四肢脂肪存在分解增多的趋势，皮下脂肪减少，加上肌肉萎缩，使四肢明显细小。此外高皮质醇血症时胰岛素的分泌增加，胰岛素是促进脂肪合成的，故在对胰岛素敏感的脸部和躯干，脂肪的合成占优势，故库欣综合征患者多数为轻至中度肥胖，极少有重度肥胖、且为向心性肥胖。满月脸、水牛背、悬垂腹和锁骨上窝脂肪垫是库欣综合征的特征性临床表现。

2. 对糖代谢的影响　高皮质醇血症使糖原异生作用加强，对抗胰岛素的作用，使细胞对葡萄糖的利用减少，使血糖升高、糖耐量低减，甚至糖尿病。如果患者有潜在的糖尿病倾向，则糖尿病更易表现出来。库欣综合征约有半数患者有糖耐量减低，约 20% 有显性糖尿病。

3. 对蛋白质代谢的影响　高皮质醇血症可使蛋白质分解加速，合成减少，导致负氮平衡，表现为：肌肉萎缩无力、皮肤菲薄、宽大紫纹、皮肤毛细血管脆性增加而易有淤斑和严重骨质疏松。

4. 对生长和性腺的影响　过量皮质醇会抑制生长激素的分泌及其作用，抑制性腺发育，因而对生长发育会有严重影响。少年儿童时期发病的库欣综合征患者，生长停滞，青春期延迟。

此外，高皮质醇血症不仅直接影响性腺，还可对下丘脑－腺垂体的促性腺激素分泌有抑制，因而库欣综合征患者性腺功能均明显减退，女性表现为月经紊乱，继发闭经，极少有正常排卵，男性表现为性功能减退、阳痿。除肾上腺皮质腺瘤外，其他原因的库欣综合征均有不同程度的肾上腺弱雄激素如脱氢表雄酮及雄烯二酮的分泌增加。这些激素本身雄性激素作用不强，但可在外周组织转化为睾酮。其结果是库欣综合征患者常有痤疮，女子多毛，甚至女子男性化的表现。脱发、头皮多油很常见。这些弱雄激素还可抑制下丘脑－垂体－性腺轴，是性腺功能减退的另一原因。

5. 对血钙的影响　高皮质醇血症时小肠对钙的吸收受影响，但骨钙被动员，大量钙离子进入血液后从尿中排出。因而，血钙虽在正常低限或低于正常，但尿钙排量增加，易出现泌尿系结石。报道中库欣综合征患者泌尿系结石的发病率为15%～19%。

6. 对心血管系统的影响　库欣综合征患者体内过多的糖皮质激素除了可引起糖代谢、脂代谢异常以外，还具有盐皮质激素活性，在人和啮齿类动物中，皮质醇和皮质酮均有较弱的盐皮质激素活性，其影响水盐代谢的强度为醛固酮的1/3。因此库欣综合征患者即使血浆盐皮质激素浓度正常或无功能性盐皮质激素过多的证据（如低钾血症或血浆肾素活性降低）时，机体总钠量也显著增加，会发生高血压和轻度水肿。此外，在库欣综合征的病人中，血管对血管紧张素Ⅱ和去甲肾上腺素加压作用的敏感性增加，其机制不明。而库欣综合征患者可以合并睡眠呼吸暂停综合征，也是引起高血压的重要原因之一。

心肌细胞中同时存在盐皮质激素受体和糖皮质激素受体，而皮质醇和醛固酮均可作用于盐皮质激素受体。在糖皮质激素受体过度表达于心肌细胞的大鼠模型中可以出现多项ECG异常如PQ、QRS和QT间期延长，并引起慢性房室传导阻滞，同时不伴心室肥厚或纤维化。而在盐皮质激素受体过度表达于心肌细胞的大鼠会出现室性心律失常，与前者不同，这一现象提示糖皮质激素受体有其独特的作用。在长期使用糖皮质激素治疗的患者，高血压、左室肥厚、动脉粥样硬化和心功能不全的发病率均高于未使用糖皮质激素的患者，其风险增加25%。

7. 其他　此外，多数库欣综合征患者有精神症状，可以表现为欣快感、失眠，少数病人会出现类似躁狂、抑郁或精神分裂症样的表现。库欣综合征患者免疫功能减退，易患各种感染，如皮肤毛囊炎、牙周炎、泌尿系感染、甲癣、体癣等。

【临床表现及实验室检查】

（一）临床表现

典型库欣综合征的临床表现是长期过多分泌皮质醇引起蛋白质、脂肪、糖、电解质代谢的严重紊乱及干扰了多种其他激素的分泌所致。此外，ACTH分泌过多及其他肾上腺皮质激素的过量分泌也会引起相应的临床表现。各种主要临床表现的发生率见下表2-4。

表2-4　库欣综合征临床表现的发生率

症状或体征	发生率（%）	症状或体征	发生率（%）
向心性肥胖	79～97	紫纹	51～71
多血质	50～94	水肿	28～60
糖耐量受损	39～90	背痛、病理性骨折	40～50
乏力及近端肌病	29～90	多饮、多尿	25～44
高血压	74～87	肾结石	15～19
心理改变	31～86	色素沉着	4～16
淤斑	23～84	头痛	0～47
女子多毛	64～81	突眼	0～33
月经稀少或闭经	55～80	皮肤真菌感染	0～30
阳痿	55～80	腹痛	0～21
痤疮、皮肤油腻	26～80		

（摘自Williams Endocrinology Textbook，10th ed）

库欣综合征患者心血管系统的表现也多种多样，患者可以出现多种心血管损害。

1. 高血压和心脏病变　高血压在库欣综合征患者中的发病率约为70%～80%，可同时伴有低血钾和轻度水肿。库欣综合征所引的心脏病变主要为心脏结构改变，心功能改变少见。如在库欣尸检的病例中有半数合并左室肥厚，在两个系列研究中，通过X线和心电图检查，分别有15/30和30/60的患者发生左室肥厚。但仅有4%的患者表现为心功能不全。库欣综合征患者的心脏改变与其并发的高血压、高血脂和电解质紊乱如低钾血症有关。

2. 心电图　在没有并发血压、血糖异常的库欣综合征患者也会出现心电图异常，提示高皮质醇血症本身也与心电图异常改变有关。目前报道库欣综合征的心电图改变包括左室高电压、异常Q波、ST段压低和V1～3 T波倒置。也有研究表明，出现心电图异常患者的皮质醇水平高于没有心电图异常改变的患者，上述异常随着库欣综合征治疗缓解后可能逆转到正常。

3. 左室肥厚　许多研究发现，库欣综合征患者的左室肥厚发病率高于血压程度相当的原发性高血压和原发性醛固酮增多症患者，即使血压正常的该病患者也会发生左室肥厚，提示左室肥厚的发生不仅与高血压、糖尿病有关，也与高皮质醇血症的直接作用有关。心肌细胞中存在糖皮质激素受体和盐皮质激素受体，体外试验表明过量的糖皮质激素会引起胎羊心肌细胞增殖，高皮质醇血症可以通过这两种受体介导产生心肌的异常改变。在库欣综合征得到治疗缓解后，22%的患者其左室肥厚可以明显好转甚至恢复正常，而原发性高血压患者经过治疗后仅有8%的患者其左室肥厚恢复至正常。

在库欣综合征患者的心脏结构改变中，比较特异的还有非对称性室间隔增厚。其标准为：室间隔（interventricular septum，IVS）厚度男性超过14mm，女性超过13mm；IVS与心室后壁厚度比≥1.3。研究表明，非对称性室间隔增厚在原发性高血压患者中的发病率为1.8%（11/613），肾血管性高血压患者中为11.9%（5/42），在原发性醛固酮增多症患者为5.26%（1/19），在嗜铬细胞瘤患者中仅为3.9%（1/26），而在库欣综合征患者的一个系列研究中为12/12，明显高于其他疾病。此外库欣综合征患者室间隔增厚的程度也大于原发性高血压和原发性醛固酮增多症患者。

4. 充血性心衰　报道较少，可见于病程较长及合并妊娠等异常情况的患者。

5. 心脏黏液瘤　PPNAD是一种罕见的先天性肾上腺疾病，而心脏黏液瘤是其伴发的一种特殊表现，患者发病年龄平均为18岁，皮质醇增多症的临床表现轻。PPNAD可表现为编码蛋白激酶A（PKA）调节亚单位1-A型（protein kinase A regulatory-subunit type 1-A，PRKAR1A）的基因突变所致。1985年Carney报道包括黏液瘤、点状色素沉着、PPNAD在内的内分泌腺体功能亢进等一系列症状和体征，并可在家系中呈显性遗传，后人将之命名为Carney综合征（Carney complex，CNC），Stratakis等在2001年制定出CNC主要和次要临床诊断标准，其中主要标准中包括心脏黏液瘤。

6. 其他　也有个案报道库欣综合征患者以扩张性心肌病引起心功能不全作为首发症状，库欣综合征缓解后患者的扩张性心肌病也完全缓解。此外，库欣综合征的孕妇出现充血性心衰并产下肥厚梗阻性心肌病的新生儿，但4个月后婴儿的心脏改变完全恢复正常。

（二）实验室检查

有关库欣综合征的检查包括筛查试验、定性和定位检查。

1. 筛查试验　24小时尿游离皮质醇（24hUFC），测定的是未与蛋白结合的游离皮质醇，受影响因素较少。但对于儿童要用标准体表面积来校正，而对于肾功能不全的 GFR < 30ml/min 的患者 UFC 测定值明显降低。近年来唾液皮质醇的测定因为操作简便和敏感性高被更多的中心用于筛查库欣综合征。

2．定性检查 常用的有血皮质醇昼夜节律、过夜地塞米松抑制试验、经典小剂量地塞米松抑制试验（low dose dexamethasone surppression test，LDDST）等，典型的库欣综合征病例表现为血皮质醇昼夜节律消失，过夜地塞米松抑制试验或 LDDST 不被抑制。其中过夜 1mg 地塞米松抑制试验被广泛应用，被抑制的切点最初为 138 nmol/L（5μg/dl），但近来更多的研究推荐切点降至 50 nmol/lL（1.8μg/dl），能明显提高该试验的敏感性。

3．定位检查 经典大剂量地塞米松抑制试验（high dose dexamethasone suppression test，HDDST）、ACTH 测定和岩下窦静脉取血（inferior petrosal sinus sampling，IPSS）、CRH 兴奋试验等。

（1）HDDST 若为库欣病则 HDDST 不被抑制至对照值的 50% 以下，若为异位 ACTH 综合征或 ACTH 非依赖性库欣综合征则 HDDST 不被抑制到对照值的 50% 以下。北京协和医院自 1997 年开始采用 Flack 等报道的 6 日法联合小及大剂量地塞米松抑制试验，结果显示联合法中 HDDST（n=42）诊断符合率为 88.1%，与经典法相比无显著性差异（$P=0.91$）。与经典法小及大剂量 DST 相比，联合法小及大剂量 DST 具有两份对照，增加对照值的准确性以及操作简便、节约时间等优点，提示它可以用于库欣综合征的定性定位诊断。

（2）血浆 ACTH 的测定 血浆 ACTH 的测定可用于初步鉴别病因为 ACTH 依赖性还是 ACTH 非依赖性，其测定方法由最初的放射免疫分析法逐渐发展为近年来广泛使用的化学发光法。此外，测定 56 例库欣综合征患者外周血浆 ACTH 水平结果显示鉴别病因为 ACTH 依赖性还是非依赖性血浆 ACTH 测定的切点定于 2.4pmol/L，且需多次测定 ACTH 才能提高此项检查的准确性。

（3）岩下窦静脉取血 如果岩下窦取血的 ACTH 比值中枢：外周（IPS：P）≥2：1，加用 CRH 刺激后 IPS：P≥3：1 则认为符合库欣病，反之则提示可能为异位 ACTH 综合征，此法诊断库欣病的敏感性为 73%～95%，而应用 CRH 刺激后 IPS：P 比值其敏感性可以达到 88%～100%，而特异性为 90%～100%。双侧岩下窦取血的 ACTH 比值≥1.4 则提示病变可能在数值高的一侧。

4．影像学检查 垂体 MRI、双肾上腺 CT，必要时的胸部 CT 检查对于库欣综合征病变的定位检查是必不可少的。由于很多神经内分泌肿瘤细胞表面都有生长抑素受体，故 ^{111}In 标记奥曲肽可用于受体阳性的异位分泌 ACTH 肿瘤的定位。有报道在 451 例类癌患者中有 86% 检测到异位分泌 ACTH 的肿瘤。

【诊断】

库欣综合征的诊断一般分两步：①定性诊断：确定是否为库欣综合征；②定位诊断：明确库欣综合征的病因。患者若有向心性肥胖、宽大紫纹、多血质、皮肤薄等典型临床表现，则可为库欣综合征的诊断提供重要线索，再结合血皮质醇昼夜节律消失、LDDST 不能被抑制则库欣综合征诊断可以明确。进一步行 HDDST、ACTH 的测定、岩下窦静脉缺血、影像学检查可以帮助进行定位诊断。

该病引起心脏受累的表现则主要通过 ECG、UCG 等检查以明确。

【鉴别诊断】

有典型表现的患者约占80%，有些病人表现不典型，因而库欣综合征应和其他疾病，如单纯性肥胖、高血压、糖尿病、多囊卵巢综合征等相鉴别。有库欣综合征典型临床表现者，亦应谨慎地除外因长期应用糖皮质激素（包括局部应用）或饮用酒精饮料引起的类库欣综合征。

（一）类库欣综合征

类库欣综合征具有库欣综合征的部分或全部临床特征，同时伴有高皮质醇血症，LDDST可以不被抑制，皮质醇节律可能消失，但去除引起原发病时，临床表现随之消失。常见于抑郁症患者和长期酗酒者。

1. 抑郁症　表现为精神运动障碍和自主神经系统功能异常。实验室检查包括血皮质醇升高，尿17-OHCS、UFC排泄量增加；皮质醇昼夜节律消失；LDDST可无抑制反应。绝大多数抑郁症患者对低血糖刺激有皮质醇升高反应；对CRH兴奋试验常呈延迟反应，与Cushing病的试验结果有较大范围重叠，鉴别较困难。

2. 乙醇相关性库欣综合征（alcohol-related Cushing syndrome）　长期酗酒的患者可有满月脸、多血质外貌、向心性肥胖及皮肤变薄等特征性改变。并伴有肝功能受损、酒精性肝病的表现。实验室检查的特点是：血皮质醇浓度升高、24h尿17-OHCS、UFC排泄增多，且不被小剂量DXM抑制；皮质醇分泌缺乏正常的昼夜节律；戒酒后5天内午夜血皮质醇浓度降至正常水平或测不到。Coiro等报告，用DDAVP联合合成GH释放肽试验测血ACTH、皮质醇变化鉴别是否为乙醇引起的假性库欣综合征，患者的血ACTH、皮质醇水平无明显改变。

（二）肥胖症

部分肥胖者可有类似Cushing综合征的一些表现，如高血压、糖耐量减低或糖尿病、月经稀少或闭经，可有痤疮、多毛，腹部可以出现条纹（大多数为白色，有时可为淡红色）。肥胖患者24h尿UFC、17-OHCS、17-KGS排泄增加，但经肌酐排泄率纠正后多正常；且午夜血/唾液皮质醇不升高，血皮质醇仍保持正常的昼夜节律。尤其是过夜1mg地塞米松抑制试验或小剂量地塞米松抑制试验后多可被抑制。但目前对于这些患者中是否存在亚临床库欣综合征尚存质疑。

（三）多囊卵巢综合征

此病患者的典型表现有闭经、多毛、肥胖，还可以表现为月经不规则、出血量多。多毛症多于青春期开始并随着年龄的增长而逐渐加重。由于肥胖还可以有高血压、糖耐量降低等，大多数病人有雄激素增多表现如痤疮、多毛、皮肤油腻、秃顶等表现。Cushing综合征患者也有这些表现，要注意鉴别。患者可有24h尿17-OHCS及UFC升高，但血皮质醇一般不高，且保持正常的昼夜节律，对LDDST反应正常。

（四）外源性库欣综合征

长期口服或局部应用糖皮质激素可以引起患者出现典型的库欣综合征外貌表现，症状的程度取决于患者应用糖皮质激素制剂的时间、强度和种类，但实验室检查提示ACTH被抑制；24hUFC多数降低，但要注意若患者仍在继续应用氢化可的松、泼尼松等药物尿皮质醇可以不低甚至升高；肾上腺CT提示双侧肾上腺均萎缩变细。因此诊断此类疾病需要详细的询问患者用药史才能明确。

【治疗】

库欣综合征的治疗应达到：纠正高皮质醇血症；解除造成高皮质醇血症的原发病因。不同的病因需要不同的治疗方法。

（一）切除病灶

若为库欣病则可以采取经口鼻蝶垂体探查术，切除直径小于1cm的垂体微腺瘤的治愈率为50%～80%，术后复发率约在10%；若为肾上腺腺瘤、腺癌则切除相应病灶，若为AIMAH或PPNAD可以先切除一侧肾上腺，之后根据患者病情缓解程度择期切除另一侧肾上腺；若为异位ACTH综合征，尽量寻找病灶然后予以切除。

（二）肾上腺切除术

这是库欣病治疗的经典方法，多采用双侧肾上腺全切术，能明显缓解高皮质醇血症的各种临床表现，但术后出现肾上腺皮质功能减退，需终生补充肾上腺皮质激素。目前仅在无法明确病灶而为了缓解高皮质醇血症时才采用，本法并未解决垂体ACTH分泌亢进的问题，相反，约有8%～40%的病人术后会出现Nelson综合征的表现，且需终身服用糖皮质激素替代治疗。双侧肾上腺全切术加肾上腺自体移植术在国内报道较多，有程度不等的效果，但远期疗效不肯定。目前肾上腺切除术方法包括肾上腺次全切、全切除术和肾上腺切除后自体移植术等。若Cushing病经垂体手术、放疗等治疗无效，最终可选择肾上腺全切。

（三）垂体放疗

对库欣病患者手术效果不好或复发患者可以进行垂体放疗，垂体放疗对于库欣病是种重要的辅助治疗，有50%～80%的病人出现缓解，故常用于无法定位的垂体微腺瘤、因各种原因不能施行垂体手术的大腺瘤或腺癌术后患者。经改进放射治疗技术，减少照射野周围组织损伤，包括γ刀及X刀的应用，但还缺乏远期效果、术后并发症及对机体内分泌影响的观察等，将有待进一步经验和资料的积累。约50%～80%的Cushing病经照射出现病情缓解，一般在放疗后6月至数年开始出现疗效，多数在2年内即可见到治疗效果。

（四）药物治疗

包括一类作用于下丘脑－垂体的神经递质，如赛庚啶、溴隐亭、奥曲肽等；第二类是针对肾上腺皮质，通过阻断皮质醇生物合成的若干酶来减少皮质醇的合成，用于术前准备或联合治疗。近年来还有报道PPAR-γ受体激动剂－罗格列酮可以用于治疗库欣病患者。

1. 影响神经递质和神经调质作用的药物　见表2-5。

表2-5　作用于中枢神经递质或神经调质的治疗药物

	主要作用部位	作用机制	日剂量	主要副作用
赛庚啶（cyproheptadine）	中枢	5-羟色胺拮抗剂	6～12mg	嗜睡、头晕、增加食欲、口干、排尿障碍
溴隐亭（bromocriptine）	腺垂体	多巴胺受体激动剂	5～30mg	恶心、呕吐、头痛、低血压
奥曲肽（octreotide）	腺垂体	生长抑素类似物	300μg（皮下）	血糖升高、腹泻、恶心

2. 皮质醇合成抑制剂　用于某些无法手术的患者以控制高皮质醇血症。

（1）米托坦（邻对氯苯二氯乙烷，mitotane，O，P′-DDD）　该药除抑制皮质醇合成的多种酶以外，还直接作用于肾上腺，使肾上腺发生出血、坏死或萎缩，尿 17-OHCS、ALD、雌激素等排泄量减少。

（2）美替拉酮（metyrapone）　对皮质醇合成的多种酶有抑制作用，主要阻滞 11β-羟化酶，抑制皮质醇合成反应的最后步骤。适于术前准备、危重病人无法手术者，帮助降低血皮质醇，减轻症状。每日 1.0g 可使血皮质醇含量降低，症状缓解。此药副作用少，仅轻度头痛、头昏，有的病人有消化道症状、皮疹等，对肝脏、骨髓无毒性。

（3）酮康唑（ketoconazole）　抑制线粒体细胞色素 P450 依赖酶包括胆固醇碳链酶、11β-羟化酶，从而阻断了皮质醇及 ALD 合成。剂量 0.2～1.8g/d，从小剂量开始，分次口服，维持量为 0.6～0.8g/d。副作用有消化道症状，恶心、发热、肝功能受损，治疗中需定期检查肝功能。

（4）氨鲁米特（氨基导眠能，aminoglutethimide）　为 3β-羟脱氢酶及 11β-羟化酶阻滞剂，抑制胆固醇向孕烯醇酮的转换。用于治疗 Cushing 综合征，剂量 0.5～1.0g/d，分次口服。副作用少，有食欲减退、发热、皮疹、嗜睡。由于其可阻滞碘代谢，故不能长期使用。

3. 糖皮质激素受体阻滞剂　米非司酮（mifepristone，RU486）有拮抗 GC 的作用，还可抑制 21-羟化酶活性。适于无法手术患者，对垂体、肾上腺病变无作用或作用很小。每天 5～22mg/kg。长期应用可有血 ACTH 升高，而血皮质醇及 UFC 均有下降，可有头痛、乏力、厌食、恶心、肌肉和关节疼痛、直立位性低血压等，

库欣综合征的治疗是一个综合治疗方案，如各种治疗方法配合适当，不仅可提高疾病的治愈率，还可减少不良反应如腺垂功功能减退及 Nelson 综合征等的发生。

4. PPAR-γ 受体激动剂——罗格列酮　体外试验证实人垂体 ACTH 分泌腺瘤可以表达 PPAR-γ 受体，其中罗格列酮可以诱导鼠垂体 ACTH 细胞凋亡和抑制 ACTH 的合成，已有多项研究表明，短期应用罗格列酮对降低库欣病患者 ACTH 水平有一定作用，但一项观察时间较长的研究显示，应用罗格列酮后短期内患者的 ACTH 水平有显著下降，但在治疗 12～28 周后 ACTH 的水平再次升高，提示罗格列酮在库欣病的长期应用有待继续观察。

（五）库欣综合征心血管病变的治疗

有关库欣综合征心脏受累的治疗与其他原因引起的相应改变并无差别，但库欣综合征患者高血压的治疗中利尿剂、β 受体阻滞剂因对电解质、血糖有不良影响而不被推荐作为首选降压药，而血管紧张素转换酶抑制剂、血管紧张素受体 2 阻断剂和钙离子通道阻滞剂等均可作为首选降压药物。而罗格列酮除了对高血压、高血糖有益外，体外试验证实它能在 DOCA-salt 大鼠中预防左室内径缩短和随后的左室向心性重塑，同时减少内皮素的产生，具有心血管方面的益处。

库欣综合征引起的心脏改变多在皮质醇增多症缓解后可以逆转，因此有关库欣综合征相关的心脏病变的治疗应以治疗原发病为主。

【预后】

库欣综合征很少有报告能自发缓解的。如果患者得不到恰当的治疗，高皮质醇血症引起的综合征将持续存在，并引起全身并发症，有些临床表现不能逆转。严重心脑血管并发症常

常是致死的直接原因。Swearingen 等研究 1978 ~ 1996 年 161 例库欣病经蝶窦手术患者发现其术后生存率较以前有明显提高，5 年存活率达 99%，10 年存活率达 93%，与普通人群比较差别不显著。Pikkarainen 进行回顾性研究，经问卷调查从库欣病治疗存活率、治疗前后患者主观感觉、工作能力等方面比较得出结论：库欣病治疗后的死亡率与正常人比较无明显差别，治疗后有些症状还会持续较长时间，工作能力不能完全恢复。

（卢　琳）

第七节　原发性醛固酮增多症

原发性醛固酮增多症（primary aldosteronism，简称原醛症），又称为 Conn 综合征，是一种常见的继发性高血压，在高血压人群中占 6% ~ 13%。原醛症是由于肾上腺皮质球状带肿瘤或增生，使醛固酮（ALD）分泌增多，患者临床上表现为高血压、低血钾，化验检查血浆 ALD 水平升高并血浆肾素活性（PRA）受抑制。发病高峰 30 ~ 50 岁，男女比约为1∶1.3。

【病因和发病原理】

原醛症病因主要有以下几种：

（一）肾上腺皮质 ALD 分泌腺瘤（aldosterone-producing adenoma，APA）

约占原醛症的 30%，大多数为单侧肾上腺腺瘤，左侧较右侧多见，双侧或多发性腺瘤较少。直径常小于 2cm。APA 的病因不明，研究发现 APA 肿瘤组织中 ALD 合成酶基因高表达。

（二）特发性 ALD 增多症（idiopathic hyperaldosteronism，IHA）

约占原醛症的 65%，病理上表现为双侧肾上腺皮质球状带结节样或弥漫性增生。病因不明，研究发现，静脉输注外源性血管紧张素Ⅱ（AngⅡ）后，IHA 患者 ALD 分泌增多的反应较正常人显著，提示 IHA 患者的肾上腺可能对 AngⅡ的敏感性增加。由于 AngⅡ不仅有刺激 ALD 合成和分泌的作用，还具有刺激肾上腺皮质球状带细胞增殖的作用，因此推测，对 AngⅡ过敏感可能是 IHA 的病因。另外，也有学者推测，可能存在目前未知的促 ALD 分泌的因子，这些因子的增加导致 IHA 的发生。

（三）糖皮质激素可抑制性 ALD 增多症（glucocorticoid-remediable aldosteronism，GRA）

为常染色体显性遗传病，临床上使用糖皮质激素治疗可抑制患者的 ALD 过量分泌。GRA 的分子机制为：编码 11β-羟化酶的 CYP11B1 基因和同源染色体上编码 ALD 合成酶的基因 CYP11B2 发生非对等交换，CYP11B1 基因中 ACTH 反应调节元件与 CYP11B2 基因编码区的上游启动子嵌合，导致 ALD 合成酶在束状带的异位表达，并受 ACTH 调节，所以患者 ALD 分泌可被糖皮质激素抑制。

（四）家族性 ALD 增多症（familial hyperaldosteronism，FH）

在原醛症中占 1%，FH 又分为两型（FH-Ⅰ和 FH-Ⅱ），FH-Ⅰ即 GRA。FH-Ⅱ为常染色体显性遗传病，病理类型为肾上腺皮质增生或腺瘤，病因尚不清楚，该型病人的 ALD 水平不能被糖皮质激素抑制，基因检测也未发现与 FH-Ⅰ有关的嵌合基因。

（五）原发性肾上腺皮质增生（primary adrenal hyperplasia，PAH）

约占原醛症的 1%，为双侧肾上腺皮质增生，生化特征与 APA 相似，血浆 18-羟皮质酮浓度明显增高。一侧肾上腺全部或部分切除可纠正 ALD 过多的症状和生化异常。

（六）分泌 ALD 的肾上腺皮质癌

在原醛症中占 <1%，肿瘤直径多在 6cm 以上，可单纯分泌 ALD，或伴有皮质醇、性激素的分泌增加。

（七）异位 ALD 分泌腺瘤和癌

在原醛症中占 <1%，可发生于肾脏、肾上腺残余组织或卵巢。

原醛症中高血压的发病机制主要与大量 ALD 的潴钠作用有关：钠潴留使血容量增多；小动脉壁的钠、水增多使管腔截面减少，且 ALD 促进血管平滑肌细胞肥厚及血管纤维化，使外周阻力增加，血压增高；血管壁细胞内钠离子浓度增加，使管壁对去甲肾上腺素反应增强。原醛症患者的高血容量抑制肾素 - 血管紧张素系统，不仅基础肾素 - 血管紧张素活性低，而且在站立、利尿、低盐饮食等刺激因素作用后也不能如正常人那样明显升高。

原醛症中低血钾的发生主要因为大量 ALD 促进肾远曲小管 Na^{+}-K^{+} 交换，在潴钠的同时排钾增多，患者表现为尿钾增加，血钾下降。

【心血管并发症发病原理】

正常及高 PRA 的高血压患者相比，原醛症患者因为循环肾素 - 血管紧张素系统受抑制，曾被认为是血管并发症发生率较低的一种相对良性的高血压，但最近的研究结果并非如此，原醛症患者中，心血管并发症的发生率可高达 30%~60%。患者因为分泌过多的 ALD，促进心肌纤维化、激活炎症和氧化应激、影响心肌电生理，对心脏产生明显损害。

（一）致心律失常

ALD 直接作用于心肌细胞导致心肌电不稳定；血 ALD 升高导致低血钾和低血镁，低血钾时心肌细胞膜的静息电位增加，过度极化引起自律性及膜兴奋性增加，易形成异位节律，另外，动作电位时间和不应期延长，复极时间延长，传导延缓利于折返通路形成；ALD 抑制心肌细胞对儿茶酚胺的摄取。上述作用均可能导致心律失常。

（二）诱导胶原形成和心肌纤维化

ALD 可直接或间接作用于心肌细胞与成纤维细胞：①ALD 直接促进成纤维细胞产生胶原；ALD 作用于心肌细胞，引起钙内流增加，通过钙调蛋白最终导致心肌细胞肥大；②ALD 使 AngⅡ的Ⅰ型受体上调，增强 AngⅡ的促进胶原合成和致心肌纤维化作用；③使基质金属蛋白酶（MMPs）活性增加，MMPs 可降解细胞外基质，心肌 MMPs 和其组织抑制剂之间的失衡导致胶原沉积、间质纤维化；④ALD 诱导冠状动脉周围炎症反应，诱导血管周围纤维化发生，最终引起心肌纤维化。病理切片在冠状血管的周围可以看到巨噬细胞、淋巴细胞、成纤维样细胞，以及黏附因子、肿瘤坏死因子 α 等炎症因子；⑤ALD 增多可增加 NADPH 表达，促进超氧负离子的产生，促进炎症反应。

ALD 能刺激心肌间质成纤维细胞中胶原合成和积聚，引起心肌纤维化，加之高血压引起左室肥厚，最终导致心脏舒张和收缩功能下降、心脏扩大和顽固性心力衰竭。ALD 受体阻滞剂螺内酯可通过阻断 ALD 与其受体结合，抑制心肌纤维化形成和发展。

【临床表现及实验室检查】

（一）临床表现

原醛症患者 ALD 分泌增加，临床上主要表现为高血压、低血钾、代谢性碱中毒。几乎所有原醛症均患高血压，随病情进展，血压逐渐升高，多发展成中重度高血压，临床上患者有头晕、头痛，对一般降压药治疗疗效较差。长期高血压可导致心、脑、肾等靶器官的严重损害，其中，脑血管意外发生率为15.5%，蛋白尿和肾功能不全各为21.4%和6.9%。随病程增加，部分患者逐渐出现低血钾，临床上表现为乏力、发作性软瘫，由于低钾引起代谢性碱中毒，使血中游离钙减少，患者出现肢端麻木、手足搐搦。长期低血钾，肾小管上皮细胞空泡变性，肾浓缩功能减退，可引起多尿、夜尿增多、烦渴、多饮。低血钾抑制胰岛素分泌，增高的ALD亦使胰岛素的敏感性降低，患者可出现糖耐量减低或糖尿病。

（二）实验室检查

1. 低血钾和不适当的尿钾增多　随着原醛症筛查方法的应用推广，较多病例在早期、还没有出现低血钾的阶段被诊断出。国外报道，只有48%的APA及17%的IHA在诊断时存在低钾血症，血钾多在2~3mmol/L。北京协和医院诊断的原醛症中最低血钾为0.9mmol/L，原醛症患者有不适当尿钾排出过多：患者血钾<3.5mmol/L，尿钾>25mmol/24h；或血钾<3mmol/L，尿钾>20mmol/24h。

2. 原醛症的筛查试验　用患者上午8~10点立位血浆ALD浓度（ng/dl）与血浆PRA [ng/(ml·h)] 比值（ALD/PRA）作为筛查，原醛症的ALD/PRA比值通常大于20~25，如比值大于50，诊断原醛症的敏感性和特异性分别为89%和96%。

3. 原醛症的确诊试验

（1）氟氢可的松抑制试验　9α-氟氢可的松有潴水潴钠作用使血容量扩张，在正常人抑制肾素-血管紧张素系统，ALD分泌减少，而原醛症患者ALD分泌呈自主性，ALD分泌不受抑制。每6小时口服氟氢可的松0.1mg，同时予高钠饮食（>200mg/d），连续4天，服药后血ALD未被抑制到139pmol/L（5ng/dl）以下者，可确诊为原醛症。

（2）口服高钠试验　高钠饮食（>200mg/d）3d后测定24h尿ALD。高钠饮食后不能将尿ALD抑制到33nmol/24h（12μg/24h）以下者诊断为原醛症，此试验对诊断原醛症的敏感性和特异性分别为96%及93%。

（3）静脉盐水负荷试验　患者卧位，予0.9% NaCl溶液2000ml于4h内静脉滴注完毕。正常人滴注盐水后，PRA受抑，血浆ALD水平下降至139pmol/L（5ng/dl）以下，血钾无明显变化。原醛症患者盐水负荷后ALD下降很少或不下降，血ALD>277pmol/L（10ng/dl），血钾下降。ALD在139~277pmol/L（5~10ng/dl）为临界状态。恶性高血压、充血性心力衰竭病人不宜进行此项试验。

（4）卡托普利（巯甲丙脯酸）抑制试验　8Am卧位抽血测PRA、ALD，予以卡托普利25mg口服，2h后卧位抽血复查ALD和PRA。卡托普利是血管紧张素转换酶抑制剂，可抑制正常人AngII及ALD的产生，正常人及原发性高血压患者服卡托普利后，血浆ALD被抑制到416pmol/L（15ng/dl）以下，而原醛症患者ALD不被抑制。

由于血浆ALD及PRA检查结果受许多药物和激素影响，故检查前应停服以下药物：停用螺内酯和雌激素6周以上，停用噻嗪类利尿剂、血管紧张素转换酶抑制剂、血管紧张素受体阻滞剂、钙离子通道阻滞剂、β肾上腺素能受体阻滞剂、拟交感神经药2周以上。低血钾会抑制ALD分泌，降低血浆ALD水平，因此，低血钾患者在检查前需要静脉或口服补钾，使血钾升至正常水平。

4. 原醛症的病因分型

（1）影像学检查 肾上腺B超、CT和MRI是原醛症患者病因鉴别的重要方法，其中，肾上腺CT薄扫（每层3mm）、增强及三维重建对病因鉴别的效果最好。APA多为单侧肾上腺肿瘤，瘤体多小于2cm，非增强片中CT值常低于10Hu，增强后无明显强化；由于APA的直径偏小，20%～50% APA肿瘤小于1cm，而CT难以检出<3mm占位，因此CT检查会漏诊一些微小腺瘤。特醛症者CT上显示肾上腺正常或弥漫性增大，如为结节性增生则有时与腺瘤难以鉴别。肿瘤直径>3cm时要警惕分泌ALD的肾上腺皮质癌。

（2）双侧肾上腺静脉插管采血测定ALD 通过双侧肾上腺静脉取血能较准确反映患者两侧肾上腺分泌ALD的量。这是原醛症病因分型的“金标准”，准确率和特异性>90%，因为是有创性检查，故常在上述影像学检查不能确定原醛症病因时进行。用［皮质醇］肾上腺静脉/［皮质醇］外周静脉≥3为判断肾上腺静脉插管成功的标准。用一侧肾上腺静脉ALD/皮质醇与对侧肾上腺静脉ALD/皮质醇结果比较，判断两侧肾上腺分泌ALD是否不同。

（3）地塞米松抑制试验 用于筛查GRA，患者每6小时口服地塞米松0.5mg，连续2～4天，如服药后血ALD水平被抑制到111pmol/L（4ng/dl）以下，可确诊GRA。

（三）心脏方面的表现及实验室检查

1. 心肌肥厚及纤维化 原醛症患者较原发性高血压患者更容易出现左心室肥厚，左室肥厚与患者年龄、平均血压及血浆ALD浓度相关；左室肥厚使左心室舒张期充盈受限，舒张功能下降，严重时出现心力衰竭。心肌核素显像常提示心肌灌注降低，运动后原醛症患者较一般高血压患者更易诱发心肌缺血。超声心动图可有左室肥厚增大，左室重量指数、室间隔厚度、左室后壁厚度、左室及左房内径增加，左室舒张功能降低等。心电图异常改变主要有：左心室高电压或心肌肥厚，ST段低平，T波双向或倒置。

2. 心律失常 低血钾可引起各种各样的心律失常，以期前收缩、阵发性室上速较为常见，严重者可诱发心室颤动。心电图可有典型的低血钾图形，如Q-T间期延长，T波增宽或倒置，U波明显，T-U波融合成双峰。

【诊断】

原醛症在轻中度高血压中占5%～10%，在顽固性高血压中占20%，由于原醛症的发病率较高，应在高血压患者中，尤其是有以下表现的患者中筛查此病：一般降压药物疗效不佳的高血压患者；自发性低血钾或用利尿药很易诱发低血钾的患者；顽固性高血压患者；影像学发现有肾上腺肿瘤或增粗的高血压患者。诊断分为两个步骤：首先明确是否为原醛症；然后确定其病因类型。

原醛症心脏损害目前没有明确的诊断标准，可参照以下几点：①患者已明确诊断为原醛症；②有心脏异常的临床和（或）实验室发现：临床表现上有胸痛、心力衰竭症状和体征；心电图提示左心室高电压或心肌肥厚，ST段低平，T波双向或倒置，心律失常。超声心动图主要提示左室肥厚、左室舒张功能减低、左房左室内径增加等；③APA患者肿瘤切除后以及IHA患者用ALD受体阻滞剂治疗后，上述病变明显改善或消失。

【鉴别诊断】

原醛症需与其他类型高血压相鉴别。

（一）原发性高血压

本病用排钾利尿剂治疗或伴腹泻、呕吐等情况时，也可出现低血钾，但去除低钾诱因后，血钾很快恢复正常。并且，检查患者血、尿 ALD 均正常，患者对一般降压药治疗有效。

（二）肾实质性及肾血管性高血压

它们均是由于肾缺血，刺激肾素 - 血管紧张素系统，导致继发性 ALD 增多。患者临床上也呈中重度高血压，可伴低血钾，对降压药治疗效果不好。但这二者激素检测为高 PRA、高 ALD 水平。并且，肾实质性高血压，一般有蛋白尿、血尿、水肿以及肾功能障碍等肾脏损害的依据，并可有继发性贫血。肾血管性高血压患者，动脉彩超及血管造影能发现肾血管狭窄。

（三）Liddle 综合征

它是一种家族性单基因遗传病，是由于编码远端肾小管上皮细胞钠通道蛋白的基因突变，使钠通道活性增高，钠重吸收增强，钠 - 钾、钠 - 氢交换增加，导致高血压、低血钾、碱中毒。与原醛症不同，Liddle 综合征患者的 PRA 及 ALD 分泌受抑制；而且，用 ALD 受体阻滞剂螺内酯治疗无效，用肾小管钠重吸收抑制剂氨苯蝶啶疗效好，血压和血钾恢复正常。

（四）肾素分泌瘤

该肿瘤起源于肾小球旁细胞，分泌大量肾素，引起继发性 ALD 增多，患者出现高血压、低血钾。与原醛症不同，本病发病年龄轻，高血压严重，血浆 PRA 及 ALD 很高，B 超、CT 或血管造影可显示肿瘤，手术切除肿瘤可治愈。

（五）11β-羟类固醇脱氢酶（11β-HSD）缺陷

11β-HSD 缺乏可分为遗传性和获得性两类，无论哪种病因所致均引起盐皮质激素过多表现，当 11β-HSD 缺乏时，皮质醇不能转变成皮质素失活，皮质醇与盐皮质激素受体结合，发挥盐皮质激素作用。临床表现为高血压、低血钾、碱中毒，对螺内酯治疗反应良好，血浆 ALD、PRA 及其他盐皮质激素水平均极低，患者症状可被小剂量地塞米松抑制，地塞米松潴钠作用弱，对下丘脑 - 垂体 - 肾上腺皮质轴有强大的抑制作用，因此抑制内源性皮质醇分泌，减轻盐皮质激素样作用。遗传性 11β-HSD 缺陷是一种少见的常染色体隐性遗传病。获得性 11β-HSD 缺陷为长期摄入甘草制剂，其中的成分草次酸抑制了 11β-HSD 活性，诱发盐皮质激素过多症状。

（六）皮质醇增多症

尤其是肾上腺皮质癌和异位 ACTH 综合征，易发生明显的高血压、低血钾、碱中毒，但患者有典型的症状、体征，血、尿皮质醇及其代谢产物增多，而血浆 ALD 水平无增高。

（七）雌激素所致高血压

服用雌激素（如避孕药）可激活肾素 - 血管紧张素-ALD 系统，引起高血压、低血钾，停药后症状好转。

【治疗】

（一）原醛症的治疗

原醛症的治疗有手术治疗和药物治疗两种方式，APA、分泌 ALD 腺癌、PAH 选择手术治疗，IHA 和 GRA 应采用药物治疗。不愿手术或不能耐受手术的 APA 患者亦可用药物治疗。

1. 手术治疗　APA 瘤体小，一般行腹腔镜手术，较大的肿瘤（直径 >6cm），如腺癌行开腹手术。手术前使用螺内酯等药物治疗，纠正电解质及酸碱平衡紊乱，使血钾、血压恢复正常。

2. 药物治疗　首选 ALD 受体阻滞剂螺内酯，一般剂量为 200～300mg/d，分 3～4 次口服，血钾正常、血压下降后，剂量可逐渐减少；大多数患者仅需 40～120mg/d 即能维持疗效。螺内酯因可与雄激素及孕激素受体结合，阻断这些激素的外周作用，从而引起女性月经紊乱和男性乳腺发育、阳痿、性欲减退等副作用，这些副作用的产生与用药的时间及剂量有关。依普利酮是一种高选择性的 ALD 受体阻滞剂，对雄激素及孕激素受体的亲和力明显低于螺内酯，因此上述不良反应少，但该药上市时间不长，在原醛症的治疗方面经验不多。

不能耐受螺内酯的患者可用阿米洛利，此药作用于肾远曲小管和集合管，抑制钠钾交换而起到潴钾排钠作用，阿米洛利初始剂量为 10mg/d，必要时可增至 30～40mg/d，分 2 次口服。服药后多能使患者血钾恢复正常，但阿米洛利降压作用较弱，常需与其他降压药联合使用。对单用螺内酯治疗而血压控制不好的患者，可加用钙离子通道阻滞剂、血管紧张素转换酶抑制剂、血管紧张素受体阻滞剂治疗。

地塞米松用于治疗 GRA 患者，通常 0.125～0.5mg/d 即可使患者症状缓解，血浆 ALD 明显下降。

阻断 ALD 合成药有酮康唑和氨鲁米特，前者阻断细胞色素 P450 酶，干扰肾上腺皮质 11β-羟化酶和胆固醇链裂酶活性；后者阻断胆固醇转变为孕烯醇酮，两药均抑制 ALD 合成，但因副作用大，临床很少使用。

（二）原醛症心脏损害的治疗

一旦诊断原醛症，应及早应用 ALD 受体阻滞剂，以防止心脏损害的发生。在所有原醛症患者中均应该警惕心脏并发症，术前需对 APA 患者心脏情况进行全面评价。APA 患者手术后，随着血浆 ALD 恢复正常，心脏病变明显减轻甚至消失，包括：左室肥厚减轻，室间隔厚度减少、左室后壁厚度减少、左室舒张功能改善等。

IHA 患者需长期用 ALD 受体阻滞剂治疗，以阻断 ALD 对心肌的损伤，部分逆转左室肥厚，延缓心肌纤维化形成；维持水及电解质平衡，减少心律失常的发生。

【预后】

APA 的手术治疗效果较好，治愈率为 44%～80%，APA 患者如成功手术切除肿瘤，电解质及酸碱平衡紊乱将迅速得到纠正，多数患者术后血压正常或接近正常；部分患者术后血压仍高，但较术前明显下降且易用降压药控制，这部分患者多数年龄较大，可能同时合并了原发性高血压。手术是治疗 APA 心脏损害的最有效方法，术后心脏病变明显减轻甚至消失；而 IHA 患者长期用 ALD 受体阻滞剂治疗，也能延缓心血管并发症的发生。

（童安莉）

第八节　嗜铬细胞瘤

【病因和发病原理】

嗜铬细胞瘤（pheochromocytoma）为起源于神经外胚层嗜铬组织的肿瘤，在高血压病人中患病率为 0.05%～0.2%，发病高峰为 30～50 岁，各年龄段均可发病。根据肿瘤分布的解剖部位不同可分为肾上腺嗜铬细胞瘤及肾上腺外副神经节瘤（paraganglioma，PGL），又根据肿瘤是来自交感神经或是来自副交感神经将副神经节瘤分为副交感神经副神经节瘤（包括化学感受器瘤、颈动脉体瘤等）及交感神经副神经节瘤（包括腹膜后、盆腔及纵隔后的副神经节瘤）。来自交感肾上腺髓质的肿瘤合成和分泌大量的儿茶酚胺，临床上表现为阵发性或持续性高血压，能引起严重的心、脑、肾血管损害，甚至可以危及生命，如能早期诊断，手术切除后大多数可治愈。来源于副交感神经的肿瘤儿茶酚胺分泌多正常，临床表现通常不明显。

散发性嗜铬细胞瘤的病因仍不清楚，家族性嗜铬细胞瘤大约占嗜铬细胞瘤的10%～30%，常为一些遗传综合征的临床表现之一，这些遗传综合征均为常染色体显性遗传疾病，包括多发性内分泌腺瘤病、von Hippel-Lindau（VHL）病和神经纤维瘤病1型等，其发病分别与原癌基因RET、抑癌基因VHL和NF1胚系突变有关。近几年发现，线粒体琥珀酸脱氢酶（SDH）基因突变与家族性嗜铬细胞瘤/副神经节瘤的发病有关。

嗜铬细胞瘤主要分泌儿茶酚胺，包括去甲肾上腺素（NE）、肾上腺素（E）及多巴胺（DA）。儿茶酚胺高分泌引起的心脏损害，称为儿茶酚胺心脏病，尸检发现58%的嗜铬细胞瘤患者存在儿茶酚胺心脏病，常见的引起嗜铬细胞瘤心脏损害机制有：与其他原因的高血压相同，长期严重的高血压能导致心室肥厚。此外，嗜铬细胞瘤患者由于循环中存在高儿茶酚胺血症，能从多方面导致心脏损伤。

（一）直接损伤心肌

儿茶酚胺通过其受体作用于心肌细胞，产生一系列磷酸化反应，最终激活2个重要的细胞功能：①细胞膜及肌质网 Ca^{2+} 通道开放，细胞内 Ca^{2+} 超载，这在高儿茶酚胺血症导致的心肌病中起关键作用。Ca^{2+} 在线粒体中聚集，损伤能量代谢；Ca^{2+} 激活溶酶体及蛋白酶，损伤细胞的超微结构，如微丝、细胞膜；Ca^{2+} 激活脂质过氧化，导致弥漫性细胞膜损伤，细胞膜损伤后进一步影响细胞质中的 Ca^{2+} 平衡；② 过氧化及脂质过氧化。儿茶酚胺促进细胞产生大量的毒性自由基，使细胞膜磷脂过氧化，膜通透性改变，增加 Ca^{2+} 内流。综上所述，儿茶酚胺通过促进细胞膜 Ca^{2+} 通道开放及脂质过氧化损伤影响胞质 Ca^{2+} 平衡，导致心肌坏死。残留的心肌细胞代偿性增生肥大，最终导致心室壁增厚及心力衰竭。

（二）致心肌缺血作用

儿茶酚胺通过心肌 β_1 受体产生正性变时变力作用，使心率加快，心肌耗氧和耗能增加；儿茶酚胺收缩血管，使心脏后负荷增加，心肌细胞代偿性肥大，这样心肌细胞处于相对缺血缺氧状态；儿茶酚胺能引起冠状动脉强烈收缩。这些作用的综合效应是引起心肌缺血甚至梗死。

（三）致心律失常作用

儿茶酚胺作用于心肌 β_1 受体使其应激力提高，增加心肌收缩力及频率；作用于 β_2 受体，促使钾离子从细胞外向细胞内转移；导致低钾血症，可激发室性心律失常。

【临床表现及实验室检查】

高血压是嗜铬细胞瘤最常见的临床症状，由于儿茶酚胺分泌方式及种类不同，嗜铬细胞瘤患者临床上可表现为持续性高血压、持续性高血压的基础上阵发性加重及阵发性高血压，另有约10%的患者血压正常。阵发性高血压发作持续时间由数分钟到数天不等，发作频率随病程的延长而渐增，发作时血压常高达 200 ~ 300/150 ~ 180mmHg。在高血压发作时患者常伴有头痛、心悸、大汗、胸闷、憋气、面色苍白、肢端发凉、头晕、恶心、视力改变等症状，其中头痛、心悸、大汗是最常见的三组症状。高血压发作时伴有头痛、心悸、大汗三联征，对诊断嗜铬细胞瘤的特异性和敏感性均达 90% 以上。持续性高血压及阵发性血压升高均能导致心脏损害、蛋白尿及肾衰竭、脑卒中、高血压视网膜病变等严重并发症。大多数持续性高血压患者存在直立性低血压，直立性低血压与低血容量及外周血管收缩舒张功能障碍有关。部分患者伴有糖代谢异常及存在高基础代谢率，出现低热、怕热、多汗、消瘦等症状。部分患者出现腹痛，腹痛原因可能有：儿茶酚胺抑制肠蠕动，患者出现便秘甚至肠梗阻；胃肠道血管增生性或闭塞性动脉内膜炎，肿瘤内出血或破裂到腹腔，肿瘤巨大压迫神经。

实验室检查：包括定性及定位检查。定性检查主要为测定血或 24 小时尿儿茶酚胺（NE、E 及 DA）及儿茶酚胺代谢产物，包括血或 24 小时尿 3-甲氧基去甲肾上腺素（NMN）及 3-甲氧基肾上腺素（MN）、尿 3-甲氧-4-羟基-扁桃酸（VMA）、尿高香草酸（HVA）。测定血和尿 MN 和 NMN 的敏感性和特异性较儿茶酚胺和 VMA、HVA 高，对嗜铬细胞瘤有较大的诊断价值，用高效液相色谱电化学分析法（HPLC）检测患者血和尿 MN + NMN 对诊断嗜铬细胞瘤的敏感性分别达 97% 和 99%。随着检查方法的发展完善，既往曾使用的药理试验（包括激发试验和抑制试验）因为敏感性和特异性均欠佳，并存在潜在的危险性，已渐趋淘汰。定位检查：目前用于嗜铬细胞瘤定位的方法有 B 超、CT、MRI、$^{123}I/^{131}I$-间碘苄胍闪烁扫描（$^{123}I/^{131}I$-MIGB）、^{99m}Tc-奥曲肽显像及正电子发射体层扫描（PET）。腹部 B 超、CT 及 MRI 有利于检出肾上腺嗜铬细胞瘤及腹膜后副神经节瘤，怀疑异位在头颈部、纵隔、盆腔的肿瘤可行相应部位的 CT 及 MRI，心脏彩超及增强 MRI 有利于心脏副神经节瘤的定位诊断。CT 和 MRI 对诊断嗜铬细胞瘤的敏感性分别为 98% 及 100%，特异性为 70% 及 67%。$^{123}I/^{131}I$-MIGB和^{99m}Tc-奥曲肽显像有利于发现肾上腺外异位肿瘤、多发肿瘤及恶性嗜铬细胞瘤的转移灶。MIBG 对诊断嗜铬细胞瘤同时有定性和定位意义，其特异性 100%，敏感性 70% ~ 80%。

嗜铬细胞瘤患者心脏损害临床上表现为心律失常、心力衰竭、心肌肥厚及心肌缺血等。心悸是嗜铬细胞瘤患者心脏方面最常见主诉，60% ~ 70% 的患者主诉心悸，过多的儿茶酚胺导致多种心律失常，最常见为窦性心动过速，而房性期前收缩、室性期前收缩、房性心动过速、心房扑动、心房颤动等也较常见，室性心动过速少见。此外，嗜铬细胞瘤患者还可出现其他心律失常如窦房分离、交界性心动过速、左或右束支传导阻滞等。心律失常通常在高血压发作时出现，常持续至血压恢复正常后消失；20% 的嗜铬细胞瘤患者出现心律失常，手术切除嗜铬细胞瘤后，患者心律失常能完全消失。另外，约 70% 嗜铬细胞瘤患者存在直立性低血压，随体位变换还会出现心动过速，患者通常由卧位立起时感心悸，心率较卧位时每分钟增加 20 次以上。这是因为直立性低血压反射性兴奋交感神经，使心率增快。在以去甲肾上腺素升高为主的患者中，因为去甲肾上腺素收缩血管，升高收缩压及舒张压，血压升高时反射性兴奋副交感神经，这些患者会出现心动过缓。

部分患者出现胸痛、心绞痛甚至急性心肌梗死。通过造影或病理证实，其中只有少数患者有明显的冠状动脉粥样硬化，这些患者多存在导致动脉粥样硬化的危险因素：如抽烟或血脂异常等。大多数发生急性心肌梗死的患者中无冠状动脉粥样硬化，提示在这些患者中，心肌损伤机制是由于心肌血流灌注不足及儿茶酚胺的直接毒性作用，这是儿茶酚胺心肌病不同于一般冠心病的特点。在重度高血压及高血压危象发生时，除了会出现心律失常及心绞痛或急性心肌梗死外，部分患者还出现充血性心力衰竭及肺水肿。

40%～50%嗜铬细胞瘤患者心电图或超声心动图有异常发现。心电图检查：可出现心律失常及心肌缺血劳损等。提示心肌损害的心电图表现有：电轴左偏；电轴右偏（在有肺动脉高压时出现）；P波高尖；广泛T波低平倒置；ST段偏移及QT间期延长。这些改变在阵发性高血压发作时或发作间期，以及持续性高血压患者中均存在，手术后完全消失。有报道，嗜铬细胞瘤患者心电图可呈现ST段抬高及T波倒置类似急性心肌梗死图形。其机制可能为患者心肌细胞长期处于高水平的儿茶酚胺中，细胞内钙超载而损伤、坏死，因此心电图表现出心肌梗死的图形。手术切除肿瘤后，这种儿茶酚胺对心肌所造成的损害可明显恢复，心电图亦可恢复正常。常见的超声心动图异常为左室肥厚及左室舒张功能减低，其次为左房增大、左室收缩功能减低等。

儿茶酚胺心肌病的病理特征：光镜下：局灶性心肌炎及心肌坏死，开始为水肿及轻微改变，随后为心肌纤维化、退行性变伴有肌纤维横纹消失。伴有炎性浸润（主要是组织细胞，部分浆细胞，分叶核粒细胞偶见）。电镜下：高度收缩的肌节伴线粒体、肌质网水肿。

【诊断】

（一）嗜铬细胞瘤的诊断

嗜铬细胞瘤的诊断主要依靠临床表现、儿茶酚胺及其代谢产物的测定及影像学检查。

1．病史及临床表现如有以下的病史及临床表现者，应高度考虑嗜铬细胞瘤的可能：①发作性头痛、心悸、多汗（伴或不伴高血压）；②患急进型或恶性高血压的青少年患者；③原因不明的阵发性高血压、心律失常，或休克，高、低血压反复交替发作，体位改变或排尿、排便时诱发血压明显增高；④在手术、麻醉、妊娠、分娩过程中出现血压骤升或休克，甚至心脏骤停者；按摩或挤压双侧肾区或腹部而导致血压骤升者；⑤服用常规抗高血压药物治疗血压下降不满意，或仅用β肾上腺能阻滞剂治疗反而使病情加重者；⑥有嗜铬细胞瘤、多发性内分泌腺瘤的家族史；或伴有甲状腺髓样癌、神经纤维瘤或其他内分泌腺瘤的高血压病人；⑦意外发现的肾上腺区占位。

2．检测患者血或24h尿儿茶酚胺及其代谢产物MN、NMN、VMA、HVA，超过80%的嗜铬细胞瘤患者，这些指标超过正常上限2倍以上。定位诊断首选CT，必要时做MRI，并可行^{123}I/^{131}I-MIBG或^{99m}Tc-奥曲肽检查，^{123}I/^{131}I-MIBG同时具有定性和定位诊断意义。

（二）嗜铬细胞瘤心脏损害的诊断

儿茶酚胺心肌病目前尚无统一的诊断标准，使用较多的标准为：①有嗜铬细胞瘤的实验室和影像学证据；②有心脏异常的临床和（或）实验室发现：临床表现上有胸痛、心力衰竭症状和体征；心电图提示持续3个或3个以上导联T波低平或倒置，S-T段偏移，心律失常。超声心动图提示心肌肥厚、左室舒张功能减低、左室射血分数降低，室壁运动异常等；③嗜铬细胞瘤切除后上述病变明显改善或消失。

【鉴别诊断】

嗜铬细胞瘤临床表现多种多样，需要与以下疾病鉴别：

（一）原发性高血压

某些原发性高血压患者伴有交感神经功能亢进的特征，如心悸、多汗、焦虑和心排出量增加。另外，部分患者由于在情绪变化及劳累时交感神经系统兴奋性增加又可导致血压波动较大或血压阵发性升高，因此，临床表现上较难与嗜铬细胞瘤鉴别，但这些患者血和尿儿茶酚胺基本在正常范围内或有轻度升高，一般不超过正常值上限的 2 倍；并且影像学检查也阴性。

（二）肾实质性及肾血管性高血压

患者临床表现常为中重度高血压，对降压药治疗效果不好，需与嗜铬细胞瘤鉴别。但这二者血压波动不大，血和尿儿茶酚胺及代谢产物水平完全正常。并且，肾实质性高血压，一般有蛋白尿、血尿、水肿以及肾功能障碍等肾脏损害的依据，并可有继发性贫血。肾血管性高血压患者，动脉彩超及血管造影能发现肾血管狭窄。

（三）皮质醇增多症和原发性醛固酮增多症

它们均可引起高血压，并都可发现肾上腺肿瘤，需与嗜铬细胞瘤鉴别，这二者血、尿儿茶酚胺及代谢产物水平正常。此外，皮质醇增多症患者多有向心性肥胖、满月脸、水牛背、皮肤紫纹及痤疮等典型体征，血、尿皮质醇增加。原发性醛固酮增多症中部分患者除高血压外，还伴有低血钾、代谢性碱中毒，且患者血浆醛固酮水平均增高，肾素受抑制。

（四）更年期综合征

更年期妇女在绝经前后常有心悸、多汗、发热、焦虑、血压波动等类似嗜铬细胞瘤的症状，患者查血和尿儿茶酚胺及代谢产物水平均正常。

（五）冠心病

冠心病患者心绞痛发作时，血压可以急剧上升，且伴有心悸、心动过速，大汗淋漓等交感兴奋的症状，而嗜铬细胞瘤患者高血压发作时也可有心绞痛，因此在嗜铬细胞瘤还未明确诊断时，其心脏损害较难与冠心病鉴别。嗜铬细胞瘤患者较年轻，40 岁左右多见，部分患者有窦性心动过速及直立性低血压；而冠心病患者年龄较大，多数 >50 岁，存在动脉粥样硬化的多种危险因素。嗜铬细胞瘤患者常以左心结构和功能受损为主，在肿瘤切除后，心肌肥厚和心脏扩大可缩小，甚至恢复正常。另外，检查血及尿儿茶酚胺及代谢产物、超声心动图、冠脉造影有利于鉴别。

【治疗】

（一）嗜铬细胞瘤的治疗

1. 药物治疗　确诊后应尽早手术切除肿瘤。除头颈部副神经节瘤和分泌 DA 的嗜铬细胞瘤/副神经节瘤外，其余嗜铬细胞瘤及副神经节瘤均需用 α-肾上腺素能受体阻滞剂做术前准备。

（1）α-肾上腺素能受体阻滞剂　非选择性的 α-肾上腺素能受体阻滞剂有酚苄明（氧苯苄胺）和酚妥拉明，酚苄明作用时间长，起始剂量为 10mg，每天 2 次，每数天增加 10mg，大部分病人需 40 ~ 80mg/d 才能控制血压。酚妥拉明起效迅速，半衰期短，需反复静脉注射或静脉滴注，用于高血压危象发作时及手术中控制血压。

选择性 α_1-受体阻滞剂有哌唑嗪、特拉唑嗪、多沙唑嗪。哌唑嗪半衰期 2 ~ 3h，作用时间 6 ~ 10h，起始剂量每次 1mg，逐渐增加到 2 ~ 5mg，3 次/d；特拉唑嗪半衰期为 12h，起始剂量 1mg，逐渐增至 2 ~ 5mg，1 次/日；多沙唑嗪半衰期为 11h，起始剂量 0.5mg，逐增至 2 ~ 8mg，1 次/日。

乌拉地尔（压宁定）也是一种 α-受体阻滞剂，不仅阻断突触后 α_1 受体，还阻断外周 α_2 受体，而且可降低延髓心血管中枢的交感反馈作用，对心率无明显影响，半衰期 2 ~ 3h，起始剂量 30mg，2 次/日，可渐增至 30 ~ 90mg，3 ~ 4 次/日。

术前准备时间 2 周左右。控制满意的标准是：持续性高血压病人血压控制到正常或大致正常，24h 血压监测中，血压均不高于 160/90mmHg，阵发性高血压发作基本被控制，发作次数减少且程度减轻，无明显直立性低血压，高代谢症群及糖代谢异常改善，体重增加，出汗减少，血容量恢复，血细胞比容降低，肢端温暖，微循环改善。

（2）β-肾上腺素能受体阻滞剂　使用 α-受体阻滞剂后如出现持续性心动过速和室上性心律失常时可加用 β-受体阻滞剂。β-受体阻滞剂不能单独使用，必须在 α-受体阻滞剂起作用后使用，如单独使用 β-受体阻滞剂，则能通过增强 α-肾上腺素能作用，导致严重的肺水肿、心力衰竭及高血压危象的发作。常用的 β-受体阻滞剂有普萘洛尔、阿替洛尔（氨酰心安）、美托洛尔（美多心安）等。通常以小剂量开始，然后根据心率调整剂量。

（3）儿茶酚胺合成抑制剂　甲基酪氨酸是儿茶酚胺合成过程中的限速酶酪氨酸羟化酶的竞争性抑制剂，使儿茶酚胺合成减少。可降低嗜铬细胞瘤患者术前及术中血压。起始剂量为 0.25，1 次/6 ~ 8h，根据血压及血、尿 CA 的水平来调整剂量，一般使用剂量为 1.5 ~ 4g/d。其副作用为嗜睡、抑郁、消化道症状，少数老年人可有锥体外系症状，停药或减量后以上症状可消失。

（4）其他降压药治疗　钙离子通道阻滞剂可以通过阻断钙离子内流而抑制肿瘤细胞儿茶酚胺的释放；并且钙离子通道阻滞剂还可以降低血压、增加冠脉血流量。

（5）补充血容量　血压基本控制后，病人可食用高钠饮食，必要时在手术前静脉输注血浆或其他胶体溶液，恢复正常血容量。

2. 手术治疗　开腹或经腹腔镜下肿瘤切除术，后者适于直径 <6cm 的肿瘤。手术中应持续监测血压、心率、中心静脉压和心电图，手术过程中出现高血压危象用酚妥拉明、压宁定、硫酸镁、硝普钠治疗。肿瘤切除后血儿茶酚胺浓度急剧下降，血管扩张，导致低血压，应停用 α-受体阻滞剂，并补充血容量，必需时使用血管收缩药物。

3. 恶性嗜铬细胞瘤的治疗　恶性嗜铬细胞瘤仍应考虑尽量手术切除。不能手术者需用 α-肾上腺素能受体阻滞剂治疗，防止高血压危象发作；肿瘤对放化疗不敏感，但有骨转移时可以考虑用放射治疗控制症状。不能手术者可用大剂量的 ^{131}I-MIBG 及 ^{111}In-奥曲肽治疗，^{131}I-MIBG 对较小的恶性嗜铬细胞瘤疗效较好，能使肿瘤明显缩小或完全消失。对肿瘤及其转移灶经动脉灌注化疗 + 栓塞治疗可获一定疗效。

（二）嗜铬细胞瘤的心血管损害的治疗

所有嗜铬细胞瘤患者中均应该警惕心脏并发症，在术前对心脏情况进行全面评价。如果早期诊断、及时治疗，心肌损伤是部分或完全可逆的。

儿茶酚胺心肌病部分由冠脉收缩和心肌缺血导致，使用 α-肾上腺素能受体阻滞剂及甲基酪氨酸治疗后不仅能控制患者血压，并能有效逆转嗜铬细胞瘤患者心脏损害。在用 α-肾上腺素能受体阻滞剂及甲基酪氨酸基础上，如患者存在心动过速或快速型心律失常，可用

β-肾上腺素能受体阻滞剂，以减慢心率，并防止儿茶酚胺心肌病，但应注意用药后可能出现心脏失代偿及心衰加重等。

对嗜铬细胞瘤患者进行血管造影风险极高，增强剂能促进儿茶酚胺释放，导致严重高血压或充血性心衰。在紧急血管造影前如怀疑患者为嗜铬细胞瘤，应马上用α-肾上腺素能受体阻滞剂治疗。

【预后】

75%的患者在肿瘤切除后血压恢复正常，约25%的患者血压仍高，但较术前明显下降。这部分血压较高的病人可能是合并原发性高血压。良性嗜铬细胞瘤患者的5年存活率在95%以上，复发率小于10%；恶性嗜铬细胞瘤患者的5年存活率接近50%。因此，所有患者术后都需定期复查，特别是儿童、青年及有嗜铬细胞瘤家族史者。

儿茶酚胺心肌病导致的心律失常、心力衰竭及心肌梗死是嗜铬细胞瘤患者手术前的最常见死因。手术切除肿瘤后，儿茶酚胺心肌病患者的心律失常及心肌缺血消失，心电图及心功能恢复正常，心室肥厚也能逆转，但心肌梗死会长期存在。

（童安莉）

病例4 嗜铬细胞瘤
——发作性头痛、大汗、血压增高、胸闷

病例简介：患者女性，43岁，因发作性头痛、大汗3年，加重伴胸闷2个月入院。患者3年前开始无诱因的反复发作性头痛、大汗及血压增高，血压最高240/120mmHg，心率最快120次/分，因同时伴有腹痛查腹部B超发现胰头后方、右肾上腺水平肿物，既往体健。

入院查体：双侧卧立位血压在135～140/80～85mmHg，双肺呼吸音清，心前区未闻及病理性杂音，腹软，双下肢不肿。

辅助检查：血常规及肝肾功能未见异常；对照日尿（4h）NE 142.1μg，E 2.61μg，DA

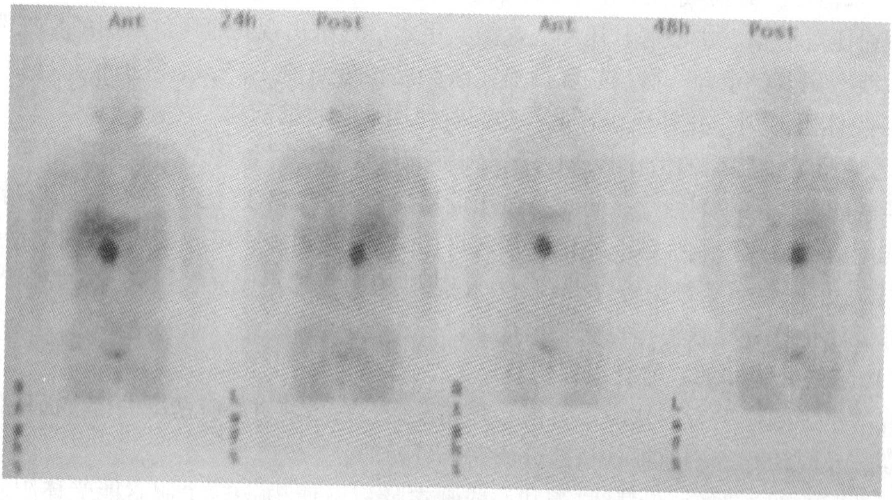

图13 奥曲肽显像提示放射性凝聚区

41.81μg；发作时尿（4h）NE 217.07μg，E 5.14μg，DA 66.17μg；超声心动图：左心室室壁运动普遍减弱，收缩功能轻度减低，左心室舒张功能减低，EF 33.5%；奥曲肽显像：右侧肾上腺部位异常放射性浓聚区，考虑为嗜铬细胞瘤，行手术切除。术后病理诊断符合嗜铬细胞瘤。术后10天后复查超声心动图：室间隔基部运动轻度减弱，左心室收缩功能轻度减低，EF 48.3%，心脏收缩功能明显改善。

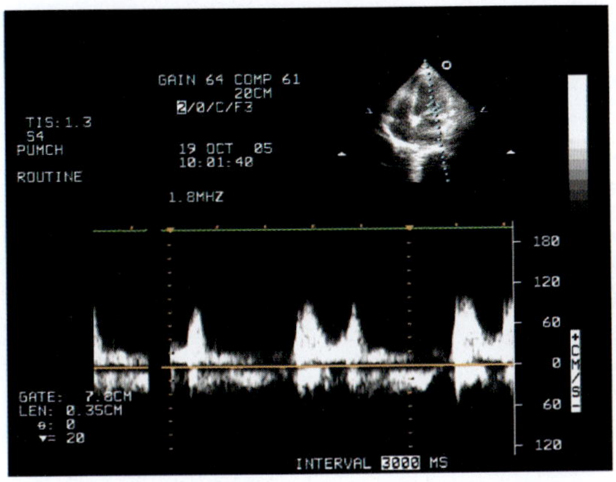

图14　超声心动图

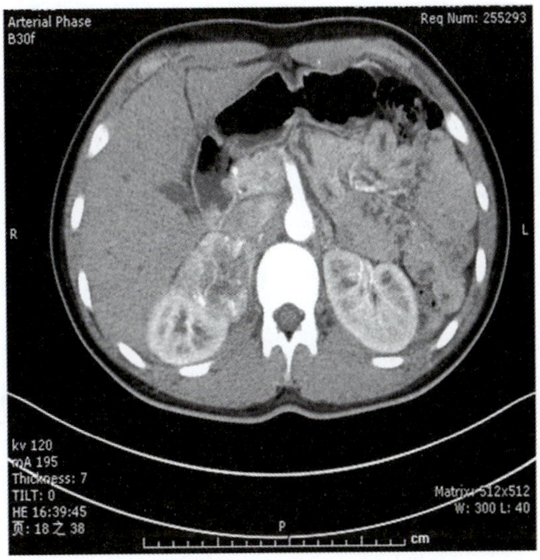

图15　肾上腺CT提示右肾上腺区占位

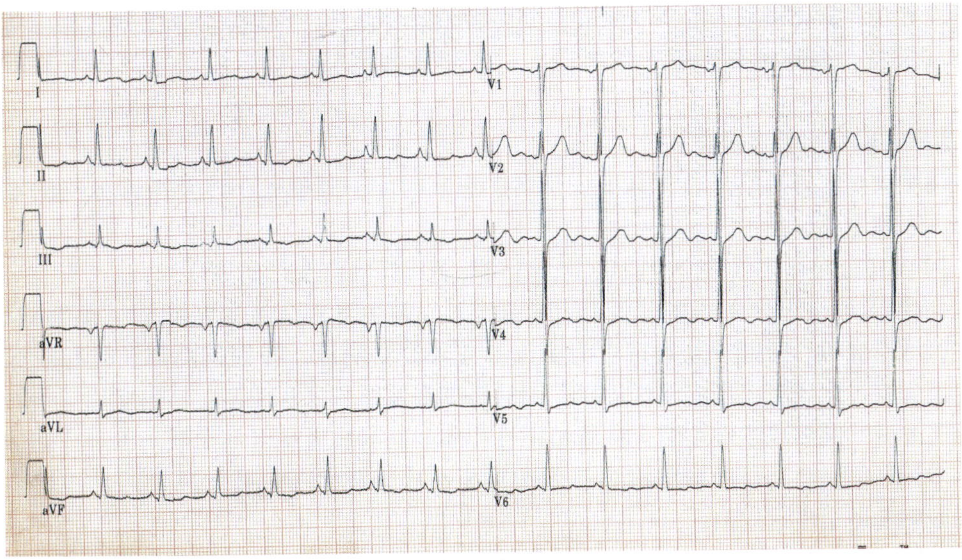

图16　心电图提示ST-T改变

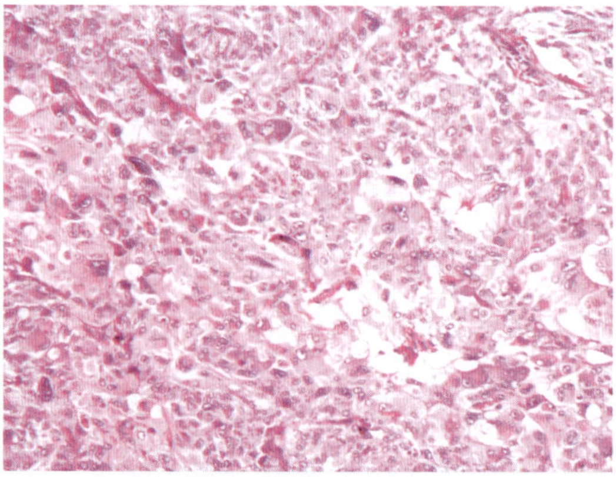
图 17　术后病理符合嗜铬细胞瘤

最终诊断：嗜铬细胞瘤，儿茶酚胺心肌病。

病例分析：心肌病变在嗜铬细胞瘤患者中并不少见，主要是存在过度儿茶酚胺分泌导致心肌细胞结构及收缩期变化，同时可以导致冠脉痉挛及冠状动脉中膜增厚，病理学改变表现为炎性细胞浸润的局灶性坏死、血管周围炎和收缩带坏死。本例患者在确诊嗜铬细胞瘤时发现心肌受损，超声心动图表现为室壁运动普遍减弱，但在切除肿瘤后心肌病表现消失，本例患者的临床表现符合文献的个案报道。

（病例提供　韩业晨）

第九节　肢端肥大症

【病因和发病原理】

肢端肥大症（acromegaly）是成人由于垂体生长激素（GH）腺瘤等多种原因引起的 GH 分泌增多，GH 能够刺激肝脏产生过多的胰岛素样生长因子-1（IGF-1），从而导致软组织、骨骼、葡萄糖代谢、心血管和呼吸等多个器官系统结构和功能异常的内分泌疾病。目前国内尚缺乏肢端肥大症的准确患病率，美国报道的人群患病率约为 4 ~ 6/百万人。据北京协和医院资料，男女患病比例约为 1.2∶1，大部分患者就诊年龄 30 ~ 50 岁。肢端肥大症症状隐匿且进展较缓慢，因此多数患者于发病后 5 ~ 20 年出现明显的临床症状以及多脏器损害时就诊。

【临床表现及实验室检查】

肢端肥大症患者的临床表现与发病年龄、患病时间、肿瘤大小以及激素分泌的水平有关。临床表现主要包括：

（一）GH 分泌增多导致全身软组织、骨骼等多组织器官及代谢障碍

1. 皮肤及软组织改变　在过多 GH 和 IGF-1 的刺激下，全身皮肤和软组织细胞增殖，导致皮肤增厚变粗。面部皮肤表现更为突出，皮肤纹路明显，特别是额部往往有较深的皱纹；由于头皮过度增生，形成回状皮褶。同时鼻部变宽厚、外耳肥厚、口唇肥厚，与患者的面部骨骼改变共同形成了肢端肥大症的特征性容貌。同时肢大患者的皮肤汗腺和皮脂腺分泌旺盛，多汗往往是活动性肢端肥大症患者的重要临床表现之一。肢大患者的足跟垫明显增厚，部分患者还会出现皮赘。

2. 骨骼和关节改变　GH 和 IGF-1 能够刺激膜化骨的形成，导致骨骼增宽增厚。颅骨的改变形成了肢端肥大症患者的特殊面容：眶上嵴、颧骨和下颌骨增宽突出，导致眉弓突出、前额斜度增大、下颌突出，牙齿稀疏、咬合异常和枕骨粗隆突出。椎体前后径增加明显，导

致轻度的脊柱后突或侧弯。胸骨的突出和肋骨增长常导致胸腔前后径增加。手、足骨骼的增厚以及软组织的增生导致指趾增粗、手足肥厚，甚至形成铲形手。骨骼的生长缓慢往往长期不能引起患者的注意，仅主诉手套、帽子和鞋号增加。

约70%以上的肢端肥大症患者都存在关节病变，半数以上的患者由于关节病变而使活动受限。常常累及的关节包括：腕、膝、髋、腰骶关节、踝、肘和肩关节。软骨增厚、关节肿胀、局部纤维组织的增生、骨赘形成、关节周围韧带松弛和骨化导致逐渐加重的骨关节炎，引起关节变形、僵硬甚至压迫神经，进而关节活动受限。骨骼及关节病变一旦形成，即使通过治疗 GH 和 IGF-1 水平下降后也难于逆转。

3. 呼吸系统功能障碍　肢端肥大症患者呼吸系统结构的改变是出现功能障碍的基础，在过多 GH 和 IGF-1 的作用下，肢端肥大症患者出现下颌前突、鼻宽厚，鼻腔内软组织增生、咽腔组织、气管软骨等增厚以及上呼吸道黏膜增生充血等会导致不同程度的气道阻塞。加之气管钙化、环勺关节病、单侧或双侧声带固定以及咽腔狭窄导致大部分肢端肥大症患者声音嘶哑，同时也增加了麻醉时气管插管的难度，部分患者需要接受气管切开。肢端肥大症患者因呼吸系统疾病死亡率较普通人群高 2 倍左右。

由于气道阻塞以及可能的中枢呼吸抑制作用，部分肢端肥大症患者存在睡眠呼吸暂停，打鼾严重，夜间低氧血症，白天也存在发作性嗜睡。北京协和医院对 61 例肢端肥大症患者进行了睡眠呼吸检测，发现其中 42.6%（26 例）患者伴有不同程度的睡眠呼吸暂停，并且这些患者均是以阻塞性呼吸暂停和低通气为主。肢端肥大症患者是否发生睡眠呼吸暂停与 GH 的水平不相关。

4. 神经肌肉系统异常　大部分肢端肥大症患者会出现活动耐力下降、肌痛等症状，肌电图检查多为近端肌肉的非特异性肌病。约半数的肢端肥大症患者都存在不同程度的腕管综合征，临床上表现为手麻木疼痛、手的肌力下降，检查发现可存在神经的运动和感觉传导异常。腕管综合征主要是神经肿大以及腕关节组织肿胀导致正中神经受压所致，治疗后 GH 水平下降，伴随软组织增生程度的改善腕管综合征的症状能够得到快速逆转。另外，即使未合并糖尿病的肢端肥大症患者也常常出现肢端感觉异常，神经电生理检查可以发现多发的周围神经病变。

5. 糖代谢障碍　GH 与葡萄糖代谢的关系十分密切。高血糖可以抑制垂体分泌 GH，而低血糖刺激 GH 的分泌。但是 GH 对葡萄糖水平的影响却比较复杂，与 GH 作用的时间相关，GH 数分钟　的短时刺激发挥类似胰岛素作用，能够减少内生葡萄糖的生成，加快葡萄糖的利用，使血中葡萄糖水平降低；GH 数小时长时间刺激可以直接抑制胰岛素的作用，导致肝糖原分解增加，外周组织利用葡萄糖下降，从而使血中葡萄糖水平升高。肢端肥大症患者的循环中 GH 水平持续高于生理水平，导致不同程度的胰岛素抵抗，胰岛 β 细胞分泌功能不能代偿即可发生糖耐量异常，约 35%～50% 的肢端肥大症患者合并糖耐量低减（IGT），9%～23% 的患者合并糖尿病（DM）；北京协和医院 550 例肢端肥大症患者资料显示，40% 患者合并糖耐量低减，18.5% 的患者合并不同程度的糖尿病。肢端肥大症患者的糖尿病程度往往为轻至中度，但是在感染或应激等诱因存在时也能见到糖尿病酮症酸中毒和糖尿病高渗昏迷等急症发生，但是糖尿病的视网膜、肾脏和神经等慢性并发症等不常见。

治疗后随着 GH 水平的下降，部分患者的葡萄糖代谢状态能够得到改善，治疗前血糖水平越高，以及治疗后GH水平下降率越多的患者，糖代谢状态改善越明显。北京协和医院79例合并糖尿病的肢端肥大症患者治疗后40%的患者糖耐量得到改善，但只有不到8%的患者完全逆转至正常糖耐量。糖耐量状态的改善需要较长，研究发现肢端肥大症患者GH水平下降1~2年后仍能够观察到患者的糖耐量状态的改善。

6. 其他系统肿瘤的发生　肢端肥大症患者合并其他系统的恶性肿瘤发病率是否显著升高目前尚未明确。理论上GH和IGF-1可以促进几乎所有的细胞有丝分裂，因此发生肿瘤的几率会增加。但是已有的临床资料并未发现恶性肿瘤的发病率显著增加，仅发现结肠良性息肉的发病率较高约达到40%左右，另外肢端肥大症合并结肠癌的患者死亡率与循环中GH水平正相关。有研究发现，肢端肥大症男性患者的良性前列腺肿大的发生率高于正常人群，但是前列腺癌的发生率并未增加。

（二）垂体腺瘤对周围组织结构产生压迫症状

垂体GH腺瘤由于患者症状隐匿，诊断时病程较长，腺瘤直径大于1cm的大腺瘤较为多见，并且随着肿瘤的逐渐增大，和向不同方向的侵袭性生长会对周围组织的结构和功能产生压迫的症状。

肿瘤对鞍隔、硬脑膜以及周围血管的压迫会使患者出现额部、颞侧以及眶内的疼痛症状，肿瘤体积过大向后生长压迫第三脑室等导致脑脊液循环障碍，从而导致颅压升高时会导致全头疼痛，还可以合并恶心、喷射性呕吐以及视盘水肿等症状。

由于视交叉位于鞍隔上方约1cm处，向上方生长的肿瘤可以直接压迫视神经纤维或血管影响视功能。但是微腺瘤患者也可以因为肿瘤的“窃血”作用导致视交叉中部的血运减少，从而影响视力。最常见的症状是双眼颞侧偏盲，也可因视交叉前方或后方受压导致单眼颞侧偏盲活着双眼同名半盲等。由于视神经受压或血运障碍，眼底检查可见到乳头苍白等视神经萎缩表现。当肿瘤向两侧生长侵袭海绵窦时，海绵窦内的脑神经包括第Ⅳ、Ⅵ、Ⅴ的第一、二支等会受压，导致复视、斜视、眼球活动受限等表现。

垂体腺瘤向上方生长压迫下丘脑可出现下丘脑综合征的表现，如摄食行为异常、肥胖、嗜睡、体温异常等，但在临床上较为少见。

（三）垂体腺瘤导致垂体其他激素分泌低减

正常的腺垂体因为肿瘤的压迫或破坏导致功能低减，最常见也是最早出现的是腺垂体－性腺轴的功能，半数以上的肢大患者都伴有闭经或者阳痿等性腺轴功能低减的表现；其次不足20%的患者存在甲状腺轴和肾上腺轴功能低减，出现为怕冷、嗜睡、迟钝、体力下降等临床表现。由于肿瘤影响下丘脑泌乳素（PRL）释放抑制因子的运输，以及部分垂体GH瘤内合并存在分泌PRL的瘤细胞，大约1/3的患者出现高泌乳素血症。

IGF-1对甲状腺细胞的促进生长作用导致肢端肥大症患者也可以出现弥漫性、结节性的毒性或非毒性的甲状腺肿大，甚至发生Graves病。因此，需要全面测定肢大患者的其他内分泌腺体功能状态。

（四）垂体卒中

由于垂体GH腺瘤多为大腺瘤，腺瘤生长迅速或血运不足时可以自发也可在一定的诱因存在时发生垂体瘤出血坏死。放疗对新生血管的破坏、颅压突然升高以及抗凝治疗等都可能是垂体卒中的诱因。垂体卒中的临床表现因发生的速度和出血量不同而各异。突然而大量的肿瘤出血坏死会导致严重的临床表现：颅内压迅速升高导致剧烈头痛、恶心、呕吐；对视交叉的压迫出现偏盲、失明；出血对海绵窦内脑神经的压迫导致眼球运动障碍等；脑膜刺激症状、发热等；严重的患者甚至危及生命。临床上一旦判断为严重的垂体卒中，需要及时的手术减压挽救生命。垂体腺瘤多次的小量出血可能缺乏相应的临床表现，仅在影像学检查时发现。垂体卒中可以使垂体 GH 腺瘤的功能下降，同时也可能对正常腺垂体破坏导致其功能低减。

【心血管系统的影响】

大规模的临床研究证实，心血管疾病是肢端肥大症患者死亡最主要的原因。在对肢端肥大症能够进行较有效的治疗前，大约 80% 的患者在 60 岁以前死于心血管疾病。20 世纪 70 年代以后出现了手术以及药物的治疗，但即使给予积极的治疗与同年龄同性别人群相比，心血管疾病的死亡率仍增加 3 倍以上。除了高浓度的 GH 和 IGF-1 对心血管系统结构和功能的直接影响，肢端肥大症患者心血管死亡的其他危险因子发生率也显著增加：包括高血压、非胰岛素依赖型糖尿病、血脂异常、外周胰岛素抵抗等。肢端肥大症心脏病变的自然病程包括：第一阶段在肢端肥大症患病初期，以高动力状态为特征，左心室收缩力和心排出量增加；第二阶段往往在肢端肥大症诊断时，出现左心室肥厚，静息状态下舒张充盈功能异常，活动后心脏耐力下降；第三个阶段往往在疾病未得到控制或疾病的晚期，出现瓣膜病变，收缩和舒张功能均出现异常，静息状态下心排出量减少，甚至出现充血性心衰。

（一）心肌病变

肢端肥大症患者存在特殊的心肌病变：GH 和 IGF-1 水平升高对心肌细胞有直接刺激增殖的作用，使心肌细胞体积增大，导致心肌肥厚；散在的淋巴细胞浸润；同时 GH/IGF-1 也可以促使心肌细胞的凋亡显著增加，病理表现为多中心的心肌炎，但是罕见心肌坏死。是否存在心肌细胞间质纤维化的组织学表现目前尚存争议，有学者认为间质纤维化是肢端肥大症患者心肌病变的特征性表现之一，而也有研究提示，GH/IGF-1 能够成比例的刺激心肌细胞和间质细胞的增殖，因此病理学上少见明显的间质纤维化。肢端肥大症患者心肌肥厚除了 GH/IGF-1 的直接刺激作用，也与肢大患者血容量增加、部分患者血压升高等导致心脏负荷增加从而产生的生物机械刺激作用有关，因此，虽然 GH/IGF-1 水平的升高作用于全身的组织器官，但是肢大患者心脏增大最为明显。临床上，90% 以上年龄超过 60 岁的肢端肥大症患者都存在左右心室肥厚，即使是年龄小于 30 岁且不伴有高血压的肢端肥大症患者也有近 20% 发现存在心肌肥厚。心脏超声检查的研究发现，54% ~ 72% 病程 3 ~ 15 年的肢端肥大症患者左室心肌重量指数（LVMi）较正常人明显增加，伴有不同程度的左心室肥厚。因此，心脏肥大不伴心室扩张是该病的共同早期特征，但是患者往往在早期并无相关的临床症状。北京协和医院资料显示，76 例肢端肥大症患者心脏超声检查发现体表面积校正后的心肌重量达到 $339 \pm 86g/m^2$，远远高于 100 例正常对照人群的结果 $121 \pm 12g/m^2$。

（二）心脏功能障碍

在 GH/IGF-1 导致心脏结构改变的基础上，心脏功能也发生了明显的改变。心肌细胞体积的增加提示有新的收缩蛋白单位形成，而且体外试验也证明 IGF-1 能够通过增加细胞内钙离子的量，以及加强心肌细胞肌丝对钙的敏感性从而增加心肌的收缩力。因此，在肢大的早期，心肌的收缩力显著增强，心排出量增加。但如果没有及时的治疗控制 GH 的水平，逐渐会出现心室舒张功能的障碍，表现为等容舒张时间的延长、舒张充盈波的下降、最大舒张充盈速度和二尖瓣/三尖瓣早至晚期血流速比的下降、活动后的射血分数（EF）下降等，患者静息状态下无表现，活动能力和耐力下降。研究发现，约73%的患者确诊时存在舒张充盈能力的下降，其中小于40岁且无高血压的肢大患者中40%，而大于40岁的患者95%存在活动后EF下降。同时合并糖尿病和高血压的肢端肥大症患者发生心室肥厚和心脏舒张功能障碍的比例更高。心脏舒张功能障碍与患者病情活动度密切相关，有效控制GH/IGF-1水平后心脏舒张功能改善明显，而对EF和运动耐力的影响研究结果有争议。

（三）瓣膜病变

心脏瓣膜病变不是肢端肥大症患者心脏病变的特征表现，但是临床研究发现，无论是活动期肢大患者还是病情控制1年以上的患者瓣膜病变的发生率均高于普通人群。往往是在肢大病程较长的患者中能够发现二尖瓣、三尖瓣或主动脉瓣的病变。对32例肢大患者的心脏研究发现，31%的患者存在主动脉瓣反流，二尖瓣和三尖瓣反流的发生率分别是46.8%和37.5%，治愈后仍有18%的肢大患者存在轻至中度的主动脉反流，这可能与持续存在的左室肥厚有关。而瓣膜的病理学改变包括瓣膜小叶的纤维化、纤维硬化、增厚或者钙化的比例在活动性和治愈的肢端肥大症患者中的比例分别高达87%和73%。

（四）心脏传导系统的影响

约41%~56%的活动期肢端肥大症患者存在不同类型的心律失常，而且随着肢端肥大症病程的延长，心律失常的发生率增加，良好控制GH水平的患者心律失常的发生率降至6%左右。与正常人群相比肢大患者室上性过早综合波发生率没有显著增加，但是异位搏动、发作性房颤、发作性室上性心动过速和病窦综合征、室性心动过速、束支传导阻滞的发生率显著增加，且心律失常的严重性与LVMi有关，与GH的水平无关。

（五）血管损伤

多种因素导致肢端肥大症患者易于出现血管内皮损伤。血管内皮代谢活跃，能够通过释放一氧化氮（NO）等大量的自分泌或旁分泌物质调节血管平滑肌张力，抑制各种促进动脉粥样硬化作用因素，在血管稳定上发挥重要作用。但是胰岛素抵抗、糖尿病、高脂血症、高血压以及交感神经系统昼夜节律的异常等肢大患者容易合并发生的危险因素破坏了内皮的自我保护功能，导致血管内皮的损伤。临床检查中能够发现肢大患者的颈动脉内膜中层厚度（IMT）的增加，以及血管内皮依赖性舒张功能（FMD）的下降，这预示着血管早期的病变，以及可能存在的缺血性心脏病。但是目前没有确凿的证据证明肢大患者的冠心病发病率显著升高，文献报道发病率约3%~30%，其中致命性心肌梗死发生率也无明显升高，因此建议，当肢大患者存在心绞痛等证据时再行冠脉造影检查。

（六）高血压

肢端肥大症患者高血压发病率显著高于同时期的普通人群，文献报道约22%~44%，北京协和医院资料显示，608例肢端肥大症患者中高血压23.7%，临界高血压28.1%。肢大患者发生高血压的机制复杂，目前考虑可能的因素包括：心房钠尿肽（心钠素）、醛固酮等激素参与了水钠潴留的发生；高脂血症、胰岛素抵抗对血管内皮的损伤；IGF-1对血管平滑肌等刺激增殖作用；以及交感神经系统的紊乱导致外周血管阻力的增加等均参与了肢大患者高血压发生。北京协和医院资料显示，415例肢端肥大症患者，治疗前高血压和临界高血压发生率分别为：19.8%和20.3%，大部分为轻中度高血压，血压与体重指数以及年龄正相关，而与GH的谷值、空腹值以及IGF-1水平、病程无关。经过治疗高血压和临界高血压发生率分别为：14%和16.2%，其中治疗后缓解或完全缓解的患者血压显著下降，而无缓解的患者血压无变化，因此提示GH/IGF-1水平的下降对血压的改善有作用。

【诊断】

（一）肢端肥大症的诊断及实验室检查

当临床上怀疑患者可能存在肢端肥大症时，要进行生化检查了解GH的水平进行定性诊断，并进行影像学检查进行肿瘤定位诊断：

1. GH的测定及GH-葡萄糖抑制试验　血GH水平是明确诊断肢端肥大症的重要指标。正常人体内生长激素由腺垂体脉冲分泌，性别、年龄和昼夜均能够影响GH脉冲分泌的频率和幅度，虽然GH分泌的谷值较低，往往低于0.2μg/L，但分泌峰值可达到20～40μg/L，且应激、运动、葡萄糖、精氨酸等营养物质均能够影响GH的分泌。虽然垂体GH腺瘤能够功能自主分泌GH，但是仍可波动性分泌，GH分泌的幅度可以与正常人GH分泌的浓度范围重叠，因此临床上不能使用空腹或基础GH水平作为肢端肥大症的诊断标准。目前公认的诊断标准是口服葡萄糖GH抑制试验的GH谷值水平。空腹及口服100g葡萄糖后30′、60′、120′、180′时血糖和血清GH水平，如果血糖水平升高50%以上，正常人GH水平可以被抑制到1μg/L以下，如果高于1μg/L时，结合临床症状以及高IGF-1水平可以考虑诊断肢端肥大症。

2. IGF-1测定　GH在体内刺激肝脏产生IGF-1，并通过IGF-1发挥作用。95%以上的IGF-1分泌后快速与IGF-1结合蛋白（IGFBP）结合，因此半衰期较长，在血中水平稳定，能够反应GH的生物学活性。应注意IGF-1的水平随着GH分泌水平的升高而升高，但是一般当GH超过20μg/L达到了刺激肝脏最高有效水平，IGF-1的水平达到平台；且IGF-1的正常范围与性别和年龄密切相关，各实验室应当建立本室不同性别、年龄的正常值用于判断结果。IGF-1水平也和营养状态和肝脏功能有关，当营养状态差或肝脏功能异常时可能会降低；而妊娠后期由于胎盘来源的GH水平升高也有可能导致IGF-1水平的升高。

3. 垂体影像学诊断　定位诊断依赖于影像学的检查，蝶鞍平片断层对垂体大腺瘤特别是当蝶鞍骨质有破坏时诊断的阳性率较高。自从计算机断层扫描（CT）和磁共振扫描（MRI）出现后X线平片少用于垂体腺瘤的诊断。虽然在诊断垂体腺瘤中CT较MRI的诊断准确性低，但是在发现病变周围的钙化、判断蝶鞍周围骨质破坏情况以及蝶窦气化分隔等方面优于MRI，仍作为垂体腺瘤的影像学检查之一。MRI是目前应用最为广泛的垂体腺瘤影像学检查手段，薄层高分辨扫描，增强或动态增强技术的应用能够显著增加微腺瘤的检出。

4. 其他腺垂体轴功能检查　患者诊断肢端肥大症后要进行性腺轴激素如促黄体生成素（LH）、卵泡刺激素（FSH）、睾酮（T）、雌激素（E_2）；甲状腺轴激素如甲状腺素（T_4）、三碘甲状腺原氨酸（T_3）、促甲状腺激素（TSH）；肾上腺轴激素如促肾上腺皮质激素（ACTH）、皮质醇（F）；泌乳素（PRL）等检查。

（二）肢端肥大症患者合并心血管系统病变的诊断

目前尚缺乏肢端肥大症合并心脏病变的诊断标准，但患者明确诊断肢端肥大症后，无论患者是否伴有高血压，均应当进行心脏彩色超声检查、心电图等心脏结构和功能的常规检查。胸部X线和心电图常规检查往往能够最早发现心脏长大。而心脏彩色超声检查能够更准确的反映心脏结构和功能的改变，定量反映心室肥厚、心脏收缩和舒张功能障碍的程度，以及心脏瓣膜的病变情况。静息和动态心肌核素造影检查有助于直接了解心脏收缩和舒张功能的改变。24小时动态心电检测能够发现肢大患者的心律失常。而血管彩色多普勒超声检查用于颈动脉IMT、FMD以及动脉粥样斑块的检测。结合上述检查结果，如果存在心室肥厚、舒张功能障碍等病变应当考虑为肢端肥大症相关的心脏病变。

【鉴别诊断】

若患者临床上有典型症状和体征，血生化检查提示GH过度分泌，诊断肢端肥大症并不困难，但是应当注意鉴别导致GH过度分泌的原因，并与肥皮厚骨症进行鉴别，后者IGF-1水平正常，GH水平能够被抑制至正常范围。

95%以上的肢端肥大症是垂体分泌GH的腺瘤所致，其他较为少见的引起GH过度分泌的原因还包括：蝶窦或咽旁GH分泌瘤；垂体外能够异位分泌GH的恶性肿瘤包括胰腺、肺、卵巢、乳腺等；分泌促生长激素释放激素（GHRH）；同时肢端肥大症还可能是McCune-Albright综合征，多发内分泌腺病（MEN）Ⅰ型或Carney综合征等基因突变疾病的一部分。

【治疗】

（一）肢端肥大症的治疗

肢端肥大症的治疗目标包括：①消除或者尽可能的缩小肿瘤，缓解肿瘤对周围的压迫；②降低血GH水平至随机抽血值小于2.5μg/L，糖负荷后谷值低于1μg/L。使IGF-1水平降至同性别同年龄正常范围内；③尽可能改善肢端肥大症患者的临床症状、体征和对心血管、呼吸以及代谢的影响；④尽量保留正常的腺垂体功能，必要时进行激素替代治疗；⑤防止垂体腺瘤复发。

目前已有的治疗肢端肥大症的方法包括手术、药物和放射治疗，各种治疗方法各有利弊，应当根据患者的临床情况选择治疗方法或多种治疗方法联合使用。

1. 手术治疗　手术治疗是垂体GH瘤的首选治疗方法。手术能够完全或者部分切除垂体肿瘤，达到治疗的目的，同时能够解除肿瘤对周围组织和结构例如视交叉、腺垂体等的压迫。特别是经蝶窦垂体瘤切除术的广泛应用，使垂体瘤手术治疗更加安全有效。大规模临床研究发现，经蝶窦垂体瘤切除术能够使微腺瘤的治愈率达到80%～90%，但是大腺瘤仅为40%～52%。随着生长抑素等药物的出现，术前使用可以使患者的腺瘤缩小、降低GH/IGF-1水平及改善心肺等功能，能提高大腺瘤的手术切除率。手术治疗的结局与垂体腺瘤的大小、治疗前GH水平以及手术医师的经验密切相关。手术治疗可能存在的并发症包括对蝶鞍周围组织的破坏包括海绵窦、视交叉等；大约20%的经蝶手术患者会发生腺垂体功能低减，甚至需要终身激素替代治疗；部分患者术后发生永久性尿崩症、脑脊液鼻漏以及感染等少见并发症。手术切除垂体肿瘤能够快速甚至在1～2小时内使GH水平下降，逐渐改善肢大患者的临床症状，但是仍有7%～10%的术后治愈的患者治疗10年后肿瘤复发，因此接受手术治疗且治愈的患者仍需要终身随诊。而对于手术不能完全切除的患者，需要术后结合药物或者放射治疗控制GH的水平。

2. 药物治疗　多巴胺受体激动剂例如溴隐亭、卡麦角林等用于肢端肥大症的治疗的时间较长，但是由于治疗需要剂量较大、副作用明显以及较低的 GH 控制率，临床上使用受到局限，只有 10%～20% 的肢端肥大症患者使用多巴胺激动剂治疗后 GH 水平能够控制在 5μg/L 以下。对于合并分泌 PRL 的垂体混合瘤使用多巴胺激动剂的效果优于单纯分泌 GH 的垂体腺瘤。

近 20 年来，随着生长抑素类似物的出现特别是兰瑞肽、奥曲肽等长效制剂的出现迅速推动了垂体 GH 瘤的药物治疗。生长抑素类似物高亲和力的与垂体腺瘤细胞结合迅速抑制细胞的分泌 GH，从而改善肢端肥大症患者的心血管、呼吸系统功能以及糖代谢障碍；并能够通过增加细胞凋亡和影响血运等途径显著缩小肿瘤。研究证实，生长抑素类似物能够不同程度降低 90% 以上患者的 GH/IGF-1 水平，甚至使 60% 左右的患者达到生化缓解；能够使约 40% 的患者肿瘤明显缩小。因此，长效生长抑素类似物目前使用越来越广泛，主要用于垂体 GH 大腺瘤以及肢大导致心血管、呼吸以及代谢异常严重患者的术前治疗，提高患者对手术的耐受性并且增加大腺瘤的手术切除率。并且可以用于手术不能完全切除患者的补充治疗，以及等待放射治疗发挥最大作用的过程中病情的控制。长期使用生长抑素类似物的主要副作用是对胃肠道激素的抑制，临床上往往在用药初期出现腹泻、腹胀等，部分患者胆囊收缩功能受到抑制出现胆囊结石，密切随访可以及早发现和治疗。

新近出现的 GH 受体阻滞剂 pegvisomant 通过抑制 GH 受体发挥作用，能够降低 IGF-1 的水平，改善临床症状，但是由于它作用靶点并不在于垂体腺瘤本身，对激素受体的阻滞可使 GH 的分泌水平升高，虽然是否能够导致肿瘤的增大尚存争议，但是目前并未广泛应用。

3. 放射治疗　放射治疗是垂体腺瘤的重要治疗手段之一。目前已有的放射治疗包括传统的分次放射治疗，以及近些年较多开展的立体定向放射治疗（伽马刀或 X 刀）。放射治疗用于手术未能完全切除垂体 GH 腺瘤的患者，手术后复发以及不能耐受手术的患者。但是放射治疗发挥作用较慢，治疗后半年到两年作用达到最大，甚至治疗后 5～10 年治疗作用还在延续。根据北京协和医院资料，128 例放射治疗的患者在放疗后 8 年达到放疗的最大效果，放疗 10～15 年后血清 GH 小于 5μg/L 和 10μg/L 的患者比例分别为 36.2% 和 62.1%。放射治疗的主要不良反应是对腺垂体功能的损伤造成永久性腺垂体功能低减、视神经的损伤、放射性脑病以及放射野脑恶性肿瘤发生率的升高。

（二）肢端肥大症合并心血管损害的治疗

早期诊断并进行有效的治疗是防止肢端肥大症患者发生严重心血管并发症的关键。若患者仅有心室肥厚和轻度的心脏收缩、舒张功能障碍，以治疗原发疾病为主，良好的控制 GH/IGF-1 水平对心脏结构和功能的改善有显著的作用。控制血压有助于降低心脏负荷，降压治疗首选钙离子通道阻滞剂和利尿剂。肢端肥大症患者出现心律失常、充血性心衰等严重心脏病变应当接受相应的心脏疾病常规治疗。

【预后】

肢端肥大症患者的预后与病程、患者年龄以及垂体 GH 腺瘤的大小、手术切除是否完整以及是否对腺垂体功能低减进行替代治疗等相关。研究显示，肢大患者的随机 GH 水平控制在 2.5μg/L 以下，或糖负荷后谷值低于 1μg/L，IGF-1 处于同年龄同性别正常范围内，死亡率与正常人群基本一致，年轻患者早期诊断的微腺瘤预后良好，而难以完全切除的大腺瘤由于持续的 GH/IGF-1 高于生理水平，对心血管、呼吸系统以及代谢的影响持续存在，死亡率和患病率均高于正常人群。北京协和医院资料和文献报道均显示，术后治愈的肢端肥大症患者仍有7%~10%的复发率，因此应当重视术后或放疗后的定期随访。有效控制GH/IGF-1水平对肢大患者的心血管并发症有显著改善，但是已经存在的瓣膜病变或严重的舒张收缩功能异常难以逆转，需要监测和治疗。

（朱慧娟）

病例5　肢端肥大症
——胸闷、气短

病例简介：患者男性，49岁，因胸闷气短4个月，发现垂体瘤10天入院。4个月前出现劳累后胸闷气短及夜间阵发憋醒，当地医院就诊时发现有双侧胸腔积液及生长激素升高。既往体健。否认类似家族史。

入院查体：生命体征稳定，肢端肥大面容，手掌宽大，足跟变厚，心界左大，心前区无病理性杂音。肺部及腹部查体（-）。

辅助检查：血常规和肝肾功能未见异常，GH 4.3ng/ml，生长激素抑制试验结果为不被抑制（180分钟时GH 7.4ng/ml），垂体增强MRI提示存在垂体右侧微腺瘤；超声心动图：左心房左心室扩大（左心室舒张期末径77mm），左心室收缩功能重度减低，左心室舒张功能减低，EF 27%。

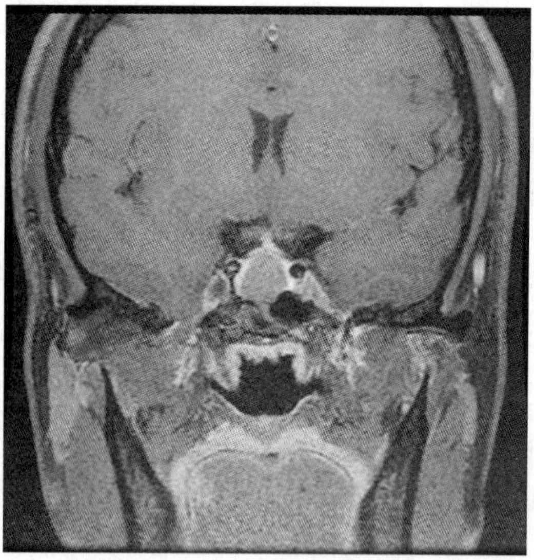

图18　头颅磁共振

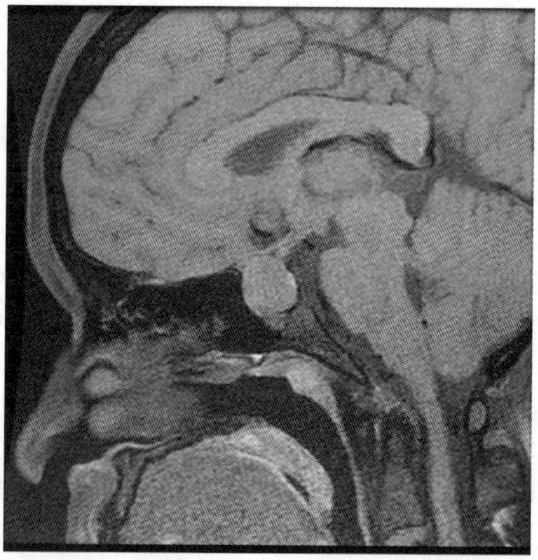

图19　头颅磁共振

最终诊断：肢端肥大症合并心力衰竭

病例分析：生长激素和类胰岛素样生长因子可以直接作用于心肌表面受体，从而增加细胞内钙内流以及肌丝对钙离子的反应性，从而导致细胞外胶原沉积、肌纤维排列紊乱、单核细胞坏死等改变；在合并高血压和糖尿病时，90%的患者发生左心室肥大，而不合并高血压

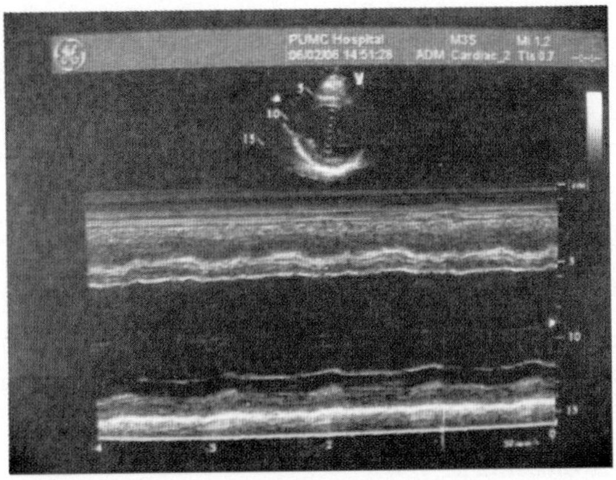

图20　超声心动图

显示左心增大，室壁运动普遍减弱，左心室射血分数明显降低

和糖尿病时，约1/3的患者也会发生左心室肥大，少数患者在起病早期也可以出现。本例患者以心衰症状起病，查体时发现四肢肥大从而确证为肢端肥大症，患者同时合并有糖尿病，所以患者病程早期即出现左心室肥大及左心衰。

（病例提供　韩业晨）

参 考 文 献

状腺功能亢进症/甲状腺功能减退症/胺碘酮相关性甲状腺病变

1. Larsen PR, Davies TF, Schlumberger M, et al. Thyroid physiology and diagnostic evaluation of patients with thyroid disorders. In: Williams Textbook of Endocrinology (10th ed). USA: Saunders, 2002, 331
2. Davies TF, Larsen PR. Thyrotoxicosis. In: Williams Textbook of Endocrinology (10th ed). USA: Saunders, 2002, 374
3. 史铁蘩. 甲状腺功能亢进危象. 见：邵孝鉷主编. 急诊医学. 上海科技出版社，1992：413
4. 白耀. 甲状腺功能亢进症. 见：史铁蘩主编. 协和内分泌和代谢学. 北京：科学出版社，1999，1019
5. Kim B, Carvalho-Bianco SD, Larsen PR. Thyroid hormone and adrenergic signaling in the heart. Arq Bras Endocrinol Metabol, 2004, 48 (1): 171
6. Kahaly GJ, Dillmann WH. Thyroid hormone action in the heart. Endocr Rev 2005, 26 (5): 704
7. Biondi B, Palmieri EA, Lombardi G, et al. Effects of thyroid hormone on cardiac function: the relative importance of heart rate, loading conditions, and myocardial contractility in the regulation of cardiac performance in human hyperthyroidism. J Clin Endocrinol Metab, 2002, 87 (3): 968
8. Toft AD, Boon NA. Thyroid disease and the heart. Heart, 2000, 84 (4): 455
9. Danzi S, Klein I. Thyroid hormone and the cardiovascular system. Minerva Endocrinol, 2004, 29 (3): 139
10. Bakker S, ter Maaten JC, Popp-Snijders, et al. The relationship between thyrotropin and low density lipoprotein cholesterol is modified by insulin sensitivity in healthy euthyroid subjects. J Clin Endocrinol Metab, 2001, 86: 1206
11. Canaris GJ, Manowitz NR, Mayor G, et al. The Colorado thyroid disease prevalence study. Arch Intern Med, 2000, 160: 526

12. Klein I, Ojamaa K. Thyroid (neuron) myopathy. Lancet 2000, 356:614-623.
13. Danzi S, Ojamaa K, Klein I. Triiodothyronine-mediated myosin heavy chain gene transcription in the heart. Am J Physiol, 2003, 284:H2255
14. Cappola AR, Ladenson PW. Hypothyroidism and atherosclerosis. J Clin Endocrinol Metab, 2003, 88:2438
15. Demers LM, Spencer CA. Laboratory medicine practice guidelines, laboratory support for the diagnosis and monitoring of thyroid disease. Thyroid, 2003, 13:3
16. Klemperer JD, Clein I, Gomez M, et al. Thyroid hormone treatment after coronary artery bypass surgery. N Eng J Med, 1995, 333:1522
17. Martino E, Bartalena L, Bogazzi F, et al. The effects of amiodarone on the thyroid. Endocr Rev, 2001, 22 (2):240

甲状旁腺功能亢进症/甲状旁腺功能减退症

18. 孟迅吾, 沙利进. 原发性甲状旁腺功能亢进症. 见: 史轶蘩主编. 协和内分泌和代谢学. 北京: 科学出版社, 1999, 1464
19. Lawrence GR, Barbara EK, Joseph AL. Metabolic bone disease. In: Wilson JD eds. Williams textbook of endocrinology (9th ed). Harcourt Publishers Limited, 1998, 1172
20. Symons C, Fortune F, Greenbaum RA, et al. Cardiac hypertrophy, hypertrophic cardiomyopathy, and hyperparathyroidism-an association. Br Heart J, 1985, 54:539
21. Stefenelli T, Abela C, Frank H, et al. Cardiac abnormalities in patients with primary hyperparathyroidism: implications for follow-up. J Clin Endocrinol Metab, 1997, 82:106
22. Niederle B, Stefenelli T, Glogar D, et al. Cardiac calcific deposits in patients with primary hyperparathyroidism: Preliminary results of a prospective echocardiographic study. Surgery, 1990, 108:1052
23. Ybarra J, Doñate T, Jurado J, et al.. Primary hyperparathyroidism, insulin resistance, and cardiovascular disease: A review. Nurs Clin North Am, 2007, 42:79
24. 孟迅吾, 邢小平, 刘书勤, 等. 原发性甲状旁腺功能亢进症的诊断 (附 134 例分析). 中国医学科学院学报, 1994, 16:13
25. Bilezekian JP, Meng XW, Shi YF, et al. Primary hyperparathyroidism in women: A tale of two cities ---- New York and Beijing. Int J Fertil, 2000, 45:158
26. Bilezikian JP, Potts JT. Asymptomatic primary hyperparathyroidism: New issues and new questions ---- bridging the past with the future. J Bone Miner Res, 2002, 17:N57
27. Nilsson IL, Aberg J, Rastad J, et al. Maintained normalization of cardiovascular dysfunction 5 years after parathyroidectomy in primary hyperparathyroidism. Surgery, 2005, 137:632
28. 孟迅吾. 甲状旁腺功能减退症和假性甲状旁腺功能减退症. 见: 史轶蘩主编. 协和内分泌和代谢学. 北京: 科学出版社, 1999, 1478
29. Nakamura Y, Matsumoto T, Tamakoshi A, et al. Prevalence of idiopathic hypoparathyroidism and pseudohypoparathyroidism in Japan. J Epidemiol, 2000, 10:29
30. Kazmi AS, Wall BM. Reversible congestive heart failure related to profound hypocalcemia secondary to hypoparathyroidism. Am J Med Sci, 2007, 333:226
31. Bashour T, Basha HS, Cheng TO: Hypocalcemic cardiomyopathy. Chest, 1980, 78:663
32. Lehmann G, Deisenhofer I, Ndrepepa G, et al. ECG changes in a 25-year-old woman with hypocalcemia due to hypoparathyroidism. Hypocalcemia mimicking acute myocardial infarction. Chest, 2000, 118:260
33. Mano T, Kamiya H, Kawakita S, et al. A case of primary hypoparathyroidism complicated by heart failure. Jpn J Med, 1991, 30:464

34. Kudoh C, Tanaka S, Marusaki S, et al. Hypocalcemic cardiomyopathy in a patient with idiopathic hypoparathyroidism. Intern Med, 1992, 31:561
35. Csanády M, Forster T, Julesz J. Reversible impairment of myocardial function in hypoparathyroidism causing hypocalcaemia. Br Heart J, 1990, 63:58
36. 孟迅吾，邢小平，周学瀛，等. 1α-羟维生素 D3 在甲状旁腺功能减退症治疗中的应用. 中华内科杂志，1990, 29 (6):350
37. Schilling T, Ziegler R. Current therapy of hypoparathyroidism—A survey of German endocrinology centers. Exp Clin Endocrinol Diabetes, 1997, 105:237
38. Maeda SS, Fortes EM, Oliveira UM, et al. Hypoparathyroidism and pseudohypoparathyroidism. Arq Bras Endocrinol Metabol, 2006, 50:664

皮质醇增多症

39. Sugihara N, Shimizu M, Shimizu K, et al. Disproportionate Hypertrophy of the Interventricular Septum and its regression in Cushing's syndrome: Report of three cases. Internal Medicine, 1992, 31:407
40. Rickard AJ, Funder JW, Fuller P J, et al. The role of the glucocorticoid receptor in mineralocorticoid/salt-mediated cardiac fibrosis. Endocrinology, 2006, 147:5901
41. Muiesan ML, Lupia M, Salvetti M, et al. Left ventricular structural and functional characteristics in Cushing syndrome. J Am Coll Cardiol, 2003, 41:2275
42. Fayol L, Masson P, Millet V, et al. Cushing's syndrome in pregnancy and neonatal hypertrophic obstructive cardiomyopathy. Acta Paediatr, 2004, 93:1400
43. Marazuela M, Aguilar-Torres R, Benedicto A, et al. Dilated cardiomyopathy as a presenting feature of Cushing's syndrome. International Journal of Cardiology, 2003, 88:331
44. Walker BR. Glucocorticoids and Cardiovascular Disease. European Journal of Endocrinology, 2007, 157:545
45. Sainte-Marie Y, Cat NAD, Perrier R, et al. Conditional glucocorticoid receptor expression in the heart induces atrio-ventricular block. FASEB J, 2007, 21:3133
46. Harris NL, McNeely WF, Shepard JO, et al. Weekly Clinicopathological Exercises. N Engl J Med, 2002, 346 (15):1152
47. Muller O, Pradervand S, Berger S, et al. Identification of corticosteroid-regulated genes in cardiomyocytes by serial analysis of gene expression. Genomics, 2007, 89:370
48. Morcos M, Fohr B, Tafel J, et al. Long-term treatment of central Cushing syndrome with rosiglitazone. Exp Clin Endocrinol Diabetes, 2007, 115:292
49. Giraud GD, Louey S, Jonker S, et al. Cortisol stimulates cell cycle activity in the cardiomyocyte of the sheep fetus. Endocrinology, 2006, 147 (8):3643
50. Mihailidou AS, Funder JW. Nongenomic effects of mineralocorticoid receptor activation in the cardiovascular system. Steroids, 2005, 70:347
51. Souverein PC, Berard A, Staa TPV, et al. Use of oral glucocorticoids and risk of cardiovascular and cerebrovascular disease in a population based case-control study. Heart, 2004, 90:859
52. 陆召麟. 库欣综合征. 见：史轶蘩主编. 协和内分泌和代谢学. 北京：科学出版社，1999，1123
53. Chapter 14: Adrenocortical disease. Williams Textbook of Endocrinology. 10th ed, (Elsevier), 509

原发性醛固酮增多症

54. 曾正陪. 醛固酮增多症. 见：史轶蘩主编. 协和内分泌和代谢学. 北京：科学出版社，1999，1184
55. 蔡德鸿、徐春生. 内分泌疾病与心血管疾病. 见：钱学贤、戴玉华、孔华宇主编. 现代心血管病学，北京：人民军医出版社，1999，1256

56. Giacchettia G, Ronconia V, Turchia F, et al. Aldosterone as a key mediator of the cardiometabolic syndrome in primary aldosteronism: An observational study. J Hypertens, 2007, 25:177
57. Strauch B, Petrak O, Wichterle D, et al. Increased arterial wall stiffness in primary aldosteronism in comparison with essential hypertension. Am J Hypertens, 2006, 19:909
58. Rizzoni D, Muiesan ML, Porteri E, et al. Relations between cardiac and vascular structure in patients with primary and secondary hypertension. J Am Coll Cardiol, 1998, 32:985
59. Yoshimoto T, Hirata Y. Aldosterone as a cardiovascular risk hormone. Endocr J, 2007, 54 (3):359
60. Pimenta E, Calhoun DA. Primary aldosteronism: Diagnosis and treatment. J Clin Hypertens (Greenwich), 2006, 8 (12):887
61. Mahmud A, Feely J. Arterial stiffenss and the renin-angiotensin-aldosterone System. J Renin Angiotensin Aldosterone Syst, 2004, 5 (3):102
62. Young WF. Primary aldosteronism - - changing concepts in diagnosis and treatment. Endocrinology, 2003, 144 (6):2208

嗜铬细胞瘤

63. 曾正陪. 肾上腺髓质疾病. 见:史轶蘩主编. 协和内分泌和代谢学. 北京:科学出版社, 1999, 1222
64. 蔡德鸿、徐春生. 内分泌疾病与心血管疾病. 见:钱学贤、戴玉华、孔华宇主编. 现代心血管病学. 北京:人民军医出版社, 1999, 1256
65. Bravo EL, Gifford JR. Diagnosis. In: Manger WM, Gifford. RW (eds). Clinical and experimental pheochromocytoma (2nd ed). Cambridge Mass. Blackwell Science, 1996, 205.
66. Gursoy A, Erdogan MF, Kamel N. Severe reversible dilated cardiomyopathy in a patient with multiple endocrine neoplasia 2A syndrome. J Endocrinol Invest, 2006, 29:363
67. Dorn GW. Adrenergic pathways and left ventricular remodeling. J Cardiac Failure, 2002, 8 (6 Suppl):S370
68. Karagiannis A, Mikhailidis DP, Athyros VG, et al. Pheochromocytoma: An update on genetics and management. Endocr Relat Cancer, 2007, 14 (4):935
69. Kudva YC, Sawka AM, Young WF. The laboratory diagnosis of adrenal pheochromocytoma: The mayo clinic experience. J Clin Endocrinol Metab, 2003, 88 (10):4533
70. Alderazi Y, Yeh MW, Robinson BG, et al. Pheochromocytoma: Current concepts. Med J Aust, 2005, 183 (4):201
71. Prichard BNC, Owens CWI, Smith CCT, et al. Heart and Catecholamines. Acta Cardiologica, 1991, 3:309

肢端肥大症

72. 史轶蘩主编. 协和内分泌和代谢学, 第35章, 生长激素分泌瘤. 674
73. P Reed Larsen, Henry M Kronenberg, Shlomo Melmed, et al. Williams Textbook of Endocrinology (10th ed). USA: Saunder, 2002, Section 8, chapter 8: Acromegaly
74. 朱文玲, 郭丽琳, 史轶蘩等. 91例肢端肥大症患者超声心动图的改变. 中华内科杂志, 1992, 71:499
75. 黄席珍等. 睡眠呼吸障碍与活动性肢端肥大症. 中华内分泌代谢杂志, 1993, 9 (3):141
76. 顾锋, 等. 中国肢端肥大症诊治规范(草案). 中国实用内科杂志, 2006, 26 (22):1866
77. Giovanni V, Rosario P, Maurizio G, et al. Cardiovascular complications in acromegaly: methods of assessment. Pituitary, 2001, 4:251
78. Frustaci A, Chimenti C, Setoguchi M, et al. Cell death in acromegalic cardiomyopathy. Circulation, 1999, 99:1426
79. Fazio S, Cittadini A, Biondi B, et al. Cardiovascular effects of short-term growth hormone hypersecretion. J Clin Endocrinol Metab, 2000, 85:179

80. Damjanovics SS, Neskovic AN, Petakov MS, et al. High output heart failure in patients with newly diagnosed acromegaly. Am J Med, 2002, 112：610

81. Colao A, Cuocolo A, Mazullo P, et al. Impact of patient's age and disease duration on cardiac performance in acromegaly：A radionuclide angiography study. J Clin Endocrinol Metab, 1999, 84：1518

82. Kahaly G, Olshausen KV, Mohr-Kahaly S, et al. Arrythmia profile in acromegaly. Eur Heart J, 1992, 13：51

83. Bondanelli M, Ambrosio MR, degli Uberti EC. Pathogenesis and prevalence of hypertension in acromegaly. Pituitary, 2001, 4：239

84. Patrick M, Anne-Isabelle T, Isabelle MM, et al. Impact of somatostatin analogs on the heart in acromegaly：A metaanalysis. J Clin Endocrinol Metab, 2007, 92：1743

第三章　代谢性疾病与心脏

第一节　糖　尿　病

早在1883年Vergeley医师就认为心血管系统疾病与糖尿病相关联，当时推荐心绞痛患者检测尿糖。随着越来越多的临床证据更加证明了糖尿病与心血管疾病之间密不可分的关系，美国心脏病协会声明“糖尿病是一种心血管疾病”。在糖尿病人群中，血管性疾病的发病率和致死率最高。糖尿病可以引起微血管病变，如肾脏、神经、视网膜病变，也可以包括大血管病变，即动脉粥样硬化。在糖尿病患者中，心脑血管和周围血管动脉粥样硬化的死亡率大约为80%，住院率为75%。

在美国糖尿病患者不断增加，2000年约1 500万，预计2025年将高达2 200万糖尿病患者。在中国也将面临相类似的不断增长的糖尿病人群。为减少糖尿病患者发生心血管疾病的风险，应更加清楚地了解糖尿病损害心脏和血管的机制。

【病因和发病原理】

1型糖尿病患者胰岛β细胞绝大部分被破坏，任何刺激胰岛素分泌的因素均不能促使β细胞合成与分泌胰岛素，胰岛素绝对缺乏，血糖水平显著高于正常，易发生酮症，外源性胰岛素治疗是必需的。1型糖尿病胰岛β细胞破坏高达80%以上，临床上出现糖尿病症状。造成胰岛β细胞大量破坏的原因可能是遗传与环境因素相互作用引发特异性自身免疫反应选择性破坏胰岛β细胞。2型糖尿病患者胰岛β细胞仍能分泌一定量的胰岛素，但分泌的胰岛素不足以维持正常的代谢需要或者是胰岛素作用的靶细胞上胰岛素受体及受体后的缺陷产生胰岛素抵抗，胰岛素在靶细胞不能发挥正常的生理作用。2型糖尿病患者常常两方面缺陷均存在，只是有的以胰岛素抵抗为主，有的以胰岛素分泌不足为主。2型糖尿病的发生与发展是多基因与多种环境因素相互作用的结果。

糖尿病个体的心血管病危险性增加，部分原因来自聚集的危险因素，包括血脂异常、高血压、高血糖、高胰岛素血症和促血栓形成因子。①血脂异常：糖尿病血脂异常的主要特点是VLDL升高，这是由于VLDL产生增多和包括乳糜微粒在内的富含甘油三酯的脂蛋白代谢减少。VLDL产生增加是由于脂肪酸运送到肝脏增加：横纹肌对游离脂肪酸摄取减少，游离脂肪酸从中心性肥胖的脂肪组织释放增加；②氧化应激的增加：部分原因是抗氧化物利用度下降，如维生素C、维生素E、尿酸和谷胱甘肽。另外还有脂质过氧化产物和超氧负离子产物的增多，这些产物可以引起血管功能改变。葡萄糖通过醛糖还原酶转化为山梨醇引起多元醇途径活化，与微血管并发症有关联；③糖基化终末产物：晚期糖基化终末产物（advanced glycation endoproducts，AGEs）与构成细胞外基质和血管基底膜的蛋白质交联，引起溶解性降低和酶的消化减少。AGEs形成还妨碍基底蛋白本身的装配，改变了蛋白质的功能，还可以改变细胞和底物结合的能力；④血栓形成和纤维蛋白溶解：斑块破裂及覆在斑块上方的血栓形成是急性冠脉综合征的主要原因，包括心肌梗死、猝死和脑卒中；⑤内皮功能和糖尿病：急性高血糖对大血管和微血管内皮依赖性血管舒张功能均有损伤。胰岛素也可能发挥作用，胰岛素引起血管的舒张部分是源于一氧化氮的产生。

糖尿病心肌病（diabetic cardiomyopathy，DC）：DC 这个名词首先在 1972 年由 Rubler 提出，在 35～64 岁的 Framingham 队列中，即使校正了血压、年龄、胆固醇、体重和冠心病后，糖尿病男性充血性心衰危险性增加 4 倍，糖尿病女性增加 8 倍。关于 DC 可能或潜在机制的理论很多。这些理论包括细胞和分子干扰，还有代谢异常。胰岛素可能在 DC 的细胞和分子机制中起着中心作用。不同的糖尿病动物模型研究已有报道钙平衡可能有改变，提示细胞内钙浓度降低，细胞内钙离子的升高减慢。肌纤维蛋白异常，包括肌钙蛋白 I 和肌球蛋白轻链磷酸化的改变，也可能在糖尿病相关的收缩功能损伤中起作用。进一步的糖基化引起异常胶原交联，可能导致心肌顺应性下降，然后产生舒张功能障碍。几种代谢紊乱可以促使 DCM 的发展。

糖尿病心脏自主神经病变（cardiac autonomic neuropathy，CAN）：研究发现非糖尿病患者清晨心梗和急性心血管事件发生增多（昼夜节律变化），有 CAN 的糖尿病患者心血管事件的发生没有这种规律而是全天均匀分布。首先是副交感神经纤维受累，导致交感神经紧张性相对增加而产生静息性心动过速，运动时预期的心率和血压的升高效应是减弱的。副交感神经紧张性下降可以引起过度的冠状动脉血管收缩，促使缺血加重。

总之，糖尿病性心脏病表现包括 3 个组成部分：与糖尿病有关的高血压以及非特异的冠状动脉病变，特异的糖尿病心肌病变和与糖尿病有关的心脏自主神经病变。

【临床表现及实验室检查】

由于胰岛素绝对或相对缺乏，血循环中葡萄糖的浓度显著升高，出现多种临床表现。常见的症状有尿量增加，饮水量增加，饮食量增加，体重下降，上述症状的出现或前或后、或轻或重，在每个病人各不相同。1 型糖尿病起病时多食、多饮、多尿及体重下降的症状显著，家长常能叙述患儿发病的日期。部分病人未得到及时诊断与处理，则发生酮症酸中毒，甚至昏迷；因此，酮症酸中毒成为部分病人的首发症状。2 型糖尿病起病隐匿、缓慢，部分病人上述三多一少症状都有或者只有其中一、二项。部分病人没有明确的症状，只在健康查体或者发生其他疾病如急性心肌梗死时才发现高血糖。2 型糖尿病的首发症状是多种多样的，除高血糖所致的多尿多饮症状以外，糖尿病视网膜病变所致的视物模糊，糖尿病肾病所致的水肿、贫血，女病人的外阴瘙痒及非酮症高渗性昏迷都可以作为其首发症状。为了及早发现 2 型糖尿病，对于有糖尿病家族史者、肥胖者、皮肤易发生疮疖者、创伤伤口不易愈合者以及有巨大儿分娩史的妇女等，宜定期检查其糖耐量。

（一）糖尿病患者心血管疾病的临床特征

1. 伴有糖尿病的冠心病患者血管造影特征　尸体解剖、血管造影和血管内镜研究证实糖尿病患者冠状动脉粥样硬化呈现严重和弥漫的特征。

2. 无症状心肌缺血　32%～42% 的糖尿病心梗患者以非典型症状如意识障碍、呼吸困难、乏力或者恶心呕吐为主诉，而非糖尿病心肌梗死患者中以此为主诉的仅有 6%～15%。心绞痛感知阈值——从心肌缺血发病开始（以 ST 段压低评估）到负荷试验中开始胸痛的时间，糖尿病患者比非糖尿病者时间明显延长。

3. 糖尿病患者的急性冠脉综合征　急性缺血事件是糖尿病人群主要的死亡原因。伴糖尿病的急性心梗患者住院死亡率高，主要是因为充血性心力衰竭发生率增多，当然也有报道再发梗死、梗死范围扩大和再发缺血的发生率都是增加的。充血性心力衰竭和心源性休克在糖尿病患者中的发生更为常见和严重。尽管左室射血分数（EF）仅有轻微下降，仍可以观察到糖尿病患者容易发生心力衰竭的临床表现。糖尿病患者存在冠心病时建立侧支循环的能力降低。心衰是糖尿病患者心血管并发症终末期常见的临床表现。Framingham 研究是第一个关于糖尿病和心衰的研究，该研究发现糖尿病男性症状性心衰增加 2.4 倍，糖尿病女性增加 5 倍。多项研究均证实，糖尿病患者的急性和远期不良心脏事件发生率明显增加。OASIS 研究发现，不稳定型心绞痛和非 Q 波心肌梗死的糖尿病患者，住院期间休克、充血性心力衰竭和死亡的发生率都高于非糖尿病患者。

（二）糖尿病心肌病

DC 其早期的临床表现是左心室舒张功能障碍，随后可出现收缩功能受损，逐渐发展为充血性心力衰竭。一般见于中、重度糖尿病患者，病程多在 5 年以上，女性多见。早期可没有临床症状和体征。逐渐出现限制性心肌病时的心功能改变：以全身倦怠为初始症状，同时或随后出现心悸、呼吸困难、水肿、肝大、颈静脉怒张、腹腔积液等心力衰竭症状。无冠心病和高血压的临床表现。心电图可正常，也可呈多种心律失常，心房肥大，T 波低平或双向改变。超声心动图：左心房增大、左心室舒张功能降低是 DC 的早期表现。而心肌局限性回声增强、增粗呈斑点状反射，左心室壁增厚，运动幅度降低，左心室扩张，等容收缩期（IVST）延长和左心室射血时间（LVET）缩短，IVST/LVET 增大。心室舒张和收缩功能同时受损，则是中后期表现。但冠状动脉造影正常者，还要除外其他器质性心脏病，方可诊断为 DC。多普勒组织成像技术，能够发现早期、轻微的心室功能障碍。DC 时主要表现为室间隔后部和侧壁心肌收缩期峰速度及舒张早期速度减低，左心室不同节段收缩不同步，E 波减速时间缩短，A 波无明显变化，E、A 峰倒置，E/A <1，等容舒张时间延长，左室壁僵硬度增加。心肌背向散射积分是近年来一项新的超声技术，能较敏感的反映早期糖尿病心肌超微结构的改变和收缩功能受损，与弥漫性心肌纤维化有关。DC 时室间隔和左室后壁标化背向散射积分值及标化背向散射积分值跨壁梯度可明显增高，背向散射积分周期变异幅度降低。另外，3D 超声、CT、MRI 及 SPECT 也可用于 DC 的诊断。

糖尿病心肌病患者的病理学尸解研究显示，其病变特征与其他形式的非缺血性心肌病类似。包括心肌细胞肥大，间质纤维化和过碘酸雪夫染色（PAS）阳性的物质浸润，冠状小动脉基底膜增厚，还有心肌内可见微血管病变。

（三）糖尿病心脏自主神经病变

自主神经病是 1 型和 2 型糖尿病常见的并发症。糖尿病自主神经病变常见的临床表现包括直立性低血压、胃轻瘫和静息性心动过速。糖尿病心脏自主神经病变（CAN）的症状包括直立性低血压和静息性心动过速，此外还有无痛性心肌缺血。直立性低血压是交感神经功能障碍主要的临床表现。

CAN 发展伴随着终末器官损害的发生，包括视网膜病变和肾病，通常发生于病程长而血糖控制不良的糖尿病患者。亚临床 CAN 可以发生在相对的疾病早期。重要的早期检测方法之一是心率变异性降低，心率变异性通过 24 小时测定。另外的早期检测 CAN 的方法是用去甲肾上腺素类似物间碘苯甲胍（MIBG）进行心脏核素显像，评价心脏交感神经活性。有CAN的糖尿病患者MIBG摄取能力降低提示交感神经活性减低。自主神经病变的存在使进行非心脏手术的糖尿病患者心脏发病率和死亡率增加2~3倍。

自主神经功能紊乱对心律失常的发生很重要。CAN相关发病率和死亡率增加的机制包括室性心律失常危险性的增加，无症状心肌缺血、冠脉血管舒缩调节受损和静息性心率增加。糖尿病个体QT间期延长与自主神经病变程度相关，可以作为一种筛查糖尿病个体心脏猝死危险性的方法。

【诊断】

（一）糖尿病的诊断

糖尿病的诊断依据是血糖水平和临床症状。以下诊断标准是1999年世界卫生组织（WHO）、国际糖尿病联盟（IDF）公布，同年得到中华医学会糖尿病学会等认同，并建议在中国执行。以下数值均为静脉血浆葡萄糖值：

1. 确诊为糖尿病

（1）具有典型症状，空腹血糖≥126mg/dl（7.0 mmol/L）或餐后2小时血糖≥200mg/dl（11.1 mmol/L）。

（2）无典型症状，仅空腹血糖≥126mg/dl（7.0 mmol/L）或餐后2小时血糖≥200mg/dl（11.1 mmol/L），应再重复一次，仍达以上值者，可以确诊为糖尿病。

（3）无典型症状，仅空腹血糖≥126mg/dl（7.0 mmol/L）或餐后2小时血糖≥200mg/dl（11.1 mmol/L），做糖耐量试验（OGTT），2小时血糖≥200mg/dl（11.1mmol/L）者可以确诊为糖尿病。

2. 可排除糖尿病

（1）如糖耐量后2小时血糖在140~200 mg/dl（7.8~11.1 mmol/L）之间，为糖耐量低减；如空腹血糖在110~126 mg/dl（6.1~7.0 mmol/L）为空腹血糖受损，均不诊断为糖尿病。

（2）若餐后血糖<140mg/dl（7.8 mmol/L）及空腹血糖<100mg/dl（5.6mmol/L）可以排除糖尿病。

注释：①严重症状和明显高血糖者，要求血糖值超过以上指标即可确诊；②在急性感染、外伤、手术或其他应激情况下，虽测出明显高血糖，亦不能立即诊断为糖尿病；③无症状者不能依一次血糖值诊断，必须另一次也超过诊断标准；④儿童糖尿病多数症状严重，血糖高，尿糖、尿酮体阳性，无需做糖耐量试验少数症状不严重者，则需测空腹血糖或糖耐量试验。

（二）糖尿病心脏病变的诊断

1. 伴发心肌病的诊断　对DC的诊断尚缺乏统一的标准和敏感的手段。糖尿病病程较长，多在5年以上者，临床上无其他器质性心脏病和高血压的表现，心电图检查正常，而心功能检查显示心功能异常，IVST/LVET增大、舒张功能减退、左心室肥大、室间隔增厚、顺应性差等可考虑临床前心肌病变（preclinical cardiomyopathy）。临床上有早期心肌病表现，劳动时呼吸困难、心悸、胸闷，伴心律不齐、心脏扩大，无创性心功能检查有上述异常，但冠状动脉造影阴性，除外其他器质性心肌病者，可诊断糖尿病心肌病。

2. 伴发心脏自主神经病变的诊断　糖尿病确诊基础上，静息时心率大于90次/分钟，或心率快而固定，且不易受各种条件反射影响。深呼吸时每分钟心率差≤10次；立卧位时每分钟心率差≤10次；Valsalva动作反应指数≤1.1；直立性低血压或无痛性心肌梗死；伴有其他自主神经损伤表现，如面颊部和上肢多汗、厌食、恶心、尿潴留、尿失禁等，可诊断糖尿病心脏自主神经病变。

3. 伴发冠心病的诊断　有冠心病证据者，如无高血压而有心脏肥大，同时有上述心功能、自主神经功能异常者可考虑为糖尿病性冠心病。

【鉴别诊断】

必须在糖尿病的基础上，才能考虑糖尿病性心脏病的诊断，有时糖尿病合并冠心病与糖尿病性冠心病，以及糖尿病合并心肌病和糖尿病心肌病极难鉴别，均需除外其他器质性心脏病。

【治疗】

（一）糖尿病的治疗

要兼顾糖尿病知识的教育、饮食控制、适当运动、降糖药物治疗及病情的监测五个方面。

1. 目前临床使用的口服降糖药物的分类　见表3-1。

（1）促进胰岛素分泌的药物　磺脲类（氯磺丙脲、格列苯脲、格列吡嗪、格列喹酮、格列齐特、格列美脲）和速效胰岛素促泌剂（瑞格列奈、那格列奈）。

（2）降低胰岛素抵抗的药物（胰岛素增敏剂）　二甲双胍和噻唑烷二酮类（罗格列酮和吡格列酮）。

（3）调节胃肠道葡萄糖吸收率的药物　α糖苷酶抑制剂（阿卡波糖）。

表3-1　口服降糖药物对2型糖尿病患者心血管危险因子的直接作用

心血管危险因子	磺脲类	速效胰岛素促泌剂	二甲双胍	噻唑烷二酮类	α糖苷酶抑制剂
胰岛素抵抗	0	0	↓↓	↓↓↓	0
高胰岛素血症	0	0	↓↓	↓↓↓	↓↓↓
LDL胆固醇水平	0	0	↓	↑或0	0
LDL颗粒	0	0	?	大浮力	0
HDL胆固醇水平	0	0	0	↑↑↑	0
甘油三酯水平	0	0	↓	↓↓	0
LP（a）	0	0	↓↓	↑	0
PAI-1	0	0	↓↓	↓↓	0
内皮功能	0	0	↑	↑↑↑	0
体重	↑↑	↑↑	↓↓	↑↑	0
内脏脂肪	↑	?	↓↓	0或↓	0

注：HDL：高密度脂蛋白；LDL：低密度脂蛋白；LP（a）：脂蛋白小A抗原；PAI：纤溶酶原激活抑制物-1；↑↑↑：明显增加；↑↑：中度增加；↑：轻度增加；0：不增加；↓↓↓：明显降低；↓↓：中度降低；↓：轻度降低。

2. 各种胰岛素及其类似物　见表3-2。

表3-2　各种类型胰岛素及其制剂的作用时间

胰岛素名称(商品名)	种 类	起效时间(h)	达峰时间(h)	作用持续时间(h)
赖脯胰岛素(优泌乐)	速效胰岛素类似物	1/6~1/3	0.5~1	3
门冬胰岛素(诺和锐)	速效胰岛素类似物	1/6~1/3	0.5~1	3
生物合成人胰岛素(诺和灵R)	短效	0.5	1~3	6~8
基因重组人胰岛素(优泌林R)	短效	0.5	1~3	6~8
猪胰岛素(RI)	短效	0.5	1~3	6~8
精蛋白生物合成人胰岛素(诺和灵N)	中效	1.5	4~12	18~24
精蛋白重组人胰岛素(优泌林N)	中效	1.5	4~12	18~24
精蛋白胰岛素(NPH)	中效	1.5	4~12	18~24
诺和灵30R或50R	预混	0.5	2~8	24
优泌林70/30	预混	0.5	2~8	24
鱼精蛋白锌猪胰岛素(PZI)	长效	2~3	8~12	24~36
甘精胰岛素(来得时)	长效胰岛素类似物	2~3	–	24

（二）糖尿病患者的冠心病药物治疗

1. 胰岛素　在糖尿病患者急性心肌梗死中早期应用胰岛素治疗，可降低患者1年死亡率。

2. 阿司匹林　美国糖尿病协会（ADA）推荐使用阿司匹林治疗（81~325mg/d）作为任何有大血管病变证据患者的二级预防。阿司匹林还被推荐作为糖尿病患者伴随以下情况的初级预防：①冠心病家族史；②吸烟；③高血压；④肥胖；⑤蛋白尿；⑥LDL>130mg/dl；⑦HDL<40mg/dl；或者⑧甘油三酯>250mg/dl。阿司匹林的主要危险是胃黏膜损伤和胃肠道出血。这些效应同剂量相关，如果采用每日1次75~325mg的肠衣剂型，危险性可以降至安慰剂水平。

3. β受体阻滞剂　对于减少糖尿病患者再发心梗和猝死是有效的，其有效程度可能高于非糖尿病患者。早期应用β受体阻滞剂治疗心梗可以使糖尿病患者死亡率下降37%，所有患者的死亡率下降13%。应该强调的是应用β受体阻滞剂所致的血糖控制不良或对低血糖反应迟钝很少成为严重的临床问题，尤其是应用心脏选择性β_1受体阻滞剂。

4. 血管紧张素转换酶抑制剂　ACE抑制剂现已成为糖尿病相关高血压治疗的基本药物，其对血糖和血脂无明显负面影响，还可以增加2型糖尿病患者的胰岛素敏感性，无论患者是否伴有高血压。采用ACE抑制剂治疗的前几周应密切监测血钾和血肌酐。肾功能迅速下降可发生于双侧肾动脉狭窄的患者，这种现象在糖尿病患者中更多见。

5. 溶栓治疗　合并糖尿病的急性ST段抬高心肌梗死静脉溶栓治疗能明显改善患者的预后。在糖尿病患者中溶栓治疗未观察到严重的出血并发症或者脑卒中发生率增加。视网膜出血是糖尿病患者溶栓治疗非常罕见的并发症。许多临床医师担心的关于溶栓治疗有视网膜病变的糖尿病患者眼内出血并不被大型临床试验结果所支持。

6. 糖尿病患者的血运重建过程　在糖尿病和非糖尿病患者中，PTCA 和 CABG 后死亡率无统计学差异，尽管 CABG 在糖尿病人群表现为有利的趋势。冠脉内支架植入术比 PTCA 再狭窄率明显下降，但糖尿病患者血管再狭窄率仍高于非糖尿病患者。但是随着目前药物洗脱支架的广泛应用，以及其明显降低支架再狭窄的作用，更多的糖尿病患者接受介入治疗。冠状动脉旁路手术（CABG）解除糖尿病的心绞痛症状与非糖尿病患者同样有效。几个研究注意到糖尿病患者的静脉桥血管是远期再通率很低，采用乳内动脉移植的益处已经得到很好的证明。但旁路手术后的长期生存率糖尿病患者始终低于非糖尿病患者。

7. 危险因素的处理　识别个体的危险因素对于制定减少心血管疾病危险的计划是很重要的。包括降低胆固醇，高血压治疗，血糖控制。

（三）糖尿病心肌病的治疗

目前尚无针对 DC 的特异性治疗方法，主要以传统的控制血糖、血压、血脂及生活方式的改变为主。

1. 控制血糖是 DC 治疗的最基本措施，其方法包括口服降糖药、胰岛素治疗和胰岛素增敏剂的应用。罗格列酮在受体和受体后水平增强胰岛素在外周和肝脏的作用，即增加胰岛素敏感性和反应性，不影响胰岛素分泌，对于有心衰或心衰高危者慎用。

2. DC 合并高血压时，应将血压控制在 130/85mmHg 作用，常需要 2～3 种药物联合治疗。首选 ACE 抑制剂，此外，钙离子通道阻滞剂可依据病情联合应用。

3. 心肌缺血可加速 DC 的发展，心肌缺血的早期发现和治疗有助于终止 DC 的发展。

4. 当 DC 发展到心功能衰竭时，心脏移植并不是禁忌证。

（四）糖尿病心脏自主神经病变的治疗

无特异性有效的治疗方法，控制饮食、合理应用降糖药、严格控制血糖仍是预防和治疗糖尿病性神经系统并发症的根本措施。如饮食控制和口服降糖药能达到满意的血糖控制，糖尿病神经病变患者不一定都要用胰岛素治疗。对轻型早期病例通常选用神经营养药物，如大量多种 B 族维生素、维生素 C，同时应用活血化淤、改善微循环的药物。直立性低血压，应注意缓慢起立，穿弹力袜。

【预后】

发生心梗后的糖尿病患者在急性期和长期随访的死亡率均高于非糖尿病患者。多个研究显示糖尿病患者心梗住院死亡率比非糖尿病患者高 1.5～2 倍。

动脉粥样硬化及其并发症导致了糖尿病患者的大多数死亡和许多致残情况。除了单独治疗高血糖外，对代谢异常全方位的强化治疗可以显著减少心血管不良事件的发生率。随着糖尿病患者流行规模的增大，确定恰当和强化的医疗措施将有助于降低这类高危人群死亡和致残率。

（袁　涛）

第二节　高尿酸血症

【病因和发病原理】

尿酸是人体内外源性（饮食）和内源性嘌呤代谢的最终产物，核糖核酸分解成嘌呤核酸，再转化为次黄嘌呤、鸟嘌呤、腺嘌呤核苷酸，它们中的部分被再利用作为合成新核糖核酸的原料，剩余部分被分解代谢成尿酸。生理情况下大约70%的尿酸经过肾脏排泄，其余通过粪便排出。尿酸可自由滤过肾小球，在近曲小管重吸收98%～100%，再主动分泌最后经终尿排出的尿酸占肾小球滤过量的6%～12%。影响尿酸排泄及血尿酸水平的因素很多，如嘌呤代谢和尿酸合成的酶的活性，肾脏滤过及主动转运功能，药物，饮食结构，多种全身性疾患等。

高尿酸血症（hyperuricemia，HUA）常常是由于嘌呤代谢增加所致，可分为原发性及继发性两类。原发性有一定的家族遗传性，约10%～20%的患者有阳性家族史。除1%左右由先天性酶缺陷引起外，绝大多数发病原因不明。正常情况下，尿尿酸含量应与血尿酸水平呈正相关，即血尿酸升高时，肾脏能相应增加尿尿酸的排泄以保持血尿酸正常。HUA的发生原因主要有尿酸产生过多和清除减少两类。据统计，尿酸产生过多引起的HUA占全部原发性HUA的10%，而90%的患者是由于尿酸清除减少所致。继发性常见于肾脏病、服用某些药物以及恶性肿瘤疾病，细胞毒性药物化疗初期，细胞破坏增加，核酸分解增多，导致尿酸合成相应增加。

北京协和医院对1997名体检人群进行横断面调查，结果提示男性HUA的患病率占13.8%，女性占6.0%。Logistic多元回归模型显示男性、少数民族（回族）、肾功能重度受损、使用利尿剂、超重/肥胖、高血压、高甘油三酯血症与HUA的危险性升高有关，而停止工作与HUA的危险性降低相关。

尿酸盐可在心脏内膜、外膜、瓣膜、心肌、心肌间质和传导系统中沉积，甚至形成结石，引起心肌损害，冠状动脉供血不足、心律失常和心功能不全。有人将此称之“痛风性心脏病”。

HUA是否与冠心病的发病相关，已争论了近半个世纪。目前，多数资料表明，基础HUA与肥胖、高血压、脂代谢异常及糖代谢紊乱关系密切，且与心肌梗死、卒中等心脑血管事件存在着明显相关性。Framingham于1985年首先提出HUA与冠心病有关。Freedmann等报告5421例参加第一次国家健康和营养检查（NHANESI）人群，在12～16年随访研究中，女性尿酸水平与死亡率及缺血性心脏病有关，男性不肯定，这种关联持续10年之久，并与使用降压药及利尿剂、舒张压、超重和其他危险因素无关，是独立的危险因素，且有量效依赖关系，血尿酸每升高1mg/dl，死亡率及缺血性心脏病增加1.48%，进一步发现，血尿酸≥7 mg/dl（≥416μmol/L）的女性较尿酸<4mg/dl（<238μmol/L）的女性，缺血性心脏病的死亡率增加4.8倍。

实验室研究发现，HUA可能通过以下几种机制增加或导致心血管疾病：①损伤内皮功能，尿酸合成过程中产生的超氧阴离子可灭活内皮舒张因子一氧化氮（NO），形成强氧化剂过氧亚硝基阴离子，黄嘌呤氧化还原酶可以干扰NO依赖的信号转导通路。应用别嘌呤醇阻滞黄嘌呤氧化还原酶可逆转心力衰竭或糖尿病患者的内皮功能损伤。健康人灌注尿酸后可损伤内皮释放NO使血管舒张作用受损，但具体机制仍不清楚；②血尿酸可激活血小板，促进血小板黏附、聚集溶解，促进血栓形成。另外，尿酸的微结晶析出后，沉积于血管壁，可直接损伤血管内膜，加重动脉粥样硬化；③增加氧化应激，促进氧化低密度脂蛋白及脂质过氧化，增加自由基生成，动脉粥样硬化斑块中尿酸浓度可增高5～6倍；④促增殖和促进炎症反应，尿酸通过有机阴离子转运体进入平滑肌细胞，改变胞内氧化还原作用，激活MAPK、核转录因子等导致细胞增殖，并激活单核细胞趋化蛋白-1，细胞因子合成增多。

【临床表现及实验室检查】

（一）临床表现

HUA常无症状，但可并发痛风、尿路结石、痛风肾病，并发症的危险与高尿酸血症的程度、时间有关。血液中过多的尿酸盐结晶容易沉积在体内温度较低和酸度较高的身体远心端的小关节，如足部的趾跖、踝关节、指间关节、运动后的肌肉等，可导致相应受累的关节，引起痛风性关节炎。尿酸盐结晶沉积在皮下成为结节状硬结称为痛风石；痛风石常发生于耳郭，前臂伸面，手指，肘部等处，形成黄白色可小如芝麻，大如鸡蛋的结节，结节起初柔软，后逐渐变硬，破溃后排出白色粉末或糊状物，经久不愈，但较少继发感染。尿酸盐结晶沉积于肾脏可产生间质性肾炎，沉积在肾脏的尿酸钙结石体积逐渐增大可产生肾绞痛及肾梗阻，出现蛋白尿、血尿、尿比重低等现象，严重者可导致肾衰竭。大量尿酸盐结晶广泛阻塞肾小管腔可产生急性肾衰。

痛风的自然病程可分为急性期、间歇期和慢性期。急性期发病前可无任何先兆。诱发因素常见有饮酒、疲劳、受冷受潮、局部损伤等。急性单关节炎通常是痛风的首发症状，60%~70%首发于第一跖趾关节。患者多于夜间或凌晨因剧烈疼痛而惊醒，进行性加重，于24~48小时达高峰；多于数天或数周内自行缓解，但反复发作将逐渐影响多个关节，大关节受累时可有关节积液，最终会造成关节畸形。间歇期一般无明显后遗症状。进入慢性期的标志为通风石的出现，多在起病后10年后出现。

据文献报道，尿酸盐结石沉积在二尖瓣或心脏传导系统，甚至可引起完全性房室传导阻滞。但痛风性心脏病变直接由尿酸盐引起的尚属少见，多数是合并冠心病所致。HUA与左室肥厚的发生有关。在高血压患者中，左室肥厚是心脏负荷异常向明显临床心脏疾病（如冠心病）进展的最早表现。在调整了服用利尿剂和降尿酸药物后，尿酸独立地与左心室体积指数（LVMI）相关。在随诊34个月后，高尿酸和LVMI的患者冠心病发生率是低尿酸和LVMI的2.4倍。另有文献报道，HUA是老年（年龄≥70岁）充血性心衰患者发生心血管事件的独立危险因素。

（二）实验室检查

血尿酸的测定，目前以尿酸酶法应用最广。

尿尿酸的测定：低嘌呤饮食5天后，留取24小时尿，采用尿酸酶法检测，正常水平1.2~2.4mmol/L（200~400mg/dl）。超过3.6mmol/L（600mg/dl）为尿酸生成过多型；小于3.6mmol/L（600mg/dl）为尿酸排泄减少型。

在痛风发作急性关节炎期，行关节穿刺抽取滑液，在偏振光显微镜下，滑液中或白细胞内有负性双折光针状尿酸盐结晶，则为阳性。穿刺或痛风石内容物活检，亦可发现同样形态的尿酸盐结晶。此项检查被视为痛风诊断的“金标准”。

痛风急性关节炎期X线检查，可见关节周围软组织肿胀；慢性关节炎期X线上，可见关节间隙狭窄、关节面不规则、痛风石沉积，典型表现为骨质呈虫蚀样或穿凿样缺损，边缘呈现尖锐的增生硬化，常可见骨皮质翘样突出，严重者出现脱位、骨折。

超声检查可发现尿路结石，并可了解肾损害的程度。

心电图、超声心电图、心肌核素显像、平板运动试验以及冠脉造影等检查可以明确心脏病变的性质以及心功能的情况。

【诊断】

HUA 国外定义为男性≥416μmol/L，女性≥360μmol/L。国内目前尚无统一诊断标准，多参照国外标准或略有降低，北京协和医院采用的标准为男性≥416μmol/L（≥7mg/dl），女性≥357μmol/L（≥6mg/dl）。HUA 是痛风发生最重要的生化基础，一般来说，高尿酸水平与痛风的发生有密切相关性。表 3-3 显示的是尿酸水平与痛风发病率的关系。然而，在血尿酸持续增高的患者中，仅有近 10% 出现痛风。多数为无症状性 HUA，而少数痛风患者在急性关节炎发作期血尿酸在正常范围内，提示痛风发病原因较复杂，也说明 HUA 和痛风是应该加以区别的两个概念。

表 3-3 尿酸水平与痛风发病率的关系

尿酸水平（mg/dl）	痛风发病率（%）
>9.0	8.0
7.0~8.9	0.5
<7.0	0.1

【鉴别诊断】

无症状性 HUA 凭实验室检查不难诊断。急性痛风关节炎应注意与风湿性关节炎、类风湿性关节炎、蜂窝织炎、结核变态反应性关节炎、丹毒以及肾结石等鉴别。

（一）风湿性关节炎

在痛风性关节炎急性期，易被误诊为风湿性关节炎。后者主要由溶血性链球菌感染而引起，常见于青少年，为多发性关节炎，主要侵犯膝关节等大关节，受累关节出现红、肿、热、痛，呈游走性发作的特点。实验室检查血沉增快、ASO 升高，而血尿酸水平正常。经过详细询问病史、查体及实验室检查不难鉴别。

（二）类风湿性关节炎

本病好发于 30 岁以上的女性，常侵犯手指、足趾等小关节，呈对称性，关节“晨僵”、畸形，甚至手指可呈“天鹅颈”样改变；X 线显示关节面粗糙，关节间隙变窄，有的关节面融合，骨质疏松；实验室检查提示 RF 阳性。

（三）蜂窝织炎

痛风石破溃时易被误认为是蜂窝织炎，但此时一般无感染。经详细体检、询问病史以及血常规、尿酸和分泌物检查可鉴别。

（四）结核变态反应性关节炎

主要由结核杆菌感染后的变态反应所致，具有多发性、游走性的特点，关节周围皮肤可出现结节和红斑；X 线显示无骨质缺损；经详细检查可发现患者体内存在活动性结核病灶。

（五）肾结石

并发肾结石的病例易被误诊为简单的泌尿系统结石，经过详细询问病史，查体以及血尿酸的测定可鉴别。

【治疗】

尽管无症状的高尿酸血症患者发生痛风和心血管事件的危险性比正常人高，但目前没有充分的证据表明降血尿酸治疗可以有效降低其风险。一般认为，对于无症状的HUA，关键在于寻找和纠正HUA的相关因素，如肥胖、饮酒、高嘌呤饮食和药物等，很多只有1次急性痛风发作的患者在纠正了上述因素后多年都不再发作，因此，不必对他们进行药物治疗。成本效益分析发现，对每年发作2次以上急性痛风患者开始降血尿酸治疗最为经济合理。对于有痛风石、合并尿酸性肾病、尿酸性肾结石及肾功能不全患者，应进行降尿酸药物治疗。一般认为在降尿酸治疗的最初6个月，至少每月尿酸水平应降低5.9～35.7μmol/L才能防治痛风发作，如果控制血尿酸<357μmol/L，则能有效地防止痛风的发生及复发，血尿酸维持在297.5μmol/L以下时痛风石能逐渐被吸收，可预防关节破坏及肾损害。

（一）一般治疗

应采用低热能膳食，保持理想体重。避免高嘌呤饮食。对于痛风急性期的患者甚至应使食物嘌呤的摄入量尽量接近于零。

一般来说，我们根据食物中嘌呤的含量多少将它们分为3类：

1．嘌呤含量低的食物　每100g食物嘌呤含量在50mg以下。如粮食中的大米、小米、小麦、荞麦、红薯；蔬菜中的白菜、芹菜、韭菜、黄瓜、苦瓜、青椒、萝卜；水果中的苹果、梨、桃、西瓜；牛奶和蛋类等。

2．嘌呤含量较高的食物　每100g食物嘌呤含量为50～150mg。如米糠、麦麸、豆类及豆制品；猪牛羊肉和鸡鸭鹅；多种鱼、虾、蟹等。

3．嘌呤含量高的食物　每100g食物嘌呤含量为150～1000mg。如猪肝、牛肝和牛肾、带鱼、沙丁鱼、牡蛎等，还有肉汤。

4．痛风者饮食上应注意的问题

（1）控制每天总热能的摄入，少吃碳水化合物。此外，还要少吃蔗糖、蜂蜜，因为它们含果糖很高，会加速尿酸生成。

（2）限制蛋白质的摄入，多选用牛奶、奶酪、脱脂奶粉和蛋类，它们所含嘌呤少；但不要喝酸奶，因为它含乳酸较多，对痛风患者不利。

（3）多吃碱性食品，如蔬菜、马铃薯、水果等，可以降低血和尿液的酸度。西瓜和冬瓜不但是碱性食品，而且具有利尿作用，对痛风患者更有利。

（4）保障尿量充沛：如病人心肺功能正常，应维持尿量2000ml/d以上，以促进尿酸排泄。因此，病人每日液体摄入总量，应不少于2500～3000ml。

（5）避免饮酒　酒精具有抑制尿酸排泄的作用，长期少量饮酒还可刺激嘌呤合成增加，尤其是喝酒时再吃肉禽类食品，会使嘌呤的摄入量加倍。

（6）辣椒、咖喱、胡椒、花椒、芥末、生姜等调料均能兴奋自主神经，诱使痛风发作，应尽量少吃。

（7）避免诱发痛风的各种因素，如避免受冷受潮、过度疲劳、精神紧张，穿鞋要舒适、避免关节损伤、慎用影响尿酸排泄的药物，如某些利尿剂、维生素C（500mg/d）、小剂量阿司匹林等。

(8) 积极治疗伴发疾病，如血脂代谢异常、糖尿病、高血压、冠心病以及脑血管病等。

(二) 药物治疗

将尿酸的药物分为两类，促进尿酸排泄以及抑制尿酸生成。

1. 促进尿酸排泄 主要作用于抑制近端肾小管对尿酸的重吸收，降低血尿酸的浓度和组织中尿酸结晶沉着，也可促进尿酸结晶重新溶解。

(1) 丙璜舒 适用于发作频繁的痛风性关节炎伴 HUA 者，及痛风石患者，但必须满足以下条件：①肾小球滤过率大于 50～60ml/min；②无肾结石或肾结石病史；③非酸性尿；④未服用水杨酸类药物者。用法为：0.25g，每日 2 次，渐可增至 0.5g，每日 3 次，每日最大剂量 2g。主要副作用为胃肠道反应、头晕、头痛、皮疹、过敏反应和骨髓抑制等。对磺胺药物过敏者禁用。

(2) 苯磺唑酮 50mg，每日 2 次，渐增至 100mg，每日 3 次，每日最大剂量 600mg。主要副作用为胃肠道反应、皮疹、骨髓抑制等，偶出现肾毒性反应。本药有轻度水钠潴留的作用，慢性心功能不全者慎用。

(3) 苯溴马隆 适用于原发性和继发性 HUA，以及各种原因引起的痛风及痛风性关节炎非急性发作期。禁忌证为：①肾小球滤过率低于 20ml/min 者；②肾结石患者。用法为：50mg，每日 1 次，渐增至 100mg，每日 1 次。主要副作用为胃肠道反应、偶见皮疹、过敏性结膜炎、尿酸性肾病、暂时性阳痿以及粒细胞减少等。

上述药物在服用期间同时服用碱性药物效果更佳，如碳酸氢钠 1～2g，每日 3 次，使尿 pH 值保持在 6.5 左右，并嘱大量饮水，增加尿量。

2. 抑制尿酸生成 主要作用于抑制黄嘌呤氧化酶，阻断黄嘌呤转化为尿酸，渐少尿酸生成；亦有助于痛风结节及尿酸结晶的重新溶解。适用于：①原发性和继发性 HUA；②反复发作或慢性痛风者；③痛风石、尿酸性肾结石和（或）尿酸性肾病者。常用的药物为别嘌呤醇，100mg，每日 1 次，渐增至 100～200mg，每日 3 次。每日总量 300mg 以内可 1 次口服，超过 300mg 应分次口服。每日最大剂量为 800mg。主要副作用为胃肠道反应、皮疹、药物热、骨髓抑制、肝、肾功能损害等。严重肝肾功能不全者，以及明显血细胞低下者禁用。服用期间应注意定期检测肝肾功能和血尿常规。

(三) 痛风急性发作时的治疗

1. 秋水仙碱 目前越来越少用，因治疗剂量接近胃肠反应剂量。剂量为 0.5mg/2h，总量 <8mg。一般 18 小时左右起效。副作用为骨髓抑制、肝、肾、神经系统损伤。

2. NSAIDs 起效快，镇痛不完全，抗炎差，有一定副作用。

3. 皮质激素 越来越常用，但应注意伴发病（如合并糖尿病时，应注意根据血糖水平及时调整降糖药物种类和剂量）。具体用法为泼尼松 30～50mg/d，5～7 天递减完；或肌注长效激素（德保松）。

4. 治疗过程中应注意的问题

(1) 症状未完全缓解前不可使用降尿酸药物：因可导致延长关节炎时间，并可能引起新的发作。

(2) 疗程要足够长。

(四) 预防治疗

指在降血尿酸治疗同时给予预防痛风急性发作的药物治疗。降尿酸药物不仅没有抗炎镇痛、治疗急性关节炎的作用，而且还会因不正确的使用使血尿酸下降过快，促使关节内痛风石表面溶解，形成不溶性结晶而加重炎症反应或关节炎迁移，诱发急性痛风，因而国外有学者主张，对于反复发作的痛风性关节炎患者，预防性应用秋水仙碱可阻止痛风发作，减轻其严重程度。但常规用秋水仙碱不良反应多，近年来建议同时给予 NSAIDs 类药物 0.5 ~ 1 年以预防急性发作。然而，因为用降尿酸药物治疗的患者，其痛风发作的实际危险性最大为24%，故对于预防性治疗尚有争议。

【预后】

HUA 可导致痛风、高尿酸血症肾病以及伴发血脂代谢异常、糖尿病、高血压和心脑血管病等。在高尿酸血症肾病患者中，如血尿酸控制良好，则肾功能继续恶化者占 16%；而若血尿酸水平未得到控制，则肾功能继续恶化者高达 47%。约 25% 的痛风患者死于心脏和血管意外。

（许岭翎）

第三节 高同型半胱氨酸血症

【病因和发病原理】

同型半胱氨酸（homocysteine，Hcy）是一种含硫氨基酸，来源于饮食中的蛋氨酸，由蛋氨酸在肝脏、肌肉等组织中脱甲基生成，是蛋氨酸在机体几乎所有组织中的代谢中间产物，为体内多种物质提供甲基。Hcy 的代谢有 2 条途径：①转硫基途径，以维生素 B_6（VitB_6）作为辅助因子，在胱硫醚 β-合成酶（CβS）的作用下，与丝氨酸结合形成胱硫醚，再进一步在 γ-胱硫醚酶催化下，分解成胱氨酸和 α-丁酮酸；②再甲基化途径，转化成蛋氨酸，此过程需要维生素 B_{12}（VitB_{12}）、叶酸和蛋氨酸合成酶（Ms）及亚甲四氢叶酸还原酶（MTH2FR）。血浆中 Hcy 以 3 种形式存在，约 90% 以硫链与蛋白结合形式存在，大约 1% 以游离状态存在，其余的以同型胱氨酸或 Hcy-半胱氨酸的复合物形式存在。Hcy 的生理作用是维持机体内含硫氨基酸的平衡。

在 Hcy 的代谢途径中，无论哪一种酶或辅因子的缺乏或异常，都可能造成 Hcy 的代谢障碍，从而导致高同型半胱氨酸血症（hyperhomocystinemia，HHcy）。Hcy 的代谢相关酶 Ms、CβS 和 MTHFR 等遗传性缺陷致酶活性降低可能是引起 HHcy 的重要原因之一，尤其是 Hcy 的代谢障碍的纯合子 MTHFR 基因突变引起酶活性降低，其中 MTHFR 基因 667C-T 的基因突变最常见，编码的氨基酸由丙氨酸变为缬氨酸。北京协和医院曾报道，MTHFR 基因 667C-T 突变的纯合子引起血浆 Hcy 的显著升高且与 Hcy 具有相关性。另外，MTHFR 基因 1298A-C 纯合突变者体内酶的活性只有正常人的 60%。在西方 MTHFR 基因的杂合子突变发生频率高，且与 HHcy 呈一定的相关性。CβS 酶的缺乏是一种常染色体遗传性疾病，常见的是 T883C、G919A 和 A1224-2C，其基因突变的纯合子一般有重度的 HHcy，杂合子的 CβS 也只有正常酶活性的 30%。但也有不同的研究结果，HHcy 除与遗传因素有关外，还与后天获得性因素有关。

叶酸是体内主要的甲基供体，维生素 B_{12} 及维生素 B_6 是 Hcy 代谢过程中重要的辅酶，当摄入不足或是某些疾病造成其中一种或几种缺乏时，Hcy 水平升高。此外，年龄增长、男性、绝经后的女性、吸烟、咖啡、肾功能不全及一些恶性疾病等均可导致 HHcy。一些药物如消胆氨类调脂药、抗惊厥药物、雄激素、抗风湿药及利尿剂等，也可升高 Hcy 水平。

HHcy 引起动脉硬化可能的机制为：

1．同型半胱氨酸像其他硫氢化合物一样，可以促进胆固醇及低密度脂蛋白胆固醇的氧化，介导前炎症反应。

2．同型半胱氨酸的脱水产物硫化内酯具有高度活性，可引起动物体内甘油三酯、低密度脂蛋白胆固醇和胆固醇合成增加，并促进低密度脂蛋白胆固醇聚集，易被泡沫细胞吞噬。

3．Hcy 可通过丝裂素活化蛋白激酶途径刺激平滑肌细胞的增殖和纤维化。

4．Hcy 在体内极易被氧化，通过产生氧自由基和过氧化物，导致一氧化氮被灭活，从而引起血管内皮细胞受损。

5．通过影响凝血因子的含量和活性，增加血小板聚集和减弱纤溶作用，促进血栓形成。

6．启动炎症反应，能上调主动脉内皮单核细胞趋化因子-1（MCP-1）的表达，同时增强氧化低密度脂蛋白（ox-LDL）诱导的 MCP-1 的释放，导致动脉血管壁炎症细胞的聚积和炎症反应。

7．Hcy 可激活 PERK 和内质网的跨膜蛋白激酶（IRE-1）增加内质网反应基因如 GRP78、GRP94 等的表达，使未折叠蛋白分泌增加，并通过内质网相关的死亡途径诱导细胞凋亡。

【临床表现及实验室检查】

HHcy 本身没有特异的临床表现，多合并以下疾病：

（一）冠心病

HHcy 是冠心病的独立危险因素，在冠心病患者中约有 30% 合并 HHcy。北京协和医院采用荧光偏振免疫法测定了北京地区 77 名正常人和 61 例冠心病患者血浆 Hcy 水平，发现冠心病患者血浆 Hcy 水平明显高于正常人（$P<0.05$）。血浆总 Hcy 水平每升高 5μmol/L，则男性患冠心病的危险性增加 60%，女性增加 80%，相当于总胆固醇浓度升高 200mg/L 的危险性。

（二）心肌肥大和心肌损伤

研究表明，HHcy 可能使心肌厚度增加，心肌内微血管及心肌胶原含量增多，使心肌舒张功能减弱，顺应性下降，推测可能有促进慢性心功能不全的作用。国内李秀昌等人研究发现，心脏舒张末期室间隔厚度、左室心肌重量和左室重量指数与血清 Hcy 水平呈正相关，射血分数与血清 Hcy 水平呈负相关。

（三）先天性心脏病

近年来发现，孕期 HHcy 可能会增加子代先天性心脏病如近端流出道缺损等的风险，尤其是在同时合并缺乏叶酸和维生素 B_6 的孕妇中。

【检测方法】

目前主要检测 Hcy 的方法有：①高效液相色谱法；②酶联免疫分析法；③离子色谱法；④毛细电泳法；⑤ 荧光偏振免疫法。北京协和医院应用荧光偏振免疫法测定北京地区 77 名正常人和 61 例冠心病患者血浆 Hcy 水平，同时与高效液相色谱法进行比较，发现这两种检测方法具有良好的相关性。

【诊断】

目前较为公认的正常值5～15μmol/L，高于16μmol/L则为高同型半胱氨酸血症。高同型半胱氨酸血症按浓度分为：轻度16～30μmol/L、中度31～100μmol/L、重度>100μmol/L。

【治疗】

近年来的研究结果证实饮食补充叶酸、$VitB_{12}$和$VitB_6$可以调节Hcy代谢中许多关键酶及辅因子的活性，明显降低Hcy的水平，治疗和预防心血管事件的发生。一般认为叶酸的用量从0.4～10.0mg/d，可单独用药，也可与$VitB_{12}$和$VitB_6$联合用药，各种维生素的用量并不确定。目前国外已将饮食补充叶酸和维生素作为降低Hcy预防动脉粥样硬化的一种手段。

【预后】

大量的研究证实，Hcy是一个新发现的冠心病的独立危险因素，并且血浆Hcy水平与冠心病发病程度及预后有关，可预测冠心病的风险和预后。30%的早期冠心病患者血浆Hcy水平呈轻中度升高，轻中度HHcy使冠心病的危险性增加20%。血浆Hcy水平每增加5%，冠心病的发病率增加40%。另有研究表明，血浆Hcy每升高3μmol/L，缺血性心脏病发生率增加11%。

（许岭翎）

第四节　肥　胖　症

【病因和发病原理】

肥胖症是多种因素引起的慢性代谢性疾病。以体内脂肪细胞的体积和数目增加，从而体内脂肪占体重的比例异常增高为特点。肥胖症可以引发各种生理、心理和社会问题，大量的临床研究证实，肥胖症是心血管系统疾病、呼吸系统疾病、糖代谢异常、骨关节疾病及某些癌症的重要危险因素。肥胖症发生的基本病理生理机制是能量的摄入超过机体能量的消耗，多余的热量以甘油三酯的形式储存在脂肪细胞内，导致脂肪组织的异常增多。

近30年世界经济发展导致了生活方式的巨大变化，过多摄入高脂饮食和明显减少的体力活动，使得肥胖症无论在发达国家还是发展中国家都迅速成为严重危及人类健康的具有流行趋势的疾病。美国国家健康和营养调查（NHANES）的结果显示，1988～1994美国成人超重率55.9%，肥胖患病率55.9%，而1999～2000年的NHANES调查结果超重和肥胖发生率飞升至64.5%和30.5%。而在中国肥胖的上升趋势更加明显，根据1992年的第三次全国营养调查和2002年中国居民营养与健康状况调查结果显示，7～17岁的儿童青少年的超重发生率分别是3.9%和4.5%，肥胖率分别是1.8%和2.1%，分别上升了18.4%和16.7%。而45～59岁的成人超重和肥胖的发生率分别达到了29%和10.2%，18～44岁的青壮年超重和肥胖的发生率在10年间分别增加了52.7%和146.2%。总体上，我国超重和肥胖率10年间分别上升了38.6%和80.6%，全人群超重肥胖比值为3.1，提示我国居民的肥胖率在近年还具有明显增加的潜力。肥胖是全身多器官系统疾病的独立危险因素，因而会严重影响人群的健康，增加国家卫生经济的投入。

肥胖症的发生是过多能量储存的结果，基因背景和环境因素共同决定了机体的能量平衡。虽然近数十年发现了多种单基因突变可以导致肥胖，例如：2004 年瘦素（leptin）的发现被认为是肥胖研究的里程碑，瘦素及其受体的突变都可以导致重度肥胖，但人群研究的结果发现，绝大多数肥胖症患者并不存在瘦素或其受体的突变，反而瘦素水平显著高于体重正常人；其后还陆续发现了其他导致肥胖的单基因突变：prohormone converse 1（PC 1）基因、Pro-opiomelanocortin（POMC）基因、Melanocortin 4 受体基因和 SIM 1 基因等。95% 以上的肥胖症患者是在易感基因的遗传背景下，最终在环境因素的影响下发生肥胖症，人群研究已经发现了约 250 种基因多态性与肥胖的发生有关，密切相关的基因约 40 余种。

肥胖症与多种疾病的发生密切相关，例如心血管系统疾病如高血压、冠心病等、脑血管意外、2 型糖尿病、高脂血症、睡眠呼吸暂停/低通气等呼吸系统疾病、多囊卵巢综合征等生殖功能异常、骨关节疾病、部分消化道及生殖系统肿瘤如结肠癌、乳腺癌等。目前认为，肥胖症导致上述疾病的发生除了过多脂肪组织的物理压迫；更多的是内脏脂肪组织分泌的抵抗素、脂联素等多种脂肪因子以及白介素-6（IL-6）、肿瘤坏死因子 α（TNF-α）等炎性因子的变化导致胰岛素抵抗；循环中游离脂肪酸（FFA）等水平升高以及全身的氧化应激等因素共同作用的结果。但是肥胖症与众多并发症之间的因果机制尚有争论。

Framingham、SPLASH 等大型研究的结果都证实了肥胖是心血管疾病的独立危险因素。115 000 位中年女性参与的护士健康研究的结果显示，与 BMI 小于 $25kg/m^2$ 的对照组相比，BMI 在 $29 \sim 31.9kg/m^2$ 和超过 $32kg/m^2$ 的非吸烟女性冠心病的相对危险度分别是 4. 6 和 5. 8。另一项随访了 14 年的研究结果显示，肥胖的男性和女性比正常体重者心血管疾病死亡的相对危险度分别是 2. 9 和 2. 3。而且，即使对于儿童青少年 BMI 和全因死亡率也相关。一项随访了 31. 5 年的研究证实，与 BMI 位于 25 ~ 75 百分位的青少年相比，超过 95 百分位者预测成年死亡率在男性增加 80%，女性约增加 100%。BMI 位于 85 ~ 95 百分位之间的青少年全因死亡率也会增加 30%。

肥胖症导致心血管疾病发病率及死亡率显著升高的原因可能包括：

脂肪组织的循环：脂肪组织周围有丰富的血管网络，脂肪细胞邻近的血管通透性最强、静水压最低，脂肪组织的间隙中储存着大量的液体（约相当于组织湿重的 1/10）。随着脂肪组织的增多，脂肪组织的灌注增加部分使心脏排出量是增加的。

肥胖症的血流动力学改变：体重增加部分的代谢需求增加部分使肥胖症患者血容量以及心排出量的增加。心排出量的增加主要是来自每搏量的增加，因为心率增加的幅度较小。左心室充盈压力和充盈量的增加能够导致心室扩张，而心室腔的扩张可能使室壁张力增加，从而导致心肌重量增加最终导致左心室离心性肥厚。重度肥胖的患者（$BMI > 40kg/m^2$）离心性左心室肥厚十分常见，也常伴有左心室舒张功能的障碍。随着左心室功能的障碍，以及对血容量增加的生理性适应，血压正常的肥胖症患者可能出现左心房增大，这导致患者发生房颤的危险性增加。肥胖症的患者如果出现肺血管阻力指数的增高可能提示潜在的肺部疾病如睡眠呼吸暂停/低通气或肺栓塞以及左心室功能障碍。

肥胖导致心肌病变（adipositas cordis，心脏脂积病）：肥胖患者心肌纤维间的细胞束逐渐聚集脂肪，导致心肌细胞变性和心脏传导功能的障碍。若右心室受累，窦房结肌肉组织、房室结、右侧传导束最终整个房室区域的心肌层完全被脂肪代替，甚至能够导致限制性心肌病的情况。FFA 能够通过诱导细胞凋亡能过程导致心肌脂毒性。

脂肪组织除了是一个储存脂肪的器官，同时也是一个内分泌器官，能够合成并分泌入血重要的肽类或非肽类化合物，这些物质在心血管稳态中发挥了重要的作用，例如肿瘤坏死因子（TNF）、IL-6、纤溶酶原活化因子-1（PAI-1）、抵抗素、脂蛋白脂酶、酰化刺激蛋白、胆固醇酯转运蛋白、视黄醇结合蛋白、雌激素（通过 P450 芳香化酶活性）、瘦素、血管紧张素原、脂联素、IGF-1/IGFBP-3 和单丁酸甘油酯等。循环中 PAI-1、血管紧张素Ⅱ、CRP、纤维蛋白原、TNF 的浓度都与 BMI 密切相关。IL-6 能够调节肝脏产生 C 反应蛋白（CRP），CRP 是慢性炎症状态的标志，而慢性炎症状态能够激发冠脉综合征等。

【临床表现及实验室检查】

肥胖症本身是以体内脂肪组织的异常增多引起的一组慢性疾病，临床上早期缺乏明显的临床症状，当达到中、重度肥胖的时候患者会出现劳累、体力下降、活动后气促、怕热多汗、负重关节酸痛、嗜睡等表现，查体除体重、体脂、腰围等测量学超标外，部分患者还可以见到腹部或四肢的紫纹，以及颈部、腋下、腹股沟区等处皮肤的黑棘皮病。肥胖的相关临床表现均与肥胖相关的并发症出现有关。

（一）胰岛素抵抗与 2 型糖尿病

肥胖症是导致胰岛素抵抗的重要原因，特别是内脏脂肪的增多通过分泌 IL-6、TNF-α，以及体内 FFA 水平的提高、脂联素水平的下降等机制导致外周组织胰岛素受体和受体后功能的下降，从而导致胰岛素抵抗。机体为了保持正常的葡萄糖代谢状态，胰岛 β 细胞代偿性过多分泌胰岛素，表现为胰岛素水平的升高，若超过了 β 细胞的代偿能力，机体的葡萄糖代谢发生异常，出现糖耐量低减甚至 2 型糖尿病。美国护士健康研究的结果显示，当 BMI 超过 $22kg/m^2$ 时，糖尿病的发病率随着 BMI 的升高而显著增加。美国 NHANES Ⅲ的结果发现 2/3 的 2 型糖尿病患者的 BMI 均超过 $27kg/m^2$。BMI 于 $25 \sim 29.9kg/m^2$、$30 \sim 34.9kg/m^2$ 和超过 $35kg/m^2$ 时，糖尿病的发病率分别为 2%、8% 和 13%。内脏脂肪的增多即腰围的增加与糖尿病的发生密切相关。北京协和医院资料：99 例肥胖的儿童青少年中 29.1% 合并糖耐量低减者，10.9% 合并 2 型糖尿病。

当患者发生 2 型糖尿病时，临床上会出现口干、多饮、多尿等临床表现，甚至出现体重下降。75g 口服葡萄糖耐量试验（OGTT）是评价胰岛素抵抗和糖耐量状态的公认临床诊断标准，但正常血糖胰岛素钳夹技术是评价胰岛素抵抗的“金标准”。目前认为，胰岛素抵抗在肥胖导致的并发症特别是心血管并发症中发挥了重要的作用。

减重后随着胰岛素抵抗程度的改善，部分患者的糖耐量异常状态能够得到改善。北京协和医院资料：249 例肥胖合并新发 2 型糖尿病患者（糖尿病诊断≤6 月），减重后 18.5% 患者的糖耐量状态逆转为正常，25.8% 的患者改善为糖耐量低减。

（二）高脂血症

肥胖症患者全身胆固醇合成增加，并且通过肝脏合成过量的含载脂蛋白 B 的脂蛋白，从而使低密度脂蛋白胆固醇（LDL-C）生成增加，导致高脂血症。肥胖症相关的高脂血症可以表现为高甘油三酯血症、高小而密 LDL 以及低高密度脂蛋白胆固醇（HDL-C）等类型。高脂血症参与了肥胖导致的心血管疾病的发生。

（三）睡眠呼吸暂停综合征/低通气

肥胖患者通气需求增加、呼吸做功增加，但是功能储气量下降、呼气储备量下降等导致呼吸灌注失平衡，特别是在平卧位时横膈上抬以及腹压的升高等导致胸腔内压力增加更加重了通气功能的障碍，因此肥胖是导致肺泡低通气的经典原因。重症的肥胖/低通气综合征被命名为“PICKWICKIAN”综合征（肺泡换气低下肥胖综合征），患者表现为重度肥胖、不规则呼吸、嗜睡、发绀、继发性红细胞增多以及右心功能不全等。

阻塞性睡眠呼吸暂停是睡眠过程中反复发作的阻塞性呼吸暂停和低氧血症，同时伴有白天嗜睡和心肺功能的改变，在肥胖患者中常见。有临床研究结果发现，肥胖症患者随着睡眠呼吸障碍的程度增加，平均收缩和舒张压也随之明显升高，而且睡眠呼吸暂停与 CRP 水平的升高有关。北京协和医院资料肥胖症患者睡眠呼吸暂停/低通气综合征的程度与 BMI 有关，而且睡眠呼吸紊乱是醒后舒张压升高的独立危险因素。

（四）女性生殖功能障碍

肥胖的女性患者常伴有月经紊乱甚至闭经，生育能力下降。育龄女性常见的多囊卵巢综合征（PCOS）患者中约 60%～75% 为肥胖症患者，而且 PCOS 的发病率与 BMI 正相关，且与内脏脂肪的增多密切相关，胰岛素抵抗是 PCOS 发生的重要病因之一。研究发现减重和改善胰岛素抵抗的治疗能够显著改善 PCOS 患者的生化异常并改善月经以及排卵情况。北京协和医院诊断的肥胖青少年女性初潮后约 19.3% 出现月经紊乱或闭经的症状。北京协和医院妇科曾对 66 例肥胖 PCOS 且无排卵的患者进行观察，减重治疗后 47% 的患者恢复规律月经，25.8% 的患者恢复排卵，且恢复率与减重程度相关。

（五）骨关节疾病

肥胖症患者的负重关节特别是下肢关节如膝关节常较早发生伴有或无症状的骨关节炎，肥胖与骨关节炎的相关性在女性患者更密切。肥胖患者容易伴发的高尿酸血症和痛风，尿酸盐结晶等在关节处的沉积导致拇趾等关节炎，出现红肿、剧痛、变形甚至影响关节功能。

（六）脑血管疾病

大量的研究结果都提示，BMI、腰臀比与脑血管意外间有相关性。一项 21414 例男性参加的医师健康前瞻性研究发现，在校正了多重因素后与 BMI 低于 $25kg/m^2$ 的男性相比超重男性（BMI 25～$29.9kg/m^2$）发生所有卒中的相对危险度是 1.32，其中缺血性卒中是 1.35，出血性卒中是 1.25，而肥胖（BMI 大于 $30kg/m^2$）的男性这 3 个值分别是 1.91，1.87，1.92。BMI 每增加一个单位，缺血性卒中的危险增加 4%，出血性卒中增加 6%。但是卒中程度与 BMI 间无关。

特发性颅内高压（IIH）与肥胖相关，当体重超过正常范围 10% 以上，IIH 的发生率随着 BMI 的升高而增加，临床上表现为头痛、视力下降、耳鸣以及第Ⅵ对脑神经麻痹的症状，而且减重治疗能够显著改善 IIH 的颅内压和临床症状。

（七）胃肠道疾病

肥胖对胃肠道的影响主要是胆石症和非酒精性脂肪性肝病（NAFLD）。随着 BMI 的增加，症状性胆石症的发生率线性增加。护士健康研究的结果 BMI 超过 $30kg/m^2$ 的患者每年新发 1% 的胆石症患者，而 BMI 超过 $45kg/m^2$ 的患者为 2%。当体重迅速下降，特别是超过 1.5kg/w 时，新发胆石症的危险性会明显增加，可能与胆汁胆固醇过饱和导致胆固醇结晶成核以及胆囊的收缩功能下降有关。特别是接受极低热量饮食（<600kcal/d，脂肪摄入 1～

3g/d）和胃肠道手术减重的患者，分别有25%和35%新发胆石症。

文献报道52%~80%的肥胖症患者伴有脂肪肝，组织学研究发现，约20%患者存在脂肪性肝炎、21%的患者已存在肝纤维化，1.5%~8.0%的患者存在局灶性肝硬化。北京协和医院资料：220例超重和肥胖症成人患者，75.9%的超重及肥胖症患者合并不同程度的脂肪肝，脂肪肝与腰围增加为主的腹型肥胖关系密切，且脂肪肝的程度与BMI显著相关。其中45例患者接受为期1年的减重治疗，随着BMI的下降65.7%的肥胖症患者的脂肪肝得到了改善，患者的血清转氨酶水平显著下降，脂肪肝改善情况与减重程度相关，与减重方法无关。同期北京协和医院就诊的99例肥胖儿童青少年患者中脂肪肝患病率83%，其中40%患儿伴有转氨酶的升高提示脂肪性肝炎。

胃食管反流症以及胰腺炎的发生率在肥胖症患者中也略高，但是无大规模的研究证实其相关性。肥胖症患者重症胰腺炎，以及胰腺炎死亡率显著升高。

（八）肿瘤

肥胖增加食管、胆囊、结肠、乳腺、子宫、前列腺等器官发生肿瘤的危险。BMI的增加显著增加结肠癌的危险性，18岁后体重的增加与发生乳腺癌和子宫内膜癌有关，但是只有绝经后的女性随着BMI的升高乳腺癌的发病率增加。

【心血管系统疾病】

肥胖症患者易合并心血管疾病，但是明显的症状和体征往往出现在体重超过175%或者BMI大于40kg/m^{2}的患者，而且肥胖导致的心血管病变往往是非特异性的。肥胖症患者常见的心血管系统并发症包括：

（一）高血压

肥胖人群高血压的发病率是非肥胖者6倍。体重每增加10kg，收缩压升高3mmHg，舒张压增加2.3mmHg，将升高的血压转化为疾病风险估计使CHD的危险增加12%，卒中的危险增加24%。NHANES Ⅲ的结果显示当BMI小于25kg/m^{2}时，高血压的发生率是15%，当超过30kg/m^{2}时就男性增加至42%，女性增至38%。腹型肥胖的患者更容易合并高血压。肥胖患者发生高血压的影响因素包括心排出量和外周循环阻力：肥胖患者血容量、每搏量和总的心排出量增加，在这种高排出状态下，伴有高血压的肥胖症患者的外周阻力表现为不正常的“正常水平”或增加。导致外周阻力异常增高的因素包括胰岛素抵抗、交感神经系统活性增高以及肥胖导致的全身炎症状态等。增多的脂肪组织分泌释放的IL-6是一种前炎性因子，能够刺激肝脏产生CRP。低程度的炎性状态可能会使血压升高，收缩压、舒张压、脉压和平均动脉压的升高与IL-6的水平显著相关，而收缩压、脉压和平均动脉压与可溶性细胞间黏附因子-1的水平相关。氧化应激或前炎性因子的增加肥胖患者常伴有内皮功能异常，导致血管收缩、血管阻力增加从而导致高血压等CVD危险因素的发生。不管机制如何，肥胖的患者减重后血压会随之下降。超过半数的人每减重1kg，收缩压下降1~4mmHg，舒张压下降1~2mmHg。

（二）冠心病

长达20年以上的Framinghan等大规模前瞻性研究结果充分证实，肥胖症是临床冠心病（CHD）的独立危险因素，确诊CHD的患者发生急性心肌梗死（AMI）后肥胖即BMI与死亡率显著相关。TRACE（Trandolapril Cardiac Evaluation）研究结果发现，即使在排除了高血压和糖尿病之后，腹型肥胖较非肥胖者的死亡率仍升高 23%，提示肥胖的这种作用并不是通过糖尿病和高血压导致。

胆固醇酯沉积在肌性动脉内膜巨噬泡沫细胞（脂纹）形成动脉粥样硬化最早从儿童期就开始出现。可以通过颈动脉内膜中层厚度（IMT）的测定发现 CHD 高危的患者，IMT 与肥胖患者儿童期 BMI 显著相关，与成人的肥胖和心血管事件显著相关，这强调了儿童期肥胖持续到成人的累积副作用，青少年和青年的肥胖使动脉粥样硬化的进程在出现临床表现之前加快了数十年。

老年患者的脂肪或体脂的分布对内皮损伤的作用弱于年轻人。尸检结果提示，年龄在 15～34 岁的意外死亡的年轻人右冠脉（RCA）和腹主动脉的脂纹以及进展的病灶（纤维斑块、钙化斑块以及溃疡形成）与肥胖以及腹膜厚度相关，其中黑人较白人、男性较女性有更明显的动脉病变。当男性的腹膜厚度超过 17mm 时，BMI 超过 $30kg/m^2$ 时血管病灶显著增加，这种相关性在校正了 HDL-C，LDL-C，高血压，吸烟和糖化血红蛋白等相关危险因子后仍然存在，提示相对于全身总脂肪量，内脏脂肪是更重要的动脉粥样硬化危险因子。另有研究发现，青年男性动脉病灶部位每平方毫米的巨噬细胞最大密度也与与腹型肥胖显著相关。

研究发现，肥胖患者 CHD 发病年龄更早，介入并发症更多，但基线时多为单支病变。患者随访 4 年后，颈动脉粥样硬化的加速进展与腹型肥胖显著相关，而且独立于全身肥胖以及其他危险因子。当 apo B 超过 1. 01g/L 以及小而密 LDL 升高时相关性更加显著。肥胖的患者在接受冠状动脉旁路移植术（CABG）围术期有更多的不良事件发生。肥胖与术后胸骨以及浅层伤口的感染，隐静脉感染、房性心律失常及肺部并发症的发生率升高有关。对于 BMI 超过 $35kg/m^2$ 的中度以上肥胖患者可能需要更长时间的机械通气和卧床。

由于肥胖患者平卧体位横膈上抬导致心脏移位以及胸壁皮下脂肪组织的沉积（也有可能心周的脂肪增加）是心脏和记录电极之间的距离增加等原因，肥胖患者的 ECG 检查容易出现假阳性改变，因此结合 ECG 应当更积极的对肥胖症患者进行其他影像学检查，以尽早发现潜在的冠心病等心脏病变，及早干预，预防 AMI 等急性冠脉综合征的发生。通常放射性核素心脏影像学检查有助于诊断伴有明显临床症状的 CHD 肥胖患者。经食管心脏超声检查能够用于重度肥胖的患者诊断 CHD，经管道多巴酚丁胺负荷超声心动检查结合了药物负荷以及高质量的心脏影像，而且安全性得到了证明，可以作为重度肥胖患者的 CHD 以及缺血阈的诊断方法之一。临床上高度怀疑冠脉病变的肥胖症患者如果需要接受心脏导管检查，由于腹股沟部位脂肪的堆积以及局部皮肤的摩擦挫伤等原因可能会出现更多的并发症，可选择经皮桡动脉穿刺。

虽然肥胖是 CHD 的独立危险因素，但是高脂血症、高血压和糖耐量异常等因素在肥胖患者的 CHD 发病和进展过程中也发挥了重要的作用。

（三）静脉血管病变

重度肥胖的患者容易发生下肢水肿，可能是与心室充盈压力的升高有关。伴有静脉水肿的肥胖患者会出现淋巴系统负荷增加，血容量增加，同时血管活动性（腓肠肌和腿部肌肉泵功能下降）降低，如果同时静脉瓣功能障碍会发生血流逆行。严重或持续存在下肢血运不畅常常导致重度肥胖的患者发生胫前溃疡形成或下肢皮肤蜂窝织炎。BMI 位于上 1/3 的患者发生静脉血栓几率是 BMI 位于下 1/3 患者的 2. 42 倍。腰围超过 100cm 的男性肥胖患者更易发生静脉血栓，而女性肥胖与肺栓塞的发生更相关。

（四）充血性心衰

虽然有了一些新的治疗但是心衰患者的5年死亡率仍在50%，肥胖使得糖尿病、高血压和冠心病的多发导致过度肥胖的患者更易发生心衰，肺动脉高压可能参与了肥胖患者发生心衰。阻塞性睡眠呼吸暂停的患者中肺动脉高压的发生率大约在15%~20%，肥胖症患者的肺动脉高压通常是轻度至中度（肺动脉压力20~35mmHg），肺泡低通气是肺血管收缩最重要的刺激因素。BMI每增加一个单位，男性心衰的危险性增加5%，女性增加7%。但是若患者已存在心衰，肥胖就不总是对患者的预后有负面的作用，研究结果提示，心衰的患者中肥胖者死亡的危险性更低。但是目前有关心衰的指南对BMI的处理和预后尚有争论，美国ACC/AHA的心衰临床指南没有提及BMI，而欧洲心脏病学会却建议超重和肥胖的心衰患者减重，但是这种建议目前尚缺乏有力的临床证据支持。有7 767例患者参与的DIG研究提示，BMI越高的患者死亡风险越低，但是这只是入组时基线水平的体重，并没有研究整个研究过程中体重的减少或增加对预后的影响。术前肥胖确实能增加心脏移植后的患病率和死亡率。

（五）心律失常

即使没有心脏功能障碍，肥胖症患者发生心律失常和猝死的危险也较高。Framingham研究结果显示，与体重正常者发生难以解释的心脏骤停相比肥胖者发生心源性猝死的危险性高40倍。特别是年龄在35~44岁和25~34岁间重度肥胖的男性心源性猝死危险分别升高6和12倍。根据NHANESIII研究的结果，糖耐量受损的患者中大约30%都伴有QTc间期的延长。校正了心律对QTc的影响后，BMI与QTc之间仍呈正相关。肥胖的患者中约8% QTc大于0.44秒，大约2%大于0.46秒。而即使在健康人，随访15年后发现QTc超过0.42秒的人死亡率是增加的。QT离散度在肥胖者显著增加。当腹型肥胖和胰岛素水平增加时，交感副交感失衡可能是QTc和QT离散度变化的最好解释。

在QRS波群之后以及ST段出现的小高频电位（1~20μV）能够增加室性心律失常和猝死的风险。在没有心脏临床表现的肥胖症患者也能够见到迟发电位，随着BMI的增加发生率和异常数量增加。BMI在31~40kg/m^{2}之间35%的患者有异常的迟发电位，BMI41~50kg/m^{2}和大于50kg/m^{2}的患者分别有86%和100%。这种迟发电位可能与肥胖导致的病理性心肌改变有关（心肌肥厚、局灶性的心肌紊乱、纤维化、脂肪和单核细胞浸润等）。升高的游离脂肪酸（FFA）能够影响心肌复极。研究发现，心梗的患者长链饱和脂肪酸与室性心律失常相关，高浓度的葡萄糖能够通过减少NO使血管张力增加以及心室的稳定性降低。致命性心律失常往往是猝死的原因。

【诊断】

肥胖症以体内过多脂肪组织为特点，因此体内脂肪含量或脂肪比例的测定应当是肥胖症诊断的依据。通常认为男性的体脂比例应当低于25%，而女性低于33%，但是不同种族的人群处于不同年龄阶段，体脂是有显著的变化的，目前尚缺乏大样本的人群调查结果证实不同年龄、性别中国人正常体脂含量。虽然已有有水下称重法（密度测量法）、双能光子吸收测量法（DEXA）、电阻抗法、磁共振法等多种测量体内脂肪含量的方法，能够较为准确的测量体内脂肪含量。但是上述测量方法需要特殊的仪器，临床操作困难，不宜作为临床诊断的依据。目前临床上还是普遍使用体重指数（body mass index，BMI）作为衡量是否肥胖的诊断标准。BMI消除了身高对体重的影响，简便易行，能够较为客观的判定患者的肥胖程度。人群的遗传背景差异导致了不同地域的人体型差异较大，而且临床研究的结果也证实了不同种族人群BMI与肥胖相关并发症的关联也不尽相同，因此全球不能遵循统一的肥胖诊断标准。2002年中国的流行病学研究者根据我国的人口调查结果定义了中国成人肥胖症诊断标准：即BMI≥24kg/m^{2}为超重，BMI≥28kg/m^{2}为肥胖；内脏脂肪的含量在并发症的发生中发挥了关键作用，而腰围是间接反映内脏脂肪含量的客观指标，因此在诊断肥胖的同时，需要结合腰围判断患者是否为腹型肥胖，目前中国肥胖问题工作组建议的腰围正常界值为女性80cm，男性85cm，国际糖尿病联盟的建议腰围界值中国男性为90cm，略有差异。需要注意的是儿童肥胖症的诊断不适用上述标准，由于儿童处于不断的生长过程中，BMI也是随着年龄的增长而增加的，目前中国已经统一了不同年龄儿童肥胖症BMI诊断标准（此略）。

肥胖使患者发生高血压、冠心病甚至心衰等危险性明显增加，但这些心血管疾病疾病在肥胖症患者的表现均是非特异性的，无特殊临床表现。尚无统一的诊断标准定义肥胖特异性心血管疾病，但是肥胖作为重要的危险因子，针对肥胖症患者特别是腹型肥胖的患者，应当注意筛查可能潜在的心血管疾病，及时的干预。常规心电图检查、心脏彩色超声、经食管心脏彩超、颈动脉等血管超声检查、核素心脏检查以及冠状动脉的导管介入检查等为临床诊断提供了有力的依据。其他的生化检查包括血脂、血糖和超敏C反应蛋白等检查有助于临床综合判断肥胖对心血管的危害。

【鉴别诊断】

肥胖症应当与下列常见导致体重增加的疾病进行鉴别：

（一）库欣综合征

肾上腺皮质增生或者腺瘤分泌过多的皮质醇，导致临床上出现向心性肥胖、满月脸、水牛背、皮肤紫纹、毳毛增多、甚至出现高血压以及糖耐量异常等，特别是在儿童库欣综合征的早期特征性表现不明显，仅有肥胖和生长停滞等表现，易误诊。血或尿皮质醇以及大、小剂量地塞米松抑制试验有助于定性诊断，垂体和肾上腺的影像学检查有助于定位诊断。需注意部分单纯性肥胖症患者24小时尿游离皮质醇水平高于正常值，北京协和医院资料，约19%的肥胖症患者24小时尿游离皮质醇水平轻度升高，但皮质醇均能被小剂量地塞米松所抑制。

甲状腺功能减退症：由于甲状腺功能减退，基础代谢率降低，患者出现水肿、体重增加、还可伴有打鼾、嗜睡等表现，通常甲低患者还伴有便秘、皮肤粗厚、反应迟钝等表现，血甲状腺激素水平的检查有助于鉴别诊断。

（二）胰岛素瘤

胰岛β细胞瘤自主分泌胰岛素导致患者出现反复发作的低血糖，且进食后症状改善，疾病得到诊断前患者通常通过大量进食为避免低血糖症状的出现，因此临床上有显著的体重增加表现。而伴有胰岛素抵抗的肥胖症患者也可在进餐2～3小时后出现反应性低血糖，因此需要加以鉴别。前者低血糖往往发生在晨起空腹状态，而且低血糖的程度较为严重，并呈进行性加重的趋势，严重低血糖时胰岛素水平的异常升高往往提示胰岛β细胞瘤，胰腺灌注CT有助于定位诊断。

（三）下丘脑综合征

丘脑部位的肿瘤、感染、损伤或者先天发育异常导致了摄食中枢的功能异常，表现为暴食、体重显著增加，同时下丘脑部位也是体温、精神以及睡眠等调节中枢，因此临床上往往同时伴有体温异常、情绪障碍和嗜睡等表现，还可能伴有性腺发育异常、尿崩症，以及其他垂体轴功能异常的表现。

儿童肥胖症：重度肥胖的儿童诊断时需要全面的问诊查体，注意除外以下可能的伴有肥胖表现的疾病，如 Frohlich 综合征（肥胖生殖无能综合征）可能是下丘脑、垂体病变导致神经内分泌功能紊乱造成；Prader-Willi 综合征（低肌张力－低智力－性功能减退－肥胖综合征）可能与下丘脑功能有关，但有一定的遗传倾向，与父系 15q11-q13 染色体缺失有关，患者往往在成年前就发生糖尿病；Laurence-Moom-Beidl 综合征（性幼稚－色素性视网膜炎－多指、趾畸形综合征）是常染色体隐形遗传性疾病，患者还可以伴有小头畸形、眼球震颤、先天性心脏病以及尿道下裂等临床表现。

【治疗】

肥胖症应当以行为治疗为主，必要时进行药物干预，大量的临床研究证实，减轻原体重的 5%～10% 就能够显著改善肥胖相关的危险因素。

（一）饮食控制

科学合理的饮食控制是控制体重的基础，建议在基础代谢需要的总热量基础上减少 400～600kcal热量的摄入，饮食控制不是仅仅对热量的控制，饮食结构的改善同样重要。减重膳食的原则应当是低脂肪、适量优质蛋白、高膳食纤维并且要增加饮食中蔬菜和水果的比例。平衡膳食中碳水化合物、蛋白质和脂肪的比例应当是 60%～65%、15%～20% 和 25%。

（二）体力活动

在合理饮食的基础上，增加体力活动是减轻体重的关键。运动可以增加机体的能耗，减少多余热量以脂肪的形式蓄积。而且有氧运动可以通过增加胰岛素敏感性改善血脂、血糖和血压状况。推荐减重患者进行中、低强度并持续一定时间的运动，要结合患者的心、肺功能，避免运动伤害。

（三）减重药物的应用

绝大多数的超重或肥胖症患者通过合理的饮食控制和运动都可以达到逐渐减轻体重的目的，但是如果患者诊断时已经存在明确的并发症可以在专科医师的指导下进行药物治疗。使用减重药物治疗的指征：患者体重指数≥24kg/m^2，同时伴有高血糖、高血压、高脂血症、负重关节炎或睡眠呼吸暂停综合征等并发症时，在饮食控制和体力活动的同时可以加用减重药物；如果患者体重指数≥28kg/m^2，经过 3～6 个月的单纯饮食控制和体力活动仍不能达到减重 5% 者无论是否有并发症都可考虑减重药物治疗。如果患者食欲旺盛，无法控制食欲，进食量大的情况下也可以试用抑制食欲的减重药物。对处在生长发育的儿童青少年一般不使用减肥和减重的概念，而是以控制增重为指导原则，禁止儿童使用饥饿疗法或任何减肥食品、药品或手术等方法减重。妊娠和哺乳期妇女不建议减肥，更禁忌使用各种减重药物。老年人减重应当在医师评估了心、肺功能以及一般状况后，进行饮食和运动指导，不推荐使用减重药物特别是作用于中枢对心血管等功能有影响的减重药物。

临床常用的减重药物：

1. 肠道脂肪酶抑制剂　奥利司他，作为胃肠道胰脂酶的抑制剂，奥利司他特异地与胃肠道胰脂酶甘油三酯（TG）结合位点发生不可逆的结合，从而饮食中大约3 0%甘油三酯（TG）不被分解和吸收，随粪便排出体外。北京协和医院牵头的一项国内多中心临床研究对400多例肥胖患者使用奥利司他治疗结果，24周治疗患者体重降低了6.05kg，较单纯饮食控制组显著（约下降3 kg）。奥利司他服用后低于1%的药物被吸收，因此药物全身性副作用极少，以胃肠道症状为主：包括带便性胃肠排气、油性斑点、排便紧急感、脂性便和排便次数增多等。

2. 中枢食欲抑制剂　食欲由下丘脑腹内侧的饱中枢与下丘脑外侧区的摄食中枢调节。此类药物通过刺激神经递质的生成、释放，并抑制其再摄取，从而达到抑制食欲的作用。盐酸西布曲明是目前常用的食欲抑制剂，虽然西布曲明引起血压升高和心率加快的作用，不同的研究报道的结果不尽相同，仍不建议有冠状动脉疾病史、充血性心力衰竭、心律失常、卒中、未控制的高血压、癫痫史、青光眼以及严重肝、肾功能障碍的患者使用西布曲明。北京协和医院等多家医院对250例肥胖患者治疗研究结果，治疗24周患者体重降低6.52 kg。苯丙胺及其类似物可以通过影响中枢儿茶酚胺抑制食欲，但其显著的中枢神经系统兴奋作用，以及长期使用后成瘾性，国外已经禁止此类药物用于减重治疗。芬氟拉明以及右芬氟拉明是通过促进5-羟色胺释放并抑制其再摄取，使患者产生饱感，此类药物曾经广泛用于减重，但是近年来发现其对主动脉瓣、二尖瓣等心脏瓣膜的不良作用，以及可能与肺动脉高压的发生有关，在美国等国家已经禁用。

（四）外科手术

外科手术通过缩小胃容量或改变食物消化的通路达到减少吸收的目的。从最初的空回肠旁路手术、胃限制术、垂直束带胃成形术发展到近年来的腹腔镜下的胃束带术等。外科减重常用于BMI $>40kg/m^2$以上且合并多种并发症，其他减重方法治疗无效的重度肥胖患者，但对于有严重心肺并发症的患者要评价患者是否能够耐受手术。

【预后】

肥胖症对通过各种并发症损害患者的健康，特别是对心血管系统的影响导致患者心血管事件和死亡率增加，而减重治疗对血脂、血糖以及血压有显著改善作用也改善了心血管功能。但是肥胖对心衰的作用目前尚无定论。

（朱慧娟）

第五节　肥胖心肌病

肥胖是一种由多因素引起的慢性代谢性疾病，早在1948年世界卫生组织已将它列入疾病分类名单。根据世界卫生组织的定义，正常成年人的体重指数（BMI）为18.5～24.9 kg/m^2，BMI在25～29.9 kg/m^2属于超重，如果超过30 kg/m^2即为肥胖；2005年WHO统计全球约15亿人超重，至少4亿人达到肥胖的标准。1995到1997年我国11省（市）调查资料发现超重人口的检出率达到21.51%，肥胖人口检出率为2.92%。随着社会进步、人们生活方式的改变，肥胖人口的比例更有逐年上升的趋势。超重和肥胖会引发一系列健康、社会和心理问题。肥胖人群的全因死亡风险较正常体重人群高50%～100%。临床上，肥胖患者会出现气短、喘憋、活动耐力下降、下肢水肿等症状，部分患者被诊断为心肌病变伴严重的心力衰竭，这种心衰的发生曾被多数学者认为与肥胖并发的各种代谢紊乱有关；但随着研究的深入，肥胖症本身作为心力衰竭的重要独立危险因素已被认可，没有并发症的肥胖患者也可能出现不同程度的心肌病变和心脏功能改变，严重者甚至出现致命的心力衰竭。

一、肥胖心肌病的定义及存在证据

2007 年 Wong 等人提出肥胖心肌病应该专指肥胖患者出现的心肌病变，而且这种病变不能被常见的高血压、糖尿病、冠心病或其他已知疾病所解释；心肌病变会导致左心室功能受损，表现为收缩性或舒张性心力衰竭，其临床谱较广，既包括无症状的亚临床心脏功能障碍，也包括心功能Ⅳ级的扩张性心肌病。

1933 年 Smith 等首次报道了 4 位体重 150kg 以上的患者在无其他已知并发症的情况下死于心衰。Haque AK 等人对 76 例肥胖患者尸检，发现所有心脏都存在心脏增大、室壁肥厚，而另一些学者的研究发现肥胖患者中出现扩张性心肌病的几率也明显高于体重正常者。多项大型流行病学研究如美国国家健康和营养调查（NHANES）和欧洲 Renfrew-Paisley 研究的数据都证实肥胖独立于冠心病、糖尿病、高血压等已知临床疾病，是心力衰竭的独立危险因素。在 Framingham 心脏研究中，5881 例患者随访 14 年后发现，BMI 数值每升高 1，男性发生心衰的风险增加 5%，女性的风险增加 7%；在女性人群，13.9% 的心衰发病可归因于肥胖，而对于男性此比例为 10.9%。肥胖患者心力衰竭的发生还与肥胖程度及肥胖持续时间相关。Alpert 等人的研究认为肥胖的持续时间是心力衰竭最强的预测因子，肥胖持续 20 年发生左心室增大及心力衰竭的可能是 66%，而持续 25 年则为 93%。

二、肥胖心肌病的心脏结构和功能改变

肥胖患者的心脏结构会发生多种改变，左心房增大、左心室离心性肥厚、左心室扩张是最常见的表现。部分患者出现右心室肥厚及扩张，而且与肥胖造成的阻塞性呼吸睡眠障碍及肺动脉高压无关。早期的尸检研究证实心脏重量、左心室和右心室肥厚的程度与肥胖程度正相关，弥漫性的心肌细胞肥大是其特异性的改变，心肌细胞间的脂肪浸润和心包脂肪堆积并不显著。但是近年的超声心动图研究显示，肥胖患者的心包脂肪较正常体重人群增厚，并且其分泌的细胞因子与冠状动脉粥样硬化相关。1992 年 Kasper 等人对 43 例肥胖患者与正常体重人群进行尸检比较后发现，除室壁肥厚外，部分患者表现为心室腔明显扩张、室壁变薄，心肌细胞广泛纤维化，由此导致的心衰在肥胖患者中的发生率远高于正常对照人群（77% vs <35%），而心衰是重度肥胖患者发生猝死的主要病因。近年发展的超声背向散射技术也提示除心肌肥厚外，心肌细胞还存在“无声”的纤维化进程。

在心脏功能方面，左心室舒张功能受损常先于或伴随收缩功能的减弱而出现。Alpert 等人发现，血压正常的肥胖患者，左心室舒张功能下降并不少见，并且与左心室质量的增加明确正相关；Alaud-din 等人对左心室收缩功能正常的病态肥胖患者进行超声心动图、右心导管等检查后发现，运动只能促进患者心率的上升而不伴有左心室舒张末容积、每搏量的改变，给予液体负荷后，肺动脉楔压的升高并不伴随左心室每搏量的升高，这表明肥胖患者的左心室储备功能下降。

三、肥胖心肌病的病理生理

肥胖心肌病的发生发展受到多种因素的影响，而血流动力学的异常改变被认为是始动因素。肥胖患者的血流动力学较正常体重者有明显的不同，脂肪组织的过度堆积使循环血量及心排出量增加，外周血管阻力下降。由于肥胖并不显著增加平均心室率，因此心排出量的增加归因于每搏量增加，这使左心室壁张力持续增加，久而久之心室壁出现离心性肥厚。如果心室壁的增厚与心腔的扩张平衡，室壁张力及其收缩功能可以保持正常，但是如果室壁增厚不能代偿心室腔的扩张，心室的收缩功能就会下降。这期间，心肌逐渐发生重构，心肌细胞肥大、纤维化并伴有间质胶原沉积。长期左心衰竭可使肺静脉压升高，最终出现肺动脉高压，累及右心功能。

各种肥胖相关的代谢紊乱也参与了心肌病的发展。肥胖患者常常出现的胰岛素抵抗使心肌细胞对脂肪酸过度摄取，心肌耗氧增加，脂肪酸代谢的中间产物如长链非酯化脂肪酸、神经酰胺等累积会损害心肌。Jonathan M 等人还发现心肌细胞内的甘油三酯累积程度也与 BMI 正相关，心肌细胞的脂肪变性也会导致扩张性心肌病的发生。另外，由于体重的增加而减少了的胰岛素样生长因子 1（IGF-1）、瘦素不敏感、肿瘤坏死因子分泌增加从而抑制脂联素、慢性炎症介质基因表达上调、肾素血管紧张素醛固酮（RAAS）系统的激活都参与了肥胖心肌病的发生。

微血管病和内皮细胞功能异常也与肥胖心肌病的发生有关。肥胖时内皮功能异常会导致小血管异常收缩和微血栓形成，而微小组织的梗死和再灌注损伤促进了心肌病变。如果肥胖患者合并阻塞性睡眠低通气综合征或肥胖相关低通气综合征，则其体内核因子 κB 表达将增加而内皮细胞一氧化氮合成酶表达将下降，内皮细胞功能进一步受损将会促进肺动脉高压、右心衰竭的出现。

四、肥胖心肌病的诊断

1. 临床表现　肥胖心肌病是一个逐渐进展的过程，随着疾病的加重患者可能会出现如乏力、劳力性呼吸困难、端坐呼吸、夜间阵发呼吸困难等左心功能不全的症状。如果伴有右心衰竭和肺动脉高压，还会有腹胀、肝大、双下肢水肿等症状；如果出现心悸，应注意是否存在房扑或房颤，它们是肥胖患者常见的心律失常。文献报道，在肥胖病史超过 10 年或 BMI 大于 40kg/m^2 的患者中，约 10% 会出现心肌病的临床症状。体格检查可以发现双肺湿啰音，S3、S4 奔马律，颈静脉怒张，肝颈静脉回流征，腹腔积液，肝大，下肢可凹性水肿等体征。

2. 心电图表现　心电图的表现多不特异，可以表现为 QRS 波低电压，轻度的电轴左偏。过多的脂肪组织可致使左心室肥厚从而易被发现。出现右心室肥厚时，在下壁和侧壁的导联可以见到 T 波低平等右心室肥厚的表现。另外由于过度肥胖，可导致膈肌上抬从而使心脏横向移位，也会出现心电图的相应改变。

3. 影像学表现　心影增大是胸部 X 线片最常见的表现。彩色超声心动图、放射性核素心脏成像、增强 CT、心脏磁共振都存在各自的优缺点，可以互为补充。彩色超声心动图是最经济便捷的检查手段，常规二维心脏超声可以发现心脏各腔室内径、室壁厚度、左心室收缩功能的异常。多普勒成像技术使我们可以获得更多心腔内血流和局部心肌运动的参数，早在出现明显的左心室收缩功能障碍之前，左心室不同部位心肌组织的运动速度、应变、应变率等参数的降低就已出现，且降低程度与 BMI 正相关；即使右心室内径无明显变化，右心室心肌的运动应变异常也是早期心肌病的重要指标。

但是，过度肥胖患者的超声心动图图像受脂肪和肺内气体干扰，质量较差，直接影响各种参数的测量，这同样也是核素心室显像遇到的难题。增强CT也可以精确测量心脏收缩功能，缺点是患者要应用造影剂并暴露于较大剂量的放射线下。而心脏磁共振在肥胖患者中的应用有很大发展前景，它不仅可以客观的反应心脏的结构和功能，还能观察心肌组织的局部变化；应用磁共振波谱技术能定量检测心室壁肌细胞内甘油三酯含量，后者在肥胖患者心脏内的升高对心肌细胞有直接的毒性作用，并促进心肌肥厚和心室腔扩张的发生，可能成为今后肥胖患者心肌病发生的生物标志和疗效观察指标之一。

4. 生化指标　B型钠尿肽（BNP）和N末端B型钠尿肽前体（NT-proBNP）是心室充盈压上升后分泌的短肽类物质，对非肥胖患者的心力衰竭有一定的指示作用。文献表明，超重或肥胖患者的上述指标水平较正常体重者低，这种差异的产生主要与肥胖患者体内合成上述物质的减少有关；即便如此，研究认为，依旧可以对不同BMI患者应用年龄调整的NT-proBNP界值判断心衰的存在，用不经年龄调整的界值排除心衰。但是BNP与NT-BNP是否能提示肥胖患者的心脏亚临床病变还有待进一步研究。

5. 诊断

前面所述肥胖患者心力衰竭的临床症状和体征都缺乏特异性，对于过度肥胖和长期肥胖的患者应提高警惕，必要时借助超声心动图或其他心脏影像学手段进一步明确诊断。确立诊断之前应该仔细询问患者的病史，与高血压、冠心病、糖尿病、饮酒等相关的心肌病进行鉴别诊断。

五、肥胖心肌病的治疗

预防并逆转心肌病的发生和抑制心力衰竭的进展是治疗的主要目的。各种治疗手段中，目前唯一证实有效的方法是减轻体重。针对肥胖人群的相关药物治疗还缺乏临床试验的支持，该病的早期诊断和早期治疗有利于改善预后。

1. 减轻体重　减轻体重可以通过合理饮食、增加体力活动、服用减重药物和减重手术等手段来实现。肥胖患者的体重减轻5%～10%就有明确的临床意义，所有的并发症及心血管病的风险情况都会改善。减重带给患者心血管系统的益处决定于以下几方面：肥胖程度、重量减轻程度和肥胖持续时间。总体来说，减重程度与左心室质量和结构的改善、心肌运动参数的改善成正比；减轻体重可以提高左心室舒张功能，使已经降低的左心室收缩功能改善。体力活动可以帮助减轻并保持体重。研究表明，通过运动和节食减重后对左心室内径和重量的有益影响要好于仅仅通过节食减重。目前有多种药物可以帮助减轻体重，如奥利司他，盐酸西布曲明和利莫那班。但是它们对于心脏的影响尚不清楚。对于严重肥胖患者，减重手术是一种具有可行性的治疗手段，并且对心脏可产生有益影响：术后成功减重可降低室壁厚度及心室腔大小，增强收缩功能，降低左心室充盈压，增强左心室储备功能，同时右心室收缩和舒张功能也将有所改善。但是目前为止，减重手术的适应证仍限于术前已存在左心室内径明显扩张、质量增加、左心室收缩功能减低的患者。

2. 药物治疗心力衰竭　对肥胖心肌病造成的慢性心力衰竭进行有效的药物治疗，是基于对所有心力衰竭患者的观察。治疗药物包括利尿剂、血管紧张素转化酶抑制剂（ACEI）、血管紧张素受体阻断剂、β受体阻断剂、洋地黄等。ACEI具有增加心肌糖代谢，促进心肌微循环和增进血管内皮功能的作用，由于RAAS系统参与肥胖心肌病的发生和进展，故推测

RAAS 系统抑制剂有利于延缓心肌病变从亚临床阶段向临床阶段的进展。β 受体阻断剂作用于自主神经系统，有保护心肌，逆转心肌重构等作用。但是 β 受体阻断剂特别是 β1 选择性阻断剂可以加重葡萄糖和脂质代谢紊乱，并且可能增加体重，因此推测在肥胖患者中，非选择性 β 受体阻断剂例如卡维地洛可能有更好的疗效。其他药物，如糖尿病患者常用的胰岛素增敏剂噻唑烷二酮类药物在调节血糖的同时也有保护心肌的作用，它可以增加脂肪组织内胰岛素调控的葡萄糖转运载体 GLUT4 的表达，降低心肌游离脂肪酸和甘油三酯水平，加强心肌葡萄糖氧化和内皮功能，但是目前仍然缺乏上述药物相关的直接临床证据。

综上所述，肥胖是引起心肌病变的独立危险因素，长期重度肥胖会导致心脏房室结构的改变并出现心力衰竭。血流动力学改变和各种代谢紊乱是导致心肌病变的主要原因。心脏影像学技术的发展帮助我们提高了对肥胖心肌病的认识，肥胖心肌病相关的临床生物标志物或早期诊断手段仍待发现和完善，对肥胖心肌病患者应用各种药物治疗的有效性及患者的预后情况是亟待研究的问题。

（郭潇潇）

参考文献

糖尿病

1. Wong ND. Metabolic syndrome: Cardiovascular risk assessment and management. Am J Cardiovasc Drugs, 2007; 7 (4): 259
2. Chenniappan M. Insulin resistance and coronary artery disease. J Indian Med Assoc, 2007, 105 (1): 29 – 36
3. Fonarow GC. A practical approach to reducing cardiovascular risk factors. Rev Cardiovasc Med, 2007, 8 (Suppl 4): S25
4. Boudina S, Abel ED. Diabetic cardiomyopathy revisited. Circulation, 2007, 26, 115 (25): 3213
5. Ouwens DM, Diamant M. Myocardial insulin action and the contribution of insulin resistance to the pathogenesis of diabetic cardiomyopathy. Arch Physiol Biochem, 2007, 113 (2): 76
6. Korosoglou G, Humpert PM. Non-invasive diagnostic imaging techniques as a window into the diabetic heart: a review of experimental and clinical data. Exp Clin Endocrinol Diabetes, 2007, 115 (4): 211
7. Vaughan TB, Bell DS. Diabetic cardiomyopathy. Heart Fail Clin, 2006, 2 (1): 71
8. 王姮，肖新华. 糖尿病慢性并发症. 见：史轶蘩主编. 协和内分泌和代谢学. 北京：科学出版社，1999，1334
9. 朱禧星. 糖尿病心脏病. 见：朱禧星主编. 现代糖尿病学. 上海医科大学出版社，2000，327
10. 糖尿病和心脏病. 见潘长玉主译. Joslin 糖尿病学（第 14 版）. 北京：人民卫生出版社，2007，1013
11. 宋默薇. 糖代谢异常与糖尿病心肌病. 心血管病学进展，2005，26（2）：147
12. 郑辉，于德民. 糖尿病心肌病的发病机制和诊断. 国际内分泌代谢杂志，2006，26（2）：116
13. 曾琳琳，张晓刚. 糖尿病心肌病发病机制的研究. 国外医学心血管疾病分册，2005，32（5）：287
14. 张春虹，臧伟进，臧益民，等. 糖尿病心肌病临床特点分析. 心脏杂志，2003，15（1）：40

高尿酸血症

15. 方卫纲，黄晓明，王玉，等. 高尿酸血症在北京地区 1997 人中患病情况及相关因素分析. 中华医学杂志，2006，86：1764
16. Baker JF, Krishnan E, Chen L, et al. Serum uric acid and cardiovascular disease. Am J Med, 2005, 118:

816

17. Culleton BF, Larson MG, Kannel WB, et al. Serum uric acid and risk for cardiovascular disease and death: the Framingham Heart Study. Ann Intern Med, 1999, 131:7
18. 中华医学会风湿病学分会. 原发性痛风诊治指南（草案）. 中华风湿病学杂志, 2004, 8:178
19. Wallace SL, Robinson H, Masi AT, et al. Preliminary criteria for the classification of the acute arthritis of primary gout. Arthritis Rheum, 1977, 20:895
20. Nakayama DA, Barthelemy C, Carrera G, et al. Tophaceous gout: a clinical and radiographic assessment. Arthritis Rheum, 1984, 27:468
21. Ferraz MB, O'Brien B. A cost effectiveness analysis of urate lowering drugs in nontophaceous recurrent gouty arthritis. J Rheumatol, 1995, 22:908

高同形半胱氨酸血症

22. 方理刚，朱文玲，朱广瑾，等. 亚甲基四氢叶酸还原酶基因多态性及血中同型半胱氨酸和叶酸与冠脉病的关系. 中华心血管病杂志, 2002, 9:515
23. Kluijtmans LAJ, Blom HJ, Boers GHJ, et al. Two noval missensemutations in the cystathionine β-synthase gene in homocystinuric patients. Hum Genet, 1995, 96:249
24. Robinson K, Arheart K, Refsum H, et al. Low circulation folate and vitamin B6 concentrations risk factors for stroke, peripheral vascular disease, and coronary artery disease. Circulation, 1998, 97:437
25. 鄢盛凯，宋耀虹，张春玲，等. 荧光偏振免疫法检测血浆同型半胱氨酸水平的临床评价中华检验医学杂志, 2001, 24:12
26. Imueller T, Furtmueller B, Aigelsdorfer J, et al. Total serum homocysteine-a predictor of extracranial crotid arterial stenosis in male patients with symptomatic arterial disease. Vasc Med, 200, 6:163

肥胖症

27. Kuczmarski RJ, Flegal KM, Campell SM, et al. Increasing prevalence of overweight among US adults: the National Health and Nutrition Examination Survey. 1960 to 1991. JAMA, 1994, 272:205
28. 马冠生，李艳平，武阳丰，等. 1992 年至 2002 年间中国居民超重率和肥胖率的变化. 中华预防医学杂志, 2005, 39 (5):311
29. Paul P, Thomas DG, George AB, et al. Obesity and cardiovascular disease: Pathophysiology, Evaluation, and effect of weight loss. Circulation, 2006, 113:898
30. Engeland A, Bjorge T, Sogaard AJ, et al. Body mass index in adolescence in relation to total mortality: 32-year follow-up of 227, 000 Norwegian boys and girls. Am J Epidemiol, 2003, 157:517
31. Alpert MA. Obesity cardiopathy: Pathophysiology and evolution of the clinical syndrome. Am J Med Sci, 2001, 321:225
32. De Scheerder I, Cuvelier C, Verhaaren R, et al. Restrictive cardiopathy caused by adipositas cordis. Eur Heart J, 1987, 8:661
33. Wajchenberg BL. Subcutaneous and visceral adipose tissue: Their relation to the metabolic syndrome. Endocr Rev, 2000, 21:697
34. P Reed Larsen, Henry M Kronenberg, Shlomo Melmed, et al. Elsevier Science. Health Sciencediv Williams Textbook of Endocrinology (10th ed). Section 8, chapter 33: Obesity. 2003-01-01 London
35. Kurth T, Gaziano JM, Berger K, et al. Body mass index and the risk of stroke in men. Arch Intern Med, 2002, 162:2557
36. Brown CD, Higgins M, Donato KA, et al. Body mass index and the prevalence of hypertension and dyslipidemia. Obes Res, 2000, 8:605

37. Hubert HB, Feinleib M, McNamara PM, et al. Obesity as an independent risk factor for cardiovascular disease: A 26-year follow-up of participants in the Framingham Heart Study. Circulation, 1983, 67:968
38. Kragelund C, Hassager C, Hildebrandt P, et al. TRACE study group. Impact of obesity on long-term prognosis following acute myocardial infarction. Int J Cardiol, 2005, 98:123
39. Madu EC. Transesophageal dobutamine stress echocardiography in the evaluation of myocardial ischemia in morbidly obese subjects. Chest, 2000, 117:657
40. He J, Ogden LG, Bazzano LA, et al. Risk factors for congestive heart failure in US men and women: NHANES I epidemiologic follow-up study. Arch Intern Med, 2001, 161:996
41. Curtis JP, Selter JG, Wang Y, et al. The obesity paradox: Body mass index and outcomes in patients with heart failure. Arch Intern Med, 2005, 165:55
42. el-Gamal A, Gallagher D, Nawras A, et al. Effects of obesity on QT, RR, and QTc intervals. Am J Cardiol, 1995, 75:956
43. 中国肥胖问题工作组数据汇总分析协作组. 我国成人体重指数和腰围对相关疾病危险因素异常的预测价值：适宜体重指数和腰围切点的研究. 中华流行病学杂志, 2002, 23 (1): 5
44. 史轶蘩、邓杰英、朱文玲, 等. 奥利司他在中国肥胖患者中的疗效和安全性分析. 中华内分泌代谢杂志, 2001, 17:383

肥胖心肌病

45. World Health Organization. Obesity: Preventing and managing the global epidemic. Report of a WHO Consultation. Geneva, World Health Organization, 2000
46. 《中国成人超重和肥胖症预防控制指南》. 中华人民共和国卫生部疾病控制司, 2006
47. Allison D, Fontaine K, Manson J, et al. Annual deaths attributable to obesity in the United States. JAMA, 1999, 282 (16):1530-1538
48. Wong C, Marwick T. Obesity cardiomyopathy: pathogenesis and pathophysiology. Nat Clin Pract Cardiovasc Med, 2007, 4 (8):436-443
49. Smith H, Willius F. Adiposity of the heart: a clinical and pathologic study of one hundred and thirty-six obese patients. Arch Intern Med, 1933, 52:911-931
50. Haque AK, Gadre S, Taylor J. Pulmonary and cardiovascular complications of obesity: an autopsy study of 76 obese subjects Arch Pathol Lab Med, 2008, 132 (9):1397-1404
51. Kasper E, Hruban R, Baughman K. Cardiomyopathy of obesity: a clinicopathologic evaluation of 43 obese patients with heart failure. Am J Cardiol, 1992, 79 (9):921-924
52. He J, Ogden L, Bazzano L, et al. Risk factors for congestive heart failure in US men and women: NHANES I epidemiologic follow-up study. Arch Intern Med, 2001, 161 (7):996-1002
53. Murphy N, MacIntyre K, Stewart S, et al. Long-term cardiovascular consequences of obesity: 20-year follow-up of more than 15, 000 middle-aged men and women (the Renfrew-Paisley study). Eur Heart J, 2006, 27 (1):96-106
54. Kenchaiah S, Evans J, Levy D, et al. Obesity and the risk of heart failure. N Engl J Med, 2002, 347 (5):305-313
55. Alpert M, Terry B, Mulekar M, et al. Cardiac morphology and left ventricular function in normotensive morbidly obese patients with and without congestive heart failure, and effect of weight loss. Am J Cardiol, 1997, 80 (6):736-740
56. Lauer M, Anderson K, Kannel W, et al. The impact of obesity on left ventricular mass and geometry. The Framingham Heart Study. JAMA, 1991, 266 (2):231-236

57. Amad K, Brennan J, Alexander J. The cardiac pathology of chronic exogenous obesity. Circulation, 1965, 32 (5): 740 – 745
58. Wong C, O' Moore-Sullivan T, Leano R, et al. Association of subclinical right ventricular dysfunction with obesity. J Am Coll Cardiol, 2006, 47 (3): 611 – 616
59. Sacks HS, Fain JN. Human epicardial adipose tissue: a review. Am Heart J, 2007, 153 (6): 907 – 917
60. Peterson L, Waggoner A, Schechtman K, et al. Alterations in left ventricular structure and function in young healthy obese women: assessment by echocardiography and tissue Doppler imaging. J Am Coll Cardiol, 2004, 43 (8): 1399 – 1404
61. Alaud-din A, Meterissian S, Lisbona R, et al. Assessment of cardiac function in patients who were morbidly obese. Surgery, 1990, 108 (4): 809-818, discussion 818 – 820
62. Contaldo F, Pasanisi F, Finelli C, et al. Obesity, heart failure and sudden death. Nutr Metab Cardiovasc Dis, 2002, 12 (4): 190 – 197
63. Peterson L, Herrero P, Schechtman K, et al. Effect of obesity and insulin resistance on myocardial substrate metabolism and efficiency in young women. Circulation, 2004, 109 (18): 2191 – 2196
64. McGavock J, Victor R, Unger R, et al. Adiposity of the heart, revisited. Ann Intern Med, 2006, 144 (7): 517 – 524
65. Shibata R, Ouchi N, Ito M, et al. Adiponectin-mediated modulation of hypertrophic signals in the heart. Nat Med, 2004, 10 (12): 1384 – 1389
66. Xu H, Barnes G, Yang Q, et al. Chronic inflammation in fat plays a crucial role in the development of obesity-related insulin resistance. J Clin Invest, 2003, 112 (12): 1821 – 1830
67. Sivitz W, Wayson S, Bayless M, et al. Obesity impairs vascular relaxation in human subjects: hyperglycemia exaggerates adrenergic vasoconstriction arterial dysfunction in obesity and diabetes. J Diabetes Complications, 2007, 21 (3): 149 – 157
68. Jelic S, Lederer DJ, Adams T, et al. Vascular inflammation in obesity and sleep apnea. Circulation, 2010, 121 (8): 1014 – 1921
69. Dela Cruz CS, Matthay RA. Role of obesity in cardiomyopathy and pulmonary hypertension. Clin Chest Med, 2009, 30 (3): 509 – 523
70. Wong C, O' Moore-Sullivan T, Leano R, et al. Alterations of left ventricular myocardial characteristics associated with obesity. Circulation, 2004, 110 (19): 3081 – 3087
71. Antoni B, Christopher D, James L, et al. Understanding Amino-Terminal Pro-B-Type Natriuretic Peptide in Obesity. Am J Cardiol, 2008, 101 (S5): 89A – 94A
72. Hinderliter A, Sherwood A, Gullette E, et al. Reduction of left ventricular hypertrophy after exercise and weight loss in overweight patients with mild hypertension. Arch Intern Med, 2002, 162 (12): 1333 – 1339
73. Willens H, Chakko S, Byers P, et al. Effects of weight loss after gastric bypass on right and left ventricular function assessed by tissue Doppler imaging. Am J Cardiol, 2005, 95 (12): 1521 – 1524
74. Wang T, Chen W, Lin J, et al. Effects of rosiglitazone on endothelial function, C-reactive protein, and components of the metabolic syndrome in nondiabetic patients with the metabolic syndrome. Am J Cardiol, 2004, 93 (3): 362 – 365

第四章　Fabry 病与心脏

【病因和发病原理】

Fabry 病是 1898 年首先由 Anderson 和 Johann Fabry 报告的，被命名 Anderson-Fabry 病，简称 Fabry 病。这是一种少见的 X 连锁隐性遗传溶酶体病，是人体内缺乏 α-半乳糖苷酶 A（α-Gal A）造成的。α-Gal A 可水解神经鞘脂类化合物（绝大部分为三聚己糖神经酰胺 globotriaosylceramide，GL3）末端的 α-半乳糖残基，致病基因 GLA 的突变导致细胞溶酶体中 α-Gal A 功能部分或全部缺失，致使该酶的底物——神经鞘脂类化合物的正常降解受阻，未降解的底物在心、肝、肾、眼、脑及皮肤的神经、血管等多种组织细胞溶酶体中堆积，造成组织和器官的缺血和梗死。发病主要以男性为主，症状较女性出现早而且重，在男性中的发病率为 1/40 000 ~ 1/60 000。

20 世纪 60 年代末，开始有对 Fabry 病心脏损害的报道。GL3 在心肌、瓣膜、心传导系统和冠状动脉的血管内皮细胞的堆积，使得绝大多数患者到中年会出现心血管病变如肥厚性心肌病、心瓣膜病、房室传导异常、心律失常、高血压和心肌梗死等。

通过对 Fabry 病患者诊断经验的积累和研究的深入，临床医师发现了越来越多的女性患者和不典型的心脏变异型 Fabry 患者。英国的 Sachdev 等发现，在年龄大于等于 40 岁的男性迟发性肥厚性心肌病人中，有 6.3% 患 Fabry 病，在年龄小于 40 岁的病人中有 Fabry 患者占 1.4%，这些患者外周血中 α-半乳糖苷酶活性全都降低，他们的 GLA 基因均存在致病突变；意大利的 Chimenti 在女性迟发性肥厚性心肌病人中筛查发现，12% 为 Fabry 病患者。这些数据足以引起心脏科医生对此病的重视。此外，心脏损害还是肾移植后的 Fabry 病患者的主要致死因素。

【临床表现及实验室检查】

Fabry 病患者的临床表现较复杂，涉及多个器官，病程较长，早期可表现为单一症状，随患者年龄的增长，逐渐出现多器官损伤的表现。因为它是 X 连锁隐性遗传病，常表现有家族聚集性，男性患者体内的 α-Gal A 活性极低，因此发病早、症状重，女性患者体内的 α-Gal A 的酶活性通常介于男性患者和正常人之间，因此发病晚、症状较轻，同一家族患者临床表现较类似，但不同器官的受累程度和病情进展速度可不同。根据 Fabry 病临床表现不同分为经典型、肾脏变异型和心脏变异性 3 种。其中经典型最常见，患者血浆中的 α-半乳糖苷酶活性很低或缺乏（小于正常值的 1%），北京协和医院接诊的 20 余位男性患者均为经典型。其他两种变异型，尤其是发病较晚、病情较轻的病人常被误诊为其他疾病而不被发现。

（一）经典型 Fabry 病的临床表现

主要见于男性，起病于儿童及青少年时期，临床症状出现早，随年龄的增长逐渐出现多器官受累，主要包括下列几个方面：

1. 肢端感觉异常　始于儿童及青少年早期的间歇性发作性四肢末端（手、足）剧烈的烧灼样疼痛或刺痛，这是经典型 Fabry 病最典型、最突出的症状，被称为“Fabry crises”，运动、疲劳、精神压力或温湿度的快速变化可诱发或加重疼痛，一般持续数分钟到数天，局部无明显红肿异常。大多数患者随年龄的增长疼痛的程度和频率会减轻和减少。多数患者还会有肢端感觉异常——慢性的烧灼或胀痛感。一般实验室检查缺乏阳性特征性改变，发作时部分患者可有血沉的轻度增快；CRP 及各项免疫指标检查均正常；手足 X 线骨骼检查未见异常改变。

2. 皮肤血管角质瘤和少汗　患者常自幼少汗或无汗，对热不耐受，有时出现低热。随年龄的增长，在脐下至膝上部位（所谓“坐浴区”）出现皮肤血管角质瘤，多在脐周、阴囊、腹股沟和臀部双侧对称性分布小点状红黑色的毛细血管扩张团，伴随表皮细胞增殖，压之不褪色，同样的皮肤血管角质瘤也可以出现在甲床下、口腔黏膜和结膜、肢体等部位，需仔细查体才能发现。

3. 眼部症状　角膜、晶体、结膜和视网膜均可受累。男性和大多数女性患者出现会特征性角膜浑浊，表现为角膜自中心向周围扩展的涡轮样浑浊。30% 的男性可见晶体的特征性改变，即散瞳后用后置的裂隙灯可观察到晶体后囊或附近有细小的颗粒物质呈轮辐样沉积，称为“Fabry 白内障”。视网膜和结膜可见动脉瘤和血管扭曲。

4. 肾脏病变　儿童和青少年期尿中即可检出蛋白、管型和红细胞，随年龄的增长逐渐出现蛋白尿、等渗尿及肾小管功能逐渐恶化。到 30 ~ 50 岁逐渐出现肾功能恶化并发展为氮质血症及终末期肾病，这是造成 Fabry 病死亡的主要原因。

5. 心血管病变　患者在儿童或青少年期无症状，成年后随着病情的发展，大多数患者到中年时会出现心脏病变症状，如乏力、心悸、气短、活动性呼吸困难、晕厥、心绞痛、血管痉挛性心绞痛等，重症者可致充血性心力衰竭、猝死或心肌梗死。气短主要是心脏舒张功能失调所致肺充血。心血管系统的损害包括左心室肥厚、心瓣膜病、房室传导异常等。（详见下述）。

6. 其他系统损害的表现　可有脑供血不足、偏瘫、癫痫、失语及脑出血等脑血管病变；69% 的病人存在胃肠道症状，表现为餐后发作性腹痛、发作性腹泻、恶心和呕吐；呼吸系统可出现哮喘、呼吸困难、通气障碍等；还可出现高频性听力丧失，眩晕、耳鸣等以及阳痿、乏力和焦虑、消沉等心理问题。

（二）肾脏变异型

很少见，常被误诊为慢性肾炎而致终末期肾病，患者血浆中的 α-半乳糖苷酶活性很低或缺乏（小于正常值的 1%）。5/6 的病人没有血管角质瘤、肢端感觉异常、少汗或角膜混浊，但有中重度的左心室肥大。

（三）心脏变异型

有些 Fabry 患者仅有心脏受累的征象，这类男性患者的残余 α-半乳糖苷酶活性较经典型患者的高（在正常值的 1%~5%），不表现典型的 Fabry 临床表现，到 60 ~ 80 岁才出现左心功能不全、二尖瓣功能不全和（或）心肌病，可伴有中度蛋白尿但肾功能正常，常被误诊为肥厚性心肌病。

（四）女性患者的临床表现

女性患者症状通常出现晚，较男性患者轻，预后也相对较好，个别女性可见同男性相似的较重的表现。随年龄的增长出现的轻到中度的左心室肥大和二尖瓣脱垂，和蛋白尿和尿沉渣检查异常，是大多数女性患者就诊的主要原因。

（五）Fabry 病的心脏损害

GL3 的贮积累及了心脏的所有细胞类型，包括心肌细胞、心脏传导系统、瓣膜和内皮细胞等引起心脏结构和功能的改变，导致左心室肥厚（LVH）、心瓣膜病、房室传导异常等。GL3 的贮积、心脏肥大和纤维化是引起心脏损害的主要病理基础。

1. 心肌病变　Fabry 病患者最常见、最突出的心脏损害表现为左心室肥厚（LVH），心肌肥厚的原因尚不完全明了，因为 GL3 在心肌的贮积仅使左室心肌质量（LVM）增加了 1%。患者左心室壁厚度增加，且呈进行性发展趋势，大多数患者表现为向心性肥厚，伴左室心肌质量的增加（可升至 240 g/m^2），心腔无扩张，酷似典型的梗阻性肥厚性心肌病。绝大多数患者的心脏收缩功能没有显著改变，射血分数正常。相反，轻到中度的心脏舒张充盈功能受损相当常见，很可能是患者呼吸困难最常见的原因。有些患者会有类似限制型心肌病的表现。严重的舒张功能异常和限制型心肌病样患者尚未发现。超声心动图和心脏 MRI 是检查此改变的重要手段。

2. 心瓣膜病　GL3 的沉积和纤维化是引起瓣膜病变的主要原因。二尖瓣和主动脉瓣的结构异常较常见，二尖瓣受累多见于年轻患者，二尖瓣有病变的患者常同时具有乳头肌的增厚，其前叶在收缩期时向前运动就是二尖瓣功能异常的表现。主动脉瓣受累相对较晚，在出现 LVH 时常伴有主动脉根部扩张。一般来说，Fabry 病的瓣膜受损虽然很普遍，但通常仅引起轻到中度反流。

3. 房室传导异常和心电图改变　GL3 的沉积和纤维化也是房室传导系统受累的原因。Fabry 病的心电图改变多种多样，包括房室传导异常（如 P-R 间期缩短或房室传导阻滞）、LVH 和复极异常等。P-R 间期缩短在 LVM 尚正常的年轻人中常见，随年龄的增长 LVH 出现，房室传导受损加重，即会出现不同程度的传导阻滞。其他常见的心电图变化还有期前收缩、左室高电压和 ST-T 的改变，包括 ST 段降低、T 波倒置，呈宽大、较深状，有时会有类似于心肌梗死的心电图改变，但缺乏相应心肌缺血的证据。Fabry 病显示的左室高电压可与其他沉积病如淀粉样变性相区别，后者心电图常常显示低电压。

4. 其他心血管系统的改变　部分患者会出现高血压；由于冠状动脉的狭窄还会出现冠心病样的征象或心肌梗死表现等。

检索 1999 年 1 月 ~2009 年 12 月间北京协和医院收治的 Fabry 病患者，出现心脏受累的患者共 5 例。这些患者均进行血白细胞 α-Gal A 活性测定而被确诊为 Fabry 病。血白细胞 α-Gal A 活性的正常值为 32. 8 ~ 76. 8nmol/h 每毫克蛋白。5 例患者均为男性，年龄 13 ~ 40 岁，平均 27 岁。起病距来我院就诊时间间隔为 2 ~ 26 年，平均 11. 6 年；起病的初发表现为下肢神经疼痛（3/5）和水肿及蛋白尿（2/5）。除 1 例患者家族史不详外，另 4 例患者家系中均有类似表现者。入院时患者血压为 90 ~ 140/60 ~ 100mmHg，心率平均 92 次/分。

心脏受累的临床表现：1 例患者于 38 岁时出现心悸、心律不齐和头晕，发作胸闷、喘憋一次，持续 30 分钟，心电图检查显示有 ST-T 的动态改变，入我院查体发现心前区 3/6 级杂音。1 例患者于 33 岁出现活动后气短，查体肺动脉瓣听诊区闻及 2/6 级收缩期杂音。此外还有 2 例患者发现 2 级高血压。心脏外表现有皮肤血管角质瘤（4/5）、肢端感觉异常

(4/5)、少汗(4/5)、肾脏受累包括蛋白尿和慢性肾衰竭(4/5)、耳聋(2/5)以及眼部受累(3/5)。

所有患者的血常规和肝脏功能均正常。1例患者血清肌酐升高为336μmol/L(正常范围53~132μmol/L),余4例患者肌酐正常。5例患者血白细胞α-Gal A活性均明显减低。

心电图和超声心动图结果:心电图检查5例患者均为窦性心律,其中1例出现窦性心动过速(例1,140次/分);1例出现窦性停搏达2.48s和频发房性期前收缩伴未下传(例4);2例显示左心室高电压($SV_1+RV5>4.0mV$),3例出现ST-T改变。超声心动图显示5例患者心脏腔室大小和左心室收缩功能正常;发现左心室肥厚1例,左心室后壁厚达15mm,同时还发现此患者的左心室心内膜回声增强伴轻度增厚;显示主动脉瓣和二、三尖瓣点状回声增强1例;单纯主动脉瓣点状回声增强1例,二尖瓣增厚、轻度脱垂伴轻度反流1例。

1例患者行冠状动脉造影,显示心外膜下冠状动脉未见明显狭窄;由于窦性停搏安装起搏器。其余4例患者无特殊治疗。

【诊断】

(一)Fabry病的诊断

Fabry病的确诊依赖于α-Gal A酶活性的测定和GLA基因的致病突变。男性患者具有典型的Fabry病的临床表现如典型的手足疼痛、少汗、皮肤血管角质瘤,蛋白尿等,或是不明原因的肾功能异常或肥厚性心肌病等,应做以下检查确诊。

1. 病理诊断　皮肤小血管、神经纤维或肾组织活检观察到细胞内出现典型的嗜锇包涵体。属有创检查。

2. 生化酶学检查　酶学诊断检测患者外周血白细胞或皮肤成纤维细胞中α-半乳糖苷酶活性进行确诊。先将白细胞或成纤维细胞置冰浴中用超声粉碎仪破碎,制成细胞匀浆。以4-甲基-伞形酮-α-D-半乳糖苷做底物,按Lowry法测匀浆蛋白浓度,酶活性单位以每小时每毫克蛋白的纳摩尔数表示[nmol/(h·mg蛋白)]。

经典型患者α-Gal A酶活性严重缺乏,通常低于正常1%。两种变异型的酶活性也明显降低,但通常>1%。目前国际上公认的最有效、最可信而简单的方法是测定患者血浆、白细胞或是培养的成纤维细胞中α-Gal A的活性。但对于部分携带者来说,α-Gal A酶活性可在正常范围,因此通过酶学检查检出携带者是不可靠的,必须依赖于分子遗传学的检测。

3. 基因突变检测　分子遗传学的检查发现,几乎所有受累者GLA基因存在致病突变。因此这也是确定诊断的可靠方法,而且是确定女性杂合子的唯一方法。

(二)Fabry病心脏损害的诊断

一旦确诊Fabry病,就应对患者做全面的心脏检查,包括心电图、超声心动图、心脏MRI等,如发现异常应考虑心脏已经受累。对于检查未发现异常的患者,也应定期复诊,以了解心脏受累情况,避免出现猝死或心肌梗死等。

【鉴别诊断】

Fabry病的表型变异范围较大,又常出现多器官的症状,一般辅助检查无特异性改变,患者常常到处就医求诊于多个医院和多科室之间。常就诊的科室有:儿科、免疫科、神经科、肾内科、心脏科和皮肤科等。疼痛多被诊断为生长痛、幼年类风湿、雷诺综合征、神经炎、红斑肢痛症等，甚至被认为是神经症或精神异常；低热、血沉增快可能被诊断为风湿热、系统性红斑狼疮；消化道症状被认为是肠胃炎、消化不良等；皮疹认为是出血点；出现尿蛋白等肾脏改变的被诊断为慢性肾炎、肾病等；心脏受累的患者被诊断为心律失常、肥厚性心肌病等。

以上情况应唤起各相关科室的注意，加强对本病的认识是鉴别诊断的关键，Fabry 病的典型病例特征较显著，详细地询问病史、家族史和体检，对疑似病例做血浆或白细胞中 α-Gal A 的活性检测即可帮助明确诊断。

【治疗】

（一）对症治疗

对 Fabry 病的治疗，国内目前一直停留在对症治疗阶段。

避免可以诱发或加重疼痛的因素，如：过热、过冷、运动等；对疼痛的治疗可以使用苯妥英钠、卡马西平等；禁用麻醉品镇痛。胰酶制剂可以缓解消化系统症状。对出现蛋白尿患者使用 ACEI 或 ARB 类药物以期延缓/减轻肾脏功能受损的程度。对于严重心脏传导阻滞的患者给予安装起搏器，以减少意外发生等。以上治疗均不能阻止疾病的进展，未能从根本上减轻疾病带来的严重后果。

当某一器官功能衰竭、内科药物治疗已不能维持其功能时，可行器官移植。目前实行较多的是肾移植，在肾移植同时开始酶替代治疗可显著改善生活质量，延长生命，且很少 GL3 在肾脏重新沉积的报道，当然还需要更长时间的随诊。心脏移植尚只有个例报道。

（二）酶替代治疗（ERT）

这是自 20 世纪 90 年代末开始的最有效的治疗方法，它给患者提供了所缺乏的酶，能使其代谢和病理异常得到逆转。

许多溶酶体酶包括 α-Gal A 有甘露糖-6-磷酸残基，分泌于细胞外可被邻近细胞通过甘露糖-6-磷酸受体摄取而进入溶酶体发挥作用。静脉应用 α-Gal A 可被细胞摄取。早年应用人胎盘、脾或血液中提取的 α-Gal A。近年来利用人皮肤成纤维细胞株生产的重组 α-Gal A，在血浆、肝脏中半衰期分别为 80 min、48 h。目前有两种酶替代治疗的生物制品，人类 α-Gal A-agalsidase alfa（Replagal；Transkaryotic Therapies，Cambridge，Mass）和 agalsidase beta（Fabrazyme；Genzyme Corp，Cambridge，Mass），应用剂量分别为 0.2 和 1.0mg/kg，它们的结构和功能酷似，均已应用于临床，在欧美已有 500 以上的 Fabry 患者应用 ERT。ERT 可以减轻疼痛，逆转异常的脑血管反应，清除血浆和心、肾、皮肤等重要脏器中内皮细胞内的 GL3，还能改善肾脏病变，提高肌酐清除率。对于受累的心脏，ERT 治疗可以显著减小左心室体积和室壁厚度，增强心脏收缩和舒张功能。这对缓解症状、延缓病情发展、提高生活质量，延长寿命起到了积极的作用。其安全性和有效性均已得到证实。尤其强调治疗时机，建议对男性患者在刚发现症状，或是尚未出现症状的 15 岁以上男性患者即开始治疗。不足之处是价格昂贵，目前我国尚无患者使用。

（三）分子伴侣

“分子伴侣”是一些像半乳糖和 1-deoxy-galactonojirimycin（DGJ）一样的小分子化合物，它们是 α-Gal A 的竞争抑制物，在体内能与 α-Gal A 活性部位结合，促进酶蛋白多肽的正确折叠、加工及二聚体形成，防止突变的异常酶的错误折叠以及被蛋白酶降解。在患者的成纤维细胞培养液中加入半乳糖，可使残存的α-Gal A活性增加。目前主要应用于还有部分残余酶活性的心脏变异型患者的治疗，患者心肌α-Gal A活性增加，心肌脂质空泡减少，心室壁厚度下降，心功能及心电图改善。这类药物是口服制剂，服用方便，副作用小，价格相对低廉。

（四）尚未正式进入临床的治疗

糖鞘脂合成酶抑制剂：在α-Gal A基因敲除的AFD小鼠模型中，腹腔注射糖鞘脂合成酶的抑制剂，可有效减少肾脏葡萄糖苷神经酰胺沉积，提示将来用于人AFD治疗的可能性。

骨髓移植：在动物实验中，应用同种异体骨髓移植治疗AFD小鼠，6个月后AFD小鼠的肝、脾、肾、心脏α-Gal A活性升高，且清除了GL3沉积。也有作者对3名AFD病人进行胎肝移植，应用后可改善病人的临床表现与病程。

基因疗法：应用人的α-Gal A编码序列构建重组反转录病毒载体，转染体外培养的Fabry病患者的成纤维细胞与淋巴母细胞，可使这些细胞合成α-Gal A，并被其他未转染的细胞摄取，使GL3减少。目前仍在动物模型实验阶段。

【预后】

Fabry病自幼年发病，逐渐出现多器官损害，严重影响患者的生活质量和寿命。到30～50岁逐渐出现肾功能恶化并发展为氮质血症及终末期肾病，如果不进行血液透析或肾脏移植，通常在41岁死亡。而心脏损害或脑血管意外又是肾移植后患者之死的主要因素。酶替代治疗和未来的基因治疗应该是改善这种不良预后的有效方法。

【遗传咨询】

Fabry病是X连锁隐性遗传病，有明显的家族聚集性，新生突变很罕见。男性患者的母亲通常是致病基因的携带者。如果母亲是携带者，她每次妊娠都有50%的机会将致病基因传给后代，也就是说生男婴，有50%的可能性是患者，生女婴有50%的可能性是携带者。如果父亲是患者，他的女儿将全部是肯定携带者，儿子正常。因此，若一个家族中发现一位Fabry病患者，应关注他的家人是否受累，及时的检测不仅可避免患者的误诊，还对家族其他成员进行准确有效的遗传咨询。

（孟　岩　魏　珉）

病例6　Fabry病

病例简介：患者男性，20岁，因“手指、足趾疼痛8年，发现尿蛋白2周”入院。8年前患者出现双手手指、双足趾末端疼痛，多为针刺样疼痛，多于感冒发热及剧烈活动后出现，为持续性，疼痛较剧烈时可伴有双侧足底的麻木，持续时间不定，运动诱发的疼痛休息后自行缓解。6年前患者自觉手足疼痛较前发作频繁，约1～2次/周，发作时间延长，服用布洛芬后不能好转。4年前开始发作时服用卡马西平。1月前在外院诊断为“周围神经病”。2周前体检行尿常规检查：尿蛋白（++），血常规（－），无发热，无双下肢水肿、眼睑水肿，无血压升高，无肉眼血尿、泡沫尿。家族史：1个哥哥2个月前诊断为“尿毒症”，家族中多人有指尖及足趾痛病史。

入院查体：生命体征平稳，体型消瘦，心肺腹（－）。

辅助检查：尿常规：SG 1.025，PRO 1.0g/L、BLD（－）、WBC（－），24小时尿蛋白

1.11 g；肝肾脂全：ALT 25 U/L，ALB 39g/L，Cr 89μmol/L，BUN 5.11 mmol/L，TC 6.22mmol/L；血常规：WBC 5.10 × 10^9/L，N 61.9%，Hb 153g/L，PLT 300 × 10^9/L；泌尿系 B 超：前列腺稍增大。肾内科首先考虑遗传性肾病，尤其是 Fabry 病。Fabry 病肾脏受累表现轻重不一，可有无症状蛋白尿，严重者可导致尿毒症。行肾穿刺活检提示：肾小球足细胞可见弥漫性的泡沫样变性，一部分肾小球为节段硬化性表现，光镜检查显示为局灶节段性肾小球硬化，Fabry 病的可能性大。眼科和耳鼻喉科会诊评估患者并无 Fabry 病的耳和眼受累情况，行超声心动图检查显示：左心室室壁增厚，回声增强（图 21），左心室收缩功能正常（图 22）。

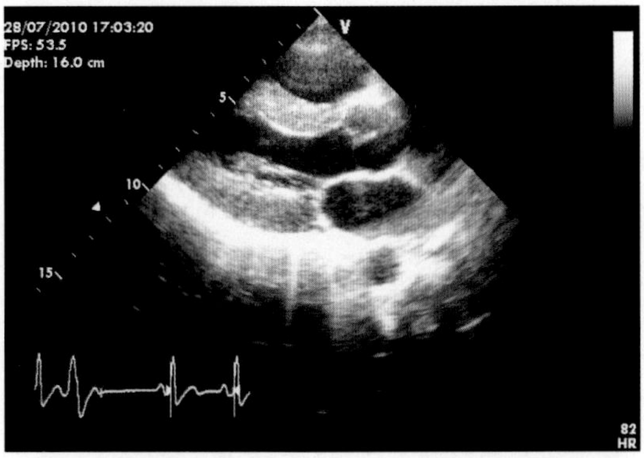

图 21　超声心动提示左心室室壁均匀增厚

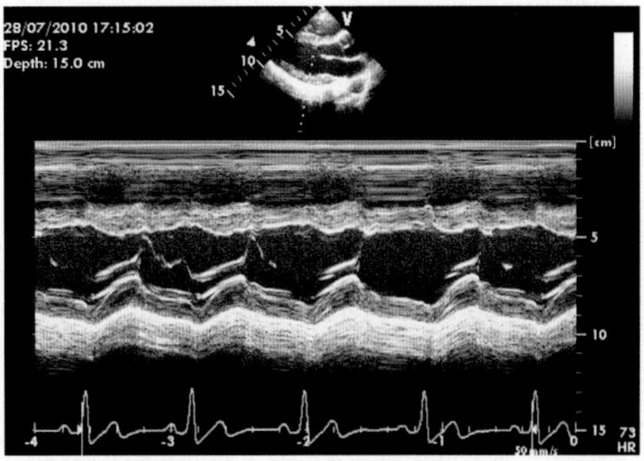

图 22　左心室收缩功能正常

最终诊断： Fabry 病，肾脏和心脏受累。

病例分析： Fabry 病为伴 X 连锁遗传性疾病，α 半乳糖苷酶基因突变引起的鞘糖脂在血管沉积，引起末梢神经感觉异常。累及心脏多表现为心肌肥厚。部分心肌肥厚患者因此被误诊为肥厚型心肌病。心脏其他受累部位还包括传导系统、冠状动脉和二尖瓣。本例患者因首诊在肾内科而进一步明确为 Fabry 病，同时累及心脏。对于心内科首诊的肥厚型心肌病患者，要注意是否有存在 Fabry 病的可能。

（病例提供　吴　炜）

参 考 文 献

1. Bass JL, Shrivastava S, Grabowski GA, et al. The M-mode echocardiogram in Fabry's disease. Am Heart J, 1980, 100:807
2. Cantor WJ, Butany J, Iwanochko M, et al. Restrictive cardiomyopathy secondary to Fabry's disease. Circulation, 1998, 98:1457
3. Devereux RB, Koren MJ, de Simone G, et al. Left ventricular hypertrophy as a measure of preclinical hypertensive disease. Am J Hypertens, 1992, 5:175S
4. Efthimiou J, McLelland J, Betteridge DJ. Short PR intervals and tachyarrhythmias in Fabry's disease. Postgrad Med J, 1985, 62:285

5. Elleder M, Bradová V, Smíd F, et al. Cardiocyte storage and hypertrophy as a sole manifestation of Fabry's disease. Report on a case simulating hypertrophic non-obstructive cardiomyopathy. Virchows Arch A Pathol Anat Histopathol, 1990, 417
6. Germain D, Poenaru L. Fabry disease: identification of novel alpha-galactosidase A mutations and molecular carrier detection by use of fluorescent chemical cleavage of mismatches. Biochem Biophys Res Comm, 1999, 257:708
7. Hillsley RE, Hernandez E, Steenbergen C, et al. Inherited restrictive cardiomyopathy in a 74-year old woman. A case of Fabry's disease. Am Heart J, 1995, 129:199
8. Linhart A, Palecek T, Bultas J, et al New insights in cardiac structural changes in patients with Fabry's disease. Am Heart J, 2000, 139:1101
9. Linhart A, Palecek T, Bultas J, et al Endothelin-1 is associated with advanced clinical symptoms and end-organ involvement in patients with Fabry's disease. Eur Heart J, 2000, 21
10. Murata R, Takatsu H, Noda T, et al. Fifteen-year follow up of a heterozygous Fabry's disease patient associated with pre-excitation syndrome. Intern Med, 1999, 38:476
11. Nakao S, Takenaka T, Maeda M, et al. An atypical variant of Fabry's disease in men with left ventricular hypertrophy. N Engl J Med, 1995, 333:288
12. Pochis WT, Litzow JT, King BG, et al. Electrophysiologic findings in Fabry's disease with a short PR interval. Am J Cardiol, 1994, 74:203
13. Sakuraba H, Yanagawa Y, Igarashi T, et al. Cardiovascular manifestations in Fabry's disease. A high incidence of mitral valve prolapse in hemizygotes and heterozygotes. Clin Genet, 1986, 29:276
14. von Scheidt W, Eng CM, Fitzmaurice TF, et al. An atypical variant of Fabry's disease with manifestations confined to the myocardium. N Engl J Med, 1991, 324:395
15. Suzuki M, Goto T, Kato R, et al. Combined atrioventricular block and sinus node dysfunction in Fabry's disease. Am Heart J, 1990, 120:438
16. 孟岩，张为民，施惠平，等. 中国人经典型 Fabry 病的临床和基因突变研究. 中华医学会第十四次全国儿科学术会议论文汇编，2006

第五章　免疫系统疾病与心脏

第一节　系统性红斑狼疮

【病因和发病原理】

系统性红斑狼疮（systemic lupus erythematosus，SLE）是一种以多器官损害症状为临床表现的慢性系统性自身免疫性疾病。临床上以产生自身抗体和形成免疫复合物为特点，可累及皮肤、关节、肾脏、浆膜等多个系统及脏器。

心脏是 SLE 常累及的靶器官之一，可累及心脏的各个结构，包括心包、心肌、心内膜、瓣膜、传导系统及冠状动脉。文献报道 SLE 心血管系统受累发生率超过 50%，包括临床和亚临床。

SLE 心脏受累的主要发生机制：

（一）自身抗体、免疫复合物

SLE 可以产生多种针对心脏各种成分的自身抗体，同时循环中抗原、抗体结合形成免疫复合物在心脏各个部位沉积，破坏心脏的心肌细胞、心包、瓣膜、传导系统，从而引起心肌炎、心包炎、无菌性心内膜炎及心律失常。

（二）血管炎

心肌细胞周围的小血管炎所造成心肌小灶性坏死，是狼疮性心肌炎的重要病理特点；而冠状动脉的动脉炎可直接导致心肌梗死的发生。

（三）早发动脉粥样硬化

疾病本身及糖皮质激素的使用导致 SLE 患者的传统心血管危险因素（如血脂异常、高血压、糖代谢异常、肥胖等）明显升高，同时 SLE 患者体内存在血脂的氧化/抗氧化平衡失调、自身抗体、慢性炎症、内皮功能障碍，共同促进了 SLE 早发动脉粥样硬化的发生和发展。

目前，心血管疾病已经成为 SLE 患者主要死亡原因之一。在国外，心血管事件所致的死亡占 SLE 患者总死亡率的 30%，甚至已经超过了狼疮本身活动所致的死亡率。

【临床表现及实验室检查】

（一）心包病变

心包炎是 SLE 最常见的心脏受累的表现，同时也为美国风湿病学学会 SLE 分类诊断标准之一。其发生率各家报道不一，在 11%~54% 之间。

心包炎可以表现为急性或慢性病程。急性心包炎主要表现为浆液纤维性或纤维性，慢性心包炎则以纤维性多见。心包炎多数发生在疾病初发或疾病复发时，多数同时合并有胸腔积液，1% SLE 患者以心包积液作为首发症状。临床上超过一半的患者没有任何症状，少数病人可以出现心前区或胸骨下不适，可能与体位相关，伴有发热、心动过速。罕见心脏压塞和缩窄性心包炎。

部分患者的心电图可出现典型心包炎表现：PR 压低、广泛 ST 段呈弓背向下型抬高。大量心包积液时胸片提示心影增大。超声心动图是目前评价心包积液标准检查手段，可以发现及少量心包积液及心包层的增厚。心包积液检查通常为渗出液，白细胞增多，以多核细胞为主，少数可出现血性积液；pH 通常小于 7（有助于和其他原因的心包积液鉴别），蛋白水平升高，糖水平正常或下降，补体水平通常下降，ANA、dsDNA 可出现阳性。但以上心包积液的检查对 SLE 心包炎的诊断的特异性和敏感性目前仍不明确。

（二）瓣膜病变

Libman-Sacks 心内膜炎又称非典型疣状心内膜炎，是 SLE 具有特征性的瓣膜病变。一个关于 SLE 的尸检研究表明，在糖皮质激素用于治疗 SLE 之前，其发生率在 59% 左右，而在糖皮质广泛应用之后其发生率下降至 35%，因此有学者认为糖皮质激素的应用可能导致 Libman-Sacks 心内膜炎发病率的下降。

疣状赘生物组织学上主要有两种类型：①活动性病变：主要由纤维素团块、局部坏死组织、单核细胞组成，多见于初发的、年轻的 SLE 患者，很少出现影响血流动力学的瓣膜病变；②陈旧性病变：主要由血管化的纤维组织组成，伴或不伴有钙化。一般多见于经过长期糖皮质激素治疗、病程较长的患者，常出现瓣膜功能异常，最常见的为瓣膜反流。

疣状赘生物本身通常没有症状，偶有可引起心脏杂音。但可引起以下并发症：①栓塞事件：发生率约 13%，主要表现为脑卒中和外周血管栓塞；②瓣膜功能异常：表现为瓣膜狭窄或关闭不全，少数需要外科手术治疗；③感染性心内膜炎：有报道 SLE 患者感染性心内膜炎发生率明显高于普通人群，但也有可能与患者本身免疫抑制状态及药物治疗有关；④腱索断裂：罕见。

体表超声心动图（TTE）发现，SLE 瓣膜损害发生率在 40%～50% 左右，而经食管超声（TEE）为 50%～69%，故在 SLE 瓣膜病变的诊断上，TEE 优于 TTE。疣状赘生物最常出现在二尖瓣，可累及任何瓣膜，且常同时累及多个瓣膜。最常见的位置为二尖瓣后叶和心室壁移行处及瓣膜边缘，可同时累及瓣膜的两面，亦可累及瓣环、腱索、乳头肌、心房和心室内膜。但疣状心内膜炎的最终的诊断仍需依靠病理。

（三）心肌病变

狼疮性心肌炎是 SLE 患者心肌受累的主要表现，但临床上有症状心肌炎并不常见，发生率在 7%～10%。亚临床受累可能更为常见，尸检报告约有 40%～50% SLE 患者有心肌受累的表现。

狼疮性心肌炎和其他原因所致心肌炎在临床表现没有明显的区别，主要表现为呼吸困难，心动过速，严重时可以出现心力衰竭。

超声心动图表现并不特异，但有助于诊断，常见的表现有：弥漫性、区域性、节段性室壁运动异常，严重时可出现心腔扩大，射血分数下降。心肌核素显像和心脏 MRI 检查也有助于心肌炎的诊断。

（四）心律失常

窦性心动过速是 SLE 患者最常见的心律失常，但多数是发热、贫血、心肌炎、心包炎所致，并非传导系统本身病变。室上性心律失常（如房性期前收缩、房颤）多为一过性，可能与心肌炎或 SLE 病情加重有关。房室传导阻滞是 SLE 另一常见的心律失常，多为传导系统病变所致，其发生率高达 34%～70%。其中以Ⅰ度房室传导阻滞最为常见，多为一过性。Ⅲ度房室传导阻滞少见，与抗 U1-RNP 抗体有关。新生儿狼疮的患儿的房室传导阻滞与母亲抗 Ro/SSA 抗体有关，且多为不可逆性。针对传导系统的抗体及免疫复合物通过胎盘直接作用于胎儿的传导系统是其发病的主要机制。少数 SLE 患者可出现 QT 间期延长及反复室性心律失常，可能与长期应用羟氯喹有关。

SLE 患者心律失常多无临床症状，部分病人可能有心悸、乏力等症状，少数病人可出现低血压、黑蒙、晕厥等。

（五）冠状动脉病变

Urowitz 等早在 1976 年首先发现 SLE 患者有早发冠状动脉粥样硬化的趋势。与普通人群对比，SLE 女性患者冠心病的发病率增加 5～10 倍，其中 35～44 岁的 SLE 女性患者心肌梗死的发病率是 Framingham 研究中同年龄对照人群的 52.4 倍。冠状动脉炎是 SLE 冠状动脉受累另一表现，但无论是冠状动脉炎还是冠状动脉粥样硬化，临床上均主要表现为心绞痛、心肌梗死、心源性猝死。两者临床上鉴别比较困难，冠状动脉炎所致心肌缺血一般多见于疾病活动的年轻患者，病程较短。虽然 SLE 患者动脉粥样硬化所致的心肌缺血比普通人群发生的早，但是一般还是出现在年纪偏大、病程较长、应用较长时间激素的 SLE 患者。但由于两者的治疗原则不同，所以鉴别是动脉粥样硬化还是动脉炎对 SLE 的治疗具有指导意义。病理是鉴别两者的金标准。

北京协和医院回顾分析 1998 年 9 月～2000 年 8 月 281 例的 SL E 患者。其中心包积液 60 例（41.4%），肺动脉高压 23 例（15.9%），心肌损害 22 例（15.2 %），心律失常 20 例（13.8 %），瓣膜病 19 例（13.1 %），左心耳血栓 1 例（0.6 %）；其中只有 10 例病人具有临床心脏病相关症状，占心脏损害病人的 6.7 %，症状主要包括活动后心悸、胸闷、憋气、不能平卧等，与左心收缩功能衰竭、肺动脉高压及大量心包积液有关。心脏损害以心包积液所占比例最大，在 60 例心包积液病人中，中等量及大量心包积液 14 例，其中 1 例病人临床诊断为心脏压塞。心脏损害与无心脏损害患者之间年龄、性别差异无显著性，SL E 心脏损害患者平均患病时间明显高于无心脏损害者。抗磷脂抗体（ACL）阳性者瓣膜损害发生率高于阴性者。

【诊断】

（一）系统性红斑狼疮的诊断

目前采用 1982 年美国风湿病学学会系统性红斑狼疮分类标准，在以下 11 条（表 5-1）标准中，如符合 4 条或 4 条以上，则可诊断为 SLE，其特异性为 98%，敏感性为 97%。

（二）系统性红斑狼疮心脏损害的诊断

目前尚无公认的关于 SLE 心脏受损的诊断标准。SLE 患者如果出现了一些 SLE 患者可以出现的心脏病变（如心包炎、心肌炎、瓣膜病、冠状动脉病变、心律失常等），在除外其他可以导致这些心脏病变的原因后，可考虑诊断 SLE 所致的心脏损害。

【鉴别诊断】

典型 SLE 患者按以上诊断标准诊断并不困难，但是部分 SLE 患者临床表现复杂，不典型，容易与以下系统性疾病相混淆。

表 5-1 1982 年美国风湿病学学会系统性红斑狼疮分类标准

1. 颊部红斑疹
2. 盘状红斑
3. 光过敏
4. 口腔溃疡
5. 关节炎
6. 浆膜炎：胸膜炎或心包炎
7. 肾脏病：蛋白尿 >0.5g/24h 或 > + + +，或管型：红细胞、颗粒或混合管型
8. 神经系统异常：抽搐或精神病（除外药物或其他原因）
9. 血液学异常：溶血性贫血，白细胞 <4×10^9/L，淋巴细胞 <1.5×10^9/L，血小板 < 100×10^9/L
10. 免疫学异常：狼疮细胞阳性或抗 ds-DNA 抗体阳性或抗 Sm 抗体阳性或抗磷脂抗体阳性
11. 抗核抗体阳性

（一）类风湿性关节炎（RA）

SLE 患者可以出现关节病变，但 SLE 的关节炎多为非侵袭性，关节症状多为游走性，且肿胀、晨僵的症状和典型的类风湿关节炎相比较轻，一般无关节畸形。此外，SLE 患者可存在较多关节外表现，如典型皮疹、肾脏受累等，同时特异性抗体如抗 Sm 抗体阳性也有助于鉴别诊断。

（二）多发性肌炎/皮肌炎（PM/DM）

SLE 患者可以出现肌肉症状（包括肌无力、肌痛等）及皮疹，但程度一般较轻，且肌酶谱、肌电图多正常，而皮疹分布部位、性质也大不相同，皮肌炎典型皮疹为向阳疹、V 型疹、Gottron 疹等，此外，多发性肌炎/皮肌炎和 SLE 各自特异性的抗体也有助于两者的鉴别。但应该注意有部分 SLE 患者可同时合并多发性肌炎/皮肌炎（重叠综合征）。

（三）混合性结缔组织病（MCTD）

混合型结缔组织病患者可以出现 SLE、RA、PM/DM 或系统性硬化（SSc）这几种疾病任何一个临床特点，高效价斑点型抗核抗体和抗 U1snRNP 抗体，且抗 Sm 抗体阴性，血清补体正常，是与 SLE 相鉴别的重要依据。

（四）结节性动脉炎

SLE 本质也是一种血管炎，故需和其他血管炎相鉴别。结节性多动脉炎可以出现多系统受累但其主要累及中等大小血管炎，而 SLE 则为小动脉炎。血管炎白细胞计数多增高而 SLE 常因血液系统受累而减低。抗核抗体、抗 dsDNA 抗体、抗 Sm 抗体阳性有助于 SLE 的诊断。

【治疗】

（一）系统性红斑狼疮治疗

1. 非药物治疗

（1）避免日照　尽量避免皮肤直接接触日光或其他各种形式的紫外线。

（2）戒烟　吸烟本身可以增加 SLE 的发病的风险，吸烟的 SLE 患者和非吸烟者更容易出现病情活动，因此所有 SLE 患者都应该考虑戒烟。

（3）饮食控制　对于处于活动期的 SLE 患者可能需要更多的热量支持。糖皮质激素的应用会使 SLE 患者食欲增加，导致体重增加。通过饮水、质子泵抑制剂、H_2 受体阻滞剂等抑酸药可以减少患者的饥饿感。对于合并高脂血症、高血压的患者则应该低脂饮食及限钠饮食。

(4) 限制药物应用 有报道使用磺胺类药物和青霉素（不包括半合成青霉素）可能会加重 SLE 患者的病情，故应该避免使用。

2. 药物治疗 药物治疗是 SLE 重要的治疗手段，但目前药物治疗仅可以缓解或减轻症状、控制 SLE 的活动，而不能根治 SLE。常用的药物有非甾体抗炎药、糖皮质激素、免疫抑制剂、抗疟疾药。

(1) 非甾体抗炎药（NSAIDs） 通过抑制环氧化酶-1（COX-1）和环氧化酶-2（COX-2）而起到抗炎镇痛的作用，通常用于有骨、关节症状或轻度浆膜炎的患者。选择性环氧化酶-2（COX-2）（如塞来昔布，美洛昔康等）可以有效减少 NSAIDs 引起胃肠道反应。

(2) 抗疟疾药 常用羟氯喹，主要用于皮肤病变及对 NSAIDS 反应不佳的骨关节病变。此外，有报道抗疟疾药物有抗动脉粥样硬化的作用，同时可以减少肾脏和中枢性神经系统的受累的发生率。但抗疟疾不单独用于治疗狼疮肾病或狼疮脑病。

(3) 糖皮质激素 常用的剂型有泼尼松、泼尼松龙、甲基泼尼松龙。对于出现靶器官损害的患者应该考虑予大剂量糖皮质激素［相当于泼尼松 1mg/(kg·d)］，治疗有效后再考虑逐渐减量至维持剂量继续治疗。可同时合用免疫抑制剂，有利更好控制病情和减少长期大量使用激素的不良反应。对于病情危重的患者如狼疮脑病、狼疮肾炎急性肾衰竭、严重溶血性贫血等可予糖皮质激素冲击疗法（甲基泼尼松龙 1g/d 静脉滴注，共 3 天），随后予泼尼松 1mg/(kg·d) 序贯治疗。

(4) 免疫抑制剂 常用的有环磷酰胺、甲氨蝶呤、硫唑嘌呤等，主要用于明显靶器官受累或对激素治疗效果不佳者。环磷酰胺常用于狼疮肾炎的患者，可以延缓肾功能的恶化；甲氨蝶呤主要应用于对其他药物治疗效果不佳的关节炎患者；而硫唑嘌呤效果相对较弱，可用于中等严重的脏器损害。免疫抑制剂使用应注意其不良反应，如骨髓抑制、肝功能损害、胃肠道反应等，应定期监测。

（二）系统性红斑狼疮心血管损害的治疗

1. 心包炎 取决于其严重程度和病程。对于少量心包积液，可使用 NSAIDs 和（或）糖皮质激素［0.5mg/(kg·d)］。而对于大量心包积液甚至出现心脏压塞的患者，则可考虑静脉激素冲击治疗（甲基泼尼松龙 1g×3 天）。对于长期反复发作的心包积液，免疫抑制剂如甲氨蝶呤、硫唑嘌呤或静脉用丙种球蛋白（IVIG）可能有效。很少患者需要心包穿刺或外科手术治疗。

2. Libman-Sacks 心内膜 如果本身没有引起血流动力学改变则一般无需治疗，此时主要是评价和治疗基础疾病 SLE。也有报道部分 SLE 患者瓣膜病变可自行缓解。如果有出现明显的血流动力学异常则应该行外科手术治疗。生物瓣膜仍存在瓣膜炎复发的问题，因此对于狼疮的患者，机械瓣膜可能是更好的选择。

3. 心肌炎 主要取决于心肌炎的严重程度及原发病狼疮的活动程度。虽然多数心肌炎没有临床症状，但往往需要足量激素治疗，对于重症心肌炎患者，可考虑大剂量糖皮质激素冲击治疗。免疫抑制剂对那些心内膜活检提示存在活动性炎症改变的患者有益。如出现心力衰竭则应按心衰予相应的治疗。

4．心律失常　窦性心动过速或房性期前收缩多数无需处理，主要是治疗原发疾病。严重心律失常患者可予常规应用抗心律失常，严重心动过缓或房室传导阻滞则应考虑安装起搏器。

5．冠状动脉病变　SLE动脉粥样硬化的治疗和无SLE者基本相同。缺血症状一般对抗心绞痛药物治疗有效。少数病人需要行PCI和CABG，由于SLE患者有潜在血栓的风险，故有学者建议旁路移植时使用动脉桥替代静脉桥。冠状动脉炎的治疗则需要增加糖皮质激素的剂量。在动脉炎中的患者使用华发林和阿司匹林同样可以减少血栓的风险。更高剂量的激素可以增加心血管危险因素，对一个冠状动脉粥样硬化患者有可能导致病情的恶化。因此，区别冠状动脉粥样硬化和冠状动脉炎对治疗有重要的意义。

【预后】

随着对疾病的早期发现、诊断及有效的治疗，目前SLE患者的5年生存率已经在95%以上，生存时间与器官受累的严重程度相关。此外，老年，男性，低补体水平都是预后不良的因素之一。

尽管在过去的几十年里，SLE患者各种原因的总死亡率已经有明显的下降，但其心血管事件的发病率却没有明显下降。目前心血管事件成为SLE患者目前最主要的死亡原因，国外文献报道约为24%~36%。因此，积极控制心血管危险因素，减少其发病率和病死率是未来进一步改善SLE患者预后的重点。

（叶益聪）

病例7　系统性红斑狼疮心脏受累
——间断发热、胸闷

病例简介：患者女性，16岁，主诉因间断发热4年，再发7月，活动后胸闷5个月入院。患者2006年出现高热伴双侧颈部淋巴结肿大，行淋巴结活检诊断为："亚急性坏死性淋巴结炎"，开始泼尼松治疗，患者在热退、淋巴结肿大消失后停药。2007年底患者再次发热，抗生素治疗无效，于外院查ANA、抗Sm抗体、抗SSA均阳性及血小板降低，诊断为"系统性红斑狼疮可能性大"，再次给予足量激素口服，患者无发热症状，血小板降低出现后逐渐停药。2009年10月起，患者出现快走后胸闷、憋气。2009年12月出现夜间不能平卧，伴有体力明显下降，上二楼即感呼吸困难，外院UCG：左心扩大，左心室后壁室壁变薄，运动幅度降低且不协调；二尖瓣大量反流，主动脉瓣中等反流，少量心包积液，EF 27%。考虑"扩张性心肌病"，给予利尿及营养心肌治疗，症状缓解。外院考虑不排除系统性红斑狼疮活动，于2010年1月20日开始口服泼尼松60mg/日，后激素缓慢减量。患者可上3~4层楼，复查心脏超声左心室射血分数增加。2010年4月复查UCG：符合扩张性心肌病，左心房、左心室扩大，左心室舒张、收缩功能降低，二尖瓣少量反流，EF 41%。既往史、个人史、月经婚育史、家族史：无殊。

入院查体：心界不大，心律齐，二尖瓣区可闻及2/6级收缩期杂音，双下肢不肿。

辅助检查：心脏超声：左心增大，左心室舒张末内径66mm，射血分数36%，双平面法为38%，左心室后壁、下壁基部、侧壁中部变薄无运动，后间隔基部运动减弱；二尖瓣前

后叶稍增厚，未见赘生物；二尖瓣见中量反流束。印象：心肌病变；左心增大，左心室收缩、松弛功能降低。心脏MRI：左心增大，二尖瓣、主动脉瓣关闭不全；左室外侧壁、下壁室壁变薄，运动减弱，室壁瘤形成，LVEF 25%，心肌灌注显示左室外侧壁、下壁首过灌注下降，延迟扫描见左心室多发异常强化，考虑心肌缺血坏死改变。冠状动脉CTA：冠状动脉轻度钙化，左主干管壁不规则，30%~40%狭窄，分叉处膨隆；中间支可见狭窄，回旋支远段发出钝缘支后狭窄，右冠状动脉管壁不规则，多发轻度狭窄，左心室后支未见明确造影剂充盈，闭塞可能性大；圆锥支、右心室支起始段可见狭窄，冠状动脉狭窄部位可见管壁弥漫性增厚，边缘毛糙，局部可见钙化，不排除血管炎性病变；左室外侧壁、下壁室壁变薄，强化减弱，符合心梗后改变，LVEF 25%，心包少量积液。冠状动脉造影术：冠状动脉病变，血管炎可能性大，左主干及前降支、回旋支病变、右冠病变。血管内超声：LCMA、LAD、LCX及RCA可见全程向心性内膜增厚，符合血管炎改变。心内膜心肌活检：心肌组织、心肌细胞排列紊乱，心内膜表面见少量中性粒细胞成团浸润，心肌细胞肥大，间质增生，未见明确肉芽肿样结构及小血管炎症。特殊染色：Masson（+）、PTAH（+）、刚果红（-）。

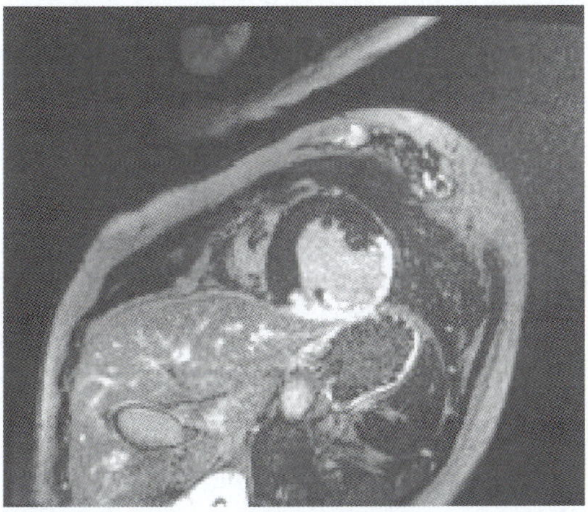

图23　心脏MRI延迟扫描见左心室多发异常强化，提示心肌缺血坏死改变

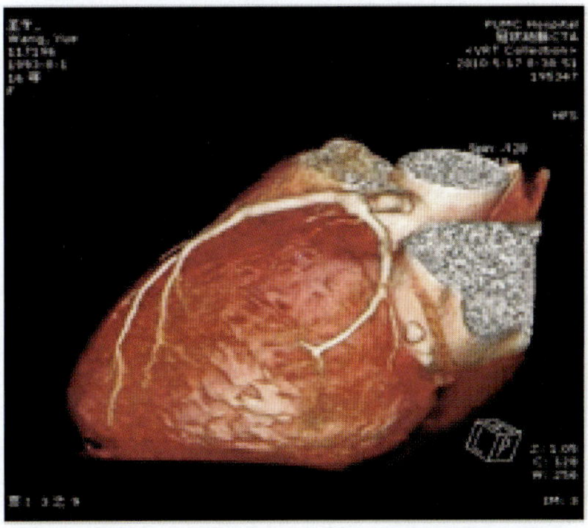

图24　冠状动脉CTA提示冠状动脉多发狭窄与闭塞

病例分析：心脏是SLE常累及的靶器官之一，可累及心脏的各个结构，包括心包、心肌、心内膜、瓣膜、传导系统及冠状动脉。文献报道SLE心血管系统受累发生率超过50%，包括临床和亚临床。Urowitz等早在1976年首先发现SLE患者有早发冠状动脉粥样硬化的趋势。与普通人群对比，SLE女性患者冠心病的发病率增加5~10倍，其中35~44岁的SLE女性患者心肌梗死的发病率是Framingham研究中同年龄组对照人群的52.4倍。冠状动脉炎是SLE冠状动脉受累的另一表现，但无论是冠状动脉炎还是冠状动脉粥样硬化，临床上均主要表现为心绞痛、心肌梗死和心源性猝死。两者临床上鉴别比较困难，冠状动脉炎所致心

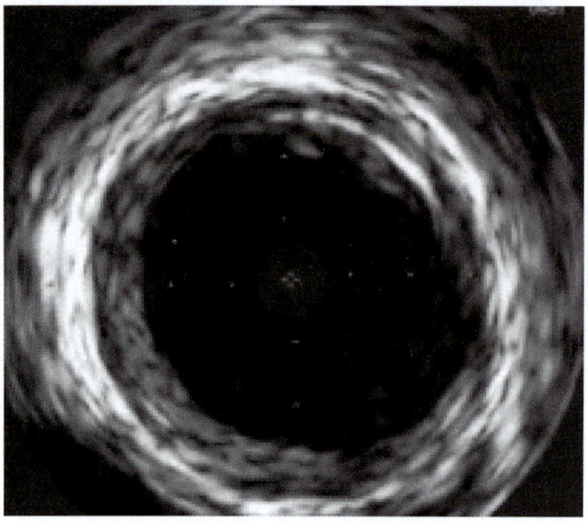

图 25 冠状动脉血管内超声

可见冠状动脉血管全程向心性内膜增厚，符合血管炎改变

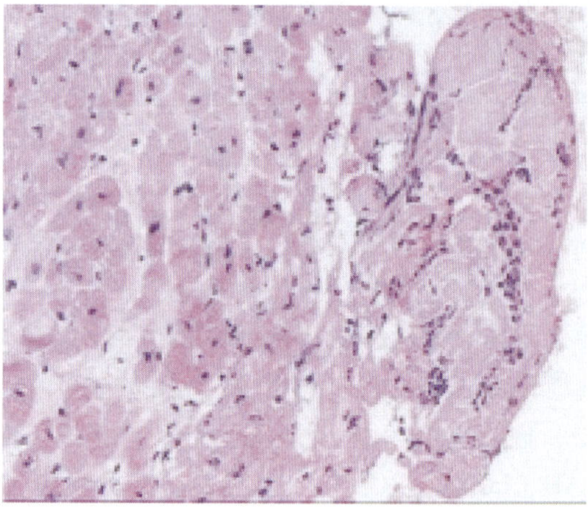

图 26 心肌活检

可见心内膜表面见少量中性粒细胞成团浸润，心肌细胞肥大

肌缺血一般多见于疾病活动的年轻患者，病程较短。虽然 SLE 患者动脉粥样硬化所致的心肌缺血比普通人群发生的早，但是一般还是出现在年纪偏大、病程较长、应用较长时间激素的 SLE 患者。但由于两者的治疗原则不同，所以鉴别是动脉粥样硬化还是动脉炎对 SLE 的治疗具有指导意义。病理检查是鉴别两者的金标准。

（病例提供 杨 明）

第二节 干燥综合征

【病因和发病原理】

干燥综合征又称舍格伦综合征（Sjögren syndrome，SS），是一种以外分泌腺体受累为主要临床表现的系统性自身免疫病。中年女性多见，唾液腺和泪腺受累造成口、眼干燥为其常见症状，但也可有内脏损害并出现多种多样的临床表现。SS 分为原发性和继发性两种。类风湿关节炎、系统性红斑狼疮、系统性硬化等弥漫性结缔组织病患者出现干燥综合征称为继发性干燥综合征，不合并其他结缔组织病者称为原发性干燥综合征（primary Sjögren syndrome，pSS）。

SS 的确切病因尚不明确，一般认为与遗传、免疫、病毒感染有关。其基本病理改变是外分泌腺体中大量的淋巴细胞浸润并产生多种自身抗体。异常的免疫反应造成了 SS 患者泪腺和唾液腺等外分泌腺体的破坏和功能异常，出现眼干、口干等症状。皮肤、鼻腔、气管等部位的外分泌腺体受累，也造成相应部位的干燥症状。许多患者的异常免疫反应还累及内脏。肝脏小胆管周围，肾间质中肾小管周围，以及肺脏中也出现大量淋巴细胞浸润，炎症反应局部上皮细胞被激活表达 MHC 分子具有抗原呈递功能；CD4 阳性 T 细胞分泌 IL-2，IFN-γ 等多种细胞因子，B 细胞和浆细胞分泌自身抗体，异常免疫反应最终导致脏器损伤，出现肾小管酸中毒、肺间质纤维化等内脏表现。自身抗体和免疫复合物的形成还造成血管炎，激活补体造成血小板等多种细胞、组织的损伤。上述细胞免疫和体液免疫造成SS的多种临床表现，被称为SS腺外表现，严重者可危及生命。另外，大约5%的患者由淋巴细胞的异常激活最终发展成为淋巴瘤，大多数为B细胞来源的黏膜相关淋巴瘤。

干燥综合征出现心脏受累的报道并不多，大多数确诊SS的患者没有心脏受累的临床表现。但使用超声心动、24小时心电监测、核素心肌显像等敏感的检查手段发现SS出现心包积液并不少见、其他心脏疾病包括心肌病变、瓣膜病变、心律失常也有报道，因此认为SS的心脏病变主要是亚临床型。但由于SS起病隐匿，常见症状，如口干、眼干，常被患者忽视，临床上SS多有漏诊或误诊，因此SS造成的心脏病变很可能远远多于我们目前的认识。我国报道的SS患病率高达0.3%，仅次于类风湿关节炎，是最常见的系统性自身免疫病，因此有必要进行深入研究明确SS心脏病变的实际发生情况，如在大样本的前瞻性队列研究中对SS患者心脏结构、功能、电生理等各个方面进行全面研究，或者在心脏疾病患者中，尤其是心室舒张功能不全、原因不明的心肌炎或心包炎、或某些心律失常的患者中，进行口、眼科检查和自身抗体检测筛查SS。目前认识到的SS心脏病变表现多样，其可能机制包括：

B淋巴细胞异常激活产生多种自身抗体，形成免疫复合物介导的小血管炎造成心包炎和心肌炎，也可能是不伴肺间质病变的肺动脉高压的原因之一。

SS合并高球蛋白血症，在某些病程长的患者可出现淀粉样变，如淀粉样物质在心肌沉积，可造成心肌功能障碍。

SS常累及神经系统，外周神经病变常见，如累及自主神经系统可造成心律和心率变化。

肺动脉高压继发于SS造成肺间质病变。

SS肾小管酸中毒造成低钾血症，如不纠正，长期低钾可导致心肌病变和心律失常。

另外，抗SSA和抗SSB是SS的特异性自身抗体，这些自身抗体通过胎盘进入胎儿体内可造成先天性房室传导阻滞（congenital atrio-ventricular heart block，CHB）。CHB一般发生在妊娠18~24周，在胎儿发育的这个阶段，自身抗原SSA在心肌细胞中表达增加，而有研究表明，抗SSA自身抗体可造成心肌细胞内钙离子浓度增高，并最终导致细胞死亡。虽然抗SSA和抗SSB造成CHB的机制还没有完全阐明，但在患病新生儿的心脏组织中发现了淋巴细胞的浸润，心肌组织尤其是房室节等心脏传导组织的纤维化和钙化，提示自身抗体造成细胞损伤后诱发了自身免疫反应，炎症反应慢性化后最终导致组织的不可逆损伤。在发病早期使用糖皮质激素治疗可以阻止Ⅰ度房室传导阻滞进展为不可逆的Ⅲ度房室传导阻滞，证明了自身免疫反应是CHB的主要发病机制。

【临床表现及实验室检查】

（一）SS外分泌腺体受累的常见临床表现

1. 口干燥症　因唾液分泌减少，患者常频频饮水，严重者进食困难。牙齿发黑，片状脱落，被称为猖獗龋，具有一定的诊断价值。舌痛，舌表面干裂，舌乳头萎缩而表面光滑。40%的患者出现唾液腺交替肿大反复发作，一般可自行缓解。腮腺最多，颌下腺也可出现，肿大的腺体表面平滑、压痛阴性。如腺体持续肿大应警惕淋巴瘤的发生。

2. 干燥性角结膜炎　因泪腺分泌功能低下所致。患者出现眼干涩、异物摩擦感、泪少。角膜表面损伤，出现溃疡，甚至穿孔造成失明。

3. 其他部位的干燥症　包括鼻干燥症；气管和支气管分泌减少造成干咳；阴道干燥造成性交疼痛等。

（二）SS 系统受累的临床表现

1. 皮肤受累　皮肤干燥、瘙痒，常见抓痕。可有荨麻疹样皮疹，结节红斑以及高球蛋白血症所致的紫癜样皮疹。另外，还可出现雷诺现象。

2. 关节与肌肉受累　70%～80% 的患者有关节痛，仅 10% 病人发生关节肿胀，但多不严重，不出现关节炎破坏。约 5% 的患者有肌炎，出现肌痛、肌无力，检查发现肌酶谱升高和肌电图的改变。

3. 呼吸系统受累　肺间质病变常见，多数患者没有症状，肺功能检查出现弥散功能障碍；部分患者有干咳、活动后气短等症状；少数患者病情进展，发生Ⅰ型呼衰。有严重肺间质病变的患者往往出现肺动脉高压，病程长的患者还会有右心功能不全的临床表现。

4. 消化系统受累　可出现咽痛、食管干燥、食管运动障碍，出现吞咽困难。腺体分泌减少易并发慢性萎缩性胃炎；少数还可并发急或慢性胰腺炎。约 20% 的患者有肝功能损害，以胆管酶升高为主要表现，甚至出现黄疸。部分患者因消化道外分泌功能减低，出现顽固性腹泻。

5. 肾脏受累　约 30% 的患者并发肾损害，其中 90% 为远端肾小管受累，引起Ⅰ型肾小管酸中毒，表现为周期性低钾麻痹、肾结石和软骨病、肾性尿崩症，日尿量在 3 000ml 以上伴烦渴多饮。近端肾小管受累少见。少数患者有肾小球肾炎，表现为大量蛋白尿和细胞管型，肾功能不全者少见。

6. 神经系统受累　周围神经病变较多见，主要是多发性单神经炎，在受累神经分布区出现感觉和运动异常，少数患者因运动神经受累出现足下垂等表现造成残疾。因中枢神经系统血管炎造成一侧肢体运动障碍等局灶体征也见于报道，单 SS 中枢神经系统受累的发生率很低。

7. 血液系统受累　血小板减少最为多见，也可出现白细胞减少，溶血性贫血少见。有淋巴细胞增殖性疾病，如 Casttleman 病见于 SS 的报道，另外本病患者淋巴瘤的发病率要比正常人高 44 倍。

（三）实验室检查

1. 血清免疫学检查　包括抗核抗体，阳性率为 50%～80%，以抗 SSA 和 SSB 的抗体较为特异，具有较高的诊断特异性。其他自身抗体还包括类风湿因，见于 70%～90% 的患者；抗着丝点抗体、抗甲状腺球蛋白抗体、抗胃壁细胞抗体等。其他异常有高球蛋白血症，且呈多克隆，可致血沉快。患者循环免疫复合物增高，但补体多不减低。

2. 口、眼科检查　包括唾液流率、腮腺造影、唇腺活检，眼滤纸实验（Schirmer 实验），泪膜破裂时间，角膜染色等。

【干燥综合征的心血管表现】

继发性干燥综合征可因系统性红斑狼疮、类风湿关节炎等原发病造成多种心脏受累表现，这里不作讨论。pSS 可因异常的自身免疫反应直接累及心脏，也可因肾脏、神经系统病变而间接造成心脏受累表现。协和医院 1992～2002 年 10 年间 330 例符合 1992 年欧洲抗风湿病联盟诊断标准的 pSS 回顾性分析发现，35 例（10.6%）患者出现心脏受累表现，其中仅4例有心前区不适，绝大多数患者没有相关临床症状，体检心界扩大5例、心尖部III/6以上收收缩期杂音2例，肺动脉瓣区P2亢进9例；心电图（ECG）异常31例，其中频发室性期前收缩3例，T波低平和倒置及ST段压低28例，束支传导阻滞3例；超声心动（UCG）异常29例，其中左心房扩大5例，主动脉根部扩张5例，右心房右心室扩大3例，三尖瓣反流15例，二尖瓣三尖瓣反流1例，二尖瓣脱垂3例，心包积液5例，左室舒张功能减低5例，肺动脉高压8例；胸部X线片检查发现心影增大9例，提示pSS心脏受累的表现多样，包括心包炎、心肌病变、瓣膜病变、心脏节律和传导异常、肺动脉高压。而且某些心脏病变，如心肌炎导致急性心功能不全，虽然少见，但病情严重可能危及患者生命，而及时治疗可以改善预后，因此对SS相关的心脏病变临床上应予以足够重视以提高诊疗水平。

（一）心包病变

SS患者没有出现发热、胸痛、心包摩擦音等急性心包炎临床表现的报告。国外文献报道UCG检查在33%的pSS患者中发现心包积液。在协和医院41例pSS患者有6例（14.6%）出现心包积液，发生率较继发干燥综合征低。在出现心包积液的患者中只有极少数患者是大量心包积液，可出现憋气、端坐呼吸、下肢水肿及颈静脉充盈等症状。但SS还没有出现缩窄性心包炎的报道。出现心包积液的患者绝大多数有抗SSA抗体，但CRP、RF和免疫球蛋白水平与没有心包积液的患者相比，没有明显差别。有个案报道出现冷球蛋白血症、肾小球肾炎的SS患者同时出现心包积液，提示心包积液可出现在病情活动时，心包炎是SS疾病活动的腺外表现之一。

（二）心肌病变

心室舒张功能障碍是SS心脏受累的另一个常见表现。国外文献报道在除外老年患者后仍有50%的pSS患者行UCG发现E波下降，E波与A波的比值小于1，提示心室舒张功能障碍，同时左室充盈时间等其他反映心室舒张功能的指标也有异常。另一项研究也发现与对照相比pSS患者的E波明显减少（$464 \pm 84\ cm/s^2$ vs $360 \pm 84\ cm/s^2$），出去60岁以上患者，E波的减少仍有统计学差异。在协和的病例观察中除外高血压、糖尿病等可以引起心肌病变的疾病后，仍有26.8%的pSS患者出现心室舒张功能障碍。因此，SS出现左室功能减低是本病造成，在SS患者中常见，多无临床症状。其发生机制尚未阐明，推测可能与SS相关的小血管炎或内脏雷诺现象有关。有文献报道1例在唇腺、骨髓、胃黏膜等组织中证实有淀粉样变的SS患者，没有心功能不全的表现，但ECG在V5、V6导联出现病理性Q波；UCG出现心室舒张功能障碍。虽然发生率可能很低，但淀粉样可能是SS心肌受累的原因之一。

另外还有文献报道，SS患者可出现自身免疫性心肌炎，出现心功能不全的临床表现，经糖皮质激素治疗后症状和心脏收缩功能改善。我们在临床中也见到1例抗着丝点抗体阳性的pSS患者出现心肌酶增高，在近两年的病程中肌酸激酶（CK）波动在300U/L左右，CK-MB波动在20～30ng/L左右，患者没有心前区疼痛和心功能不全症状，ECG无心肌缺血表现，UCG心脏结构和功能尚正常，患者拒绝糖皮质激素治疗，目前还在观察中。因此SS也可能出现亚临床型的心肌受累，其临床特点和转归还需更多的观察。若SS患者心肌炎造成心衰，应及时予以免疫抑制治疗。

（三）心脏瓣膜病变

在协和的一组病例报道中还发现主动脉钙化（9.3%）、二尖瓣关闭不全（5.6%）和三尖瓣关闭不全（3.7%）。在这组患者中主动脉瓣钙化患者年龄在52～78岁，考虑主动脉瓣钙化是心脏瓣膜老年性退行改变表现，而与SS本身的关系不大。3例二尖瓣关闭不全中有2例之前有明确二尖瓣脱垂，非SS所致。而2例三尖瓣关闭不全均伴有明确的肺动脉高压，瓣膜本身结构未见明显病变。在国外SS心脏病变的临床观察中没有瓣膜病变的报道，因此没有证据表明SS疾病本身可以造成心脏瓣膜病变，但与SS相关的肺动脉高压等疾病可间接导致心脏瓣膜受累。

（四）心律失常和心脏传导异常

协和回顾性研究中330例pSS患者有3例ECG见束支传导阻滞，其发生与抗SSA抗体无关。但有报道在抗SSA阳性的成年患者中出现Ⅲ度房室传导阻滞，提示自身抗体对成人心脏的传导组织也可能有一定的致病作用。其中1例76岁女性出现晕厥，心率30次/分，伴甲状腺功能减低等内分泌异常，用激素和羟氯喹及激素替代治疗后，房室传导阻滞逆转，因此成人SS相关的房室传导阻滞也有可能是自身免疫反应造成的。

另外有报道，在抗SSA阳性的结缔组织病患者中QT间期延长，与抗SSA阴性的患者相比QT间期分别为440.5±23.4ms和418.2±13.2 ms。进行24小时心电监测抗SSA阳性的结缔组织病患者有50%出现频发室性期前收缩等室性心律失常而抗SSA阴性患者仅为10%。目前文献中还没有关于SS猝死及其与恶性心律失常关系的报道，因此临床上对SS合并心律失常还需要进行更多的前瞻性研究，了解进行抗心律失常治疗干预的时机和效果。

（五）自主神经

在一组51例干燥综合征的研究中，发现9例有心悸，3例有直立性低血压，1例有头晕。使用监测心率和血压变化，以及心血管反射（深呼吸例、做屏气动作时及起立时时心率变化、起立时和持续握手时舒张压变化）的方法对自主神经功能进行评价，发现pSS患者普遍存在交感和副交感神经功能障碍，但一般没有严重的临床表现。

干燥综合征患者可出现抗毒蕈碱胆碱能受体M_3型的自身抗体，从而干扰副交感神经功能并抑制唾液腺分泌。虽然心脏上主要是M_2型受体分布，目前没有抗M_2受体抗体的报道，但SS患者常有多种自身抗体产生，SS出现的自主神经功能异常很可能也是异常免疫反应造成神经系统受累的表现之一。

（六）肺动脉高压

SS常出现肺间质改变，继发肺动脉高压，但有少数患者在不合并肺实质病变的情况下出现肺动脉高压，提示为肺血管受累造成与原发性肺动脉高压类似的病变。协和医院观察41例pSS有4例UCG示肺动脉高压，其中2例不伴肺间质纤维化。与无肺动脉高压的患者相比，合并肺动脉高压的患者血γ球蛋白的水平显著增高，提示长期的病情活动与肺动脉高压的发生有关。

约2%的具有抗SSA和抗SSB自身抗体的母亲妊娠时其胎儿出现CHB，当已有一个孩子发病时，再次妊娠的胎儿发生CHB的几率上升为12%～25%。CHB的发生一般在妊娠的18～24周，开始先出现Ⅰ度房室传导阻滞，后进展至Ⅲ度房室传导阻滞。一旦发生Ⅲ度房室传导阻滞则病变不可逆，只有安装永久心脏起搏器才能挽救患儿生命。有文献报道在抗SSA/Ro 52kd自身抗体的母亲怀孕的胎儿有30%出现Ⅰ度房室传导阻滞的表现。如在妊娠期间经胎儿的超声心动检查发现Ⅰ度及Ⅱ度房室传导阻滞，使用糖皮质激素治疗有可能阻止病变进展，甚至使房室传导恢复正常。虽然SS在中老年妇女多见，但年轻妇女发病亦不少见，因SS发病较隐匿、症状不典型，已有多个报道发现CHB患儿的母亲是既往没有诊断的SS患者。因此，对抗SSA和（或）抗SSB阳性的pSS患者，妊娠时要对胎儿进行检测，分娩后立即行ECG检查以除外CHB的发生。而对发生CHB患儿的母亲应常规行自身抗体的检测，以及口、眼科检查，以明确诊断，评价患儿再次发病的危险性。

【诊断】

（一）干燥综合征的诊断

口干燥征的诊断标准：

1. 唾液流率　未经刺激，唾液流量<0.06ml为减低，各年龄组有差异，老年人更低；

2. 腮腺造影　腮腺病变时导管及小腺体有破坏征象。

3. 唇腺活检　下唇活检的组织中见≥1灶淋巴细胞浸润为异常。凡有≥50个淋巴细胞/4mm^{2}聚集为一灶。

4. 放射性核素造影　唾液腺功能低下时其摄取及排泌均低于正常。

凡具有上述4项试验中2项异常可诊为口干燥征。

（二）干燥性角结膜炎的诊断标准

1. 滤纸试验（Schirmer test）　5分钟滤纸润湿长度≥15mm为正常，5分钟内润湿长度≤10mm为异常。

2. 泪膜破碎时间（tear film breakup time，BUT）　凡短于10秒者为异常。

3. 角膜染色　在裂隙灯下，角膜染色点超过10为异常。

4. 泪腺活检　泪腺组织中出现灶性淋巴细胞浸润者为异常。

凡具有上述4项试验中2项异常者可诊为干燥性角膜炎。

（三）SS国际分类标准（2002年）

1. 口腔症状　3项中有1项或1项以上：①每日感口干持续3个月以上；②成年后腮腺反复或持续肿大；③吞咽干性食物时需用水帮助。

2. 眼部症状　3项中有1项或1项以上：①每日感到不能忍受的眼干持续3月以上；②有反复的砂子进眼感或磨砂感；③或每日需用3次以上的人工泪液。

3. 眼部体征　下述任意1项或1项以上者：①Schirmer实验阳性（≤5mm/5min）；②角膜荧光染色阳性（van Bijsterveld计分≤4分）。

4. 组织学检查　唇腺病理时淋巴细胞灶≥1（指4mm^{2}组织内至少有50个淋巴细胞聚集于唇腺间质者为一灶）。

5. 唾液腺受损　下述检查任1项或1项以上阳性：①唾液流率阳性（≤1.5ml/15min）；②腮腺造影阳性；③唾液腺放射性核素检查阳性。

6. 自身抗体　血清抗SSA、或抗SSB抗体阳性（双扩散法）。

凡具备6项中的至少4项，但必须含有条目“4”（组织学检查）和“6”（自身抗体）。

（四）干燥综合征相关心脏疾病的诊断

1. 对出现心包积液、心室舒张功能障碍等SS常见心脏受累表现，以及出现肺动脉高压伴或不伴肺间质病变，均应考虑到SS的诊断，仔细问诊有无口、眼干燥症状；检查有无猖獗龋、腮腺肿大等体征；行唾液流率、Schirmer试验等口、眼科检查；以及行ANA、抗SSA

和抗 SSB 等免疫学检查，可明确心、血管病变是否由 SS 造成。

2. 对确诊 SS 的患者，应对心脏结构和功能进行全面检查。

行 UCG 检查可以发现心包积液，如除外感染、低蛋白血症等其他原因造成的心包积液，则考虑 SS 相关心包炎。

UCG 检查心肌收缩和舒张功能。如出现心功能不全表现，UCG 提示心肌收缩功能异常而除外高血压、冠心病等其他疾病造成的心肌病变，则要考虑 SS 相关的自身免疫性心肌炎，介入行心肌活检有利诊断和鉴别诊断。

出现晕厥或 ECG 发现 QT 间期延长的患者应行 24 小时动态心电监护，除外心律失常或房室传导阻滞的发生。

有肺间质病变或右心功能不全的患者应行 UCG 和右心导管检查明确有无肺动脉高压。

对出现不能解释原因的心悸或晕厥应行自主神经功能的检查除外 SS 合并的自主神经功能紊乱。

3. 先天性房室传导阻滞的诊断　对高危的抗 SSA 和（或）抗 SSB 抗体阳性的妊娠母亲（高效价抗体、既往有胎儿罹患 CHB），妊娠期间应行胎儿的 UCG 检查了解有无房室传导阻滞的征象。胎儿娩出后应立即行 ECG 检查。

【鉴别诊断】

SS 及其心脏病变需要与其他疾病进行鉴别。

（一）其他造成口干、眼干的疾病

老年患者由于脏器功能减退、外分泌腺体的萎缩，常有口干、眼干症状。服用某些药物，如降压药，会加重这些症状。另外，因口腔或鼻咽部肿瘤进行头、颈部放射治疗的患者往往出现严重的口干症状。因此，对出现干燥症的老年患者应行血清免疫学检查以及唇腺活检进行鉴别诊断。只有证实干燥症是由于异常自身免疫反应破坏外分泌腺体造成的，SS 的诊断才能成立。

（二）其他结缔组织病

系统性硬化的患者常出现口、眼干的症状。但出现典型的皮肤肿胀、硬化，免疫学检查出现抗 Scl-70 等不同于 SS 的自身抗体谱，可资鉴别。值得指出的是抗着丝点抗体一度被认为是系统性硬化中一个亚型 CREST 综合征的标志性抗体，但临床发现其在 SS 中并不少见，因此不能作为系统硬化与 SS 的鉴别依据。其他如系统性红斑狼疮和类风湿关节炎均可因合并继发性干燥综合征出现口、眼干症状，注意结合肾小球受累及抗 Sm、抗 ds-DNA 及补体下降等特征性实验室检查与 SLE 鉴别；结合典型的累及手小关节的对称性多关节炎与 RA 鉴别。

（三）结核性心包炎

心包积液是 SS 心脏受累最常见的发现，应与结核性心包炎鉴别。后者常有低热、胸痛，可出现大量心包积液，实验室检查发现 CRP 明显升高，而 SS 造成的心包积液常无临床症状，大量积液少见，CRP 升高程度较感染低。心包穿刺，积液中找到结核杆菌或细菌培养阳性可以肯定诊断，如无病原学证据，抗结核治疗有效可作为最终鉴别的依据。

【治疗】

（一）干燥综合征的治疗

对 SS 目前尚无根治方法。目前治疗主要还是缓解患者症状，也还没有可以改变病程的治疗方法。近年来生物制剂，如抗 CD20 抗体，开始被用于干燥综合征的治疗，初步的结果令人鼓舞。随着对干燥综合征发病机制研究的深入和生物学技术的发展，将有更多的新的治疗方法进入临床，并有望在干燥综合征的治疗效果上取得进步。

外分泌腺受损造成的口干和眼干症状是干燥综合征的突出表现，治疗上包括 3 个层次：①唾液和泪液的替代治疗以改善症状；②增强 SS 外分泌腺的残余功能，刺激唾液和泪液分泌；③系统用药改变 SS 免疫病理过程，最终保护患者外分泌腺体和脏器功能。因此，对干燥综合征的理想治疗不但是要缓解患者口、眼干燥的症状，更重要的是终止或抑制患者体内发生的异常免疫反应，保护患者脏器功能，并减少淋巴瘤的发生。

使用唾液和泪液的替代物，可以缓解症状并减少口、眼并发症的发生。同时也应嘱咐患者注意口、眼卫生，保持环境的湿润。

眼干可用人工泪液对症治疗。人工泪液有多种非处方制剂，黏度不同，有的含有透明质酸。应鼓励患者根据自己的情况使用，最大限度地缓解症状。另外在夜间患者还可以使用含甲基纤维素的润滑眼膏，以保护角、结膜。

口干可适当饮水或用人工唾液。人工唾液，也有多种制剂，含羧甲基纤维素、黏液素（mucin）、聚丙烯酸（polyacrylic acid）、黄胶原（xanthan）或亚麻仁聚多糖（linseed polysacchride）等成分。人工唾液作用时间短，口感较差，没有人工泪液那样应用广泛。Oral-balance 是胶状物，作用时间较长，一般在夜间使用。另外，患者还可以使用含氟的漱口液漱口，以减少龋齿的发生。要教育患者注意口腔卫生。每日早晚至少刷牙 2 次，忌烟酒，减少物理因素的刺激，有龋齿者要及时修补。继发感染者可用贝尔液漱口，口腔念珠菌感染者可用制霉菌素。一些生津止渴的中草药对缓解症状有一定效果，可请有经验的中医师协助治疗。

当使用唾液或泪液替代治疗效果不满意时，可使用毒蕈碱胆碱能受体（muscarinic receptors）激动剂，刺激外分泌腺分泌。目前常用的药物有皮罗卡品和 cevimeline。皮罗卡品（毛果芸香碱，pilocarpine）是乙酰胆碱类似物，可刺激胆碱能受体，对 M_3 受体作用较强。pilocarpine 5mg tid（每日剂量 10 ~ 20mg）可以增加唾液流率。不良反应包括出汗、频繁排尿、肠激惹。对消化道溃疡、哮喘和闭角性青光眼的患者禁用。但在临床使用的剂量范围内，患者的不良反应并不多，耐受性良好。Cevimeline 更特异地作用于外分泌腺体中的 M_3 受体，而对心血管系统中的 M_2 受体亲和力较低，半衰期为 5 小时，也长于匹罗卡品（1 小时）。cevimeline 20 ~ 30mg tid 治疗 SS 的口、眼干燥症效果良好，不良反应与匹罗卡品相似。

羟氯喹 200 ~ 400mg/d [6 ~ 7mg/(kg · d)]，可以降低 SS 患者 IgG 水平，降低 ANA 和 RF 效价，在一些研究中也可以改善唾液腺功能。有研究表明，羟氯喹可以抑制 SS 唾液腺中的胆碱酯酶活性，相对地增强外分泌腺体中乙酰胆碱的活性，这可能是羟氯喹改善 SS 外分泌功能的机制之一。羟氯喹对 SS 的长期疗效还需要更多的临床研究。根据目前的临床资料，当患者除口眼干的症状外，还出现关节肌肉疼痛、乏力以及低热等全身症状时，羟氯喹是一个合理的治疗选择。

非甾体抗炎药，如双氯芬酸（扶他林），舒林酸（奇诺力）、布洛芬（芬必得）等对肌肉、关节疼痛有一定的疗效。

肾小管酸中毒合并低血钾必须给予纠酸和补钾治疗。可用碳酸氢钠0.5～1g，3～4次/日，根据血气结果调整剂量。SS低钾血症常伴有高氯，因此补钾选用10%枸橼酸钾，10～20ml，3～4次/日，根据血钾调整剂量。

SS肝损害以胆管损伤为主者可使用熊去氧胆酸250mg，3～4次/日。

合并有神经系统损害、肾小球肾炎、间质性肺炎、血细胞减少、肌炎等要考虑用肾上腺皮质激素，根据情况决定激素的用量，泼尼松每日10～60mg不等，同时也可联用甲氨蝶呤、硫唑嘌呤、环磷酰胺等免疫抑制剂，与其他结缔组织病用药基本相同。

单独使用免疫抑制剂对高球蛋白血症效果欠佳，患者免疫球蛋白水平往往居高不下。因为高球蛋白血症与血管炎和内脏受累相关，必要时可行免疫吸附或血浆置换，并同时使用环磷酰胺等免疫抑制剂。但治疗效果有待进一步评价。

Rituximab（抗CD20单克隆抗体）最早被用于B细胞淋巴瘤的治疗，后在自身免疫病治疗中也取得了一定的疗效，如自身免疫性血小板减少性紫癜、SLE、RA、溶血性贫血和混合性冷球蛋白血症。使用rituximab 375mg/m^2每周1次，12周后患者主观症状显著缓解，唾液腺有残余功能的患者唾液流率也有明显增加。干燥综合征患者使用rituximab发生血清病样不良反应的几率较高，同时使用较大剂量的糖皮质激素有可能减少这种不良反应的发生。在治疗结束6～9月后B细胞计数回升至正常水平。确定rituximab治疗SS的最佳方案还需要大量的临床研究。

Epratuzumab（人源化抗CD22单克隆抗体）360mg/m^2每两周1次共4次治疗有活动病变的原发SS，患者疲乏和干燥的症状明显缓解，提示抗CD22也有可能成为治疗SS的有效药物。

出现有恶性淋巴瘤者宜及时进行足疗程化疗，CHOP为常用方案，SS合并的淋巴瘤对化疗反应较好，应于积极治疗。

（二）干燥综合征相关心脏疾病的治疗

对大多数亚临床型的SS相关心脏受累，可观察病情变化，不急于治疗。当SS出现心脏受累有临床症状时，可根据病情予以相应治疗。

1．心包炎　如无症状，可不予特殊治疗，观察病情变化。大量心包积液时可予足量糖皮质激素。

2．肺动脉高压　行右心导管急性血管扩增实验，如阳性可用钙离子通道阻滞剂，如阴性可使用西地那非、伊前列醇或波生坦扩张肺动脉。因SS是基础病，虽缺乏更多的临床试验资料，但加用糖皮质激素和免疫抑制剂还是一个合理的治疗选择。其他治疗还包括抗凝、利尿等。

3．SS合并心肌炎　如有心功能不全表现，应予糖皮质激素冲击治疗，加用免疫抑制剂如750至1000mg环磷酰胺静脉注射每4周1次直到病情完全控制。

4．SS合并淀粉样变　如有心肌受累，治疗上可予大剂量环磷酰胺，并可考虑自体干细胞移植。

5．CHB的治疗　对抗SSA和（或）抗SSB阳性母亲妊娠时应密切观察，如UCG发现房室传导阻滞征象，母亲可使用糖皮质激素，观察病情有无进展。分娩的胎儿立即行ECG检查，如发现Ⅲ房室传导阻滞应立即行起搏器植入，以后随患儿生长发育再择期植入新的起搏器。

【预后】

仅有唾液腺和泪腺病变者预后良好。有内脏损害者，因病情发展快慢不一，预后差别很大。肾脏、血液系统受累者经恰当治疗后，大多可以得到缓解，预后较好。肝脏病变进展缓慢，出现黄疸者预后不良，肺间质病变有进展者预后亦差。

SS 心脏受累表现多样，其对预后的影响还缺乏系统观察，一般少量心包积液不影响预后，而出现心肌受累导致心功能不全者，病情危重，预后差，积极治疗可能挽救患者生命。心室舒张功能不全和室性期前收缩出现对预后的影响还有待进一步研究。Ⅲ度先天性房室传导阻滞的病变不可逆，需安装永久心脏起搏器，如果治疗不及时往往危及患儿生命。在出现先天性房室传导阻滞患儿的母亲妊娠时采用免疫抑制治疗是否改善患儿的预后，还有待更多的临床资料予以证实。

（周　炜）

第三节　贝赫切特（白塞）病

贝赫切特病（Behcet disease，BD，原称白塞病）是一种原因不明的系统性血管炎，可累及多个系统，主要表现为口腔溃疡、外阴溃疡、眼病和皮肤损害等，心脏、胃肠道、神经系统也可受累。流行病学显示该病在古丝绸之路范围内的国家患病率高，如中国、日本、朝鲜以及中东和地中海国家。该病在土耳其患病率最高，可达 100/10 万人，在中国为 3/10 万人。

【病因和发病原理】

贝赫切特病的病因尚不明确。可能的原因有：①感染：包括病毒感染和链球菌感染都可能会引起自身免疫的反应，导致起病，我国学者认为结核感染可能与该病密切相关；②自身免疫：贝赫切特病患者体液免疫和细胞免疫均有异常，但细胞免疫异常与该病关系更加密切；③遗传因素：该病可能与 HLA-B5 密切相关；④其他：包括环境因素和饮食等都可能与贝赫切特病起病相关。

贝赫切特病心脏受累相对少见，根据北京协和医院的资料，住院贝赫切特病患者中，12.1% 有心脏受累，主要累及瓣膜、心包、心肌、冠状动脉和传导系统等。和其他系统受累一样，其病理基础也是血管炎改变。

【临床表现及实验室检查】

本病患者多为 25 ~ 35 岁的青年。少数急性起病，数日到 3 月内出现口腔、皮肤、眼等多处损害，且多伴有全身症状，如发热、头痛、关节痛等。大多数为慢性反复发作，其全身症状相对较轻。

（一）心脏外表现

1. 复发性口腔溃疡　每年至少 3 次，阿弗他溃疡最多见。数周内可自行愈合。

2. 复发性外阴溃疡　数周内可愈合，但留有瘢痕，且反复发作。

3. 眼病　前或后葡萄膜炎、视网膜血管炎、玻璃体混浊，严重者可致失明。

4. 皮肤病变　表现为结节红斑、假性毛囊炎、脓性丘疹、青春期后痤疮样结节等，可表现为针刺反应阳性。

5. 关节　急性期可有关节炎或者关节痛，可以多发，晨僵明显，但不留有畸形。

6. 神经系统　中枢神经系统病变多于周围神经，脑脊液检查可有颅内压升高，细胞增多和蛋白升高等。

7. 消化道　全程均可受累，表现为溃疡、出血和穿孔等。

该病无特异性血清学检查，活动期可有血沉、C 反应蛋白等炎性指标升高。约一半患者 HLA-B5 阳性。

（二）心脏表现

1. 瓣膜病变　根据北京协和医院的资料，贝赫切特病心脏受累的主要表现为瓣膜病变，发生率为 4.9%。主要累及主动脉瓣和二尖瓣，也可累及三尖瓣，以关闭不全为主要表现，部分出现瓣膜脱垂，其中主动脉瓣脱垂易导致重度主动脉瓣关闭不全。文献报道二尖瓣及主动脉瓣脱垂的发生率 6%～50% 之间。瓣膜病变尤其是重度主动脉瓣关闭不全是造成患者心功能不全的重要原因。根据北京协和医院的资料，在出现心功能不全的贝赫切特病心脏受累的患者中，接近 40% 的患者是重度主动脉瓣关闭不全所致。由于这部分患者因疾病本身及使用激素等原因，容易出现感染，而一旦出现菌血症，在存在瓣膜病变的患者中容易发生感染性心内膜炎，从而使原有的瓣膜病变加重，北京协和医院已经发现类似病例。需要注意的是对于出现心功能不全或者其他原因而需要进行瓣膜置换的患者，术前应严格控制贝赫切特病的活动，否则术后极易出现瓣周漏，国内外已有多篇类似文献。根据北京协和医院的资料，术前未能明确贝赫切特病的诊断或者其他原因而在贝赫切特病活动时进行瓣膜置换的患者，术后无一例外均发生了瓣周漏。要改善这部分患者换瓣手术的效果，不应仅仅着眼于外科手术方式的改进，而更应该在术前严格控制贝赫切特病的活动性。对于贝赫切特病瓣膜病变的诊断，首选超声心动图检查，而对于怀疑存在感染性心内膜炎或者瓣膜置换术后怀疑出现瓣周漏等患者，需要进行经食管超声心动图检查。

2. 心绞痛　心脏受累的另一个重要表现为冠状动脉受累，根据北京协和医院的资料，发生率为 3.4%，主要表现为心绞痛，严重者会发生心肌梗死。这部分患者的一个重要特点是年轻，无太多冠状动脉粥样硬化的高危因素。冠状动脉造影的结果主要表现为冠状动脉的瘤样扩张，也可以表现为主要冠脉血管开口部位的狭窄，这与贝赫切特病其他部位动脉受累的表现相似，而且似乎左前降支最易受累。其引起心肌梗死的原因可能是瘤样扩张局部血栓形成引起的远端栓塞或者是狭窄部位的血栓形成。有文献报道，在贝赫切特病患者出现心梗后经过激素及免疫抑制剂治疗后，复查冠状动脉造影，原有的冠脉的血管瘤和狭窄均消失。因为这些患者冠脉的病变是血管炎，所以除了针对心脏的改善心肌重构的治疗外，应积极使用激素和免疫抑制治疗。对于年轻缺乏常见高危因素的冠状动脉病变患者，需注意是否有结缔组织病的可能，尤其是要注意询问有无口腔外阴溃疡等，以免延误诊治。冠状动脉造影对血管病变性质的判断，单纯从影像学上很难判断是贝赫切特病冠状动脉病变还是冠状动脉粥样硬化，应根据患者的年龄、危险因素等综合判断。

3. 肺动脉高压　贝赫切特病合并肺动脉高压并不少见，根据北京协和医院的资料，发生率为 2.9%。其原因可能为肺动脉的血管炎，影像学检查无法发现的弥漫的小的肺动脉的血管炎可以引起肺动脉高压，部分患者影像学检查可以发现肺动脉狭窄。由于贝赫切特病患者可有深静脉血栓形成，反复的有症状或无症状的肺栓塞也是引起肺动脉高压的重要原因。出现肺动脉高压是心脏受累的贝赫切特病患者病情危重的标志，根据北京协和医院的资料，肺动脉高压是这部分患者住院期间死亡的独立危险因素，部分患者会出现猝死。对于存在肺动脉高压的患者，应给予积极的治疗以改善患者预后。主要还是针对原发病的治疗，对于肺动脉高压的治疗目前仅为对症治疗，包括使用内皮素抑制剂（波生坦）等，文献报道可以明显地降低肺动脉压，改善患者的症状。

4. 心包炎　贝赫切特病所致的心包炎多为急性或慢性渗液性心包炎，根据北京协和医院的资料，发生率为2.9%。多为少到中量心包积液，少数患者为大量心包积液，严重者甚至发生心脏压塞，积液性质多为渗出液。如果心包积液量比较多或者短期内增长迅速，患者会出现气短，活动耐力下降等表现。根据北京协和医院的资料，在出现心功能不全的贝赫切特病心脏受累的患者中，大约有20%的患者是心包积液所致。贝赫切特病患者出现心包积液虽不少见，但大多为良性过程，很少发展为缩窄性心包炎。所以对于贝赫切特病患者的心包积液的处理，主要根据患者的症状，如果患者并无太多症状，则应治疗全身疾病为主，随着贝赫切特病活动性的控制，心包积液会随之减少；如果患者症状明显，可考虑心包引流，而且尽可能心包穿刺引流，症状缓解后尽早拔除引流管。

5. 心腔内血栓　心腔内血栓是贝赫切特病心脏受累的少见表现，根据北京协和医院的资料，发生率为1.4%。文献报道女性少见，但北京协和医院报道的5例存在心腔血栓的贝赫切特病患者中，女性2例，似乎并不少见。血栓的位置以右心为主，左心也可出现。北京协和医院的5例患者中，右室血栓4例，其中2例合并右房血栓，左室血栓1例。4例右心血栓患者均合并深静脉血栓。有人考虑右心血栓是静脉血栓的延续。根据部分尸检的结果，心腔内的血栓大多已发生机化，少数为新鲜血栓，血栓内有以淋巴细胞为主的炎性细胞浸润。右心腔内的血栓可能与心内膜纤维化有关，但贝赫切特病心腔内血栓形成的确切原因尚不清楚，有文献报道与血清内皮素-1的水平有关。心腔血栓引起的临床表现多与血栓脱落后引起的体循环或肺循环栓塞有关，上述4例右心血栓的患者均发生肺栓塞，1例左心血栓的患者也发生了体循环栓塞。曾有手术取栓的病例，但术后心腔内很快出现新的血栓，对于这部分患者，除了激素和免疫抑制治疗外，应尽早予以充分的抗凝治疗，以减少栓塞事件的发生。

6. 心律失常　传导系统受累可以出现各种心律失常，根据北京协和医院的资料，发生率为1.4%。多表现为Ⅰ～Ⅱ度房室传导阻滞，也可出现房颤。文献报道在贝赫切特病患者中可出现复极异常，其QT离散度明显增加，尤其是存在卵圆孔未闭或者房间隔膨出瘤、瓣膜病变和主动脉根部瘤的患者中更为常见。其原因可能与血管炎累及心脏后导致的心肌炎或者冠状动脉受累后导致的心肌缺血有关。

7. 房间隔膨出瘤和卵圆孔未闭　有文献报道贝赫切特病患者中房间隔膨出瘤和卵圆孔未闭的发生率在30%左右。但也有报道贝赫切特病患者中卵圆孔未闭的发生率与对照组并无差别。根据北京协和医院的资料，发生率均小于1%。这种差别可能与人种及检查方法有关，国外文献多是经食管超声心动图（TEE）的资料，北京协和医院为经胸超声心动图的资料，对卵圆孔未闭的检出率肯定低于TEE。文献报道，房间隔膨出瘤合并卵圆孔未闭与逆向性体循环栓塞事件的增加有关。

8．主动脉窦瘤 主动脉窦瘤的发生率很低，因为大多数患者无症状，所以诊断也很困难。根据北京协和医院的资料，发生率为0.6%，以右冠窦最易受累。大多数窦瘤会突入右房或者右室，部分患者会破入右房或者右室，但也可能破入左房、左室、肺动脉甚至心包腔。文献报道的8例贝赫切特病合并主动脉窦瘤的患者中，5例发生了破裂，而北京协和医院的2例患者均未发生破裂。发生破裂后的窦瘤可引起急性心衰，相对容易诊断。主动脉窦瘤的患者容易出现感染性心内膜炎、急性心衰或使原有的瓣膜病变加重。文献报道窦瘤破裂的患者中晕厥的发生率为39%，但其原因还不清楚。

9．心内膜心肌纤维化 心内膜心肌纤维化的发生率很低，仅见有散在个案报道。其发生的机制不清，可能是心肌炎或者心内膜炎的后果，心内膜心肌纤维化可以导致附壁血栓形成，大多与瓣膜病变同时存在。

【诊断】

1989年国际贝赫切特病研究小组制定的国际标准：①反复口腔溃疡（每年至少发作3次肯定的阿弗他溃疡或疱疹性溃疡）；②反复外阴溃疡（经医师确诊或本人确认为有把握的外阴溃疡或瘢痕）；③眼病（前或后葡萄膜炎、视网膜血管炎、玻璃体混浊）；④皮肤病变（结节红斑、假性毛囊炎、脓性丘疹、青春期后痤疮样结节）；⑤针刺反应阳性。具备1及后4条中的两条可确诊。如果患者存在心脏病变，而且根据临床表现及相关检查可以除外其他病因所致，则诊断为贝赫切特病心脏受累。

【鉴别诊断】

典型的贝赫切特病诊断容易，但是非典型或称不完全性贝赫切特病需要与以下疾病相鉴别：

（一）赖特综合征

该病主要表现为无菌性尿道炎、结膜炎和关节炎，可有皮肤损害及会阴溃疡。但赖特综合征的会阴溃疡多为表浅性溃疡，疼痛不明显，而且愈合后不留瘢痕；皮肤损害呈脓溢性皮肤角化病，容易发生在足部，是赖特综合征的特异性表现；赖特综合征的系统损害不如贝赫切特病严重，口腔溃疡少见。

（二）抗磷脂综合征

多以血栓形成、血小板减少、习惯性流产和神经精神症状为主要临床表现。若出现反复的血栓形成、头痛等神经系统症状，需要与贝赫切特病相鉴别。但抗磷脂综合征多继发于其他免疫系统疾病如系统性红斑狼疮等，而且实验室检查有血小板明显减少，抗磷脂抗体高效价阳性等表现，可与贝赫切特病相鉴别。

（三）其他疾病

如过敏反应等也可有类似贝赫切特病的表现，但系统损害轻，而且病史等可与贝赫切特病相鉴别。

【治疗】

（一）贝赫切特病的治疗

仅有皮肤、口腔黏膜的局部病变时可局部用药及对症治疗；出现眼部病变时，除局部用药外，加用激素和（或）免疫抑制剂治疗；出现严重血管炎或者合并重要脏器受累时应积极使用激素和免疫抑制治疗，当大血管受累出现狭窄或者动脉瘤时可考虑介入或者手术治疗。

1. 局部处理　口腔、会阴溃疡或者皮肤损害可局部涂含糖皮质激素或者抗生素的软膏。眼炎急性发作时可使用可的松或者散瞳剂滴眼，以防治出现局部的粘连。

2. 全身药物治疗

（1）糖皮质激素　多用于控制急性期症状，但减量或者停用后易复发。一般口服泼尼松30～60mg/d，对于严重眼炎、中枢神经受累或者严重血管炎的患者可静脉使用甲基贝赫切特松龙1g/d的冲击治疗，连用3天。病情严重者应加用免疫抑制剂治疗。

（2）免疫抑制剂　主要用于存在重要脏器受累、严重血管炎和眼炎的患者。常使用环磷酰胺100mg每日1次或者200mg隔日1次，或每月一次1g静脉点滴。环孢素起效快，通常剂量为3～5mg/(kg·d)，常用于眼炎的治疗。其他药物如甲氨蝶呤等也可选用。

3. 介入或者手术治疗　当出现大动脉狭窄或者动脉瘤影响重要脏器时，可考虑介入或者手术治疗，但必须在全身药物治疗严格控制贝赫切特病活动的情况下才能有较好的疗效，否则术后极易复发。

（二）贝赫切特病心脏受累的治疗

在积极全身治疗贝赫切特病的情况下，根据心脏受累的具体情况，可考虑针对心脏采取一些特殊的治疗。

1. 瓣膜受累　轻度的瓣膜病变不需要特殊处理，只需治疗全身疾病即可。若二尖瓣或者主动脉瓣病变引起以下情况，应考虑手术处理：①患者患者因瓣膜病变出现心功能不全的症状，如气短、胸闷等；②左室增大，左室舒张末期内径大于57mm；③左室射血分数小于50%。因为贝赫切特病心脏瓣膜受累多表现为关闭不全，缺乏介入治疗手段，多采取手术换瓣。

如前文所述，手术时机的选择极为重要，应尽量在全身疾病稳定的情况下手术。

2. 冠状动脉受累　已有报道这部分患者经激素及免疫抑制剂治疗后，冠状动脉造影显示的冠脉病变（包括狭窄和动脉瘤）均明显好转。所以同瓣膜病变一样，积极治疗全身疾病仍是基础。至于冠状动脉粥样硬化的其他常用药物治疗，如抗血小板治疗、β受体阻滞剂、ACEI/ARB、他汀类药物的治疗患者对这种是否有效，现在还缺乏循证医学的证据。但这部分患者心肌梗死的原因之一是冠状动脉的血栓形成，而且发生心梗后同样会出现心肌重构，所以抗血小板治疗、β受体阻滞剂、ACEI/ARB对这部分患者应该同样有效，而且应该长期使用。如果考虑冠状动脉瘤局部血栓形成后引起远端栓塞，可考虑加用抗凝治疗。他汀类药物可考虑使用，但疗效缺乏循证医学的证据。

3. 肺动脉高压　部分原因是肺部的血管炎，所以全身疾病的治疗对可以降低肺动脉高压。在全身疾病治疗的基础上，应加用抗凝治疗，对于存在肺栓塞的患者更应早期加用。如果患者血氧饱和度<90%，最好给予氧疗。血管扩张药物仍是PAH患者的主要治疗方法。这种治疗方法主要用于降低肺动脉压力，因此降低右心室的后负荷。急性血管扩张试验可以鉴别对口服血管扩张药物治疗长期有效的患者。因此，所有患者在最初均应该在右心导管检查时用短效血管扩张药物（如吸入NO，雾化或静脉的依前列醇或静脉腺苷）进行血管扩张试验。阳性结果定义为平均肺动脉压力或肺血管降低>20%而心排出量没有降低。如果急性血管扩张试验阳性而且心脏指数>2.1L/(min·m^2)，可以开始口服钙通道阻滞剂例如氨氯地平或硝苯地平。钙离子通道阻滞剂应该在患者住院期间开始使用。根据症状并密切监测血氧饱和度、血压和运动耐量来逐渐滴定增加剂量。如果无反应，可考虑时使用前列环素。口服内皮素拮抗剂波生坦也可以改善纽约心脏协会（NYHA）分级Ⅱ和Ⅲ级患者的血流动力学、活动耐量和功能级别。在这些患者中波生坦可以作为一线治疗药物。（有关肺动脉高压的治疗请参照本书肺动脉高压症一章）

4．心包受累　少量心包积液或者患者无明显临床症状时，心包积液可不需特殊处理，治疗全身疾病即可。如果患者临床症状明显或者出现了心脏压塞的表现，应进行心包积液的引流，适合穿刺者可以考虑心包穿刺引流，否则可考虑外科处理。大多数心包积液会随全身疾病的缓解而好转，极少发生心包缩窄。

5．心腔内血栓　心腔内血栓与全身疾病的活动性无关，而且大多数血栓发现时已不是新鲜血栓，所以应在治疗全身疾病的基础上加用抗凝治疗。治疗时间应视全身疾病的活动情况而定。不建议手术取栓。

6．主动脉窦瘤　如果没有发生破裂，无需针对窦瘤进行特殊处理。如果发生了破裂，破入的部位和破口的大小会使患者出现不同的症状，如果破裂后影响了血流动力学，或者影响了患者的心功能，则需手术处理，手术时机与换瓣一样，尽量在全身情况稳定的时候进行。

【预后】

贝赫切特病患者大都预后良好，日本报道本病的病死率为4%，死因主要是中枢神经损害和大动脉瘤破裂所致。心脏受累的贝赫切特病患者病死率尚无确切报道，根据协和医院的资料，这部分患者的住院病死率为4%，可见心脏受累提示贝赫切特病患者预后不良。

（刘永太）

病例8　贝赫切特综合征
——活动后气短、反复口腔外阴溃疡

病例简介：患者女性，36岁，因“活动后气短8年，反复口腔、外阴溃疡2年”入院。患者8年前因持续发热、咳嗽，被外院诊断为“肺结核”，经不规律抗结核治疗1年后好转。此后患者逐渐出现活动后气短，行走数百米或者上3层楼后即出现明显症状，休息数分钟后可以缓解。2个月前外院行心电图提示下壁缺血、运动平板试验（+），超声心动未见明显异常。近2年来反复出现口腔和外阴溃疡，同时发现血压升高，达到150/80mmHg。

入院查体：双侧颈部及锁骨上窝可闻及收缩期杂音，舌尖可见一溃疡，主动脉瓣听诊区可闻及Ⅲ/6级收缩期杂音，脐上正中可闻及收缩期杂音。

辅助检查：血常规、肝肾功能正常，心电图：Ⅱ、Ⅲ、AVF导联ST段压低、T波低平或倒置（图27）；双侧颈动脉超声提示双侧颈动脉管壁增厚，左侧颈总动脉狭窄>70%，ESR 44mm/h，超声心动提示轻度主动脉瓣关闭不全。遂行冠状动脉造影：经股动脉入路时导丝通过困难，造影提示腹主动脉下段完全闭塞（图28），遂改为经桡动脉入路，由猪尾导管行腹主动脉造影提示腹主动脉在发出肾动脉后完全闭塞，可见肠系膜动脉向下肢动脉的丰富侧支循环（图29）。冠状动脉造影：左冠优势型，未见明显斑块、狭窄，LCX轻度扩张（图30）。因患者术中血压明显上升至240/120mmHg，同时考虑造影剂剂量较大，未再进行颈部血管造影。免疫科会诊：系统性血管炎，可能为贝赫切特病，建议予以泼尼松50mg Qd+环磷酰胺0.2g QOD静脉注射治疗。患者因考虑生育要求，未同意上述治疗。

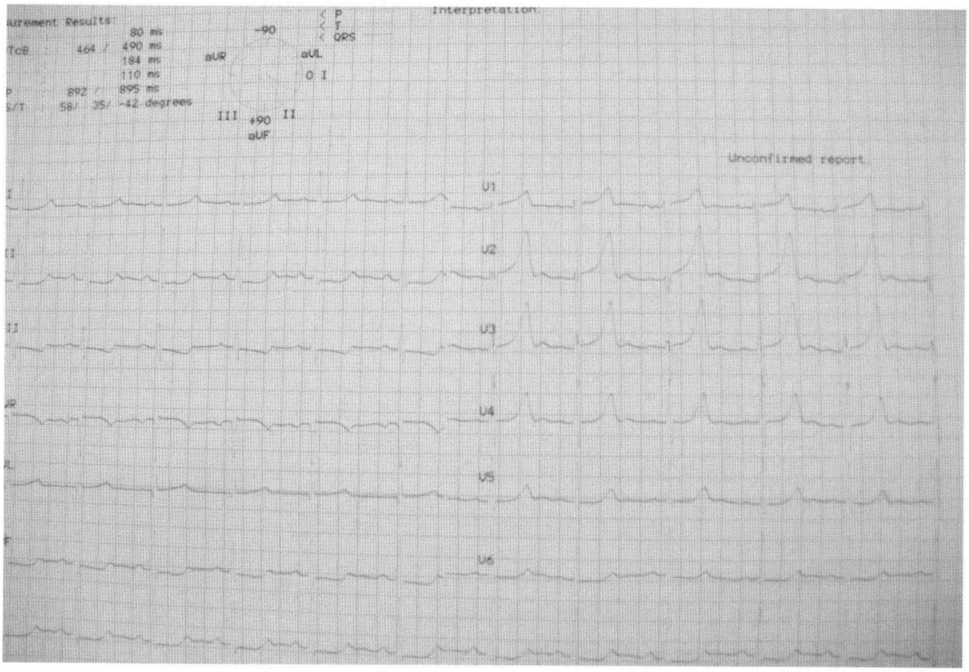

图 27 Ⅱ、Ⅲ、AVF 导联 ST 段压低、T 波低平或倒置

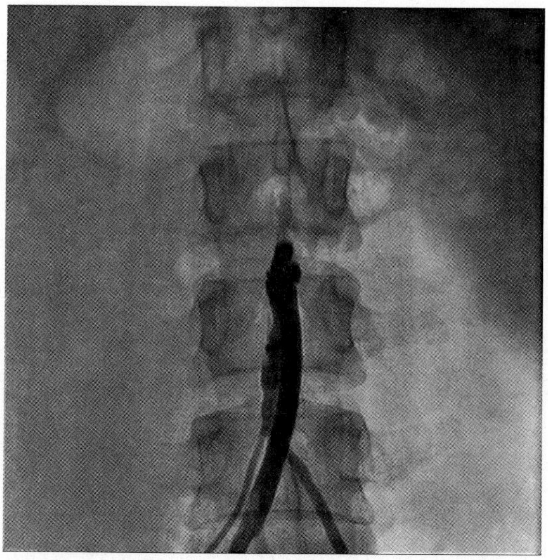

图 28 经股动脉造影提示腹主动脉下段完全闭塞

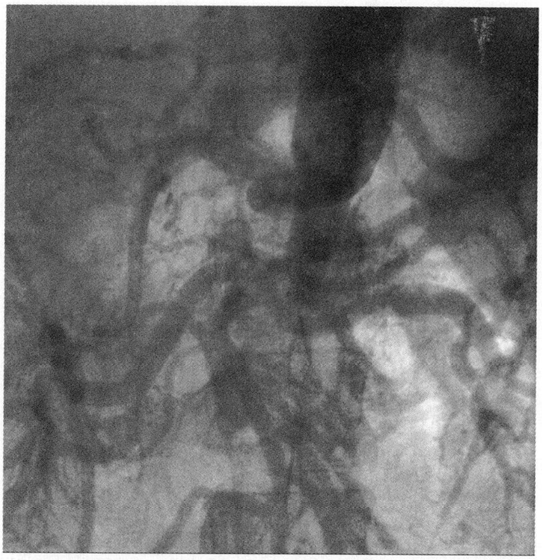

图 29 腹主动脉造影提示腹主动脉发出双肾动脉后完全闭塞

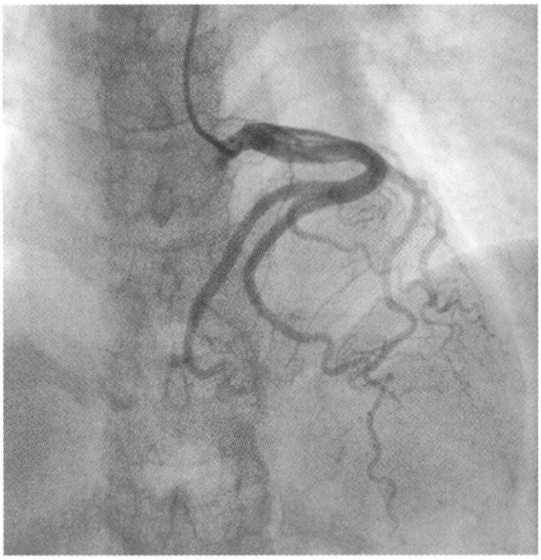

图 30 冠状动脉造影提示 LCX 轻度弥漫扩张

最终诊断：系统性血管炎，可能为贝赫切特病。

病例分析：贝赫切特病累及冠状动脉相对较少，部分文献报道贝赫切特病累及冠状动脉主要表现为冠状动脉扩张或冠状动脉瘤，而扩张的冠状动脉往往伴随血流储备能力的下降。本例患者冠脉造影提示左冠优势型，LCX 轻度扩张，能部分解释症状以及心电图的改变，另外，患者有腹主动脉完全闭塞合并血压升高，亦为导致症状的原因之一。

（病例提供　吴　炜）

第四节　大动脉炎

大动脉炎（takayasu arteritis，TA）是指主动脉及其主要分支的慢性进行性、非特异性炎性疾病。病变多见于主动脉及其主要分支。主动脉的二级分支，如肺动脉、冠状动脉也可受累。受累的血管可为全层动脉炎。大动脉炎早期血管壁为淋巴细胞、浆细胞浸润，偶见中性粒细胞及多核巨细胞。由于血管内膜增厚，导致管腔狭窄或闭塞，少数患者因炎症破坏动脉壁中层、弹力纤维及平滑肌纤维坏死，导致动脉扩张、假性动脉瘤或夹层动脉瘤。病变部位的不同，其临床表现不同。

【病因和发病原理】

本病多发于年轻女性，30 岁以前发病约占 90%，40 岁以后较少发病，国外资料患病率 2.6/百万人。病因迄今尚不明确，一般认为可能是感染引起的免疫损伤所致。过去认为结核在多发性大动脉的发病原因中占 20%，所以常常在治疗方面考虑用激素时要抗结核治疗，但目前尚缺乏这方面的客观证据，所以在治疗大动脉有的同时是否抗结核治疗还无定论。目前，协和医院对这类病人常规进行结核病的筛查，但不常规进行抗结核治疗。

大动脉炎是病因不明的慢性非特异性血管炎，主要累及主动脉及其分支的近端，也累及肺动脉。它对心脏的影响是判断预后的重要因素之一，除了大动脉炎引起的继发性高血压对心脏的损害，近年来国内亦有相关临床研究分析大动脉炎可以造成心脏瓣膜、心肌、心脏包膜以及冠状动脉的病变，影响心脏功能，对患者的生活质量及病死率有重要意义。

【临床表现及实验室检查】

大动脉炎的临床表现主要包括系统症状和血管狭窄或闭塞后导致的组织或器官缺血两组症状。大动脉炎累及的血管不同，组织或器官的缺血症状不同，根据病变部位可分为 4 种类型：头臂动脉型（主动脉弓综合征）；胸、腹主动脉型；广泛型和肺动脉型。头臂动脉型主要表现为颈动脉和椎动脉的狭窄和闭塞，可引起脑缺血症状；上肢缺血可出现单侧或双侧上肢无力、发凉、酸痛、麻木甚至肌肉萎缩。胸 - 腹主动脉型病变位于胸、腹主动脉及其分支，尤其是腹主动脉和两侧髂总动脉，可出现下肢发凉、麻木、无力和间歇性跛行等症状。高血压为本型的一项重要临床表现，尤以舒张压升高明显，主要是肾动脉受累引起的肾血管性高血压；胸降主动脉的严重狭窄，使心排血量大部分流向上肢而引起的节段性高血压。具有上述两种类型的特征，属多发性病变，多数患者病情较重。本病合并肺动脉受累并不少见，约占 50%，上述 3 种类型均可合并肺动脉受累，临床上出现心悸、气短较多，重者可出现心功能衰竭，肺动脉瓣区可闻及收缩期杂音和肺动脉第二心音亢进。

实验室检查：该病无特异性血化验项目。红细胞沉降率和 C 反应蛋白是反映本病病变活动的重要指标，少数患者在疾病活动期白细胞增多或血小板增多，也为炎症活动的一种反映，但中性粒细胞无明显改变，可出现轻度贫血。我国的资料显示，约 40% 的患者有活动性结核，如发现活动性结核灶或结核菌素强阳性反应的患者应抗结核治疗。彩色多普勒超声、血管造影检查和增强 CT 检查可以显示受累血管的病变情况。在北京协和医院总结的 112 例大动脉炎患者血管造影、CT 或 MRI 资料显示，头臂型 42 例（37.5%），胸、腹主动脉型 14 例（12.5%），混合型 53 例（47.32%），单纯肺动脉病变 1 例（0.89%，此例患者经肺动脉造影确诊），冠脉病变 2 例（1.79%，患者行冠脉造影确诊），112 例中合并高血压 62 例。除高血压继发心脏损害外，大动脉炎可以出现瓣膜病变、冠状动脉以及心肌受累。

（一）瓣膜病变

大动脉炎可以有心脏瓣膜的受累，主动脉瓣关闭不全最多见，其他心脏瓣膜如二尖瓣、三尖瓣和肺动脉瓣的关闭不全也有不同程度的发病率，很多学者认为主动脉关闭不全是引起大动脉炎心力衰竭的重要原因之一。文献报道大动脉炎主动脉瓣关闭不全的发生率为 5.4% ~20%，大动脉炎炎症累及主动脉根部引起主动脉根部扩张、侵犯主动脉瓣叶造成瓣膜损伤是引起主动脉瓣关闭不全的主要原因。有报道说明主动脉瓣关闭不全均发生于头臂型和主动脉型的大动脉炎患者。二尖瓣关闭不全常伴有中、重度主动脉瓣关闭不全和反流，可能是继发于主动脉瓣关闭不全的功能性改变，并非炎症损伤直接造成。

（二）冠状动脉病变

大动脉炎是一种以淋巴细胞、浆细胞、巨噬细胞和巨细胞斑片状炎性浸润为特点的慢性非特异性全层动脉炎，主要累及主动脉及其主要分支、肺动脉和冠状动脉。血管炎症引起内膜增厚、纤维化和狭窄以及有或无血栓形成，最后导致组织器官局部缺血引起不同的临床表现。国外报道大动脉炎累及冠脉受累的发生率约 9% ~ 10%，国内报道冠脉受累的发生率为 8.26%。由于未能对所有大动脉炎患者进行冠脉造影，可能会遗漏个别冠脉受累的患者，故其发生率可能更高。

大动脉炎累及冠脉多见于左右冠脉开口及近端，常为节段性病变，系主动脉根部炎症延伸所致，多发生于冠脉起始段，也可侵犯主干及分支，其他部位的弥漫或局灶性病变少见，左侧多于右侧，狭窄可十分严重，通常不累及末梢部和心肌内分支。病理上冠脉开口或起始段冠脉内膜呈不规则灰白色增厚、中层变性、弹力纤维撕裂、轻度细胞浸润、冠脉内腔不全狭窄、乃至闭塞而引起心肌梗死。有文献报道，左右冠脉均可受累，左主干受累最常见，其次为前降支，右冠和回旋支也有受累。大动脉炎累及冠脉的患者往往伴有外周动脉受累。大动脉炎并发急性心肌梗死大多数在动脉炎活动期发生。

（三）心肌病变

大动脉炎心肌损害比较少见。除高血压继发左室肥厚、心脏扩大外，大动脉炎最多见的心肌损害为扩张型心肌病，国内外报道分别为6.25%和5.6%。大动脉炎出现扩张性心肌病的机制还不清。心内膜心肌活检对发现心肌病变有一定帮助，但是心肌活检缺乏特征性病理改变。

【诊断】

（一）大动脉炎的诊断

40岁以下女性，具有下列表现一项以上者，应怀疑本病。①单侧或双侧肢体出现缺血症状，表现为动脉搏动减弱或消失，血压降低或测不出；②脑动脉缺血症状，表现为单侧或双侧颈动脉搏动减弱或消失，血压降低或测不出；③近期出现的高血压或顽固性高血压，伴有上腹部二级以上高调血管杂音；④不明原因低热，闻及背部脊柱两侧、或胸骨旁、脐旁等部位或肾区的血管杂音，脉搏有异常改变者；⑤无脉及有眼底病变者。

1990年美国风湿病学学会的分类标准：① 发病年龄≤40岁：出现症状或体征时年龄<40岁；②肢体间歇性运动障碍：活动时一个或更多肢体出现乏力、不适或症状加重，尤以上肢明显；③肱动脉搏动减弱：一侧或双侧肱动脉搏动减弱；④血压差>10mmHg；⑤锁骨下动脉或主动脉杂音：一侧或双侧锁骨下动脉或腹主动脉闻及杂音；⑥动脉造影异常：主动脉一级分支或上下肢近端的大动脉狭窄或闭塞，病变常为局灶或节段性，且不是由动脉硬化、纤维肌发育不良或类似原因引起。符合上述6项中的3项者可诊断本病。此标准诊断的敏感性和特异性分别是90.5%和97.8%。

（二）大动脉炎心脏损害的诊断

目前尚无大动脉炎心脏损害的诊断标准，除高血压继发心脏损害外，大动脉炎可以出现瓣膜病变、冠状动脉以及心肌受累等。大动脉炎最常见的瓣膜病变为主动脉瓣关闭不全，心脏彩超可以明确诊断。研究表明，对于有外周动脉病变的青年患者，尤其是女性，如反复发生胸闷胸痛，要考虑大动脉炎累及冠脉的可能，心电图可为多数患者提供心肌梗死或缺血的证据，但正常者不能排除累及冠脉，必要时建议行冠状动脉造影。超声心动图检查可发现心肌梗死或冠脉严重受累的部分患者的左室壁节段性运动异常，但阳性率不高。

【鉴别诊断】

大动脉炎主要与先天性主动脉狭窄、动脉粥样硬化、血栓闭塞性脉管炎、白塞病、结节性多动脉炎等疾病鉴别。

（一）先天性主动脉缩窄

本病多见于男性，症状和体征主要表现为下肢无力，下肢无脉。患者查体血管杂音位置较高，限于心前区及背部，腹部听不到杂音，全身无炎症活动表现，胸主动脉造影见特定部位狭窄，缩窄多发生在降主动脉起始部位，左锁骨下动脉起始的远端。胸片可有因肋间动脉扩张导致肋骨下缘虫蚀样改变，本病与大动脉炎有时易混淆。

（二）动脉粥样硬化

可引起上肢或下肢动脉狭窄或闭塞，可累及主肾动脉开口处或近端1/3段，常在50岁后发病，伴动脉硬化的其他临床表现，数字及血管造影有助于鉴别。

（三）血栓闭塞性脉管炎（Buerger病）

好发于有吸烟史的年轻男性，为周围慢性血管闭塞性炎症。主要累及四肢中小动脉和静脉，下肢较常见。表现为肢体缺血、剧痛、间歇性跛行，足背动脉搏动减弱或消失，游走性表浅动脉炎，重症可有肢端溃疡或坏死等。

（四）结节性多动脉炎

本病主要累及内脏中小动脉，累及血管大小与大动脉炎不同。有发热、血沉快及脉管炎表现。

（五）胸廓出口综合征

以桡动脉搏动减弱，可随头颈及上肢活动，其搏动有变化，上肢静脉常出现滞留现象及臂丛神经受压引起的神经痛，颈部X线片示颈肋骨畸形。

【治疗】

（一）大动脉炎的治疗

1. 药物治疗　本病约20%是自限性的，在发现时疾病已稳定，对这类患者如无并发症可随访观察。高度怀疑有结核感染者，应同时抗结核治疗。常用的药物有糖皮质激素和免疫抑制剂。

（1）糖皮质激素　激素对本病活动是主要的治疗药物，及时用药可有效改善症状，可于短期内改善症状、缓解病情、血沉恢复正常。一般口服泼尼松每日1mg/kg，早期顿服或分次服用，维持3～4周后逐渐减量，每10～15天减总量的5%～10%，通常以血沉和C反应蛋白下降趋于正常为减量的指标，剂量减至每日5～10mg时，应长期维持一段时间。

（2）免疫抑制剂　免疫抑制剂和糖皮质激素合用，能增强疗效。最常用的免疫抑制剂为环磷酰胺、硫唑嘌呤和甲氨蝶呤等，一般均与激素合用，可减少激素用量，对肾上腺皮质激素治疗效果不好者更宜采用。

（3）扩血管、抗凝，改善血循环　使用扩血管、抗凝药物治疗，能部分改善因血管狭窄较明显所至的一些临床症状，如阿司匹林75～100mg，每日1次，双嘧达莫（潘生丁）25mg，每日3次等。对高血压患者应积极控制血压。

2. 外科手术治疗　手术目的主要是解决肾血管性高血压及脑缺血。

（1）单侧或双侧颈动脉狭窄引起的脑部严重缺血或视力明显障碍者，可行主动脉及颈动脉人工血管重建术、内膜血栓摘除术或颈部交感神经切除术。

（2）胸或腹主动脉严重狭窄者，可行人工血管重建术。

（3）单侧或双侧肾动脉狭窄者，可行肾脏自身移植术或血管重建术，患侧肾脏明显萎缩者可行肾切除术。

（4）颈动脉窦反射亢进引起反复晕厥发作者，可行颈动脉体摘除术及颈动脉窦神经切除术。

（二）大动脉炎冠状动脉病变的治疗

冠状动脉受累患者保守治疗预后往往很差，多死于心脏事件，故主张尽早进行血运重建治疗。手术时机的选择一般以大动脉炎非活动期为宜，活动期手术血管再狭窄危险大；如果冠脉狭窄严重，心绞痛不稳定，即使活动期也要考虑尽早手术，以免发生心脏意外，但必须辅以激素、免疫抑制剂治疗。因病变多位于冠脉开口，首选外科治疗，主要包括冠脉旁路移植或经主动脉冠脉内膜切除术。冠脉旁路移植可改善患者的心绞痛及左室射血功能，且疗效较稳定；PTCA 或加支架置入术近期疗效好，但有术后再狭窄的可能，可作为冠脉旁路移植的过渡性治疗措施。治疗急性心肌梗死的同时，必须用中至大剂量的糖皮质激素和免疫抑制剂如环磷酰胺、甲氨蝶呤联合治疗。

【预后】

本病为慢性进行性血管病变，受累后的动脉由于侧支循环形成丰富，故大多数患者预后好，可参加轻工作。预后主要取决于高血压的程度及脑供血情况，糖皮质激素联合免疫抑制剂积极治疗可改善预后。其并发症有脑出血、脑血栓、心力衰竭、肾衰竭、心肌梗死、主动脉瓣关闭不全、失明等。死因主要为脑出血、肾衰竭。

据北京协和医院 372 例大动脉炎的随访分析，随访 1～21 年，平均 7.1 年，发现 57 例，共 63 例次并发症，其中脑血栓 23 例，心力衰竭 13 例，失明 7 例，心肌梗死及主动脉瓣关闭不全各 5 例。在 372 例中，病死率为 10.2%，大约 1/3 患者死于原来并发症，主要死于脑出血，其次为手术后并发症及肾衰竭，死于心力衰竭者少见。5 年生存率为 93.8%，10 年生存率为 90.9%。

（费允云）

病例 9　多发性大动脉炎
——冠状动脉受累

病例简介：患者女性，27 岁，因“发作性头晕、晕厥 8 年，胸闷 1 年余，加重伴胸痛 2 个月”入院。既往无糖尿病、高血压病史。患者 8 年前出现发作性头晕、视物不清，曾有 1 次伴意识丧失。1 年前间断出现劳累后胸闷。2 个月前患者胸闷加重，伴胸骨后疼痛，左上肢无力，含服硝酸甘油可稍缓解。当地医院查 ESR 24mm/hr，ANCA（－），UCG：LVEF 60%，左心室稍大，主动脉增宽；周围血管超声：左侧颈总、颈内动脉重度狭窄，颈内动脉远端闭塞，左侧锁骨下动脉狭窄，右侧椎动脉开口处狭窄，右侧颈内动脉虹吸部闭塞，右侧肾动脉狭窄，诊断为“大动脉炎”，予甲强龙 iv（剂量不详）×1 周→泼尼松 40mg qd po×3 周，此后每周减量 5mg，目前口服泼尼松 30mg qd。近日突发剧烈胸痛，ECG 示：窦性心律，HR 80bpm，肢导、胸导广泛 ST 段压低、T 波双向（图 31），查心肌酶 cTnⅠ 0.14μg/L，CK、CKMB（－），转入我院行急诊 CAG（图 32），见左主干 95% 狭窄，右冠脉显示不清，可疑开口严重狭窄，因病变处理困难暂未介入治疗。

入院查体：生命体征平稳，颈部未闻及血管杂音，主动脉瓣听诊区Ⅱ/Ⅳ级舒张期吹风样杂音，双下肺可闻及少量细湿啰音。

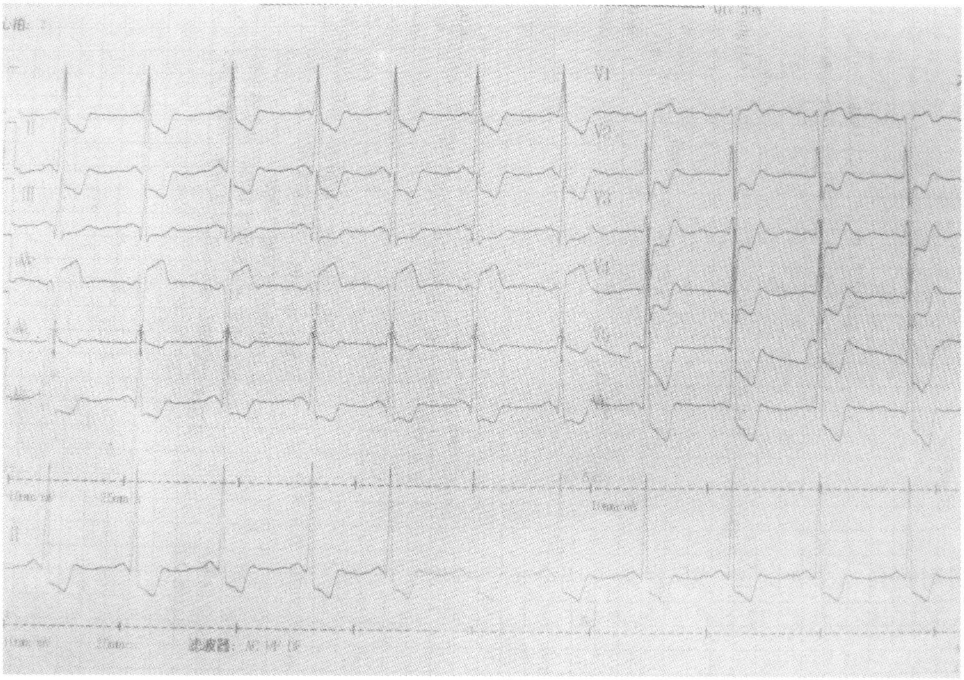

图 31　胸痛发作时心电图

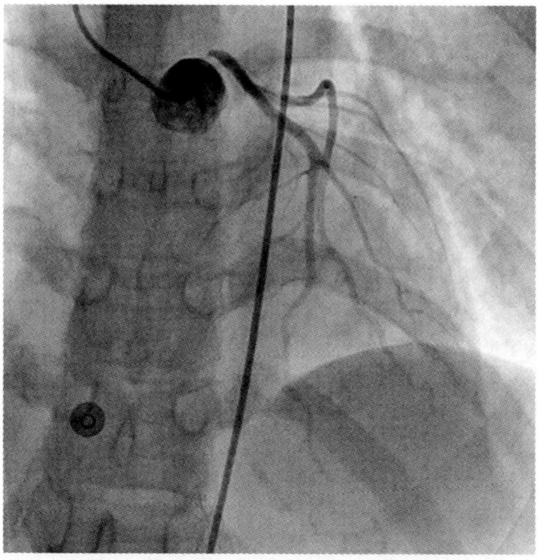

图 32　冠脉造影提示左主干严重狭窄

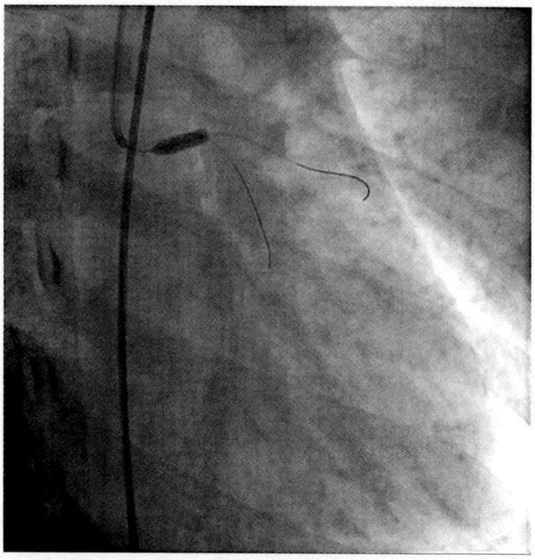

图 33　左主干支架置入

诊治过程：入院以后患者心肌酶水平逐渐上升，有咳痰气短、不能平卧和双肺湿啰音等左心衰症状，心内科迅速组织多科会诊，免疫科认为患者 ESR 已经正常，无激素冲击指征，心脏外科认为患者血管病变重，同时合并主动脉瓣中－重度反流以及接受大剂量激素治疗，手术风险极高。患者遂于入院 2 天后接受了 PCI，于左主干置入支架一枚（图 33），术中患者出现一过性窦性停搏和低血压、呼吸停止，经呼吸循环支持下冠脉血流重建后恢复生命体征，术后患者恢复良好。

病例分析：多发性大动脉炎累及冠状动脉并非少见，发病率约 10%，多累及冠状动脉开口，临床上以女性多见。就本例患者而言，多发性大动脉炎病情本身较为稳定，而且患者已经出现了心肌梗死和心功能的明显下降，因此解除冠脉梗阻迫在眉睫。经介入治疗后短期内患者的临床情况明显好转而出院，但远期效果还需要继续观察并积极控制大动脉炎的活动。

（病例提供　吴　炜）

病例 10　大动脉炎
——肺动脉受累

病例简介：患者女性，36 岁，因“心悸 2 个月，气短 1 周”入院。既往体健。

入院查体：体温 37.5℃，脉搏 90 次/分，右侧上肢血压 90/60mmHg，左侧上肢血压 80/50mmHg，双肺呼吸音清，心界向左侧扩大，肺动脉瓣区第二心音亢进，主动脉瓣第二听诊区及三尖瓣区可闻 4/6 级高调全收缩期杂音，向左侧颈部传导。双侧颈动脉、桡动脉、股动脉、足背动脉搏动对称，无减弱，未闻及血管杂音。腹部无压痛，肾动脉区未闻及血管杂音。双下肢无水肿。

辅助检查：血常规及肝肾功能正常；动脉血气分析：pH 值 7.477，二氧化碳分压 36.8mmHg，氧分压 73mmHg，碱剩余 3.5mmol/L，碳酸氢盐 27.7mmol/L；C 反应蛋白 68.7mg/L，血沉 82mm/第一小时；抗核抗体阴性。心电图提示窦性心律，电轴右偏，其余未见异常。超声心动图提示：右心房增大（Sp4 45mm × 43mm），右心室增大（内径 28mm，横径 41mm），三尖瓣反流速度 5.1m/s，估测肺动脉收缩压 119mmHg，左心室短轴切面呈 D 字形（图 34）。冠状动脉造影未见明显狭窄及斑块。主动脉造影及非选择性肾动脉造影见主动脉及其分支未见明显狭窄及斑块（图 35、图 36）。肺动脉造影提示右肺动脉分叉前 80% 狭窄（图 37）。右心导管测右肺动脉压力 95/10（40）mmHg，左肺动脉压力 19/10（14）mmHg。双侧颈动脉、锁骨下动脉超声未见异常。

最终诊断：大动脉炎（Takayasu Arteritis，TA）。

病例分析：大动脉炎主要累及主动脉及其分支，肺动脉也可累及，称肺动脉型。单纯肺动脉受累罕见，导致肺动脉高压也比较少见。我院总结了 12 例大动脉炎合并肺动脉高压患者资料，显示 10 例为女性患者，除本病例外，其他 11 例均有其他动脉受累；绝大多数患者有炎性指标的明显升高，提示疾病处于活动期；1 例于肺动脉放置支架治疗，肺动脉压力有所降低，但由于未正规使用免疫抑制剂，出现再狭窄；1 例行 Bentall 手术治疗出现术后低心排量而死亡。由于 TA 合并 PAH 是由肺大动脉狭窄或闭塞造成梗阻所引发，不同于其他免疫疾病，是由于肺阻力血管的内皮和平滑肌细胞增生导致血管壁的重塑以及血管反应性的改

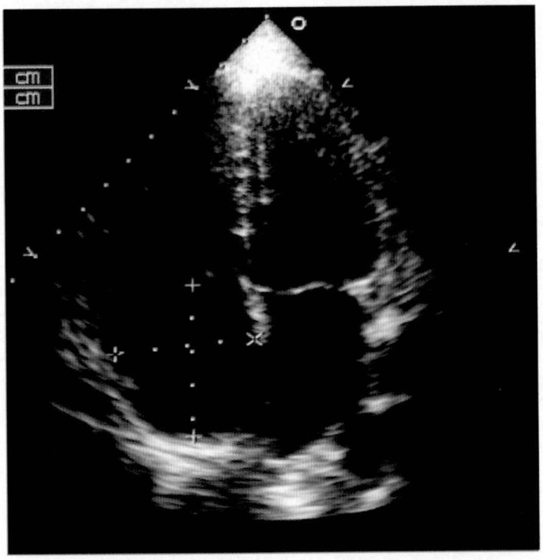

图 34　超声心动图：右心房室增大

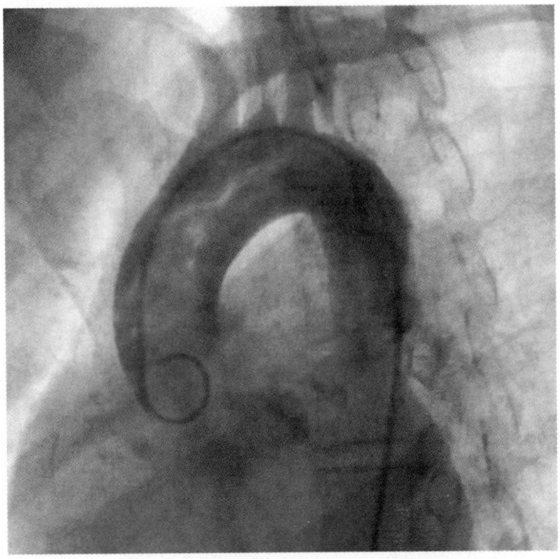

图 35　主动脉造影提示主动脉及分支未见异常

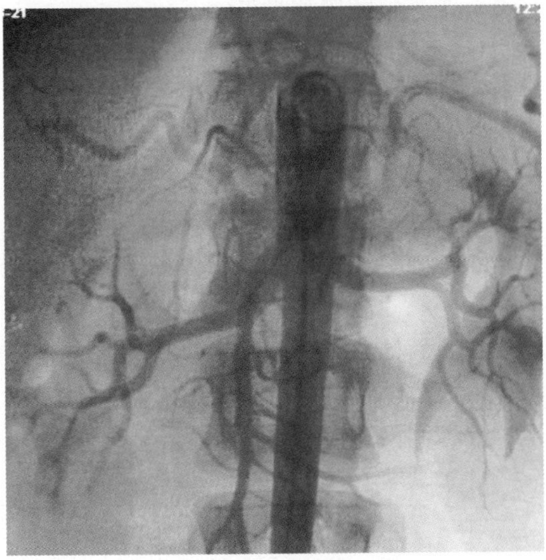

图 36　肾动脉造影未见异常

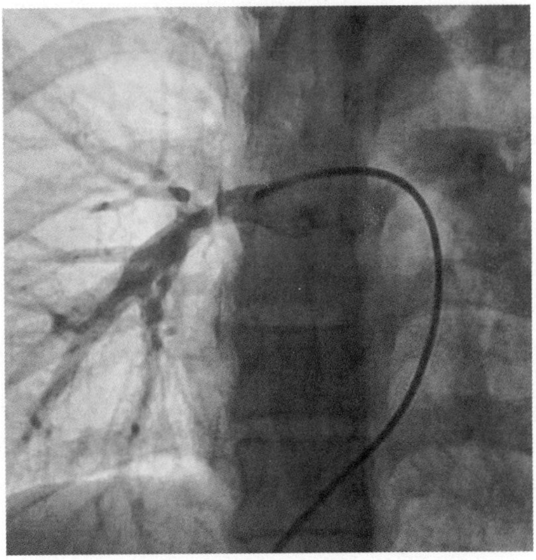

图 37　肺动脉造影显示右肺动脉重度狭窄

变等引起 PAH，因此，目前广泛用于 PAH 治疗的靶向药物对 TA 合并 PAH 患者并不适用。所以对于肺动脉高压患者，在治疗前应该进行全面临床评估，明确 PAH 病因，才能给予正确治疗。

（病例提供　杨德彦　赖晋智）

第五节 结节性多动脉炎

结节性多动脉炎（polyarteritis nodosa，PAN）是一种坏死性血管炎性疾病，多发生于中等口径的肌动脉，病变呈节段性分布。结节性多动脉炎可累及人体的任何器官，以皮肤、关节、外周神经、胃肠道和肾脏受累最为常见。病变的严重程度个体间差异很大。结节性多动脉炎在我国确切的发病率尚不清楚，在美国的发病率为1.8/10万。结节性多动脉炎在男性发病为女性的2.5~4.0倍。它可发生于任何种族和任何年龄，多见于40~50岁或50岁以上。

【病因和发病原理】

大多数结节性多动脉炎的病因仍不清楚。有一部分结节性多动脉炎（约占1/3）的发生与乙型肝炎病毒感染有关。随着乙肝疫苗的应用，乙肝感染相关的结节性多动脉炎患者逐渐减少。

结节性多动脉炎的病理一般表现为中、小肌动脉的局灶性血管全层的坏死性炎性损伤。病变易发生于动脉分叉处。机体的任何部位的动脉均可受累。组织学改变见血管中层改变最明显，急性期血管炎症损伤的特点主要表现为纤维素样坏死和多种细胞的浸润，可见有动脉瘤和血栓形成。结节性多动脉炎病理改变的特点是不同时相的病理改变可在同一患者同一脏器内出现。血管造影可有串珠状或纺锤状的血管狭窄、闭塞或动脉瘤形成。

【临床表现及实验室检查】

结节性多动脉炎起病可急骤或隐匿，全身症状多有不规则发热、乏力、周身不适、体重减轻、肌肉疼痛、关节痛等。它可以累及多个器官系统：肾脏、骨骼、肌肉、神经系统、胃肠道、皮肤、心脏、生殖系统等，肺部受累少见。

（一）实验室检查

本病中约20%患者ANCA阳性，主要是P-ANCA阳性。本病实验室检查无特异的表现，可以出现轻度贫血、白细胞增多，血沉和C反应蛋白升高，血小板增多，肾脏损害者常有显微镜下血尿、蛋白尿和肾功能异常，约1/3患者乙肝表面抗原阳性。对于诊断结节性多动脉炎的最具意义的辅助检查为影像学检查，血管超声可探及受累血管的狭窄、闭塞或动脉瘤形成，提示中等血管受累，小血管受累者探测困难；选择性内脏血管造影可见小和中等口径动脉呈节段性狭窄、闭塞、动脉瘤和出血征象。

（二）临床表现

结节性多动脉炎临床表现多样，全身各组织器官均可受累，病理中心脏受累可达70%，但少见冠脉受累的临床及心电图表现，如发生心肌梗死，也是一隐匿过程。结节性多动脉炎的肾脏受累最多见，以肾脏血管损害为主。心脏损害发生率约36%~65%，是引起死亡的主要原因之一，尸检心肌梗死的发生率为6%。一般无明显心绞痛症状和心电图典型表现。北京协和医院分析了16例结节性多动脉炎患者的临床表现，皮肤、外周神经、肾脏、消化道受累的比例依次为69%、62%、56%、31%，无1例有心脏受累的表现。

【结节性多动脉炎的心脏受累】

结节性多动脉炎的心脏受累主要表现为冠状动脉炎，发生率为60%，心肌梗死的发生率为5%~30%，是冠脉炎性心肌梗死的最常见病因，但少见冠脉受累的临床及心电图表现，如发生心肌梗死，也常表现为一隐匿过程。主要为冠状动脉分支的中、外层炎症、管腔内血栓形成，管腔狭窄或闭塞。结节性多动脉炎重度冠脉炎多发生于心包膜下血管进入心肌不深处，故发生的心肌梗死多数范围较小，常为小面积梗死灶，但也可引起大面积心肌梗死。多数症状轻微，多不发生心衰、心律失常、休克，冠状动脉受累严重时可出现心肌缺血、心绞痛、心肌梗死、心律失常、乳头肌功能不全引起的二尖瓣脱垂，最常见的心律失常为室上性心动过速。临床呈心肌梗死图形改变者不高于7%。临床极易误诊漏诊，生前难以判定心肌梗死的存在。

一组结节性多动脉炎的临床病理研究，50%的病人有活动或愈合的冠状动脉炎，在此组中只19%有多支血管的冠状动脉活动性炎症。受累的血管通常包括小的心外膜下血管，而不是深的心肌内血管，亦可见到动脉瘤形成。在心脏所见的动脉炎较其他器官为轻。偶可见间质性心肌炎。肉眼看出的梗死仅11%。这组病人中心包炎有19%。

结节性多动脉炎除累及冠状动脉外，累及肾脏血管导致高血压也会加重心脏损害，主要表现为充血性心力衰竭，约25%的病人出现心肌肥大，心力衰竭也是本病的主要致死原因之一。少数患者出现间质性心肌炎和心包炎，严重者可出现大量心包积液和心脏压塞。

【诊断】

（一）结节性多动脉炎的诊断

结节性多动脉炎可有不规则发热、头痛、乏力、周身不适、体重减轻、肌肉疼痛等全身症状。可以累及多个器官系统：肾脏、骨骼、肌肉、神经系统、胃肠道、皮肤、心脏、生殖系统等，肺部受累少见。目前均采用1990年美国风湿病学学会（ACR）的分类标准作为诊断标准：

1. 体重下降≥4kg（无节食或其他原因所致）。
2. 网状青斑（四肢和躯干）。
3. 睾丸痛和（或）压痛（并非感染、外伤或其他原因引起）。
4. 肌痛、乏力或下肢压痛。
5. 多发性单神经炎或多神经炎。
6. 舒张压≥90mmHg。
7. 血尿素氮>40mg/dl或肌酐>1.5mg/dl（非肾前因素）。
8. 血清HBV标志（HBsAg或抗体）阳性。
9. 动脉造影见动脉瘤或血管闭塞（除外动脉硬化、纤维肌性发育不良或其他非炎症性病变）。
10. 中小动脉壁活检见中性粒细胞和单核细胞浸润。

上述10条中至少有3条阳性者可诊断为结节性多动脉炎。其诊断的敏感性和特异性分别为82.2%和86.6%。

在有不明原因发热、腹痛、肾衰竭或高血压时，或当疑似肾炎或心脏病患者伴有嗜酸性粒细胞增多或不能解释得症状和关节痛、肌肉压痛与肌无力、皮下结节、皮肤紫癜、腹部或四肢疼痛、或迅速发展的高血压时，应考虑结节性多动脉炎的可能性。全身性疾病伴原因不明的对称或不对称的累及主要神经干，如桡神经、腓神经、坐骨神经的周围神经炎（通常为多发性，即多发性单神经炎），亦应排除结节性多动脉炎。

（二）结节性多动脉炎心脏损害的诊断

结节性多动脉炎的心脏损害目前尚无统一的诊断标准。除肾性高血压引起心功能不全外，结节性多动脉炎的心脏受累主要表现为冠状动脉炎，病理上发生率较高，但临床和心电图阳性率不高，冠状动脉造影也多正常，极易误诊漏诊。严重时可出现心肌缺血、心绞痛、心肌梗死、心律失常、乳头肌功能不全引起的二尖瓣脱垂。心包炎少见。

【鉴别诊断】

本病临床表现复杂，变化多样，需与各种感染性疾病，如感染性心内膜炎、原发性腹膜炎、胆囊炎、胰腺炎、胃肠穿孔、消化性溃疡、出血、肾小球肾炎、冠状动脉粥样硬化性心脏病、多发性神经炎、恶性肿瘤及结缔组织病继发的血管炎相鉴别。典型结节性多动脉炎的鉴别诊断应包括各种坏死性血管炎疾病，尤其注意与显微镜下多血管炎和变应性肉芽肿性血管炎相鉴别。

（一）显微镜下多血管炎

显微镜下多血管炎有如下特点：①以小血管（毛细血管、小静脉、小动脉）受累为主；②可出现急剧进行性肾炎和肺毛细血管炎、肺出血；③周围神经受累较少，约占10%～20%；④ANCA阳性率较高，约占50%～80%；⑤与乙型肝炎病毒感染无关；⑥治疗后复发率较高；⑦血管造影无异常，依靠病理诊断。显微镜下多血管炎与结节性多动脉炎最主要的区别是有无微小动脉、小静脉或毛细血管的受累。当有这些小血管受累存在时，即使伴有中等大小的动脉损伤存在，诊断应考虑为显微镜下多血管炎，肾小球受累是显微镜下多血管炎的特征性表现。

（二）变应性肉芽肿性血管炎

1. 病变可累及各种不同口径的血管，既可累及小、中口径的肌性动脉，也可累及小动脉、小静脉。

2. 血管内和外有肉芽肿形成。

3. 外周血嗜酸性粒细胞增多，嗜酸性粒细胞组织浸润。

4. 既往有支气管哮喘和（或）慢性呼吸道疾病的病史。

5. 如有肾受累则以坏死性肾小球肾炎为特征。

6. 肺血管受累多见。

7. 2/3患者ANCA阳性。

变应性肉芽肿性血管炎以嗜酸性粒细胞增多及哮喘为特征表现以及抗中性粒细胞胞质抗体常阳性这些特点可以与结节性多动脉炎鉴别。

（三）韦格纳肉芽肿

韦格纳肉芽肿是一种中、小血管受累的坏死性血管炎，也可累及微小血管。病理表现可见有肉芽肿形成的特征性改变，而结节性多动脉炎一般无肉芽肿形成。另外，在韦格纳肉芽肿多为胞质型抗中性粒细胞抗体阳性，而结节性多动脉炎一般为抗中性粒细胞胞质抗体阴性。

【治疗】

（一）结节性多动脉炎的治疗

药物治疗应根据病情轻重，疾病的阶段性，个体差异及有无并发症而决定治疗方案。目前该病治疗的主要用药是糖皮质激素联合免疫抑制剂。

1. 糖皮质激素 是治疗本病的首选药物，及时用药可以有效地改善症状，缓解病情。一般口服泼尼松每日1mg/kg，3～4周后逐渐减量。至每日或隔日口服5～10mg时，长期维持一段时间。病情严重如肾损害较重者，可用甲泼尼松龙1.0g/d静脉滴注3～5日。

2. 免疫抑制剂 通常首选环磷酰胺与糖皮质激素联合治疗。如果患者存在下列5个危险因子中的任何一个就应同时加用免疫抑制剂治疗：① 尿蛋白>1g/d；② 肾功能不全（Cr>140μmol/L）；③ 心肌病；④ 胃肠道病变；⑤ 中枢神经系统病变。除环磷酰胺外也可应用硫唑嘌呤、甲氨蝶呤、苯丁酸氮芥、环孢素、霉酚酸酯、来氟米特等。

3. 乙肝病毒感染患者用药 与乙肝病毒复制有关联患者，应加用抗病毒药物，如干扰素α、拉米夫丁等。可以同时应用小剂量糖皮质激素，尽量不使用环磷酰胺，必要时可试用霉酚酸酯。

（二）结节性多动脉炎心脏受累的治疗

结节性多动脉炎冠脉炎症水肿及血栓形成致冠脉闭塞者，激素治疗敏感，易使冠脉再通。同时配合环磷酰胺冲击疗法，疗效更佳。结节性多动脉炎引起冠脉狭窄或闭塞是否可以行支架目前尚无报道。

【预后】

本病如不治疗常因心、肾或其他重要器官的衰竭、胃肠道并发症或动脉瘤破裂而死亡。它的预后取决于是否有内脏和中枢神经系统的受累及病变的严重程度。如不治疗或不合理治疗，仅有1/3左右的患者能存活1年，其5年生存率小于15%。有冠状动脉受累的结节性多动脉炎患者的死亡率明显升高。及时诊断、尽早用药，尤其是糖皮质激素及免疫抑制剂的使用已使存活率大大提高。

（费允云）

病例11 结节性多动脉炎
——高血压、腹痛、胸痛

病例简介：患者男性，29岁，主诉因发现血压升高5年、进餐后腹痛2个月、心前区疼痛1月余入院。近1个月体重减轻12kg。否认高血压家族史及糖尿病、高血脂、乙型肝炎病史。吸烟20支/日×13年。

入院查体：BP130/80mmHg，心肺查体（－），腹平软，中上腹轻度深压痛，肠鸣音活跃，左侧肱动脉、腘动脉及足背动脉搏动减弱，全身未闻及血管杂音。

辅助检查：血常规、尿常规（－），便OB（＋）×4次，肝肾功能正常；血脂：TC：2.34mmol/L，TG：1.19mmol/L，LDL-C：1.04mmol/L（服用调脂药物），CRP <3mg/L，ESR：4mm/h；免疫学检查：ANA、dsDNA、抗ENA、自身抗体、ANCA、补体均为（－），乙肝五项（－）；心电图：V1-V3 QS型（图38）；心脏超声：符合陈旧性心肌梗死，室间隔及下壁心尖部变薄、无运动（图39）；腺苷负荷＋静息心肌灌注显像提示：左心室心尖、前壁（心尖部、中部）、下壁（心尖部、中部）和间壁（心尖部）灌注可逆性减低，考虑心肌缺血；胸腹部CT：冠脉多发钙化，左肾萎缩，肝门、胰腺旁、脾门及双肾区多发钙化；腹部CTA：肝动脉、脾动脉、双肾动脉远端多发钙化，符合结节性多动脉炎（PAN），左肾

动脉管腔不同程度狭窄，左肾萎缩（图40）；肾动脉造影提示左肾上中极缺失，左肾动脉主干距开口约3cm处闭塞，上极、中极动脉闭塞，下极动脉开口约70%~80%狭窄；冠状动脉造影：左右冠状动脉均扩张，前降支中、远段及回旋支远段弥漫性狭窄，最窄80%~85%，可见龛影、动脉瘤，造影剂滞留（图41）；右冠中段至远段管壁粗糙，TIMI血流2级；双下肢CTA：双胫前动脉、左侧腓动脉中远段管腔闭塞（图42）。

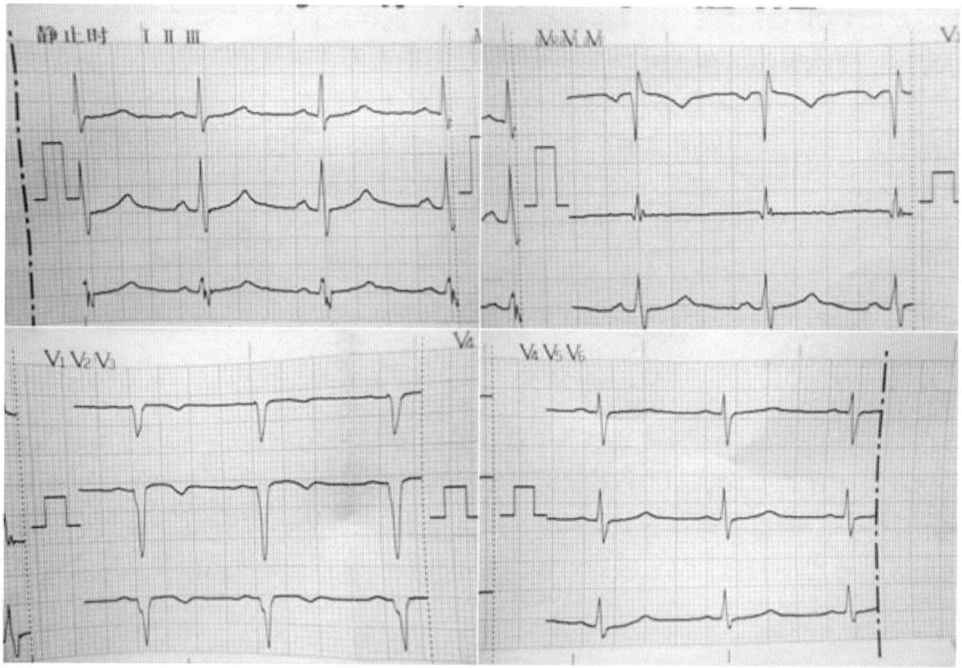

图38 心电图V1-3QS波提示陈旧性前间壁心肌梗死

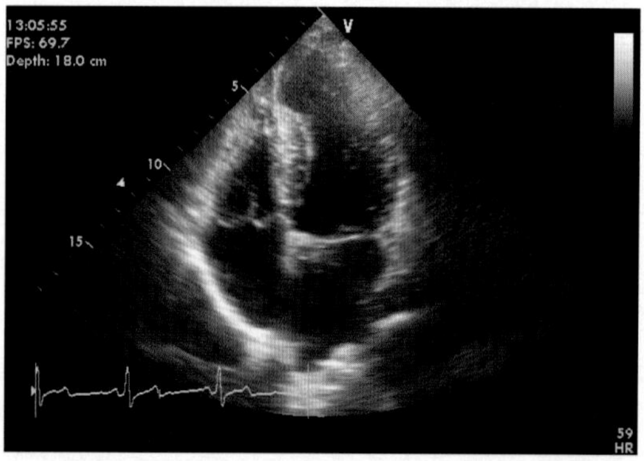

图39 超声心动图显示左心室心尖部变薄，无运动

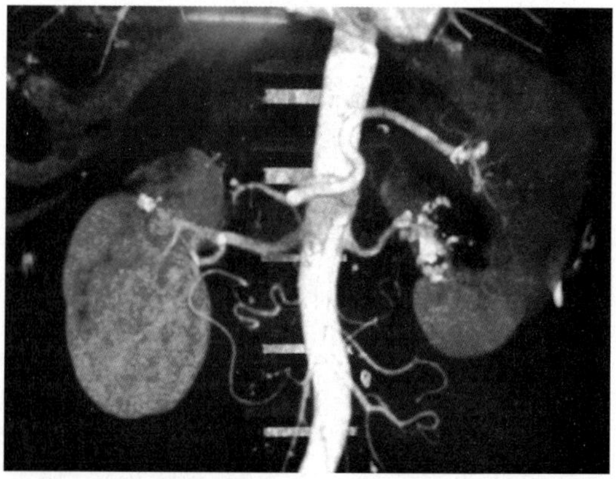

图40 腹部CTA

双肾动脉远端多发钙化左肾动脉管腔不同程度狭窄，左肾萎缩

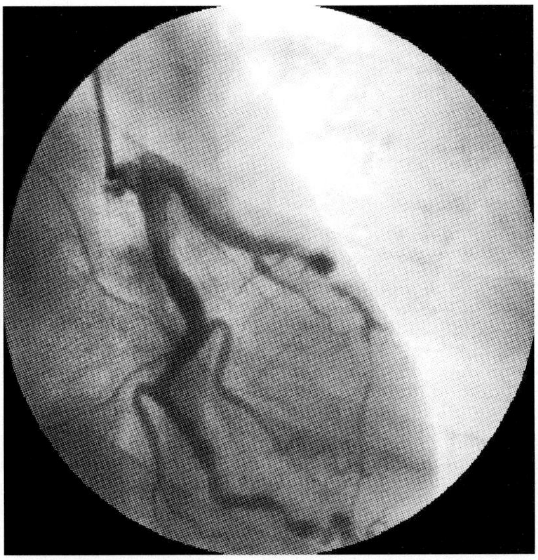

图 41　冠状动脉造影

前降支中、远段及回旋支远段弥漫性串珠样狭窄，可见龛影、动脉瘤

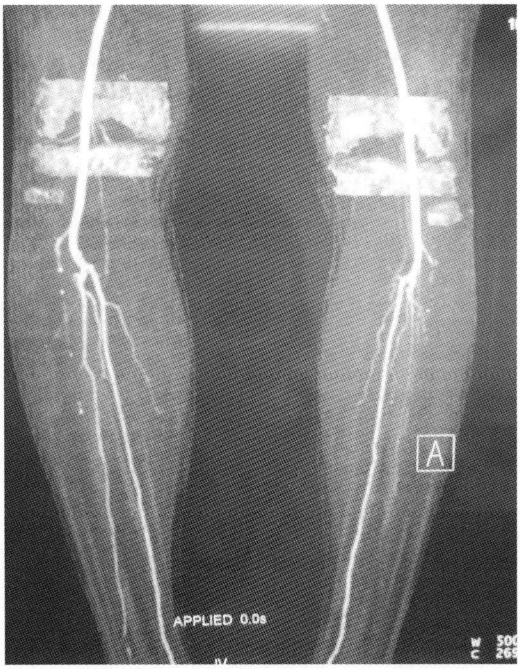

图 42　双下肢 CTA

双胫前动脉、左侧腓动脉中远段管腔闭塞

最终诊断： 结节性多动脉炎，冠状动脉狭窄及闭塞、陈旧性心尖部心肌梗死，肝动脉、脾动脉、双肾动脉远端多发钙化，左肾动脉狭窄、肾血管性高血压，双胫前动脉、左侧腓动脉闭塞，给予激素、免疫抑制剂和对症治疗，好转出院。

病例分析： PAN 是以中、小动脉坏死性炎症为特征的全身性疾病，血管造影可见血管狭窄、闭塞、血栓形成及动脉瘤形成，肠系膜、肝肾动脉动脉瘤常见，也可累及冠脉。对无明显动脉粥样硬化危险因素，合并多处血管病变尤其肠系膜和肾动脉有上述特征的冠状动脉疾病患者应警惕该疾病的存在。

（病例提供　杨　静）

第六节　变应性肉芽肿性血管炎和韦格纳肉芽肿

【病因和发病原理】

变应性肉芽肿性血管炎又名 Churg-Strauss vasculitis，是一累及小和中等口径血管的系统性血管炎病，以血管外肉芽肿形成、高嗜酸性粒细胞血症和哮喘为其特征，常发生于有变应性鼻炎的人中。血管炎和肉芽肿改变还可见于皮肤、心脏、胃肠道、肝、脾、淋巴结、肾脏等部位。

韦格纳肉芽肿病是一种病因不明的中、小血管的坏死性肉芽肿炎性疾病，主要累及上、下呼吸道和肾脏，也可累及其他器官。典型的韦格纳肉芽肿有三联征：上呼吸道、肺和肾病变。只有呼吸道受累而无其他系统受累者为局限型，包括肾脏在内的多系统受累者为系统型。本病开始可为局限性器官受累，逐渐进行性、速度不等的发展，直至出现典型的三联征。

【临床表现及实验室检查】

变应性肉芽肿性血管炎常有哮喘、变应性鼻炎的既往史，有嗜酸性粒细胞增多，表现有多发性单神经炎、肺浸润、心肌病、腓肠肌痛等。变应性肉芽肿性血管炎的发生发展常分为3个阶段：①第一阶段为前驱期，可持续数年，主要表现为过敏性鼻炎和鼻息肉，常伴有哮喘；②第二阶段以外周血中嗜酸性粒细胞增多和受累组织的嗜酸性粒细胞浸润为特征。临床上常表现为慢性嗜酸性粒细胞性肺炎或嗜酸性粒细胞性胃肠炎。病变可持续数年，缓解和复发常交替出现；③第三阶段为系统性血管炎期。

变应性肉芽肿性血管炎常有心脏的受累，是引起死亡的主要原因之一，占变应性肉芽肿性血管炎死亡原因的50%。心脏受累主要表现为急性心包炎、慢性缩窄性心包炎、心脏压塞、心力衰竭、心律失常和心肌梗死。Lanham等报道有50%的患者可有心电图的异常，25%的患者可出现充血性心力衰竭。病理学主要表现为肉芽肿形成和冠状动脉血管炎。心肌受累可以为限制型心肌病，出现心内膜下纤维化，心肌亦可示嗜酸性粒细胞性心肌炎、血管炎或纤维化，心内膜活检可确定炎症或纤维化的程度。在变应性肉芽肿血管炎可能发生冠状动脉受累，为系统性血管炎或为孤立的嗜伊红性冠状血管炎，主要引起心肌壁内小冠脉炎性狭窄和闭塞而致心肌梗死，多为小灶性，一般很少引起穿壁性心肌梗死。

北京协和医院回顾分析1990~2006年住院治疗的变应性肉芽肿性血管炎患者33例，其中哮喘11例；多发性单神经炎7例；发热6例；皮肤损害（包括皮疹，紫癜和结节）6例；肺浸润7例，过敏性鼻炎或鼻窦炎5例；肾脏受累5例；胃肠道受累4例；合并大动脉病变5例：其中动脉扩张或动脉瘤2例（均累及腹主动脉）。动脉狭窄4例（主要累及肾动脉和双上肢动脉）；另有1例表现为下肢深静脉血栓形成。

33例患者有心脏受累的12例（36.4%）。其中心肌受累5例（占全部CSS患者的15.2%），心脏超声表现为左室壁运动普遍减低，左室扩大，EF22%~40%，其中1例EF28%的患者猝死。心绞痛及心肌梗死2（6.1%）例，均有心肌酶的升高及心电图动态改变，心脏超声有与心电图一致的心肌的节段性室壁运动异常，均诊断为前壁心肌梗死。2例患者均无高血压、糖尿病、高血脂等常见冠心病高危因素。心律失常5（5.2%）例，其中2度Ⅰ型房室传导阻滞和房颤各2例，完全性左束支传导阻滞和完全性右束支加左前束支传导阻滞各1例，1例因室颤猝死。心包积液7（21.2%）例，其中中量心包积液3例，少量4例。肺动脉高压6例（18.2%）（肺动脉收缩压大于40mmHg），其中1例有存在深静脉血栓，2例合并房颤。心功能衰竭，心脏超声EF小于50%共6例（18.2%）。1例尸检心肌病理显示心肌、心外膜、心内膜均可见大量嗜酸性粒细胞浸润，局部可见少量坏死性肉芽肿，部分血管壁坏死，周围有大量嗜酸性粒细胞浸润；心肌局灶性坏死。

韦格纳肉芽肿的表现可累及各系统器官，上呼吸道通常是韦格纳肉芽肿最初的受累部位，疾病最早期通常表现为鼻窦炎、鼻溃疡和鞍状鼻、中耳炎等。疾病进程中，下呼吸道有时也可受累，最初症状有咳嗽、咯血、呼吸困难，最常见的肺部影像学可出现肺部散在的大小不等的结节和空洞形成。肾受累在病程早期不多见，约85%的病例最终出现肾脏受累。

除此之外，还可有心脏、皮肤、眼和神经系统等受累。

在韦格纳肉芽肿病心脏受累少见，心包、心肌、心内膜和冠状动脉均可受累，出现心包炎、冠状动脉炎、心肌炎、二尖瓣或主动脉瓣的瓣膜炎，可能出现不同程度的心脏阻滞和心肌梗死。由于心律失常、冠状动脉炎引起死亡的病例已有报道，6%的韦格纳肉芽肿患者可发生心包炎，尸检病例中30%有心脏肉芽肿或血管炎，但与心脏肉芽肿和血管炎损伤相关的临床表现不常见。冠状动脉炎主要侵犯心肌内小动脉而产生小冠脉炎性闭塞，可有心绞痛、心肌梗死，临床表现很少出现心肌梗死的典型表现及心电图改变，血清酶学改变不大，易被忽视。

【诊断】

（一）变应性肉芽肿性血管炎的诊断

1990年美国风湿病学会提出了诊断变应性肉芽肿性血管炎的6条分类标准（表5-2），凡符合其中4条或以上者，可考虑为变应性肉芽肿性血管炎，敏感性85%，特异性达99.7%。

表5-2　1990年美国风湿病学学会制定的变应性肉芽肿性血管炎分类标准

标　准	定　　义
1. 哮喘	有喘息病史或呼气时可闻及高调的啰音
2. 外周血嗜酸性粒细胞增多	嗜酸性粒细胞分类计数大于白细胞总数的10%
3. 单发或多发性神经炎	单神经病，多发性单神经病或多神经病变（呈手套/袜子状分布）。神经病变是血管炎所致
4. 非固定性肺内浸润	X线片见有游走性或短暂的肺部浸润（不包括固定性的浸润）。肺浸润是血管炎所致
5. 鼻窦病变	有急性或慢性鼻窦疼痛或压痛病史或X线片见有鼻窦混浊
6. 血管外嗜酸性粒细胞浸润	活检部位应包括动脉、微小动脉和小静脉，见有血管外的嗜酸性粒细胞积聚

（二）韦格纳肉芽肿的诊断

表5-2是1990年美国风湿病学学会制定的韦格纳肉芽肿病分类标准，韦格纳肉芽肿的诊断至少必须有上述4项标准中的2项，满足任何2项或更多标准时，韦格纳肉芽肿诊断的敏感性为88.2%，特异性为92%。

表5-3　1990年美国风湿病学学会制定的韦格纳肉芽肿病分类标准

标　准	定　　义
1. 鼻或口腔炎症	疼痛或无痛性口腔溃疡，或脓性或血性鼻分泌物
2. 胸部X线片异常	显示有结节，固定的浸润灶，或空洞
3. 尿沉渣异常	镜下血尿（每高倍视野大于5个红细胞）或红细胞管型
4. 活检有肉芽肿炎症	病理显示动脉壁内或血管周围或血管外区域有肉芽肿炎症

（三）变应性肉芽肿性血管炎和韦格纳肉芽肿心脏损害的诊断

变应性肉芽肿性血管炎和韦格纳肉芽肿的心脏损害目前尚缺乏统一的诊断标准。

变应性肉芽肿性血管炎的心脏受累包括急性心包炎、慢性缩窄性心包炎、心脏压塞、心力衰竭、心律失常和心肌梗死。心肌受累常见为心肌炎或限制型心肌病。冠状动脉受累主要引起心肌壁内小冠脉炎性狭窄和闭塞，可导致小灶性心肌梗死，一般很少引起透壁性心肌梗死。

韦格纳肉芽肿病的心脏受累少见，可以表现为心包炎、冠状动脉炎、心肌炎、二尖瓣或主动脉瓣的瓣膜炎。冠状动脉炎主要侵犯心肌内小动脉而产生小冠脉炎性闭塞，可有心绞痛、小灶性心肌梗死，临床表现通常不典型，血清酶学改变不大。

【鉴别诊断】

变应性肉芽肿性血管炎主要需与结节性多动脉炎和韦格纳肉芽肿相鉴别。结节性多动脉炎无本病中之肺浸润、哮喘史和坏死性肾小球肾炎。由于本病主要影响小血管、小静脉，故很少见有如结节性多动脉炎中的微动脉瘤。本病中2/3的患者ANCA阳性，而结节性多动脉炎少见。本病的哮喘及过敏病史在韦格纳肉芽肿并不明显。本病的肾损伤不似韦格纳肉芽肿肾损伤重，上呼吸道受累不发生如韦格纳肉芽肿的坏死病变。ANCA两病皆多阳性，但韦格纳肉芽肿为C-ANCA，而本病多为P-ANCA。

韦格纳肉芽肿常需与一些感染鉴别，特别是分枝杆菌属，奴卡菌和真菌的感染可有类似呼吸系统的表现，在肺形成浸润和结节，这些感染可通过特殊染色和适当的培养鉴别。结核性肉芽肿、类风湿结节的肉芽肿可有类似韦格纳肉芽肿的组织学病理改变，临床上也可有类似韦格纳肉芽肿的表现而影响诊断。结核性肉芽肿可有结核菌素试验阳性，抗结核治疗有效。类风湿结节同时伴有其他类风湿关节炎的表现，特别是关节表现与韦格纳肉芽肿不同。

【治疗】

（一）变应性肉芽肿性血管炎的治疗

变应性肉芽肿性血管炎一般对肾上腺皮质激素治疗反应好，用后过敏性症状和嗜酸性粒细胞血症迅速消退，血管炎很快缓解，故为首选药物，重要脏器受累者可大剂量激素冲击，并合用免疫抑制剂治疗。

（二）韦格纳肉芽肿的治疗

韦格纳肉芽肿的治疗可分为3期，即诱导缓解、维持缓解以及控制复发。糖皮质激素加环磷酰胺联合治疗有显著疗效，特别是肾脏受累以及具有严重呼吸系统疾病的患者，应作为首选治疗方案。对严重病例如中枢神经系统血管炎、呼吸道病变伴低氧血症如肺泡出血、进行性肾衰竭，可采用冲击疗法。

（三）变应性肉芽肿性血管炎和韦格纳肉芽肿心脏损害的治疗

变应性肉芽肿性血管炎和韦格纳肉芽肿的心包、心肌、心内膜和冠状动脉均可受累，主要表现为心包积液、心功能衰竭、心律失常和心肌梗死。变应性肉芽肿性血管炎的心脏损害对激素治疗效果良好，效果不佳者可联合使用免疫抑制剂，恰当的激素或免疫抑制剂环磷酰胺使用可使心功能不全逆转。韦格纳肉芽肿的心脏损害治疗必须联用激素和环磷酰胺，需加大剂量，早期诊断和应用环磷酰胺治疗以来心脏表现十分少见。

在变应性肉芽肿血管炎和韦格纳肉芽肿均可能发生冠状动脉受累，通常引起心肌内小冠脉炎性狭窄和闭塞，多为小灶性。对此类冠状动脉小血管炎是否可以行冠状动脉的再灌注治疗目前尚无报道。

【预后】

变应性肉芽肿性血管炎一般治疗反应好，复发率低。文献报道激素与环磷酰胺合并治疗5年生存率75%。死亡原因主要为心肌梗死及心力衰竭，占总死亡人数的一半，其他引起死亡的原因为肾衰竭、胃肠道穿孔出血、脑出血、哮喘状态、呼吸衰竭。出现心肌受累尤其是心功能衰竭者预后差。

北京协和医院变应性肉芽肿性血管炎心脏受累的11例患者在激素治疗后2周左右外周嗜酸性粒细胞数开始下降，临床症状好转，其中两例心肌受累的心功能衰竭的患者在治疗半年左右复查超声心动图，左室EF分别由35%和40%上升至55%和58%，好转患者占91.7%（11/12）；猝死1例，占8.3%（1/12）。变应性肉芽肿性血管炎累及心脏的表现缺乏特异性，临床上应提高警惕，必要时应行心肌活检以做到早期诊断；治疗上应以病因为主，使用激素和免疫抑制剂，避免治疗心脏而遗漏了全身疾病的治疗。对于有心脏受累的变应性肉芽肿性血管炎患者，原发病的治疗应该积极，以改善其预后。

早期诊断从而早期开始治疗对韦格纳肉芽肿的预后有重大影响，目前尚无准确的生存期统计，有报道75%的病人生存期达5～8年，最长达10余年。未经治疗的韦格纳肉芽肿患者的预后很差，90%以上的患者在两年内死亡，死因通常是呼吸衰竭或/和肾衰竭。影响预后的主要因素是难以控制的感染和不可逆的肾脏损害，年龄57岁以上、血肌酐升高是预后不良因素。由于韦格纳肉芽肿的心脏损害少见，关于其预后目前尚无报道。

（费允云）

病例12　系统性血管炎心肌病变

病例简介：患者女性，51岁，因“双手关节肿痛1年余、双手足坏死1个月”入院，1个月前注射流感疫苗后出现双手肿胀、手足发凉、肢端皮色变紫变黑、指趾端逐渐坏疽伴疼痛。既往体健。

入院查体：HR104bpm、心界向左扩大、未闻及杂音；右肺呼吸音偏低；双手十指及双足发黑、皮温低、干硬、触痛明显（图43A，B）；四肢动脉搏动正常。

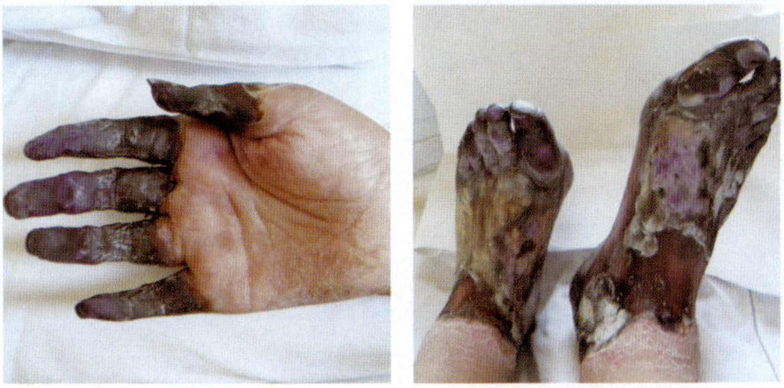

A　　　　B

图43　双手双足肢端皮肤变黑，形成坏疽

辅助检查：血常规、肝肾功能基本正常；ESR97mm/h、CRP36.8μg/L；自身抗体：SMA（+）1∶40、PCA（+）1∶80，ANA、抗ENA、ANCA（-）；B超示双下肢胫前、胫后动脉远端闭塞；ECG示STⅡ、Ⅲ、avF、V4~6轻度压低、T波倒置（图44）；超声心动图显示心肌病变、室壁运动弥漫性减弱、EF15%，中度主动脉瓣关闭不全、重度二尖瓣关闭不全（图45）。结合患者症状表现、化验及影像学，考虑诊断为“系统性血管炎同时存在心肌受累”。予以甲强龙1g冲击治疗并给予足量激素、CTX、抗凝及支持治疗。20天及3个月后分别复查超声心动图示室壁运动及心脏结构逐渐恢复，最终正常（图46）。

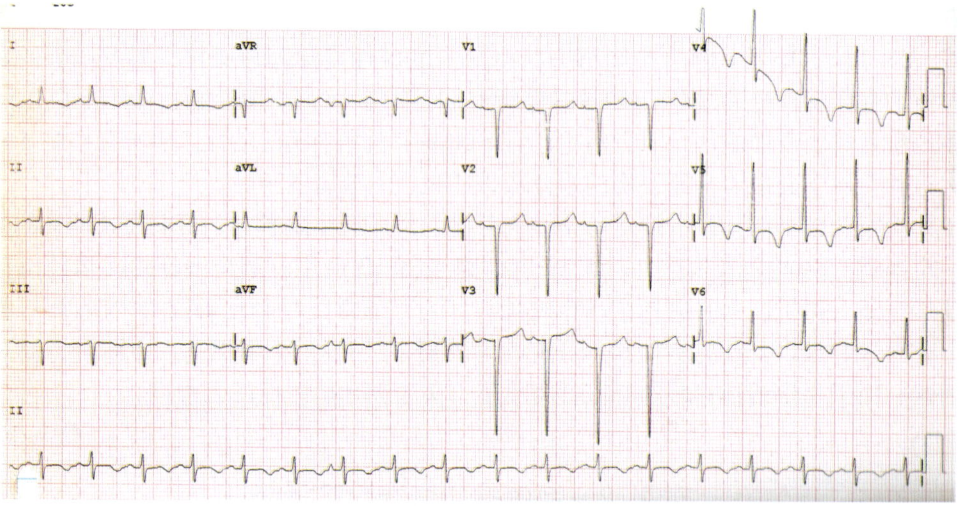

图44　心电图

窦性心律、HR108bpm，STⅡ、Ⅲ、avF、V4~6轻度压低，TⅡ、Ⅲ、avF、V4~6倒置。

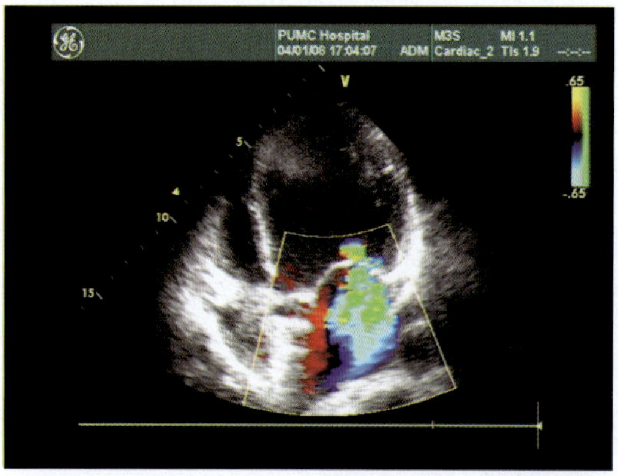

图45　超声心动图

心肌病变、左心房左心室增大，主动脉瓣中度关闭不全、二尖瓣重度关闭不全，左心室收缩功能重度减弱、EF15%

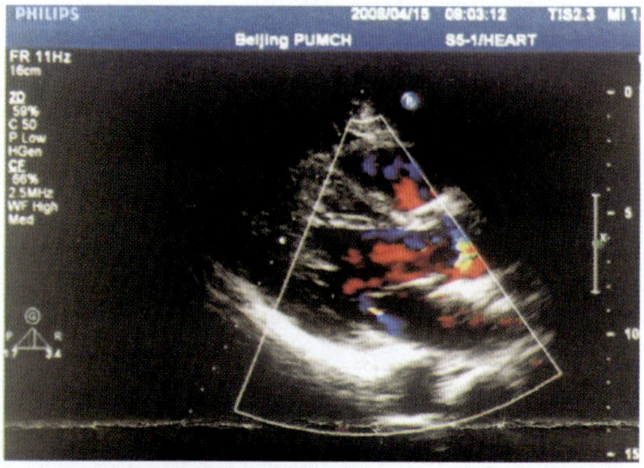

图46　治疗3月后超声心动图

各房室内径正常，各瓣膜少量反流束，左心室收缩及室壁运动未见异常、EF58%

最终诊断：系统性血管炎，心肌病变。

病例分析：对于系统性血管炎多系统累及的患者，尽管临床上无心衰或心脏相关的症状表现，也应进行心脏方面的常规检查，警惕血管炎累及心脏的可能。血管炎造成的心脏损害经早期、积极的治疗后，心脏功能有逆转的机会。因此在血管炎诊断成立、明确受累的脏器及评价病情后，尽早积极进行原发病的治疗对于疾病控制及脏器功能的恢复至关重要。

（病例提供　郭潇潇）

病例 13　Churg-Strauss 综合征

病例简介：患者男性，68 岁，因“间断性咳嗽、咳痰伴喘息 4 年，加重伴胸痛 3 天”入院。既往患者 4 年前因咳嗽、咳痰伴喘息，外院诊为哮喘，予必可酮吸入治疗后未复发。2 周前受凉后出现咳嗽、咳痰伴喘息，咯白痰，无发热，自服罗红霉素症状减轻。

入院查体：BP 80/60mmHg（门诊），120/80mmHg（入院）。体温 36.2℃，HR 110 次/分，呼吸 24 次/分。皮肤、黏膜无异常，口唇轻发绀，颈静脉无怒张，双肺可闻及少量干啰音。心界不大，心音弱，律齐，未闻及杂音。双下肢无水肿。

辅助检查：血常规：WBC12 × 10^9/L，N 88%，Hb 158 g/L，PLT 172 × 10^9/L；血气：pH 7.489，PCO_2 33.3mmHg，PO_2 65.2mmHg，SpO_2 93%；肺功能：混合性通气功能障碍，FEV1% 42.5%；HRCT：肺动脉主干及右肺下动脉明显增粗，双侧少量胸腔积液，双下肺少量渗出改变；超声心动：左心室扩大，收缩功能重度减低（EF26%，间隔及心尖部无运动，左室内缓慢血流回声，呈“烟雾状”），轻度肺动脉高压，少量心包积液。入院第二天，患者在行检查后突然意识丧失，心电监护为室颤与室速交替，予电除颤及心肺复苏、机械通气无效，临床死亡。为进一步明确死亡原因，患者家属同意尸检。尸检结果：心脏体积稍增大，切面颜色不均，冠状动脉管腔通畅、管壁光滑，肺动脉未见栓塞。镜下（图 47）：心肌大量嗜酸细胞浸润，局部少量坏死性肉芽肿，部分血管壁坏死，周围有大量嗜酸细胞浸润；心肌局灶性坏死；心内、外膜大片嗜酸细胞浸润；冠状动脉管壁大量嗜酸细胞浸润；肺血管周围嗜酸细胞浸润，可见嗜酸细胞肉芽肿。

最终诊断：变异性肉芽肿性血管炎（Churg-Strauss Syndrome，CSS）。

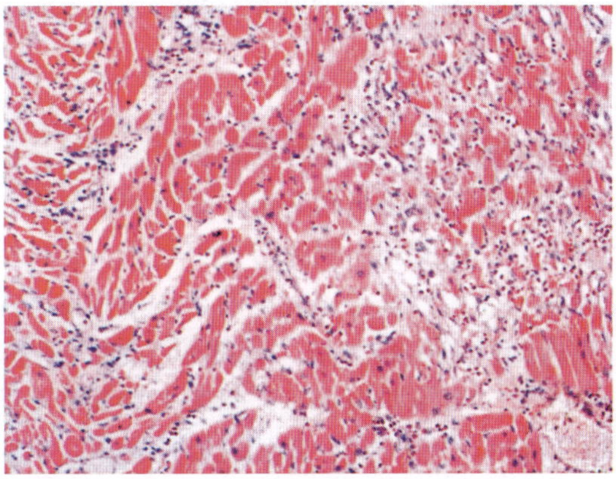

图 47　心肌细胞周围大量嗜酸细胞浸润

病例分析：CSS是一种累及中小血管的系统性血管炎病，1951年Churg和Strauss在尸检报告中阐明，病理特征为受累组织有嗜酸细胞浸润和血管外肉芽肿形成及坏死性血管炎，70%患者ANCA阳性（p-ANCA）。美国风湿病学学会分类标准：①哮喘；②嗜酸细胞血症；③单神经或多神经疾病；④非固定性肺浸润；⑤鼻窦病；⑥血管外嗜酸细胞积聚（活检血管）。6项中符合至少4项可诊断为CSS。未治疗者5年生存率仅为25%，经激素及免疫抑制剂治疗5年生存率可达70%。死亡原因包括：冠心病或心肌梗死（48%）、肾衰竭（18%）、脑出血（16%）、消化道出血或穿孔（8%）、哮喘持续状态（8%）及呼吸衰竭（2%）。

（病例提供　吴　炜）

第七节　类风湿关节炎

【病因和发病原理】

类风湿关节炎（rheumatoid arthritis，RA）是一种病因不明的自身免疫性疾病，多见于中年女性，我国的患病率约为0.32%～0.36%。主要表现为对称性、慢性、进行性多关节炎。关节滑膜的慢性炎症、增生形成血管翳，侵犯关节软骨、韧带和肌腱等，造成关节软骨、骨和关节囊破坏，最终导致关节畸形和功能丧失。

近年来，对类风湿关节炎心脏损害的病理学及其临床意义的认识不断积累。大量病理学资料表明，病变可累及心包、心肌、心瓣膜、大血管、传导系统及冠状动脉。大多数是因为自身抗原、抗体在补体参与下引起自身免疫反应所致的心脏非特异性损害（表5-4）。尸检发病率高达35%，其中心包炎占多数为30%～50%；心肌炎占10%～20%；瓣膜病变占3%～20%；冠状动脉病变占15%～20%，但因其临床经过隐袭，故检出率甚低。

类风湿关节炎为慢性炎症性多关节炎最常见的临床类型，常与其他疾病伴存，诸如慢性病毒性肝炎及感染性心内膜炎。1936年Boullaud首先注意到伴有发热的全身性关节疾病与心脏病的联系。尽管Garod根据其自身临床经验曾指出，类风湿关节炎无心脏并发症这一点可用为与风湿热鉴别之重要依据。然而，Baggenstoss和Rosenberg所报告的一组20例类风湿关节炎尸检病例中发现，却均存在类风湿性心脏损害，于是类风湿心脏损害才得以肯定。多数学者认为类风湿心脏损害指类风湿性肉芽肿或非特异性炎症累及心脏，目前已成为类风湿关节炎的主要致死原因。

【临床表现及实验室检查】

类风湿关节炎的病情和病程有明显个体差异性，从短暂、轻微的少关节炎到急剧进行性多关节炎均可出现。类风湿关节炎以近端指间关节、掌指关节、腕、肘、肩、膝和足趾关节受累最为多见；颈椎、颞颌关节、胸锁和肩锁关节也可受累，并伴活动受限；髋关节受累少见。关节对称性、持续性肿胀和压痛，常常伴有晨僵。最为常见的关节畸形是腕和肘关节强直、掌指关节的半脱位、手指向尺侧偏斜和呈“天鹅颈”样及纽扣花样表现。重症患者关节呈纤维性或骨性强直，并因关节周围肌肉萎缩、痉挛失去关节功能，致使生活不能自理。

部分患者尚可有胸膜炎、肺间质性炎症、眼的巩膜外层炎、巩膜炎以及多发性神经炎和单神经炎。实验室检查：类风湿关节炎X检查早期表现为关节周围软组织肿胀，关节附近有轻度骨质疏松，继而关节面软骨破坏，关节间隙变窄。晚期可有关节半脱位或骨性强直。

类风湿因子约 85% 阳性。红细胞沉降率（血沉）增快，C 反应蛋白升高。血清球蛋白增多，免疫球蛋白 IgG、IgA、IgM 均增高。血清补体多不降低。

表 5-4 类风湿心脏病的心脏损害

病变类型	类风湿性关节炎心脏心脏损害
心包炎	免疫复合物沉积，与补体消耗有关的血管炎
缩窄性心包炎	纤维性心包炎合并感染
心脏压塞	药物或血管炎所致的原发性心包炎
心肌炎	类风湿性肉芽肿、血管炎
瓣膜病变	类风湿性结节及瘢痕形成
冠状动脉炎	与免疫复合物有关的血管炎
心肌梗死	类风湿性冠状动脉炎
传导系统病变	肉芽肿、血管炎导致缺血、纤维化及淀粉样变

（一）心包病变

类风湿关节炎心脏损害最常见的是心包炎，其发生率约为 11%~50%。临床表现可分为两种类型：①急性型，有发热、一过性胸痛、心脏增大及心包摩擦音等，常伴有胸腔积液，心包积液量较少，维持时间短，偶有持续数月者；②亚临床型，占大多数，常见于炎症性关节疼痛明显或接受药物治疗的患者，其时心包炎典型的症状及体征为之掩盖，以至很难为临床发现。

患者常常出现胸痛、水肿以及端坐呼吸。胸片常提示心影增大或出现胸腔积液。心包炎常为弥漫性纤维蛋白样渗出，而非肉芽肿性病损，尤多见于类风湿关节炎呈急性发作的男性患者。病理学显示，心包腔内浆液、纤维素样渗出，与心脏有不同程度的粘连，呈急性或慢性炎症过程。其常与类风湿性胸膜炎同时发生，后者可为心包炎的血流动力学作用及类风湿性浆膜炎的标志。心包积液以渗出性心包炎占多数，偶见缩窄性心包炎、心脏压塞及心包钙化的报道。

实验室检查心包积液甚似类风湿性胸膜炎者，微红色，白细胞增多，甚至可超过 $30 \times 10^9/L$，以中性居多。心电图常常无异常或出现 I 度房室传导阻滞，并可以出现非特异的 ST-T 改变。此外，已见有类风湿性心包炎并快速性心律失常的报道。常常是通过超声心动图检查得到确诊。

心脏压塞或缩窄性心包炎可能表现出水肿、呼吸困难、胸痛、奇脉以及心包摩擦音等，通常需要通过超声心动图确诊，有时也需要心导管检查帮助明确诊断。一旦明确诊断需要外科手术治疗，心包穿刺引流只是暂时缓解患者的血流动力学障碍，最终还是需要外科手术解除缩窄或压塞。

（二）瓣膜病变

尸检报告中心脏瓣膜受累出现类风湿性肉芽肿的发生率是 3%~5%。受累瓣膜的病理为非特异性改变，细胞浸润，类风湿性肉芽肿形成，纤维化致瓣膜增厚及挛缩。病变好发于瓣叶基底及瓣环处。受累瓣膜的发病率与风湿热和 Hurler 综合征相似，依次为二尖瓣、主动脉瓣、三尖瓣及肺动脉瓣。也见有4个瓣膜同时受累者，其中以二尖瓣病变最明显，且为弥漫性，多可致功能不全。三尖瓣病变则较轻，多限于基底部，功能可不受影响。类风湿性瓣膜病变亦从瓣膜中心部位开始并逐渐向周边进展，坏死碎片由周边尚属正常的瓣膜组织所包绕，此即为类风湿性肉芽肿，罕有赘生物形成及栓塞者，这与风湿性瓣膜病整体瓣叶受累不同相鉴别。在一项101例类风湿关节炎超声心动图得研究发现，13%的患者出现包括瓣叶脱垂、瓣环钙化等二尖瓣的损害。尽管有进展性主动脉瓣关闭不全的报道，但极少需要瓣膜置换手术。

（三）冠状动脉病变

类风湿性冠状动脉炎发生率为20%，属于类风湿关节炎合并血管炎的范围内，病变可累及冠状动脉主干、分支及小分支，但大多数主要累及小动脉。1例全心炎的患者报道前降支可见单核细胞浸润，另1例患者心内膜心肌活检提示小动脉出现免疫球蛋白M的沉积。

冠状动脉的病变呈非特异性炎症改变，淋巴细胞、组织细胞及浆细胞浸润，管壁纤维素样坏死，纤维化，致冠状动脉迂曲、管壁增厚、管腔狭窄甚至闭塞，并可有血栓形成，但无粥样硬化证据。有作者认为此类病变如及时治疗也可治愈，预后较好，重症者可致心肌梗死。一旦冠状动脉血管炎诊断明确，患者需要激素与免疫抑制剂的强化治疗。Voyles、Swezey和Karten曾分别报道类风湿关节炎并发急性心肌梗死各1例，病理学证实为类风湿性冠状动脉炎所致，而无粥样硬化病变证据。然而，类风湿关节炎患者全身处于炎症状态，长期应用皮质激素药物，尤其采用甲氨蝶呤者，每可使血循环同型半胱氨酸的含量增高，同型半胱氨酸可能成为引致冠状动脉粥样硬化性心脏病潜在的危险因素。

风湿性冠状动脉炎所致的心绞痛及心肌梗死病程较长，基础病变多严重，且均伴有明显的血管炎症病损。然而，部分伴重症关节病变者，因体力活动受限，致其冠脉缺血性病变之临床症状处隐匿状态中。Morris等指出，类风湿关节炎病员若表现有类风湿结节、血管炎（皮肤损害、神经病变或巩膜炎）、类风湿因子效价增高，同时伴有心肌梗死的进展症状，可认为系并发冠状动脉炎的证据。Voyles等总结一组由类风湿关节炎所致的心肌梗死病例后指出，此类患者病变每呈活动性，临床多能检出皮下结节及血管炎，并强调若合并巩膜炎者，则预示存在严重的关节外器官损害，可被称为“恶性类风湿关节炎”。

（四）心肌病变

类风湿关节炎出现心肌炎往往是非特异的，尽管20%的患者可以出现心肌炎的表现，但极少引起心肌的功能障碍。心肌病理表现为类风湿性肉芽肿或非特异间质炎细胞的浸润。偶有因淀粉样物质沉积造成心肌的损害。如出现心肌炎以及大、中血管的受累，患者常出现心力衰竭的表现。

（五）传导系统

10%的患者出现不同程度的传导阻滞。Ⅰ度房室传导阻滞最为常见，束支传导阻滞以及房性心律失常也非常多见。完全性心脏阻滞偶有报道。传导系统的损害多因为类风湿结节累及传导系统，也有因为主动脉瓣、二尖瓣炎症进展、类风湿结节出血或淀粉样变所致。严重房室传导阻滞患者可能需要安装起搏器。

（六）主动脉炎

主动脉炎的发生率可能比预想的要高，在一项188例的尸检报告中10例（5%）出现主动脉炎。10 例患者中 3 例主动脉内膜明确受累，其他的 7 例患者出现中膜到外膜的淋巴细胞、浆细胞的浸润。胸主动脉最常受累，也有 4 例报道胸、腹主动脉同时受累的报道。3 例患者出现动脉瘤，其中 1 例患者因动脉瘤破裂死亡。

（七）其他少见心脏损害

类风湿关节炎少见的并发症出现肺动脉血管炎造成肺动脉高压。此外，在治疗类风湿关节炎使用秋水仙碱、羟化氯喹等药物可能导致心肌病。心内膜心肌活检电镜检查可以帮助诊断。

北京协和医院回顾分析 10 年间确诊为类风湿关节炎（除外合并其他弥漫性结缔组织疾病）568 例患者，发现合并心血管疾病患者共 92 例占 16.2%。包括冠状动脉粥样硬化性心脏病 49 例，其中有稳定型心绞痛、不稳定型心绞痛、心肌梗死；心律失常 9 例（包括心房纤颤、房室传导阻滞、室性心律失常）以及心力衰竭 3 例。合并脑血管疾病 21 例（包括脑梗死、脑出血以及大－中动脉粥样硬化斑块形成）。此外，尚有合并单纯高血压 6 例、肺动脉高压 4 例、主动脉瓣病变 4 例、肥厚型心肌病 1 例以及 6 例心包积液。横断面研究类风湿关节炎合并心血管疾病发生率为16.2%，远远高于2003 年我国 11 省市队列人群研究心血管疾病标化发病率 0.0033%。将传统危险因素（年龄、性别、吸烟、糖尿病、BMI 等）调整后心血管疾病的发病率仍为对照人群的 2.3～3.1 倍，因而推测类风湿关节炎是心血管疾病的独立危险因素。同时 Logistic 回归分析发现 DAS28 病情活动评分、血小板计数、CRP 水平和关节外器官受累数目是其合并心血管疾病的危险因素，这些指标分别提示类风湿关节炎病情活动、炎症和血管炎，这与类风湿合并高心血管疾病发生率可能机制相一致。

【诊断】

（一）类风湿关节炎的诊断

类风湿关节炎的诊断主要依靠临床表现、自身抗体及 X 线改变。典型的病例按 1987 年美国风湿病学学会（ARA）分类标准（表 5-5）诊断并不困难，但以单关节炎为首发症状的某些不典型、早期类风湿关节炎，常被误诊或漏诊。对这些患者，除了血、尿常规、血沉、C 反应蛋白、类风湿因子等检查外，还可做磁共振显像（MRI），以求早期诊断。

表 5-5　1987 年美国风湿病学学会类风湿关节炎分类标准

1. 晨僵：关节及其周围僵硬感至少持续 1 小时（病程≥6 周）
2. 3 个或 3 个区域以上关节部位的关节炎：医师观察到下列 14 个区域（左侧或右侧的近端指间关节、掌指关节、腕、肘、膝、踝及跖趾关节）中累及 3 个，且同时软组织肿胀或积液（不是单纯骨隆起）（病程≥6 周）
3. 手关节炎：腕、掌指或近端指间关节炎中，至少有一个关节肿胀（病程≥6 周）
4. 对称性关节炎：两侧关节同时受累（双侧近端指间关节、掌指关节及跖趾关节受累时，不一定绝对对称）（病程≥6 周）
5. 类风湿结节：医师观察到在骨突部位，伸肌表面或关节周围有皮下结节
6. 类风湿因子阳性：任何检测方法证明血清类风湿因子含量异常，而该方法在正常人群中的阳性率小于 5%
7. 放射学改变：在手和腕的后前位相上有典型的类风湿关节炎放射学改变：必须包括骨质侵袭或受累关节及其邻近部位有明确的骨质脱钙

（二）类风湿关节炎心脏损害的诊断

类风湿关节炎心脏损害的诊断标准为：①急性类风湿关节炎同时出现心包炎或心肌炎；

②在已确诊为类风湿关节炎时，出现心包缩窄。

类风湿关节炎心脏损害的诊断条件为：①类风湿关节炎病史 10 年以上，且有反复活动倾向，出现心脏损害的临床表现可除外其他器质性心脏病所致者；②类风湿关节炎有活动倾向（高效价类风湿因子，血补体降低，血免疫复合物阳性、血小板增多等），临床出现心脏异常表现；③有类风湿关节炎，超声心动图有心包炎或瓣膜病变，可除外其他原因所致者。

【鉴别诊断】

在类风湿关节炎的诊断过程中，应注意与骨关节炎、痛风性关节炎、反应性关节炎、银屑病关节炎和其他结缔组织病（系统性红斑狼疮、干燥综合征、硬皮病等）所致的关节炎相鉴别。

（一）结核性心包炎

类风湿性渗出性心包炎，急性型可有发热、胸痛，并检获心包摩擦音，且常伴胸腔积液，甚似结核性心包炎，但后者常系肺结核、纵隔淋巴结核或胸膜结核直接蔓延而来，或经淋巴、血行播散侵入心包所致。多见于儿童及青壮年，心包积液涂片、培养及动物接种有时可发现结核杆菌。抗结核药物治疗奏效明显，可资区别。

（二）风湿性关节炎

起病急、发热、白细胞增多，游走性、对称性关节红肿，可伴心脏炎而易于和类风湿关节炎伴心脏损害混淆。但本病的关节症状消失后，不遗留永久性损害，且 X 线所见骨质无异常以及抗溶血性链球菌“O”抗体等均有助于鉴别。

（三）增生性骨关节炎

该病为退行性骨关节病，发病年龄多在 40 岁以上，主要累及膝、脊柱等负重关节。活动时关节痛加重，可有关节肿胀、积液。手指骨关节炎常被误诊为类风湿关节炎，尤其在远端指间关节出现赫伯登（Heberden）结节和近端指关节出现布夏尔（Bouchard）结节时易被视为滑膜炎。骨关节炎通常无游走性疼痛，大多数患者血沉正常，类风湿因子阴性或低效价阳性。X 线示关节间隙狭窄、关节边缘呈唇样增生或骨疣形成。多在 40 岁以上发病，好发于负重的膝及脊柱关节。无局部红肿及全身症状。X 线检查关节周围骨质有钙质沉着，关节边缘骨质出现骨疣等改变可资鉴别。

（四）痛风

慢性痛风性关节炎有时与类风湿关节炎相似，痛风性关节炎多见于中老年男性，常呈反复发作，好发部位为单侧第一跖趾关节，也可侵犯膝、踝、肘、腕及手关节，急性发作时通常血尿酸水平增高，慢性痛风性关节炎可在关节和耳郭等部位出现痛风石。

（五）银屑病关节炎

银屑病关节炎以手指或足趾远端关节受累为主，也可出现关节畸形，但类风湿因子阴性，且伴有银屑病的皮肤或指甲病变。

（六）强直性脊柱炎

本病主要侵犯脊柱，但周围关节也可受累，特别是以膝、踝、髋关节为首发症状者，需与类风湿关节炎相鉴别。该病有以下特点：①青年男性多见；②主要侵犯骶髂关节及脊柱，外周关节受累多以下肢不对称关节受累为主，常有肌腱端炎；③90%～95% 患者 HLA-B27 阳性；④类风湿因子阴性；⑤骶髂关节及脊柱的 X 线改变对诊断极有帮助。

（七）结缔组织病所致的关节炎

诸如干燥综合征、系统性红斑狼疮等均可有关节症状，且部分患者类风湿因子阳性，但它们都有相应的特征性临床表现和自身抗体。

对不典型的以单个或少关节起病的类风湿关节炎要与感染性关节炎（包括结核感染）、反应性关节炎和风湿热相鉴别。

【治疗】

（一）类风湿关节炎治疗

1. 药物治疗　当前国内外应用的药物，包括植物药均不能完全控制关节破坏，只能缓解疼痛、减轻或延缓炎症的发展。治疗类风湿关节炎的常用药物分为四大类，即非甾类抗炎药（NSAIDs）、改善病情的抗风湿药（DMARDs）、糖皮质激素和植物药。

（1）非甾类抗炎药（NSAIDs）。

（2）改善病情的抗风湿药（DMARDs）　该类药物较NSAIDs发挥作用慢，临床症状的明显改善大约需1～6个月，故又称慢作用药。它虽不具备即刻镇痛和抗炎作用，但有改善和延缓病情进展的作用。一般首选甲氨蝶呤，并将它作为联合治疗的基本药物。环磷酰胺（cyclophosphamide，CYC）较少用于类风湿关节炎，在多种药物治疗难以缓解病情的特殊情况下，可酌情试用。

（3）糖皮质激素　能迅速减轻关节疼痛、肿胀，在关节炎急性发作、或伴有心、肺、眼和神经系统等器官受累的重症患者，可给予短效激素，其剂量依病情严重程度而调整。小剂量糖皮质激素（每日泼尼松10mg或等效其他激素）可缓解多数患者的症状，并在DMARDs起效前发挥“桥梁”作用，或NSAIDs疗效不满意时的短期措施，必须纠正单用激素治疗类风湿关节炎的倾向，用激素时应同时服用DMARDs。

激素治疗类风湿关节炎的原则：不需用大剂量时则用小剂量；能短期使用者，不长期使用；并在治疗过程中，注意补充钙剂和维生素以防止骨质疏松。关节腔注射激素有利于减轻关节炎症状，改善关节功能。但一年内不宜超过3次。过多的关节腔穿刺除了并发感染外，还可发生类固醇晶体性关节炎。

（4）植物药制剂　雷公藤、青藤碱和白芍总苷。

2. 外科治疗　类风湿关节炎患者经过内科积极正规的药物治疗，病情仍不能控制时，为防止关节的破坏、纠正畸形或改善生活质量，可考虑手术治疗。但手术并不能根治类风湿关节炎，故术后仍需内科药物治疗。

3. 其他治疗　生物制剂，如抗肿瘤坏死因子-α（TNF-α），国外已开始用于类风湿关节炎的治疗。自体外周血干细胞移植疗法，在国内已开始用于难治性类风湿关节炎的治疗，其确切远期疗效还有待更多病例的积累和随诊观察。

4. 治疗原则　当今，类风湿关节炎不能被根治的情况下，防止关节破坏，保护关节功能，最大限度的提高患者的生活质量，是我们的目标。因此，治疗时机非常重要。尽管NSAIDs和糖皮质激素可以减轻症状，但关节炎症和破坏仍可发生或进展。DMARDs可改善和延缓病情，应及早使用。早期积极、合理使用DMARDs治疗是减少致残的关键。必须指出，药物选择要符合安全、有效、经济和简便的原则。

类风湿关节炎一经诊断即开始DMARDs治疗。推荐首选MTX，也可选用柳氮磺吡啶或羟氯喹。视病情可单用也可采用两种或两种以上的 DMARDs 联合治疗。一般对单用一种 DMARDs 疗效不好，或进展性、预后不良和难治性类风湿关节炎患者可采用治疗机制不同的 DMARDs 联合治疗。如 MTX 可选用 7.5～25mg/w 和柳氮磺吡啶 1.0～3.0g/d。

北京协和医院 568 例类风湿关节炎（除外合并其他弥漫性结缔组织疾病）的患者根据 EULAR 治疗反应标准，合并心血管疾病的患者治疗有效率为 58.34%，而没有合并心血管疾病患者的治疗有效率为 94.57%，治疗反应差异显著。

（二）类风湿关节炎心血管损害的治疗

类风湿疾病早期即应予强化治疗，以减少日后心血管病变的发生率。心律失常、心力衰竭以及心绞痛，甚至心肌梗死者，应在针对类风湿基础病变治疗的同时，及时给予相应常规治疗。若系冠状动脉炎，并兼有全身动脉炎者，应采用糖皮质激素及环磷酰胺或其他免疫抑制剂组合的联合给药法。如遇严重房室传导阻滞，并出现阿－斯综合征发作者，则应实施紧急心脏起搏治疗。

类风湿性心包病变者经药物治疗无效，或所给治疗已达相当程度，但效果仍不显著者，应考虑实施心包开窗术治疗。心包缩窄者需行外科手术治疗。此外，病变严重，进展较快的瓣膜病变可予瓣膜置换术。Levine 报道 1 例类风湿关节炎患者并炎症性主动脉瓣病变，行瓣膜置换手术的报道。

【预后】

大多数类风湿关节炎患者病程迁延，类风湿关节炎头 2～3 年的致残率较高，如不及早合理治疗，3 年内关节破坏达 70%。积极、正确的治疗可使 80% 以上的类风湿关节炎患者病情缓解，只有少数最终致残，尤其可降低类风湿心脏损害的发生率。

北京协和医院对类风湿关节炎回顾分析发现治疗无改善的类风湿关节炎者在中位数 10 年随访中发生心血管事件的相对危险度 RR＝2.31，说明其危险度是治疗明显改善者的 2.31 倍。同时根据病情选用多种 DMARD 的联合使用对心血管疾病的发生无明显影响。

（曾　勇）

第八节　Reiter 综合征

赖特综合征（Reiter syndrome）是以关节炎、尿道炎和结膜炎三联征为临床特征的一种特殊临床类型的反应性关节炎，常表现为急性关节炎并且伴有独特的关节外皮肤黏膜症状。在 1916 年由 Reiter 首次描述而命名。多见于青年男性，国外统计发病率在 0.06%～1% 不等，国内尚无相应的报道。

【病因和发病原理】

赖特综合征的发病机制不清，可能与感染、遗传标志（HLA-B27）以及免疫失调有关。滑膜的病理改变为非特异性炎症。急性期有滑膜血管充血、纤维素渗出、中性粒细胞、淋巴细胞及浆细胞浸润、滑膜细胞和成纤维细胞增生。慢性期血管翳形成及软骨浸润，有时伴骨溶解和新骨形成。

赖特综合征心脏受累少见，国内李和莲等检索收集了国内 2002 年前报道的赖特综合征患者的临床资料共 173 例，其中心脏受累仅 5 例。国外 1979 年报道心脏发病率约 6.3%。目前其心脏损害的原因仍不明确。在血清阴性脊柱关节病中，炎症主要影响附着点，后者的化学成分很类似于结缔组织的成分，其中3羟基吡啶是胶原交叉连接的主要成分。这个成分也是主动脉根部胶原的关键成分，其位于房－室结附近。这种胶原组织也许选择性地易感于炎症。另一方面，不太确定是否来源于沙眼衣原体或肠道微生物的循环抗原也可能局部发挥作用诱导心脏传导功能紊乱。而遗传学上，HLA-B27是否与心脏受累有关也仍存在争议。

【临床表现及实验室检查】

（一）全身症状

全身症状常较显著，感染后数周出现发热、体重下降、无力和大汗，通常10～40天自发缓解。

（二）关节

急性关节炎多见，在尿道或肠道感染后1～6周出现，多为单一或少关节炎，大关节为主，非对称性分布，受累关节呈现热、肿胀、剧痛和触痛。背部不适常放射到臀和股部，韧带及关节囊附着点的炎症性病变是其病变活动的常见部位。可反复发作，最终出现关节畸形、强直。

（三）泌尿生殖道

在性接触或痢疾后1～2周出现无菌性尿道炎，男性可出现漩涡状龟头炎，女性患者可表现为无症状或症状轻微的膀胱炎和宫颈炎。

（四）皮肤黏膜

10%～30%的患者出现溢脓性皮肤角化症，疾病早期可出现一过性无痛性口腔或阴茎龟头浅表溃疡。

（五）眼

结膜炎、虹膜炎和角膜溃疡多见，单侧或双侧受累。也可出现角膜炎、表面巩膜炎、视神经和球后神经炎，严重时全眼炎致眼球破坏。

（六）其他

肾继发淀粉样变、脑神经和周围神经病、血栓性静脉炎少见。

（七）心脏

赖特综合征的大规模总结报道较少，表5-6是Csonka总结了410例赖特综合征患者的临床资料，其中心脏受累只有26例，以心脏传导阻滞多见。

表5-6　410例赖特综合征的心脏表现

病变情况	例数	例数
主动脉功能不全	8	1
完全心脏传导阻滞	1	1
暂时的心包炎	2	0
暂时的不完全心脏传导阻滞	15	0
总例数	26（6.3%）	2（0.5%）

急性期患者偶有心包炎，但多数患者以异常心电图为其心血管系统的临床表现，约占全部患者的15%，主要为ST段及T波变化，Neu等报道在364例心电图有改变的患者中45例存在心肌炎和心包炎。此外，还可出现心肌酶的升高。

心房心室传导障碍相对较多见，心电图上主要为P-R间期延长，严重时出现Ⅱ度或Ⅲ度房室传导阻滞，大部分一段时间后可恢复正常。严重时需安装心脏起搏器。

极少数在疾病后期，可能因近端主动脉炎导致主动脉扩张，出现主动脉瓣闭锁不全，超声心动图可见到主动脉瓣反流，严重时需进行瓣膜置换。

实验室检查方面，病原学的培养（尿或粪便培养）对确定诱发疾病的微生物感染有帮助。急性期可出现炎症指标的升高，如白细胞升高，血沉增快，C反应蛋白升高，补体水平也可升高。约60%~96%的患者HLA-B27阳性。影像学检查可出现骶髂关节炎、非对称性椎旁逗号样骨化。

【诊断】

具备典型的急性关节炎、非淋球菌性尿道炎和结膜炎三联征者诊断赖特综合征并不困难，对不具备此典型表现者目前多沿用1996年Kingsley与Sieper提出的反应性关节炎的分类标准：

1. 典型外周关节炎　下肢为主的非对称性寡关节炎。

2. 前驱感染的证据　①如果4周前有临床典型的腹泻或尿道炎，则实验室证据可有可无；② 如果缺乏感染的临床证据，必须有感染的实验室证据。

3. 排除引起单或寡关节炎的其他原因，如其他脊柱关节病、感染性关节炎、莱姆病及链球菌反应性关节炎。

4. HLA-B27阳性、赖特综合征的关节外表现（如结膜炎、虹膜炎、皮肤、心脏与神经系统病变等），或典型脊柱关节病的临床表现（如炎性下腰痛、交替性臀区痛、肌腱端炎或虹膜炎）不是反应性关节炎确诊必须具备的条件。

关于赖特综合征心脏受累没有明确的定义，在确诊赖特综合征并出现心脏受累的表现（心电图改变、心肌酶升高或超声心动图提示主动脉瓣膜异常等）时，无法以患者同时存在的其他疾病解释时，需考虑赖特综合征心脏受累。

【鉴别诊断】

赖特综合征需与多种风湿性疾病，如急性风湿热、痛风性关节炎、脊柱关节病的其他类型（银屑病关节炎、强直性脊柱炎、肠病性关节炎等）相鉴别。但最重要的是排除感染性关节炎。

（一）细菌性关节炎

多为单关节炎，急性起病，伴高热、乏力等感染中毒症状，关节局部有比较明显的红、肿、热、痛的炎症表现。关节液的检查较为重要，滑液为重度炎性改变，白细胞计数常大于50 000个/ml，中性粒细胞多在75%以上。滑液培养可以发现治病菌。

（二）急性风湿热

青少年多见，发病比较急，起病前2~3周多有链球菌感染史，临床上常有咽痛、发热、大关节为主的游走性关节炎，病后不留关节畸形或骨侵袭，常同时伴心肌炎，检查示外周血白细胞数升高，抗链O升高。

（三）痛风性关节炎

中老年男性多见，反复发作的急性关节炎，最常累及足第一跖趾关节和跗骨关节，关节红肿热及剧烈疼痛，血清中尿酸升高，关节滑液中可见尿酸盐结晶。秋水仙碱有效。

（四）银屑病关节炎

多起病缓慢，中年人多见，赖特综合征主要与其非对称性少关节炎型相鉴别。此型常累及近端指（趾）间关节、掌指关节、跖趾关节及膝、腕等大小关节，少数可遗留关节残毁。此外，患者常有银屑病皮肤和指（趾）甲病变。

（五）强直性脊柱炎

青年男性好发，脊柱受累多见，也可累及外周关节，但患者常同时具有典型的炎性下腰痛和影像学证实的骶髂关节炎。

（六）肠病性关节炎

除具有关节炎外，伴有明显的胃肠道症状如反复腹痛、腹泻、脓血便等，纤维结肠镜检查可明确炎性肠病的诊断。

【治疗】

（一）一般治疗

急性期可卧床休息，症状缓解后应尽早开始关节功能锻炼。

（二）非甾体类抗炎药

可减轻关节肿胀和疼痛，是早期和晚期患者症状治疗的首选。

（三）免疫抑制剂

当非甾体类抗炎药不能控制关节症状时，可加用免疫抑制剂，柳氮磺胺吡啶首选，过敏者或重症患者可应用甲氨蝶呤和硫唑嘌呤等免疫抑制剂。

（四）糖皮质激素

对非甾体类抗炎药不能缓解症状的患者可短期口服应用糖皮质激素，外用皮质激素和角质溶解剂对溢脓性皮肤角化症有效。关节腔内注射糖皮质激素可暂时缓解关节肿胀。局部注射糖皮质激素可缓解附着点炎。

（五）抗生素

目前长期应用抗生素能否改进患者的病程仍有争议。国外多主张急性期患者给予抗生素治疗，多应用四环素、氧氟沙星、大环内酯类抗生素。

（六）心脏损害的治疗

针对受损部位的不同而进行不同的治疗，以对症治疗为主，必要时进行瓣膜置换或安装心脏起搏器。

【预后】

赖特综合征的自然病程各种各样，大多预后良好。大部分患者关节炎持续数周至半年，甚至更长。少数仅有一次自限性发作或反复发作而致残。

（徐　东）

第九节　抗磷脂综合征

抗磷脂综合征（anti-phospholipid syndrome，APS）是一种非炎症性自身免疫性疾病，多见于年轻人，女性多见。临床上以动静脉血栓形成、习惯性流产和血小板减少等症状为临床表现，血清中存在抗磷脂抗体。

APS 可分为原发性抗磷脂综合征（primary anti-phospholipid syndrome，PAPS）和继发性抗磷脂综合征（secondary anti-phospholipid syndrome，SAPS）。PAPS 病因目前不清，可能与遗传、环境等因素相关。SAPS 多见于系统性红斑狼疮、干燥综合征及类风湿关节炎等自身免疫病。此外，还有一种少见的恶性抗磷脂综合征（catastrophic APS），表现为短期进行性广泛血栓形成，造成多器官功能障碍综合征（MODS）甚至死亡。

【病因和发病原理】

APS 发病机制尚不十分清楚，可能与抗磷脂抗体对血管内皮细胞和血小板功能的影响、抗磷脂抗体对一些内皮细胞蛋白的影响、与蛋白质共辅因子的相互作用或抗磷脂抗体与胎盘抗凝蛋白的结合等有关。APS 心脏受累的原因，目前也不明确，部分与血栓形成有关。

【临床表现及实验室检查】

（一）一般临床表现

1. 动静脉血栓形成　APS 的血栓形成的临床表现取决于受累血管的种类、部位和大小。静脉血栓形成多见，以下肢深静脉血栓最常见，还可见于肾脏、肝脏及视网膜等。动脉血栓多见于脑部及上肢。

2. 产科　胎盘血管的血栓可导致胎盘功能不全，导致习惯性流产、胎儿宫内窘迫、宫内发育迟滞或死亡。APS 孕妇可发生严重的并发症，早期可发生先兆子痫及 HELLP 综合征。

3. 血小板减少

4. 其他　80% 患者有网状青斑，还可有神经精神症状，包括偏头痛、舞蹈病、癫痫、格林 - 巴利综合征（急性炎症性脱髓鞘性神经病）、一过性延髓性麻痹（球麻痹）等。

（二）心脏表现

APS 有多种心脏表现，包括冠状动脉病变、早发的动脉粥样硬化、假性感染性心内膜炎、心内血栓、肺动脉高压和左室功能不全等。

1. 冠状动脉病变　Asherson 等报道 13 例血清抗磷脂抗体明显升高的心肌梗死患者（6 例 SLE，7 例原发性 APS），其特点多为年轻人（<30 岁），女性多见，且无缺血性心脏病的明显危险因素。有研究表明，抗磷脂抗体增高合并脂代谢紊乱的 SLE 患者中血管病变的发生率明显增高，Kapno 等报道 20 例 APS 患者中 6 例有缺血性心脏病表现，此 6 例皆有血脂的异常，包括胆固醇、甘油三酯、低密度脂蛋白增高，高密度脂蛋白降低。我院总结了 1986 ~ 2003 年间诊断 APS 的患者共 61 例，其中心肌梗死 3 例，皆为年轻女性，均无冠心病危险因素。

2. 早发的动脉粥样硬化　有报道在 APS 中出现早发的动脉粥样硬化，其与炎症和免疫致病因子（主要是抗磷脂抗体）有关。通过抗磷脂抗体直接对血管内皮细胞的促炎和促凝活性，以及间接通过自身抗体介导的血栓形成机制，造成 APS 的动脉粥样硬化。研究显示，在抗心磷脂抗体（ACL）和抗 β2GP1 抗体的水平与急性冠脉综合征、心肌梗死和脑卒中之间有相关性。早发的动脉粥样硬化可能首先出现在下肢。

3. 心瓣膜病变　Cervera 等对 55 例原发性 APS 患者进行超声心动图的检查，38% 的患者有瓣膜损害，而 55 例健康对照者仅为 4%。20 例患者显示明显的瓣膜功能不全（反流或狭窄），但未见赘生物。这些患者中二尖瓣和主动脉瓣反流是最常见的损害，由报道在 APS 患者中二尖瓣和主动脉瓣反流的发生率分别为 22% 和 6%。多数患者无瓣膜损害的临床表现。Brenner 等报道 34 例原发性 APS 患者中，11 例（32%）由瓣膜损害，包括二尖瓣叶增厚（5 例），二尖瓣下增厚（1 例），二尖瓣环钙化（1 例），主动脉瓣增厚（2 例）和二尖瓣或主动脉瓣赘生物样损害（2 例）。该研究认为瓣膜损害多发生于原发性 APS 患者，尤其是伴有周围动脉血栓形成的患者。

此外，有研究认为，SLE 合并继发性 APS 患者与原发性 APS 的瓣膜损害存在某些差异，例如 SLE 患者瓣膜损害可有赘生物形成，但原发性 APS 则显示瓣膜不规则增厚，而无赘生物；SLE 时可见狭窄和反流，但原发性 APS 则仅见反流而无狭窄。抗磷脂抗体在 Libman-Sacks 心内膜炎赘生物的产生中起着重要的作用。

4. 心内血栓形成　APS 患者有时伴心内血栓形成，可位于心室、心房和心瓣膜。Nichele 等曾报道 1 例原发性 APS 患者合并二尖瓣血栓形成，但无任何导致板模血栓形成的其他危险因素。

5. 肺动脉高压　有报道 SLE 合并肺动脉高压患者 APL 阳性率高达 68%，明显高于一般 SLE 患者，但 APL 在肺动脉高压中的发病学意义尚不清楚，有报道反复肺动脉血栓形成可导致肺动脉高压。

6. 其他　APS 合并扩张型心肌病、心脏黏液瘤少见，部分患者心脏舒张功能减低或出现心功能衰竭的表现。

（三）实验室检查

抗磷脂抗体检查：狼疮抗凝物（LA）、抗心磷脂抗体（ACL）或抗 β2-GP1 抗体可阳性。此外抗核抗体、抗可溶性核抗原抗体和其他自身抗体检查排除别的结缔组织病。心脏受累的诊断主要依据超声心动图的检查。在考虑冠状动脉病变时，可进行心肌酶（CK，CK-MB，cTnI）、心电图、冠状动脉造影，必要时进行心肌活检。

【诊断】

PAPS 的诊断主要依靠临床表现和实验室检查，还必须除外其他自身免疫病和感染、肿瘤等疾病引起的血栓。目前诊断 PAPS 分类标准如下（表 5-7）。

确诊 APS 至少需要同时存在一条临床表现和一条实验室标准。

诊断 APS 的同时如果出现心脏的表现，如心肌梗死、瓣膜病变等，又不能以其他原因解释时，要考虑 APS 的心脏受累。

【鉴别诊断】

动静脉血栓的形成需与多种其他易造成血栓的疾病相鉴别，如静脉血栓需与蛋白 C、蛋白 S 和抗凝血酶Ⅲ缺陷症、血栓性血小板减少性紫癜、肾病综合征、贝赫切特病及口服避孕药相关的血栓相鉴别，动脉血栓需与高脂血症、糖尿病血管病变、血栓闭塞性脉管炎、血管炎等疾病鉴别。此外，APL 并不只出现在 APS 中，约 12% 的正常人中可出现 IgG 或 IgM 类

aCL 抗体阳性。梅毒和 AIDS、Lyme 病、传染性单核细胞增多症、结核等疾病中均可出现不同比例的 APL，某些药物和肿瘤也可出现 ACL 或抗 β2-GP1 抗体阳性，如普鲁卡因胺、氯丙嗪、普萘洛尔、黑色素瘤、肾母细胞瘤、肺癌、淋巴瘤等。

表 5-7 诊断 PAPS 分类标准

临床表现

1. 血管栓塞

　①发生在任何组织或器官的一次或一次以上的动脉、静脉或小血管栓塞，及

　②除浅表静脉栓塞之外的由造影、多普勒超声或组织病理学证实的栓塞，及

　③经组织病理学证实有血管栓塞，但无明显的血管壁炎症

2. 病态妊娠

　① 一次或多次无法解释的，经超声或直接胎儿检查证实的形态正常胎儿于妊娠 10 周或超过 10 周时胎死宫内

　② 一次或多次形态正常胎儿于妊娠 34 周或不足 34 周时因严重的先兆子痫或严重的胎盘功能不全而早产，或

　③ 3 次或 3 次以上连续的在妊娠 10 周之内发生无法解释的自发流产，除外母亲在解剖和内分泌的异常及父母亲染色体方面的原因。

3. 实验室标准

　① 至少间隔 6 周的两次获两次以上发现血中存在中等或高效价的 IgG 型和（或）IgM 型抗心磷脂抗体（ELISA 法检测出 β2GP1 依赖型抗心磷脂抗体），或

　② 至少间隔 6 周的两次或两次以上发现血浆中存在狼疮抗凝物（检验根据“国际血栓与止血协会”指南进行）。

【治疗】

（一）一般原则

对 PAPS 主要是对症处理、防止血栓和流产的再发生。除非对 SAPS，如 SLE 或伴有严重血小板减少（$<5\times10^9/L$），或溶血性贫血、恶性抗磷脂综合征等特殊情况，一般不需应用激素或免疫抑制剂的治疗。抗凝治疗主要应用于 aPL 阳性伴有血栓，或抗体阳性又有反复流产史的孕妇。对无症状的抗体阳性患者不宜进行抗凝治疗。常用的抗凝药物主要是肝素及低分子肝素、华法林、抗血小板药物（如阿司匹林、噻氯匹啶等）。羟基氯喹可以减少 aPL 的生成，有抗血小板聚集作用，近期有研究提示可以保护 aPL 患者不发生血栓。

（二）其他方面治疗

急性期血栓可考虑行取栓术，有手术禁忌者可以溶栓。慢性期以口服抗凝治疗为主。妊娠期根据既往妊娠情况，采用阿司匹林或肝素、低分子肝素治疗。血小板低于 $5\times10^9/L$ 有相对抗凝禁忌。恶性抗磷脂综合征病情重，起病急，一般主张抗凝并同时加用大剂量激素，必要时联合使用血浆置换和静脉注射免疫球蛋白。

（三）心血管损害的治疗

一般认为 APS 患者的心内血栓和瓣膜病变可给予长期抗凝治疗，少数瓣膜病变严重时需采用瓣膜置换术。冠状动脉病变，除给予抗心绞痛药物外，亦应同时采用抗凝治疗。有报道 3 例 APS 伴心内血栓的患者经 6 周至 3 个月抗凝治疗后心内血栓块完全消失。对于早发动脉粥样硬化的患者，除应用抗血小板和抗凝药外，还应应用他汀类药物、B 组维生素、叶酸等药物。

【预后】

APS 的预后目前没有相关的报道，主要与其受累的血管、原发疾病相关，有肾脏、心脏等重要内脏器官受累、受累脏器多时预后较差，恶性抗磷脂抗体综合征预后差。

（徐　东）

病例 14　抗磷脂抗体综合征合并左心室血栓

病例简介：患者女性，25 岁，6 岁时被诊为“肥厚性心肌病，非梗阻型”，此次因“双下肢发凉、水肿、伴憋气 20 天”入院。

入院查体：HR 160 次/分、BP 110/60mmHg，房颤率，心脏无杂音，颈静脉怒张，右下肺可闻及湿啰音，左下肺呼吸音低，肝肋下 5 厘米，双侧足背动脉未触及，双下肢轻度水肿。

辅助检查：血、尿常规、肝肾功、血脂无明显异常，血沉 29mm/h，LA（－），ACL（++++），ANA、抗 ENA、ANCA 均（－）。ECG 示快速房颤。BUS 示肝大，胸腔积液。血管彩超、下肢动脉 CTA 示左髂总动脉及右腘动脉闭塞，血栓形成，双下肢深静脉、门静脉未见血栓。UCG 示肥厚性心肌病（非梗阻型），双房增大，左心房及左、右心室内附壁血栓，重度肺动脉高压，LVEF 33%（图 48）。CTPA 示右肺中叶内段肺栓塞。V/Q 显像示右肺中叶内、外侧段，左肺下叶前、后基底段肺栓塞（图 49A、B）。

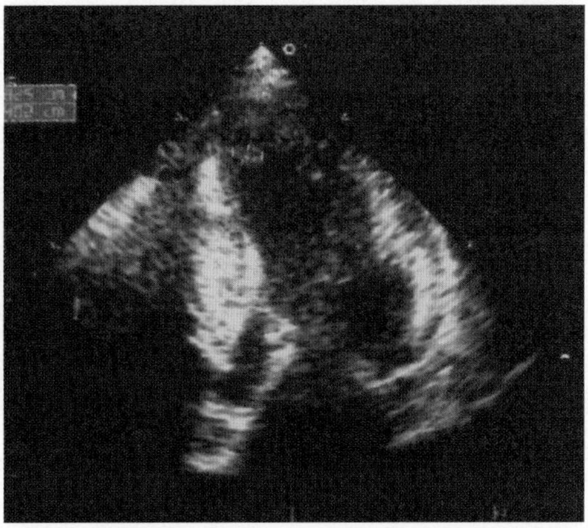

图 48　UCG 示心室内血栓

最终诊断：“抗磷脂抗体综合征，继发于自身免疫病可能性大”。予抗凝及激素、免疫抑制剂治疗，患者症状逐渐改善。复查 UCG 示心腔内血栓消失，LVEF 66%（图 50）。

病例分析：抗磷脂抗体综合征最主要的临床表现是血栓形成，动脉、静脉及心腔内均可发生，个别患者以急性心梗为首发表现。其他常见临床表现有习惯性流产和血小板减少。其诊断主要依据典型临床表现及抗磷脂抗体检测。本例患者有多发血栓形成，包括心房血栓、心室血栓、肺栓塞、下肢动脉血栓，同时 aCL 检测为强阳性，因此可诊断为抗磷脂抗体综

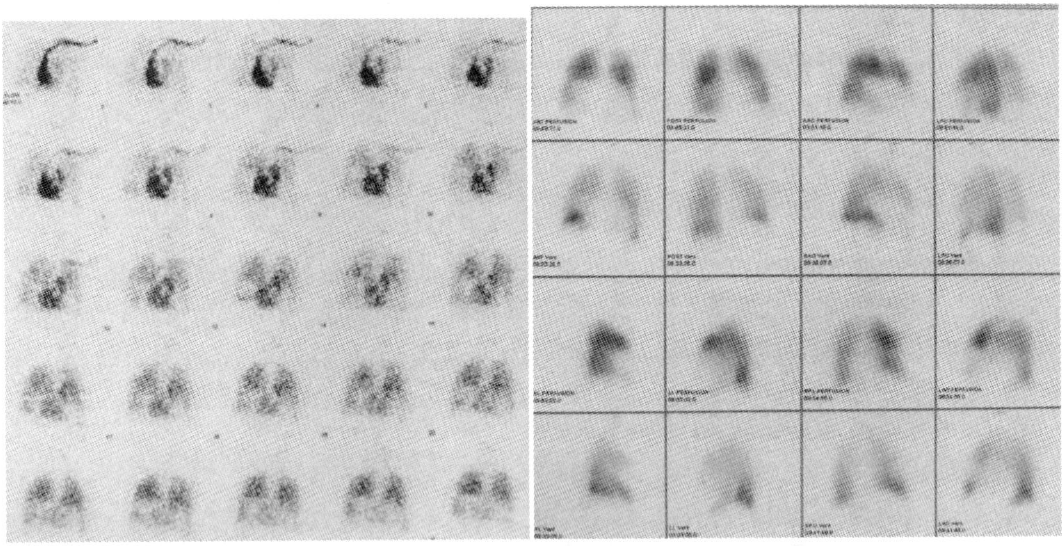

A B

图 49 V/Q 显像示肺栓塞

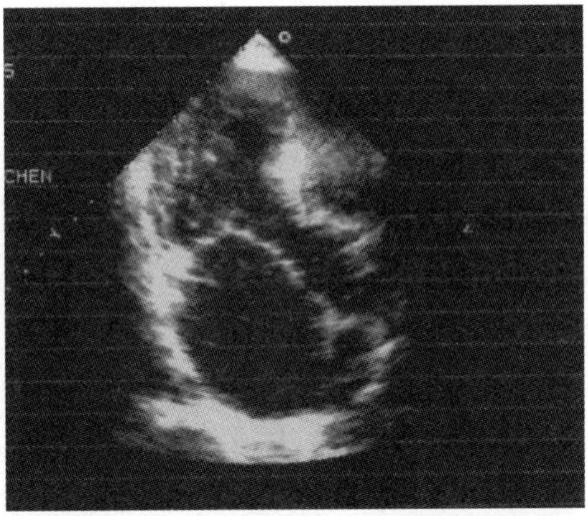

图 50 UCG 示治疗后心室内血栓消失

合征。抗磷脂抗体综合征可以为原发性或继发性，自身免疫病是继发性抗磷脂抗体综合征最常见的病因。治疗主要为长期抗凝，继发于自身免疫病的应予激素及免疫抑制剂治疗。

（病例提供 刘东方）

第十节 皮 肌 炎

【病因和发病原理】

多发性肌炎（polymyositis，PM）和皮肌炎（dermatomyositis，DM）是以侵犯横纹肌为主的慢性非化脓性炎性肌病。女性多见，任何年龄均可发病，呈双峰型，在 5～14 岁和 45

~60 岁各出现一个高峰。发病率目前我国没有相应的调查报告，美国为 5 ~ 8.9/百万人。主要表现为对称性四肢近端肌肉、颈肌、吞咽肌、呼吸肌等肌组织出现炎症、变性，导致肌无力和一定程度的肌萎缩，可累及多个系统和器官或伴发肿瘤。伴皮疹损害时称 DM。其发病与遗传、免疫异常、病毒感染及肿瘤等因素相关。

PM/DM 伴发心脏损害是其常见的并发症之一，于 1899 年由 Oppenheim 首次报道。其报道的发病率在 21%~75% 不等，相差很大的原因在于其心肌病变与骨骼肌的病理改变相似，呈现为间质和血管周围弥漫性单核细胞浸润，心肌纤维灶性肿胀、变性坏死、断裂、再生及纤维化，是构成其心脏损害的病理学基础。心脏受累与疾病活动是否相关仍存在争议。北京协和医院报道血沉与心脏损害发生率之间有显著性相关，说明 PM/DM 的病情直接影响心脏并发症的发生。有报道儿童 PM/DM 的心脏表现很少见，而成人较多，提示年龄在 PM/DM 并发心脏损害方面有一定的作用。

【临床表现及实验室检查】

（一）肌炎

对称性、上下肢近端肌肉逐渐加重的肌无力。骨盆带肌、肩胛带肌受累时可出现下蹲后站起、梳头等动作困难。颈肌受累时出现平卧位抬头困难。10%~20% 患者口咽肌受累出现声嘶、吞咽困难。呼吸肌受累者少，一旦出现预后差。

（二）皮肤病变

皮肤病变多为 DM 的首发表现，北京协和医院的 121 例 DM 中以皮肤为首发表现的占 88.4%，出现于肌炎后的只有 2 例（1.6%）。特异性皮疹包括 Gottron 疹、向阳性紫红斑，此外还有颈前 V 区皮疹、颈后披肩样皮疹、技工手、皮下钙化（幼年型多见）、甲周充血等。

（三）其他表现

此外还可出现肺间质病变、关节痛、雷诺现象等表现。部分与恶性肿瘤或其他结缔组织病相关。

（四）心脏病变

DM/PM 并发心脏损害的表现复杂多样，常常是两种以上的心脏损害联合出现。

北京协和医院报道 423 例 PM/DM 患者，180 例存在心脏损害，发生率 42.6%。部分患者以心脏损害为首发表现（1.65%），误诊率高。不同性别之间、PM 及 DM 之间心脏损害发生率无显著性差异。CK 高、发热、女性以及伴有吞咽困难是合并心脏异常的危险因素。

1. 心肌缺血　大部分患者只是心电图的改变而无临床心绞痛的表现。北京协和医院资料占 24.1%，心电图显示相邻 3 个导联 T 波低平、倒置成双向，S-T 明显压低。

2. 心律失常　北京协和医院资料占 16.1%，Haupt 等报道心脏传导系统改变占 18.1%。患者可有心悸、胸闷等不适。窦性心动过速多见，其他包括频发房性期前收缩、心房纤颤、频发室性期前收缩，此外还有传导阻滞，主要为完全右束支传导阻滞，其次为左束支传导阻滞、双束支阻滞、Ⅰ度或Ⅱ度传导阻滞。

3. 心肌损害　北京协和医院资料占 10.5%。严重者可表现为心功能衰竭，甚至死亡。超声心动图显示心房或心室扩大、心肌肥厚、室壁运动异常或收缩舒张功能障碍，心电图显示左室高电压。

4. 心包炎　北京协和医院资料占7.3%。多表现为心包增厚、心包积液，后者多为少量心包积液，北京协和医院资料中未发现心脏压塞或缩窄性心包炎的情况。

5. 肺动脉高压　北京协和医院资料占5.2%。患者有活动后气短及活动耐力减低。超声心动图提示肺动脉压力增高（静息状态下肺动脉收缩压和平均压分别超过30和20mmHg）。其中部分患者合并肺间质病变。

6. 肢导低电压　北京协和医院资料占4.5%。心电图显示3个标准导联或3个加压肢体导联之和（R+S）<0.5mV。

7. 瓣膜病　北京协和医院资料占1.9%。超声心动图发现瓣膜结构改变，主要为主动脉瓣、二尖瓣、三尖瓣关闭不全。北京协和医院资料中未见瓣膜脱垂、狭窄及赘生物。

8. 其他　心电图或超声心动图发现其他明确的心脏结构或功能异常，包括主动脉增宽和心肌梗死等。Haupt报道31%的DM/PM心脏受累患者存在冠状动脉病变，如冠状动脉粥样硬化性狭窄、闭塞或炎症，组织学检查发现冠状动脉内灶性纤维化坏死及动脉壁内膜显著增生。

（五）实验室检查

实验室检查方面，绝大多数患者在病程某一阶段出现肌酶活性增高，以CK-MM升高为主。血清中肌红蛋白水平升高。ANA阳性率为20%~30%，但不具有特异性。抗Jo-1抗体是PM/DM的标志性抗体，阳性率25%。在抗SRP（signal recognition particle）抗体阳性的PM患者中心脏受累多见。肌电图表现为肌源性损害。肌活检病理可见到肌纤维间质、血管周围有炎性细胞浸润，肌纤维破坏变性、坏死、萎缩、肌横纹不清，肌束间有纤维化，肌细胞可有再生，血管内膜增生。

【诊断】

Bohan和Peter1975年提出如下诊断标准：①对称性近端肌无力，伴或不伴吞咽困难和呼吸肌无力；②血清肌酶升高，特别是CK升高；③肌电图异常；④肌活检异常；⑤特征性的皮肤损害。具备上述①、②、③、④者可确诊PM，具备1~4项中的3项可能为PM，只具备2项为疑诊PM。具备第5条，再加上③项或④项可确诊DM。第5条，加上②项可能为DM。第5条，加上①项为可疑DM。

PM/DM诊断明确，出现上述心脏表现，不能以其他原因解释时，考虑存在心脏损害。

【鉴别诊断】

PM/DM的诊断需与其他原因造成的肌病相鉴别。

（一）运动神经元病

肌无力从肢体远端开始，进行性肌萎缩，无肌痛，肌电图为神经源性损害。

（二）重症肌无力

全身弥漫性肌无力，在进行持久或反复运动后肌力明显下降，血清肌酶、肌活检正常，血清抗乙酰胆碱受体（AchR）抗体阳性，新斯的明试验有助诊断。

（三）肌营养不良症

多为年轻人，肌无力从肢体远端开始，无肌压痛，有遗传家族史。

（四）风湿性多肌痛

老年人多见，表现为颈、肩胛带及骨盆带等近端肌群疼痛、乏力及僵硬，血沉明显升高，常 >50mm/h，肌酶、肌电图及肌肉活检正常，中小剂量糖皮质激素治疗有明显效果。

（五）内分泌异常所致肌病

甲状腺功能减低可表现为肌无力，也可出现进行性肌萎缩，常为咀嚼肌、胸锁乳突肌、股四头肌及手的肌肉，肌肉收缩后弛缓延迟，握拳后放松缓慢；甲状腺功能亢进可引起周期性瘫痪，以对称性双下肢乏力多见，伴肌痛，活动后加重，发作时伴低血钾，补钾后症状可缓解。

（六）代谢性肌病

需与线粒体肌病、嘌呤代谢紊乱、脂代谢紊乱和碳水化合物代谢紊乱等肌病相鉴别。

（七）感染性肌病

与病毒、细菌、寄生虫感染相关，表现为感染后出现肌痛、肌无力。

（八）其他

某些药物也可导致肌病，如长期大量使用激素所致肌病，长期使用青霉胺引起重症肌无力；乙醇、氯喹、可卡因、秋水仙碱等均可引起中毒性肌病。

【治疗】

（一）一般治疗

急性期需卧床休息，并适当进行肢体的被动活动，以免肌肉萎缩。病情控制后适当锻炼。避免感染。

（二）药物治疗

1. 糖皮质激素　为本病的首选治疗药物，由于本药的应用本病的预后明显改善，5 年生存率由 65% 上升到 80.4%。泼尼松初始剂量为每日 1 ~ 2mg/kg，待 4 ~ 6 周后 CK 下降后逐渐减量。严重病例也可采用静脉激素冲击治疗。

2. 免疫抑制剂　病情反复及重症患者应及时加用。甲氨蝶呤（MTX）10 ~ 15mg/w，可根据病情加量至 30mg/w，维持数月到数年。此外，还可应用硫唑嘌呤（AZA）、环磷酰胺（CTX）、环孢素等。

（三）PM/DM 心血管损害的治疗

PM/DM 出现心脏损害者往往病情严重，且治疗效果差。因此，需早期应用强化治疗，必要时可行甲基泼尼松冲击治疗，以期改善预后。心律失常、心肌损害的患者，除原发病的积极治疗外，应及时予以相应的治疗，如抗心律失常药物以及心绞痛甚至心肌梗死方面的治疗，对严重心脏传导阻滞的患者必要时可安装心脏起搏器。

【预后】

若早期诊断，合理治疗，本病可获得满意的长时间缓解。成人患者可死于严重的进行性肌无力、吞咽困难、营养不良以及吸入性肺炎或反复肺部感染所致的呼吸衰竭。合并恶性肿瘤患者预后一般取决于恶性肿瘤的预后。心脏损害者病情往往严重，有报道合并心脏损害的 PM/DM 恶化和死亡者占 13.9%。

（徐　东）

病例15 多发性肌炎
——心悸、活动后喘憋

病例简介：患者男性，54岁，因“发现肌酸激酶增高8年，四肢乏力、心悸6年，加重伴活动后喘憋半年”入院。既往原发性高血压病史20余年，被诊断为多发性肌炎4年，未正规治疗。

入院查体：BP 95/60mmHg，HR76次/分，双肺底可闻及湿啰音，心界向左扩大，心律不齐，各瓣膜听诊区未闻及明显杂音。腹软，肝肋下三指，质软，无触痛，脾肋下未及，双下肢不肿。

辅助检查：血常规、肝肾功能正常，CK 296U/L。抗核抗体（+），核胞膜型1∶320；肌电图：肌源性损害，肌活检示慢性肌源性损害（未见肌肉代谢性病变）；Holter（图51）：交界区心律、交界性心动过速伴文氏现象、室性早搏、室性逸搏、阵发性室性心动过速，最长6跳/阵，R-R间期最长>2.4s；超声心动图（图52）：心肌病变，全心增大，左心室收缩功能减低（EF23%），肺动脉压力轻度增高（40mmHg）；冠脉造影：冠状动脉多发性钙化、斑块形成；为明确心肌病变行心内膜活检，光镜显示（图53）：心内膜未见特殊，心肌边界不清，部分心肌细胞收缩带形成，个别心肌细胞内及核周可见脂褐素颗粒沉积。结合患者的临床表现，诊断为多发性肌炎，心肌病变，心律失常，慢性心功能衰竭，心功能Ⅲ级，

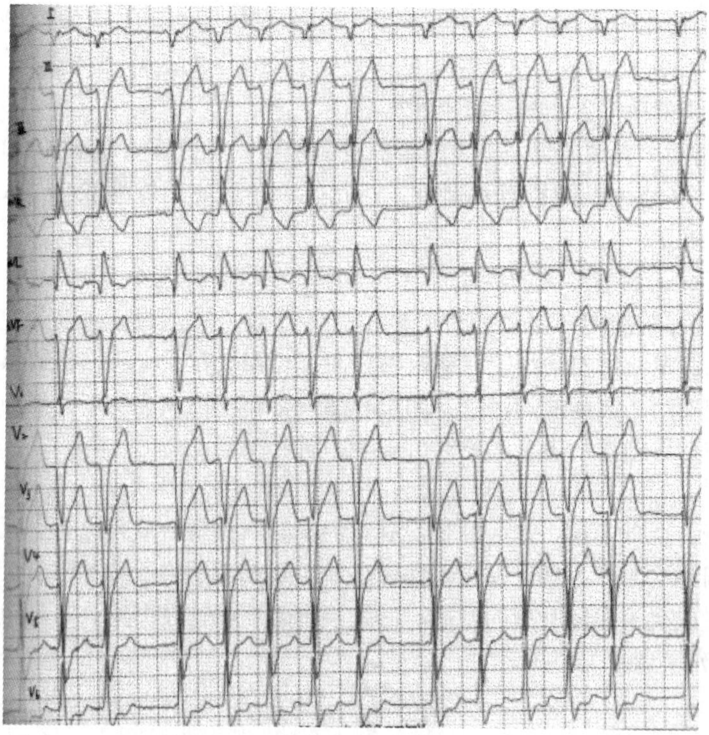

图51 心电图提示交界区心动过速

高血压病，予泼尼松 70mg/d，甲氨蝶呤 15mg/w，达利全 3.125mg q12h，并植入 CRT-D 治疗。

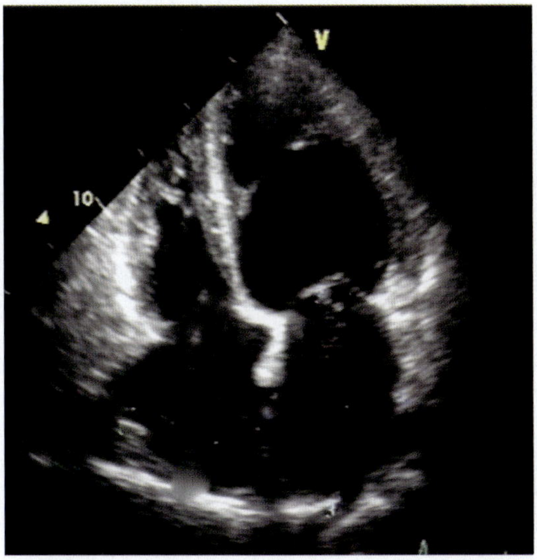

图 52　超声心动图（心尖四腔心切面）提示全心增大

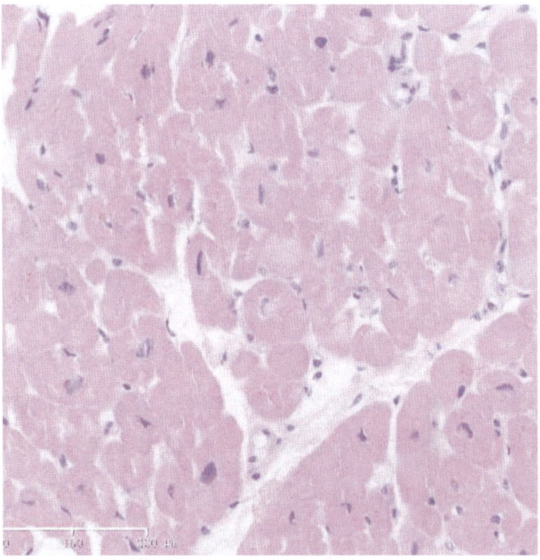

图 53　心内膜活检光镜结果

心肌边界不清，部分心肌细胞收缩带形成，个别心肌细胞内及核周可见脂褐素颗粒沉积

最终诊断： 多发性肌炎，心肌病变，慢性心功能不全。

病例分析： 多发性肌炎（PM）和皮肌炎（DM）是以侵犯横纹肌为主的慢性炎性肌病，可累及多个系统和器官。DM/PM 并发心脏损害的表现复杂多样，发生率约为 40%，可以表现为心肌缺血，心律失常，心肌损害，心包炎，肺动脉高压等。本例患者在出现横纹肌症状后不久就出现了心脏受累的征象，心肌病变明显，并出现逐渐加重的心力衰竭和严重的心律失常。因此临床上要警惕 DM/PM 患者的心脏受累，同时在临床诊断原发性扩张型心肌病前，应当仔细询问患者其他系统的症状并予以检查，避免误诊。

（病例提供　郭潇潇）

第十一节　血清阴性脊柱关节病

【病因和发病原理】

血清阴性脊柱关节病（seronegative spondy loarthropathies）或称脊柱关节病（spondyloarthropathy，SpA）是一组具有相似特点、相互关联的多系统炎性疾病。该组疾病的特点是血清类风湿因子一般阴性，具有家族聚集倾向，累及脊柱关节和（或）外周关节，以及关节周围组织，并可伴发特征性的关节外表现，包括常见的肌腱末端炎，指（趾）炎，急性前葡萄膜炎，皮肤黏膜病变，胃肠道或泌尿生殖系统炎症，以及少见的主动脉根部、心脏传导系统和肺尖部病变，且与 HLA-B27 相关。本组疾病以强直性脊柱炎为原型，还包括赖特综合征（RS），银屑病关节炎（PsA），反应性关节炎（ReA），炎性肠病关节炎（IBDA）、幼年型脊柱关节病（JSpA）和未分化型脊柱关节病（uSpA）等。以上诸病均有各自的明确诊断标准。

对血清阴性脊柱关节病的病因与发病机制的研究近年有了较大进展，一般认为与环境因素和遗传因素关系密切。遗传因素中与HLA-B27相关性最强，如强直性脊柱炎HLA-B27阳性率90%以上，伴发葡萄膜炎或主动脉炎者近100%，伴发脊柱炎的银屑病关节炎阳性率达50%，反应性关节炎50%~80%，伴发脊柱炎的炎性肠病关节炎50%。但随机选择的HLA-B27阳性人群中仅有2%左右发病，更有一些HLA-B27阴性的病人，说明除HLA-B27外还有其他的易感基因参与了本病的发生。环境因素中感染最为重要，研究最多的是衣原体和肠道菌。从现象分析，其感染与临床症状相关。而其在发病机制中的作用，大多是激发了机体对它的炎性应答和免疫应答。

以往认为脊柱关节病的心血管系统受累较少，但近年来有大量资料显示，29%~82%的患者存在不同程度的心血管系统异常，其发生也与HLA-B27（+）相关。病变可累及大动脉、心脏瓣膜、传导系统、心肌及心包等。其中主动脉根部和瓣膜病变最为常见，表现为外膜致密的瘢痕组织和内膜纤维增生所引起的主动脉根增厚、管壁弹性减退、瓣膜增厚和瓣膜关闭不全等。传导阻滞也较为常见，可能与瘢痕组织向室间隔延展有关。

【临床表现及实验室检查】

脊柱关节病的临床表现多种多样，常见的有：骶髂关节炎，上升性脊柱炎；累及关节旁结构和外周关节；肌腱、韧带、关节囊骨附着点炎；炎症性眼病（虹膜炎、脉络膜炎、虹膜睫状体炎）；主动脉炎、心瓣膜病、心脏传导系统病变；肺上叶纤维化和炎症性皮肤病（龟头炎、银屑病、溢脓性皮肤角化病等）等。发病呈家族聚集倾向，且与HLA-B27显著相关。此外，本组疾病临床表现常互相重叠，如强直性脊柱炎、赖特综合征、银屑病关节炎均可有结膜炎、虹膜睫状体炎等。非甾体抗炎药能有效缓解症状也是SpA的特点之一。

肌腱末端病（enthesopathy）或肌腱末端炎（enthesitis）系指肌腱、韧带或关节囊附着于骨的部位或在骨的附着点的变性或炎性病变。它是脊柱关节病常见的具有特征的表现，并对诊断具有提示性价值。表现为肌腱末端部位的疼痛，大多数为中度疼痛，少数疼痛明显，可影响关节活动。病情活动时几乎所有的患者均有夜间痛或自发痛。发病的肌腱末端局部可见肿胀、微红、触诊微热，压痛极为明显，甚至拒按。常见的受累部位有骶髂关节、肱骨上髁、跟腱及跟骨的跖腱膜附着部位等。

本病无特异性或标记性实验室检查指标。类风湿因子阴性，活动期可有血沉、C反应蛋白、免疫球蛋白（尤其是IgA）升高。HLA-B27阳性率高。放射学骶髂关节炎是诊断的关键，可采用常规X线片、骶髂关节CT或MRI等检查。在CT引导下行骶髂关节穿刺，可进行组织病理检查。

【脊柱关节病的心血管系统受累】

脊柱关节病的心血管系统受累表现包括升主动脉炎、上行性主动脉瓣膜下纤维化、主动脉瓣关闭不全、二尖瓣脱垂、二尖瓣关闭不全和传导阻滞（房室、束支传导阻滞）、心肌病和心包炎等，临床症状常较隐匿。对于强直性脊柱炎患者，心脏受累发生率随年龄、病程的延长和髋、肩以外的周围关节炎的出现而升高。观察发现患病15年时，主动脉瓣闭锁不全的发生率仅为3.5%，传导异常发生率是2.7%；患病30年后，其发生率分别上升至10.0%和8.5%。Reiter综合征的心脏受累则多在疾病早期出现。10%的反应性关节炎患者出现心脏病变，多见于病情严重或病程长者。

（一）瓣膜病变

主动脉根部及瓣膜病变是SpA心脏受累的常见表现。Roldan等在44例强直性脊柱炎中发现82%患者存在主动脉根或瓣膜病变，其中主动脉根增厚、管壁弹性减退和扩张发生率分别为61%、61%和25%，41%患者存在主动脉瓣增厚，34%存在二尖瓣增厚，50%存在瓣膜关闭不全（主动脉瓣和二尖瓣）。主动脉瓣关闭不全的病理表现主要为主动脉壁和主动脉瓣的炎症和瘢痕，以及主动脉中层病变致瓣膜根部扩张，而引起主动脉瓣反流，严重时需行瓣膜置换术。二尖瓣关闭不全相对少见，其可能原因一方面由于血管外膜纤维化向二尖瓣前叶的主动脉下区伸张，产生特征性突出，另一方面也与主动脉瓣关闭不全产生大量反流导致左心室扩大有关。一项900例的尸解结果显示，二尖瓣环与瓣叶的连接异常可能是脊柱关节炎患者二尖瓣脱垂的原因。三尖瓣和肺动脉瓣受累较少且病变较轻。对瓣膜病变的主要检查手段为经胸或经食管彩色多普勒超声心动图。

（二）传导系统

包括房室传导阻滞、不完全右束支传导阻滞、左前分支传导阻滞等，少数患者发生Ⅲ度房室传导阻滞。一些患者可因完全性房室传导阻滞而出现阿-斯综合征，需要安装起搏器治疗。SpA并发心脏传导阻滞是纤维组织穿透传导系统所致。希氏束电图证实为希氏束上部阻滞，同时有房室传导缩短的表现。另外，有学者认为心电图中的Q-T间期离散度可作为SpA患者发生心律失常的预测指标，且与病程呈正相关。

（三）左室舒张功能减退

心脏损害呈亚临床进展，但彩色多普勒超声心动图检查可早期发现心室舒张功能变化。对不伴心血管表现的SpA患者行超声心动图的研究结果显示，舒张期心室充盈时间、E峰及A/E比值均与对照组有明显差异，提示SpA患者心室舒张功能减退。另外，SpA患者左室流出道内径及室间隔厚度较对照组也有明显增宽，心电图示左室高电压，提示其心脏病变可累及心肌，机制可能为心肌局部炎症反应及纤维组织增生所致。

（四）心包病变

可出现心包积液，其机制可能为心包局部炎症反应及纤维组织增生所致。

（五）其他少见心脏损害

如上行性主动脉炎、冠状动脉瘤、冠状动脉开口狭窄和感染性心内膜炎等，较为罕见。

【诊断】

鉴于多数血清阴性脊柱关节病可引起脊柱和外周关节的显著损害，近年来颇受国内外专家的重视。目前脊柱关节病的诊断常用欧洲脊柱关节病研究组（ESSG）标准和Amor标准。两者均涵盖了包括未分化脊柱关节病在内的所有脊柱关节病的诊断，其敏感性分别达88.5%和87.0%，特异性89.5%和86.0%，已广为应用。

（一）ESSG标准（1991年）

炎症性脊柱痛或以下肢为主的非对称性滑膜炎，加以下至少1项：

1. 阳性家族史（AS、银屑病、ReA、炎性肠病）。

2. 经医师诊断，既往或现在有银屑病。

3. 经医师诊断，并经放射学或肠镜证实，既往或现在有炎性肠病。

4. 在关节炎前1月内，有尿道炎或宫颈炎（非淋球菌性）或急性腹泻史。

5. 左右臀部交替性疼痛。

6. 既往或现在有肌腱附着点炎（如跟腱或跖腱附着处疼痛，即足跟痛）。

7. 双侧2～4级或单侧3～4级骶髂关节炎。

所谓“炎症性腰（或脊柱）痛”，为符合以下5项标准之4项以上者：①40岁以前发病；②隐匿发生；③持续3个月以上；④伴晨僵；⑤活动后缓解。

（二）Amor标准（1991年）

1. 临床症状或过去史

（1）腰或背夜间痛，或晨僵（1分）。

（2）非对称性寡关节炎（2分）。

（3）臀区痛（1分）；如为左右交替臀区痛（2分）。

（4）腊肠样指（趾）（2分）。

（5）足跟痛或其他肯定的肌腱附着点疼痛（2分）。

（6）虹膜炎（2分）。

（7）发生关节炎前1月内，有非淋球菌性尿道炎或宫颈炎史（1分）。

（8）发生关节炎前1月内，有急性腹泻史（1分）。

（9）银屑病、龟头炎或炎症性肠病（溃疡性结肠炎或节段性回肠炎）（2分）。

2. 放射学表现　骶髂关节炎（双侧2～4级或单侧3～4级）（2分）。

3. 遗传背景　HLA-B27阳性或AS、ReA、虹膜炎、炎症性肠病家族史（2分）。

4. 对治疗的反应　服NSAIDs后48小时内症状明显改善，停药后很快复发（2分）。

以上12项积分≥6分者，可诊断为SpA。

然而，无论ESSG分类标准或者Amor标准，只适应于广义上的脊柱关节病分类，对于个别的脊柱关节病如强直性脊柱炎、反应性关节炎的诊断应使用相应的诊断标准。此外，幼年型脊柱关节病（JSpA）也不适合用以上标准诊断。

依据典型临床症状、体征和心电图、超声心动图等辅助检查结果，并除外原发心脏疾病和其他继发性心脏损害后，可对心脏瓣膜病变、传导阻滞和心包积液等脊柱关节病的心脏损害进行诊断。值得注意的是，由于心脏损害常隐匿发病而无明显的临床症状，建议早期对SpA患者进行心电图和超声心动图检查。

【鉴别诊断】

慢性腰痛、僵硬可由多种原因引起，如外伤、脊柱侧弯、骨折、感染、骨质疏松和肿瘤等，应注意鉴别。以外周关节炎为首发症状者应与类风湿关节炎鉴别，可行类风湿因子、HLA-B27以及有关影像学检查。

脊柱关节病的心脏损害需除外原发心脏疾病和其他继发性心脏损害后方可诊断。瓣膜病变的常见病因有风湿性心脏病、先天性畸形、感染性心内膜炎和退行性瓣膜病等；心脏传导阻滞可因风湿性心脏病、冠心病、心肌病、先天性心脏病和高血压等引起；左室肥厚与左室舒张功能减退多见于高血压和冠心病；心包积液除见于心包炎症、肿瘤和心力衰竭等病以外，还可因甲状腺功能减退及其他自身免疫性疾病引起。

【治疗】

（一）血清阴性脊柱关节病的治疗

目前尚无根本治疗方法。主要治疗原则为缓解症状，保持良好姿势和延缓病情进展。

1. 一般治疗　对患者进行健康教育，鼓励其适当锻炼，保持正确姿势，并避免过度负重和剧烈运动。

2. 药物治疗

（1）非甾体抗炎药（NSAID）　本病对非甾体抗炎药反应良好，睡前服吲哚美辛（消炎痛），对缓解夜间痛和晨僵有效。

（2）改变病情抗风湿药（DMARD）　一般认为柳氮磺吡啶对轻型病例尤其外周关节受累为主者有效。甲氨蝶呤对银屑病关节炎有效，也用于强直性脊柱炎等脊柱关节病治疗，但远期疗效均须进一步研究证实。

（3）糖皮质激素　小剂量激素可用于对 NSAID 治疗不耐受者。个别症状严重而又难以控制的病例，可短期应用较大剂量激素，但考虑到可能的副作用，皮质激素应用需慎重，长期口服一般不予推荐。对个别关节症状难以控制者，必要时可以采用局部注射治疗。眼急性葡萄膜炎需局部使用激素。

（4）抗生素　对反应性关节炎和赖特综合征，不少报道认为使用四环素族抗生素治疗有效。对肠道感染、银屑病或炎症性肠病者应给以相应治疗。

3. 外科治疗　主要用于髋关节僵直和脊柱严重畸形的晚期患者的矫形。

（二）血清阴性脊柱关节病心血管损害的治疗

对出现心脏瓣膜病变、传导阻滞和心包积液者，应在针对 SpA 治疗的同时，及时给予相应处理。主动脉瓣反流严重者，应行瓣膜置换术。因完全性房室传导阻滞而出现阿－斯综合征者，需安装起搏器治疗。对合并感染性心内膜炎的患者给予敏感抗生素治疗。

【预后】

本病不危及患者生命，但少数可致残，影响患者正常生活和工作。

（翁　力　谢洪智）

第十二节　硬　皮　病

【病因、病理和发病原理】

硬皮病（scleroderma）是一种以局限性或弥漫性的皮肤增厚、纤维化为特征，可累及心、肺、肾、消化道等多个系统的自身免疫性疾病。本病患者女性明显多于男性，比率约为3∶1，可发生于任何年龄，以20～50岁多见，北京协和医院报告，女性发病率为89%，发病年龄在35～45岁最多见（占40%），20岁以下及60岁以上发病者极少见。病理改变为胶原的增生和纤维化，如皮肤真皮层增厚，胶原明显增加，附件萎缩，该处小动脉玻璃样化，而表皮层变薄，早期可见淋巴细胞和浆细胞的浸润，血管变化明显，小动脉和微动脉有内皮细胞增生、管腔变窄。SSC 纤维化的发病机制不详，一般认为可能与间质细胞（包括成纤维细胞、平滑肌细胞及内皮细胞）受到不明原因刺激被激活后，大量正常结缔组织成分在间质及小血管内膜沉积，内皮细胞、血管运动及通透性发生改变，血小板活化以及血管周围单个核细胞浸润，受累器官发生纤维化改变。

【临床表现及实验室检查】

患者的皮肤出现变硬、变厚和萎缩的改变，依据其皮肤病变的程度及病变累及的部位，可分为局限性和系统性两型。局限性硬皮病主要表现为皮肤硬化；系统性硬皮病，又称为系统性硬化症（SSC），可累及皮肤、滑膜及内脏，特别是胃肠道、肺、肾、心、血管、骨骼肌系统等，引起相应脏器的功能不全。SSC 患者的血清中发现大量特异性抗体，但这些抗体在发病机制中的作用尚不明确，但在 SSC 的诊断、分型、预后判断有很大帮助。

（一）一般检查

可见轻中度贫血、活动期血沉加快、CRP 阳性等。部分病人有轻度球蛋白增高及 LE 细胞阳性。

（二）自身抗体

SSC 血清可出现多种自身抗体，为本病的特异性实验室检查。抗核抗体及其亚型均可出现，但 Scl-70 抗体和抗着丝点抗体对 SSC 有很强的特异性，它们很少出现在其他结缔组织病，对 SSC 起诊断性作用，同时对分型有指导意义。国外报道局限性硬皮病抗着丝点抗体阳性率为 50%~90%，而弥漫型仅 5%；抗 Scl-70 在弥漫型 SSC 为 20%~30%，局限型仅为其一半。RF 在约 50% 的 SSC 患者出现。约 90% 患者 ANA 阳性，多数为斑点型或核仁型。

（三）心脏损害

SSC 心脏损伤有 2 种形式：一种是对心脏的直接侵犯；另一种则是继发于 SSC 对肺脏或肾脏侵犯后所引起的心脏病变。SSC 的心脏损害较为常见，可以出现心包、心肌或心脏传导系统的病变。肺部损害造成的肺动脉高压也可加重心脏的病变，在疾病晚期可出现心力衰竭。肺动脉高压可突然起病，故 SSC 患者必须注意心脏听诊，必要时多普勒或超声测定。心脏受累时临床表现为：呼吸困难、端坐呼吸、夜间阵发性呼吸困难、心悸、心前区压痛等。部分有慢性无症状性心包积液。

1. 心包病变　硬皮病的心包损害最常见的是心包积液，以少到中等量居多，常伴有胸腔积液，但需要与肺动脉高压导致的胸腔积液相鉴别。患者可以出现胸闷憋气，但在早期可以没有临床症状以致很容易漏诊。较少发生心脏压塞或缩窄性心包炎。极少见急性心包炎。

2. 瓣膜病变　硬皮病可以导致心脏瓣膜关闭不全、以二尖瓣受累最为多见，其次为三尖瓣，可以导致左室舒张功能不全、心包积液、肺动脉高压。极少需要瓣膜置换手术。

3. 心肌病变　SSC 可以导致左心或右心扩大、室壁运动异常、左室室壁或室间隔增厚等。SSC 心脏损伤机制为心肌纤维化（myocardialfibrosis），可以是局部，也可以是左右心室均有累及。Follansbee 等对 54 例 SSC 患者研究发现心肌纤维化的发生率高达 70%，而对照组仅为 37%，两组相比差异有极其显著性。心肌纤维化可造成心脏收缩功能或舒张功能不全，明显心衰往往出现于病程晚期，但收缩功能异常可以是隐匿的。

4. 传导系统　15% 的 SSC 患者心电图检查可发现心律失常，表现为右束支传导阻滞、左束支传导阻滞、室内传导阻滞、左前分支传导阻滞和Ⅰ度、Ⅱ度或Ⅲ度房室传导阻滞；结性心律、多源性室性期前收缩、心房纤颤等，还可有左室或右室肥厚、QRS 低电压、ST-T 改变、R 波递增不良、电轴右偏、异常 Q 波。

【诊断】

（一）系统性硬化的诊断

常用 1980 年美国风湿病学会制订的分类标准：

1. 主要标准　近端硬皮病，即手指及掌指关节和趾关节及近端皮肤对称性变厚、变紧和硬化。皮肤的上述改变可以累及脸、颈和躯干（胸及腹）。

2. 次要标准

（1）指端硬化，硬皮改变仅限于手指。

（2）指端有肿胀性瘢痕或指垫缺失。指端由于缺血而有凹陷区或指垫组织的萎缩。

（3）双肺底纤维化，在标准胸部 X 线片双侧肺底部网状纹理或结节性密度增高影，可以是弥漫性斑点影或蜂窝样改变，并已证明不是原发于肺部的疾病引起。

凡具有主要指标或≥2 条次要标准者可以分类诊断为 SSC。

根据皮损分布和临床特点 SSC 又可分为弥漫皮肤型和局限皮肤型。前者皮肤有广泛、对称性硬皮病变，可累及全身皮肤，至少累及四肢远端和近端，以及颜面、躯干的前胸和腹部。进展较快，较早出现内脏损害。后者皮损局限于四肢远端和脸（但不仅限于手指），病情进展慢，内脏损害较轻且出现较晚。

（二）SSC 的心脏损害的诊断

超声心动图可以明确诊断心包积液、肺动脉高压、房室扩大和室壁运动异常，心电图和 24 小时动态心电图记录可以发现各种心律失常。国外文献报道心电图和心脏超声检查发现异常者分别为 42.9% 和 64.3%。仅基于临床表现来诊断 SSC 心脏受累并不可靠，症状和体征有时缺乏特异性。当 SSc 患者心脏症状不严重或无症状时，X 线胸片、心电图或超声心动图可能已经有明显异常，临床常易漏诊。因此对 SSc 患者应常规进行心脏方面的实验室检查。

【鉴别诊断】

有硬皮表现者首先应分清类型，其次则需与硬肿病、嗜酸性筋膜炎、硬斑病、混合性结缔组织病、类风湿关节炎等相鉴别。

仅表现为雷诺现象的前期患者应与系统性红斑狼疮、干燥综合征、皮肌炎、冷球蛋白血症、大动脉炎、冻伤等相鉴别。

有内脏损害者则需与神经性胃无力、原因不明性肺纤维化、遗传性出血性毛细血管扩张症鉴别。

（一）弥漫型 SSC 与肢端硬皮病（包括 CREST 缩合征）的鉴别

前者近端皮肤增厚，后者皮肤病变限制于手指。雷诺现象出现后，前者很快发病，后者缓慢发展。前者有明显的内脏疾病，后者晚期出现内脏损伤。前者 ANA 阳性，ACA 一般阴性，后者 ACA 大多阳性。前者预后差，10 年存活率 40%~60%；后者预后较好，10 年存活率≥70%。

（二）混合性结缔组织病

有雷诺现象、手指肿胀及食管运动功能减低，肺、心脏、肾等多系统损害，但本病为手指腊肠样肿胀，五指端溃疡及末节指（趾）骨吸收现象，无弥漫性皮肤硬化，抗 RNP 抗体呈高效价阳性，抗着丝点抗体及抗 SCL-70 抗体阴性。

（三）类风湿关节炎

为对称性小关节肿胀、疼痛，晨僵时间长，可有关节畸形，无皮肤硬化，RF 呈高效价阳性，关节 X 线片可见侵袭样改变。

（四）硬肿病

起病突然，弥漫性皮肤发硬，但手足不受累，无雷诺现象，可自行缓解，抗 SCL-70 抗体及 ACA 阴性。

（五）嗜酸性筋膜炎

有四肢远端皮肤硬化，并可向四肢近端及躯干扩展，但无雷诺现象及内脏受累，受累组织及外周血嗜酸性粒细胞明显增高，ANA 阴性。

【治疗】

（一）系统性硬化的治疗

系统性硬化症目前尚无根治的方法患者之间临床表现差异较大，病情的进展各有不同，因此应根据具体病情选择相应的治疗方案。治疗措施包括抗纤维化、扩血管、免疫调节、免疫抑制以及对症治疗，目前较常用的治疗方法有：

1. 皮肤硬化的治疗

（1）青霉胺　可以抑制胶原纤维的合成和连接，减少不溶性胶原，同时具有免疫调节作用，长期应用可使皮肤软化，对于有硬化前期表现和肺间质纤维化的患者可以使用，用法为由每日 250mg 开始，缓慢增加到每日 500～1250mg，至少服 6～12 个月，病情稳定后可减量维持。其副作用主要为胃肠道反应，其次为肾损害，出现血尿和蛋白尿，以及白细胞和血小板减少，当出现明显不良反应时应及时停止给药。

（2）依地酸钙钠（EDTA）　可减轻钙的沉积，抑制胶原合成，用于治疗皮肤硬化和钙质沉积有一定的近期效果。临床上常用，使用方法为静脉滴注，每日一次，每次 1.0～2.0g 加入 5% 的葡萄糖 500ml 中缓慢滴注，治疗 5 天后休息 2 天，然后再滴注 5 天共 10 次为一疗程。休息 1 周可进行第二疗程。使用时应注意防止药液外漏引起静脉炎，并监测血钙浓度、尿常规。

（3）免疫抑制剂　如硫唑嘌呤、环孢素、来氟米特、苯丁酸氮芥等。对于病情进展快，伴有系统损害的患者，应予以应用，剂量需个体化。因这类药物常常伴有明显甚至严重的副作用，常见为骨髓抑制、胃肠道反应、肝损害、皮疹等，故在应用期间，应监测副作用的发生，当出现严重副作用时，应停药并及时予以相应治疗。

（4）其他治疗　如血浆置换、γ-干扰素、前列腺素 E、抗胸腺细胞球蛋白、中药治疗等。

2. 雷诺现象的预防和治疗

（1）预防　雷诺现象是由寒冷或情绪激动诱发的指（趾）端血管的痉挛和缺血引起，因此系统性硬化症的患者在日常生活中应注意肢体保暖，避免受凉、情绪紧张、激动，另外因为吸烟可加重血管的痉挛，故患者应戒烟。

（2）治疗　钙离子通道阻滞剂是治疗雷诺现象的主要药物，以其扩血管作用来缓解症状。常用药物为硝苯地平（心痛定），短效：每日 3 次，每次 10～20mg；缓释：每日 2 次，每次 20mg；控释（拜心同）：每日 1 次，每次 30mg。应用时注意血压变化，防止低血压出现。α-受体阻滞剂：哌唑嗪，从小剂量开始，每日 3 次，每次 0.5mg，可逐渐增至每次1～2 mg。临床不常用。

硝酸甘油贴剂：贴在受累手指的基部或者手的尺、桡侧的血管部位，通过皮肤吸收药物成分，扩张血管，减轻雷诺现象。

3．其他治疗

（1）糖皮质激素　对于早期皮肤的肿胀及浆膜炎、肌炎、肺间质炎症等有效，而对于血管损害和组织纤维化无效，大剂量应用时副作用大，尤其是对于已有肾脏损害的患者易加重血管损害，甚至引起急性肾衰竭，故使用时应慎重，使用剂量及疗程应个体化，依据临床表现而定。

（2）秋水仙碱（colchicine）　可以抑制胶原的异常代谢，抑制胶原的生成和堆积，有抗纤维化的作用，对于皮肤硬化、雷诺现象、食管病变的治疗有效，用法一般每天 0.5～1mg。但对于内脏的纤维化疗效并不肯定。且长期应用可引起骨髓、肝脏等的严重副作用，故临床上少用。

（3）非甾类抗炎药　可用于控制疼痛，包括关节炎和肌肉痛的治疗，只能缓解症状，暂时控制炎症，并不能防止严重的屈曲性痉挛和关节破坏。常用的有双氯芬酸、舒林酸等，用量同其他关节炎的治疗。

（二）硬皮病心血管损害的治疗

硬皮病心脏损害的治疗主要根据具体病变选择治疗方案。治疗原则与其他病因引起心脏损害的治疗原则基本相同。高度房室传导阻滞导致的缓慢型心律失常的治疗以植入永久性起搏器为主。由于心包积液以中少量为主较少需要外科心包开窗治疗。肺动脉高压早期应用糖皮质激素有效，可酌情予以免疫抑制剂如环磷酰胺、硫唑嘌呤等，有肺动脉高压的病人可以使用扩血管的药物，如硝苯地平、卡托普利。发现心功能异常是否应早期给予 β 受体阻滞剂目前还没有得到统一的认识。

【预后】

系统性硬化症的自然病程差异较大，其预后主要与临床分型、脏器的受累程度、病程相关。局限皮肤型的患者预后要好于弥漫型，尤其伴有抗着丝点抗体阳性者预后良好主要死因为肺部感染及肾衰竭。心脏受累是预后不佳的预测因子，一旦心脏受损，其 5 年病死率高达 70%。

（谢洪智）

参考文献及索引

系统性红斑狼疮

1. 陈太波，曾小峰，朱文玲，等．系统性红斑狼疮的心脏损害．中华风湿病学杂志，2003，7：220
2. Doria A，Iaccarino L，Sarzi-Puttini P，et al．Cardiac involvement in systemic lupus erythematosus．Lupus，2005，14：683
3. Urowitz MB，Bookman AA，Koehler BE，et al．The bimodal mortality pattern of systemic lupus erythematosus．Am J Med，1976，60：221

4. Bruce IN. ‘Not only... but also’: factors that contribute to accelerated atherosclerosis and premature coronary heart disease in systemic lupus erythematosus. Rheumatology (Oxford), 2005, 44:1492
5. Tan EM, Cohen AS, Fries JF, et al. The 1982 revised criteria for the classification of systemic lupus erythematosus. Arthritis Rheum, 1982, 25:1271
6. Hochberg MC. Updating the American College of Rheumatology revised criteria for the classification of systemic lupus erythematosus. Arthritis Rheum, 1997, 40:1725

干燥综合征

7. 张乃峥. 干燥综合征. 见：张乃峥主编. 临床风湿病学. 上海：上海科学技术出版社，1999，287
8. 范中杰. 风湿病的心脏及血管表现. 见：蒋明主编. 中华风湿病学. 北京：华夏出版社，2004，590
9. 竺红，赵岩，董怡，等. 原发性干燥综合征的心脏病变. 中国误诊学杂志，2002，2:1820
10. Gyongyosi M, Pokorny G, Jambrik Z, et al. Cardiac manifestation in primary Sjogren's syndrome. Ann Rheum Dis, 1996, 55:450
11. Manganelli P, Bernardi P, Taliani U, et al. Echocardiographic findings in primary Sjogren syndrome. Ann Rheum Dis, 1997, 56:568
12. Levin MD, Zoet-Nugteren SK, Markusse HM. Myocarditis and primary Sjogren syndrome. Lancet, 1999, 354:128
13. Golan TD, Keren D, Elias N, et al. Severe reversible cardiomyopathy associated with systemic vasculitis in primary Sjogren syndrome. Lupus, 1997, 6:505
14. Barendregt PJ, Tulen JHM, van den Meiracker AH, et al. Spectral analysis of heart rate and blood pressure variability in primary Sjogren's syndrome. Ann Rheum Dis, 2002, 61:232
15. Kovacs L, Paprika D, Takacs R, et al. Cardiovascular autonomic dysfunction in primary Sjogren syndrome. Rheumatology, 2004, 43:95
16. hang X, Zeng X. Severe pulmonary hypertension in pediatric primary Sjogren syndrome: A case report. J Clin Rheumatol, 2007, 13:276
17. Steele JC, Dawson LJ, Moots RJ, et al. Congenital heart block associated with undiagnosed maternal primary Sjogren syndrome- a case report and discussion. Oral Disease, 2005, 11:190

贝赫切特（白塞）病

18. Ozkan M, Emel O, Ozdemir M, et al. M-Mode, 2-D and Doppler echocardiographic study in 65 patients with Behcet's syndrome. Eur Heart J, 1992, 13:638
19. Gurgun C, Ercan E, Ceyhan C, et at. Cardiovascular involvement in Behcet's disease. Jpn Heart J, 2002, 43:389
20. Huong DL, Wechsler B, Papo T, et al Endomyocardial fibrosis in Behcet's disease. Ann Rheum Dis, 1997, 56:205
21. Nesrin Mogulkoc, Malcolm I, Burgess, et al. Intracardiac Thrombus in Behcet's Disease. Chest, 2000, 118:479
22. Ando M, Okita Y, Sasako Y, et al. Surgery for aortic regurgitation caused by Behcet disease: A clinical study of 11 patients. J Card Surg, 1999, 14 (2): 116
23. Nesrin Mogulkoc, Malcolm I, Burgess, et al. Intracardiac thrombus in Behcet's disease. Chest, 2000, 118:479

大动脉炎

24. 薛静，周炜，于孟学，等. 112例大动脉炎临床分析. 临床内科杂志，2004，21 (2): 109
25. 蒋雄京，陈铁琨，吴海英，等. 大动脉炎对心脏瓣膜的影响. 中国循环杂志，1999，10 (14): 301
26. 谢敏，汪道文. 大动脉炎累及心脏32例临床分析. 临床内科杂志，2004，21 (5): 319

27. 郑德裕，刘力生．大动脉炎．见：张乃峥主编．临床风湿病学．上海科学技术出版社，1997，246
28. Brian F，Mandell · Gary S，Hoffman. Rheumatic diseases and the cardiovascular system. In：Eugene Braunwald（ed）. Heart Disease：A Textbook of Cardiovascular Medicine（6th ed）. USA：WB Saunders Company，2001
29. 崔金山，刘凯，张连娟，等．大动脉炎并发扩张型心肌病患者1例．临床心血管杂志，2007，23（8）：637
30. 郑德裕．大动脉炎．见：吴东海、王国春主编．实用临床风湿病学．北京：中国医药科技出版社，2001，420

结节性多动脉炎

31. 陶建瓴，张奉春．节性多动脉炎16例临床分析．中华风湿病学杂志，2003，7（6）：366
32. 张乃峥，黄传富．结节性多动脉炎．见：张乃峥主编．临床风湿病学．上海科学技术出版社，1997，225
33. Brian F，Mandell Gary S，Hoffman. Rheumatic Diseases and the Cardiovascular System. In：Eugene Braunwald（ed）Heart Disease：A Textbook of Cardiovascular Medicine（6th ed）. USA：WB Saunders Company，2001
34. 王国春．结节性多动脉炎．见：吴东海、王国春主编．实用临床风湿病学．北京：中国医药科技出版社，2001，439

变应性肉芽肿性血管炎和韦格纳肉芽肿

35. 李玲，史群，齐文成．变应性肉芽肿性血管炎26例临床分析．中国实用内科杂志，2006，26（19）：1539
36. 张乃峥，黄传富．变应性肉芽肿性血管炎．见：张乃峥主编．临床风湿病学．上海科学技术出版社，1997，230
37. 张奉春．韦格纳肉芽肿．见：张乃峥主编．临床风湿病学．上海科学技术出版社，1997，233
38. Brian F，Mandell · Gary S，Hoffman. Rheumatic Diseases and the Cardiovascular System. In：Eugene Braunwald（ed）Heart Disease：A Textbook of Cardiovascular Medicine（6th ed）. USA：WB Saunders Company，2001
39. 王国春．Churg-Strauss综合征．见：吴东海、王国春主编．实用临床风湿病学．北京：中国医药科技出版社，2001，468
40. 王国春．韦格纳肉芽肿．见：吴东海、王国春主编．实用临床风湿病学．北京：中国医药科技出版社，2001，456
41. 张文，刘晓敏．变应性肉芽肿性血管炎11例临床分析．医学临床研究，2004，21（2）：111

类风湿关节炎

42. Kitas G，Banks MJ，Bacon PB. Cardiac involvement in rheumatoid disease. Clin Med，2001，1：18
43. Van Doornum S，McColl G，Wicks IP. Accelerated atherosclerosis. An extraatricular feature of rheumatoid arthritis. Arthritis Rheum，2002，46：862
44. Levine AJ，Dimitri WR，Bonser RS. Aortic regurgitation in rheumatoid arthritis necessitating aortic valve replacement. Eur J Cardiothoracic Surg，1999，15：213
45. 李鸿斌，白莉，吴庆军，等．类风湿关节炎患者合并心脑血管病的危险性分析．中华医学杂志，2006，86（25）：1769

Reiter 综合征

46. 中华医学会风湿病学分会．赖特综合征诊治指南（草案）．中华风湿病学杂志，2004，8（2）：111
47. Neu LT，Reider RA，Mack RE. Cardiac involement in Reiter disease：Report of a case with review of the literature. Ann Inter Med，1960，53：215
48. Paulus HE，Pearson CM，Pitts W. Aortic insufficiency in five patients with Reiter syndrome. Am J Med，

1972, 53 : 464
49. Csonka GW, Workshop I. Features and prognosis of Reiter's syndrome. Clinical aspects of Reiter's syndrome. Ann Rheum Dis, 1979, 38 (Suppl 1): 4
50. Jacobs JC. Spondylarthritis and enthescopathy. Arch Intern Med, 1983, 143 : 103
51. Patricia M, Richard WC, Laurie R, et al. Acute aortic insufficiency in a patient with presumed Reiter syndrome. Annals of Rheumatic Diseases, 1992, 51 : 686
52. J F Haverman, G A Van Albada-Kuipers, H J M Dohmen, et al. Atrioventicular conduction disturbance as an early feature of Reiter syndrome. Annals of Rheumatic Diseases, 1988, 47 : 1017
53. JM CLIFF. Spinal bony bridging and crditis in Reiter disease. Ann Rheum Dis, 1971, 30 : 171
54. 韩佩孚，王景山. Reiter 综合征并发心肌炎误诊 1 例报告. 中国综合临床，2006，22 (9): 790

抗磷脂综合征

55. 中华医学会风湿病学分会. 原发性抗磷脂综合征诊治指南（草案）. 中华风湿病学杂志，2003，7 (9)；574
56. Pal S, Zoltan S, Emese K, et al. Cardiac manifestations in antiphospholipid syndrome. Autoimmunity Review, 2007, 6 : 379
57. Tatsuya A, Takao K. Cardiac valve diseases and antiphospholipid syndrome. Internal Medicine, 2000, 39 (6): 446
58. Sotiris CP, George ET, Nikolaos LK, et al. Catastrophic antiphospholipid syndrome with heart involvement: Diagnostic utility of the cardiac MRI. International Journal of Cardiology, 2007, 116 : e29
59. SBClauss, MJManco-Johnson, E Quivers, et al. Primary antiphospholipid antibody syndrome and cardiac involvement in a child. Pediatr Cardiaol, 2003, 24 : 292
60. 刘长恩，李慧，苏庆立. 抗磷脂综合征的心脏表现. 临床心血管杂志，1998，14 (4): 254
61. John G. Hanly. Antiphospholipid ayndrome: An overview. CMAJ, 2003, 168 (13): 1675
62. 张清友，李新涛，杜军保，等. 原发性抗磷脂综合征并扩张型心肌病 1 例报道并文献复习. 实用儿科临床杂志，2006，21 (9): 538
63. 冷晓梅，刘晓敏，艾脉兴，等. 抗磷脂综合征 61 例临床分析. 中华医学杂志，2004，84 (16): 1367

皮肌炎

64. 中华医学会风湿病学分会. 多发性肌炎和皮肌炎诊治指南（草案）. 中华风湿病学杂志，2004，8 (5): 317
65. 佟胜全，周新福，张奉春. 多发性肌炎或皮肌炎心脏损害的临床分析. 中华风湿病学杂志，2005，9 (10): 605
66. 阎乎玲，贾静，刘芯. 皮肌炎患者心脏损害 185 例临床分析. 中国皮肤性病学杂志，2006，20 (9): 542
67. G Riemekasten, C Opitz, H. Audring, et al. Beware of the heart: the multiple picture of cardiac involvement in myositis. Rheumatology, 1999, 38 : 1153
68. PG Lynch. Cariac involvement in chronic polymyositis. British Heart Journal, 1971, 33 : 416
69. CS Agrawal, M. Behari, S. Shrivastava, et al. The heart in polymyositis-dermatomyositis. J Neurol, 1989, 236 : 249
70. 刘芳，蒲传强. 多发性肌炎合并心脏损害的临床特点. 临床神经病学杂志，2005，18 (2): 97

血清阴性脊柱关节病

71. Lautermann D, Braun J. Ankylosing spondylitis-cardiac manifestation. Clin Exp Rheumatol, 2002, 20 : S11
72. Bergfeldt L. HLA-B27-associated cardial disease. Am Intern Med, 1997, 127 : 621

73. Roldan CA, Chavez J, Wiest PW, et al. Aortic root disease associated with ankylosing spondylitis. J Am Coll Cardiol, 1998, 32：1397
74. 蒋明，朱立平，林孝义，主编. 中华风湿病学. 北京：华夏出版社，2004，1010
75. 孔海云. 现代自身免疫病学. 北京：人民军医出版社，1996，242
76. Brugos Vargas R, Petty RE. Juvenileankylosingspondylitis. Rheum Dis Clin North A m, 1992, 18：123
77. 曾庆馀. 关于强直性脊柱炎的早期诊断. 中华风湿病学杂志，2000，4（2）：69
78. BrunsT, Marder A, Becks E, et al. Undifferenitiatedspondy-loarthritis：Anosological missing link. Arthritis-Rheum, 1982, 25（Suppl）：142

系统性硬化

79. Mckee PA, Castelli WP, McNamara PM, et al. The natural history of congestive heart failure, The Framingham study. N Engl J Med, 1971, 285：1441
80. Armstrong GP, Whalley GA, Doughty RN, et al. Left ventricular function inscleroderma. Br J Rheumatol, 1996, 35：983.
81. Murata I, Takenaka K, Shinohara S, et al. Diversity of myocardial involvement in systemic sclerosis：An8-year study of 95Japanese patients. Am Heart J, 1998, 135：960
82. 王受益，戴瑞鸿，何维洁，等. 进行性系统性硬化症的心脏异常. 中华内科杂志，1983，22（6）：330
83. Henein M, Cailes J, O'Sulline C, et al. Abnormal ventricular long-axis function in systemic sclerosis. Chest, 1995, 108：1533
84. Seibold JR, Ruddy S, Harris ED, et al（eds）. Kelley's Textbook of Rheumatology（6th ed）. Saunders, Philadelphia, 2001, 1211
85. 葛以信，薛筑云，范志莘. 伴有严重心肌病变的系统性硬皮病（附一例尸解）. 中华皮肤科杂志，1987，20：364
86. Bryan C, Howard Y, Brennan P, et al. Survival following the onset of scleroderma：Results from a retrospective inception cohort study of the UK patient population. Br J Rheumatol, 1996, 35：1122

第六章 马方综合征与心脏

【病因和发病原理】

马方综合征（MFS）是一种常染色体显性遗传性结缔组织疾病，多数可累及眼、骨骼及心血管系统，常有家族史。发病率约1/5 000～1/10 000。近年来的研究证实，该综合征是纤维素原基因（FBN1）突变引起的。FBN 1是弹性蛋白的前基质，为弹性蛋白的附着和分化提供支架和模板，FBN 1已定位于人类第15号染色体上（15q21.1）。FBN 1蛋白广泛分布于主动脉、软骨、晶状体及皮肤等处的弹力纤维中，而这些部位正是马方综合征表型异常所在。MFS的病理基础主要表现为主动脉中层囊性变性与弹力纤维细小、断裂，造成主动脉壁薄弱、扩张而形成动脉瘤。马方综合征患者的预后关键取决于主动脉的并发症。

【临床表现】

本病多数累及眼、骨骼及心血管系统。心血管系统异常者占40%～60%，是病人死亡的主要原因。

马方综合征眼部病变主要有晶状体脱位，角膜扁平，眼球轴延长，视网膜剥离及近视等，文献报道占50%～70%。

骨骼系统的病变文献报道占97.2%。以体型瘦长及蜘蛛样指（趾）改变为多，分别为50.0%和83.3%，这两种改变是马方综合征骨骼系统的特征改变。其他如关节活动过度，胸廓畸形（漏斗胸或鸽子胸），脊柱侧凸或后凸畸形及扁平足，复发性髌脱位，以及全身结缔组织张力不足引起腹股沟疝、膈疝、自发性气胸及肺气肿等。

心血管系统的病变主要包括主动脉和肺动脉扩张，二尖瓣和三尖瓣脱垂伴或不伴反流，60%～80%的马方综合征患者有Valsalva窦的扩张。升主动脉扩张可见于90%的马方综合征病人。扩张严重（直径超过6cm）时可导致主动脉破裂，特别是心排出量高时，如妊娠或剧烈体育运动时。

马方综合征患者最早期的心血管表现是二尖瓣的异常。大约80%的患者存在二尖瓣脱垂。

尽管马方综合征患者也可存在三尖瓣脱垂，但可能是由于二尖瓣的位置及其承受更大的压力，二尖瓣脱垂往往更严重。超过1/4的存在二尖瓣脱垂的马方综合征患者同时伴有二尖瓣反流，往往需要手术瓣膜重建或者瓣膜置换。

一些研究推测由于马方综合征患者心肌也可能存在弹性纤维的缺失，可能会导致左心室扩张和左心室射血分数下降。但在最近的一项研究中，36名没有明显瓣膜反流的马方综合征患者，其左心室大小以及射血分数均在正常范围以内，而且平均随访10年上述指标也在正常范围。至今尚没有确凿的证据表明无明显瓣膜反流的马方综合征患者会发生左心室扩张和左室功能不全。

主肺动脉扩张在马方综合征患者比较少见。在Nollen等的研究中，发现肺动脉直径和主动脉根部直径之间有很好的相关性，提示随着心血管系统病变的进展，肺动脉扩张的发生率逐渐增加。至今肺动脉动脉瘤和夹层均十分罕见，但随着马方综合征患者治疗后寿命的延长，将来也许不会少见。

马方综合征心血管系统早期最常见的症状是胸闷、心悸、气短，以左心衰竭症状为主。体征以主动脉瓣膜区舒张期杂音和脉压增宽为主，此外某些病人主动脉瓣膜区可闻及收缩期杂音，心尖部可闻及收缩期和（或）舒张期杂音。部分病人可出现胸痛，马方综合征病人出现胸痛的原因主要与主动脉夹层内膜撕裂以及脉压增大、舒张压降低所致的冠状动脉缺血等有关。马方综合征有心血管系统损害者自然病死率极高，部分病人可发生猝死。死亡的主要原因为主动脉瘤破裂、左心衰竭、心肌梗死。

【实验室检查】

（一）心电图检查

可显示左室、左房增大，ST-T 改变、低电压等，能为本病诊断提供重要线索。

（二）X 线胸片

胸片改变主要为升主动脉扩张、心脏增大及主动脉瓣关闭不全的征象。

（三）超声心动图

超声心动图检查对马方综合征心血管病变有重大诊断价值。其特征性改变是：主动脉瓣环和升主动脉扩张，动脉壁变薄和主动脉瓣关闭不全，可伴有左室、左房内径增大，二尖瓣关闭不全，升主动脉夹层动脉瘤等。此外，超声心动图还可对主动脉瓣、二尖瓣和三尖瓣关闭不全的严重程度作出正确评估，并了解术前心脏功能状态等。推荐使用胸骨旁长轴切面测量主动脉根部直径，即无冠瓣与右冠瓣之间的距离。但主动脉根部是非对称的三叶型，导致低估主动脉根部扩张。磁共振成像检查可以弥补超声的这个缺陷，尤其是对于那些有胸廓畸形的马方综合征患者更有优势。并且，磁共振成像检查可以检查整个主动脉，因为近 15% 的马方综合征患者会有降主动脉的异常。

（四）MRI 及增强 CT

马方综合征的主要 MRI 及增强 CT 征象：①主动脉窦和升主动脉根部瘤样扩张（100%），在左前斜和（或）冠、矢状断面上呈大蒜头样（74.3%）；②左心房受压变扁（88.6%）；③左心室扩大（60%）和左室壁增厚（34%）；④电影 MRI 可准确显示主动脉瓣关闭不全；⑤可见马方综合征的并发症，包括主动脉夹层、心包积液和胸腔积液。此外 MRI 还可对马方综合征病人主动脉的生物机械特性进行评估，明确异常主动脉的弹性和扩张性，能为是否行预防性手术提供重要信息。

（五）DSA 检查

此检查可见主动脉扩张，在伴有主动脉关闭不全时，可见造影剂反流入左心室，可对主动脉夹层的性质和开口位置作出正确判断。一般情况下，X 线胸片和超声心动图可对病因和病情作出基本的诊断，而 CT、MRI 和 DSA 可进一步明确病变的范围、性质以及夹层动脉瘤的开内膜破口等。

【诊断】

马方综合征一如前述，由于其表现在体格、眼及血管方面的特异体征，一般说来诊断并不困难，但由于其临床表现的差异很大，特别是对于隐性马方综合征往往造成诊断方面的困难及争论。现代的诊断标准是在1986年第七届人类遗传学国际大会上建立，并在1988年第一次国际马方综合征专题讨论会上明确规定的标准，1996年，de Paepe A 重新修正被视为统一标准。

（一）诊断标准

1. 骨骼系统

主要标准：以下表现至少有4项：鸡胸；漏斗胸需外科矫治；上部量/下部量的比例减少，或上肢跨长/身高的比值大于1.05；腕征、指征阳性；脊柱侧弯大于20度，或脊柱前移（侧弯计）；肘关节外展减小（<170度）；中踝中部关节脱位形成平足；任何程度的，髋臼前凸（髂关节内陷）（X片上确定）。

次要标准：中等程度的漏斗胸：关节活动异常增强；高腭弓，牙齿拥挤重叠；面部表征：长头—正常头颅指数为75.9或以下、颧骨发育不全、眼球内陷、缩颌、睑裂下斜。

骨骼系统受累需符合的条件：至少有两项主要标准或一项主要标准加两项次要标准。

2. 眼睛系统　主要标准：晶状体脱位。

次要标准：异常扁平角膜（角膜曲面计测量）；眼球轴长增加（超声测量）；虹膜或睫状肌发育不全致瞳孔缩小。

眼睛系统受累需符合标准：主要标准或至少两项次要标准。

3. 心血管系统

主要标准：升主动脉扩张伴或不伴主动脉瓣反流，以及至少 Valsalva 窦扩张；升主动脉夹层。

次要标准：二尖瓣脱垂伴或不伴二尖瓣反流；主肺动脉扩张（在无瓣膜或外周肺动脉狭窄及其他明显原因下，年龄又小于40岁）；二尖瓣环钙化（年龄小于40岁）；降主动脉或腹主动脉扩张或夹层（50岁以下）。

心血管受累需符合的条件：有一项主要标准或一项次要标准即可。

4. 肺脏

主要标准：无。

次要标准：自发性气胸；肺尖肺大泡（胸片证实）。

如果一项存在即可认为肺系统受累。

5. 皮肤和体包膜

主要标准：无。

次要标准：皮纹萎缩（牵拉痕），与明显超重、妊娠或反复受压等无关；复发性疝或切口疝。一项次要标准存在即可认为皮肤或体包膜受累。

6. 硬脑（脊）膜

主要标准：CT 或 MRI 发现硬脊膜膨出。

次要标准：无。

7. 家族或遗传史

主要标准：父母、子女或兄弟姊妹之一符合该诊断标准；FBNI 基因中存在已知的导致马方综合征的突变；存在已知的与其家族中马方综合征患者相同的 FBNI 基因单倍型。

次要标准：无。

由于家族或遗传史在诊断中意义重大，主要标准中必须有一项存在。

（二）马方综合征的诊断前提

特定病例：如果无家族或遗传史，至少需有两个不同系统的主要标准以及1/3的器官受累；如果检出一个已知马方综合征的基因突变，一个系统中有一项主要标准和第二项系统受累即可诊断。

特定病例的家属：在家族史中有一项主要标准、一个系统的一项主要标准和第二个系统受累即可诊断。

【鉴别诊断】

需与马方综合征鉴别的疾病：

1．先天性挛缩性蜘蛛指征。

2．家族性胸主动脉瘤，过去称为埃德海姆囊性中层坏死。

3．家族性主动脉夹层。

4．家族性晶状体脱位。

5．家族性类马方体型。

6．MASS表型——近视、二尖瓣脱垂、中度主动脉扩张、皮萎纹和骨骼（马方综合征的骨骼次要标准）病变。

7．家族性二尖瓣脱垂综合征。

8．Stickler综合征遗传性关节眼病。

9．Shprintzen-Goldberg综合征。

【治疗】

（一）内科治疗

早期观点认为β受体阻滞剂治疗可以避免马方综合征患者出现主动脉扩张及夹层。多个研究也显示，阿替洛尔和普萘洛尔可以减慢马方综合征患者主动脉扩张的速度，并减少主动脉并发症的发生。作用机制考虑为β受体阻滞剂可以降低血流对血管的脉冲压力，减慢心率以及降低血压。有报道β受体阻滞剂可以降低马方综合征患者的主动脉硬度和平均动脉压。目前推荐所有马方综合征患者均应考虑给予β受体阻滞剂治疗。但最近也有报道，β阻滞剂对MFS的长期疗效具有差异性，一些患者效果良好，即主动脉扩张速度减缓，而另一些表现无效。国内首都医科大学附属北京安贞医院曾观察长效β受体阻滞剂阿替洛尔（氨酰心安）对儿童和青少年马方综合征（MFS）主动脉根部扩张的临床治疗效，结论是β受体阻滞剂阿替洛尔对大多数儿童和青少年马方综合征的主动脉根部具有明显延缓扩张的效果，但对主动脉窦部已中－重度扩张者无效。

对于β受体阻滞剂有禁忌的患者，可选择血管紧张素转换酶抑制剂（ACEI）或者钙离子通道阻滞剂治疗。尽管目前尚无临床证据支持，但有研究发现ACEI可以抑制血管平滑肌细胞的凋亡，而血管平滑肌细胞凋亡在马方综合征患者主动脉发生囊性中层变性中发生重要作用，所以理论上ACEI可以治疗和防止马方综合征患者主动脉发生囊性中层变性，但尚需要更多的临床试验来支持其有效性。另外，美国约翰霍普金斯大学的Jennifer P Habashi及其同事在MFS小鼠模型中证实氯沙坦可以预防主动脉病变。

除药物治疗外，强烈建议马方综合征患者避免剧烈运动。由于几乎所有马方综合征患者均存在瓣膜受累，在牙科治疗、外科手术及复杂分娩时均建议给予的抗生素治疗以预防感染性心内膜炎。

（二）手术适应证

1. 马方综合征升主动脉瘤直径大于6cm，应作预防性手术。研究表明，升主动脉瘤直径大于6cm时，往往发生主动脉瓣关闭不全、夹层动脉瘤和主动脉瘤破裂等致命性并发症。一组临床资料显示，动脉瘤直径大于7cm，5年内病死率为72%~83%，直径小于7cm，5年病死率为14%~18%。在儿童马方综合征病人发现其有升主动脉及其瓣环扩张症时，应用β阻滞剂等内科治疗，尽量延期到能安放较大的人工瓣膜，避免反复手术。

2. 升主动脉直径虽然未达到6cm，但经过观察，升主动脉管径逐渐扩大或合并主动脉瓣关闭不全时，应择期手术，以防止左心衰竭。有主动脉破裂家族史，妊娠妇女合并主动脉根部扩张，应择期手术。

3. 升主动脉夹层动脉瘤，无论是急性或慢性夹层动脉瘤，均应进行手术治疗。如为急性夹层动脉瘤应急诊手术，否则病死率极高。

4. 二尖瓣关闭不全，常合并升主动脉瘤和主动脉瓣关闭不全。但也有单纯严重二尖瓣关闭不全或合并三尖瓣关闭不全。

5. 马方综合征病人在心电图上显示左室心肌劳损或伴有心力衰竭时，应进行手术治疗。

【预后】

马方综合征主要死于主动脉夹层破裂和心功能衰竭，主动脉夹层的危险性与3个因素有关：主动脉根部直径，主动脉根部扩张的速度和家族中是否有主动脉夹层破裂者。主动脉根部直径在3cm，在近几年内主动脉直径没有变化并且没有主动脉破裂家族史的患者，如果行预防性手术，预期寿命可以达到74.4岁。

（杨 明）

参 考 文 献

1. LJ Meijboom, GJ Nollen and BJM Mulder. Prevention of cardiovascular complications in the Marfan syndrome. Vascular Disease Prevention, 2004, 1:79-86.
2. van Karnebeek CD, Naeff MS, Mulder BJ, et al. Natural history of cardiovascular manifestations in Marfan syndrome. Arch Dis Child, 2001, 84 (2):129
3. Pyeritz RE. The Marfan syndrome. Annu Rev Med, 2000, 51:481
4. Yetman AT, Bornemeier RA, McCrindle BW. Long-term outcome in patients with Marfan syndrome: is aortic dissection the only cause of sudden death? J Am Coll Cardiol, 2003, 41 (2):329
5. Chatrath R, Beauchesne LM, Connolly HM, et al. Left ventricular function in the Marfan syndrome without significant valvular regurgitation. Am J Cardiol, 2003, 91 (7):914
6. Finkbohner R, Johnston D, Crawford ES, et al. Marfan syndrome. Long-term survival and complications after aortic aneurysm repair. Circulation, 1995, 91 (3):728.
7. Salim MA, Alpert BS, Ward JC, et al. Effect of beta-adrenergic blockade on aortic root rate of dilation in the Marfan syndrome. Am JCardiol, 1994, 74 (6):629
8. Shores J, Berger KR, Murphy EA, et al. Progression of aortic dilatation and the benefit of long-term beta-ad-

renergic blockade in Marfan's syndrome. N Engl J Med, 1994, 330 (19): 1335

9. Groenink M, de Roos A, Mulder BJ, et al. Changes in aortic distensibility and pulse wave velocity assessed with magnetic resonance imaging following beta-blocker therapy in the Marfan syndrome. Am J Cardiol, 1998, 82 (2): 203

10. Habashi JP, Judge DP, et al. Losartan, an AT1 antagonist, prevents aortic aneurysm in a mouse model of Marfan syndrome. Science, 2006, 312 (5770): 117

第七章　血液病与心脏

第一节　贫　　血

贫血是继发于多种疾病的一种症状。凡是循环血液单位体积中血红蛋白、红细胞计数和（或）血细胞比容低于正常值时即称为贫血。贫血是导致心排出量增加的最常见原因之一，长期严重贫血可以引起心脏结构及功能改变，导致贫血性心脏病，严重者引起充血性心力衰竭。

【病因和发病机制】

（一）病因

贫血的病因繁多，它可以发生于许多种疾病，主要包括红细胞生成不足、红细胞消耗过多和珠蛋白合成障碍。

1．红细胞生成不足

（1）造血原料缺乏　铁、叶酸、维生素 B_{12} 或维生素 B_6 缺乏均可造成血红蛋白合成障碍、导致营养性贫血。

（2）骨髓造血功能衰竭　主要包括原发性或获得性再生障碍性贫血，后者可由物理、化学和生物因素引起。所谓原发性再生障碍性贫血实际上也是一种原因不明的获得性再生障碍性贫血，临床上通称为再生障碍性贫血。

（3）继发性贫血　慢性肝脏疾病、慢性肾脏疾病、各种恶性肿瘤（包括各种白血病等血液系统肿瘤和其他恶性肿瘤有/或无骨髓转移）、慢性感染性疾病、结缔组织病和内分泌疾病等均可引起贫血。

2．红细胞消耗过多

（1）失血性贫血　由各种原因的急性失血或慢性失血所致，慢性失血性贫血最终常表现为缺铁性贫血。

（2）溶血性贫血　获得性因素主要是各种免疫性溶血性贫血；先天或遗传性因素主要是由于红细胞膜或酶的异常引起的溶血性贫血，其中膜的异常包括阵发性睡眠性夜间血红蛋白尿症（PNH）、遗传性球形红细胞增多症、遗传性椭圆形红细胞增多症等，酶的异常有葡萄糖-6-磷酸脱氢酶缺乏症（G-6-PD 缺乏）、丙酮酸激酶缺乏症等。

3．珠蛋白合成异常　包括各种珠蛋白合成障碍性贫血和异常血红蛋白病，如地中海贫血和镰状细胞贫血等。

（二）发病原理

红细胞是人体氧的载运工具，每克血红蛋白可以携氧 1.34 ml。贫血造成的直接后果是组织缺氧，但贫血症状（包括心血管系统症状）是否出现及其严重程度如何还取决于产生贫血的原因和原发疾病、贫血发生的快慢、血容量变化的程度、血红蛋白减少的程度以及心血管代偿的能力。通常人体可通过组织摄氧能力的增加、组织和器官中血液的重新分布、心血管系统和肺脏代偿功能增强以及红细胞生成能力增加等途径行使代偿功能，避免出现因贫血而引起临床症状。

急性贫血使冠状血管阻力骤然下降，慢性贫血则促使冠状血管间的旁路形成增加，两种情况均引起前负荷增加和后负荷减少。贫血发生后，由于组织缺氧、血黏度和系统性血管阻力降低，患者心率加快、心排出量增加、心脏前负荷增加而后负荷降低、心脏变时性和变力性作用增强，使血液循环加速、呈高动力循环状态，有利于维持足够的心排出量。

从病理生理方面讲，贫血发生后出现血红蛋白氧离曲线右移、血红蛋白与氧的亲和力减低，使得组织在氧分压下降情况下仍能摄取更多的氧。红细胞内2,3-二磷酸甘油酸（2,3-DPG）在调节氧合血红蛋白解离方面起着重要作用，血氧张力的降低促使红细胞内2,3-DPG浓度增加，它与脱氧血红蛋白的β-珠蛋白链结合能够降低血红蛋白对氧的亲和力，使血红蛋白在不增加氧分压的条件下能够释放出更多的氧供组织摄取利用。慢性贫血患者之所以能够耐受较严重的贫血，主要就是由于红细胞中2,3-DPG水平增加、使患者这种代偿能力增强。另外，贫血患者的血粘度降低、缺氧介导的血管扩张、一氧化氮（NO）活性增强以及微循环改变等因素引起心脏后负荷降低、静脉回心血量增加和左心室充盈增加，儿茶酚胺浓度增加和非儿茶酚胺介导的变力性作用导致左心室收缩力增强，缺氧对化学感受器的刺激和交感神经活性增强引起心率加快，这些因素都会促使心排出量代偿性增加。

但是，心脏储备功能和上述代偿功能都有一定的限度、代偿本身也要消耗能量和更多的氧，长期严重贫血和老年患者贫血时易于累及心脏导致贫血性心脏病，久之可导致心脏扩大、左心室肥厚和心功能不全。对于原先没有基础心脏疾病的患者，如果血红蛋白低于50g/L，可以引起充血性心功能不全；而对于原有心脏疾患者，贫血可以加重病情，尤其冠状动脉粥样硬化性心脏病患者的急性冠脉事件发生率明显增加。此外，长期严重贫血患者因反复大量输血使体内铁负荷增加，当体内积蓄的铁量超过巨噬细胞的贮铁能力时可沉积于心脏（含铁血黄素沉积），引起铁负荷过多性心肌病（血色病心肌病），使得病情进一步加重。

【临床表现和实验室检查】

（一）临床表现

患者的临床表现取决于贫血的严重性、贫血发生的速度、体力活动的强度和是否存在基础心血管疾病。轻度贫血和无基础心脏疾病的中度贫血患者较少有心脏症状。而中度以上贫血患者可以有乏力、心悸、气短，活动时尤甚；长期重度或极重度贫血患者可发生活动性呼吸困难和肺水肿等充血性心功能不全的症状。当患者存在冠状动脉疾病时，贫血会降低心绞痛发生的阈值，中度贫血的患者也可发生严重的心绞痛。如果患者已经出现心功能不全，短时间内大量输血或输液则可加重病情、引起急性心力衰竭表现。

轻度贫血时患者可以没有任何心脏体征。严重慢性贫血时查体可以发现窦性心动过速、周围血管扩张、水冲脉、脉压增大和心脏扩大。患者常出现心音亢进、第三心音和第四心音，在胸骨左缘可听到中度收缩期杂音，杂音可能因经过肺和主动脉瓣孔的血流速度加快和血黏度下降引起。少数情况下在心尖区或胸骨左缘可听到早期中度舒张期隆隆样杂音，这种舒张期杂音可能是由于经过二尖瓣或三尖瓣的血流增加所致，难以与二尖瓣或三尖瓣狭窄相鉴别，确诊需借助超声心动图并在贫血纠正后进行复查。患者还可能有下肢水肿、肝脏增大、颈静脉怒张、肺部啰音等充血性心功能不全表现。

其他有皮肤黏膜苍白、眩晕、耳鸣、食欲不振、恶心呕吐、腹胀、腹泻或便秘等表现。

（二）实验室检查

1. 血液常规　有中度以上贫血存在。贫血类型视贫血原因而异，需要进一步查明贫血原因，如缺铁性贫血多为小细胞低色素贫血，叶酸和（或）维生素 B_{12} 缺乏性贫血多为大细胞贫血并可伴有白细胞和血小板减少，而再生障碍性贫血一般属于正色素性贫血、也常常伴有白细胞和血小板减少。

2. 心脏检查　轻中度贫血时，心电图可以没有任何改变。重度贫血患者的心电图会出现类似于心肌病变的低电压、ST 段压低以及左心前区导联 T 波平坦或倒置等非特异性改变。

3. 胸部 X 线检查　主要表现为心影增大，有充血性心力衰竭者可有胸腔积液或心包积液表现。

4. 超声心动图　可以发现心脏扩大和左心室肥厚，后者常呈现“向心性肥厚”，室壁和心室腔内径成比例扩张，早期表现为收缩功能增强、久之出现收缩功能不全与射血分数下降。舒张功能多正常。

【诊断】

（一）贫血诊断

国内诊断贫血的标准：

贫血标准：成年男子血红蛋白低于 120g/L，红细胞计数少于 $4.0\times10^{12}/L$，或血细胞比容低于 40.0%；成年女子血红蛋白低于 110g/L，红细胞计数少于 $3.5\times10^{12}/L$，或血细胞比容低于 35.0%。

贫血严重度标准：Hb <30g/L 为极重度，Hb 在 30 ~ 60g/L 为重度，Hb 在 60 ~ 90g/L 为中度，Hb >90g/L 为轻度。

贫血形态学分类标准如下表（表 7-1）。

表 7-1　贫血的形态学分类

类　型	MCV（μm^3）	MCH（pg）	MCHC（g/L）
大细胞性贫血	>94	>32	310 ~ 350
正常细胞性贫血	80 ~ 94	26 ~ 32	310 ~ 350
单纯小细胞性贫血	<80	<26	310 ~ 350
小细胞低色素性贫血	<80	<26	<310

以骨髓形态分类：增生性贫血：骨髓增生活跃或明显活跃；增生低下性贫血：骨髓增生低下或重度低下。

（二）贫血性心脏病的诊断

长期慢性贫血病史，结合心脏病变，同时除外其他继发性心脏病变例如冠状动脉粥样硬化性心脏病、扩张性心肌病、甲亢性心脏病等，就可诊断为贫血性心脏病。

【鉴别诊断】

贫血性心脏病应与扩张性心肌病和冠状动脉粥样硬化性心脏病相鉴别。部分老年贫血患者可能同时存在冠状动脉粥样硬化性心脏病，贫血可加剧其病情。

贫血性心脏病发生充血性心力衰竭时也要和继发于输血相关性铁沉积症所致心肌铁浸润相鉴别，一般在贫血纠正、给予抗心力衰竭药物治疗后前者心力衰竭症状易于缓解，但铁负荷过多性心肌病变的心功能较难改善。

【治疗】

（一）病因治疗

首先应针对不同病因给予相应治疗。如缺铁性贫血在去除缺铁原因的同时给予铁剂治疗，如常用速力菲（琥珀酸亚铁）0.1g，口服、3次/日，同时加用维生素C每次0.1g、3次/日。叶酸和（或）维生素B_{12}缺乏所致巨幼细胞性贫血分别补充叶酸（每次5～10mg，3次/日）和（或）维生素B_{12}（每次100μg、5～7次/周，或500μg，1～2次/周，肌内注射）。因消化道肿瘤等所致慢性出血性贫血应进行肿瘤切除等治疗，肾性贫血患者可给予促红细胞生成素（erythropoitin，EPO）治疗，用量为6000 U，隔日1次、皮下注射，同时治疗肾脏疾病（如肾脏功能衰竭患者进行血液透析或肾移植手术）。

（二）输血

短期内难以去除病因、病因未明或难以纠正的重症贫血患者，可以通过输血以尽快缓解症状。但慢性贫血患者可能难以耐受由于输注全血而引起的血容量增加，不恰当的输血有可能诱发或加重心力衰竭，应采取少量、多次、缓慢输注浓缩的红细胞，于输血前给予利尿药物（如静脉注射呋塞米20～40mg），以避免发生急性肺水肿。

（三）心力衰竭的治疗

可以给予吸氧，改善缺氧状态。重症贫血并发心力衰竭应避免使用硝酸酯类药物和慎用洋地黄类药物，但对于伴有快速心室率的心房纤颤患者可以静脉注射毛花苷C（西地兰）或口服地高辛以控制心室率，注意监测血电解质。可以酌情选用血管紧张素转换酶抑制剂（ACEI）和β-受体阻滞剂。

【预后】

患者的预后主要取决于原发疾病。除了恶性血液病或病因难以纠正的贫血患者，多数贫血性心脏病患者预后较好。

第二节　溶血性疾病

溶血性疾病中常见的自身免疫性溶血性贫血、遗传性球形红细胞增多症很少引起心脏损害。镰状细胞贫血和地中海贫血等慢性溶血性疾病常可引起心脏病变，可发生心脏扩大、充血性心力衰竭和猝死。伴发于心脏疾病的微血管病性溶血也会引起心力衰竭。

一、镰状细胞贫血

镰状细胞贫血又称为血红蛋白S病，属于一种常染色体显性遗传性疾病，具有慢性溶血性贫血特点。本病是编码β-珠蛋白链的第6位氨基酸密码子谷氨酸→缬氨酸的突变所致，称之为HBS基因。这一点突变造成镰状血红蛋白去氧化时的多聚化和红细胞形状发生扭曲，因而引起红细胞的镰状畸形。镰状细胞贫血主要是热带非洲黑人的一种常见疾病，该地区HbS杂合子发生率高达20%以上，美洲的黑人移民中HBS基因携带率约为8%～10%，其他地区也有镰状细胞贫血发病的散在报道。发病者多是 HbS 纯合子，患者红细胞内血红蛋白几乎全部是 HbS。镰状红细胞变形性能较差，在毛细血管内易受到机械损伤，大量红细胞在脾脏和其他单核－巨噬细胞系统破坏。大约 1/3 的红细胞由于血管内溶血而破坏，严重溶血可引起慢性贫血。

本病主要见于儿童，病死率很高，仅少数能够生存到成年。本病常累及心肺系统，几乎所有镰状细胞贫血患者最终都有心脏扩大。儿童患者可由于进行性左心室扩大和心力衰竭而死亡，年轻患者易于发生肾衰竭、肺栓塞或感染。急性心肌梗死是本病的少见并发症，透壁性心肌梗死极为少见，主要是发生乳头肌梗死，这是因为乳头肌处于冠状循环的末端，侧支血管很少、易于出现缺氧。肺梗死是本病较常见的并发症，可能是红细胞淤滞引起原位血栓形成和栓塞所致。患者很容易发生感染，其中肺炎是经常发生的一种严重并发症。尽管患者肺功能损害较为常见，却很少发生肺动脉压升高和肺心病。

镰状细胞贫血没有特异性心电图改变。但有 80% 左右患者的心电图出现异常，包括左心室肥大、Ⅰ度房室传导阻滞、非特异性 ST 段和 T 波改变及异常的间隔 Q 波，后者被认为是间隔厚度增加所致。患者较少发生心律失常。对有心脏症状的患者进行超声心动图检查很有必要，它可以记录左心室室壁运动异常和左心室功能下降的情况，运动负荷后心脏功能异常表现为射血分数下降、左心室室壁运动异常和左心室充盈变缓。

本病诊断主要依据：①血红蛋白电泳主要成分为 HbS，无 HbA 和其他异常血红蛋白；②镰变试验阳性；③患者多数为黑人或有黑人血统者，仅少数例外；④父母都有镰状细胞特征的依据。

由于本病的遗传性疾病特点，目前尚无根治办法。一般采取对症治疗，如吸氧、预防和治疗感染，严重贫血者可以适当输血。脾脏切除对本病无效。已有同种异基因骨髓移植治愈本病的报道。

二、地中海贫血

地中海贫血是一组常染色体遗传性疾病，是由于基因遗传缺陷引起 β-或 α-珠蛋白生成障碍（分别称为 β 或 α 地中海贫血），临床上表现为溶血性贫血。

重症地中海贫血患者对输血有依赖性，通常在 10 岁前就出现严重的心脏病变，心力衰竭和心律失常是儿童患者最常见的死亡原因。患者的心脏表现部分归因于溶血所致的慢性贫血，而血管外溶血、经常输血和肠道铁吸收异常增加则使患者铁负荷增加而引起心脏铁沉着症。尽管贫血本身可以引起心脏扩大，但心脏铁负荷增加及伴随发生的收缩和舒张功能损害却是心脏损害的主要原因。多数患者在出现充血性心力衰竭的数月内死亡，偶有患者猝死，可能是心律失常所致。约半数贫血患者出现心包炎，常有反复发热、心前区痛和急性心包炎的特征性心电图改变。患者常有心包积液，有时需要进行心包开窗手术以缓解心脏压塞症状或预防渗出的反复。尸检发现包括心脏在内的所有内脏都有广泛铁沉积，心脏异常肥厚、有时是正常心脏重量的 2 倍，心脏呈深棕色、普鲁士蓝染色显示心肌细胞内含有大量铁，房室结常受累及。

心电图常表现为左心室肥厚、非特异性 ST 段和 T 波异常、室上性或室性期前收缩和Ⅰ度或Ⅱ度房室传导阻滞。胸部 X 线显示心脏轻至中度增大，心脏超声显示左心室舒张末期、左心房和主动脉根直径增加以及左心室室壁增厚和舒张期异常。心脏导管检查发现左心室舒张末期压力和容量、收缩末期容量中度升高伴有射血分数的下降。

本病确诊需要进行血红蛋白电泳或基因分析，显示 HbF 增加或 β 基因异常（β 地中海贫血）及 HbH 增加或 α 基因异常（α 地中海贫血）。

适当的输血支持治疗、脾切除和早期抗感染治疗可以使多数患者寿命延长。应尽量输注浓缩红细胞悬液，使血红蛋白水平维持在 100 g/L 以上，以保障儿童患者生长发育和避免心脏扩大与心力衰竭的发生。应用铁螯合剂可以治疗和预防铁负荷过多、改善左心室收缩功能，但一般主张 3 岁后或已发生铁负荷过多时才应用。对于巨脾或有脾功能亢进患者可行脾切除手术或大部分脾动脉栓塞术以减轻溶血。患者一旦发生心力衰竭和心律失常，尽管给予积极治疗也难以改变其自然病程。

三、心脏疾病伴微血管病性溶血性贫血

这一临床综合征可发生于许多有心脏缺陷患者，如主动脉狭窄、腱索断裂、主动脉瘤、心脏修补手术或瓣膜置换手术等。心脏瓣膜手术后微血管病性溶血性贫血的发生常与瓣膜类型、手术方式、外科技术有关。

随着新型外科技术的应用和新型瓣膜的出现，微血管病性溶血性贫血发生率似乎有所下降。心脏局部结构变化对红细胞的机械性损伤是造成溶血的原因之一，瓣膜关闭、新生内皮、湍流和抗红细胞抗体与溶血发生是否相关尚不清楚，也可能因人而异。但已知湍流增加是所有瓣膜疾病和心脏手术相关性溶血性贫血的特征。有时，手术后早期发生的溶血性贫血可能与手术中多次输血或与巨细胞病毒感染相关性淋巴细胞 - 脾大综合征相关。

患者溶血症状和体征可以突然或缓慢出现，可有不同程度的发热、黄疸和贫血。严重溶血性贫血可引起心脏扩大和心力衰竭表现。通常没有脾大。

实验室检查：血涂片出现较多碎裂红细胞（3% 以上）、严重溶血者可出现有核红细胞，骨髓红细胞系统代偿性增生活跃，血浆游离血红蛋白增加，网织红细胞常增多，血小板计数减少。间接胆红素增高，可有含铁血黄素尿。

对于湍流增加所致溶血综合征的根本治疗是针对心脏异常进行外科修补手术，例如瓣膜置换或修补、纠正瓣膜周围的泄漏。如果不能立即手术，卧床休息、补充铁剂和叶酸可能有一定帮助，严重急性溶血时可适量输血。

第三节　高嗜酸性粒细胞综合征

高嗜酸性粒细胞综合征（HES）是一组疾病的统称，特征是周围血嗜酸性粒细胞增多以及组织中嗜酸性粒细胞的浸润。多数患者发病原因不清，称为特发性嗜酸性粒细胞增多症。有些嗜酸性粒细胞增多则由过敏反应、自身免疫性疾病、肿瘤（如嗜酸性粒细胞白血病）或寄生虫感染等引起。高嗜酸性粒细胞综合征引起心脏受累或有心血管系统表现的患者约占 2/3。

【病因和发病机制】

高嗜酸性粒细胞综合征引起心脏损害的机制是，各种原因导致细胞毒性嗜酸性粒细胞过多生成并浸润心肌，嗜酸性粒细胞颗粒释放，颗粒中含有的过氧化物酶、主要碱性蛋白（MBP）、阳离子蛋白（ECP）和乙二醇二硝酸酯（EDN）均有细胞毒性，可对组织造成损伤，引起急性心包炎、心肌炎或心内膜炎（坏死期）。在邻近受损的心内膜壁上形成血栓

（血栓形成期），进一步引起局部或广泛纤维化（纤维化期）。

【病理表现】

高嗜酸性粒细胞综合征时除心脏受累外，肺脏、骨髓、肠道、肝脏和脑等许多器官亦可受累。心脏左、右心室常有累及，心室流入处和心尖部厚度增加。组织学上可有不同程度的以下变化：①急性炎症性、嗜酸性粒细胞性心肌炎和心内膜炎（也称 Löffler 心内膜炎）；②累及小冠脉血管的血栓形成、纤维蛋白样改变和炎症反应；③心腔内尤其左心室附壁血栓形成、血栓内常含有嗜酸性粒细胞；④心内膜及心肌纤维化。

【临床表现】

基本临床特征有体重下降、发热、咳嗽、皮疹和充血性心力衰竭。早期心脏浸润时可无症状，但随病程延长许多患者出现喘憋、心脏扩大、心律失常、左和（或）右心功能不全，可有收缩期或舒张期杂音。心内膜纤维化后表现类似于限制性心肌病。常发生系统性栓塞并导致神经系统和肾功能障碍。死亡原因主要是心力衰竭，也常常与肾脏、肝脏或呼吸功能不全相关。

美国国家卫生研究院（NIH）观察一组 50 例患者，心脏受累者占 26 例（54%），其中 42% 患者主诉有呼吸困难、27% 患者出现胸痛、35% 患者心脏增大、38% 患者发生充血性心力衰竭。

【实验室检查】

胸部 X 线显示心脏增大、肺淤血或肺浸润表现。心电图常有非特异性 ST-T 改变，也可能出现心律失常，尤其是心房颤动和右束支传导阻滞等。超声心动图通常显示左心室下后壁局部增厚，二尖瓣后叶增厚及活动受限或停滞，可能有心尖部血管的血栓形成。可有心房扩大和房室瓣反流。心脏收缩功能多正常。

当心内膜炎形成致密瘢痕时，其血流动力学结果类似于限制性心肌病，心室僵硬和心室腔缩小造成舒张期充盈下降。二尖瓣或三尖瓣支撑组织受累则造成房室瓣反流。心脏导管检查显示心室充盈压升高和二尖瓣或三尖瓣反流，具有特征性改变的是左心室心尖部闭锁但收缩功能基本正常。

高嗜酸性粒细胞综合征的确诊常需要进行经皮心内膜活检。

【治疗】

在高嗜酸性粒细胞综合征早期给予药物治疗，较晚期纤维化时进行手术治疗，对于改善症状和预后都有较好疗效。

激素是急性心内膜炎的首选治疗，激素与细胞毒性药物（尤其是羟基脲）联用则常可改善预后。常用泼尼松 1 mg/(kg · d)，至嗜酸性粒细胞降到正常后逐渐减量；羟基脲 1.0 ~ 2.0 g/d，可快速有效地控制白细胞数量。少数对标准治疗反应差的患者用干扰素治疗有效，常用干扰素-α 300 MU，3 次/周。

有心功能不全者，可根据病情常规给予地高辛、利尿药、减轻后负荷及抗凝治疗。一旦到了纤维化阶段，纤维化心内膜切除和二尖瓣或三尖瓣置换手术常可明显缓解症状。

病例 16 高嗜酸性粒细胞综合征

病例简介：患者男性，37 岁，因“间断眼睑、双下肢水肿，活动后胸闷 1 年余”入院。既往否认有高血压、糖尿病、高血脂等疾病。

入院查体：查体：生命体征正常，双肺清，心界不大，心律齐，未闻及杂音，腹软，移动性浊音阴性，双下肢轻度可凹性肿。

辅助检查： 血常规：白细胞 $20.1\times10^9/L$，嗜酸性粒细胞比例 63.5%，绝对计数 $12.7\times10^9/L$，血红蛋白、血小板正常；血涂片：嗜酸细胞增多占 47%；肝肾功能及尿常规正常。肿瘤标记物及免疫指标均正常。骨髓涂片：粒系嗜酸性粒细胞比例明显增高至 40.5%。心电图（图 54）：Ⅱ、Ⅲ、avF T 波低平，ST 段压低。超声心动图：左心室侧壁心尖部附着约 40mm×16mm 强回声团块，三尖瓣中度关闭不全，双房增大，少量心包积液。经食管超声心动图：限制性心肌病，左心室右心房附壁血栓，双房增大（左心房 72mm×50mm，右心房 66mm×57mm）。心脏磁共振（图 55、56）：右心室壁增厚，左右室壁舒张受限，可见左右室心内膜下延迟强化带，考虑嗜酸细胞浸润；右心房及左心室附壁血栓可能性大，双心房增大，以右心房为主，心包积液。

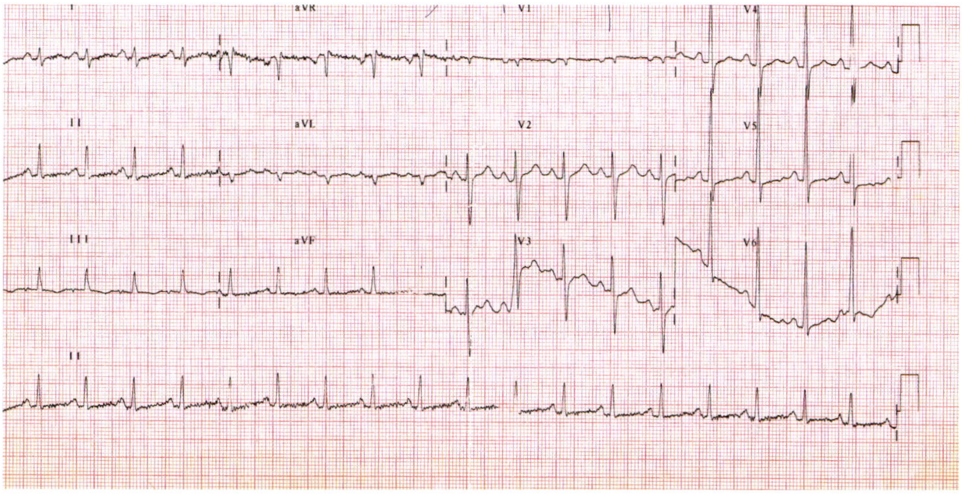

图 54　心电图显示Ⅱ、Ⅲ、avF ST 段压低，T 波倒置

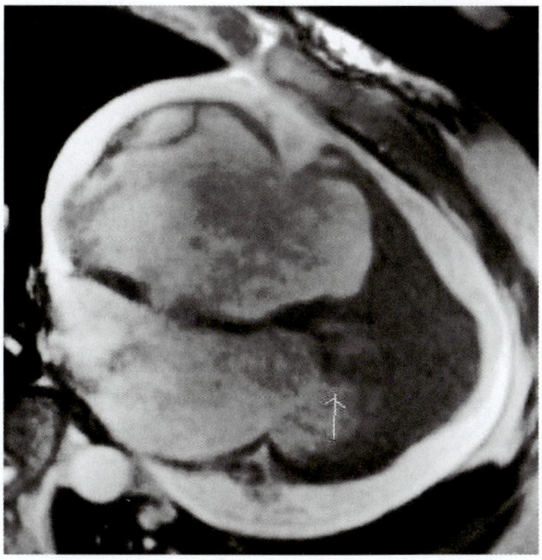

图 55　心脏磁共振提示左心室右心房内血栓影（箭头所示）

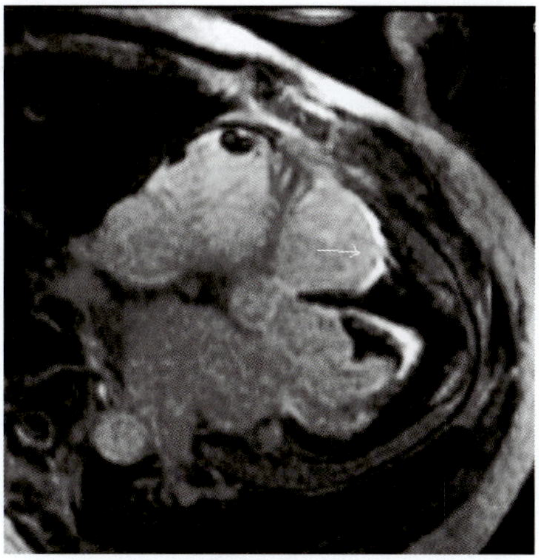

图 56　心脏磁共振提示左右室心内膜下延迟强化带（箭头所示），心包积液

最终诊断：嗜酸细胞增多症，心肌受累，限制性心肌病，心腔内附壁血栓形成。

病例分析：嗜酸细胞增多症是一组疾病的统称，特征是外周血嗜酸性粒细胞增多以及组织中嗜酸性粒细胞浸润。文献报道高嗜酸性粒细胞综合征的心脏受累可以高达40%，出现心脏受累的患者预后较差。嗜酸性粒细胞浸润心内膜会导致Löffter心内膜炎，临床表现为限制性心肌病以及心腔内血栓形成。本例患者外周血及骨髓涂片均提示有嗜酸性粒细胞血症，影像学检查提示有心内膜受累和心腔内血栓形成，应该考虑存在Löffter心内膜炎的可能性。

（病例提供　郭潇潇）

第四节　淀粉样变性

淀粉样变性是一组疾病，是由于一些蛋白成分通过不同病理机制形成独特扭曲的β-型折叠性片状纤维丝，这些纤维丝（即所谓的“淀粉样物质”）沉积在人体不同的组织和器官引起一系列临床表现。

【病因和发病机制】

传统上把淀粉样变性分成原发性、继发性和遗传性淀粉样变性三大类。由于对淀粉样物质研究的深入，目前的分类更为细化。原发性系统性淀粉样变性和伴发于恶性浆细胞疾病（多发性骨髓瘤等）的淀粉样变性，都是由一种单克隆浆细胞生成的免疫球蛋白轻链（AL蛋白）形成的淀粉样蛋白所引起。继发性系统性淀粉样变性则是一种非免疫球蛋白成分（AA蛋白）所致，多为慢性感染、慢性炎症或肿瘤引起。家族性淀粉样变性属于常染色体显性遗传性疾病，其淀粉样物质是一种称为甲状腺素载运蛋白的前白蛋白。老年系统性淀粉样变性是由心房尿钠肽样蛋白或甲状腺素载运蛋白（均属于前白蛋白）引起。还有其他几种少见类型的淀粉样变性。

【病理表现】

病理发现有轻度心房扩大，而通常没有明显的心室扩大。左右心附壁变厚、坚硬、顺应性差。淀粉样物质存在于心肌纤维之间，常有乳头肌的广泛沉积。心房和心室内膜常受累及。淀粉样变性常引起心脏瓣膜的局灶性增厚，但一般不会影响瓣膜功能。冠状动脉和静脉中层和基底层也常有淀粉样物质沉积，偶尔血管内膜也受累及。

【临床表现】

原发性和伴发于恶性浆细胞疾病的淀粉样变性常常累及心脏，也是患者死亡的主要原因之一，其中出现临床明显的心脏表现者约占淀粉样变性患者的1/3。继发性淀粉样变性引起临床有明显心脏表现者则不多见。家族性淀粉样变性有1/4患者出现显著的心脏病变，神经和肾脏病变常较突出，半数患者死于心力衰竭或心律失常。老年淀粉样变性的心脏表现程度不一，严重者发生心力衰竭。不论何种类型的心脏淀粉样变性，均男性多于女性，而且30岁以前发病者少见。

淀粉样变性累及心血管系统通常有以下4种表现形式。

（一）限制性心肌病

这是最常见的表现形式。右心功能不全症状为主，周围水肿多见，一般无阵发性夜间呼吸困难或端坐呼吸症状。

（二）充血性心力衰竭

这是第二种常见表现形式，是收缩功能失常所致。患者病情常进展较快，对治疗反应差。有时出现心绞痛症状。

（三）直立性低血压

这是第三种表现形式。发生于约 1/10 患者，可能是自主性神经系统、血管、心脏和肾上腺的淀粉样浸润所致。伴有肾脏淀粉样变性时，肾病综合征和低血容量可以加重这种直立性低血压。

（四）心脏刺激与传导异常

这是最少见的心脏淀粉样变性表现。患者可出现心律失常和传导失常，猝死相对多见。

体检常发现有充血性心力衰竭表现，以右心衰竭为主。房室瓣膜反流可出现收缩期杂音。有限制性心肌病患者可出现颈静脉充盈、房性奔马律（S4）、肝大、周围水肿和脉压变小。偶有第四心音，可能是心房淀粉样物质浸润所致。血压正常或偏低，随着疾病进展高血压患者的血压也降低。

北京协和医院回顾分析 32 例经病理确诊的原发性淀粉样变患者，其中有心脏受累表现的共 13 例，占 40. 6%（13/32）。13 例心脏淀粉样变患者 9 例（69. 2%）有充血性心力衰竭的症状和体征，其中 6 例（46. 2%）在发病 2 ~ 34 月（平均 10. 7 ± 11. 9 月）内死亡，死亡原因主要为心源性。

【实验室检查】

（一）胸部 X 线

尽管限制性心肌病患者的心脏大小可能正常，但胸部 X 线常显示心脏增大和收缩失常。充血性心力衰竭患者可有明显肺淤血。

（二）心电图

多有异常，其中最具特征性的表现（但常缺乏）是电压普遍降低。常有类似心肌梗死的表现，右心前区导联上 R 波变小或缺失，有时下壁导联上出现 Q 波。心律失常尤其房扑较常见。有时出现复杂性室性心律失常，有可能是猝死的前兆。常见房室传导失常，尤其在伴多神经病变的家族性淀粉样变性患者。窦房结常受累及，有些患者出现病窦综合征的临床与心电图表现。

北京协和医院 13 例心脏淀粉样变的患者中 9 例患者（69. 2%）心电图有 QRS 低电压表现，说明心电图 QRS 低电压在心脏淀粉样变患者中非常常见。6 例（46. 2%）患者有心律失常，其中心房纤颤 5 例（38. 5%）。室性期前收缩 1 例（7. 7%）。完全右束支传导阻滞、Ⅰ°房室传导阻滞、Ⅱ°房室传导阻滞和三束支传导阻滞各 1 例（23. 1%）。

（三）超声心动图

在病情进展的患者常常显示心脏壁增厚、心室腔变小、心房扩大和房间隔增厚，而且家族性比原发性淀粉样变性更为明显。左心室舒张功能失常，但收缩功能多数正常。有时超声心动图可能会发现早期亚临床心脏受累病例。尽管心脏瓣膜可能变厚，但其运动多属正常。心包渗出较常见、但很少引起心脏压塞。心脏室壁厚度增加常较显著，因淀粉样物质沉积而呈现颗粒样回声结构。有些患者心脏室壁厚度增加并不均一、类似于肥厚性心肌病。左心厚度增加伴有心电图低电压可与心包疾病或左心室肥厚相鉴别，这种特殊的电压/容积比率是心脏淀粉样变性的特征性改变。多普勒超声和放射性核素心室造影可显示出舒张功能异常，并能通过评价心脏受累的程度为淀粉样变性的预后提供依据。

心脏淀粉样变患者超声的典型表现为二维超声上可见增厚的左心室游离壁及间隔呈颗粒闪光点回声。有报道心肌回声增强伴颗粒样闪光点诊断心肌淀粉样变敏感性为87%，若同时发现房间隔厚度>6mm，则诊断心脏淀粉样变的特异性为100%。北京协和医院13例心脏淀粉样变的患者中有12例行二维超声心动图检查，左心室室壁厚度为6~20mm，平均12.5±3.8mm，9例（69.2%）患者左心室室壁厚度明显增厚（>12mm）（已除外由于高血压或瓣膜病变所致左心室肥厚）。其中3例（23.1%）患者心肌回声明显增强不均匀，表现为颗粒样闪光点，说明这种心肌的超声回声改变对心脏淀粉样变的诊断具有重要的意义。患者平均左心室射血分数为58.2±12.8%（35%~77%），其中有2例患者左心室射血分数明显减低（<40%），且2例患者均死亡。

（四）核素扫描

^{99}锝焦磷酸盐在淀粉样变性明显累及心脏时常呈强阳性，少数患者可有假阴性。阳性结果常提示心脏受累较重。以^{111}铟标记肌球蛋白抗体扫描也可用于测定心脏淀粉样变性。

【诊断】

淀粉样变的确诊依赖于病理检查刚果红染色阳性。腹壁脂肪组织穿刺是诊断淀粉样变性最为常用的方法，具有易操作、敏感性和安全性好的优点。直肠、齿龈、骨髓、肝脏、肾脏和其他各种组织活检也较为常用。如果腹壁脂肪穿刺结果阴性，右心室或左心室心内膜心肌活检有助于诊断。原发性淀粉样变患者可以合并多发性骨髓瘤，故提倡骨髓穿刺或活检。

北京协和医院分析32例原发性淀粉样变患者，其中多发性骨髓瘤伴发淀粉样变患者5例（15.6%）。所有患者均经病理确诊为淀粉样变，其中直肠活检10例，齿龈活检8例，舌及周围神经活检各6例，胸膜和骨髓活检各3例，肝脏、皮下脂肪、肾活检各1例，有2例死亡后尸检证实全身多系统淀粉样变。这说明多部位病理学检查对淀粉样变的诊断有非常重要的意义。

【治疗】

尽管烷化剂对原发性和伴发恶性浆细胞疾病的淀粉样变性（AL）有一定作用，但疗效常欠满意。对于原发性系统性淀粉样变性，秋水仙碱、美法仑（马法兰）、泼尼松3药合用可能取得较佳疗效。具体用法：秋水仙碱1.0~1.5 mg/d、分次，马法兰2 mg/d×3周，泼尼松40~60 mg/d。对于继发于恶性浆细胞疾病（如多发性骨髓瘤）的淀粉样变性，可针对性给予化疗，如M2方案或VAD方案（详略）。对于继发性系统性淀粉样变性的治疗首先针对原发病即慢性感染或炎症，也可加用秋水仙碱、马法兰及泼尼松治疗。

洋地黄类药物应慎用，因为心脏淀粉样变性患者对洋地黄类药物相当敏感，常规剂量即可能引起严重心律失常，这可能与地高辛选择性结合于心肌淀粉样纤维有关。同样，钙离子通道阻滞剂硝苯地平也能够结合于淀粉样纤维、增强心肌的负性变应力，可能会加重充血性心力衰竭症状。小心给予小剂量利尿剂和扩血管药物可以解除一些患者的心衰临床症状、但存在引起低血压的危险。由于心脏淀粉样变性引起心房活动明显减弱时存在着血栓形成的危险性，即使没有房性心律失常，对有抗凝治疗指征的患者也应给与抗凝治疗。对于心脏传导系统明显受累的患者，植入临时起搏器有一定帮助。

有些患者接受心脏移植后由于其他器官淀粉样变性仍有进展，长期疗效欠佳（有研究4年存活率为39%），因此对这些患者不提倡进行心脏移植。但对于家族性淀粉样变性患者，可以采取心脏、肝脏联合移植方法，因为循环中的甲状腺素转运蛋白产生于肝脏，肝脏移植后可得到纠正。对于老年淀粉样变性目前尚无有效措施，可按原发性系统性淀粉样变性处理。

【预后】

原发性系统性淀粉样变性的预后一般不良，多数患者在 1 ~ 4 年内死亡，少数患者生存期较长；伴发于多发性骨髓瘤的淀粉样变性患者中数生存期短于 12 个月；继发性系统性淀粉样变性的预后主要取决于原发病性质。文献报道原发性淀粉样变患者出现充血性心力衰竭后预后极差，平均生存期为 4 个月，但也有长期存活至 5 年以上。北京协和医院 13 例患者死亡 6 人，且所有 6 例患者均有充血性心力衰竭的表现，在发病 2 ~ 34 个月（平均 10.7 ± 11.9 月）内死亡，说明心力衰竭的患者预后差。

病例 17　淀粉样变性
——胸闷气短、双下肢水肿

病例简介：患者男性，48 岁，因“胸闷气短 6 个月，双下肢水肿 5 个月，夜间阵发性呼吸困难 1 周”入院。既往无高血压、糖尿病、肾脏病史。

入院查体：BP 80/60mmHg，HR 76 次/分，双侧颈静脉充盈，双下肺呼吸音低，未闻及明显干湿啰音。心界向左下扩大，心音遥远，心律齐，心尖区可闻及 2/6 收缩期杂音。肝肋下 3cm，肝颈静脉回流征（+）。脾肋下 1cm，移动性浊音（-）。双侧下肢轻度可凹性水肿。

辅助检查：血常规正常，24h 尿蛋白定量：5.52g。肝肾功能：白蛋白 27 g/L，肌酐 125μmol/L。肌酸激酶、肌钙蛋白均正常。B 型利钠肽 2350 pg/ml。蛋白电泳、免疫电泳、血轻链均正常。抗核抗体、抗双链 DNA 均阴性。甲状腺功能正常。胸片：双侧胸腔积液。心电图（图 57）：肢导低电压。超声心动图（图 58、59）：心肌回声增强，呈颗粒样改变，

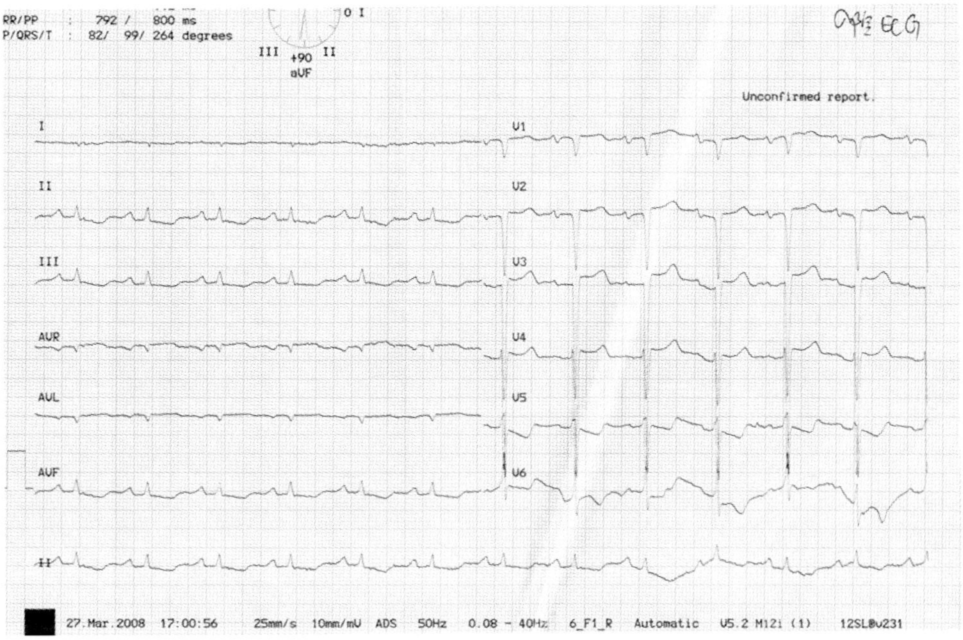

图 57　心电图提示肢体导联低电压

符合浸润性心肌病，心肌淀粉样变性的可能性大。左右心房增大，左右室壁肥厚（左心室后壁厚度 17mm，室间隔 15 mm），射血分数 40.8%，左心室限制性舒张功能减弱，少量心包积液。腹部 B 超：双肾增大。为进一步明确诊断行心内膜活检，提示：部分心肌萎缩，细胞排列紊乱，心肌细胞间质增生，有淀粉样物质沉积，刚果红染色阳性（图 60）。

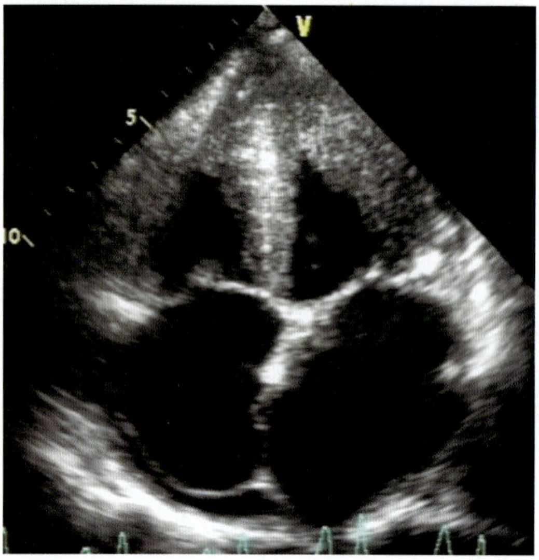

图 58 超声心动图提示左右室壁增厚，心肌回声呈颗粒样改变

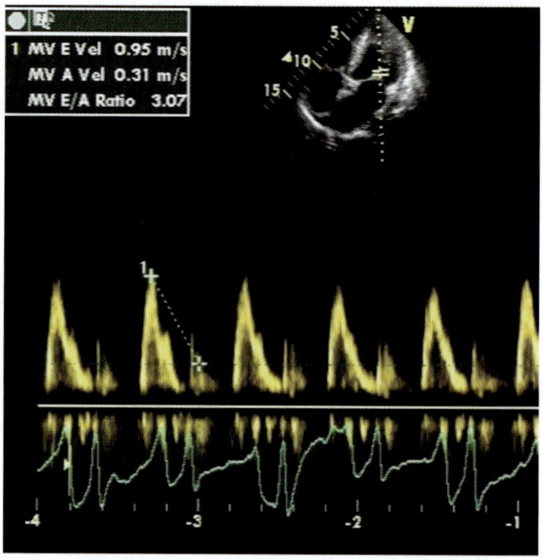

图 59 超声心动图二尖瓣血流频谱示左心室呈限制性舒张功能减低

最终诊断：系统性淀粉样变性。

病例分析：原发性系统性淀粉样变可累及全身多个系统，包括心脏、肾脏、骨髓等，在心血管方面多表现为心肌肥厚、心力衰竭、直立性低血压和心律失常。心脏淀粉样变性会导致心肌肥厚，但心电图的表现为肢导低电压，超声心动图可见心肌特征性颗粒样改变，病理发现的刚果红染色阳性物质是明确诊断的金标准。此病预后较差，文献报道如果出现充血性心力衰竭，平均生存期仅 4 个月。临床上应与瓣膜病、高血压或肥厚性心肌病等导致的心室肥厚相鉴别；由于可以累及全身多个系统，患者还会出现大量蛋白尿、肝脏增大、低血压等表现，为明确诊断，必要时可行心内膜活检。

（病例提供 郭潇潇）

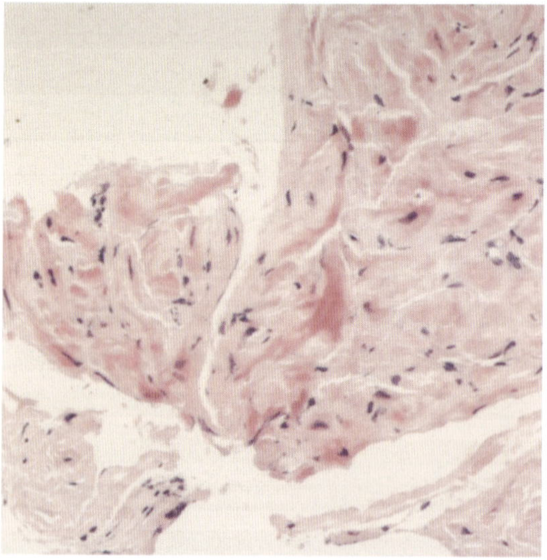

图 60 心肌活检

可见部分心肌萎缩，细胞排列紊乱，心肌细胞间质增生，有淀粉样物质沉积

第五节 血 色 病

血色病是一组因体内铁负荷过多引起的疾病，分为原发性和继发性血色病。原发性血色病是一种常染色体隐性遗传性疾病，继发性血色病则发生于少数因其他疾病需要长期、大量输血的患者。血色病患者由于体内铁负荷过多引起铁在某些器官和组织的实质细胞的过多沉积，尤其可累及重要器官如肝脏、胰腺、心脏和脑垂体等，使受累器官发生广泛纤维化，造成组织损伤和器官功能损害。

【病因和发病机制】

（一）原发性血色病

它属于一种常染色体隐性遗传性疾病。病变基因位于6号染色体短臂上，与组织相容性抗原（HLA）位点相邻近，这一基因被称为HLA-H或HFE。血色病基因编码一种由343个氨基酸组成的HLA-1类蛋白，HLA-H突变引起282位点的半胱氨酸（Cys282）被酪氨酸替代（以Cys282Tyr表示），大约发生于83%的血红蛋白病患者、而且82%以上的患者为纯合子。少数患者不是Cys282Tyr突变纯合子、可能存在着其他HLA-H基因异常。HLA-H可能是一种支配肠壁细胞和吞噬细胞释放或滞留铁的转运分子或信号分子。

正常情况下人体内保持有3～4g铁，铁的吸收和贮存处于动态平衡，小肠黏膜吸收的铁相当于丢失的铁、大约男性1 mg/d和月经期妇女1.5 mg/d。在血红蛋白病患者中，肠黏膜吸收的铁远多于体内需要量、在4 mg/d以上。血色病患者铁蛋白合成和转铁蛋白受体的调节作用和对失血的代偿反应均正常，推测铁在肠黏膜和网状内皮细胞的转运有异常，但其机制还不清楚。疾病早期血浆铁、转铁蛋白饱和度和铁蛋白进行性增加；到进展期时，体内贮存的铁量达20 g以上，主要沉积在肝脏、胰腺和心脏等实质细胞中，其中心脏中铁增加5～25倍。铁是多种重要酶的辅因子，细胞内铁负荷过多引起溶酶体破裂并释放出各种溶酶、细胞器内脂质过氧化反应、刺激胶原合成等，从而造成细胞损害并最终导致组织和器官损伤。

酒精能够促进铁吸收，是原发性血色病一个特殊的危险因素。西方血色病患者约40%伴有酒精性肝病，有些患者属于遗传性血色病杂合型，由于酗酒而发展为典型的血色病。

（二）继发性血色病

红细胞生成障碍性疾病如铁粒幼细胞贫血、地中海贫血等，由于血红蛋白无效合成或合成缺陷、铁利用不良或溶血，以及肠道铁吸收增加、接受铁剂治疗和反复输血等原因，造成体内铁负荷过多和继发性血色病。

再生障碍性贫血、纯红细胞再生障碍性贫血患者，由于反复多次输血，加上造血功能不佳、铁的利用减少，大量铁在体内积聚，可造成铁负荷过多。正常人全血含铁量约800 μmol/L（448 mg/L），如果输血量超过10 000 ml，可能造成输血后血色病。

地中海贫血、再生障碍性贫血患者即使反复输血，仍常有明显贫血。贫血对心脏的影响加上出现铁负荷过多引发的心肌病变，可以导致危及生命的心力衰竭。

【病理表现】

患者心脏扩大、室壁增厚。心肌铁沉积发生于肌质网状结构内，以室壁外侧区域多见、心内膜下次之、室壁中间区域少见。心室比心房受累严重。心脏传导系统受累多见，心肌退行性变和纤维化也常有发生。心脏功能失常的程度与沉积于心肌的铁量呈正比。心脏铁沉积严重者无一例外都存在心脏功能不全。

【临床表现】

（一）原发性血色病

原发性血色病患者由于体内铁负荷过多常常经过很长时间才能影响器官功能，因此出现症状较晚（多在 40～60 岁），20 岁以前出现症状者甚少见（少年型血色病等除外）。国内报道的发病年龄较国外为早（中位年龄 30 岁）。尽管原发性血色病纯合子型男女患病率并无差别，但有症状病例中男性比女性多 5～10 倍，而且男性患者发病常较年轻、症状也较严重。这是由于女性患者月经期和妊娠期的失血起到相对保护作用而延缓了症状出现，因此女性患者在绝经期前很少临床症状。

患者的非心脏表现有皮肤呈“古铜色”外貌。肝脏受累可引起肝硬化和肝功能衰竭，发生肝细胞肿瘤的危险性增加。胰腺受累可致糖尿病。垂体受累则引起性欲减退和其他内分泌异常等。

大约 1/3 血色病患者有较明显的心脏表现，在年轻患者中更多见。主要表现为各种房性和室性心律失常、心脏传导阻滞，心电图上还有低电压、ST 段和 T 波改变，推测是心肌功能紊乱和铁沉积在房室结与传导系统所致。患者最终可出现具有限制性心肌病特征的双侧心室扩大和心力衰竭。心力衰竭是患者死亡的主要原因之一。

（二）继发性血色病

继发性血色病临床表现与原发性者基本相似，男女发病情况无明显差别、但发病年龄随原发病而异。由于患者可能有贫血性心脏病因素的参与，心律失常和心力衰竭较为多见，发病年龄也常较为年轻。

【诊断】

患者同时出现肝大、皮肤色素沉着、糖尿病、心脏病、关节炎时常提示有血色病的可能。其他家族成员的患病情况、饮酒史、铁摄入、大剂量维生素 C 的摄入（可以促进铁吸收）等病史要仔细询问。要进行适当的检查除外其他血液病造成的铁沉积（继发性血色病）。通过物理检查、X 线和有关器官的功能检查以确定肝脏、胰腺、心脏和关节病受累情况。不论是否出现组织器官损伤，都应该进行相关检查以证实体内总铁贮存增加、尤其是实质组织中铁浓度增加，才足以确立诊断。

血色病的铁代谢异常指标有：①血清铁常 >180 μg/dl；②血清转铁蛋白饱和度显著升高、常 >62%；③血清铁蛋白明显增加，常 >500μg/L 甚至 >1000μg/L，血清铁蛋白是反映体内铁贮存的较好指标；④去铁胺排铁试验阳性，即 24 小时尿排铁 >2 mg。

肝脏和心脏磁共振（MRI）扫描对诊断有一定价值。肝脏 MRI、血清铁蛋白水平和肝活检铁浓度之间有较好的相关性。MRI 是诊断心脏受累的较好方法，动态梯度和螺旋 MRI 显示受累心脏与骨骼肌信号密度之比异常降低。超声心动图检查与其他心肌病变类似、没有特异性。

血色病确诊必须靠脏器活组织检查，常以肝活检测定肝脏铁浓度作为铁负荷过多的金标准，而且可以判断肝硬化存在与否。通过心肌内膜活检可判断心脏铁沉积。

【治疗】

由于原发性血色病和继发性血色病发病基础不同，治疗选择上有所区别。

（一）原发性血色病

1．放血治疗　静脉放血是首选治疗，放血的频率参照血清铁水平、以维持体内铁贮存在正常范围为宜，终点是使患者呈现轻度缺血性贫血。放血疗法对于组织内铁沉积过多之前得到早期诊断的患者尤其有利；即使有脏器的早期损害，通过放血减轻铁负荷也能够改善脏器功能。每移去 1 个单位红细胞可大约驱除 200～250 mg 铁。虽然放血后患者铁的吸收会增加（约 5 mg/d）、并有正常的红细胞生成以补偿放血移去的红细胞，但体内铁为负平衡。放血治疗分成两个阶段：快速序贯阶段和终身维持阶段。

快速序贯阶段：一般每周放血 1～2 次、每次 400ml（1 个单位红细胞），共需放血 50～100 次才能达到治疗目的，所需时间为 1～2 年。经过放血治疗后，患者心功能可得到恢复或改善。

终身维持阶段：经过以上放血治疗后，还需终身维持放血治疗。通常 2～6 个月放掉全血 400 ml，使患者维持正常的血细胞比容、血清铁蛋白浓度保持低水平（<50ng/ml）。

2．铁螯合剂治疗　如果疾病诊断较晚，患者已经有较为明显的脏器损害表现，可以给予铁螯合剂辅助治疗，具体用法见以下继发性血色病治疗。

（二）继发性血色病

由于这类患者本身常有较严重的贫血，静脉放血不是其治疗选择。目前主要通过铁螯合剂治疗移除体内适量的铁、缓解因铁负荷过多造成的机体脏器功能损害。这种治疗必须尽可能在疾病早期开始以防止器官损害，若是在铁负荷异常增加时开始用药则很难移除足够数量的铁、也很难逆转病情进展。

1．去铁胺（首选治疗）

（1）作用原理　去铁胺是一种螯合剂，可与游离或蛋白结合的铁离子形成稳定的水溶性铁胺复合物。理论上 1g 去铁胺可结合 85mg 三价铁离子，而且在酸性条件下这种结合作用更强。本药对二价铁也有较弱的亲和力，所形成的铁胺复合物均能够从尿液和粪便中排出。去铁胺对转铁蛋白中的铁离子清除作用不强，也不能清除血红蛋白、肌球蛋白、细胞色素等的铁离子，因此不会导致缺铁性贫血。

（2）用法　本药口服吸收很少，而皮下、肌内或静脉给药后吸收迅速并分布到各组织，药物在血浆和组织中被酶代谢较快，因此最好是持续皮下或静脉应用、定期给药、输注时间要足够长，这样才能螯合足够的铁。其具体用法有：①在腹壁皮下安置携带式微量输液泵，去铁胺 20～40 mg/kg、泵入 8～12 小时，每周 3～7 次；②没有微量输液泵时可按以上用量加入生理盐水中静脉滴注；③肌内注射去铁胺 10 mg/(kg·d)，疗效逊于持续输注用法；④当血清铁 >53.7μmol/L 时，可静脉冲击输注去铁胺 80～100mg/(kg·d)，5～15 mg/(kg·h)、连用 3～5 天，也可在输血时加入血液中或冲入生理盐水中滴注。

3．注意事项　去铁胺禁用于对本药过敏、有严重肾功能不全、3 岁以下患者和妊娠妇女。不良反应有：肌内注射时局部有疼痛感，静脉输注速度过快时可发生皮肤潮红、心动过速、甚至休克。长期用药可能发生眼、耳毒性。少数患者出现眩晕、惊厥、肝功能异常、腹痛、腹泻、下肢肌肉痉挛、心律失常、血小板减少、排尿困难等。

维生素 C 可增加去铁胺与铁离子的结合和铁胺的排泄，但也会与食物中铁剂络合形成易于吸收的二价铁、增加肠道铁吸收，因此血色病患者应避免口服维生素 C。

2. Deferiprone　属于一种口服铁螯合剂，其疗效不如去铁胺，去铁作用仅相当于去铁胺的60%。用量为75mg/(kg·d)、分3次服用。副作用有粒细胞缺乏（发生率约1%）、关节痛、胃肠道反应、肝酶升高等。还有其他口服螯合剂在临床试验中。

（三）心脏并发症的治疗

对于有心律失常的患者，可以针对性给予治疗心律失常的药物。如果患者已经发生心力衰竭，则给予吸氧、强心药物或利尿药等治疗。对有不可逆性心脏病变的血色病患者有成功进行心脏移植的报道。

【预后】

原发性血色病的预后与并发症的严重性有关。原发性血色病如在发生肝硬化前就积极进行放血治疗，其生存期和一般人群相差不大；如果患者已经发生心力衰竭、肝硬化、肝功能不全、糖尿病，则预后较差，但如果通过放血治疗等去除体内过多的铁贮存则可改善患者的生存期，经放血治疗后患者中位生存期从 18 个月提高到63 个月、5 年生存率从 33%提高到89%。主要的死亡原因是心力衰竭、肝硬化门静脉高压、肝功能衰竭及肝癌。

继发性血色病的预后往往较差，主要由于患者血色病常发生在较严重的慢性贫血基础上。血色病的发生表明疾病已进入晚期，给予积极治疗可能会延缓生存时间，但常常难于挽救生命。

第六节　血黏滞度增加相关的疾病

一、红细胞增多症

红细胞增多症是一组疾病，其定义为单位体积的外周血中红细胞计数、血红蛋白浓度和血细胞比容升高，共同特点是红细胞数增多。红细胞增多症可分为绝对性和相对性红细胞增多症两大类。相对性红细胞增多症是由于血浆容量减少引起的红细胞容量相对增加，可发生于腹泻、出汗过多、烧伤、休克等引起的血液浓缩及高血压、饮酒等一些“应激”状态。绝对性红细胞增多症是指红细胞生成增多和红细胞容量的绝对增加，总血容量也增加。绝对性红细胞增多症又分成原发性和继发性两种。原发性红细胞增多症主要指真性红细胞增多症，属于骨髓增殖性疾病的一种。继发性红细胞增多症是由于缺氧、肿瘤、肾脏疾病等引起，有些与促红细胞生成素（EPO）分泌的异常增加相关（如与低氧相关的疾病，如发绀型先天性心脏病和肺脏疾病），有些则存在着 EPO 生成的异常增加（如肿瘤和许多肾脏疾病）。

尽管红细胞增多症的症状主要取决于基础疾病，但全血容量和红细胞容量增加引起的血黏滞度增加也是导致患者出现某些病症的直接原因。血循环中理想的血细胞比容水平应略低于40%，血黏滞度随着血细胞比容呈指数增加，血流速率则随血细胞比容增加呈线性关系下降。输送至身体各部位的氧量与血流速率和动脉血氧含量的乘积呈正相关。真性红细胞增多症时尽管血黏滞度增加，但由于高血容量、高心排量和高动脉氧含量而使组织的氧输送趋向于升高；而对继发于低氧血症的红细胞增多症而言，动脉血氧含量和心排量的增加则属于一种代偿反应，是为了改善对组织的氧输送。随着血细胞比容进一步增加至50%以上、血黏滞度增加更加明显时血氧输送都会减少。随着血容量增加、血黏滞度增加和血流缓慢，患者逐渐出现毛细血管扩张、栓塞或出血、缺氧等一系列病理生理改变和临床表现。

（一）真性红细胞增多症

真性红细胞增多症是一种获得性多能造血干细胞的克隆性、恶性增生性疾病，不仅红细胞增多，而且粒细胞和血小板也常有克隆性增生的失调控。有作者把真性红细胞增多症与原发性血小板增多症、骨髓纤维化、慢性粒细胞白血病等归入骨髓增生性疾病（MPD）。真性红细胞增多症的临床特点是发病缓慢、病程较长，红细胞明显增多、全血容量增加，常伴有白细胞和血小板总数增多，皮肤黏膜呈绛红色、脾脏肿大等。

1. 病因及发病机制　本病的病因仍不清楚。推测本病红细胞增多的机制有：①干细胞克隆性增生；②干细胞对EPO的敏感性增强；③可能有其他异常的细胞因子作用于正常干细胞。

认为本病是干细胞克隆性疾病的依据是，在黑人真性红细胞增多症伴X连锁G-6-PD缺乏症杂合子的女性患者中，红细胞、粒细胞、血小板和B淋巴细胞均示A型同工酶，但其皮肤成纤维细胞则为A和B型同工酶，这提示病变为造血干细胞起源。另有研究发现本病与造血干细胞的基因变异有关。

正常情况下，红细胞数量维持动态平衡，它受EPO调节。本病患者体内EPO水平减低或正常。体外骨髓培养时不加或仅仅加入正常培养所需EPO最低浓度的1/10量也可形成红细胞集落（CFU-E）时，称之为自发性或内源性红细胞集落，实际是由于患者体内微量的EPO即可刺激红细胞集落生成；如果在体外培养CFU-E时加入抗EPO抗体则可抑制集落生成，这也说明患者红细胞集落生成仍受EPO调节。

2. 临床表现　本病发病率并不高，约0.10～2.60/10万人，存在种族差异。男性发病率比女性多，发病率随年龄增长而逐渐增加。国外平均发病年龄男性67岁、女性60.5岁，我国病例平均发病年龄48.1岁。

起病多缓慢，有些病例在正常查体化验血常规时发现本病，有些则是出现并发症后才进一步得到诊断。常见症状有头晕、乏力、心悸、盗汗、怕热、体重下降、呼吸困难及多血质。有些患者出现严重的瘙痒症、常因热水浴而加重。严重者尚可引起头痛、眩晕、视力障碍、卒中、昏迷等神经症状。

心血管表现可有高血压、心绞痛、心肌梗死和充血性心力衰竭。出血和血栓事件较常见。由于血管扩张和内膜损伤、组织缺氧及血小板异常，患者可以出现出血症状（约1/4患者发生），常见为皮肤淤斑和牙龈出血，有时发生咯血、呕血、便血、月经过多或手术后渗血不止等。有些患者可以合并上消化道溃疡、出血。由于血黏度增加、血流缓慢，易致各部位血栓栓塞（有报道发生率约40%～60%），最常见的严重并发症有脑血管意外、心肌梗死、深静脉血栓形成和肺栓塞，脑血管意外约占血栓事件的1/3。患者还可发生肝静脉血栓形成、引起Budd-Chiari综合征，也有发生肠系膜动脉栓塞者。国内报道的血栓并发症较国外为少。血栓形成和出血具有不可预测性，尤其在血小板计数较高时可能同时发生血栓形成和出血。

体征上，患者皮肤黏膜呈绛红色，尤其是颜面部、指趾端、口腔黏膜和舌体，并有血管扩张和充血。肝、脾大常见，脾大较肝大显著。心脏可有轻度扩大。

3．实验室检查

（1）血象 血液呈暗红色。红细胞多在 $6.5\times10^{12}/L$ 以上，血红蛋白大于 180 g/L，血细胞比容多在 60%～80%，网织红细胞无明显变化。白细胞数多升高，分类中性粒细胞、嗜酸粒性和嗜碱性粒细胞可稍增多。血小板数常增多，一般在（300～1000）$\times10^9/L$。

（2）骨髓象 骨髓增生明显活跃或活跃，粒、红和巨核细胞 3 系增生，尤以红系及巨核细胞系增生显著。疾病晚期可发展为骨髓衰竭和骨髓纤维化、出现骨髓“干抽”现象。

（3）红细胞容量测定 ^{51}Cr 标记红细胞测定全血容量和红细胞容量增加，其中红细胞容量男性≥36 ml/kg 体重，女性≥32 ml/kg 体重。

（4）其他检查 红细胞寿命正常。血黏滞度增加、是正常值的 5～8 倍，血沉明显缓慢。动脉血氧饱和度正常。中性粒细胞碱性磷酸酶（NAP）活性增加（积分 >100），血清 LDH、尿酸和维生素 B_{12} 可升高。

少数患者有染色体核型异常，以 +9 最多见，其他有 20q－、+8 等染色体。本病进行骨髓 CFU-E 培养时可不加 EPO，这与继发性红细胞增多症明显不同。

4．诊断与鉴别诊断 根据临床有多血症表现、高血压或血栓形成、脾大，结合以上主要实验室检查对本病可做出诊断。

本病主要应与继发性或相对性红细胞增多症相鉴别（参见以下有关内容）。

5．治疗 本病治疗目的是使红细胞容量及全血容量降低，缓解临床症状、防治并发症，延长患者生存期。治疗方法包括静脉放血、^{32}P 放射疗法和化学治疗等。

（1）放血治疗 此方法安全易行，短期内可使血容量恢复正常、消除症状。可单独应用或与其他治疗合用。方法：每次放血 200～500 ml，每周 1～2 次，直至血细胞比容达正常值（40%～45%）。维持治疗可根据病情每 3～4 个月放血 500～1000 ml。对于白细胞和血小板升高不明显患者也可采用血细胞分离机进行红细胞单采术，一次去除红细胞 800～1500 ml，可迅速使红细胞数和血细胞比容恢复正常。

（2）^{32}P 治疗 ^{32}P 为 β 射线放射性核素，用于选择性内照射治疗，可聚集在骨髓增生活跃的细胞甚至造血祖细胞中。尤其适用于老年或羟基脲治疗无效患者。可以口服或静脉注射用药，首剂给予 2～3 mCi/m^2，多数患者 4～8 周内血象恢复正常，可以缓解数月至 3 年；如 3 个月后血象未纠正，可第 2 次给药，剂量增加 25%；少数患者需第 3 次给药，但 1 年内总剂量不超过 15 mCi。^{32}P 可能会诱发白血病（发生率约 15%），一般在用药后 2～8 年内发生。

（3）化学治疗 通过抑制骨髓造血功能起作用，尤其适用于伴有血小板明显增多、有肝脾肿大或老年患者伴有心血管疾病不能耐受反复静脉放血治疗者。用药过程中应定期监测血象。常用羟基脲 1.0～2.0 g、2 次/日，根据血象调整剂量，当血象降至基本正常、症状减退、脾脏缩小后以最小剂量（0.5～1.0 g/d）维持。其他常用药物：①白消安：2～6 mg/d，分次口服；②苯丁酸氮芥：4～6 mg/d，分次口服；③马法兰：4～6 mg/d，分次口服；④环磷酰胺：100～200 mg/d。目前认为羟基脲引起白血病的可能性极小，其他化学治疗药物则存在白血病转变的可能性。

（4）干扰素-α 也常用于治疗真性红细胞增多症，用法：（3～5）$\times10^6$ U/m^2 体表面积，皮下注射，3～5次/周，取得疗效后可减量维持治疗。总有效率70%～80%。

（5）其他治疗　主要是针对并发症给予相应处理。伴有高血压者，给予降压药物；有血栓形成者，给予肝素、低分子肝素或华法林抗凝治疗；有出血并发症者，给予止血等处理。

6. 预后　病程长短与发病年龄、有无并发症、治疗方法等有关。如无并发症，治疗后病程一般可达10～20年，不予治疗者病程约为18个月。伴有白细胞和血小板增多者预后差，有并发症者病程缩短。死亡原因以血栓事件为多，其次为白血病、肿瘤、出血、骨髓纤维化等。

（二）继发性红细胞增多症

1. 病因　继发性红细胞增多症可由以下原因引起：①组织缺氧：如慢性肺脏疾病、先天性心脏病、动静脉瘘、高原居住、新生儿缺氧等；②肾脏疾病：如肾盂积水、多囊肾、肾动脉狭窄等；③肿瘤：如肾癌、Wilm瘤、嗜铬细胞瘤等；④家族性红细胞增多症。上述原因均可导致肾脏EPO分泌或生成增加、刺激红细胞生成，红细胞和全血容量增加，引起红细胞增多症所致相关的临床表现。随着对病因的治疗，症状和体征也通常得到改善。

2. 临床表现　当血细胞比容超过60%时通常会发生高黏滞症状和体征。由于血容量过多和容量负荷增加以及由于血黏滞度增加造成血管阻力增加，心脏功能可能受到影响。主要临床表现有发绀、头痛、眩晕、耳鸣、血栓形成和出血。有报道发绀型先天性心脏病引起的继发性红细胞增多症患者发生心肌梗死者。

3. 治疗　对于继发性红细胞增多症患者，首先要针对病因治疗，如肺病、先天性心脏病、肾脏疾病和肿瘤的治疗。有心脏缺陷者进行外科纠正后可以使氧饱和度、血细胞比容和血容量恢复正常。不能短期内解除病因者，通过放血治疗或红细胞去除术可以降低血黏滞度和血管阻力，增加心排量、改善全身组织的氧输送。在放血过程中要监测动脉血压、心率和全身状况，避免血容量的急剧下降。

（三）相对性红细胞增多症

相对性红细胞增多症也称为假性红细胞增多症、应激性红细胞增多症，脱水状态、高热、甲状腺功能亢进、严重烧伤等均可导致相对性红细胞增多症。它可能是一种血浆容量轻度减少、红细胞容量相对升高的生理状态。患者多为成年男性，多有吸烟史和肥胖。血细胞比容很少超过60%，其他血液成分（白细胞和血小板）正常，脾脏不增大。患者血压常升高，有血栓栓塞倾向，但这些并发症似乎与血液学改变无关。治疗上应该对症处理、无需采取放血治疗等措施。

二、血小板增多症

引起血小板增多的疾病按病因分成两类：一类是骨髓增殖性疾病（MPD），包括原发性血小板增多症、真性红细胞增多症、慢性粒细胞白血病、骨髓纤维化；另一类是由感染、肿瘤、手术等引起的血小板增多，称之为继发性血小板增多症。

（一）原发性血小板增多症

原发性血小板增多症是一种骨髓增殖性疾病，病因未明，可能属于克隆性多能干细胞疾病。骨髓中巨核细胞过度增生、血中血小板数量异常增多并可伴有功能异常。原发性血小板增多症可有血栓或出血并发症，但机制未明。患者血小板升高程度与血栓或出血并发症之间没有明显的相关性，血小板功能与血栓和出血危险性之间也无关联。

1. 临床表现　本病多见于成年，病程缓慢，诊断时多数患者并没有临床症状，仅约1/3患者发生血栓和（或）出血并发症。有症状的患者多表现为小或大血管血栓形成或轻微出血，严重出血的发生率低于10%。约20% ~ 30%患者有体重下降、盗汗、低热和瘙痒症。

血栓形成国外报道较多，可发生于身体各部位，年龄大于60岁患者血栓形成的危险性明显增加。累及指、趾的小动脉阻塞较常见，引起局部烧灼样疼痛、坏疽和典型的红斑性肢痛症（erythromelalgia）。原发性血小板增多症患者也易于发生主动脉瓣和二尖瓣病变，这也可能是外周动脉栓塞的栓子来源之一。在一组报道中，51%患者有大血管血栓形成，多数发生于下肢动脉（30%）、冠状动脉（18%）和肾动脉（10%），也有累及颈动脉、肠系膜动脉和锁骨下动脉者；7%患者有静脉血栓形成，主要累及脾静脉、肝静脉、或下肢和盆腔静脉。肝静脉血栓形成可引起Budd-Chiari综合征，肾动脉或肾静脉血栓形成则可引起肾病综合征。也有肺毛细血管栓塞引起肺动脉高压者的零散报道。本病有时会引起灾难性事件，如危及生命的脑动脉和冠状动脉的巨大血栓形成，可发生于没有动脉硬化疾患的青年患者。

出血可为自发性或因外伤、手术等引起，通常出血不重。常见出血部位是消化道，至少40%患者可发生十二指肠血管血栓形成，引起十二指肠黏膜脱落和十二指肠溃疡出血。其他发生出血的部位有皮肤、眼、泌尿道、齿龈、关节和脑。

本病约80%患者有脾脏肿大、多为轻中度肿大，部分患者有肝脏肿大。约25%患者骨髓中网状纤维增多、出现骨髓纤维化。

2. 诊断和鉴别诊断　对于原因不明的血小板持续增多 $>1000\times10^9/L$、骨髓巨核细胞异常增生、脾脏肿大、有出血倾向或血栓形成的患者，如果除外其他引起血小板增多的疾病，可诊断为原发性血小板增多症。本病与继发性血小板增多症的鉴别见表7-2。

表7-2　原发性血小板增多症和反应性血小板增多症的鉴别

鉴　别　点	原发性血小板增多症	反应性血小板增多症
原发疾病	无	有
血小板数增加	缓慢，常 $>600\times10^9/L$	快速、一过性，常 $<600\times10^9/L$
血栓或出血	有	无
脾脏肿大	有	无
急性期反应蛋白（CRP和纤维蛋白原）	不增加	增加
血浆IL-6	降低	增加
骨髓网状纤维化	可能	无
骨髓巨核细胞集落	增加	正常
细胞遗传学异常	可能	无
自发性巨核或红系克隆形成	有	无

3. 治疗

（1）化疗药物　既往应用白消安、马法兰等烷化剂，可降低血小板数至正常或接近正常，但由于存在继发肿瘤的可能性，近年来已较少应用。羟基脲系抗代谢药，引起继发性肿瘤的可能性相对较小，目前应用较多，开始剂量为40 ~ 50 mg/(kg · d)（即2 ~ 4 g/d），而后逐渐减为维持量、使血小板数维持在正常范围一段时间后停药。一般用药 3 ~5 天后血小板开始下降，在 3 周左右可降至正常或接近正常。若复发，可重新使用羟基脲治疗。

（2）血小板去除术　对于血小板数过高伴有危及生命的出血或血栓并发症者，作为紧急治疗措施，可以应用血细胞分离机去除血小板、同时给予羟基脲等化疗药物，可迅速降低血小板数。一般 3 ~4 小时连续分离相当于患者 2 倍的血容量可使血小板数快速降低到 $500 \times 10^9/L$。不提倡长期用血细胞分离机降低血小板数，继续降低血小板数或维持血小板数在正常范围仍以羟基脲等药物为主。

（3）干扰素 α　治疗本病常有效，一般给予 300MU/d 皮下注射、每周 3 ~5 次，多数患者的血小板数在 1 ~2 月内接近或降至正常，有效率达 90% 左右。血小板数降至正常后可减少干扰素 α 用量予以维持。干扰素 α 对于耐受常规化疗药物的患者也有效。其机制为抑制巨核细胞增生，抑制 GM-CSF、G-CSF、IL-3 和 IL-11 等刺激血小板生成的细胞因子表达以及刺激巨核细胞生成的负性调节因子如 IL-1ra 和 MIP-1a 的产生。

（4）Anagrelide　它是环核苷磷酸二酯酶和磷酸酯酶 A_2 的抑制剂，可以选择性干扰巨核细胞的成熟。国外应用此药治疗原发性血小板增多症、降低血小板数量，有效率达到 94%。对其他治疗产生耐受的患者也常有效。推荐的初始剂量是 0. 5 mg、2 ~4 次/日口服，以后每周增加 0. 5 mg，但不应超过 10 mg/d，过量会导致血小板减少症。平均维持剂量为 2 mg/d。一般在 6 ~10 天内起效、2. 5 ~4 周内达到缓解，而且使血小板增多症的相关症状缓解。副作用有头痛、头晕、水钠潴留和心悸、但继续使用其副作用常减轻或消失。

（5）血小板聚集抑制剂　当血小板数过高并有可能或已经发生血栓时，可口服小剂量阿司匹林（100 mg/d）或噻氯匹啶（250 mg/d）等抑制血小板聚集的药物。

（6）其他治疗　尽管 ^{32}P 有引起肿瘤的可能性，对于老年患者 ^{32}P 仍是一种方便、有效的治疗，剂量为 2. 3 mCi/m^2、静脉注射。疗效能持续数月或数年，复发后再用仍可有效。对于转变为骨髓增生异常综合征（MDS）、急性白血病或骨髓纤维化患者，可以考虑进行同种异基因造血干细胞移植，有报道完全缓解率达 50%，但移植相关死亡发生率亦较高。脾切除可能使原发性血小板增多症患者病情恶化，故属禁忌。

4. 预后　患者大多可以生存数年，10 年生存率 64% ~80%。中位生存期略短于或接近于正常相应年龄组人群。血小板计数和血小板功能测定都不能预测血栓形成或出血的发生，如果血小板计数超过 $2\,000 \times 10^9/L$ 则危险性明显增加。少数病例可转变为真性红细胞增多症、慢性髓细胞白血病，或转为骨髓增生异常综合征、急性髓性白血病、急性淋巴细胞白血病或混合系列白血病而致死。白血病的总转化率约 3% ~10%，转变为急性白血病者只是极少数、而且有些可能与化疗药物的应用有关。约有 6% 患者可转变为骨髓纤维化，有些报道的发生率更高。重要脏器血栓形成或出血，以及向白血病转化等为本病的主要死亡原因。

（二）继发性血小板增多症

继发性血小板增多症又称为反应性血小板增多症。引起继发性血小板增多的原因有感染、肿瘤、手术尤其脾脏切除术、妊娠等。患者血小板计数一般在 $(400 \sim 1000) \times 10^9/L$。继发性血小板增多一般不引起临床症状。少数情况下当血小板超过 $1000 \times 10^9/L$ 时，可能发生血栓形成，部位多在静脉。出血极少见。本病与原发性血小板增多症的鉴别见表 7-2。

对继发性血小板增多症无症状者无需特殊处理，治疗应针对原发疾病。有症状或血小板计数超过 1 000 ×10^9/L 而有血栓形成或出血危险者，应给予治疗。可给予羟基脲（用法同前），或采用血细胞分离器除去过多的血小板，使血小板数迅速下降。抗血小板药物如阿司匹林、噻氯匹啶等亦可用来预防血栓形成。一旦有血栓形成，可用肝素或低分子肝素抗凝治疗。

继发性血小板增多症的预后主要取决于原发疾病，血小板增多本身对预后影响不大。

第七节 血液肿瘤的心脏表现

心脏原发性肿瘤罕见，而心脏和心包膜的转移性肿瘤则并不少见。血液系统肿瘤中，淋巴瘤、白血病、多发性骨髓瘤都可累及心脏或心包。血液系统肿瘤累及心脏的方式有直接浸润（如白血病和纵隔内淋巴瘤）、血液播散（如白血病）或经淋巴途径转移（如淋巴瘤）。

在所有心脏和心包转移性肿瘤中，淋巴瘤和白血病列于肺癌和乳腺癌之后、位居第三和第四位，分别占到 20% 和 12%。1950 ~ 1970 年美国一项对心脏和心包转移性肿瘤发生率的研究表明，白血病、淋巴瘤和骨髓瘤心脏转移的发生率分别是 47%、23% 和 4%。也有报道在所有心脏和心包转移性肿瘤中淋巴瘤占 15%，而且淋巴瘤死亡病例中约 15% 存在有心脏转移。纵隔淋巴瘤易累及心包，纵隔内大细胞淋巴瘤约 50% 累及心包。

与其他转移瘤一样，多数血液肿瘤累及心脏时很少出现心脏症状或体征，仅在尸检时才发现。肿瘤累及心脏的部位主要是心包膜和心肌，较少累及瓣膜或心内膜，心脏受累右侧较左侧多见。有时纵隔内淋巴瘤可直接造成心脏压迫症状。白血病尤其白细胞异常增高者、多发性骨髓瘤 M 蛋白异常升高者可引起血液淤滞和高凝状态，导致栓塞症状。肿瘤的化疗和放疗也可能对心脏造成影响（见下节内容）。作者曾发现 1 例以心包积液和胸腔积液为突出表现的急性淋巴细胞白血病患者和 1 例以肺动脉压升高为首发表现的多发性骨髓瘤患者。

一、心包受累

纵隔淋巴瘤（HL 或 NHL）可以直接浸润心包。作为淋巴瘤临床分期的一种常规检查，CT 检查可以发现一些亚临床心包浸润病例。肿瘤累及心包可有几种形式：肿瘤轻度侵及心包，心包弹性不受影响，但可以出现大量的反应性心包积液；肿瘤广泛浸润心包，心包增厚但不与心肌粘连，造成心包渗出和心肌活动受限；肿瘤也可以表现为心包增厚并与心肌粘连，有时很少渗出表现为缩窄性心包炎，或是出现大量心包积液可发生心脏压塞。如肿瘤直接浸润心肌可引起心室功能障碍。

肿瘤浸润心包的临床表现不一。常见症状有呼吸困难和心动过速，且随活动而加重。咳嗽和胸痛也是心包受累的较常见症状，部分心脏压塞患者可出现奇脉和颈静脉异常搏动。

诊断通常靠超声心动图检查，显示有心包积液或心包增厚，心包内压力升高可能引起右心房和右心室塌陷。CT 扫描作为肿瘤临床分期所必需的检查，常可较早提示心包受累，有时能发现超声心动图未能诊断的心包浸润，如非渗出性心包增厚和缩窄。如果患者进行过胸部放射治疗，需要对肿瘤性心包浸润和放射治疗相关性心包渗出进行鉴别。肿瘤性渗出一般比放射治疗所致渗出液量多、更易于造成心脏压塞。

肿瘤性心包疾病的治疗取决于心包渗出的严重程度、肿瘤类型和以往接受的治疗。对于纵隔内淋巴瘤，如果仅有轻微的心脏压塞表现，通常给予联合化疗可使心包渗出和压塞症状快速缓解，霍奇金淋巴瘤首选ABVD或MOPP方案，非霍奇金淋巴瘤首选CHOP方案等。对急性白血病累及心包者可给予联合化疗，随着肿瘤负荷下降心包受累表现也得到缓解。如果有大量心包积液和明显心脏压塞症状，可以经皮下心包穿刺置管引流以缓解症状，同时给予联合化疗。

二、心内膜心肌受累

淋巴瘤直接浸润心肌或心内膜时会引起心动过速、充血性心力衰竭、心室流出道阻塞和周围栓塞表现。肿瘤浸润心房自律性心肌纤维或浸润灌注心房的冠状动脉可引起心房梗死；肿瘤浸润心房肌或窦房结可造成房性心动过速如房颤和房扑；肿瘤浸润心室或造成某一支冠状动脉阻塞可以造成心肌梗死。曾有报道Burkitt淋巴瘤以浸润房室结引起完全性房室传导阻滞作为首发表现，也有报道淋巴瘤侵犯颈部淋巴结引起颈动脉窦性晕厥。

肿瘤浸润心肌有时可造成心肌梗死，主要由于冠状动脉受到肿瘤压迫或瘤栓形成。约半数肿瘤相关性心肌梗死患者在死亡前具有典型的胸痛症状。肿瘤患者发生心肌梗死是一种特殊的预后不良因素，2/3以上患者在发生心肌梗死3周内死亡。

肿瘤累及心脏时，心电图显示有ST-T改变、低电压、窦性心动过速等非特异性改变。X线检查可显示心脏扩大，严重时出现充血性心力衰竭征象。诊断主要依赖超声心动图及磁共振（MRI）检查。

处理措施主要是依照肿瘤类型选择合适的化疗方案进行治疗。

三、腔静脉阻塞

纵隔内淋巴瘤（霍奇金或非霍奇金淋巴瘤）可以压迫上腔静脉造成阻塞、久之可引起腔静脉血栓形成。患者出现面部充血和头痛症状，可有面部和上臂水肿，前胸壁等部位可有侧支血管形成。严重时上、下腔静脉均出现阻塞（肿瘤广泛存在于纵隔、腹膜后、肝脏和肾脏），可引起右心房和右心室充盈不良，但很少有危及生命者。

通过联合化疗和（或）放射治疗可能会缓解腔静脉阻塞的症状和体征，这要取决于是否存在有血栓形成。如果有血栓形成，还应给予肝素钠或低分子肝素抗凝治疗。

四、瓣膜受累

表现为非感染性血栓性心内膜炎（NBTE）。转移性肿瘤如淋巴瘤，可以多种方式影响心脏瓣膜，包括直接浸润瓣膜、以压迫方式干扰瓣膜活动等，但最常见的是引起NBTE。纤维蛋白可附着于正常的或变性瓣膜上形成血栓性赘生物，出现类似于感染性心内膜炎的临床表现。发病机制还不清楚，推测肿瘤引起的免疫复合物在血栓形成中发挥一定作用。其他引起NBTE的原因有弥散性血管内凝血（DIC）、恶病质等非肿瘤原因。

NBTE主要累及主动脉和心脏房室瓣。临床出现可变性心脏杂音，多无发热或白细胞增多（除非有感染发生）。最严重的并发症是引起神经系统事件的脑栓塞，偶有冠状动脉栓塞引起心肌梗死者。

诊断主要靠二维超声心动图检查。治疗可以用阿司匹林或抗凝药物预防血栓形成和复发性栓塞，但其有效性尚不肯定。

病例 18　血液系统肿瘤的心脏表现
——发热、肝脾大、憋气

病例简介：患者女性，25 岁，因“发热、肝脾大 1 年，憋气 1 个月”入院。既往体健。

入院查体：BP 80/60mmHg，HR 120bpm，双颈前、锁骨上、腋窝、腹股沟多发淋巴结肿大，颈静脉无怒张；双肺呼吸音低，双下肺叩诊浊音；心脏听诊：P2 > A2，未闻及杂音；肝肋下 11cm，脾大，甲乙线 13cm，甲丙 14cm，丁戊 -4cm，质地韧，边缘钝，轻度触痛。移动性浊音（+）。双踝关节、足背轻度对称可凹性水肿。

辅助检查：血常规：白细胞 4.56×10^9/L，中性粒细胞百分比 46.3%，血红蛋白 104g/L，血小板 81×10^9/L，肝肾功能、凝血功能基本正常，抗核抗体、抗 ENA、抗中性粒细胞胞质抗体均（-）。双下肢深静脉、下腔静脉 BUS 未见血栓。心电图提示窦性心律，电轴右偏，Ⅱ导联 P 波振幅升高，aVR、V1 导联呈 qR 型，提示右心房、右心室增大（图 61）。超声心动图提示左、右肺动脉增宽，下腔静脉及肝静脉增宽，吸气变化率小于 50%，右心房、室增大，右心房内径 50mm×49mm，右心室横径 44mm。右心室收缩功能及室壁运动普遍减低，左心室短轴切面呈 D 字形。少 - 中量心包积液。三尖瓣见中等量反流束，估测肺动脉收缩压为 78mmHg（图 62）。胸部 CT（平扫纵隔窗）提示气管前淋巴结肿大。和升主动脉相比，主肺动脉明显增宽。双侧胸腔积液（图 63）。后前位胸片提示肺动脉段凸出，右下肺动脉干增宽（图 64）。加用琥珀酸氢化可的松、环磷酰胺、长春新碱治疗后，症状明显缓解，脾明显缩小。由于经济原因，患者自动出院，未进行病理活检。

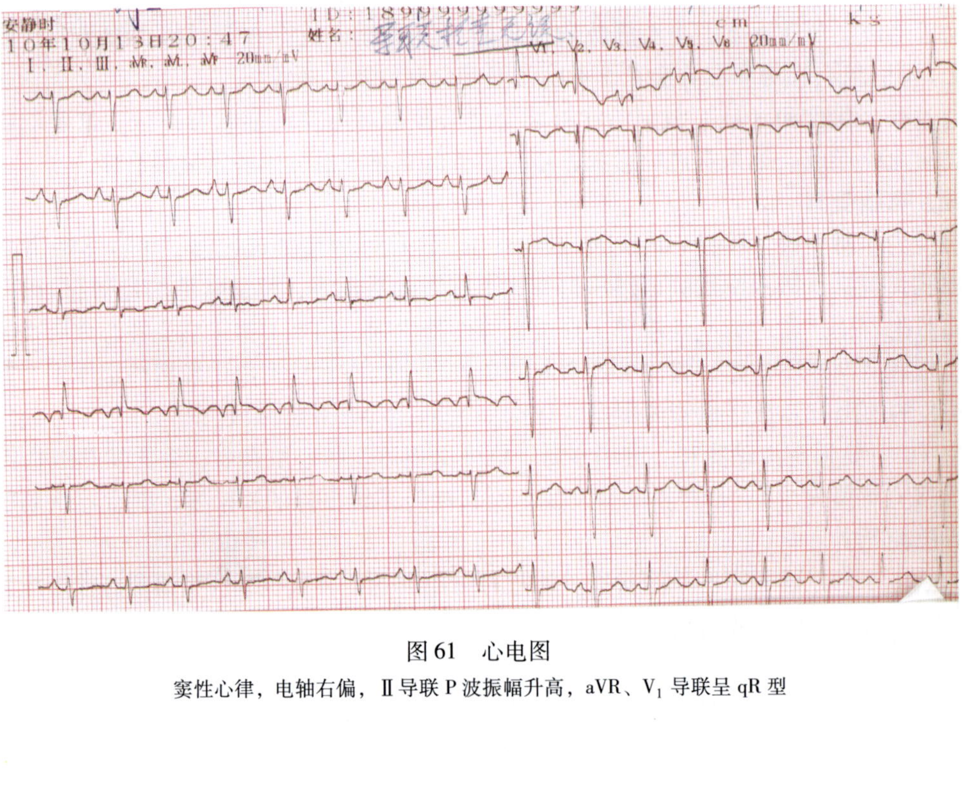

图 61　心电图

窦性心律，电轴右偏，Ⅱ导联 P 波振幅升高，aVR、V_1 导联呈 qR 型

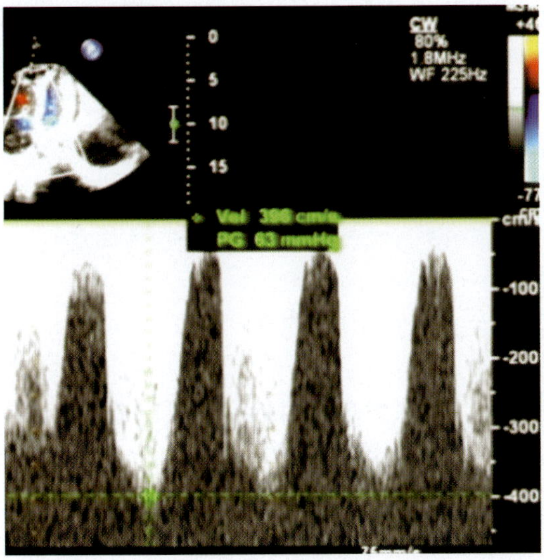

图 62 超声心动图

三尖瓣反流束估测肺动脉收缩压为 78mmHg

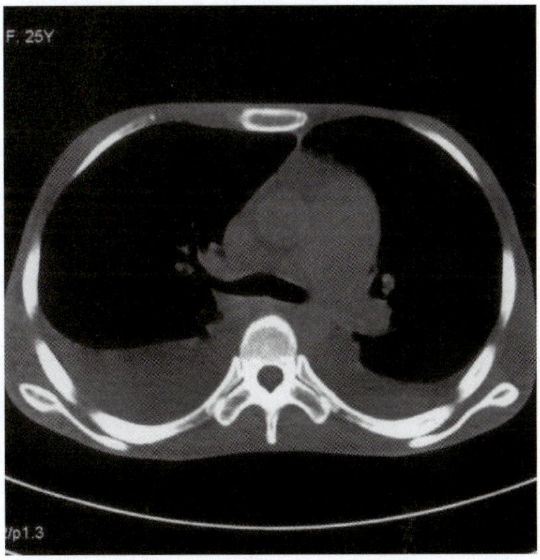

图 63 胸部 CT（平扫纵隔窗）

提示气管前肿大淋巴结，主肺动脉明显增宽，双侧胸腔积液

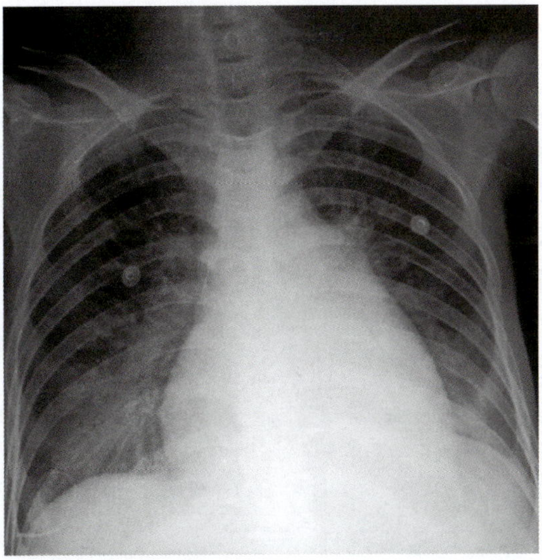

图 64 胸部 X 线片

提示肺动脉段凸出，右下肺动脉干增宽

最终诊断： 淋巴瘤可能性大，肺动脉高压。

病例分析： 患者有肝、脾及多发淋巴结肿大，应用激素、环磷酰胺及长春新碱后症状及体征明显缓解，虽然没有病理诊断，但仍考虑淋巴瘤可能性大。淋巴瘤导致肺高压罕见，相关文献多为病例报道，其机制在于淋巴瘤细胞侵袭肺动脉，常见于B细胞淋巴瘤。根据2008年Dana Point肺高压分类，本例属于第五类——肺高压伴原因不明的多重机制内的血液系统疾病亚类。本例患者憋气、活动耐量降低，有右心功能不全的表现，并有血压降低、心率增快等左心回流障碍的表现，应该想到肺高压的可能，及时做超声心动图及右心导管明确，同时根据临床特征寻找肺高压的原因，在排除了常见原因之后，不能遗漏罕见原因，按指南进行治疗。

（病例提供　杨德彦）

第八节　放射治疗和化学治疗对心脏的影响

以前认为心脏是对放射治疗最为耐受的器官之一，后来发现放射治疗也可以造成心脏损害。随着蒽环类等化疗药物在血液肿瘤中的广泛应用，心血管并发症明显增加。生物制剂，如干扰素和白介素-2等治疗肿瘤的药物也常引起难以预测的心脏并发症。

一、放射治疗

放射治疗可以引起急性和慢性心脏损害，心包、心肌、心内膜、瓣膜和冠状动脉都可因照射受到影响（表7-3）。霍奇金淋巴瘤经胸部（斗篷式）照射后常取得较好疗效，许多患者得以长期生存，但放射治疗造成心脏异常的危险性也在增加。据估计，约40%接受过纵隔照射的患者具有明显的心脏异常，而诊断为心肌病的患者中以往接受过肿瘤放射治疗的占15%。

照射可通过两种机制引起心脏损害：①直接损伤心肌细胞；②造成内皮损伤和微血管病变，进而引起缺血、继发性细胞损害和进行性纤维化。

不恰当的照射技术可增加心脏并发症，如低能射线、前后野照射不均衡、单次剂量超过200 cGy、每天仅照射一野等；现代放射技术通过严格限制全心照射剂量、部分遮挡隆突下心脏、前后野等量(1∶1)、减少照射剂量和照射体积等可大大降低心脏毒副作用。

照射对心脏有多种影响，可造成急性和迟发性心包炎，严重时可发生心脏压塞，患者出现胸闷、憋气和心悸等症状。照射还可引起微血管性心肌病、冠状动脉疾病和瓣膜病，造成冠状动脉狭窄、内膜纤维样增厚与外膜瘢痕形成，甚至引起心肌梗死和猝死。对死亡病例进行尸检发现，冠状动脉最近端比远端狭窄更严重，可能由于纵隔照射野通常延伸到心脏基底部和冠状动脉起始部、而不是偏低部位。心电图显示有心率增快、T波低平或倒置。超声心动图检查可示少量心包积液、射血分数下降、瓣膜增厚等。

表7-3　照射相关性心脏病的分类

1. 急性心包炎（邻近心脏的肿瘤坏死所致）
2. 迟发性心包炎
①急性照射诱发的心包炎、不伴有渗出
②急性照射诱发的心包炎，伴有渗出，有或无心脏压塞
③慢性渗出性心包炎
④渗出性狭窄性心包炎
⑤慢性心包狭窄
⑥隐匿性限制性心包炎
3. 心肌纤维化
4. 隐匿性冠状动脉疾病
5. 传导异常
6. 瓣膜反流或狭窄

对一组 49 例霍奇金淋巴瘤接受放射治疗后用脉冲式多普勒心脏超声的研究显示，虽然未发生心包渗出，但 39% 患者有心包增厚、14% 患者射血分数下降、42% 患者有瓣膜增厚。这提示纵隔照射后心包损害较为常见、但只有少数患者出现临床症状。

儿童可能对照射更为敏感。斯坦福大学观察 635 例接受放射治疗的 21 岁以下患者，19% 发生了心脏事件，其中 12 例患者出现致命性事件、106 例出现非致命性事件。8 例患者在放射治疗期间出现急性心包炎、30 例患者在放射治疗后 3 个月 ~18 年出现心包疾病。其中 12 例患者需要进行心包手术以缓解心脏压塞症状。患者因心肌梗死死亡的相对危险性是 41.5（95% CI 18.1 ~82.1）。成年患者对心脏照射的反应敏感性似乎较低，但接受过纵隔照射的患者发生急性心肌梗死和猝死的危险性明显增加。

预防措施是照射野（斗篷野和锄行野）不要重叠在心脏基底部，脾脏位置应以 B 超和 CT 结果为准。治疗上，可给予吸氧、泼尼松治疗；一旦有心脏压塞表现，需进行心包穿刺引流，或开胸行心包区激光打孔使心包积液流向胸腔吸收，或切除部分心包，以症状缓解。

二、化学治疗

自从 20 世纪 60 年后期，联合化疗在许多肿瘤性疾病中取得很大进展。为达治愈目的，化疗方案趋向于更积极，使许多肿瘤患者得到长期生存。但随着疗效的提高，化学治疗诱发的毒性也在增加。尽管多数药物的毒副作用局限于人体增生较快的组织，如骨髓和消化道，但早期和晚期心脏毒性的发生率也在增加。北美 100 个儿童中心的调查结果显示，15% 的心肌病患者曾在儿童或少年时期因为肿瘤接受过化学治疗。一些化学治疗药物引起的心脏毒性列于表 7-4。

（一）蒽环类药物的心脏毒性

蒽环类药物，如阿霉素、柔红霉素、去甲氧柔红霉素和米托蒽醌等，是近 20 余年来重要而又广泛应用的治疗肿瘤药物。这些药物的毒性反应在年轻人群中发生率高、然而，对于在年轻人群中发病率高、而且有望治愈的肿瘤，如急性白血病、霍奇金和非霍奇金淋巴瘤以及乳腺癌等疾病的治疗十分重要。这些药物不仅应用广泛、而且为改善疗效所使用的剂量也常常较大。

表 7-4　化学治疗药物的主要心脏并发症

药 物	心脏毒性
胺亚啶	心动过速，心肌病
白消安	肺纤维化，肺动脉高压，心内膜纤维化
顺铂	ECG 改变，血管阻塞
环磷酰胺	心肌坏死，心肌病
阿糖胞苷	充血性心力衰竭，心包炎
阿霉素	ECG 改变，心肌病
依托泊苷	心肌梗死
甲氨蝶呤	ECG 改变
丝裂霉素	心肌损害
米托蒽醌	心肌病
长春新碱	低血压

蒽环类药物属于一组细胞毒性药物，均以静脉注射形式给药，主要在肝脏中代谢。这些药物都属于细胞周期非特异性，对各期细胞均有作用、尤其对 S 期的早期细胞最为敏感，其药理学机制是嵌入 DNA 碱基对之间、使 DNA 链裂解，同时也干扰 DNA 和 RNA 多聚令酶活性，阻碍 DNA 和 RNA 的合成。

1．发病机制　蒽环类药物造成心脏病变的确切机制还不十分清楚。推测可能与自由基的产生有关。此类药物在酶的作用下还原为半醌自由基，与氧反应可形成活性氧自由基，并具有特殊的破坏细胞膜结构及功能的作用，这些都可造成心肌损害。

蒽环类药物可能还干扰心肌纤维膜钠－钾泵作用，并阻碍线粒体电子传递链，这也说明蒽环类具有诱发心肌毒性的倾向，因为心脏是一个线粒体丰富的器官，其过氧化还原反应能力仅仅局限于谷胱甘肽－谷胱甘肽过氧化酶循环中、难以抵抗由于自由基氧化所造成的损害。阿霉素可影响肌动蛋白、肌钙蛋白和肌球蛋白轻链 2 的基因表达，还引起细胞内的钙蓄积，这些都可能与心肌毒性相关。

2．病理改变　经过蒽环类药物治疗后，对患者的心肌进行病理分析，发现心肌细胞部分或完全缺乏肌原纤维成分，肌质内网状组织肿胀并且与空泡相连接。损害较严重时出现线粒体和细胞核退化。可采用分级系统对心脏损害的严重程度进行分级，表 7-5 是其中一种分级系统。

阿霉素单次注射后，心肌内膜活检即可显示有急性损害发生。用药后 4 小时出现明显的核染色质聚集和核仁的纤维丝中心及核仁丝的微小异常；经 24 小时细胞修复后多数异常能够消失。如果进一步接受阿霉素治疗，这些改变则将具有不可逆性。

3．心脏毒性的临床表现　蒽环类药物诱发的心脏毒性可分为早期发作和晚期发作的心脏毒性。早期发作的心脏毒性是指儿童或成年患者在完成治疗后 1 年内发生的心脏毒性；晚期发作的心脏毒性是指完成治疗后经过 1 年以上的潜伏期后才发生明显的心脏毒性表现。早期心脏毒性也是发生晚期心脏毒性的最大危险因素。晚期心脏毒性常发生于长期存活的儿童肿瘤患者，成年患者如果没有急性或早期心脏毒性发作则很少发生迟发性心力衰竭。最近一项研究显示，6493 例接受过蒽环类药物治疗的儿童肿瘤患者中 106 例出现有心脏毒性（1.63%）、其中 95% 患者的心脏毒性发生在治疗期间或 1 年内。作者最近诊治 1 例柔红霉素引起的晚期发作的扩张性心肌病、急性心功能不全患者。患者男性 18 岁，2 年前诊断为急性淋巴细胞白血病，先后接受多次联合化疗，其中柔红霉素累计剂量达 1000 mg/m^2，1 年多后因上呼吸道感染入院，检查发现有全心扩大和心力衰竭（射血分数仅有 26%）。

表 7-5　依据活检结果判断蒽环类心脏损害的半定量分级标准

活检分级	组织病理学特征
0	正常
1	极少数细胞（≤5%）有肌质网状组织肿胀和（或）早期肌原纤维减少
1.5	少数细胞（5%~15%）受累，有些细胞出现胞质空泡化和（或）肌原纤维减少
2	较多细胞（16%~25%）受累，有些细胞存在胞质空泡化和（或）肌原纤维减少；活检分级为 2 时，阿霉素每增加 100 mg/m^2 诱发心力衰竭的危险性 <10%
2.5	较多细胞（26%~35%）受累，有些细胞存在胞质空泡化和（或）明显的肌原纤维减少；活检分级为 2.5 时，则阿霉素每增加 100 mg/m^2 发生心力衰竭的危险性为 10%~25%
3	弥漫性细胞损害（16%~25%），细胞器进行性减少，肌原纤维和线粒体总数减少以及细胞核退化；活检分级 3 时，再次给予阿霉素诱发心力衰竭的危险性 >25%

单次较大剂量给予蒽环类药物后即可能引起急性心脏损害，其主要表现为房性和室性心动过速。更多见的则是多次重复用药后心肌细胞受损引起心肌病变，造成迟发性心力衰竭。患者有活动后进行性呼吸困难、水肿、颈静脉充盈、心动过速等。

心电图可显示有室上性心动过速、室性期前收缩、QRS 低电压、QT 间期延长和非特异性 ST-T 改变，偶有束支传导阻滞发生。超声心动图显示，早期有左心室舒张功能失常，然后出现收缩功能异常和左心室射血分数（LVEF）下降，左心室大小正常或轻度扩大，常出现二尖瓣关闭不全。观察运动前后 LVEF 变化对于判断心脏病变、代偿能力和指导治疗具有较高价值。

4．与蒽环类药物心肌毒性相关的危险因素　蒽环类药物所致心肌病变与药物累积剂量之间有着明确的相关关系，但也与用药时的峰浓度、年龄和合用其他抗肿瘤药物等有关。总结与蒽环类药物心脏毒性相关的危险因素有：①所用药物的最大累积剂量；②药物的血清峰浓度；③既往或目前正进行纵隔或心脏照射；④合用其他有心脏毒性的抗肿瘤药物，如胺亚啶、大剂量环磷酰胺；⑤用药时患者的年龄，年龄很小或很大都最容易出现心脏毒性；⑥心脏病史，尤其是冠状动脉性疾病；⑦性别，蒽环类药物在女性比男性更容易诱发心脏毒性，而且后果更严重；⑧感染等因素可诱发蒽环类心肌病变的心力衰竭发生。

蒽环类药物引起心脏毒性最强的指标是药物的累积剂量。在阿霉素累积剂量 $< 400\ mg/m^2$ 时较少引起临床明显的心脏毒性，超过这一剂量则心脏毒性常常增加。如果阿霉素的累积剂量不超过 $500\ mg/m^2$，心力衰竭的发生率少于 1%。但是在较低累积剂量下，如果采用更为敏感的检查手段也常显示亚临床心脏毒性存在。Bristow 等以超声心动图、心脏导管和心内膜活检对接受阿霉素治疗的 33 例患者进行研究，29 例剂量超过 $272\ mg/m^2$ 的患者中有 27 例显示有心肌细胞受损，1 例患者用量仅 $45\ mg/m^2$ 活检即发现有心肌损害，另 1 例患者剂量超过 $400\ mg/m^2$ 活检结果却未发现心肌损害的证据。Gottdiener 等以核素心肌显像研究 32 例接受过阿霉素治疗的患者、累积剂量在 $480 \sim 550\ mg/m^2$。所有患者没有心肌病变的临床征象，静息状态的平均射血分数是 49%、正常对照为 57%；进行最大量运动后患者的平均射血分数是 52%、正常对照则是 71%。这说明所有接受阿霉素治疗的患者都有不同程度的心肌损害、但只有部分患者出现临床征象。

儿童患者，尤其年龄小于 4 岁或有 +21 染色体的患者，应用蒽环类药物时更容易引起心脏毒性，而且女性比男性对心脏毒性的反应更为敏感，其原因尚不清楚。

5．对阿霉素治疗患者的监测　表 7-6 提供一种阿霉素用药和监测的原则。在一组 282 例具有发生阿霉素心肌病变高危的患者中，遵循这一原则比未遵循这一原则进行治疗的患者发生心力衰竭的危险性降低了 4 倍。

表 7-6 阿霉素治疗的给药与监测原则

1. 治疗前 LVEF50% 的患者

①350～300mg/m² 后重复 LVEF 检查

②对已知有心脏疾病、心脏照射或环磷酰胺治疗的患者、剂量达400mg/m² 后，或无上述危险因素而剂量超过450mg/m² 的患者，重复 LVEF 检查

③每一剂量阿霉素治疗后重复 LVEF 测定

④如果 LVEF 以≥10% 水平下降至 50% 以下，停用阿霉素

2. 治疗前 LVEF＜50% 的患者

①所有 LVEF 基础值≤30% 的患者禁用阿霉素

②LVEF 介于 30%～50% 的患者每个剂量治疗前重复 LVEF 检查

③如果 LVEF 以≥10% 水平下降和（或）降至 30% 以下者停用阿霉素

不同的蒽环类药物引起心肌病变的程度不同、他们之间具有一定的剂量关系。依照心脏毒性的发生率，不同蒽环类药物之间的剂量关系如表 7-7 所示。尚未发现脂质体阿霉素（商品名楷莱）引起心脏毒性的病例和相关的蓄积剂量关系。

表 7-7 蒽环类药物与相对的心脏毒性

药物	转换系数	5% 心脏毒性发生率的剂量
阿霉素	1	450 mg/m²
柔红霉素	0. 5	900 mg/m²
表阿霉素	0. 5	935 mg/m²
去甲氧基柔红霉素	2	225 mg/m²
米托蒽醌	2. 2	200 mg/m²

一些新的监测蒽环类药物引起心脏毒性的方法包括：①肌钙蛋白-T（cTnT）和肌钙蛋白-I（cTnI），是反映心肌受损的生物学标志，应用蒽环类药物后可立即轻度升高，但没有特异性；②111 铟放射免疫扫描，随着蒽环类药物用量增加心脏摄取也增加，但与症状性心力衰竭之间的关系尚不清楚；③正电子发射断层扫描（PET），可能对早期心脏毒性有诊断意义，但价格昂贵；④B-型脑钠肽（BNP），可能是左心室损害的早期标志，但与临床症状之间的确切关系还不清楚。

6. 对蒽环类药物心脏毒性的处理　首先应注意预防蒽环类相关性心脏毒性的发生，尤其对于有高危因素的患者，可以有效减少与之相关的致病率和死亡率。预防措施可遵循上述阿霉素用药和检测的原则。辅酶 Q10、维生素 C 和维生素 E 等具有清除自由基作用，与蒽环类药物合用可能会降低本药所致心脏毒性。阿霉素所致心脏毒性与血药峰浓度可能有关，有研究提出小剂量多次或持续输注阿霉素的方案以减少心脏毒性的发生，这可能适合于某些肿瘤的治疗，但对有些肿瘤可能会诱导耐药性发生而影响疗效。新药脂质体阿霉素（商品名楷莱）尚未发现有心脏毒性相关的蓄积剂量和病例，对于淋巴瘤、多发性骨髓瘤等，尤其对于有心脏毒性高危因素的患者可能具有较好的应用价值。

一旦出现心脏毒性的临床表现，应停止使用蒽环类药物和给予对症治疗，一般都能使患者心脏症状得到缓解。对于室上性心动过速和早期心功能不全，可以长期给予长效β-受体阻滞剂和血管紧张素转换酶抑制剂，有可能部分纠正左心室功能；一旦出现心力衰竭，可给予吸氧、血管紧张素转换酶抑制剂、利尿药物和地高辛治疗。如果心肌病变严重并丧失代偿功能，条件允许时可以考虑进行心脏移植。

7．蒽环类药物心肌病变的预后　过去曾认为大多数阿霉素所致心肌病变具有进展性和致命性、预后很差。有报道蒽环类药物诱发心力衰竭的死亡率超过20%。目前认为，蒽环类药物引起的心脏病变，如果有较好代偿能力并得到及时正确的治疗，其长期预后并不太差；而对于心脏储备较低的患者，病毒感染等应激状态往往会加重病情甚至危及生命。Schwartz 等观察 46 例患者，87% 患者给予标准抗心力衰竭治疗后病情改善，11% 患者保持稳定，只有 1 例患者病情恶化。

蒽环类药物是儿童患者发生迟发性心脏毒性的一种特殊危险因素。有报道 115 例儿童急性淋巴细胞白血病患者，经阿霉素治疗后 11 例（10%）出现心力衰竭，经标准的心力衰竭治疗后所有患者得到改善并最终停用心脏药物，其中 5 例在 3～10 年后再次出现心力衰竭、其中 2 例需要进行心脏移植。另外一组 30 例儿童患者也有相似情况，平均阿霉素用量是 317 mg/m^2，7 例患者出现迟发性心力衰竭，其中 5 例发生在急性病毒感染期间。

（二）环磷酰胺和异环磷酰胺

本药属于烷化剂，为细胞周期非特异性广谱抗肿瘤药。常规剂量应用环磷酰胺并不产生心脏毒性，而大剂量环磷酰胺（120～240 mg/kg 体重）静脉输注时则可能引起出血性心肌坏死和冠脉血管性脉管炎，甚至在停药后 2 周仍可能发生心力衰竭。与蒽环类药物相比，环磷酰胺的心脏毒性属于急性、与累积剂量无关。既往有心力衰竭病史、治疗前射血分数低于50% 都是引起临床心脏毒性的相关危险因素。与阿霉素合用时，心脏毒性增加。曾有死亡病例报道，但生存者一般不会遗留心脏异常。

心电图显示电压降低。超声心动图检查可发现心脏收缩功能下降和心脏体积增加（可能是心肌水肿或出血所致），还可能有心包积液（急性心包炎）。

异环磷酰胺是环磷酰胺的同分异构体，与环磷酰胺比较仅有一个氯乙基位置不同。本药也会引起心脏副作用，如室上性心动过速和 ST-T 波改变。当给予大剂量（10～18 g/m^2）异环磷酰胺时，容易引起心动过速和充血性心力衰竭。NIH 以大剂量异环磷酰胺治疗 52 例患者，9 例在给药后 6～23 天发生心力衰竭，其中 1 例死于心源性休克，1 例出现室性心动过速、经紧急心脏转复治疗后才得以存活。8 例生存的患者其心脏功能都在 1～2 周内得到恢复，长期生存的 3 例患者心脏功能都恢复正常。

要预防环磷酰胺或异环磷酰胺诱发的心脏毒性，主要是尽量避免大剂量应用本药。

（三）其他抗肿瘤药物

据报道，顺铂、博来霉素、长春花生物碱制剂（如长春新碱、长春花碱）和 VP-16（依托泊苷）治疗有可能引起缺血性冠状动脉并发症。可能的机制有急性内皮损伤、血管痉挛和（或）自律性失常、低镁血症、自身免疫反应、血小板聚集增加和心脏照射的协同效应。胺亚啶（AMSA）可以引起急性心律失常和心肌病变、但没有阿霉素多见，其表现有 ECG 异常、猝死和充血性心力衰竭，而低钾血症似乎是发生严重心律失常的一个危险因素。胺亚啶与阿霉素合用可增加心脏毒性的发生。三氧化二砷（As_2O_3）是治疗急性早幼粒细胞白血病的有效药物，也被试用于治疗其他难治性白血病、多发性骨髓瘤、骨髓增生异常综合征、淋巴瘤等，可以引起水钠潴留、心律失常和充血性心力衰竭，偶有发生室性心动过速、心室颤动、心脏骤停及猝死者，心电图可显示 QTc 间期延长、T 波异常、期前收缩、房室传导阻滞。三氧化二砷的心脏毒性可能与制剂的纯度、患者敏感性等有关。

同种异基因或自体骨髓移植都涉及联合应用大剂量全身照射和大剂量化学治疗，在移植过程中常有心脏并发症，这也许是影响移植成功率的一个因素。大剂量环磷酰胺和阿糖胞苷常常是引起心脏毒性的原因。致命性心肌病变、心包炎和显著心律失常并不少见。

治疗血液肿瘤的生物制剂如美罗华、干扰素和白介素，也常能引起心血管副作用。美罗华（Rituximab）为抗 CD20 单克隆抗体，越来越多地用于治疗 B 淋巴细胞型非霍奇金淋巴瘤，可以引起血管扩张、低血压、心动过速或过缓，但一般不严重，经减慢输注速度激素治疗后多可缓解。大剂量应用干扰素可以引起低血压、心绞痛、心律失常、严重充血性心肌病伴严重心脏功能不全，偶有心肌梗死发生，停止用药后通常可以逆转。白介素-2 则可以引起毛细血管渗漏综合征，造成组织水肿、血容量降低，患者可出现低血压、心动过速、心律失常、非心源性肺水肿、心肌梗死和肾衰竭，这些反应多属剂量依赖性，但有时小剂量也可能引起死亡事件。在应用白介素-2 期间，有时需要给予积极的液体和升压支持。

病例 19　霍奇金淋巴瘤放化疗后晕厥

病例简介：患者男性，25 岁，12 年前因左侧锁骨上淋巴结肿大，病理活检证实为霍奇金淋巴瘤（混合型）Ⅱb 期，先后予 6 程化疗（2 程 MPPP 方案 +2 程 COPP 方案 +1 程 ABVD 方案 +1 程 MOPP 方案；阿霉素累计剂量 200mg）及放疗（纵隔 4030cGy/22F，全颈 4060cGy/21F），本次因“反复胸闷、晕厥 4 个月”入院，外院心电图显示：Ⅲ度房室传导阻滞（图 65）。

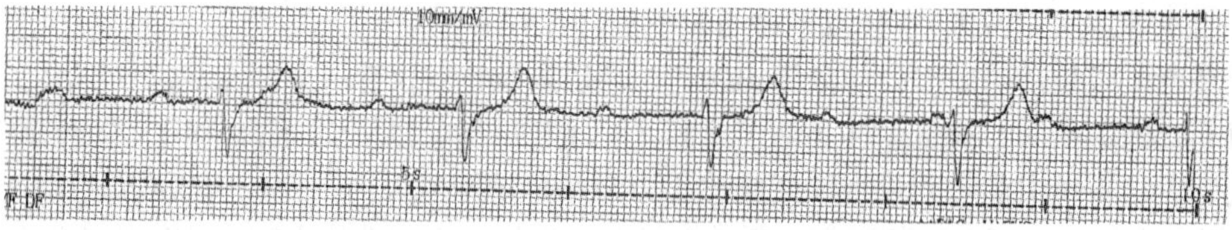

图 65　心电图显示Ⅲ度房室传导阻滞

入院查体：BP 106/56mmHg，P 96 次/分，浅表淋巴结未触及肿大，心肺腹部查体（-）。

辅助检查：血常规正常；心电图：窦性心率，完全性右束支传导阻滞；超声心动图：左心房增大，主动脉瓣、二尖瓣略增厚，回声增强，轻度二尖瓣关闭不全，轻度主动脉瓣关闭不全，轻度肺动脉高压（估测肺动脉收缩压 41mmHg），左心室射血分数 66%（图 66）。

最终诊断：“淋巴瘤放疗后心脏损害”可能性大。

病例分析：放射治疗可以引起急性和慢性的心脏损害，主要作用机制为对心肌细胞的直

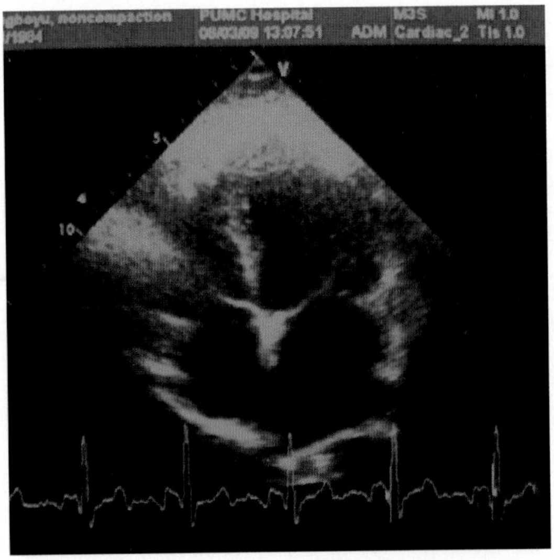

图66 超声心动图提示瓣膜回声异常

接损害和（或）内皮血管损伤后进而引起缺血等继发性损伤。其常见表现包括有心包炎，心肌纤维化，冠状动脉病变，传导系统异常和瓣膜反流或增厚等。而蒽环类药物的心脏损伤与药物的累积剂量有关，通常 $<400mg/m^2$ 的累积剂量很少引起心脏病变。本例患者有明确的心脏部位照射及蒽环类药物使用史，临床上表现为Ⅲ度房室传导阻滞及瓣膜病变，但由于蒽环类药物累积剂量不大，故临床上考虑放射治疗导致心脏损伤的可能性大。本例患者安装永久起搏器。

（病例提供 叶益聪）

第九节 心血管药物引起的血液学异常

治疗心脏疾病的药物常可引起血液系统并发症。患者接受利尿药、降血压药或抗心律失常药治疗，如果出现不能解释的贫血、白细胞减少或血小板减少，应考虑是否是治疗心脏疾病的某种药物所致。

药物可以引起多种血液学异常，如再生障碍性、溶血性、巨幼细胞性或铁粒幼细胞性等类型贫血，也可以造成粒细胞减少和粒细胞缺乏症、血小板减少症、血小板增多症、血小板功能障碍及各种复合性疾病。可能的机制是骨髓中一系或一系以上血细胞受抑制、各种免疫因素引起正常血细胞在外周的破坏。药物作用可以是剂量相关性或药物特异性。

一、再生障碍性贫血

许多化学制剂可抑制骨髓功能、造成骨髓增生低下或再生障碍。据报道，抗心律失常药苯妥英钠和普鲁卡因胺、利尿药乙酰唑胺和血管紧张素转换酶抑制剂卡托普利偶可引起再生障碍性贫血，肝素偶可引起纯红细胞性再生障碍性贫血。贫血发生通常呈隐匿性，症状程度与全血细胞减少相关。如果发现血液学异常后及时停用相关的药物，那么血液学异常多能逆转。

二、巨幼细胞性贫血

抗心律失常药苯妥英钠可通过干扰肝酶而影响消化道对叶酸的吸收从而引起巨幼细胞性贫血。潴钠利尿药氨苯蝶啶（又称三氨蝶呤）是一种有抗叶酸活性的蝶啶呤类似物，它引起的巨幼细胞性贫血似乎呈剂量相关性。停用苯妥英钠或氨苯蝶啶，巨幼细胞贫血都可纠正，必要时还可补充叶酸治疗。

三、免疫性溶血性贫血

有两种心血管药物可以引起直接抗人球蛋白试验（Coombs 试验）阳性。第一种是奎尼丁，与血浆蛋白结合后具有抗原性，抗原－抗体复合物可以积聚在红细胞表面，通过抗补体血清引起聚集反应。溶血反应可十分严重，但停药后一般能快速缓解。

第二种是抗高血压药 α-甲基多巴，抗体形成的机制不清，推测与特发性免疫性溶血性贫血 IgG 抗体类似，甲基多巴诱导形成的抗体与红细胞 Rh 位点具有亲和性。Coombs 试验阳性率，患者服用 0.75 g/d、3 个月时为 11%，服用 2 g/d、3 个月时为 40%。甲基多巴抗体与红细胞的亲和力较弱，只有不足 1% 抗人球蛋白试验阳性患者会发生明显溶血性贫血。而且，停药后 1～2 周内溶血一般会得到改善，1 个月内可完全恢复，但 Coombs 试验阳性可持续 6～24 个月。如果有必要继续应用甲基多巴，则单纯 Coombs 试验阳性而无溶血者并非是用药禁忌。

四、粒细胞减少和粒细胞缺乏

中性粒细胞减少是药物最常见的血液学毒性，它可能继发于骨髓抑制或通过免疫机制引起外周粒细胞破坏。如果是免疫抑制作用，骨髓检查显示髓系增生活跃；如果是骨髓抑制效应，则骨髓中髓系细胞减少或缺乏，提示有合成障碍。抗凝血药苯茚二酮、抗心律失常药普鲁卡因胺、抗高血压药卡托普利和利尿药噻嗪类，都可引起粒细胞减少。普鲁卡因胺是心血管药物中引起粒细胞减少最常见、最严重的药物，患者可出现咽痛、黏膜溃疡、发热、不适、乏力和虚弱症状。停药后可出现白细胞计数反跳、有时出现类白血病反应。由于白细胞抗体还无法确定，目前尚不能准确判断白细胞破坏的免疫机制。

一旦怀疑有药物诱导的粒细胞减少或缺乏，应停药观察；严重者或继发感染时，可给予粒细胞集落刺激因子（G-CSF）治疗，剂量为 150～300 μg，皮下注射、1 次/日，直到中性粒细胞恢复正常。

五、药物诱发的血小板减少症

治疗心血管疾病的许多药物可以引起血小板减少，其机制要么是对骨髓的直接影响、要么是诱发药物特异性抗体形成。例如，噻嗪类利尿药可直接抑制巨核细胞生成。噻嗪类引起的血小板减少症通常属轻度、很少有血小板数低于 50×10^9/L 者。其作用很独特，停用噻嗪类后血小板减少仍可持续 6～8 周。氨力农是一种具有血管扩张特性的正性肌力作用药物，对它引起的血小板减少研究较少，但已知与累计剂量以及外周血小板破坏有关。

抗体或补体与血小板结合引起的血小板寿命缩短可以导致严重血小板减少症和危及生命的出血，可以突然发生、与剂量或用药时间无关。在多数药物引起的免疫性血小板减少症患者中有特异性抗体生成，药物－抗体复合物结合于血小板上、引起血小板寿命缩短。奎尼丁是引起这种反应最常见的心血管药物之一。如果把奎尼丁诱发的血小板减少症患者的血清注射到正常人体，可以同样引起血小板减少。对乙酰氨基酚、乙酰唑胺、地高辛、苯妥英钠、利尿酸、α-甲基多巴和螺内酯也都有可能诱发血小板减少，但其机制尚不清楚。

尽管实验室可以测定药物依赖性血小板抗体，但其结果与临床表现常不一致。药物诱发血小板减少症最好的证据是停药后血小板数迅速恢复、重新给药后则血小板减少症再次发生（尽可能避免试用这种方法）。如果停药后仍出现严重出血，可给予糖皮质激素治疗，如泼尼松 1 mg/kg。皮质激素可以缩短血小板恢复时间和对毛细血管和小血管起保护作用。血小板输注并不都能起作用，但在出血危及生命等情况下可输注血小板。当药物－抗体复合物已经清除而血小板减少仍然存在时，输注血小板常有较好效果。

六、肝素诱发的血小板减少症（HIT）

肝素是引起心脏病患者血小板减少最常见原因之一。据报道，肝素引起血小板减少的发生率从 0%～30% 不等。有作者综合文献资料后估计，猪肝素和牛肝素诱发的血小板减少症发生率分别是 1.1% 和 2.9%。低分子量肝素也可诱发血小板减少症，但比普通肝素的发生率低。患者常有血栓形成。

根据严重程度和病理生理，把 HIT 综合征分为两种类型。Ⅰ型 HIT 属于轻度，血小板计数介于（100～150）$\times 10^9$/L，可能是肝素直接引起血小板聚集所致。患者通常没有血栓栓塞现象，无需治疗，继续使用肝素血小板减少也通常能够恢复。但是由于早期难以与Ⅱ型 HIT 鉴别，一般都停用肝素。Ⅱ型 HIT 比Ⅰ型 HIT 更为严重，血小板减少明显，常有血小板栓子引起血栓栓塞并发症。已知Ⅱ型 HIT 属于自身免疫性疾病，有 HIT 抗体（IgG）生成并结合于血小板上，引起网状内皮系统对血小板的清除以及血小板活化导致血小板聚集和微血管血栓并发症。对于Ⅱ型 HIT，必须停用肝素，并根据临床需要代之以直接凝血酶抑制剂（DTIs）如 argatroban、lepirudin，抗 FXa 活性为主的 danaparoid，口服抗凝药或溶栓药治疗。

七、心血管药物引起的其他血液学异常

亚硝酸钠、硝酸甘油等可以氧化血红蛋白使之成为高铁血红蛋白，后者不能有效地携带氧。高铁血红蛋白血症患者可表现有发绀、但其动脉血氧分压正常，吸氧治疗不能改善症状。尽管症状性高铁血红蛋白血症可发生于成人，但更多见于误服成人药物的儿童。有时，轻度先天性高铁血红蛋白血症成人患者使用少量这类药物后可加重病情。随着静脉用硝酸甘油的增加，这种并发症的发生也增多。如果静脉血呈巧克力棕色、暴露于空气中摇动后染色无变化，那么基本可以肯定高铁血红蛋白血症的诊断。加入几滴 10% 氰化钠后快速产生鲜红色氰化高铁血红蛋白则可进一步确立诊断。患者的症状属非特异性，可有呼吸困难、头痛、乏力和眩晕。停药后这些症状可自行缓解，因为正常红细胞内的还原酶可以还原高铁血红蛋白。严重者或有酶缺乏时，需要输注亚甲蓝以促进高铁血红蛋白还原反应。

有些药物可干扰氧在组织中的输送。例如，硝普钠可用于治疗高血压危象并降低心力衰竭患者后负荷，但它也可造成乏力、恶心、行为异常和肌肉痉挛，这是由于硝普钠能与氧化血红蛋白反应生成氰化高铁血红蛋白和游离的氰化离子。

肼苯达嗪、普鲁卡因胺，甚至苯妥英钠，可引起红斑狼疮样综合征。患者表现为荨麻疹、多形性红斑、光过敏、精神错乱和免疫介导的血细胞破坏，可有抗核抗体（ANA）试验阳性及系统性临床表现，但一般肾功能正常。这一综合征在心脏病人中尤其重要，因为患者出现胸痛、胸膜炎或心包积液时，可能意识不到是药物性狼疮而常易于误诊。一般停药后数月内，药物性狼疮的所有表现都可得到缓解。

第十节　心腔内血栓形成

心腔内血栓形成包括心房内血栓形成、心室内血栓形成和瓣膜手术后血栓形成，这些因素所致的血栓栓子均可造成体循环栓塞事件，严重者危及生命。因此，对于有心腔内血栓形成高危因素患者的诊断和处理尤为重要。

一、心房内血栓形成

心房血栓形成发生于有瓣膜性心脏病和非瓣膜性心房纤颤患者。发病机制主要是瓣膜疾病或心房纤颤引起的血流淤滞和纤维蛋白生成，但有时心内膜异常和血小板激活也是血栓形成的原因。常规超声技术对心房内血栓比心室内血栓检测的可靠性要低。二维超声心动图通常只能检测出30%~60%的左心房体部血栓，对于左心耳血栓和心房体部多数小血栓则诊断率较低；经食管超声心动图可较好地显示心房和心耳部位成像，显著提高左心房和左心耳血栓的检出率。

（一）瓣膜性心脏病

1. 二尖瓣狭窄　据报道二尖瓣狭窄伴发血栓栓塞的发生率约为1.5%~4.7%，其中75%以上临床显著的栓塞事件累及脑循环，大约10%以上患者可能以脑栓塞为首发表现。栓塞危险性随年龄而增加，与心排出量呈负相关，而与左心房容积、瓣膜面积或功能分级无关。最显著的危险因素是心房纤颤和既往栓塞病史。约有75%栓塞的患者具有慢性心房纤颤；二尖瓣狭窄伴有心房纤颤时，发生栓塞的危险性增加7~18倍。心房纤颤出现后第1个月和1年内栓塞事件的发生率分别为30%和66%。约65%的患者栓塞事件反复发生、且多数发生在前6~12个月内，严重者可引起死亡。

2. 二尖瓣反流　二尖瓣反流比二尖瓣狭窄引起的体循环栓塞的危险性要低。如果是单纯反流且反流程度较轻，体循环栓塞发生率仅为2%；当反流严重或二尖瓣狭窄和反流同时存在时，体循环栓塞的发生率可达4%；二尖瓣反流伴有心房纤颤时栓塞的危险性也明显增加。

3. 二尖瓣脱垂　二尖瓣脱垂在普通人群中比较普遍，一般没有症状。但少数患者可以出现严重症状，如一过性或持续性脑缺血事件，而且可能反复发作。发病机制与瓣膜性心内膜异常如瓣膜增厚、内膜剥离和炎症改变相关。在因栓塞并发症死亡患者的瓣膜表面发现有纤维蛋白和血小板聚集。超声心动图发现有瓣膜瓣叶有赘生物存在。没有其他危险因素如心房纤颤、左心室血栓形成或感染性心内膜炎等存在时，多数患者发生血栓栓塞的危险性较低，反之则血栓栓塞事件明显增加。

对瓣膜性心脏病的处理：①二尖瓣狭窄和心房纤颤患者以及瓣膜性心脏病和先前有血栓栓塞事件等具有较高栓塞危险性的患者，需接受口服抗凝治疗使INR维持在2.5~3.5；二尖瓣反流或混合病变（狭窄和反流）伴有心房纤颤时，有中度体循环栓塞的危险性，需长期口服抗凝治疗使INR维持在2.0~3.0；②对于二尖瓣脱垂患者，如果发生一过性脑缺血发作（TIA）并除外其他引起脑部症状的因素，可给予华法林长期抗凝治疗使INR强度在2.0~3.0；③对于患有感染性心内膜炎而瓣膜完好的患者仅给予抗感染治疗，无需抗凝治疗；对于非细菌性心内膜炎有血栓形成者，建议给予抗凝治疗。

（二）非瓣膜性心房纤颤

心房纤颤是一种老年人常见的心律失常，脑卒中是其最为严重的并发症。即使没有瓣膜疾病，心房纤颤也使缺血性脑卒中的危险性明显增加。老年人有心房纤颤者，缺血性脑卒中年发病率平均为5%~7%、是没有心房纤颤者的6倍。脑卒中的绝对发病率随年龄和是否伴发心血管疾病而存在较大差异；把心房纤颤患者按发生血栓栓塞的危险性高低分层，是决定是否需要抗凝治疗的重要因素。有研究表明，阵发性心房纤颤不是血栓栓塞的独立危险因素，而高血压、既往脑卒中或TIA病史、糖尿病、近期心力衰竭和年龄大于65岁这5个临床变量是血栓栓塞危险性的独立预测因子，对于判断心房纤颤患者脑卒中危险性具有临床意义。

多数与心房纤颤相关的缺血性脑卒中，可能源于左心房、尤其是左心耳血流淤滞诱发的血栓形成。经食管超声心动图显示，有缺血性脑卒中的心房纤颤患者和没有脑卒中患者相比，左心房血栓更常见。也有约25%的心房纤颤相关性脑卒中是由于内在性脑血管疾病、其他心源性栓子或主动脉弓粥样硬化斑块所引起。约半数非瓣膜性心房纤颤老年患者伴有慢性高血压，这是原发性脑血管疾病的主要危险因素。大约12%老年心房纤颤患者存在颈动脉狭窄，但发生脑卒中的心房纤颤患者中颈动脉狭窄发生率并不很高，提示颈动脉狭窄对于心房纤颤相关性脑卒中的发生作用有限。

超声心动图预测心房纤颤时血栓栓塞的高危因素有左心房扩大、左心室功能下降；左心室功能受损进一步引起左心房血流淤滞。经食管超声心动图能更好地观察左心房及左心耳的血栓回声及血流淤滞现象，但对于脑卒中的预测价值还有待今后进一步临床研究来证实。

1．对于非瓣膜性心房纤颤的处理

（1）对脑卒中“低危”的心房纤颤患者，尤其年龄小于75岁、具有舒张压型高血压或冠状动脉疾病患者，可给予阿司匹林325 mg/d预防并观察，也可给予塞氯吡啶（250 mg，2次/日）或波立维（75 mg/d）。

（2）对脑卒中“高危”、能够安全接受抗凝治疗的心房纤颤患者，应该给予华法林治疗。年龄小于75岁的患者，其安全有效的INR水平是2.0~3.0；年龄大于75岁的患者，推荐的INR目标是2.0。如果患者有抗凝治疗禁忌，可给予阿司匹林等抗血小板药物。

2．对心房纤颤患者脑卒中的二级预防

（1）心房纤颤患者脑卒中早期复发（2周内）的危险性相对较低。对次大面积脑梗死发生数天内可给予口服抗凝药物；对伴有大面积脑梗死患者推迟到1周后再慎重给予华法林可以避免继发性脑出血的发生。

（2）脑卒中的长期复发率较高、每年超过10%。研究表明长期抗凝（INR 2.5~4.0）对于降低脑卒中复发相当有效（比阿司匹林明显有效）、也相对安全。如果患者不能接受抗凝治疗，阿司匹林治疗也有一定帮助。

3．对心房纤颤转复后的抗凝　全身性栓塞是心房纤颤经电转复或药物转复变为窦性心律的一种并发症。抗凝治疗预防栓塞发生的有效性还有待随机前瞻性临床试验进行评价。已知新形成的血栓至少需要2周时间才能够牢固地附着于心房心内膜上；心脏转复后心房的正常收缩至少需要2周或更长时间才能恢复。因此，对于心房纤颤发生时间未明或超过48小时的患者，应在心脏复律前3周给予抗凝治疗并持续至心脏复律后至少3~4周时间。对于较短时间内发生（48 小时内）心房纤颤的患者心脏转复后栓塞发生的危险性还不清楚，多数情况下在转复前需给予抗凝治疗，但最好在转复前进行经食管超声检查以判断有无左心房或左心耳血栓形成。

二、心室内血栓形成

血栓形成差不多总是发生在左室前壁、尤其是运动功能失常的左室心尖部，其他部位心肌梗死发生血栓者不到5%。左心室内血栓形成的患者中约30%有前壁心肌梗死、随之发生动脉栓塞的危险性也增加。在急性心肌梗死时应用肝素可有效地预防左心室内血栓形成。预测左心室内血栓形成的其他因素有射血分数、梗死面积大小和心房纤颤。血栓形成通常发生在心肌梗死的第一周末、在梗死的第4~5天血栓发生率达到高峰。超声心动图检测血栓形成具有90%的特异性和75%~90%的敏感性。

（一）脑卒中

由于抗血栓和溶栓治疗的应用，心肌梗死后1年内脑卒中的发病率只有1%左右。但左心室内血栓形成而未给予抗凝治疗的患者脑梗死的危险性是5%~27%（平均16%）。在左心室内血栓形成患者中，实时超声心动图可显示血栓形成或者血栓以带蒂形式出现并伸入左心室腔内，都是栓塞高发的危险信号。心肌梗死后3周至3个月内左心室内血栓形成者发生栓塞的危险性最大，但对于严重左心室功能不全（EF 值 < 35%）、在腔内有不稳定或突出腔内的血栓和^{111}铟标记血小板扫描呈阳性的患者，心肌梗死3个月后仍有栓塞发生的危险性。心肌梗死后接受抗凝治疗的患者心室内血栓形成和发生栓塞的危险性则明显降低。

治疗建议：①在前壁心肌梗死患者住院期间，给予中等剂量皮下肝素（普通肝素 12 500 U，2次/日；或低分子肝素 1mg/kg q12h）；②患者出院时仍有较大面积前壁心肌梗死和超声心动图可见左心室内血栓者，给予3个月香豆素类药物抗凝治疗、使 INR 达到 2.0~3.0；③对于左心室内有室壁瘤和附壁血栓形成的心肌梗死或缺血性心肌病患者，需要长期抗凝治疗。

（二）左心室室壁瘤

左心室室壁瘤形成者常有附壁血栓。左心室室壁瘤的出现是心肌梗死急性期持续性血栓形成及中断抗凝治疗后血栓复发的危险因素。约10%室壁瘤内血栓形成的患者会发生体循环血栓栓塞，其中多数出现于心肌梗死后数周至3个月内，而慢性左心室室壁瘤（超过心肌梗死后3个月）的栓塞发生率较低（年发生率仅有0.3%），这可能与室壁瘤的附壁血栓机化，不容易脱落有关。对于左心室室壁瘤形成且射血分数较低、或血栓突入心室腔的患者，血栓栓塞的危险性可能持续较长时间。

治疗建议：①对于心肌梗死后超过3个月的慢性左心室壁瘤患者不提倡抗凝治疗；②对于心肌梗死后3个月内出现左心室壁瘤，或慢性左心室壁瘤形成伴有严重左心室功能不全、血栓突入心室腔内或原先有栓塞发生史的患者，应该长期抗凝治疗、使 INR 达到 2.0~3.0 水平。

（三）扩张性心肌病

尸检结果显示，在非缺血性扩张性心肌病死亡患者中心脏附壁血栓的发生率较高（53%），其中左心室血栓形成47%、右心室血栓形成25%、右心房血栓形成20%、左心房血栓形成者8%，将近30%的患者具有两腔以上血栓形成。一组对192例患者的随访研究发现左心室血栓形成发生率为36%、体循环栓塞事件发生率为11%。美国Mayo医学院的研究显示，扩张性心肌病未接受抗凝治疗的患者缺血性栓塞总发生率是18%，合并心房纤颤的患者血栓栓塞发生率较高。有严重左心室功能不全（射血分数≤35%）、慢性或阵发性心房纤颤、栓塞病史或超声心动图证实有血栓形成的患者发生栓塞的危险性较大。研究发现，缺血性心肌病患者体循环栓塞的发生率似乎比非缺血性心肌病患者低。另外有报道，扩张性心肌病患者的肺栓塞发生率为5%~11%，一旦出现肺栓塞则死亡率明显增加。

治疗建议：①非缺血性扩张性心肌病患者具有栓塞发生的中等危险性，可给予中等强度抗凝治疗（INR 2.0~3.0）。如果患者有心房纤颤、明显的左心室功能不全或心力衰竭、有血栓栓塞病史和（或）超声心动图显示有左心室血栓形成，那么抗凝的指征更强；②对于缺血性扩张性心肌病，如果伴有心房纤颤或既往有血栓栓塞病史和（或）超声心动图显示有左心室血栓形成应给予抗凝治疗，而心力衰竭本身不是抗凝的指征。

三、心脏瓣膜置换术后的血栓形成

（一）发生率

瓣膜置换术后血栓栓塞事件逐年增加，但不论是机械瓣或生物瓣，术后前30天（尤其是前10天）发生血栓栓塞的危险性最大。一旦发生血栓栓塞则很容易反复发作。美国Mayo医学院资料提示，20%的二尖瓣置换手术和27%的主动脉瓣置换手术后出现反复发作的栓塞事件。手术前有栓塞病史也是术后栓塞发生率增加的危险因素。进行心脏瓣膜置换手术的患者，服用抗凝药物的血栓栓塞发生率，机械瓣大约为1.5%~2.5%、生物瓣为1%；如果不给予抗凝治疗，血栓栓塞的发生率加倍。

近年来瓣膜置换术后血栓栓塞的发生有下降趋势，原因可能由于患者和瓣膜两方面因素。现在，患者通常在疾病尚未进展时就接受了手术，这意味着手术时患者心房纤颤的发生率总体上有所降低、左心房还较小、左心室功能尚好；机械瓣的质量得到改进，不易发生湍流、血流动力学状态良好。

（二）抗凝治疗

1. 口服抗凝药物治疗　最佳的抗凝治疗应该达到两个目的：使瓣膜血栓形成或体循环栓塞发生率降至最低、出血事件尽可能减少。对于机械瓣置换者，INR达到2.5~3.5比较合适；对于生物瓣置换并存在心房纤颤者抗凝的最低水平应使INR在2.0~3.0，而生物瓣置换为窦性心律者可不予抗凝治疗。

2. 单用抗血小板药物和与抗凝药物合用　单用阿司匹林或双嘧达莫（潘生丁），或二者合用，或阿司匹林与己酮可可碱合用，都不能有效地预防血栓栓塞的发生。而研究显示，阿司匹林100 mg/d与华林令联合应用可使体循环栓塞发生率明显减少（阿司匹林8.5%，二药合用1.9%，$P<0.01$）；华法林联合潘生丁或塞氯匹啶治疗也优于单用华法林。尽管联合用药使出血危险性升高（华法林联合潘生丁以及华法林联合塞氯匹啶出血发生率分别为每年35%和22%，$P=0.02$），但主要是轻微出血，而严重的出血事件并没有明显差别。

3. 进行非心脏手术时的抗凝处理　对进行过心脏瓣膜修复手术的患者，如果需要进行非心脏手术，暂停口服抗凝药物7~10天一般不会有太大危险。但是，不少血栓栓塞事件是发生在停止抗凝或抗凝水平降至治疗低限时。因此，对有血栓栓塞高危的患者，建议降低抗凝强度至 INR 约 2.0，或在手术前 3～4 天停止口服抗凝药并给予静脉普通肝素治疗使 aPTT 在正常值 2 倍水平（或给予低分子肝素）；手术前 4～5 小时停用肝素或低分子肝素，术后尽早恢复普通肝素或低分子肝素治疗并与口服抗凝药重叠 3～4 天、直到口服抗凝药物重新恢复到合适的抗凝水平。

4. 栓塞事件发生后的抗凝　当有心脏瓣膜修复史的患者发生非细菌性心源性脑栓塞时，决定何时抗凝最佳可能较为困难。大约 12% 患者在发作脑栓塞 2 周内可能出现复发性栓塞。即刻抗凝可以减少栓塞复发的危险性，但也可能增加脑梗死后出血事件。若脑梗死面积较大、尤其是发病后 48 小时内，病灶本身就有出血转化的较大危险性。因此，如果属中小面积脑卒中，发病 24～48 小时脑 CT 未显示脑出血，患者未伴有急性高血压（血压超过 180/100 mmHg），则可继续给予抗凝治疗；对有较大梗死面积者，脑卒中发生后应停止抗凝治疗 5～7 天，直至复查脑 CT 后再决定是否恢复抗凝。

5. 瓣膜修复术后血栓形成的治疗　经过口服抗凝后，瓣膜修复术后总的血栓栓塞发生率是 1.8%，其中约 20% 发生于三尖瓣修复患者。对修复瓣膜血栓形成的传统治疗方式是进行手术，但是手术死亡率依心脏功能临床分级不同而达 8%～60%。手术治疗适合于心功能 0～Ⅱ级的瓣膜修复术有血栓形成的患者。

溶栓治疗是手术外另一治疗选择，尤其对于三尖瓣手术患者，但由于存在脑栓塞危险性其应用还存在争议。文献报道 200 例左侧修复瓣膜患者溶栓的成功率为 82%、总的栓塞率为 17%、脑卒中发生率 5%、死亡率 6%、较大出血事件发生率 5%、复发率 11%。因此，对于有手术禁忌（心功能Ⅲ～Ⅳ级）的左侧修复瓣膜血栓形成患者溶栓治疗是较理想的方式。经食管超声心动图是二尖瓣修复术后血栓形成患者溶栓治疗的安全而有效的诊断技术。

6. 根据瓣膜类型进行抗凝选择

（1）机械性瓣膜修复　所有心脏机械瓣修复术患者都应接受抗凝治疗。术后给予静脉或大剂量皮下肝素并持续到口服抗凝达到合适的强度。华法林治疗从手术后 24～48 小时开始，目标 INR 为 2.0～3.0。抗凝治疗持续维持于治疗范围相当重要，需每 3～4 周监测一次 PT，如果同时有其他药物治疗或饮食变化可能与华法林产生相互作用时则应进行更多监测。

一般的患者仅给予抗凝治疗即可。高危患者是指植入机械性心脏瓣膜 30 年以上和既往有栓塞并发症者，这些患者应该接受更强的口服抗凝（INR 3.0～3.5），或中强度口服抗凝（INR 2.5～3.0）合用抗血小板药物，如阿司匹林 100 mg/d（有冠状动脉或脑血管疾病者更合适）或双嘧达莫 100 mg、4 次/日。华法林抗凝期间出现出血并发症者应给予低强度抗凝（INR 约 2.0）合用双嘧达莫或阿司匹林。

对于机械瓣修复术患者不提倡单用阿司匹林，但是当机械瓣植入术后存在口服抗凝禁忌时，可以试用双嘧达莫 100 mg、4 次/日与阿司匹林 325 mg/d 或塞氯匹啶 250 mg、2 次/日联合治疗。

对于那些尽管给予口服抗凝药和血小板抑制剂进行充分抗凝仍有脑血管栓塞反复发作的患者，在考虑重新手术以生物瓣替换机械瓣之前要查明是否有栓塞和（或）高凝状态之外的其他因素存在。

（2）生物性心脏瓣膜修复　所有生物性心脏瓣膜置换术患者术后都应该尽早接受低强

度口服抗凝使 INR 达到 2.0～3.0，持续至手术后至少 3 个月。对于生物瓣修复术后有系统性栓塞高危包括心房纤颤、既往有体循环栓塞病史或严重左心室功能不全的患者，应该终身接受抗凝治疗。

（王书杰　李　剑）

病例 20　胸闷、气短、心腔内占位

病例简介：患者男性，33 岁，因"活动后气短 1 年半，加重 1 个月"入院。患者 1 年前开始自觉活动耐量逐渐下降，从事重体力劳动后胸闷气短，无发热、胸痛，夜间可以平卧；近 1 个月活动耐量进一步下降，轻度活动后即胸闷气短。否认心肌炎病史。

入院查体：BP 115/75mmHg，HR 116 次/分，自主体位，颈静脉充盈，双下肺可闻及少许湿啰音，心界扩大，心律齐，未闻及杂音，腹部查体（－），双下肢轻度水肿。

辅助检查：WBC 12×10^9/L，Hb 163g/L，PLT 184×10^9/L；肝功能正常，Cr 128μmol/L，BUN 5.99mmol/L；肌钙蛋白 Ⅰ（－）；N 末端脑钠肽前体（NT-proBNP）：3214pg/ml；心电图：窦性心动过速，T 波改变；超声心动图（图 67）：全心扩大，左、右心室收缩功能重度降低，左心室射血分数 19%，左心室心尖部可见大小分别为 28mm×22mm 的血栓回声，肺动脉收缩压 45mmHg，少量心包积液。

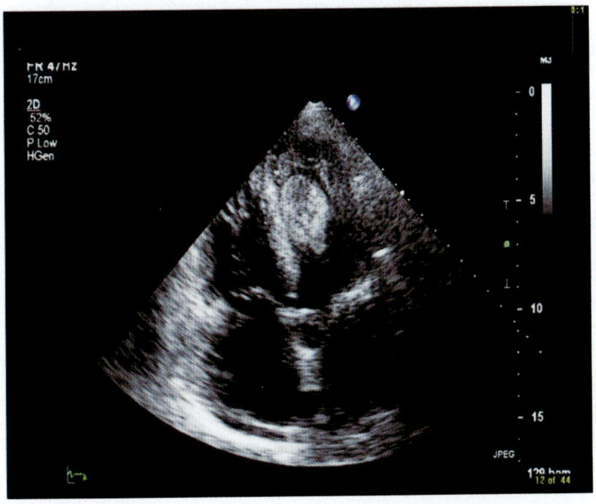

图 67　超声心动图（左室内血栓）

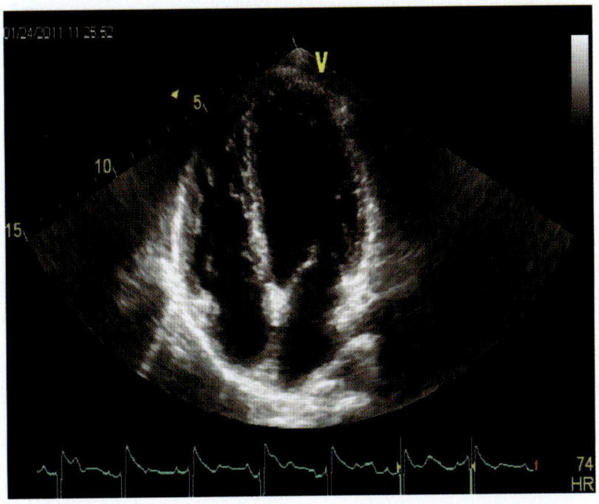

图 68　超声心动图（左室内血栓消失）

最终诊断：扩张型心肌病，心室附壁血栓形成

病例分析：扩张型心肌病出现附壁血栓并不少见，在非缺血性扩张型心肌病中发病率可达 50% 以上，其中以左心室附壁血栓最为常见，附壁血栓最大的危害就是体循环/肺循环的血栓栓塞事件，尤其多见于未接受抗凝治疗者；本例扩张型心肌病患者心室内出现附壁血栓，但经过积极的纠正心衰及抗凝治疗后血栓可完全消失。因此对于心脏内血栓的患者，如无禁忌证，应在治疗原发病的同时予抗凝治疗。本例患者予抗心衰治疗＋低分子肝素抗凝治疗后，症状逐渐缓解，复查超声心动图（图 68）：左心室射血分数 24%，心室附壁血栓消失。

（病例提供　叶益聪）

参 考 文 献

1. 林果为. 贫血. 见：张之南主编. 血液病诊断及疗效标准（第二版）. 北京：科学出版社，1998，1
2. Lawrence NS, Eugene B, David SR. Hematological-oncological disorders and heart disease. In: Eugene Braunwald (ed): Heart disease: A textbook of cardiovascular medicine (5th ed). USA: WB Saunders Company, 1997, 1786
3. 武永吉. 淀粉样变性. 见：张之南、单渊东、李蓉生等主编. 协和血液病学. 北京：中国协和医科大学出版社，2004，525
4. 曾勇，朱文玲，方理刚，等. 心脏淀粉样变的临床表现及诊断回顾分析. 中华内科杂志，2000，39(3):91
5. 林果为. 血色病. 见：邓家栋、杨崇礼、杨天楹等主编. 邓家栋血液病学. 上海科学出版社，2001，530
6. Ernest B, A Victor Hoffbrand, and James DC. Iron deficiency and overload. hematology, 2003 (ASH Education Program Book), 503
7. 姚尔固. 嗜酸性粒细胞增多. 见：邓家栋、杨崇礼、杨天楹等主编. 邓家栋血液病学. 上海科学出版社，2001，934
8. 王书杰. 原发性血小板增多症. 见：张之南、单渊东、李蓉生等主编. 协和血液病学. 北京：中国协和医科大学出版社，2004，641
9. 顾大中. 恶性淋巴瘤的放射治疗. 见：殷蔚伯、谷铣之主编. 肿瘤放射治疗学（第三版）. 北京：中国协和医科大学出版社，2002，713
10. Deborah LK. Anthracycline-Induced Cardiomyopathy. Semin Oncol, 2001, 28 (Suppl 12):2
11. Safra T, Muggia F, Jeffers S, et al. Pegylated liposomal doxorubicin (Doxil): Reduced clinical Cardiotoxicity in patients reaching or exceeding cumulative doses of 500 mg/m^2. Ann Oncol, 2000, 11:1029
12. Michelle AG and Steven EL. Epidermiology of anthracycline cardiotoxicity in children and adults. Semin Oncol, 1998, 25 (Suppl 10):72
13. Theodore EW. Heparin-Induced thrombocytopenia and thrombosis. Hematology, 2003 (ASH Education Program Book), 503
14. Valentin F, Marc V. Hemostasis, thrombosis, fibrinolysis, and cardiovascular disease. In: Eugene Braunwald (ed). Heart disease: A textbook of cardiovascular medicine (5th ed). USA: WB Saunders Company, 1997, 1829

第八章　心脏肿瘤

第一节　心脏肿瘤概述

心脏肿瘤与全身其他器官肿瘤相比发病率较低，但能引起的临床症状多以心血管症状为主，并且可合并一系列的全身症状。临床表现不仅取决于肿瘤的大小，在很大程度上，还决定于肿瘤发生的解剖部位。如果位于关键位置，即使很小的良性肿瘤也可能导致严重的临床症状，产生严重的不良后果。影像学和心脏手术的进展极大地提高了心脏肿瘤的诊断水平。但是心脏肉瘤仍然缺乏有效的治疗手段，是一种严重威胁生命的疾病。

目前尚没有关于心脏恶性肿瘤的特殊的分类方案。其分类与分级绝大部分遵循 WHO 对软组织与骨肿瘤的分类原则。

一、流行病学

心脏肿瘤的发病率估计为 0.0017%~0.33%。1954~1970 年间的尸检显示心脏肿瘤的发生率高达 0.17%。

尸检结果显示心脏肿瘤中黏液瘤和肉瘤的发病率相近。随着体外循环手术切除的应用，文献报道的黏液瘤发病率比肉瘤明显增加。在一项手术资料统计中，心脏黏液瘤占手术切除肿瘤的 77%，而心脏肉瘤只占 10%。

儿童的心脏肿瘤不常见，且大多是良性的。小儿最常见的肿瘤包括横纹肌瘤、纤维瘤、黏液瘤及畸胎瘤。

继发性心脏肿瘤，无论转移的或直接侵及的，数量上均超出了原发性心脏肿瘤。一项 3 314例尸检统计中，侵犯心脏的转移瘤发生率为 2.9%。最常见的原发部位为肺、乳腺以及皮肤的黑色素瘤。

二、临床表现

心脏肿瘤可引起多种多样的体征与症状。临床表现取决于肿瘤的大小和解剖部位。生长速度、脆性和侵袭性也是决定临床症状的重要因素。体积大的肿瘤可以无明显症状，而位于重要部位的很小的肿瘤可能引起严重的临床后果。左心房肿瘤，特别是那些可移动的或带蒂的肿瘤，可引起全身栓塞，包括冠状动脉栓塞、脑动脉栓塞和末梢循环栓塞，结果导致心肌梗死、卒中或内脏及肢体缺血表现。左心房肿瘤还可影响二尖瓣功能，引起二尖瓣狭窄或反流。听诊可听见心脏杂音和典型的肿瘤“扑通”音。瓣膜功能障碍表现为左心衰竭，即气短、端坐呼吸、阵发性夜间呼吸困难、肺水肿、乏力、咳嗽和胸痛。

左心室壁内肿瘤，无临床表现或出现多种临床症状。肿物突入心腔内，可引起血流动力学障碍。肿瘤局部浸润可损伤心脏传导系统和冠状动脉，引起胸痛、心肌梗死、心律失常、传导阻滞或猝死。

右心房或右心室肿瘤，可引起房室间血流梗阻或肺流出道阻塞导致的右心衰竭，临床表现为末梢水肿、肝大、腹腔积液、气短、晕厥和猝死。

右心肿瘤，可侵入肺动脉，引起肺栓塞，表现为胸痛、呼吸困难和咯血。可发生慢性血栓栓塞，表现为肺动脉高压的症状和体征。

心包肿瘤，可引起典型的心包炎的症状。包括胸痛、心包腔积液、心脏压塞等症状。也可以发生缩窄性心包炎。

有些肿瘤会引起全身症状，包括食欲缺乏、体重下降、乏力和不适，这些症状与许多全身疾病的表现相似。值得注意的是，心脏肿瘤还可有血象异常表现，包括贫血、红细胞和白细胞增多、血小板增多和血沉增快。

三、影像学特点

心脏和心包的原发性肿瘤往往在行胸部影像学检查时意外发现。一旦发现心脏肿瘤征象，需要确定：① 肿瘤的原发位置、延伸范围和肿瘤浸润的边界；②与相邻心脏结构的关系，如瓣膜、心脏传导系统和冠状动脉；③肿瘤的良恶性及病理类型；④是否有心功能的损伤及损伤程度。用于评价原发性心脏肿瘤的非创伤性影像学方法很多。

（一）超声心动图

超声心动图的最主要优点是具有最佳的空间与时间分辨率，可提供良好的解剖学与功能信息。对于体积小的肿物（<1cm）及瓣膜上的肿物，超声心动图也是理想的影像学方法。超声心动图的第二个主要优点是通过多普勒测定血流速度，可检测有无血流梗阻与瓣膜反流及其程度和部位。超声心动图是检出心脏肿瘤的经典方法，对某些患者来说，也可能是唯一需要的检测手段，如心房黏液瘤，超声诊断后可立即进行手术。缺点包括：①不能显示纵隔以外的病变范围；②限制了肿瘤浸润的检出；③很难区分肿瘤的组织类型；④超声心动图不能使用显影剂，所以限制了对肿瘤血管分布特性的观察，例如肿瘤由冠状动脉供血时。

（二）磁共振成像（MRI）

MRI 的最主要优点是具有良好的软组织对比度，其次是有更多可操作的图像参数，因此使得 MRI 成为检测心脏肿瘤浸润和肿瘤组织类型的相对较好的方法。例如，T2 加权或快速自旋回波序列可分辨出高含水肿瘤，如血管瘤，与低含水肿瘤，如纤维瘤。其次是可以使用造影剂，了解肿瘤的血流分布情况。还可以测定室壁动度与大血管流速，了解心室功能、流入与流出梗阻和瓣膜反流的有无和程度。MRI 的主要缺陷是检查时间长，需要保持镇静，部分患者不能完成。当超声心动图不能完全明确肿瘤的类型、准确位置以及肿瘤与周围相邻结构的关系时，或当心脏肿瘤准备手术切除时，应考虑进行 MRI 检查。

（三）计算机体层造影（CT）

CT 的优缺点介于超声心动图与 MRI 之间。CT 对软组织的对比度比超声心动图好，可准确检测出脂肪成分与钙化组织；然而，软组织对比度以及检测肿瘤浸润和肿瘤类型的能力，要比 MRI 差。

（四）心导管术

心导管术很少用于心脏肿瘤的诊断，多用于排除成人冠状动脉疾病。血管造影通过心腔内充盈缺损和冠状动脉移位等征象，间接提供心脏肿瘤的非特异性影像学信息。有两点特殊情况值得注意：①为确定组织类型，有时可选择性地进行心内膜心肌活检；②计划手术切除心肌内肿瘤时，选择性冠脉造影有帮助。

四、肿瘤分级与分期

鉴于恶性心脏肿瘤发病率低，没有特别针对恶性心脏肿瘤的分级方案，暂用非心脏软组织肿瘤的标准，最重要的两个参数是核分裂指数与肿瘤坏死范围。大多数病理学家认同恶性肿瘤的三级分法，即 G1 低度、G2 中度和 G3 高度。有些人用四级系统。最广泛使用的两个系统是 NCI（美国国家癌症研究所）系统，和 FNCLCC 系统（Federation Nationale des Centres de Lutte Contre le Cancer —法国癌症联盟）。

参考 1984 年的分类方法及 1999 年修订版，NCI 系统是将组织类型、细胞形态、多形性和核分裂象综合起来，用以区分 1 级或 3 级的。其他所有类型的肉瘤依照肿瘤坏死程度被分为 2 级或 3 级，坏死区占 15% 是 2 级和 3 级的分界线。

FNCLCC 系统是基于对肿瘤分化程度、核分裂象和肿瘤坏死程度等 3 方面特征的评分而进行分级的（表 8-1）。每个特征参数独立得出 1 个分数，3 个分数相加，以得出的总分进行肿瘤分级。肿瘤分化很大程度上由肿瘤的组织类型和亚类型决定。

表 8-1　FNCLCC 肉瘤分级系统参数表

肿瘤分化
1 分：同正常成人结缔组织很相似的肉瘤（如低级别平滑肌肉瘤）
2 分：能确定组织类型的肉瘤（如黏液性纤维肉瘤）
3 分：未分化血管肉瘤
核分裂象分数
1 分：0 ~ 9 个核分裂象/10HPF
2 分：10 ~ 19 个核分裂象/10HPF
3 分：≥20 个核分裂象/10HPF
肿瘤坏死：
0 分：没有坏死
1 分：坏死 <50%
2 分：坏死≥50%
组织学分级：
1 级：总分 2、3 分
2 级：总分 4、5 分
3 级：总分 6、7、8 分

由于分级系统的限制和诊断还不很完善，为增强其可靠性，提出如下几点建议：

1. 只对未经过治疗的原发性软组织肉瘤进行分级。
2. 进行分类的组织取材应具有代表性并且组织处理完好。
3. 肿瘤分级不可替代组织学诊断，不能区分良恶性。在对软组织肿瘤分级前，必须明确真性肉瘤，不能是假肉瘤。
4. 仔细评价用于分级的各特征参数，特别是核分裂象。

WHO 软组织与骨肿瘤分类标准为软组织肉瘤分级提供了更多资料。心脏恶性肿瘤无 TNM 分类。

五、治疗及预后

伴有症状的原发性心脏肿瘤通常选择手术切除。由于心脏肿瘤始终存在猝死、栓塞、梗阻和心律失常的危险，对偶然发现心脏肿瘤的患者也应积极手术切除。

偏良性的横纹肌瘤，即所谓组织细胞样心肌病，绝大多数见于儿童，有些人建议只有在出现威胁生命的症状时才有必要手术，因为这类肿瘤是良性的，并会随年龄增长而消退。手术方案依肿瘤类型而不同。左房黏液瘤从左房间隔长出，手术通常将肿瘤连根部的蒂完整切除。有时需要房间隔补片或人工移植物重建心脏结构。心脏黏液瘤患者术后预后良好。偶见复发，特别是伴有 Carney 综合征时，此综合征是一种常染色体显性遗传病，伴有皮肤损伤和内分泌异常。因为心脏肿瘤可生长在各个部位，很难提出对所有心脏肿瘤进行手术治疗的常规方法。通常良性肿瘤的预后普遍良好，复发率低，即使肿瘤不能完全切除，预后也相当好。如预计心脏肿瘤切除和心脏结构重建会引起心脏结构不可修复的损伤，可选择原位心脏移植。

心脏的恶性肿瘤常常发生局部浸润，彻底切除肿瘤通常可能性不大。原发性恶性心脏肿瘤的患者预后差，即使尝试较彻底的肿瘤切除，还是应给予辅助性化疗和放疗，但大多效果不佳。对原发性恶性心脏肿瘤患者进行心脏移植的效果很好。

第二节　具有肌细胞分化的心脏良性肿瘤

一、横纹肌瘤

横纹肌肉瘤（rhabdomyoma）是一种单发或多发的心肌细胞良性肿瘤。典型的肿瘤细胞含有大量充满糖原的小空泡。流行病学上心脏横纹肌瘤常伴发结节性硬化症。后者是一种高突变率的常染色体显性遗传病，涉及多个脏器，包括脑、肾脏、胰腺、视网膜和皮肤。尸检发现的结节性硬化症患者心脏横纹肌瘤的发生率为 30%，而超声心动图检出率在 40%～60% 之间，因此实际发病率可能更高。多发性心脏横纹肌瘤可能是结节性硬化症的最早表现。横纹肌瘤多是白色界限清楚质地较硬的分叶状结节，可发生在心脏的任何部位，多见于心室。结节性硬化症的患者，肿瘤通常呈多发性（>90%），为数目众多的直径小于 1mm 的粟粒状结节，称为“横纹肌瘤病（rhabdomyomatosis）”。最常见的部位有左心室和室间隔，尽管有 30% 的肿瘤侵犯心房壁或右心室。与结节性硬化症患者相反，散发横纹肌瘤中大约 50% 呈单发性。

（一）临床表现

横纹肌瘤是最常见的小儿肿瘤，也是胎儿超声心动图检出的最常见的肿瘤。本肿瘤可造成胎死宫内及出生后猝死。

较大的壁内或腔内肿瘤可阻塞心脏瓣膜孔，或占据心腔内空间。胎儿出现心律失常或非免疫性水肿时可通过超声检查发现心脏横纹肌瘤最早于孕 21 周即可发现。肿瘤可引起新生儿呼吸窘迫、充血性心力衰竭或低心排出量。右侧肿瘤梗阻可导致发绀，出现类似法洛四联征或肺动脉狭窄的体征。左侧肿瘤可表现为主动脉瓣下梗阻、或左心发育不全综合征。很少伴有心脏结构缺陷。“横纹肌瘤病”或显微镜下弥漫性心肌受累的患者，可呈心肌病样表现。肿瘤常自然消退，患者的心血管系统的临床表现也常随之消失。

（二）辅助检查

1．心电图　心电图的异常表现随肿瘤位置而变化，但常见心室肥大的特征及缺血和（或）心肌劳损的 ST-T 波异常。传导异常包括束支阻滞和Ⅰ～Ⅲ度房室传导阻滞。

2．超声心动图、MRI、CT　超声心动图中，横纹肌瘤表现为心室肌中界限清楚的均质回声占位，可突入心室腔，但并不常见。因为只要发现多个心脏占位就可诊断横纹肌瘤，尤其是患有结节性硬化症的患者。由于该肿瘤不具有侵袭性，所以通常情况下，超声心动图已为诊断和临床处理提供了充足的信息。如果对肿瘤类型或侵犯范围有疑问，可应用 MRI 或 CT 作进一步确认。MRI 中横纹肌瘤表现为与正常心肌相似的信号特征的界限清楚的占位性病变。在增强图像（post-gadoliniumimaging）中，肿瘤占位呈低强度信号。在 CT 中横纹肌瘤也表现为多发结节。MRI 或 CT 还可显示出结节性硬化症体征在身体其他部位的表现。然而，因为横纹肌瘤许多影像学特征与正常心肌相似，超声心动图、MRI 和 CT 可具有互补作用，一种手段无法显现肿瘤时，另一种方法或许可以弥补。

（三）组织病理学

心脏横纹肌瘤是由肥大的胞质清亮的心肌细胞组成的界限清楚的结节。某些细胞的嗜酸性胞质由细胞核向细胞膜方向伸展，像一个蜘蛛（“蜘蛛细胞”）。多数细胞空泡变性，含有稀少的肌丝。PAS 反应强阳性反映了细胞内存在大量糖原。免疫组化研究证明具有横纹肌特征的横纹肌瘤细胞可表达肌红蛋白（myoglobin）、结合蛋白（desmin）、肌动蛋白（actin）和弹性蛋白（vimentin）。肿瘤细胞不表达细胞增殖标志物如 Ki-67 和增殖细胞核抗原（PC-NA），说明这种疾病更像错构瘤，而非真性肿瘤。

（四）治疗及预后

横纹肌瘤具有一个自发消退的自然病程。然而，出现严重症状时，仍需要进行手术切除。有心律失常可给予抗心律失常药。如药物控制有效，则持续给药直至心律失常停止或肿瘤消退。药物无法控制时，则为手术指征。当肿瘤引起心内梗阻时，必须进行手术治疗。

二、组织细胞样心肌病

组织细胞样心肌病（histiocytoid cardiomyopathy）是一种罕见的特异性心律失常性疾病，由具有某些普肯耶细胞（Purkinje cell）特征的心肌细胞的肿瘤性或错构瘤性增殖引起，也称为普肯耶细胞错构瘤，心肌蜘蛛细胞症，婴儿型心肌病，婴儿型黄色瘤性心肌病，嗜酸性粒细胞心肌病，局灶性脂质性心肌病，孤立心脏脂质沉淀症，伴有组织细胞样变的婴儿型心肌病，心肌或传导系统错构瘤，泡沫样心肌变性，以及先天性心肌病等。

组织细胞样心肌病主要发生在 2 岁以内；20% 的病例在出生后第一个月内诊断，60% 在第一年，而只有不到 3% 在两岁以后。本病实际发生可能比报道的要多，因为许多患者无疑被诊断为新生儿猝死综合征（SIDS）。女性占多数，男女比例为 1∶3。约有 5% 的病例似乎有家族倾向性。

（一）临床表现

组织细胞样心肌病是一种心律失常性疾病；报道的 70% 的病例表现为一系列心律失常和传导阻滞，包括阵发性房性心动过速、房颤、室颤、室性心动过速、房性前期收缩、室性期前收缩、Wolff-Parkinson-White 综合征及左右束支传导阻滞。

大约 20% 的患者出现猝死，常被误认为新生儿猝死综合征（SIDS）。其他新生儿在心脏症状出现之前或同时，经历流感样症状。绝大多数患者（95%）出现心肌肥大，也可伴多种畸形，包括心脏畸形（16%）：房室间隔缺损、左心发育不全综合征和心内膜纤维弹性增生症。17%的患者发生心外畸形，包括角膜混浊、小头、白内障、无晶体状、脑积水、胼胝体发育不全、腭裂、喉蹼和线形皮肤缺损（linear skin defect）。心内心外畸形同时存在的占4%，7%的患者内、外分泌腺中出现心外组织细胞样细胞。

（二）病因学

许多病因发病学学说已被提出，包括病毒感染、心肌缺血、毒物接触、某些代谢异常（如糖原沉积症、心脏脂质沉积症）以及各种线粒体性心肌病。然而，临床、大体、显微镜和超微结构研究显示上述病症与组织细胞样心肌病有明显的不同。临床表现（心律失常）、组织细胞样细胞的分布及其超微结构和免疫组化特征，均表明心肌传导系统受累起着关键作用。心脏发育中原始的普肯耶细胞与组织细胞样细胞惊人的相似。两类细胞的胆碱酯酶的冷冻切片免疫组化和神经脂质的苏丹黑（Sudan black）染色均显示强阳性。胆碱酯酶只存在于心脏传导组织，而收缩性心肌细胞中没有。本病有一定的遗传倾向。

（三）组织病理学

组织细胞样心肌病病变呈多灶性界限不清的岛状，由体积大的多边形细胞组成，少量的嗜酸性颗粒状胞质围绕在椭圆形核周围，偶见核仁。胞质形态和大量线粒体聚集有关。组织细胞样细胞沿传导系统的束支分布。窦房结和房室结受累的病例占28%；但这两个区域不常规取材。组织细胞样心肌病免疫表型与结合蛋白（desmin）、肌红蛋白（myoglobin）、肌球蛋白（myosin）和肌细胞特异的肌动蛋白（actin）抗体反应阳性。巨噬细胞或组织细胞抗原（CD68，CD69，MAC387，LN3，HAM-56）不表达。细胞也不表达弹性蛋白（vimentin）和调钙蛋白（CAM-5，2），而S-100蛋白表达不恒定。细胞增殖标志物（Ki-67，MRI-1）常为阴性。

（四）鉴别诊断

本病易与线粒体性心肌病混淆。然而，两者在大体、光镜和超微结构都存在差异。线粒体性心肌病不形成组织细胞样心肌病那样的散在的结节。此外，线粒体性心肌病中，所有心肌细胞均受累，但程度可不同，而在组织细胞样心肌病中，只有局部心肌的超微结构改变中，线粒体数目增加，伴有或不伴有结构改变，心肌原纤维减少。而线粒体性心肌病中，所有线粒体均发生各种各样的异常改变。线粒体扩张，大小与形状各异，偶尔含有糖原颗粒。线粒体嵴数量增加，横断面上呈同心圆排列（如树的年轮），偶尔围绕着致密颗粒。

（五）治疗和预后

组织细胞样心肌病可引起小儿持续性心动过速，并导致猝死。手术切除或直视下冷冻消融多发的小肿瘤结节可达到长期治愈。外科干预和心律失常病灶的射频消融使得生存率接近80%。一些学者发现积极的抗心律失常药物治疗可使肿瘤退化，患者可不必进行手术。少数病变范围大的患者可进行心脏移植。

三、成熟心肌细胞错构瘤

“错构瘤”一词广义地用于描述几种心脏肿瘤，通常大多数指组织细胞样心肌病（“普肯耶细胞错构瘤”）。这一名词也指由心脏各种成分组成的病变或畸形，以及其他一些主要由单细胞组成的肿瘤（如横纹肌瘤）。成熟心肌细胞错构瘤是指发生于成人的由心肌细胞组成的一种特殊肿瘤。该病变可单发或多发。成熟心肌细胞错构瘤可发生在心室或心房，单发或多发。一些不常见病例也有报道，肿瘤呈弥漫多发性，和所谓的横纹肌瘤病近似。

（一）临床表现

同大多数心脏肿瘤一样，临床表现取决于肿瘤发生部位。心房的肿瘤可引起室上性心动过速和预激综合征（Wolf-Parkinson-White）；心室的肿瘤可导致猝死，或根本无症状。

（二）组织病理学

肿瘤由增大的心肌细胞组成，细胞内有明显的横纹，并含有大而不规则的核仁。肿瘤界限不清，边缘与正常心肌组织交错排列。间质中胶原纤维增生，少量脂肪细胞散在。免疫表型与正常心肌细胞相似，表达肌动蛋白（actin）和肌球蛋白（myosin）。可见中间丝异常聚集，特别是肌动蛋白。Ki-67 或增殖细胞核抗原（PCNA）免疫组化证明肿瘤细胞无增殖活性。电镜显示心肌细胞肌动蛋白和肌球蛋白异常积聚。

（三）治疗和预后

本病为良性肿瘤，可手术切除治愈。然而，首发症状为心律失常和猝死者预后差。

四、成人型富于细胞性横纹肌瘤

成人型富于细胞性横纹肌瘤是一种横纹肌细胞的良性肿瘤。相似的肿瘤常发生于头颈部（心外横纹肌瘤）。成人型心外横纹肌瘤主要发生在 40 岁以上男女的头颈部。有 4 例“心外”横纹肌瘤报道心脏可同时发生。

（一）临床表现

成人型富于细胞性横纹肌瘤中 3/4 的病例发生在心房，全部为 35 ~ 55 岁的成人。像其他心脏肿瘤一样，表现类型常为电生理紊乱，如室上性心动过速或间断性室性心动过速。

（二）组织病理学

组织学上该肿瘤与心脏横纹肌瘤不同，由圆形或多角形嗜酸性细胞紧密排列组成，胞质细颗粒状，时有空泡变性，偶见蜘蛛细胞。比较而言，心脏横纹肌瘤由胞质透明的大细胞组成，细胞内含丰富的糖原，可见许多蜘蛛细胞。

（三）治疗和预后

据研究推测心外横纹肌瘤在成人中为良性肿瘤，患者通常预后良好。但也有报道心外横纹肌瘤可晚期复发。

五、心脏黏液瘤

心脏黏液瘤（cardiac myxoma）是一种由星形的或圆胖的淡染的间充质细胞及其外围的黏液样基质构成的肿瘤，是最常见的心脏良性肿瘤之一。在多宗手术病例中，心脏黏液瘤几乎占到 80%。黏液瘤占原发心脏肿瘤的 20% ~ 40%。患者年龄在 2 ~ 97 岁，平均发病年龄 50 岁。大约 90% 的病人在 30 ~ 60 岁之间。最近一项 1 195 例黏液瘤患者分析显示，67% 为女性，33% 为男性。患有黏液瘤（Carney）综合征患者比散发黏液瘤患者更年轻，且多为男性。

（一）临床表现

多种多样，主要由肿瘤发生部位决定，而在较小程度上与形态学相关。大约 20% 的心脏黏液瘤无症状；这些肿瘤通常小于 40mm。左心房黏液瘤患者中超过 50% 表现出二尖瓣狭窄或梗阻的症状（因肺水肿和心力衰竭引起的呼吸困难和端坐呼吸）。右心房黏液瘤可发生三尖瓣梗阻，出现右心衰竭症状。大多数患者体格检查异常，最有特点的是心脏舒张早期或收缩期杂音。偶尔可听到舒张早期“肿瘤扑通”音。20%～40%的患者可检出心电图异常，但并不特异，包括心房颤动或扑动，和左右束支传导阻滞。胸部X线也只有一些非特异性表现，包括心脏肥大、心腔扩大和肺水肿。栓塞是第二常见临床表现（30%～40%的患者）。栓塞常见部位有中枢神经系统、肾脏、脾脏和肢端。冠状动脉栓塞可导致心肌梗死。有证据表明纤维性病变多引起瓣膜梗阻，而息肉样和黏液样病变多引起栓塞。全身症状可能与肿瘤细胞产生的IL-6产物和自家免疫有关。全身症状见于约20%的患者，包括肌痛、肌肉虚弱、关节痛、发热、疲劳和体重下降以及偶有雷诺现象。尽管感染罕见，一旦发生，症状与感染性心内膜炎相似，可有发热、寒战、淤斑、结膜下出血，Osler结节和血培养阳性。

贫血、白细胞增多和血沉增快为最常见的实验室检查发现。尽管综合征性和家族性黏液瘤（Carney或黏液瘤综合征）已被确认，但多数黏液瘤仍为散发性。家族性病例与非家族性病例比较，患者年龄较轻，病变部位特殊，有较高的复发率。

（二）超声心动图中

心脏黏液瘤表现为在心腔内活动的占位性病变，有蒂与心内膜表面连接，通常从卵圆窝长出。在超声心动图见到如上表现，就可确诊黏液瘤，没必要做进一步的影像学检查。事实上，因肿瘤体积常常不大和活动性，且超声心动图有最佳的空间与时间分辨率，所以黏液瘤的超声心动图图像比MRI或CT更典型和明确。如看不到窄蒂，可行经食管超声心动图检查，如仍看不到蒂，需做其他影像学检查，通常为MRI，以显示肿瘤的边缘情况和排除肿瘤浸润的可能。在MRI和CT上黏液瘤表现为心腔内不均质的分叶状肿物。如看到窄蒂，结合超声心动图可诊断黏液瘤。心脏黏液瘤为心腔内包块，最常见发生在左心房。85%～90%的肿瘤从近卵圆窝的房间隔心内膜长出。其余大多数位于右心房，罕见于心室。多发肿瘤多发生在卵圆窝和心室以外的部位，通常为遗传型心脏黏液瘤。也有心脏黏液瘤发生在瓣膜和腱索上的病例报道，但非常罕见。

（三）组织病理学

黏液瘤细胞可单个散在、条索状或呈血管形成的指环样结构排列。细胞可为细长的、梭形的或星状的。细胞含中等量的嗜酸性胞质。细胞核为卵圆形、圆形或细长形，核分裂罕见。黏液瘤细胞有形成原始或分化的血管趋势，反映在内皮标志物表达阳性。常有少量黏液基质在血管周围形成晕环。

基质内有多少不等的蛋白多糖、胶原纤维和弹性蛋白。奥辛蓝染色强阳性，透明质酸酶预消化后阴性。肿瘤内血管壁薄、缺乏周细胞。偶尔可见海绵状血管腔内含有血液或蛋白样物质。具有明显肌壁的厚壁血管主要出现在肿瘤基地部和蒂部。经常见到血管外的红细胞、新近和机化的出血灶以及含铁血黄素沉积。含铁血黄素可游离于基质中，也可在组织细胞和黏液瘤细胞内。基质内还可见数量不等淋巴细胞、浆细胞、巨噬细胞、树突状细胞和肥大细胞。

偶然可见如出现在脾脏慢性静脉淤血的Gamma-Gandy小体。钙化和骨化生也可出现。后者多发生于右心房黏液瘤。被覆的表层细胞常为单层扁平细胞，但也有多层或簇状的。

大约2%的黏液瘤出现分化较好的上皮细胞，偶尔形成腺体。上皮细胞呈异形性，有丝分裂活跃，并表达细胞角蛋白。患者的年龄、性别分布、体征和症状、综合征发生率和肿瘤发生部位，在有腺体和无腺体的心脏黏液瘤之间是相似的。腺体作为一种黏液瘤成分的识别是重要的，因为可误认为转移性腺癌。腺细胞淀粉酶消化的PAS染色、奥辛蓝染色和黏液卡红染色均为阳性；腺上皮可表达细胞角蛋白（cytokeratin7、AE1/AE3、4BE12和Cam5.2抗体弥漫性胞质着色；cytokeratin20局部着色）、EMA（弥漫性胞质）和CEA（细胞顶浆缘）。血清CA19升高的有腺体成分的黏液瘤的表层上皮细胞膜CA199表达阳性。髓外造血灶可见于黏液瘤7%的病例。也可见到胸腺残留。免疫表型显示肿瘤细胞角蛋白阴性，S-100蛋白有时阳性，平滑肌与内皮细胞标志物如CD34和CD31有时阳性。75%的病例钙视网膜蛋白（calretinin）表达阳性。

（四）治疗和预后

散发型与家族型黏液瘤的预后差别很大。散发型黏液瘤预后较好，复发率为1%~3%。然而，大约10%的家族型黏液瘤会复发或在不同部位发生另一肿瘤，一组研究表明复发间隔时间平均为47.8个月。复发可能性与染色体DNA类型有关。家族型患者需要长期随访。

栓塞是黏液瘤的主要并发症，可导致各个部位动脉床的缺血症状。栓塞引起的颅内动脉瘤很少见，但却是可怕的潜在并发症。这些动脉瘤的病因不清楚，但组织学证明了动脉壁中存在黏液瘤细胞。因心脏黏液瘤有栓塞的危险，所以一旦确诊，建议立刻手术切除。通过体外循环，在心脏停搏的情况下切除肿瘤。建议最小范围切除和轻柔操作，以免引起栓塞。肿瘤切除后，应进行心脏灌流，用生理盐水冲洗掉残余的肿瘤碎片。

切除左心房黏液瘤常通过心室切口。肿瘤不大时采用经中隔路径，而肿瘤较大时，建议进行经中隔双切口心房切开术。鉴于大多数左心房肿瘤长在房间隔，肿瘤边缘可切除5mm范围的正常组织。卵圆窝被认为是黏液瘤肿瘤前体细胞的所在部位，所以也应尽可能切除。对于右心房黏液瘤，进行直接腔静脉套管插入术可避免肿瘤碎片形成。当直接下腔静脉套管插入术不可行时，可从股静脉向下腔静脉插管。广基肿瘤需要进行全层心脏间隔切除和组织修复。若肿瘤长在心房壁上，建议进行连附着部一并肿瘤切除，以及包括心内膜和下面的心肌的周围5mm范围内正常组织切除。

六、乳头状弹性纤维瘤

乳头状弹性纤维瘤（papillary fibroelastoma）是一种罕见的良性肿瘤。占原发性心脏肿瘤的不到10%。真实发病率很难确定，因为本肿瘤易被忽视。形态学上与Lambl赘生物（一种反应性年龄相关性瓣膜病）重叠。生长在心内膜上，内皮细胞上富含弹性蛋白和蛋白多糖，基质中无血管。近来成为手术切除心脏肿瘤中第二位常见的良性肿瘤。组织学发生上一直存在争论点，通过各种大体、显微镜和分子生物学特性研究，乳头状弹性纤维瘤被描述为肿瘤、错构瘤、机化血栓以及心内膜对损伤的一种特殊反应。组织化学显示分叶状的肿瘤含有纤维蛋白、透明质酸、层状弹性纤维，支持了乳头状弹性纤维瘤可能与机化血栓有关的假说。支持错构瘤假说的证据有组织学上的微小腱索增生和明显的伴有其他先天性心脏异常的先天性乳头状弹性纤维瘤。医源性乳头状弹性纤维瘤倾向于发生在瓣膜以外的各个心内膜表面，通常靠近先前出现医源性因素的部位，如在邻近手术部位的心腔内。90%的乳头状弹性纤维瘤发生在心脏瓣膜。

（一）临床表现

乳头状弹性纤维瘤的临床诊断很难，因为栓塞并发症可出现在许多基础疾病中。分叶状肿瘤表层内皮细胞的完整性是导致栓塞发生的主要因素。栓塞形成与血小板和纤维蛋白的聚集有关。邻近冠状动脉口的病变可发生脱垂导致心绞痛、晕厥或猝死。多数手术切除病例为出现大脑缺血相关症状的患者。本肿瘤可通过多平面的经胸和经食管超声心动图诊断。高分辨率的超声心动图显示肿瘤有一亮回声中心。乳头状弹性纤维瘤大小范围从 2mm 到最大的 50mm，而大多数肿瘤小于 10mm。

（二）组织病理学

乳头状弹性纤维瘤具有一层内皮细胞层、一层富含蛋白多糖的中间层及中心无血管的核心区。内层含有成纤维细胞，偶尔有包括巨噬细胞和树突状细胞等的炎细胞浸润。弹力纤维是核心区中最主要的成分，但在乳头末梢部位，弹力纤维稀少或缺乏。急性和机化血栓可附着在表面，使乳头边界模糊。肿瘤表层和深层组织的免疫组化表现不一致。表面内皮细胞表达弹性蛋白（vimentin）和 CD34，与正常的心内膜内皮细胞相比，CD31 和第Ⅷ因子相关蛋白表达减弱。内皮细胞标志物表达减弱说明内皮细胞受损或功能障碍。深层组织中的梭形细胞局部表达 S-100 蛋白。S-100 阳性细胞可能为活性原性的树突状细胞。这些部位未见 T 细胞。

七、血管瘤

血管瘤（hemangioma）是一种主要由血管构成的良性肿瘤。组织学分类包括由多数扩张的薄壁血管构成的血管瘤（海绵状血管瘤），由更小的像毛细血管的血管构成的血管瘤（毛细血管瘤），和由发育不良的畸形动静脉构成的血管瘤（动静脉血管瘤、曲张状动脉瘤）。心脏血管瘤通常为海绵状血管瘤、毛细血管瘤和动静脉血管瘤三型血管瘤的组合，许多还含有纤维组织和脂肪。这些特征与骨骼肌的肌肉内血管相像。

（一）临床表现

大多数心脏血管瘤是偶然发现的，患者可出现劳累性呼吸困难、心律失常、右心衰竭、心包炎、心包积液和发育停滞。患者可伴有血管综合征，如 Kasabach-Merritt 综合征。

（二）影像学

超声心动图中通常为界限清楚的腔内高回声孤立性占位性病变。MRI 中，血管瘤 T1 加权像呈中到高信号，T2 加权像信号常很强，对比增强剂摄入后图像信号明显强化。CT 中，肿瘤通常呈界限清楚的不均匀低密度影，对比增强扫描有强化。血管瘤呈界限清楚、无浸润表现，特别是在对组织浸润最敏感的 MRI 上，说明本瘤为良性肿瘤，但不能依靠影像学做特异性诊断。

（三）组织病理学

毛细血管瘤由毛细血管大小的血管组成的结节构成，每个结节都有一个血管“供给”血管瘤营养。这种分叶结构或血管组成的团块对鉴别良、恶性血管增生有帮助。肥大细胞和第Ⅷ因子阳性的间质细胞存在也是一个固有特征。海绵状血管瘤由大型的扩张血管构成。倾向于心肌内浸润。血管内衬细胞淡染、扁平状、有丝分裂不活跃。

（四）并发症

多数心脏血管瘤为散发性，伴有心外血管病变。极少伴发消化道的心外血管瘤和面部的葡萄酒色痣。巨大的心脏血管瘤可引起血栓形成和病理性凝血（Kasabach-Merritt 综合征）。

八、肌纤维母细胞分化的良性肿瘤

心脏纤维瘤（cardiac fibroma）是一种罕见的原发性心脏肿瘤，由成纤维细胞或肌纤维母细胞及含有胶原纤维的基质构成。几乎无一例外地发生在心室或室间隔的心肌内。目前还不清楚是错构瘤还是真性肿瘤。由于大多数病例发生在新生儿和儿童，本病可能为先天性疾病。目前的同义词有弹性纤维错构瘤，纤维错构瘤。多数心脏纤维瘤发生于儿童，并常在一岁以内。可在出生前通过超声诊断。但也见有成人病例报道，甚至在老年人中偶然发现。无性别差异。发病率很低，迄今为止只有大约 200 个病例报道。

（一）临床表现

1/3 的心脏纤维瘤患者，由于肿瘤团块作用出现症状，肿瘤或可以阻塞血流，或影响瓣膜功能，患者可表现为心衰或发绀。另 1/3 的患者，肿瘤无论发生在何部位，均引起严重的心律失常、昏厥或猝死。其余的患者可无症状，肿瘤是由于心脏杂音或胸部 X 线异常偶然发现。栓塞并不是心脏纤维瘤的特征性表现。

（二）影像学

超声心电图中纤维瘤呈典型的大而界限清楚的孤立性占位，位于间隔或心室游离壁，有时易与肥厚性心肌病混淆。肿瘤体积常很大，而引起梗阻，可通过彩色 Doppler 检查出来。MRI 同样显示肿瘤是位于心室内的一个大而均质的孤立性心肌占位。因为其纤维性质，信号强度常较邻近未侵犯到的心肌弱，对比增强像通常显示肿瘤中央低灌注区。CT 也显示出一大的孤立性心室占位，通常为低密度影。与其他影像学方法不同，CT 可检测到钙化，对明确诊断很有帮助。总之，影像学发现小儿患者心脏非常大而血管少的孤立性占位，可提示心脏纤维瘤。

（三）组织病理学

纤维瘤由淡染的梭形细胞组成。细胞排列成疏松、交叉的束状。肿瘤没有包膜，可长入周围的心肌组织内。即便肿瘤大体为界限清楚的团块，在远离大体边缘的肿瘤内也经常可见陷入其中的肌细胞。纤维瘤细胞有卵圆形或锥形的核，没有核仁。胞质淡染。伴有丰富的胶原性基质，其含量随患者年龄增加。新生儿第一个月可观察到细胞丰富，而年长患者纤维瘤含有大量的胶原纤维。有丝分裂和髓外造血可见于富有细胞性肿瘤。所有年龄患者中都可见以肿瘤内钙化，但在年长个体中似乎更常见。波浪状弹性纤维常见且可为主要成分。也可见到基质内局部黏液变和慢性炎症反应。肿瘤富有细胞区和纤维区均表达 vimentin 和平滑肌 actin。不表达 desmin、CD34 及 S-100 蛋白。增殖性标志物的表达，富有细胞性肿瘤比纤维性肿瘤更不常见。有报道，心脏纤维瘤还可伴发脑积水、唇腭裂和 Sotos 综合征（巨脑伴巨人症）。

（四）治疗和预后

心脏纤维瘤是良性的，但其缓慢而持续生长的性质可引起传导障碍和心律失常。肿瘤长入心室游离壁可导致血液从房室瓣膜流入或从心房流出梗阻。肿瘤没有如先天性横纹肌瘤一样的自发性退化现象。通常需要手术干预。当确定肿瘤无法切除时，心脏移植是一种选择。然而，有报道即使不完全切除，预后也很好。

九、炎性肌纤维母细胞瘤

炎性肌纤维母细胞瘤（inflammatory myofibroblastic tumour）是由肌纤维母细胞组成的，同时伴有数量不等炎细胞浸润，包括淋巴细胞、巨噬细胞，浆细胞和嗜酸性粒细胞，也称为浆细胞肉芽肿，炎性假瘤和可能性炎性纤维肉瘤。这种肿瘤在心脏中非常少见，好发生于心室，尤其是右心室流出道，心脏的任何部位都可被侵犯。

（一）临床表现

没有特殊的体征和症状，与肿瘤所在部位有关。一部分患者可出现全身结节性脉管炎，而另一部分可以自然消退。

（二）组织病理学

由梭形的肌纤维母细胞、成纤维细胞、慢性炎细胞和嗜酸性粒细胞构成。这些细胞类型的不同组合使肿瘤形态各异。偶尔可见核分裂象和坏死灶。肿瘤肌动蛋白（actin）和弹性蛋白（vimentin）高表达，而不表达结合蛋白（desmin）、CD34、S-100 蛋白和 p53。ALD-1 表达对心外肿瘤诊断有用，但对心肌炎性肌纤维母细胞瘤的诊断是否有用还不知道。

（三）治疗和预后

生物学行为是具有复发倾向的低度恶性病变，明显的恶变罕见。还未见心肌炎性肌纤维母细胞瘤的转移病例报道。

十、心脏脂肪瘤

心脏脂肪瘤（cardiac lipoma）是一种由成熟白色脂肪细胞构成的良性肿瘤。心脏脂肪瘤罕见，10 000 例尸检中少于1 例。脂肪瘤一般只占被切除心脏肿瘤的0. 5%~3%。多达10%的心脏肿瘤高估为脂肪瘤，可能是将独立性病变脂肪瘤样心肌肥大也包括在内了。脂肪瘤可发生于儿童，但不到儿童心脏肿瘤的2%，与成人脂肪瘤发病率相似。可发生在心脏的任何部位。好发生心包和心外膜表面，长在此处的肿瘤可以巨大。其他部位有室间隔和心脏瓣膜。当肿瘤位于心脏瓣膜时，被命名为“纤维脂肪瘤”。

（一）临床表现

同其他心脏肿瘤一样，临床表现是多变的，取决于发生部位。许多心脏脂肪瘤是偶然发现的，或者可表现为各种心律失常、昏厥和心电图异常。极少有血流阻塞发生。CT 和 MRI 可显示肿瘤的脂肪性质。复发罕见。

（二）影像学

心脏脂肪瘤因部位不同，超声心动图也不同。心包腔内的脂肪瘤可有各种回声，但常为低回声，而心腔内肿瘤是典型回声。这种差异的原因还不清楚，超声心动图中，腔内脂肪瘤通常界限清楚但与其他界限清楚的心脏团块不易区分。然而，MRI 和 CT 对脂肪的显示非常特异，可用于脂肪瘤的确诊。

（三）组织病理学

与心外脂肪瘤相似，心脏脂肪瘤是由成熟脂肪细胞构成的界限清楚的团块。还没有少见组织学类型的脂肪瘤发生于心脏的病例报道。曾有 1 例罕见的儿童心脏脂肪瘤报告，该肿瘤同时存在未成熟和成熟的脂肪细胞，局部可见含有脂肪母细胞的血管黏液区。脂肪瘤样心肌肥大常在尸检中偶然发现，但可引起罕见的无法解释的房性心律失常、充血性心脏衰竭或上腔静脉梗阻。鉴别诊断包括含有数量不等的脂肪细胞的肌内血管瘤亚型。

十一、房室结囊性肿瘤

房室结囊性肿瘤（cystic tumour of artiovenrticular node）是先天性囊性肿瘤或胚胎残余，位于房间隔基底部的房室结区域。内衬细胞可能来源于原始内胚层，也称房室结间皮瘤，淋巴管瘤，血管内皮瘤，包涵囊肿，Tawarian 结节，良性 Mahaim 间皮瘤，内胚层残留，先天性多囊肿性房室结肿瘤。平均发病年龄 38 岁（范围从出生到 78 岁）。女性比男性高发（大约 3∶1）。一位患者长期患有心脏传导阻滞，活到 95 岁，尸检时才确诊此病。因为多数患者有先天性心脏传导阻滞的病史，所以房室结囊性肿瘤可能为先天残留。10% 的患者还伴发其他发育缺陷。本病发生于邻近房室结区域。相同病变还未在身体其他部位发现。

（一）临床表现

2/3 的患者出现完全性心脏传导阻滞，15% 出现轻度房室传导阻滞，10% 可没有心脏传导阻滞的病史而突然死亡。其余是在心脏结构缺陷的新生儿和小儿身上偶然发现的。只有极少数有正常窦性心律的患者检查出房室结肿瘤。大多数肿瘤在尸检中首次被诊断，但也有活体诊断的报道。

（二）组织病理学

肿瘤生长在房间隔下部，通常位于中心纤维体的边缘，不侵犯心室肌和瓣膜。肿瘤细胞排列成巢或内衬于大小不等的囊腔内。肿瘤细胞在房间隔下部与心肌细胞交错排列，引起心肌细胞变性。肿瘤细胞可分为立方形细胞、过渡型细胞、鳞状上皮样细胞或呈皮脂腺样分化。囊壁细胞也可为多层。肿瘤细胞高表达 CK、EMA、CEA 和 B72，B73 细胞也表达 5-羟色胺。电镜表现为两种细胞类型都具有特征性。

（三）治疗和预后

有少数患者手术切除的报道。

病例 21　心腔内占位、头晕、肢体无力

病例简介：患者女性，73 岁，因“头晕、言语不利，右侧肢体无力 6 小时”入院，既往有“原发性高血压”病史，血压控制良好。

入院查体：BP 130/80mmHg，HR 80 次/分，心肺腹部查体无明显阳性体征，神经系统查体：右上肢肌力Ⅳ级，右下肢肌力Ⅲ级，左侧肢体肌力Ⅴ级，右侧病理征阳性。

辅助检查：血常规 WBC 7.79×10^9/L，HGB 80g/L（小细胞低色素性贫血），PLT 245×10^9/L；肝肾功能正常；入院时头颅 CT、发病后 24 小时头颅 CT 均未见异常；心电图大致正常；超声心动图（图 69）：左心房内可见分叶状中等强度回声，大小约 22mm×39mm，似有蒂与房间隔上部相连，活动度较大，左心房轻度增大，老年性主动脉瓣及二尖瓣后叶退行性改变；冠状动脉造影：左前降支发出第二对角支后 90% 狭窄，第一对角支开口 60% 狭窄，右冠状动脉近端狭窄 70%。入院后予保守治疗后肢体活动逐渐恢复。病情稳定后行“左心房肿物切除＋冠状动脉旁路移植术”，术中可见 5cm×5cm 大小褐色胶冻状肿瘤，术后病理（图 70）：符合黏液瘤，免疫组化：CD34（＋）、Vimentin（＋）、SMA（＋），MC（－），S-100（－），AE1/AE（－）；特染：AB/PAS（AB＋）。

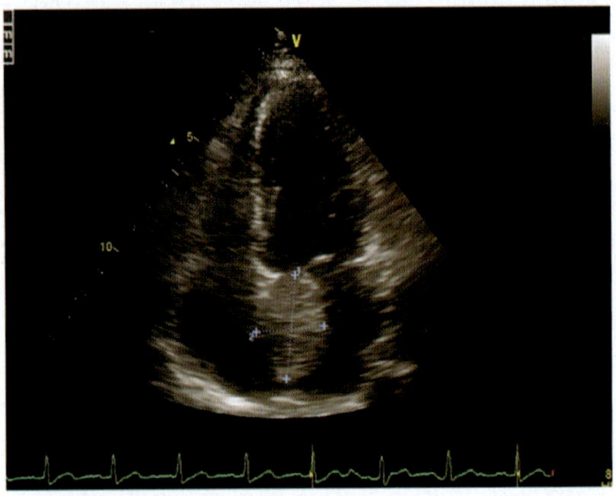

图 69 超声心动图（左心房内可见分叶状中等强度回声占位）

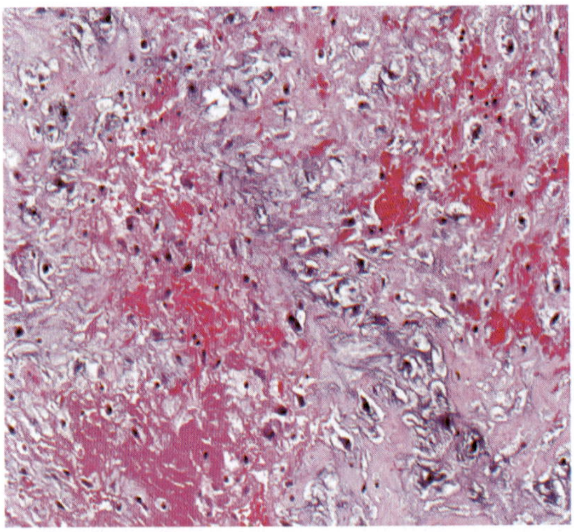

图 70 术后病理（符合黏液瘤）

最终诊断： 心房黏液瘤。

病例分析： 心脏黏液瘤是最常见的心脏肿瘤之一，是一种由间充质细胞及其外围的黏液样基质构成的肿瘤。瓣膜梗阻症状和栓塞是其最常见的临床表现，栓塞常见部位包括肺、中枢神经系统、肾脏、脾脏和肢端等。超声心动图上表现为心脏内活动性占位，有蒂与心内膜表面连接。因该肿瘤有潜在栓塞风险，一旦确诊应尽快手术。本例患者以中枢神经系统栓塞症状起病，在寻找栓塞来源时发现心脏占位，最终术后病理证实为黏液瘤。因此临床上对来源不明的肺循环或体循环栓塞鉴别诊断时应考虑有无心房黏液瘤的可能。

（病例提供 叶益聪）

第三节 心脏的恶性肿瘤

一、心脏肉瘤

心脏肉瘤（cardiac sarcomas）是一种细胞呈内皮细胞分化的恶性肿瘤。同义词还有 血管内皮瘤，恶性血管内皮瘤，血管肉瘤，血管内皮肉瘤，恶性血管瘤，是最常见的恶性心脏肿瘤。年龄范围较广（36 个月 ~80 岁），40 ~49 岁为高发段。

最常发生在右心房近房室沟处（80%），其他 3 个心腔和心包发生的血管肉瘤也有报道。但少见左心房受累的报道。据一项统计报告，右心房累及占 55.6%，同时累及右心室 6.5%、心包 6.5% 以及左心房 0.9%。

（一）临床表现

临床特点反映了肿瘤发生部位，大小，累及范围和是否有转移。多数患者起初无表现，最常见的症状是胸痛（46%）。常因累及心包出现呼吸困难。伴有心包积血和室上性心律失常的右心衰竭也很常见。相当数量的患者出现或合并明显出血倾向、凝血障碍、贫血。可发生心脏破裂。肺转移很常见。10% 的患者可持续数月出现无法解释的发热、体重减轻和乏力，导致诊断延迟，肿瘤体积大，以至手术时肿瘤已到晚期。因肿瘤主要位于右心，可通过心内膜活检诊断，通常有别于其他类型的肉瘤（好发于左心房）。有时由于没有特殊症状，肿瘤可终生未得以诊断。

（二）影像学

超声心动图发现右心房内结节状或分叶状典型占位性回声。心包积液或心包侵犯/累及常见。MRI 中，血管肉瘤也常表现为右心房内不均一的结节状占位。MRI 影像序列对其敏感（T1 加权像），病变可呈弥漫性或结节状。静脉内注射对比剂（gad olinium-DTPA）处理后，血管床呈加强像，被描述为“太阳光芒”样表现。同超声心动图一样，MRI 可显示心包腔积液或直接心包受累。而且 MRI 比超声心动图更敏感，可区别心包液体和心包肿瘤。CT 与 MRI 相似，通常显示为右心房内不均一的结节状占位，可伴有心包积液或心包受累。MRI 或 CT 显示的肿瘤内出血和不规则右心房占位影像，对血管肉瘤的诊断非常有提示性，特别是伴有心包腔积液时。

（三）组织病理学

2/3 以上的心脏血管肉瘤为高中分化，显示结构良好的血管腔和乳头状结构。血管腔不规则，互相吻合，呈窦隙状，内衬细胞常呈多形性和非典型性，细胞可呈条索状排列，难见管腔。核分裂常见。其余 1/3 分化差，主要由间变的梭形细胞构成，见到局灶性结构较差的血管和管腔外红细胞。这种情况下为了明确诊断，有必要广泛取材。有时，转移灶与原发肿瘤不同，显示有良好分化的区域。血管肉瘤可呈实性生长，单个细胞具有上皮样特性，肿瘤细胞的胞质呈嗜酸性，偶尔有空泡。核较大，深染，具有明显嗜酸性核仁。间质丰富及透明性变。多数血管肉瘤不同程度地表达常见的内皮细胞抗原，包括Ⅳ因子（von Willebrand 因子，vWF）、CD31、CD34。其中，CD31 的结果最具一致性，有很好的特异性和敏感性（大约 90%）。应用层粘连蛋白（laminin）和 N 型胶原，可突出显示管腔结构。CK 和 EMA 在普通性血管肉瘤中局灶性表达，在上皮样血管肉瘤中弥漫性表达。

（四）鉴别诊断

梭形细胞为主的血管肉瘤很难与未定型梭形细胞肉瘤、纤维肉瘤或恶性纤维组织细胞瘤区别。识别内皮小空泡或乳头样结构对诊断很有帮助。免疫组化层粘连蛋白（laminin）和 W 型胶原，以及网状纤维染色可助于显现血管腔。Kaposi 肉瘤发病率上升，使之与血管肉瘤梭形细胞区域的鉴别变得重要，尽管心脏 Kaposi 肉瘤通常是转移性的。心包血管肉瘤可被误认为间皮瘤，反应性间皮细胞团片可陷入血管肉瘤区。CK、钙视网膜蛋白（calretinin）、CK5/6 和 CD31 染色可帮助区分这两类细胞。

（五）治疗和预后

由于发现时常常已到了晚期，心脏血管肉瘤的预后非常差。一项研究显示，80% 的患者诊断时肿瘤已有转移，90% 的患者生存期低于 9 个月。另一项研究报道，无论是否进行辅助治疗，手术切除后的平均存活时间为 10 个月。在软组织的血管肉瘤中，多种因素在统计学上与预后差相关，包括年龄、体积大和高增殖（Ki-67）指数。肿瘤最常转移到肺（70%），其次是肝。DNA 倍体类型与临床预后没有显著相关性。没有随机治疗的跟踪性研究，但患者通常接受手术与放疗联合治疗，同时可用或不用肉瘤型的化疗方案。手术切除是必要的，但在多数病例中完全切除是不可能的，这是因为缺少肿瘤组织心肌侵犯的解剖平面。然而，即使部分切除（和可能的瓣膜修复）也只能获得无症状数月的存活。而且，即使认为肿瘤被完整切除，也会局部复发。心脏移植也可用于治疗心脏血管肉瘤，但生存时间不长。

二、上皮样血管内皮瘤

上皮样血管内皮瘤（epihelioid haemangioendothelioma）是由短条索状或实性巢状排列的上皮样细胞构成的一种血管肿瘤。构成的上皮样细胞呈圆形或卵圆形，含有细胞内小腔，常常浸润管腔肌层。心脏上皮样血管内皮瘤的病例报道不多。肿瘤可伴发脊髓发育不良综合征。

（一）组织病理学

上皮样血管内皮瘤的细胞内小腔与腺癌的空泡很像，这是首先考虑的显微镜下的鉴别诊断。免疫组织化学第Ⅷ因子相关抗原、CD31 或 CD34 可确定肿瘤细胞为内皮性的。鉴别诊断还应包括上皮样血管瘤，作为心脏原发肿瘤，上皮样血管瘤更为罕见。

（二）治疗和预后

大约 10% 的心外血管内皮瘤发生转移，高达 1/3 的肿瘤复发。心脏的上皮样血管内皮瘤的生物学行为还不清楚。基于从组织学上相似的心外肿瘤获得的数据，以及一例发生远端转移的病例报道，考虑本肿瘤为低度恶性。

三、多形性恶性纤维组织细胞瘤/分化不良型多形性肉瘤

多形性恶性纤维组织细胞瘤/分化不良型多形性肉瘤（pleomorphic malignant fibrous histiocytoma [MFH] / undifferentiated pleomorphic sarcoma）是高度恶性肿瘤，具有成纤维细胞或肌母细胞（myobroblastic）分化和明显细胞多形性区域。恶性纤维组织细胞瘤和纤维肉瘤代表一大类间充质肿瘤，细胞多形性程度是主要的鉴别特征。按照过去的定义，恶性纤维组织细胞瘤是第二常见的成人恶性心脏肉瘤。如果考虑所有分化不良型肉瘤，则是最常见的肉瘤。无性别差异，平均年龄 45 岁左右（范围在 20 ~ 80 岁）。新生儿病例罕见。好发于左心房，最常见于后壁和（或）房间隔。在最近一项统计中，47 例中 81% 长在左心房。其他部位包括心包腔（3 例）、右心室/肺动脉瓣（4 例）、右心房（1 例）和左心室（1 例）。主要发生在左心房，此处肿瘤表现如同心脏黏液瘤，但肿瘤沿后壁生长比房间隔的更常见。

（一）临床表现

肿瘤多数发生在左心，引起肺充血、二尖瓣狭窄和肺静脉梗阻相关的体征和症状。肿瘤也有转移表现，肺、淋巴结、肾和皮肤是常见部位。全身体征和症状可早于心脏症状出现。心脏肉瘤诊断依靠超声心动图；MRI 对术前确定精确的肿瘤大小、位置和周围组织侵犯情况，以及对术后肿瘤切除和复发的评价都有帮助。

（二）组织病理学

恶性纤维组织细胞瘤或分化不良型多形性肉瘤是排除性诊断，免疫组化在排除转移性的肌源性肿瘤、黑色素瘤和神经源性肿瘤以及肉瘤样癌中很重要。软组织的恶性纤维组织细胞瘤亚型中，心脏可见多形性亚型（大于 90%）和巨细胞亚型。肿瘤外观各异，细胞形态多样。组成细胞呈梭形或上皮样，有时有丰富的嗜酸性胞质。常有巨细胞散在。肿瘤细胞呈编织状排列也很常见，通常细胞有明显的多形性。易找到核分裂象。

四、骨肉瘤

分化不良型多形性肉瘤有 15% 的病例显示骨分化。这就引发了本肿瘤到底是该归为骨外骨肉瘤还是分化不良型多形性肉瘤的骨肉瘤性分化的讨论。

（一）临床表现

依据肿瘤的大小、部位和侵及的范围而定。多以左心系统受累为主。

（二）组织病理学

至今所有的心脏骨肉瘤都发生在左心房。同骨骼肌骨肉瘤一样，恶性巨细胞肿瘤区（巨细胞恶性纤维组织细胞瘤）、软骨分化区和骨分化区，以不同比例共存于一个病灶里。

（三）治疗和预后

完全切除恶性原发性心脏肿瘤几乎是不可能的，但通常会进行姑息手术，因为许多患者出现机械性梗阻症状。有时也进行辅助性化疗、放疗或两者都用，而理想的治疗方案和效果还不明确。原发性恶性心脏肿瘤不能切除的患者，如没有转移，可考虑进行心脏移植。对于恶性纤维组织细胞瘤和纤维肉瘤，一些证据表明肿瘤分级对估计生存时间有意义，本肿瘤的多数病人死于局部或转移病变。术后一般生存时间为 5～8 个月。死亡与肿瘤转移、体积大的心内复发或全身衰竭有关。

五、纤维肉瘤和黏液肉瘤

纤维肉瘤和黏液肉瘤（fibrosarcoma and myxosarcoma）是一种由成纤维细胞和数量不等的细胞间胶原纤维构成的恶性肿瘤，具有典型的人字形结构。一些纤维肉瘤含有丰富的黏液基质，被称为黏液肉瘤，但并非心脏黏液瘤恶变。具有明显的多形性、大量血管或编织状的肿瘤更适合归为恶性纤维组织细胞瘤。纤维肉瘤占全部心脏肉瘤的 5%～10%。最常发生在左心房，但发生在所有心腔都有报道。纤维肉瘤也可侵及心包腔，此点与间皮瘤相像

（一）临床表现

同其他肉瘤一样，体征与症状取决于肿瘤发生部位。因为多数肿瘤发生在左心，所以最常见与肺充血、二尖瓣狭窄和肺静脉梗阻相关的体征和症状。心脏纤维肉瘤很少有转移，肿瘤可转移到肺、淋巴结、皮肤和肾脏。

（二）组织病理学

成人型纤维肉瘤由梭形细胞构成，细胞排列成广泛的束状，束与束之间以一定角度呈人字形排列。细胞核通常为深染的两端尖的细长形核。核分裂象数量不等。黏液纤维肉瘤中，梭形细胞少见，肿瘤细胞可呈星形或卵圆形。但是，所有类型中细胞多形性和血管结构都不明显。

（三）治疗和预后

参考恶性纤维组织细胞瘤治疗部分的讨论。应用保险统计方法的偏位分析，没有证据表明心脏纤维肉瘤与恶性纤维组织细胞瘤的预后有差异。治疗上没有特别的方法，与骨肉瘤的原则相同。

六、横纹肌肉瘤

横纹肌肉瘤（rhabdomyosarcoma）是一种具有横纹肌分化的恶性肿瘤，是非常少见的心脏肉瘤亚型。过去，免疫组化常规用于肿瘤组织分类研究之前，很大比例的心脏肉瘤被认为是横纹肌肉瘤。然而，近期更多的统计显示，这一比例小于 5%，最近一项有大量免疫组化指标的系列研究显示，24 例心脏肉瘤中没有 1 例是横纹肌肉瘤。可发生在心脏的任何部位。大约 50% 发生在心房，50% 在心室。心室受累比其他心脏肉瘤常见。与具有成纤维细胞或

肌纤维母细胞分化的肉瘤不同，横纹肌肉瘤通常不向心腔内生长，而常生长在壁内。

（一）临床表现

通常为胚胎型，即主要发生在儿童和青年人，是儿童最常见的原发性心脏恶性肿瘤，发病年龄常常不到20岁，而其他心脏肉瘤亚型为40～50岁。横纹肌肉瘤可能比其他原发性心脏肉瘤更容易累及瓣膜。临床表现同其他心脏肿瘤一样，取决于发生部位。

（二）组织病理学

心脏横纹肌肉瘤几乎都是胚胎性的。胚胎性横纹肌肉瘤是由数量不等的PAS阳性的横纹肌母细胞（蝌蚪形或带状细胞）构成的小细胞肿瘤。分化好的胚胎性横纹肌肉瘤有大量的蝌蚪形横纹肌母细胞。肌细胞生成素（myogenin）抗体染色细胞核阳性非常支持此诊断。结合蛋白（desmin）对判定肌分化有用。腺泡状横纹肌肉瘤的特征是具有胶原性基质和极少的横纹肌母细胞，心脏的腺泡状横纹肌肉瘤一般是转移来的。作为胚胎性横纹肌瘤的一种类型，葡萄状肉瘤以葡萄样结构和所谓新生层为特征，其在心脏发生的病例也有报道。

（三）治疗和预后

通常进行肿瘤切除手术，至少是为了缓解心脏血流梗阻和明确诊断考虑进行姑息手术。如果没有远处转移，心脏移植可获得相对较长的生存期。虽然因心脏横纹肌肉瘤少见，没有对其化疗效果进行充分研究，但化疗对软组织横纹肌肉瘤有一定疗效，肿瘤3年无发展的生存率约为65%。新型辅助性化疗可优化手术疗效。辅助性放疗是为了预防局部复发或优化手术疗效必做的常规治疗。术前放疗可缩小肿瘤和允许手术切除。总体预后很差，可复发和最终发生转移，患者基本上数月内死亡，平均生存期很少超过12个月。

七、平滑肌肉瘤

平滑肌肉瘤（leiomyosarcoma）是一种由具有显著平滑肌特征的细胞构成的恶性肿瘤。不到心脏肉瘤的10%。患者无性别差异，多数为40～50岁。

（一）临床表现

呼吸困难是主要的临床表现。有时也表现为胸痛、咳嗽、右心房心律失常或咯血。多数肿瘤位于左心房（后壁），可侵及肺静脉和二尖瓣。也可生长在其他部位，包括右心房和右心室、肺动脉瓣和肺动脉主干。

（二）组织病理学

肿瘤多为灰色坚硬的鱼肉样无蒂肿物，呈多发的心腔内结节。平滑肌肉瘤为梭形细胞构成的致密的束状结构，细胞有两端钝圆的杆状核，细胞间常相互排列呈锐角或90°角。不恒定的特征性表现有胞质内糖原和核周空泡。也可见到多形性细胞和巨细胞。坏死和核分裂象普遍较多。肿瘤细胞常用标志物为平滑肌α-肌动蛋白（α-actin）和结合蛋白（desmin）。α-actin也显示肿瘤内丰富的正常小血管。偶尔异常表达细胞角蛋白（CK）和上皮膜抗原（EMA）。事实上，一旦证实平滑肌分化就可确定恶性诊断，因为还没有发现心脏的平滑肌瘤。

（三）治疗和预后

包括手术的治疗不能完全去除肿瘤。但可使一些患者无症状生存数月，基本上不到1年。化疗和放疗可起缓解作用。

八、滑膜肉瘤

滑膜肉瘤（synovial sarcoma）是梭形及上皮样细胞两型细胞构成的双相肿瘤，特征为X；18 染色体异位。约占心脏肉瘤的5%。真实发病率可能被低估了，这是因为分子生物学的应用可证实单相型滑膜肉瘤的诊断，而单相型是心脏中的最常见类型。心脏滑膜肉瘤与接触石棉相关。好发于心房和心包表面。

（一）临床表现

可由心腔阻塞、栓塞和心脏压塞而引起相应临床症状。

（二）组织病理学

典型肿瘤为双相型，但单相型在心脏特别常见。梭形细胞部分与纤维肉瘤很像，细胞密集区与水肿区交替存在为典型所见。梭形细胞小而致密，其中常有少量单核淋巴细胞浸润。上皮样细胞排列呈簇状和巢状，偶尔排列呈大的腺腔样结构并可有分支。上皮样细胞的免疫组化染色角蛋白和 EMA 强阳性表达。这些标志物的免疫组化染色在梭形细胞呈部分局灶性阳性。梭形细胞表达弹性蛋白（vimentin），偶尔表达平滑肌肌动蛋白（actin），不表达 CD34。

（三）治疗和预后

缺乏系统的治疗经验，仍然是以手术治疗为主，化疗和放疗的作为辅助治疗，总体预后差，相关的预后资料很少见。

九、心脏淋巴瘤

原发性心脏淋巴瘤（PCL）是指只侵犯心脏和（或）心包的结外淋巴瘤。一种不太严格的定义还包括心内巨大肿瘤而其他部位仅为继发性小病灶。心脏淋巴瘤（cardiac lymphomas）的临床定义是表现为心包内巨大肿瘤的心脏病变。非霍奇金淋巴瘤扩散累及心脏应除外。PCL 是一种不常见恶性肿瘤，占原发性心脏肿瘤的 1.3% 和结外淋巴瘤的 0.5%。病例报道大约有 80 例，几乎 20% 尸检病例中有淋巴瘤扩散累及心脏。PCL 发生在艾滋病（AIDS）患者和肾移植接受者中，表明免疫缺陷可能是肿瘤易感因素。然而，心脏是免疫缺陷相关淋巴瘤的少见部位。大多数 PCL 发生在免疫缺陷患者中。患者中位年龄为 62 岁（范围 5 ~ 90 岁），男女比例 3∶1。

临床病程一般很短，平均生存期 7 个月（范围 0 ~ 48 个月）。

（一）临床表现

一般起病较急，没有特征性临床表现，患者常因胸痛、心包腔积液、顽固性心衰、心律失常或头晕和由心腔内黏液瘤样肿物引起的眩晕症状就诊。上腔静脉梗阻、多发性肺栓塞和梗死，心肌肥大也可以是 PCL 患者的首发症状。患者也可以主要表现为完全性房室传导阻滞。

（二）诊断方法

当出现心包积液，实施引流既为了缓解症状，也为诊断目的。在多达 88% 的病例中，淋巴瘤细胞可在积液中检出。不能进行细胞学检查时，PCL 诊断通常可经探查性开胸术进行心脏肿块活检。近来，已开展微创检查，如经食管超声心动图（TEE）引导的经皮心内活检。PCL 可长在心房或心室。通常，肿瘤较大，呈多发的心腔内息肉样结节，侵及心肌并向右心房和右心室内生长，最终占据整个心腔。右心房侵犯占病人总数 2/3 以上。心包常因灰白色的肿瘤细胞浸润而增厚。一般表现为大量心包积液，可单独出现（12.5%）或伴随心脏内肿瘤（近一半的病例）。

（三）组织病理学

不到20%的原发性心脏淋巴瘤（PCL）可获得诊断性细胞学样本。仅依靠细胞学，很难鉴别PCL和良性反应性淋巴细胞。免疫组化染色，细胞遗传学研究和PCR可成功地用于确认淋巴细胞谱系和单克隆细胞群的存在。弥漫性大B细胞淋巴瘤是最常出现的亚型（占报告病例的80%）。也有几例无裂小细胞淋巴瘤报道，其他病例组织病理学改变无特殊。最近，有2例CD5表达阳性的弥漫性大B细胞淋巴瘤报道。这是近期发现的弥漫性大B细胞淋巴瘤的一个亚群，它的不同在于其临床特点（年长女性，淋巴结外侵犯）和侵袭性病程。有一例发生于免疫缺陷患的Burkitt淋巴瘤的病例报道。

（四）治疗和预后

诊断延迟是PCL患者的预后差的主要因素。与是否治疗无关，60%的患者在诊断后1.8个月死于肿瘤。蒽环类抗生素（anthracycline）为主的及时化疗对60%的患者有效果（平均随访17个月，范围：3～40个月）。PCL应与其他原发部位的其他侵袭淋巴瘤的治疗相同。

十、心脏转移性肿瘤

心脏转移性肿瘤（metastatic tumours to the heart）是原发病灶不在心包和心肌的恶性心脏肿瘤，常伴随心包和纵隔淋巴结侵犯。133例手术切除的心脏肿瘤中，14%为转移性。最近的一项统计显示有扩散性恶性肿瘤的尸检中，12%存在心脏转移。原发肿瘤发生心脏转移率高低依次为肺癌、淋巴瘤、乳腺癌、白血病、胃癌、恶性黑色素瘤、肝细胞性肝癌和大肠癌。如考虑原发肿瘤的发病率，那么下列肿瘤的心脏转移率尤其高，即白血病、黑色素瘤、甲状腺癌、心外肉瘤、淋巴瘤、肾细胞癌、肺癌 和乳腺癌。大规模尸检研究中，这些肿瘤都有超过15%的心脏转移率。转移性疾病侵犯心脏的比率超过14年没有变化，说明目前的治疗手段对恶性肿瘤心脏转移率没有明显的改变。

（一）临床特点

肿瘤在心脏的位置极大地影响着体征和症状。包括与心包积液、心律失常或充血性心衰相关的症状。二尖瓣或主动脉瓣梗阻可引起昏厥。侵犯右心房和三尖瓣可导致右心衰竭。恶性肿瘤散播到心脏可通过直接蔓延、血源性转移和淋巴转移；从下腔静脉或肺静脉传播到心腔的很少见。淋巴转移通常伴有肺门或纵隔淋巴结侵犯及淋巴结肿大。血源性转移的特点是累及心肌。

上皮性恶性肿瘤典型的途径是通过淋巴转移到心脏。黑色素瘤、肉瘤、白血病和肾细胞癌转移到心脏通过血液途径。转移性恶性黑色素瘤实际上100%都侵犯心肌，较少侵犯心内膜和心外膜。

（二）组织病理学

转移瘤可弥漫性生长，或呈多结节状，或主要由单个肿物组成。特别是癌，表现为心包表面的弥漫性散布和厚度增加，大体上容易与间皮瘤或良性纤维性心包炎混淆。与其他恶性肿瘤相比，心脏肿瘤负荷最高的是黑色素瘤。

（三）治疗和预后

凡出现心脏转移的病例均属于晚期，总体预后较差。疗效与原发病的性质和治疗的反应紧密相关。

病例 22　子宫肌瘤术后，劳力性气促，下腔静脉及右心房占位

病例简介：患者女性，47 岁，因咳嗽、咳痰、劳力性气促半年入院。既往：7 年前因“子宫肌瘤行子宫及右侧附件切除术”。双下肢肿 7～8 年，近 1 个月加重。原发性高血压病史 2 年，规律药物治疗。否认糖尿病、冠心病、下肢深静脉血栓病史。

入院查体：颜面轻度水肿，双颈静脉未见怒张，肺部查体（－），心界向左下稍扩大，胸骨左缘 3 肋间可闻及 3/6 收缩期杂音，腹部可见陈旧手术瘢痕，双下肢可凹性水肿。

辅助检查：血常规和肾功能（－）；肝功能：ALT 50U/L，AST 152U/L，总胆红素 53.3μmol/L，直接胆红素 28.0μmol/L，血白蛋白 29g/L；尿常规：蛋白质≥3.0g/L，尿胆原 16μmol/L，胆红素中量；动脉血气：pH 7.457，血氧分压 82.5mmHg，血二氧化碳分压 29.5mmHg；D-Dimer 正常；心电图：肢体导联低电压；超声心动图：右心房、下腔静脉内及三尖瓣上可见回声不均匀团块及索条影（图 71、72），阻塞三尖瓣，三尖瓣血流增快，少量心包积液；胸腹盆 CT：双下肺多发转移癌，下腔静脉增粗，下腔静脉前结节；CTPA：右肺多发肺栓塞，右心房、下腔静脉占位，考虑为瘤栓（图 73）；CTU：子宫切除术后改变，残端软组织密度影增多，下腔静脉增粗伴异常强化，上缘达右心房水平，下腔静脉及右侧生殖静脉走行区腔内外多发血管影。完善术前检查行手术治疗：术中见右生殖静脉内充满肿物并一直延续至其汇入下腔静脉处及右心房，右心房内巨大肿物，肿瘤全长与腔静脉内壁粘连，右肺动脉上、下叶亦可见瘤栓，剥除上述肿瘤（图 74）。术后病理：病变符合静脉内平滑肌瘤病（intravenous leiomyomatosis，IVL）（图 75）。

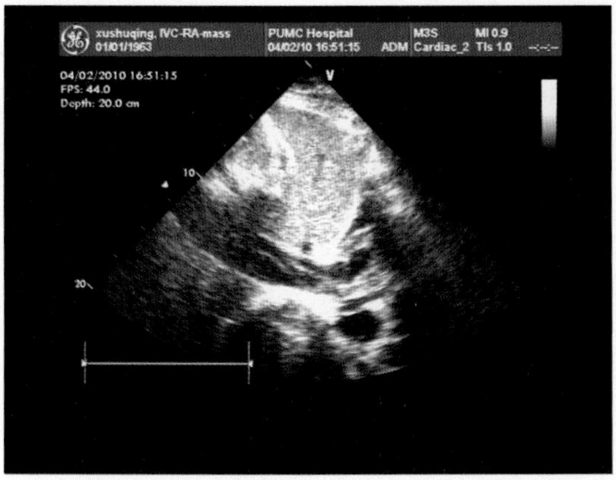

图 71　超声见右心房及下腔静脉内中低回声团块及索条影

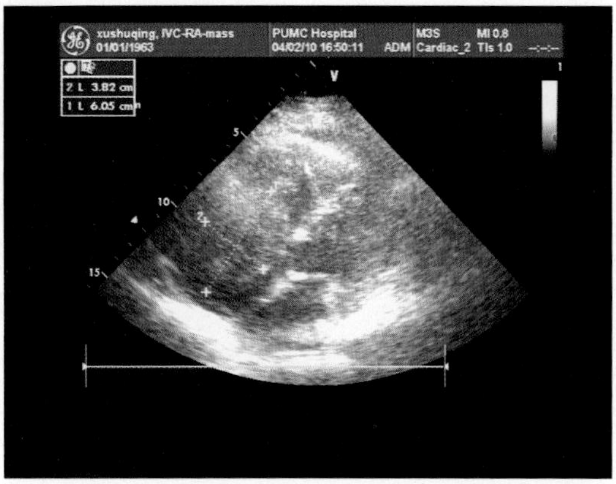

图 72　超声见右心房内巨大团块影

最终诊断：静脉内平滑肌瘤病。

IVL 是一种少见的、组织学上良性但生物行为学上恶性的肿瘤，以平滑肌细胞沿子宫和（或）子宫外静脉内生长为特点，部分扩展至下腔静脉和右心房，甚至经三尖瓣入右心室、肺

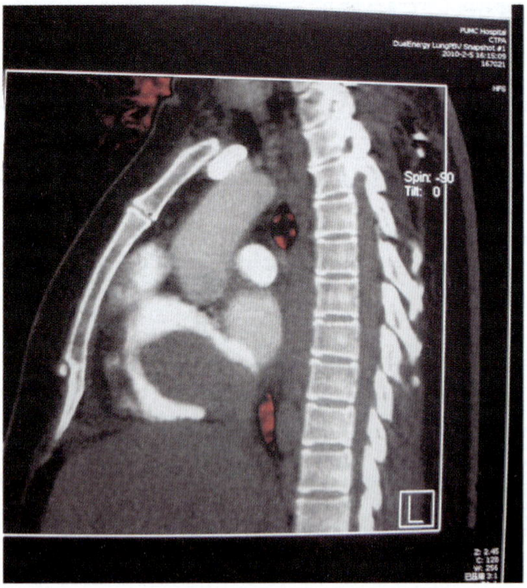

图 73 CT 见右心房及下腔静脉内占位

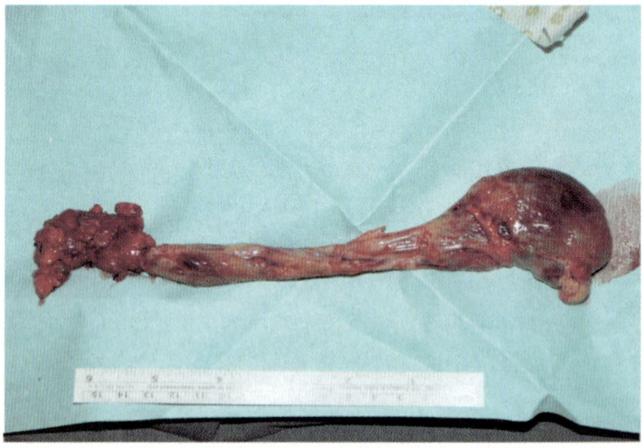

图 74 手术剥离肿瘤

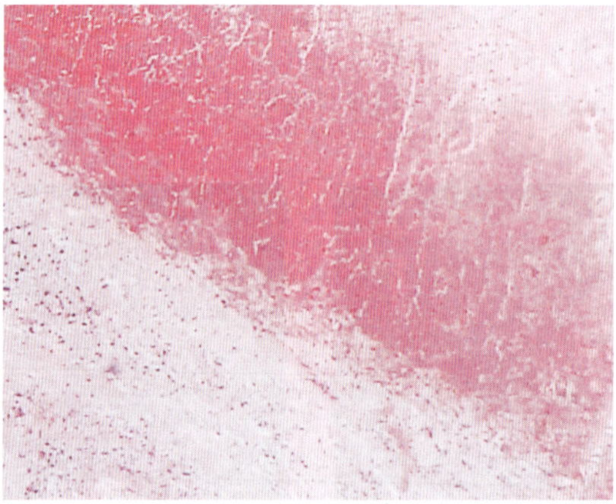

图 75 血管平滑肌瘤病病理图

动脉，造成严重的循环障碍而出现晕厥或猝死。国内外有关文献报道，病变中超出子宫范围的达 30%~80%，累及心脏的达 10%~30%。患者均为女性，大多有子宫肌瘤病史和手术史，结合多种影像学检查提示，完整切除瘤体及后续的激素治疗是防止复发的关键。

（病例提供 杨 静）

第四节　心包肿瘤

一、孤立性纤维性肿瘤

孤立性纤维性肿瘤（solitary fibrous tumour）是一种不常见的梭形细胞性成纤维细胞瘤，常具有显著的血管周细胞瘤样的血管结构。同义词还有良性间皮瘤、纤维性间皮瘤、间皮下纤维瘤（submesothelial fibroma）。最常见的部位是胸膜，还有头颈部，尤其是眼眶、软组织，还有腹部、肢端和脑脊膜。与胸膜部位病变相同的孤立性纤维性肿瘤，有发生在心包内的病例报道，但心脏内罕见。

（一）临床表现

临床表现与心包的占位效应有关。

（二）组织病理学

肿瘤组织形态各种各样，具有多种生长方式。多数肿瘤主要由大量单一形态的梭形细胞构成，与低度恶性的纤维肉瘤相似，但少见广泛的呈束状排列的肿瘤细胞。典型结构为细胞丰富区与细胞稀疏区交替排列。细胞稀疏区可为黏液样的或含有大量胶原。肿瘤细胞的细胞核与胶原纤维束平行紧密排列。血管周细胞瘤样的血管结构可以非常显著、或占很小部分、或缺如。鉴别诊断包括其他细胞形态单一的梭形细胞肿瘤，如神经源性肿瘤、梭形细胞间皮瘤、单相型滑膜肉瘤和纤维肉瘤。近来，胸膜的皮样肿瘤也加入到鉴别诊断的名单中。更多内容请参考胸膜部分。孤立性纤维性肿瘤为 CD4 和 bcl-2 阳性。上皮标志物、肌细胞特异性肌动蛋白（actin）、结合蛋白（desmin）、CD31、CD117（c-kit）、S-100 蛋白、钙视网膜蛋白（calretinin）均为阴性。

（三）预后和预测因素

尽管有肿瘤复发和局部转移的报道，但一般预后较好。确定胸膜肿瘤恶性的标准包括坏死，以及核分裂象每 10 个高倍视野大于 4 个，但这一标准是否能应用于心脏和心包的肿瘤还不明确。

二、恶性间皮瘤

恶性间皮瘤（malignant mesothelioma）是一种来源于间皮细胞的或显示间皮细胞分化的肿瘤。原发性心包间皮瘤的定义为心包外无肿瘤存在，淋巴结转移除外。约占恶性间皮瘤的 0.7%。同其他部位的间皮瘤一样，发病率在升高，这是因为接触石棉与肿瘤发生之间存在潜伏期。和胸膜间皮瘤一样，大部分心包间皮瘤是石棉导致的。既往石棉和玻璃丝心包撒粉曾是治疗心绞痛的一种方法，有报道心包接触石棉后几十年，导致医源性心包间皮瘤的发生。少数患者也与乳腺癌和纵隔淋巴瘤的放疗相关。然而，仍有一部分间皮瘤患者缺少接触史。

（一）临床表现

心包间皮瘤患者的平均年龄大约 45 岁，年龄范围广，包括老年人、儿童和青年。首发症状通常与心包积液相关。最终发生心脏压塞。

（二）影像学

超声心动图常显示心包腔积液和心包增厚。然而，由于心包位于超声心动图所能显示图像的边缘，通常还需要做 MRI 或 CT 辅助检查。MRI 和 CT 常显示心包腔液体，以及心包增厚和（或）心包占位。

（三）组织病理学

与胸膜间皮瘤相似。多数为上皮型，呈结节状和乳头样结构，浸润性生长的细胞条索可刺激周围结缔组织反应性增生。变异的肉瘤样间皮瘤也很常见。胸膜间皮瘤的变异类型也可出现在心包，如微囊型、腺瘤样型、蜕膜样型。与胸膜间皮瘤相似间皮瘤抗原表达阳性，例如钙视网膜蛋白（calretinin）、细胞角蛋白（cytokeratin）5/6 对诊断都有帮助，而腺癌标志物表达阴性，如癌胚抗原。电镜表现为间皮瘤主皮样区域的肿瘤细胞超微结构中含有束状密集的微绒毛。约 50% 的肿瘤细胞胞质内可出现张力原纤维。心包间皮瘤中还可见到石棉小体，但对诊断无意义。

（四）治疗和预后

心包间皮瘤的预后很差。50% 的患者生存 6 个月，极少存活 48 个月。治疗上可以参考胸膜间皮瘤的有关指南。

三、生殖细胞肿瘤

生殖细胞肿瘤（germ cell tumours）的组织学类型可分为精原细胞瘤（无性细胞瘤）、胚胎性癌、卵黄囊瘤（内胚窦瘤）、绒癌和畸胎瘤。大约报道了 100 例心包内生殖细胞肿瘤，其中超过 90% 发生在心包，其余的发生在心肌。主要是心包畸胎瘤，其他为卵黄囊瘤。只具有 1 ~2 个胚细胞层的心包内畸胎瘤可被误认为支气管囊肿。

（一）临床表现

患者年龄范围从胚胎期到 66 岁。畸胎瘤一般发生在新生儿，而成人倾向于发生恶性生殖细胞肿瘤。超过 75% 的心脏畸胎瘤发生在 15 岁以下的儿童。症状包括呼吸困难、心脏压塞和发绀。偶尔成人的纵隔畸胎瘤会继发侵犯心包。由于胎儿超声心动图的常规应用，妊娠中、晚期胎儿心包畸胎瘤的诊断数量增加。新生儿可在出生时就死于心脏压塞和压迫。心肌内畸胎瘤发生在刚出生或生后 6 个月内。多数患者有症状，表现为充血性心衰；很少是无症状的，或首发症状就是心室内肿瘤引发急性心律失常造成的猝死。

（二）组织病理学

心脏畸胎瘤与心外畸胎瘤一样。小部分的心包生殖细胞肿瘤是卵黄囊瘤。

（三）治疗和预后

手术切除是心脏畸胎瘤唯一有效的治疗方法。由于肿瘤血液供应常来自升主动脉根部，所以手术中必须小心切开并结扎血管，以防止大出血。因为心脏内畸胎瘤位于室间隔，所以比心包畸胎瘤更难切除。恶性生殖细胞肿瘤需要标准化疗。

四、转移性心包肿瘤

在没有诊断为转移性心包肿瘤（metastatic pericardial tumours）前，心包活检是为了解除心脏压塞对生命的威胁，或是为了明确心包炎的原因。活检的假阴性较多可能是取材不当所致。而细胞学阳性率却较高。多数心包转移的腺癌原发于肺，或无法明确原发部位。乳腺癌，不同于肺癌，常在已经知道原发灶之后，发现有心包转移的。其他心包活检中发现的肿瘤有淋巴瘤、黑色素瘤、多发性黏液瘤、胸腺瘤和转移性精原细胞瘤。反应性间皮增生与转移性腺癌很难区分，需要免疫组化帮助判定。癌胚抗原、berEP4、B72. 3 抗原、Leu MI 阳性支持癌，而不是间皮增生。钙视网膜蛋白（calretinin）、角蛋白5/6反应阳性有助于诊断间皮性病变。恶性心包肿瘤的治疗包括心包开窗术、四环素或其他试剂的硬化疗法以及放疗。恶性心包积液一般是疾病进展快的信号，需要紧急治疗。转移性心包肿瘤的患者平均生存4.3个月。相比较，心包恶性淋巴瘤或胸腺瘤心包侵犯的患者预后好得多。

病例23　心包肿瘤
——胸闷、发热、心包积液

病例简介：患者男性，54岁，因胸闷发热4个月。入院前4个月出现活动后胸闷心悸，伴有午后低热、四肢乏力、全身酸痛，当地医院超声心动图提示为大量心包积液，给予异烟肼及利复星抗结核治疗后效果不佳，给予泼尼松30mgQd后体温正常，将激素减量后患者再次出现发热，超声心动提示心包积液再次增加，给予异烟肼+比嗪酰胺+乙胺丁醇+利福喷汀抗结核治疗，症状及体温无明显改善。既往体健，否认家族史。

入院查体：BP 100/60mmHg，HR 86bpm，心界不大，各瓣膜区未闻及杂音附加音，心音低钝。颈静脉充盈，肝颈回流征（-）。双肺未闻及干湿性啰音。腹部查体肝、脾未及，移动性浊音（-），双下肢不肿。浅表淋巴结未及。无奇脉。

辅助检查：血象基本正常，谷氨酰转肽酶轻度升高，肾功正常，甘油三酯及胆固醇明显升高；ESR 88mm/h，CRP 85.3mg/L，抗核抗体及自身抗体均阴性；肿瘤标志物明显升高：Cyfra211 42.78ng/ml，TPA 10.02ng/ml，NSE 6.16 ng/ml；胸部CT：心包弥漫增厚，呈软组织密度影，有轻度强化，纵隔内多发肿大淋巴结；超声心动图：心包增厚，中等量心包积液，心包腔内可见纤维素样沉积，可见室间隔抖动征。行心包活检术中发现心包表面鱼肉样改变，病理诊断为恶性间皮瘤。

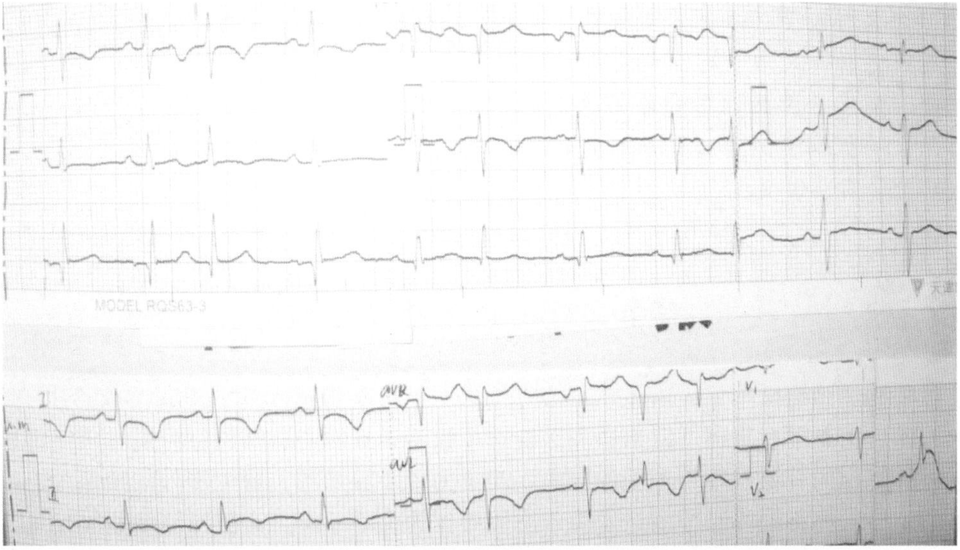

图76　心电图可见非特异性ST-T改变

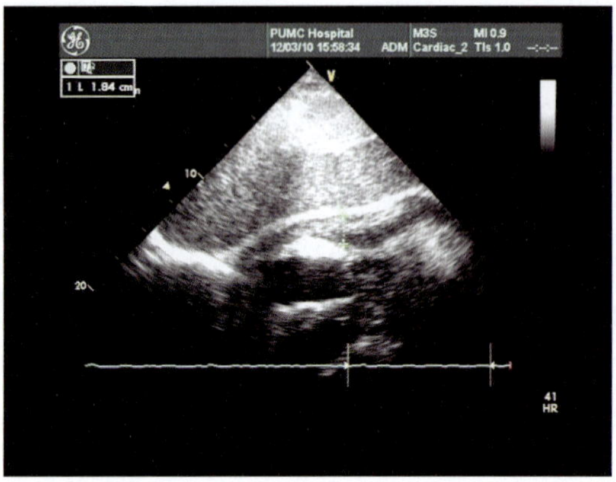

图 77　超声心动图剑下切面可见心包积液及心包内纤维素样沉积

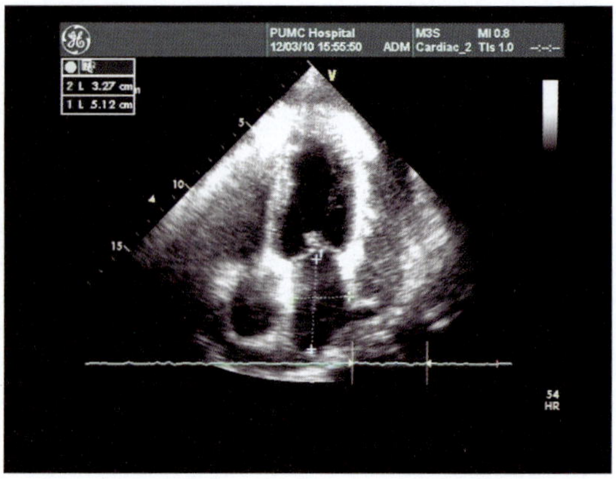

图 78　超声心动图示四腔心切面

最终诊断： 心包恶性间皮瘤。

病例分析： 原发心包肿瘤非常罕见，其中 50% 的原发肿瘤为间皮瘤，分布年龄为 2～78 岁（平均 46 岁），男女比例为 2∶1，临床症状包括胸痛、咳嗽、气短和心悸。恶性间皮瘤大体表现为充满心包腔的多个结节，很少累及心肌，纤维镜下可表现为上皮样、混合型、肉瘤样改变。本例患者起病隐匿，超声心动图表现为缩窄性心包炎样改变，但患者肿瘤标志物水平的升高提示了恶性病变的可能，所以对此类疾病的诊断应谨慎。

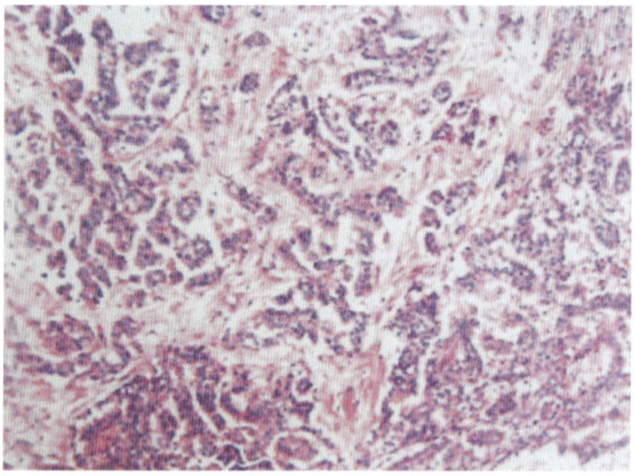

图 79　心包恶性间皮瘤病理图

（病例提供　韩业晨）

第五节　心脏嗜铬细胞瘤

心脏嗜铬细胞瘤极罕见，Besterman 等在 1974 年首次报道本病，全世界迄今共有 50 余例报道，国内更是罕有报道。北京协和医院迄今收治了 6 例心脏嗜铬细胞瘤。嗜铬细胞瘤为源于神经外胚层的分泌性嗜铬细胞的肿瘤，90% 为肾上腺来源，肾上腺外的嗜铬细胞瘤为异位嗜铬细胞瘤，亦称副神经节瘤，发生于胸腔中仅为 1%～2%。心脏嗜铬细胞瘤罕见，可能起至邻近交感神经纤维的嗜铬细胞或心脏嗜铬细胞，文献报道患者年龄在 18～85 岁，多见于成人，平均 40 岁，女性多见。与肾上腺嗜铬细胞瘤不同，心脏嗜铬细胞瘤生长方式更具侵袭性，一般难以达到根治性切除。

一、心脏嗜铬细胞瘤的诊断

心脏嗜铬细胞瘤的诊断包括定性诊断和定位诊断两部分，定性诊断相对容易。由于缺乏特异性的手段，定位诊断主要依靠多种诊断技术的结合，最终的确诊依靠病理学证实。

（一）定性诊断

1. 具有心悸、大汗和头痛等因儿茶酚胺分泌增加所致的临床症状。

2. 阵发性或持续性高血压。

3. 24 h 血或尿儿茶酚胺水平升高，与其他部位的异位嗜铬细胞瘤一样，以去甲肾上腺素水平升高为主，肾上腺素和多巴胺水平大多数在正常范围。

（二）定位诊断

一旦定性诊断考虑为嗜铬细胞瘤，随即应该开始定位诊断，腹部 CT 和超声除外肾上腺以及膀胱、腹主动脉旁等常见部位后，考虑到可能发生在心脏时可使用以下定位手段：

1. 超声心动图　明确心脏的解剖结构最常用的检查方法是超声心动图，可发现心脏以及心包内包括主动脉根部的异常占位病变。特别是经食管超声心动图可提供肿瘤与心脏周围组织的精确关系，对于决定是否适宜手术及手术方式提供有益的信息。但实际临床工作中，通过超声心动图首先发现的病例较少，定位诊断主要是靠其他方法。

2. ^{131}碘-间碘苄胍显像（^{131}I - MIBG 显像）　自 1981 年密歇根州大学运用^{131}I-MIBG 显像技术以来，嗜铬细胞瘤的定位成功率明显提高。Shapiro 等报道，^{131}I-MIBG 显像诊断嗜铬细胞瘤的敏感性为 85%，特异性为 95%。对于心脏嗜铬细胞瘤的定位、是否有其他部位的转移以及术后是否复发的判断很有意义，但是对于不分泌型或分泌儿茶酚胺量极少的患者意义不大。

3. ^{111}铟-奥曲肽受体显像（^{111}In-OCT 显像）　对于^{131}I-MIBG 显像阴性的心脏嗜铬细胞瘤患者，^{111}In-OCT 显像是很好的补充。通过与心脏嗜铬细胞瘤细胞表面的生长抑素受体结合而呈现局部聚集效应（^{111}In-OCT 显像阳性），分泌型和不分泌型患者均可定位。

4. 胸部增强 CT　对于^{131}I-MIBG 显像阴性或没有设备进行^{131}I-MIBG 显像检查的患者而言，直接胸部增强 CT 的定位阳性率仅 25%，原因是多方面的。^{131}I-MIBG 显像阳性的心脏嗜铬细胞瘤患者，胸部增强 CT 的定位阳性率达 100%。目前有学者认为^{131}I-MIBG 或^{111}In-OCT与胸部增强 CT 融合显像可对心脏嗜铬细胞瘤进行更加精确的定位。

5. 心脏 MRI　心脏嗜铬细胞瘤定位方面，MRI 优于增强 CT，表现在 MRI 有更优越的组织对比、多切面显示肿块结构、没有离子辐射以及可以显示肿瘤与周围心脏结构的精确关系。心脏嗜铬细胞瘤在 MRI 上表现为同质性肿块，即 T1 加权像显示为中等强度信号，T2 加权像显示为高强度信号。MRI 表现为富含血管的纵隔肿瘤见于以下 4 种疾病：嗜铬细胞瘤、Castleman 病、血管瘤和甲状腺肿，可以通过其他手段鉴别嗜铬细胞瘤与另外 3 种疾病。

6. 冠状动脉造影（CAG）　心脏嗜铬细胞瘤是富含血管的肿瘤，CAG 可以帮助判断肿瘤的血供来源以及与冠状动脉的关系，有助于术前选择合适的手术方式，是必需的术前检查。

7. 其他　如静脉分段取血测儿茶酚胺浓度、正电子发射断层扫描（PET）等也可协助诊断心脏嗜铬细胞瘤，但多数患者还需要以上检查手段进一步定位，以便指导手术治疗。

二、心脏嗜铬细胞瘤的治疗

一旦心脏嗜铬细胞瘤确诊，绝大多数患者需要手术治疗，有报道心脏嗜铬细胞瘤手术切除的成功率在 80% 以上。心脏嗜铬细胞瘤从病理学上无法鉴别良、恶性。恶性心脏嗜铬细胞瘤的诊断基于以下几点：发生了远处转移（通常是骨转移）、手术切除时有周围组织浸润以及术后复发。

（一）良性心脏嗜铬细胞瘤

对于初次确诊的良性心脏嗜铬细胞瘤患者，均应考虑接受手术治疗。手术方式有以下几种：单纯切除、切除加心脏血管重建、切除后自体心脏移植和原位心脏移植。

（二）恶性心脏嗜铬细胞瘤

对于发生了远处转移或术后复发的恶性心脏嗜铬细胞瘤可考虑以下几种治疗手段：

1．再次切除　对于心脏局部复发而无远处其他部位转移的患者，再次手术切除是最好的治疗选择。

2．全身化疗　恶性心脏嗜铬细胞瘤无特异性化疗药物。Averbuch 等对 14 名恶性嗜铬细胞瘤患者给予环磷酰胺、长春新碱和达卡巴嗪（甲氮咪胺）三联化疗，60% 患者肿瘤体积缩小，80% 患者儿茶酚胺水平降低。A rai 等给予 1 例恶性心脏嗜铬细胞瘤患者上述三联药物的基础上合用 α-MPT（α-对甲基酪氨酸），结果骨骼转移症状减轻、尿儿茶酚胺水平降低，但心脏的肿瘤体积明显增大，一种可能的解释是骨骼转移部位对^{131}I-MIBG 的摄取量明显高于心脏的病灶，儿茶酚胺主要来源于骨骼病灶的分泌。其他几种类型的恶性心脏肿瘤得出相似结论，即全身化疗对转移病灶部分有效，而对心脏原发病灶无效。

3．^{131}I-MIBG 治疗　Shapiro 等对 18 例恶性嗜铬细胞瘤患者给予^{131}I-MIBG 治疗，8 例患者肿瘤体积缩小以及儿茶酚胺水平降低，10 例患者肿瘤的生长受到抑制。大多数研究认为，约 50% 患者可从^{131}I-MIBG 治疗中获益，但是研究样本均较小。考虑到^{131}I-MIBG 治疗的副作用极小，有学者推荐，对于手术切除复发的嗜铬细胞瘤患者应首选^{131}I-MIBG 治疗。目前还没有恶性心脏嗜铬细胞瘤使用^{131}I-MIBG 治疗的报道。

4．放疗　大多数恶性嗜铬细胞瘤对放疗反应差，有报道个别患者对放疗有效。不适合手术、对全身化疗和^{131}I-MIBG 治疗无效的患者可考虑试用放疗。目前还没有恶性心脏嗜铬细胞瘤使用放疗的报道。

北京协和医院的 6 例心脏嗜铬细胞瘤患者为 2003 年 9 月至 2007 年 3 月的住院患者，男 4 例，女 2 例，年龄 17 ~44 岁，平均（31 ±12）岁。5 例经心外手术和病理证实，1 例外院行开胸探查术证实肿瘤并经我院^{131}I 间位碘苯甲基胍（^{131}I-MIBG）、^{111}铟 - 奥曲肽受体显像（^{111}In-OCT 显像）、胸部增强 CT 最终确诊。4 例患者除心脏外未发现其他部位嗜铬细胞瘤，1 例患者同时存在双侧颈动脉体瘤，1 例患者同时存在双侧肾上腺、右肾下极下方、右膈脚后方嗜铬细胞瘤。

6 例患者中 5 例超声心动图检出肿瘤，1 例未检出。3 例超声检查时不知其他检查结果，其中 2 例检出肿瘤，另 1 例未检出，其肿瘤位于升主和降主动脉和右房顶部间。余 3 例患者均在其他检查结果明确诊断后进行心脏超声检查获阳性结果。

Osranek 认为经胸和经食管超声心动图对心脏嗜铬细胞瘤有较高的检出率，尤其经食管超声心动图是最有效的检查方法之一，并总结特点为：肿瘤呈卵圆形、细颗粒状回声，肿瘤包膜不明显，沿房室沟分布在心外膜冠状动脉分布区，而其他心脏肿瘤无此分布特点，冠脉不为肿瘤明显包绕。

北京协和医院的 6 例年龄与文献相符，但以男性多见，可能与例数少有关。5 例超声心动图所示 6 个肿瘤位置与手术所见相符，超声所示肿瘤直径在 1 ~ 5cm。6 个肿瘤部位均位于心底部，除2个主要位于左房后方和右房室沟近端外，余4个肿瘤均紧邻主动脉根部，在前、后方不同程度与主动脉根部、上腔静脉、肺动脉、右室流出道、左房等紧密相连，并可压迫相应结构，阜外医院报道的2例患者肿瘤亦位于主动脉根部。肿瘤紧邻主动脉根部与冠脉对肿瘤的丰富供血存在联系，6个肿瘤未与周围组织相连的肿瘤区域边界较完整清楚，手术显示肿瘤存在包膜，这与Osranek报道的不一致；超声示肿瘤呈卵圆形，密度基本均匀，与文献报道基本一致，可呈中低或中等强度回声，中低回声可能与肿瘤变性坏死灶有关。2个肿瘤于常规切面检出，即心尖四腔心切面和胸骨旁大动脉短轴切面，4个肿瘤在胸骨旁非标准大动脉短轴和左室基部近似短轴切面检出，此外虽然文献报道多数心脏嗜铬细胞瘤直径一般在3～8cm，本研究中亦有小至1cm左右的肿瘤。因此对心脏嗜铬细胞瘤的探查需注意在好发部位和不同切面仔细探查。因心脏嗜铬细胞瘤与周围组织明显粘连，且二维超声心动图常不能显示肿瘤形态全貌，因此一般超声对肿瘤大小的测定值小于手术所见。

心脏嗜铬细胞瘤的确诊常需多种影像检查手段结合，定性诊断主要依据血压升高、心悸、大汗和头痛三联征以及血、尿儿茶酚胺及其代谢产物的异常升高，但少部分非分泌型心脏嗜铬细胞瘤主要引起阻塞和压迫症状。定位诊断包括超声心动图、^{131}I-MIBG、^{111}In-OCT显像、胸部增强CT、心脏MRI。超声心动图是最常用的无创检查心脏结构的方法，北京协和医院的6例患者3例接受心脏超声检查时检查者不知其他检查结果，结果1例未检出，2例检出占位，余3例患者均在其他检查结果明确诊断后进行心脏超声检查时显示阳性结果，且4例是在非标准切面获得阳性发现，至目前，国外文献报道的心脏嗜铬细胞瘤均为单发，本研究首次报道同一患者可存在2个心脏嗜铬细胞瘤，而且2例患者存在心脏以外其他1～3个部位的嗜铬细胞瘤。

心脏嗜铬细胞瘤常位于心底部，常紧邻主动脉根部，与周围结构粘连，亦可位于右房室沟和房间隔。对怀疑嗜铬细胞瘤或已明确其他部位嗜铬细胞瘤的患者均应进行超声心动图探查以发现心脏嗜铬细胞瘤，尤其注意非标准切面的扫查。

总之，患者有心悸、大汗和头痛等症状，查体血压高，血尿儿茶酚胺水平明显升高，特别是以去甲肾上腺素水平升高为主，嗜铬细胞瘤定性诊断成立后，首先进行肾上腺检查，若肾上腺检查正常，随即应给予^{131}I-MIBG显像检查，若^{131}I-MIBG显像检查阴性，可考虑^{111}In-OCT显像检查，当病变定位在前纵隔后给予MRI检查进一步明确病变位置及其与周围组织结构的关系，对于不适合行MRI检查者可考虑增强CT检查或^{131}I-MIBG及^{111}In-OCT与增强CT融合显像以便对病灶精确定位。对于没有转移的心脏嗜铬细胞瘤应尽可能手术切除干净，对于不能完全切除者应争取原位心脏移植。术前给予α或β受体阻滞剂控制血压以及进行冠状动脉造影明确肿瘤的血供对手术的成功至关重要。对于发生远处转移以及复发的心脏嗜铬细胞瘤目前缺乏有效的治疗手段。

（张　力）

病例24　心脏嗜铬细胞瘤

病例简介：患者女性，35岁，因“阵发性头晕、心悸、出汗3年，视力下降2个月”入院。血压最高180/100mmHg，降压治疗效果不佳。父亲患有高血压。

入院查体：卧位BP 180/130mmHg，HR 80次/分，立位BP 120/90mmHg，HR 92次/

分，双侧颈部触及肿块，心律齐，未闻及心脏杂音。双肺、腹部查体（-）。

辅助检查：24小时动态血压监测显示收缩压和舒张压昼夜节律消失，血压呈波动性升高；卧立位醛固酮试验阴性；24小时尿NE 1778.92μg、E 12.4μg、DA 1517.47μg；甲状腺功能正常；肾上腺MRI未见异常；MIBG未见异常；生长抑素受体显像示双侧颈部及中纵隔脊柱右前方异常高表达（图80）。心脏CT示升主动脉后方、肺动脉弓下方、脊柱前方、左右心房之间，可见大小4.5×5×4.2cm肿块，边缘光滑。肿块增强达峰时间与脊髓组织接近。UCG示左心室轻度肥厚，主动脉根部和左心房后可见一46mm×49mm实性回声团块，左心房及主动脉未见受压（图81）。CAG见瘤体由LCX近段心房支及LCX远段分支血管供血，在右心房后可见血供丰富的瘤体（图82）。

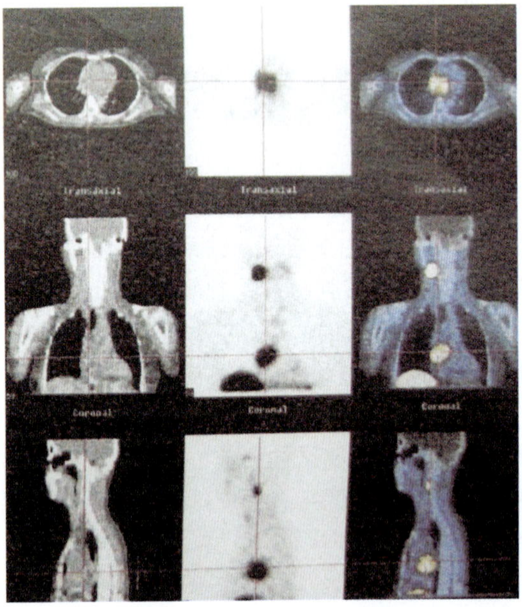

图80　生长抑素受体显像（纵隔及双侧颈部可见异常高表达）

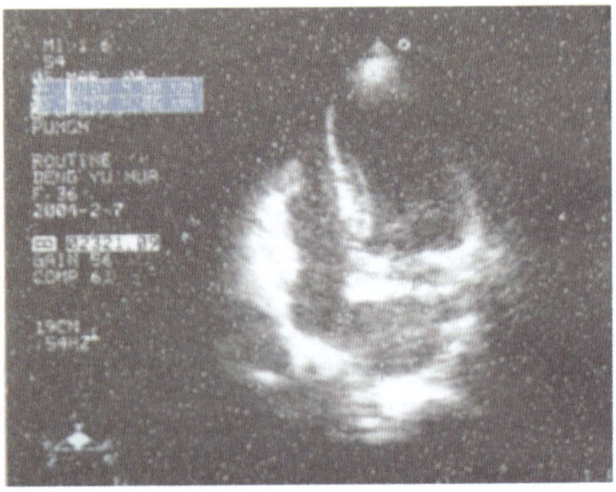

图81　UCG（肿瘤位于主动脉根部和左心房后）

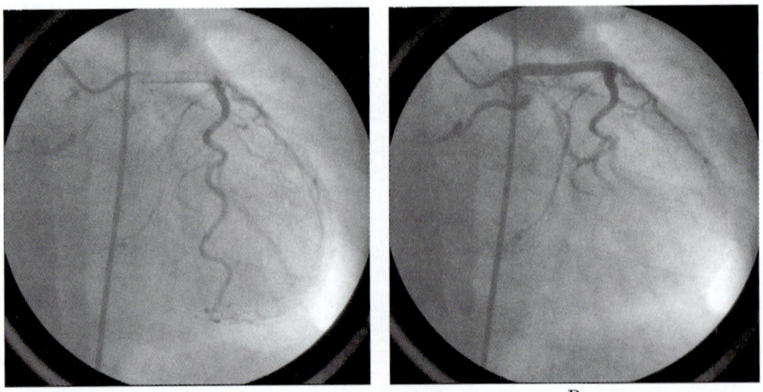

图82　冠脉造影（可见肿瘤由LCX分支血管供血）

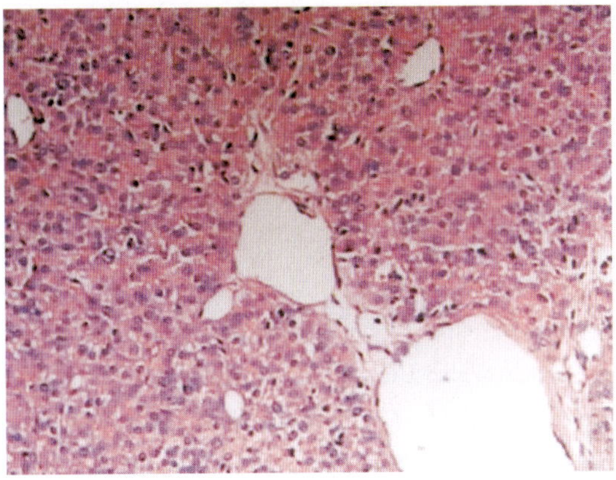

图 83　心脏嗜铬细胞瘤术后病理（CgA 染色 150×）

最终诊断：行心脏肿瘤切除术，病理为“心脏嗜铬细胞瘤”（图 83）。术后血压有明显下降，24 小时尿 NE 15.23μg、E 1.02μg、DA 508.16μg。

病例分析：心脏嗜铬细胞瘤十分罕见，但诊断并不困难。该患者具有嗜铬细胞瘤的典型临床表现，进一步行24 小时尿儿茶酚胺检查可明确定性诊断。当肾上腺未发现占位时，应考虑异位嗜铬细胞瘤，常见部位有膀胱和腹主动脉旁。MIBG 检查嗜铬细胞瘤的特异性高，但敏感性稍低，因此对于 MIBG 检查阴性的患者，应进一步行生长抑素受体显像检查。心脏嗜铬细胞瘤一般血供丰富，在手术前需行冠脉造影以明确血供来源及与冠状动脉的关系。

（病例提供　刘东方）

参 考 文 献

1. Wold LE, Lie JT. Cardiac myxomas: a clinicopathologic profile. Am J Pathol, 1980, 101:219
2. Burke AP, Virmani R. Tumors of the heart and great vessels. 3nd ed. Armed Forces institute of Pathology Washington DC, 1996
3. Gowdamarajan A, Michler RE. Therapy for primary cardiac tumors is there a role for heart transplantation? Curr Opin Cardiol, 2000, 15:121
4. Priest JR, Watterson J, Strong L, et al. Pleuropulmonary blastoma a marker for familial disease. J Pediatr, 1996, 128:220
5. Marx GR, Bierman FZ, Matthews E, et al. Two-dimensional echocardiographic diagnosis of intracardiac masses in infancy. J Am Coll Cardiol, 1984, 3:827
6. Ruszkiewicz AR, Vermon-Roberts E. Sudden death in an infant due to histocytoid cardiomyopathy. A light-immunohistochemical study. Am J Forensic Med Pathol, 1995, 16:74
7. Grason Ajr, Smith RT Jr, Moak JP, et al. Incessant ventricular tachycardia in infants: Myocardial hamartomas and surgical cure. J Am Coll Cardiol, 1987, 10:619
8. Garson Ajr, Gillette PC. Titus JL, et al. Surgical treatment of ventricular tachycardia in infants. N Engl J Med, 1984, 310:1443

9. Burke AWC, Griego JE, Elington KS, et al. Adult cellular rhabdomyoma of the heart: a report of 3 cases. Hum Pathol, 2002, 33 : 1092

10. Zeren H, Moran CA, Suster S, et al. Primary pulmonary sarcomas with features of monophasic synovial sarcoma: a clinicopathological immunohistochemical, and ultrastructural study of 25 cases. Hum Pathol, 1995, 26 : 474

11. Watson JC, Stratakis CA, Bryant PK, et al. Neurosurgical implications of Carney complex. J Neurosurg, 2000, 92 : 413

12. Balasundaram S, Halees SA, Duran C. Mesothelioma of the atrioventricular node: First successful follow-up agter excision. Eur Heart J, 1992, 13 : 718

13. Bossert T, Diegeler A, Spyrantis N, et al. Papillary fibroelastoma of the aortic valve with temporary occlusion of th e left coronary ostium. J Heart Valve Dis, 2000, 9 : 842

14. de Leon GA, Zaeri N, Donner RM, et al. Cerebral rhinocele, hydrocephalus, and cleft lip and palate in infants with cardiac fibroma. J Neurol Sci, 1990, 99 : 27

15. Aravot DJ, Banner NR, Madden B, et al. Primary cardiac tumors: is there a place for cardiac transplantation? Eur J Cardiothorac Surg, 1989, 3 : 521

16. Cheng To. Role of selective coronary arteriography in patients with cardiac myxoma. Cardiology, 2000, 94 : 263

17. Beghetti M, Gow RM, Habey I, et al. Pediatric primary benign cardiac tumors: A 15-year review. Am Heart J, 1997, 134 : 1107

18. Burke AP, Anderson PG, Virmani R, et al. Tumor of the atrioventricular nodal region A clinical and immunogistochemical study. Arch Pathol Lab Med, 1990, 114 : 1057

19. Rettmar K. Stierle U, Sheikhzadeh A, et al. Primary angiosarcoma of the heart. Report of a case and review of the literature. Jpn Heart J, 1993, 34 : 667

20. Rettmar K, Stierle U, Sheikhzadeh A, et al. Primary angiosarcoma of the heart Report of a case and review of the literature. Jpn Heat J, 19993, 34 : 667

21. Butany J, Yu W. Cardiac angiosarcoma: two cases and a review of the literature. Can J cardiol, 2000, 16 : 197

22. Economides EG, Sing A. Case of tumor neovascularization demonstrated by cardiac catheterization. Cathet Cardiofasc Diagn, 1998, 43 : 451

23. Janiga DT, Husain A, Robinson NA. Cardiac angiosarcomas. A review and a case report. Cancer, 1986, 57 : 852

24. Herrmann MA, Shankerman RA, Edwards WD, et al. Primary cardiac angiosarcoma: a clinicopathologic study of six cases. J Thorac Cardiovasc Surg, 1992, 103 : 655

25. Fletcher CDM, Unni KK, Mertens F. World Health Organization classification of Tumors. Pathology and Genetic of Tumours of Soft Tissue and Bone. LARC Press : Lyon, 2002

26. Araoz PA, Mulvagh SL, Tazelaar HD, et al. CT and MR imaging of benign primary cardiac neoplasms with echocardiographic correlation. Radiographics, 2002, 20 : 1303

27. Okamoto K, Kato S, Katsuki S Wada Y, et al. Malignant fibrous histocytoma of the heart case report and review of 46 cases in the literature. lntem Med, 2001, 40 : 1222

28. Ovcak Z, Masera A, Lamovec J. Malignant fibrous histocytoma of the heart. Arch Pathol Lab Med, 1992, 116 : 872

29. Donsbeck AV, Ranchere D, Coindre JM et al. Primary cardiac sarcomas : an immunohistochemical and grading study with long-term follow-up of 24cases. Histopathology, 1999, 34 : 295

30. Rodenburg CJ, Kluin P, Maes A, et al. Malignant lymphoma confined to the heart 13 years after a cadaver

kidney transplant. N Engl J Med, 1985, 313 : 122

31. Jurkovich D, de Marchena E, Bilser M et al. Primary cardiac lymphoma diagnosed by percutaneous intracardiac biopsy with combined fluoroscopic and Tran-esophageal echocardiographic imaging Catheter Cardiovase Interv 2000, 50 : 226
32. Grebenc ML, Rosado de Christenson ML, Burke AP et al. Primary cardiac and pericardial neoplasms: Radiologic pathologic correlation. Radiographics, 2000, 20 : 1073
33. Chalabreysse L, Berger F, Loire R, et al. Primary cardiac lymphoma in immunococmpetent patients: A report of three cases and review of the literature. Virchows Arch, 2002, 441 : 456
34. A Mukohara N, Tobe S, Azami T. Angiosarcoma causing cardiac rupture. Jpn J Thorac Carciovasc Surg, 2001, 49 : 516
35. Brunnemann RB, Ro JY, Ordonez NG, et al. Extrapleural solitary fibrous tumor: A clinicopathologic study of 24 cases. Mod Pathol, 1999, 12 : 1034
36. Reis-Filho JS, Pope LZ, Milanezi F, et al. Primary epithelial malignant mesothelioma of the pericardium with deciduous features: cytohistologic and immunohistochemical study. Diagn Cytopathol, 2002, 26 : 177
37. Burke AP, Virmani R. Tumors of the cardiovascular system. Armed Forces Instiute of Pathology: Washington, DC, 1996
38. 程中伟，朱文玲，方全，等. 心脏嗜铬细胞瘤的诊断与治疗. 中国实用内科杂志，2006，26 (16):1284
39. 赵大春，梁智勇，刘彤华，等. 心脏嗜铬细胞瘤临床病理分析. 诊断病理学杂志，2007，14 (2):94
40. 李汉忠，黄钟明，毛全宗，等. 心脏嗜铬细胞瘤三例报告. 中华泌尿外科杂志，2005，26 (8):512

第九章 妊娠与心血管疾病

第一节 概 述

孕妇的死亡率在发达国家为 3 ~20/100 000 妊娠，而在发展中国家为 100 ~500/100 000 妊娠。孕妇死亡的直接原因分别为肺栓塞、宫外妊娠和高血压毒血症，间接死亡原因主要为心脏疾病、肺血管受累和主动脉受累疾病。合并心血管疾病的妊娠患者的死亡率和病残率均高于总妊娠人群，但是不同疾病的危险又不相同。心脏病妇女妊娠过程中可能会出现心衰、卒中、心律失常甚至死亡，胎儿也可能会出现发育迟滞、早产、死产以及新生儿死亡等。因此，只要可能，有心脏疾病的妇女应该接受有关妊娠的咨询，包括避孕措施、妊娠期间母婴危险以及母亲的长期死亡率和病残率。临床上也会遇到一些妊娠妇女在妊娠过程中首次发现心脏疾病，此时需要心脏科医师对患者进行评估是否能够进行妊娠和如何进行治疗。

一、妊娠期间心血管系统改变

妊娠以后为适应胎儿生长发育的需要，母体的心脏和血液循环系统发生一系列变化。

（一）心脏

从妊娠第 5 周开始，孕妇的血容量逐渐增加，至妊娠晚期增加可达 50%。多次妊娠者血容量增加更多。妊娠期间，由于子宫增大，膈肌上升，心脏向左、向上并向前方移位，同时沿纵轴逆时针旋转。变化的幅度受到子宫的大小和位置、腹肌的韧性以及胸腹部外形等因素的影响。妊娠期间心脏的改变还包括大血管的扭曲、心肌肥厚、心脏容量增加。此外，正常的孕妇可能出现不同程度的心包良性渗出，使心脏浊音界扩大，心尖搏动位置左移。妊娠期间，心音亦可能发生一些变化。①第一心音的分裂加重，第二心音中主动脉和肺动脉成分相当，容易闻及第三心音；②心尖部及肺动脉瓣区可闻及收缩期吹风样杂音，并向颈部传导。心率增加约 10 次/分。

为维持胎儿的生长发育，妊娠期循环系统最重要的改变就是心排出量增加。心排出量受到心肌收缩力、外周血管阻力、血容量、母体体重以及基础代谢率等因素的影响。妊娠期间外周血管阻力下降，导致心排出量增加。心排出量自妊娠 8 ~10 周起逐渐开始增加，至妊娠 32 ~34 周左右达最高峰，直至分娩。分娩的第一阶段，心排出量中度增加，第二阶段，由于分娩的用力而使心排出量显著增加。所有由于妊娠引起的心排出量的增加，在分娩结束后均将迅速消失。

（二）血压

心排出量、循环血容量、外周血管阻力、血管壁弹性等多种因素能够影响血压的高低。妊娠早期及中期由于胎盘动静脉短路的形成、血液的稀释以及血管的扩张等，导致血压偏低；直至妊娠中期动脉压降至最低点，以后逐渐升高，妊娠晚期则会出现血压轻度增高。舒张压的降低大于收缩压的降低，故脉压可轻微增大。血压还受到孕妇体位的影响。妊娠晚期，孕妇仰卧位时，增大的子宫相对固定，使得下腔静脉受压，回心血量减少，心排出量减少，迷走神经兴奋，导致血压下降，出现妊娠仰卧位低血压综合征。股静脉压随妊娠进行稳步升高，故孕期易发生下肢水肿、下肢和外阴经脉曲张和痔疮，也容易出现深静脉栓塞。

（三）分娩期间血流动力学改变

分娩期间的焦虑、疼痛和宫缩会导致血流动力学明显改变。心排出量和血压均增加，特别是宫缩时；同时氧耗也明显增加。血流动力学的改变受到分娩方式的影响，对于有心血管疾病的妇女建议采用剖宫产，但同样也有血流动力学的波动，主要与插管、手术技术、麻醉药物、失血程度、静脉压迫解除、拔管和术后苏醒相关。

（四）产后血流动力学改变

胎儿娩出后，腔静脉压迫解除，静脉回流增加。此外，血液从收缩的子宫回流至体循环，从而使心室充盈压、每搏量和心排出量增加。产后 3 ~4 周才能完全恢复至妊娠前的状态。妊娠和围生期心血管循环发生明显变化，可能会导致心血管疾病妇女临床的恶化。

二、妊娠期间的心脏评价

多数可利用常规的心电图、超声心动图以及胸部放射线检查等非创伤性的检查来检测患者心脏情况，为诊断提供必需的依据。

（一）心电图

妊娠使心脏移位，正常妊娠妇女在心电图中可显示心电轴平均左偏 15°，在下导联可出现 ST 段的轻度改变，可以提示心肌肥大，但心电压并不发生改变。

（二）超声心动

超声心动作为一项无创检查，已经广泛应用于临床，用于评估妊娠期心脏的结构和功能，提供妊娠导致的血流动力学改变和心血管改变的重要指标。正常的妊娠可以导致三尖瓣反流、左心房扩大以及左心室流出道横断面积增加。

（三）胸部 X 线检查

正常妊娠时，可以显示心脏轮廓增加。但只有心脏明显的增大才可能通过 X 线确定。检查时使用铅围裙保护，以减少射线与胎儿的接触。

（四）其他

另外，在 X 线的导引下，可以进行右心导管检查、左心导管检查。^{99m}锝标记的白蛋白或红细胞评价心室功能。^{201}铊评估局部冠脉的灌注情况。

第二节　心脏病患者的妊娠

一、病因和发病原理

妊娠合并心脏病是孕产妇死亡主要原因之一。妊娠合并心脏病可分成两大类。第一类为原先存在的心脏病，第二类为妊娠诱发的心脏病。常见疾病类型的有风湿性心脏病、先天性心脏病、妊娠高血压性心脏病、围生期心肌病以及心肌炎等。以往妊娠合并心脏病，以风湿性心脏病最为常见，但近年来由于心血管疾病的诊疗技术不断提高，先天性心脏病的女性生存至生育年龄且妊娠者逐渐增加，故妊娠合并先心病的发病率不断增高，位居妊娠期心脏病的第一位。

如前所述，妊娠期间孕妇体内发生的一系列变化，比如血容量、心排出量、心率的增加、水钠潴留、子宫的增大，使膈肌上升，心脏移位，大血管扭曲以及右心室压力增加等因素，增加了心血管系统的负担，并在妊娠32～34周达到高峰。

分娩期心脏负担的增加更为明显，第一产程中，每次宫缩时，增加了周围血循环的阻力和回心血量，使心排出量增加，平均动脉压增高，致左心室负荷进一步加重。第二产程中，除宫缩外，腹肌与骨骼肌亦收缩，周围循环阻力增大，加上产时用力屏气，肺循环压力显著增高，同时腹压加大，使内脏血涌向心脏，使心脏负担不断加重。第三产程中，胎儿娩出后子宫缩小，血窦关闭，胎盘循环停止。存在于子宫血窦内的大量血液突然进入血循环中，使回心血量急剧增加，易引起心力衰竭；另一方面，由于腹腔内压骤减，大量血液滞留于内脏血管床内，回心血严重减少，易造成周围循环衰竭。产后的2～3天内因子宫收缩，大量血液进入体循环，孕期潴留于组织间的水分也回流到血循环，致体循环血量有再度短暂的增加，所以也容易诱发产褥期的心力衰竭。

在正常情况下，心脏通过代偿可以承受，但如果孕妇心脏功能孕前已经有所减退，那么这些额外增加的负担可能造成心脏功能进一步的减退，甚至引起心力衰竭，威胁母婴生命。因此，孕32～34周、分娩期及产褥期最初的3天内，是孕妇发生心力衰竭的危险时期。

心脏病对胎儿的影响，与病情严重程度及孕妇心脏功能的代偿状态等有关。病情较轻、孕妇心功能代偿功能良好者，疾病对胎儿的影响不大；但是不宜妊娠的患者一旦妊娠或者妊娠后心功能恶化，发生心力衰竭，可因子宫淤血及缺氧而引起流产、早产、死胎、胎儿生长受限或胎儿窘迫、新生儿窒息等。

二、临床表现及实验室检查

（一）妊娠合并先天性心脏病

先天性心脏病可分为左向右分流型先天性心脏病（无发绀型）和右向左分流型先天性心脏病（发绀型）两类。

1. 左向右分流型先天性心脏病　以房间隔缺损、室间隔缺损和动脉导管未闭合并妊娠者多见。这类患者是否能妊娠和分娩时是否安全取决于肺动脉压力，如果无肺动脉高压可以妊娠和分娩。肺动脉压中度以上升高分娩时危险性增加。

（1）房间隔缺损　最常见（20%）。缺损面积 $<1cm^2$ 多无症状；缺损面积较大，由于妊娠、分娩使肺循环阻力增加，而体循环阻力降低，易发生心衰。

（2）室间隔缺损　缺损面积 $\leqslant 1cm^2/m^2$ 体表面积，无其他并发症，可顺利妊娠分娩。若缺损面积较大，常合并肺高压，出现发绀和心衰。

（3）动脉导管未闭　存在较大分流的动脉导管未闭，大量动脉血流向肺动脉，使得肺高压，进而出现发绀和心衰。

2. 右向左分流型先天性心脏病　包括法洛四联征、艾森曼格综合征。此类患者对妊娠期血容量增加和血流动力学改变的耐受力很差，妊娠期母儿死亡率高达30%～50%，因此，不宜妊娠，分娩时死亡率高。

3. 无分流型先天性心脏病

（1）肺动脉口狭窄　轻度狭窄可妊娠分娩；重度狭窄（瓣口面积狭窄60%以上）可发生右心衰，宜手术后再妊娠。

(2) 主动脉狭窄 妊娠合并主动脉狭窄者较少见，预后较差。轻度者可严密观察下妊娠，重度者不宜妊娠。

(3) 马方综合征 常合并夹层动脉瘤，死亡原因多为动脉血管瘤破裂，不宜妊娠。

(二) 妊娠合并风湿性心脏病

以单纯性二尖瓣狭窄最为多见，部分为二尖瓣狭窄合并关闭不全，主动脉的病变最为少见。

1. 二尖瓣狭窄 占风湿性心脏病2/3~3/4。妊娠期间，血容量增加，心排出量增大，心率增快，使得左室的充盈时间缩短，左房压力不断增高，从而导致肺淤血、肺水肿，诱发急性充血性心衰。若并发房扑或房颤，以及分娩时子宫收缩，屏气用力，胸腔的压力增加，易诱发心力衰竭。

2. 二尖瓣关闭不全 妊娠外周阻力降低，二尖瓣反流程度反而减少，多能耐受妊娠和分娩，较少发生肺水肿和心力衰竭。

3. 主动脉瓣狭窄 常伴有主动脉瓣关闭不全和二尖瓣病变。轻型多能安全耐受妊娠和分娩，重型也可以发生充血性心力衰竭。

4. 主动脉瓣关闭不全 虽然妊娠期血容量增加，心率的增加，外周阻力降低，主动脉瓣关闭不全反流程度相应减少，所以除严重主动脉瓣狭窄者需手术矫治后再妊娠，一般可耐受妊娠。

(三) 妊娠期高血压性心脏病

指妊娠期高血压疾病孕妇，既往无心脏病的症状及体征，突然发生以左心衰为主的全心衰竭者。主要是由于妊娠期高血压疾病时冠状动脉痉挛、心肌缺血、周围小动脉阻力增加、水钠潴留以及血液黏滞度增加，导致心脏负荷的增加，诱发心力衰竭。

(四) 围生期心肌病

指发生于妊娠期最后3个月至产后6个月内的扩张型心肌病。本病与妊娠、分娩密切相关。目前病因不清，临床出现心肌收缩功能的障碍，主要表现为呼吸困难、胸痛、咯血、肝脾肿大、水肿等心力衰竭的症状。胸部X线可见心影增大，肺淤血，心电图显示左心室肥大，ST段及T波异常，可伴有各种心律失常。超声心动图显示左室增大或全心大，左室射血分数减低。

(五) 心肌炎

可发生于妊娠的任何阶段，是心肌本身局灶性或弥漫性炎性改变。主要认为与病毒感染有关，临床表现缺乏特异性，表现为既往无心瓣膜病、冠心病或者先天性心脏病的孕妇，在病毒感染后1~3周内出现乏力、心悸、呼吸困难以及心前区不适。查体发现心脏扩大，出现与发热不相符的持续性的心动过速、室性期前收缩、房室传导阻滞以及ST段及T波异常。病原学检查以及心肌酶谱检查可以辅助诊断。心功能严重受累者妊娠期心衰的危险性很大。

(六) 妊娠合并心脏病主要的并发症

1. 心力衰竭 心脏病患者若原来已有心功能受损或勉强代偿，心功能可因妊娠而进一步代偿不全，而发生心力衰竭。心脏病是心力衰竭的发生基础。如上所述的妊娠、分娩及产褥期血流动力学的改变对心脏的影响，孕32~34周、分娩期及产褥期最初的3天内，是孕妇发生心力衰竭的危险时期。二尖瓣病、主动脉瓣病，及因动脉导管未闭或室间隔缺损所致的左至右心内分流，多以左心衰竭首发。临床表现多为肺充血与肺毛细血管血压升高所致。急性左心衰竭表现为阵发性呼吸困难和急性肺水肿。而右心衰竭通常继发于左心衰竭。但在肺动脉高压、肺动脉口狭窄等情况下，以右心衰竭为首发表现。临床表现主要起源于体循环静脉充血与静脉压升高。

2. 感染性心内膜炎　妊娠各期发生菌血症的风险增加，无论风湿性心脏病或先天性心脏病均可因菌血症而并发感染性心内膜炎。如不及时诊治，可诱发心力衰竭。

3. 缺氧及发绀　发绀型先天性心脏病，平时即有缺氧及发绀，妊娠期外周阻力低，发绀加重。无发绀型的左至右分流的先天性心脏病的孕妇，若因肺动脉高压或分娩失血等原因而引起血压下降，可致暂时性逆向分流，即右至左分流，从而引起发绀及缺氧。

4. 栓塞　妊娠期间，血液处于高凝状态，加上心脏病患者伴有的静脉压增高及静脉血液淤滞，易于并发栓塞。血栓可能来自盆腔，引起肺栓塞，使肺循环压力增高，从而引起肺水肿，或使左至右分流逆转为右至左分流。若为左右心腔相交通的先心病，则血栓可能通过缺损而造成周围动脉栓塞。

三、诊断

心脏病对妊娠和分娩的影响程度与心脏代偿功能有关，根据病人对一般体力活动的耐受程度，将心脏病人的心功能进行分级（NYHA 心功能分级）：

Ⅰ级：一般体力活动不受限制。

Ⅱ级：一般体力活动略受限制，休息时无症状，活动后有心悸、气短等。

Ⅲ级：一般体力活动显著受限，轻微日常活动即有疲劳、心悸、呼吸困难或轻度心力衰竭表现。

Ⅳ级：作任何轻微活动时均感不适，休息时仍有心悸、呼吸困难等心力衰竭表现。

如果孕前即知患有器质性心脏病，当然不存在诊断问题，但是由妊娠引起的一系列心血管系统的功能改变，可导致一系列酷似心脏病的症状，比如心悸、气短、乏力、水肿、心动过速等；也可伴有心脏轻度增大、心脏杂音等体征以及X线、心电图的改变，从而增加了明确诊断的难度。但是，以下异常发现可作为有意义的诊断依据，应考虑存在器质性心脏病。

1. 妊娠前有器质性心脏病或风湿热病史　有各种心脏病心功能异常的临床症状，比如劳力性呼吸困难、经常性夜间端坐呼吸、咯血、经常性的胸闷胸痛等。

2. 有各种心脏病的体征，比如有发绀、杵状指、持续性颈静脉怒张。心脏听诊可闻及舒张期杂音或粗糙的Ⅲ级以上的全收缩期杂音，可及心包摩擦音、舒张期奔马律、交替脉。

3. 心电图有严重的心律失常，比如房颤、房扑、Ⅲ度房室传导阻滞、ST段及T波异常改变。

4. 超声心动图检查提示心瓣膜、心房和心室结构或功能异常以及分流性先天性心脏病。

5. X线检查提示心脏明显扩大。

心力衰竭的早期诊断　心力衰竭是心脏病导致孕产妇死亡的重要原因之一，因此，对于心力衰竭的早期诊断和处理极为重要。如出现轻微活动即有心悸、胸闷、气短，休息时脉搏在110次/分以上，呼吸在20次/分以上及肺底部可听到少量持续性湿啰音，咳嗽后不消失、夜间常憋醒而坐起呼吸等应考虑早期心力衰竭；较严重时可出现咳嗽、咯血及粉红色泡沫痰、唇面发绀、颈静脉怒张、下肢水肿、静卧休息时呼吸、脉搏仍快、肺底部有持续性湿啰音及肝脾肿大、压痛等；最严重时表现为：端坐呼吸、口周颜面严重发绀、心动过速或心房纤颤等。

四、妊娠期间诊疗方法的选择

由于妊娠的特殊性，尽量选用对胎儿影响小的诊断和治疗方法。

一些心血管疾病可能需要进行介入处理。一些处理尽量采用非放射线指导或如果必须使用放射线指导，最好在妊娠3月后进行，因为此时胚胎形成已经完，而妊娠晚期由于使用含碘造影剂会影响胎儿甲状腺功能。对孕妇腹部的放射量应该控制在0.05～0.2rad（cGy），而且要注意对孕妇腹部进行防护。

因为妊娠期间心脏手术较少，对此经验不足。一般讲，孕妇进行心脏手术不会增加自身的危险，但可以引起胎儿的死亡。麻醉剂和手术，尤其是心肺旁路对子宫胎盘血运和胎儿的影响不清楚。因此建议仅对内科治疗无效者施行手术，以无需心肺旁路手术为佳。为减少胎儿畸形危险，应该避免在妊娠头3月内施行手术。根据对血流动力学影响和对胎儿的安全性选择使用麻醉药物。当胎儿已经足月或近足月时，可在剖宫产同时行心脏手术。

如果孕妇的情况危急，需要使用可能对胎儿有危害的药物，应该向患者及家属交代清楚。

五、妊娠患者的危险分层

对心脏疾病的妇女应该在妊娠前进行详细的病史询问、体检、十二导联心电图、血气分析以及超声心动图的检查以进行危险分级。危险分级要考虑以下问题：

1. 母亲的基础心脏病。
2. 母亲的心功能分级。
3. 妊娠前是否能进行矫治性或姑息性手术以改善血流动力学状态。
4. 同时合并的危险因素。
5. 母亲的预计生存情况。

危险评估主要是将患者分为高中危和低危，评价患者是否可以耐受和继续妊娠，以便临床医生尽早作出正确的决定和治疗。

（一）哪些患者是高中危，不宜妊娠

1. 高危患者

（1）纽约心脏协会（NYHA）心功能分级Ⅲ或Ⅳ级。

（2）重度肺动脉高压。

（3）马方综合征患者主动脉根部内径大于45mm。

（4）左心室流出道梗阻，包括主动脉瓣狭窄，主动脉瓣口面积 $<1.5cm^2$，肥厚型梗阻性心肌病，左室流出道峰压 $>30mmHg$。

（5）心室功能衰竭，左室 EF $<40\%$。

（6）既往心脏事件，包括心衰、一过性缺血或卒中。

2. 中危患者

（1）未修复或姑息性术后的发绀性心脏病。

（2）大量左向右分流。

（3）未修复的主动脉缩窄。

（4）人工机械瓣。

（5）围产期心肌病病史而无残留心室功能障碍。

（6）严重的右室流出道狭窄。

（7）马方综合征患者主动脉根部内径小于45mm。

（8）中度肺动脉高压。

（二）哪些患者是低危，可以妊娠

低危患者是指没有或很少症状、心脏功能正常、无血流动力学障碍或威胁生命的心律失常的患者。

（1）左向右分流量小，肺动脉压正常或轻度升高。

（2）单纯二尖瓣脱垂无明显反流。

（3）无狭窄的主动脉瓣二叶畸形。

（4）轻中度肺动脉瓣狭窄。

（5）瓣膜反流伴心室收缩功能正常。

（6）手术修复不伴残留心脏功能异常。

六、处理原则

（一）妊娠前的危险分级和有关妊娠咨询

妊娠前应该对患者的心血管功能进行评估并与患者充分讨论权衡妊娠的可能性。对于以上的高危和中危患者，建议治疗后再考虑妊娠；如果无法进行治疗，不建议妊娠。

（二）高危患者

如果已经妊娠，鉴于孕妇的死亡率和病残率高，建议早期中止妊娠。如果患者拒绝中止妊娠，应该在20周左右入院进行密切监测并早期讨论制定分娩方式和时间。

（三）中危患者

如果已经妊娠，向患者及家属讲明继续妊娠的风险；如果仍然坚持妊娠，处理与高危患者相同。人工瓣膜置换的妇女如具备能够很好地耐受妊娠和分娩时的血流动力学状态，主要是与人工瓣膜抗凝的相关问题，此类患者可以妊娠，但需要对抗凝剂进行调整和监测。

（四）低危患者

低危患者心功能和血流动力学正常，不存在肺动脉高压，无需抗凝，可以很好地完成妊娠，一般不需要特殊治疗。

（五）预防性抗生素

不建议用于正常分娩（包括经阴道和剖宫产）的患者，因为正常分娩时心内膜炎发生率极低，预防性抗生素能否使孕妇受益尚不清楚。美国心脏协会建议在既往心内膜炎、置人人工瓣膜和手术建立的体-肺分流的患者中预防性使用抗生素。由于分娩并发症的不可预测性以及感染性心内膜炎较高的病残率，建议在复杂发绀型先天性心脏病、大多数其他先天性心脏病（见后面的感染性心内膜炎一节）、瓣膜功能不全、肥厚型心肌病等疾病中也常规预防性使用抗生素。

七、鉴别诊断

鉴别诊断主要是不同类型先天性心脏病的鉴别。根据患者典型体征、X线检查、心电图、超声心动图检查，鉴别诊断并不困难。如孕前行心导管检查则大多可以明确诊断。

八、治疗

（一）心脏病可否妊娠依据

1. 可以妊娠　心脏病变较轻，心功能Ⅰ、Ⅱ级病人，既往无心力衰竭病史，亦无其他并发症者，在严密监护、适当治疗下，一般可以耐受妊娠和分娩。

2. 不宜妊娠　心脏病变较重，心功能Ⅲ～Ⅳ级、既往有心力衰竭史、有肺动脉高压、右向左分流型先天性心脏病、严重心律失常、风湿热活动期、心脏病并发感染性心内膜炎、心肌炎遗留有严重心律不齐、急性心肌炎的患者、围生期心肌病遗留心脏扩大，活动性风湿热、联合瓣膜病、年龄35岁以上的心脏病患者，射血分数≤0.4，心脏指数每分钟≤3.0L/m^2，上述患者孕期极易发生心力衰竭，均不宜妊娠。

（二）处理

做好计划生育宣传的工作，对患有心脏病的育龄妇女，应注意指导避孕，并动员已有子女的患者行绝育术。

1. 妊娠期

（1）终止妊娠　对不宜妊娠者，应在妊娠早期进行治疗性的人工流产。如妊娠已超过3个月，一般不考虑终止妊娠，因为对于有心脏病的患者来说，此时终止妊娠的危险性不亚于继续妊娠。如有条件，可在积极治疗和严密观察下，使妊娠继续下去。但如已发生心力衰竭，则在控制心衰后，仍以适时终止妊娠为宜。

（2）定期产前检查　注意观察有无早期心力衰竭的征象，及时发现并给予适当治疗。为预防心力衰竭，加强营养，给予高蛋白、高纤维、低盐、低脂饮食。积极防治各种心力衰竭的诱发因素，比如贫血，避免感染，心律失常等。整个妊娠期体重增加不宜超过10kg。

（3）防治心衰　限制活动量，避免过劳及情绪激动。每天保证至少睡眠10小时。高蛋白、高纤维素、低盐、低脂肪饮食。孕期体重增加不宜超过10kg。积极防治各种心衰诱因，比如感染、贫血、心律失常等。动态观察心脏功能：比如进行超声心动图检查，注意心脏射血分数、每分心排出量、心脏排血指数及室壁运动等。

（4）心衰治疗　与未孕者基本相同，但孕妇血液稀释，肾小球滤过率增加，因此同等量药物在孕妇血中浓度偏低。心衰者原则上待心衰控制后再处理产科，但严重心衰内科无效，也可边控制心衰边紧急剖宫产。

2. 分娩时机的选择　先天性心脏病妇女的胎儿中约2%～16%会发生心脏和其他系统的异常，一些特殊疾病时先心病的检出率可高达75%～85%，如果需要因此终止妊娠，建议在妊娠24周前进行。

当孕妇心功能Ⅲ～Ⅳ级，以及有诸如严重主动脉瓣狭窄、艾森曼格综合征等疾病时应该考虑尽早分娩。32周后早产儿的生存率可以高达95%而出现神经系统问题的概率很低，此时可以考虑进行分娩。28周前早产儿的存活率<75%而脑损伤发生率高达10～14%，因此应该尽量通过手术或介入治疗孕妇的心血管疾病以延长妊娠时间。妊娠28～32周时的处理应该根据具体情况来定。

2. 分娩期　分娩方式的选择：高危患者应该考虑选择性剖宫产以保证血流动力学稳定。全麻和硬膜外麻醉时心排出量增加30%，但仍低于自然分娩时（增加50%）。大多数中低危患者可以采用连硬外麻醉下自然分娩。分娩过程中要监测血流动力学和血气。

（1）剖宫产　剖宫产可在较短时间内结束分娩，从而避免长时间的子宫收缩所引起的血流动力学变化，减轻疲劳和疼痛等引起的心脏负荷。当存在产科原因时（如胎位异常、胎儿较大、产道条件不佳等情况），心功能Ⅲ～Ⅳ级等情况下，应行择期剖宫产。由于手术以及麻醉技术的提高，术前、术中和术后监护措施的完善以及有效的有效抗生素的应用，剖宫产安全性得到提升，因此，可适当放宽剖宫产指征。

（2）阴道分娩　心功能Ⅰ～Ⅱ级者，胎位正常、胎儿不大、宫颈条件良好，可考虑阴道分娩。

（3）产程中应注意的问题

第一产程：鼓励产妇，稳定情绪。患者可取半卧位，吸氧，定时监测血压、脉搏、呼吸。适当应用镇静剂。如出现心力衰竭征兆，应积极处理。

第二产程：避免增加腹压，可行会阴侧切、胎头吸引器或产钳助产，缩短第二产程。

第三产程：注意防治产后出血。胎儿娩出后，腹部立即置放沙袋（或用手按压），以防因腹压骤减致大量血液注入内脏血管引起周围循环衰竭。必要时可应用缩宫素（催产素）10～20U。麦角新碱能增加静脉压，应尽可能避免使用。密切观察血压、脉搏及子宫缩变情况以及阴道出血量。

3．产褥期　产后3天内，尤其是前24小时内仍是发生心力衰竭的危险期，必须加强观察。应用广谱抗生素直至产后1周左右。心功能Ⅲ级以上的产妇不宜哺乳，不宜再妊娠者，产后1周左右行输卵管结扎术。

4．心脏手术治疗　一般不主张在孕期手术，尽量在幼年、孕前或者延至分娩后再进行心脏手术。但是如果病情较重，心功能Ⅲ～Ⅳ级，手术不复杂，麻醉要求亦不高，可在妊娠期进行。

九、预后

妊娠期间，心功能良好，心脏负荷的增加并未导致并发症的发生，以及接受了适当的、高质量的诊治，这样的孕产妇的妊娠通常可以获得良好的结局。但是，那些不宜妊娠的心脏病患者，一旦妊娠，或者妊娠后心功能发生恶化的孕产妇，流产、早产、死胎、胎儿生长受限、胎儿窘迫及新生儿窒息的发生率均明显升高。围生儿死亡率是正常妊娠的2～3倍。另外，一些先天性心脏病与遗传有关，双亲一方患病，其后代出现先天性心脏病以及其他畸形的发生率增加约5倍

第三节　妊娠合并慢性疾病的诊断与治疗

妊娠合并先天性心脏病、瓣膜病、心肌病、心律失常、高血压以及冠状动脉疾病的诊断与未妊娠患者基本相同。

一、妊娠期高血压疾病

包括以下几种疾病。①慢性高血压：妊娠前或妊娠20周内诊断的高血压；②先兆子痫和子痫：先兆子痫和子痫是妊娠特异性疾病，发生在孕20周后，特点是高血压伴蛋白尿；在没有蛋白尿的情况下，如果患者血压升高伴随有头痛、视物模糊、肺水肿、腹痛以及实验室检查异常（特别是血小板减少和肝功能异常），也要怀疑先兆子痫。先兆子痫与慢性高血

压是两种不同的疾病。先兆子痫时，血压升高是基础多系统病变之一。其危险因素有第一次妊娠、年龄大于40岁、有妊娠高血压家族史、吸烟以及肥胖等。合并胎儿水肿、多胎妊娠、慢性高血压、抗磷脂综合征、肾脏疾病以及血管疾病的患者也容易发生先兆子痫；③慢性高血压伴先兆子痫和子痫 妊娠后血压升高超过基础血压，新出现尿蛋白或尿蛋白量增加或出现脏器功能不全；④妊娠高血压或一过性高血压 指由妊娠诱发的高血压，出现在妊娠20周后，并在分娩6周后缓解。

建议妊娠时采用Korotkoff音第Ⅴ期作为测量舒张压的标准，因为研究显示最接近动脉内测量的血压值。

（一）慢性高血压治疗

1. 低危高血压患者　低危指血压在140～160/90～110mmHg，体检、心电图以及超声心动图检查正常而且无蛋白尿的患者。一些研究显示，抗高血压治疗可以有效地预防妊娠期间高血压的恶化，但不能有效预防先兆子痫，也不能降低新生儿死亡率。

鉴于妊娠期间有血压下降的趋势，可以考虑在慢性高血压患者妊娠后停止抗高血压药物治疗，但需要严密监测，因为患者可能突然出现严重高血压或先兆子痫。如果血压持续大于140～160/95～100mmHg或者出现靶器官损害时考虑恢复使用抗高血压药物。如果出现先兆子痫或胎儿发育异常，考虑住院观察或进行分娩。

2. 高危患者　高危指收缩压＞170mmHg或舒张压＞110mmHg的患者，通常合并脏器功能受损、不良生育史、糖尿病、肾脏损害或结缔组织病（胶原疾病）。既往严重高血压时孕妇和胎儿的死亡率均较高，主要死于先兆子痫毒血症，降低此病死亡率在于早期识别。高危患者均应该入院进行治疗。抗高血压的药物治疗对孕妇有益，同时因为延长孕期也对胎儿有益。无靶器官损害时血压控制在140～150/90～100mmHg，而有靶器官损害时最好将血压控制在140/90mmHg以下。

产后高血压不会立刻缓解，分娩后也可能会出现脑病、肾衰或肺水肿，特别是有慢性心、肾疾病和先兆子痫的患者，因此对于高危患者在产后也应该密切监测。

3. 慢性高血压的药物治疗　甲基多巴、拉贝洛尔和钙离子通道阻滞剂是妊娠期间高血压的首选治疗药物。

（1）甲基多巴仍是一线药物，因为对孕妇和胎儿都最安全。剂量：每日750mg～4g分3～4次服用。

（2）所有β受体阻滞剂均无致畸性。α，β受体阻滞剂拉贝洛尔是一线药物。剂量：100mg每天2次至2400mg/d。

（3）美托洛尔和品多洛尔仅在妊娠晚期使用时无任何不良作用，不建议用于妊娠早期。阿替洛尔可能与新生儿低体重有关。阿替洛尔、美托洛尔和纳多洛尔可以在乳汁中浓聚，而利尿剂会降低乳汁量，因此应该避免用于哺乳妇女。

（4）钙离子通道阻滞剂，最常使用的是硝苯地平，未发现对孕妇有益或有害。但如果舌下含服或静脉使用，快速明显的血压降低会导致心肌梗死或胎儿窘迫。钙离子通道阻滞剂与硫酸镁合用可抑制心肌收缩力。

（5）可乐定用于妊娠末3月而无任何副作用。剂量：每天0.1～0.3mg，最大至1.2mg，分次服用。

（6）利尿剂的使用有争议，因为可使血容量减少从而诱发先兆子痫。在先兆子痫时子宫胎盘灌注已经减低而导致胎儿发育迟缓，因此利尿药物是相对禁忌的。如果需要使用，应该选择噻嗪类药物，但呋塞米也曾成功用于妊娠合并心力衰竭和肾衰的患者。

（7）ACE 抑制剂和 ARB 类药物禁止用于妊娠期间，因为会致畸和导致胎儿肾脏发育不良。

（8）肼屈嗪（肼苯哒嗪）用于控制严重的先兆子痫，在妊娠晚 3 月用于治疗慢性高血压无任何副作用，但不作为一线药物。

（二）先兆子痫和子痫的治疗

目前尚无明确有效的方法预防先兆子痫。早期识别和诊断便于进行密切监测和制定分娩时间。先兆子痫是可逆性疾病，唯一有效的治疗是分娩，无证据显示其他治疗有效。分娩对孕妇是有益的，主要问题是提前分娩是否对胎儿有益。不建议在合并轻度高血压的先兆子痫患者中进行抗高血压治疗，而应该治疗重度高血压以预防孕妇出现血管并发症。但是什么血压水平开始进行治疗并无定论，建议舒张压≥105～110mmHg 或收缩压≥160mmHg 时进行治疗，控制血压在 140～155/90～105mmHg。随机试验显示抗高血压药物对胎儿无益。静脉拉贝洛尔有效而且安全。初始剂量 20mg，然后每 10 分钟 20～80mg，最大累积剂量 300mg，或者可以以 1～2mg/min 速度持续泵入。用药后 5～10 分钟开始出现血压降低，持续 3～6 小时。静脉肼苯哒嗪曾广泛用于先兆子痫的治疗，但是研究发现较其他药物更明显的导致孕妇低血压，因此不建议作为一线药物。初始剂量 5mg，静脉推注 1～2 分钟；如果 20 分钟内血压未能达标，可以再给予 5～10mg，最大单次剂量不超过 20mg。如果总量达 30mg 后血压控制仍不理想，应该使用其他药物。用药后 10～30 分钟开始出现血压降低，持续 2～4 小时

稳定、轻度的先兆子痫患者可以足月分娩。而严重先兆子痫患者如果妊娠已达 34 周，应该尽快分娩。妊娠 23～34 周的严重先兆子痫患者应该卧床，控制血压，给予静脉硫酸镁预防惊厥以及氢化可的松促进胎肺成熟。经过以上处理后如果无效，患者出现子痫、严重高血压、HELLP 综合征或胎儿异常时应该尽快分娩。

二、先天性心脏病

（一）高危患者

原则是不建议高危患者妊娠，如果已经妊娠，建议早期中止妊娠，中止妊娠本身也存在一定风险。如果患者坚持妊娠，给予以下处理。

1. 一般治疗　限制体力活动。如果有明显低氧，给予吸氧。患者应该在妊娠中 3 月末入院进行监测。

2. 特殊治疗

（1）肺动脉高压　早期有关妊娠合并肺动脉高压的研究报道孕妇的死亡率高达 50%；近期由于新的肺血管活性药物出现，孕妇死亡率降至 30% 左右。治疗和未妊娠患者相同，可以使用扩张肺血管的药物如钙离子通道阻滞剂、NO 或前列腺素，已经有这些药物安全用于妊娠合并肺动脉高压的报道，注意使用这些药物时避免出现体循环低血压。鉴于血栓栓塞的危险，也应该考虑进行抗凝治疗。分娩后尽量避免造成肺血管阻力升高的情况如低氧、酸中毒，注意维持右室前负荷、左室后负荷和右室的收缩力。

（2）严重左室流出道梗阻　主动脉瓣狭窄患者的内科治疗与非妊娠的患者相同，避免

使用扩管药物和导致血容量过度减低；如果出现心衰给予利尿、强心治疗等。在内科治疗不能控制症状时考虑进行经皮球囊瓣膜成形术或开胸手术。经皮球囊瓣膜成形术可以有效缓解症状，不需全身麻醉和心肺旁路。如果瓣膜已有钙化或伴有严重反流则不能进行球囊扩张，此时可以考虑进行开胸手术。心肺旁路手术时胎儿的死亡率高达20%，因此应该尽量继续妊娠至胎儿可以存活时先进行剖宫手术，再进行心脏手术。

（3）严重发绀型心脏疾病 如果有严重低氧血症而孕妇拒绝中止妊娠，应该进行某种分流治疗以改善氧合。避免使用扩管药物。如果出现心力衰竭，可以考虑给予利尿药物，但注意防止血容量不足。应该在妊娠后3月以及产后4周给予抗凝治疗预防血栓栓塞。硬膜外麻醉会引起低血压和分流逆转，应该慎用。

（二）低危患者

低危患者包括少－中量分流而无肺动脉高压；少－中量瓣膜反流；轻－中度左室流出道梗阻；轻－中度右室流出道梗阻以及有心脏手术史而无人工瓣膜的患者。这些患者可以很好耐受妊娠，几乎无需进行介入治疗。低危患者需要每3个月进行一次评价，主要是超声心动图对孕妇和胎儿的评价。

三、特殊心脏畸形

（一）肺动脉瓣狭窄

右室流出道阻塞（RVOT）的患者一般可以很好地耐受妊娠，尚无孕妇死亡的报道，并发症的发生率也很低（15%）。但在严重肺动脉瓣狭窄时，无论妊娠前有无症状，妊娠期间可能会出现右心衰竭、房性心律失常和三尖瓣反流的加重。严重RVOT的患者应该在妊娠前缓解右室流出道狭窄。如果患者已经妊娠并坚持继续妊娠，应该密切监测患者，如果出现右心衰竭的症状，可以给予利尿和扩管的治疗；对于极少数药物治疗不能改善的进行性右心衰竭或症状的患者，可以考虑进行球囊瓣膜扩张。

（二）法洛四联征

手术修复后再妊娠可以改善孕妇和胎儿的预后，所以建议在妊娠前进行矫治手术。未进行矫治手术的患者进行妊娠存在一定的危险，与发绀程度相关。孕妇血细胞比容大于60%、动脉血氧饱和度低于85%、右室高压以及一过性晕厥均提示预后差。已行矫治手术患者的结果取决于其血流动力学状态，有残余RVOT（右室收缩压>60mmHg）、严重肺动脉瓣反流伴或右室功能不全的患者在妊娠期间可能会出现右心衰竭和心律失常，建议在妊娠前再进行修补手术。如果患者已经妊娠并坚持继续妊娠，应该密切监测患者的血氧和血流动力学情况，给予吸氧；如果出现右心衰竭的症状，可以给予利尿治疗；避免扩张体循环血管，因为可能会导致发绀加重、晕厥甚至死亡。

（三）主动脉缩窄

应该在妊娠前进行主动脉缩窄的修复。未进行修复的患者在妊娠期间可能会出现难以控制的高血压，而且由于妊娠时体循环动脉壁结缔组织改变，增加主动脉破裂的危险，而这也是主动脉缩窄孕妇最常见的死亡原因。而过度控制血压会导致缩窄远端低血压，从而导致胎儿死亡或流产。主动脉缩窄时左心衰竭少见。

如果已经妊娠，给予以下治疗：限制活动；给予β受体阻滞剂，降低主动脉壁张力；控制血压，但不能过度降压。经过药物治疗血压仍无法控制或出现左心衰竭，可以考虑进行手术。

球囊扩张是禁忌，因为可能导致主动脉夹层或破裂；支架是否可以避免上述危险尚不明确。

（四）矫正性大动脉转位

不伴有其他明显心脏缺陷的矫治性大动脉转位患者通常可以很好耐受妊娠，但也有可能由于三尖瓣反流的加重而使右室功能恶化，也可能会出现室上性心律失常、房室传导阻滞和栓塞。给予对症治疗通常可以完成妊娠。

（五）Ebstein 畸形

非发绀性 Ebstein 畸形患者通常可以很好的耐受妊娠。发绀性患者或有症状患者妊娠时发生孕妇心衰和胎儿早产、死产的危险增加。妊娠期间可能会出现右心衰竭、房性心律失常。治疗包括预防性使用抗生素、吸氧、利尿等。

四、马方综合征

马方综合征孕妇主要面临两个问题：致死性的急性主动脉夹层和子女出现遗传性心脏疾病的危险。妊娠期间血流动力学的变化增加马方综合征发生主动脉瘤、主动脉夹层和破裂的危险，这些仍是马方综合征孕妇死亡的主要原因。

主动脉根部内径小于 40mm 以及无明显主动脉瓣和二尖瓣反流的患者发生主动脉夹层、感染性心内膜炎和充血性心力衰竭等严重并发症的概率通常仅为 1%，但并不代表进行妊娠是安全的；而主动脉根部内径超过 40mm 的患者妊娠期间发生主动脉夹层的概率为 10%。

有主动脉和瓣膜受累的患者在妊娠前进行保留瓣膜或同时移植同种异体瓣膜的主动脉根部置换术可以避免妊娠期间的并发症和对胎儿的损害。如果在妊娠期间首次发现主动脉根部内径大于 40mm，可以考虑终止妊娠，行主动脉根部修补后再妊娠，但这是有争议的。也有专家认为可以密切随诊，一旦发现根部进行性扩大再考虑手术修复。马方综合征患者在妊娠末 3 个月及产后容易发生主动脉夹层，应该在妊娠期间以及产后 6 个月内定期进行超声心动图检查，每 6～8 周 1 次；严格控制高血压和心律失常，整个妊娠期间均应使用 β 受体阻滞剂来降低主动脉壁的张力。

主动脉根部内径超过 45mm 的患者应该考虑剖宫产；如果患者可以进行自然分娩，建议采用半卧位或左侧卧位以减少对主动脉的压力，而且应该加快第二产程。对新生儿应该进行仔细的全身、眼科和超声心动图的检查。

如果妊娠期间出现升主动脉夹层，必须进行急诊手术，通常用合成移植物更换主动脉根部，保留主动脉瓣或移植同种异体瓣膜可以避免长期抗凝。夹层开口位于锁骨下动脉远端而不累及升主动脉时可以采取保守治疗，此时采用磁共振进行随诊。一旦主动脉根部内径扩张至 50mm、反复出现胸痛或有夹层进展如脏器或肢体缺血表现时应该考虑手术。如果可能尽量在手术前先进行剖宫手术，手术的麻醉方式应该保证孕妇血流动力学平稳同时尽量减少对胎儿的损害。

五、瓣膜性心脏病

大多数瓣膜病的患者通过内科保守治疗可以成功地完成妊娠。严重的瓣膜疾病应该在妊娠前处理。人工瓣膜的妊娠妇女主要存在与抗凝相关的特殊问题。

（一）反流性瓣膜疾病

妊娠期间由于血容量的增加会加重反流，但外周循环阻力降低会减轻反流，因此妊娠患者可以很好耐受严重的反流。

反流性瓣膜疾病的患者可以在妊娠期间出现进行性加重的心力衰竭，特别是在妊娠末3个月。此时除非血压偏低，应该使用利尿药物和血管扩张剂以降低后负荷。血管紧张素受体阻滞剂和ACE抑制剂禁止用于孕期，妊娠最初3个月以及中3个月也不建议使用肼苯哒嗪，所以能够使用的扩管药物仅有硝酸酯和二氢吡啶类钙通道阻滞剂。如果有左室收缩功能受损，可以考虑使用地高辛。如果有难治性心力衰竭，可以考虑手术，建议尽量进行瓣膜修复。如果可能，尽量在心脏手术前进行剖宫产分娩。

（二）狭窄性瓣膜疾病

妊娠期间心排出量的增加使得跨瓣压明显升高，因此严重的二尖瓣和主动脉瓣狭窄患者容易发生心力衰竭、肺水肿和心律失常，很难耐受妊娠。通常在妊娠中3月出现症状的恶化。

1．二尖瓣狭窄　轻中度二尖瓣狭窄的患者经过仔细内科治疗一般可以顺利完成妊娠。重度二尖瓣狭窄且有症状的患者，如果瓣膜条件允许，应该在妊娠前进行经皮瓣膜球囊成形术。重度二尖瓣狭窄无症状的患者仍应该进行密切监测，在妊娠第3个月和第5月以及之后的每个月都应该进行超声心动图检查，测定肺动脉压和跨瓣压力。一旦在妊娠期间出现心功能恶化至NYHA分级Ⅲ～Ⅳ级而药物治疗无效时要考虑进行经皮瓣膜球囊成形术。

内科治疗主要是降低心率和左房压。限制体力活动和使用β受体阻滞剂可以降低心率，有房颤时可以使用地高辛。通过限盐和使用利尿药物可以降低左房压；但应该避免过度利尿导致的低血容量和子宫胎盘灌注不足。根据大多数研究者经验，经过内科治疗，尤其是减慢心率的治疗，大多数患者可以顺利完成妊娠而无需手术。仅内科治疗无效的严重二尖瓣狭窄（二尖瓣口面积小于1.0 cm^2）才考虑在妊娠期间内进行介入治疗，而且只能在有经验的中心进行。

开胸手术时胎儿死亡率为20%～30%，而且是无法预测的。因此，建议妊娠时考虑经皮二尖瓣球囊成形术（PMBV）解除二尖瓣狭窄。大多数时候该方法可以改善孕妇的血流动力学和症状而不损伤孕妇和胎儿。但应该避免在妊娠初3月内进行，做好胎儿的防护。不建议严重狭窄不伴肺动脉高压且心功能良好的妊娠患者预防性进行PMBV。

2．主动脉瓣狭窄　轻度狭窄以及左室收缩功能正常的患者通过保守治疗即可完成妊娠。中重度狭窄或有症状的患者应该在妊娠前解除狭窄，可以考虑进行瓣膜修复或更换生物瓣膜，而年轻患者主张换机械瓣。尽管妊娠本身不会加速生物瓣膜退化，但年轻患者的瓣膜耐久性有限，数年后不可避免会再次手术，需要告知患者以上的可能性以及再次手术的风险。

中重度主动脉瓣狭窄的妊娠患者如果没有症状或症状轻微，通过卧床、吸氧和β受体阻滞剂的保守治疗能够完成妊娠。

有症状的重度主动脉瓣狭窄患者如果药物治疗无效，需要在分娩前进行经皮瓣膜球囊成形或手术，尽可能采用经皮球囊主动脉瓣成形术以避免主动脉瓣置换术，但要根据瓣膜的解剖情况决定。经皮球囊瓣膜成形术同样存在一定风险，因此要谨慎选择患者并在有经验的中心进行。

（三）人工瓣膜妇女的妊娠

1．人工瓣膜的抗凝　进行人工瓣膜置换的妇女具备能够很好地耐受妊娠和分娩时的血流动力学改变，主要问题与人工瓣膜抗凝相关。

维生素K拮抗剂可以通过胎盘，导致早期流产、胚胎病变和早产的发生率增高。普通肝素不通过胎盘，但妊娠期间长期使用肝素不但不易操作而且增加孕妇血栓栓塞的发生率。

尚无随机试验比较妊娠期间抗凝方法的优劣，但对文献荟萃分析显示，即使根据 APTT 调整剂量，使用肝素抗凝仍有较高的血栓栓塞发生率。在妊娠终末 3 月使用维生素 K 拮抗剂是得到公认的。建议在妊娠 36 周后换为静脉或皮下肝素以避免分娩时胎儿颅内出血，在剖宫产术前 4 小时或产程开始后停止使用肝素，手术或生产 6～12 小时后再恢复使用。

人工心脏瓣膜置换术后的妇女从确定妊娠开始，由口服华法林抗凝改为妊娠确诊后前 3 个月和分娩前 2 周皮下注射肝素抗凝，其余时间口服华法林抗凝；调整抗凝剂用量，使活化部分凝血酶时间（APTT）为 50～55s，国际标准化比值（INR）为 1.5～1.8，凝血酶原时间（PT）保持在正常对照的 1.5～2.0 倍，并加强产前检查，预防心力衰竭，了解胎儿发育情况。在剖宫产手术前改为低分子肝素，手术日当天不用肝素，术后用肝素过渡到华发林治疗。应告知孕妇各种抗凝方法的优劣，与其共同选择抗凝方法。鼓励抗凝妇女哺乳，因为肝素不经乳汁分泌，而乳汁中华法林含量也极低。

低分子肝素较普通肝素的抗凝效果更稳定，在妊娠合并静脉血栓中的抗凝作用已经比较明确，但尚无文献显示在普通机械瓣患者中抗凝的有效性和安全性。本书不建议妊娠合并人工瓣膜的患者长期使用低分子肝素。抗凝目标 INR 与普通人相同。

置入人工瓣膜的孕妇死亡率约为 1%～4%，主要与肝素抗凝时血栓栓塞相关。

2. 预防性使用抗生素　建议在产程开始或生产中预防性使用抗生素。

3. 分娩方式　如果患者情况稳定，可以在硬膜外麻醉下经阴道分娩。剖宫产虽然可以避免生产时的压力，但同样会有与麻醉和机械通气相关的血流动力学的变化，而且血栓栓塞的风险增加。

六、心肌病

（一）扩张性心肌病

如可能，有明确或可疑扩张性心肌病（DCM）病史或有 DCM 或 PPCM 家族史的患者，在妊娠前进行超声心动图检查。

不建议扩张性心肌病患者妊娠，因为在妊娠期和围生期病情容易恶化，NYHA 分级Ⅲ～Ⅳ级的扩张性心肌病患者妊娠期间死亡率达 7%。

如果已经妊娠，建议 EF＜50% 和（或）左室内径高于正常上限的患者早期中止妊娠；如果患者拒绝，应该对患者进行密切随诊及超声心动图检查。建议早期入院密切监测。

药物治疗主要是利尿、扩管和强心治疗。ACEI 和 ARB 禁忌用于妊娠期间，妊娠早、中 3 月也不建议使用肼苯哒嗪。利尿药物使用注意防止导致血容量过低。

（二）肥厚型心肌病

因为左室生理性的功能调整，肥厚型心肌病的妇女可以很好的耐受妊娠。有妊娠死亡的报道，但非常少见。如果患者有晕厥、致命心律失常病史或有与肥厚型心肌病相关的家族猝死史，应该建议患者在妊娠前置入自动除颤器。

治疗取决于有无症状以及有无左室流出道梗阻。

应该避免在有左室流出道梗阻的患者中使用扩张血管的药物以及避免过多血容量的丢失。出现舒张功能不全症状时可以使用 β 受体阻滞剂、小剂量利尿剂和钙离子通道阻滞剂。

如果出现房颤，必须进行抗凝，可以考虑使用低分子肝素。如果新发的房颤不能自行转复为窦性，在经食管超声除外心房血栓后进行电转复。可以使用β受体阻滞剂控制心室率并预防复发。

梗阻性肥厚型心肌病和伴二尖瓣病变的患者发生感染性心内膜炎的危险增加，应该在分娩时预防使用抗生素。

肥厚型心肌病妊娠妇女一般能够安全的经阴道分娩。注意在梗阻性患者中避免使用扩张血管药物，例如前列腺素等。硬膜外麻醉也会扩张血管，应该慎用。

（三）围产期心肌病

围产期心肌病的诊断需具备下列4个条件：

1. 发生在妊娠最后一个月或产后5个月内。
2. 不存在导致心衰的明确病因。
3. 妊娠最后1个月前未发现明确的心脏疾病。
4. 左室收缩功能减低由超声心动图明确

这是一种在围产期内发生在既往健康妇女身上的扩张性心肌病。主要是与其他疾病导致或原发性扩张性心肌病相鉴别。围产期心肌病病因不清，与扩张性心肌病相比，发病年龄相对较轻，大部分患者心脏的大小和功能可以恢复，并与妊娠相关。发生的危险因素有高龄、多次妊娠以及种族等。可能的病因有心肌炎、异常免疫反应、细胞因子产生等。

围产期心肌病（PPCM）的患者通常表现为明显液体潴留性的心力衰竭，少数表现为栓塞性卒中或心律失常。最严重的病例通常会在产后数天出现症状。有时心力衰竭可以是爆发性的，需要正性肌力药物、心室辅助装置甚至心脏移植。

在美国PPCM的死亡率约为25%～50%，其中血栓栓塞导致的死亡占30%。约50%～60%患者在产后6个月内临床状况和心功能完全或近乎完全恢复。其余患者可能需要进行心脏移植或早期死亡或出现持续性左心功能不全和慢性心衰。提示预后不良的因素有高龄、多次分娩、严重左室扩大、分娩后延迟出现症状、肺动脉高压和体表心动图出现传导障碍。围产期心肌病的患者通常表现为明显液体潴留性的心力衰竭，少数表现为栓塞性卒中或心律失常。

相对较轻的病例可以采用常规的抗心力衰竭治疗，包括利尿剂、洋地黄类药物、β受体阻滞剂和血管扩张剂。ACE抑制剂和ARB只能在产后使用，而且经乳汁分泌，如果需要使用，应该停止哺乳。抗凝非常重要，因为栓塞发生率极高。

最严重的病例通常会在产后数天出现症状。有时心力衰竭可以是爆发性的，除需要药物治疗外，甚至需要进行心室辅助装置甚至心脏移植。因为心室功能通常（但不总是）可以得以改善，如果患者能依靠辅助装置渡过最严重阶段，更倾向于安装心室辅助装置。根据非妊娠期急性心肌炎的经验，越是爆发性的患者恢复的可能性越大，因此采用心室辅助装置帮助患者渡过最严重阶段是最合理的。

对于发生在妊娠晚期的围产期心肌病患者，如果出现明显血流动力学损害，应该考虑有创血流动力学监测下的剖宫产。

约50%～60%患者在产后6个月内临床状况和心功能完全或近乎完全恢复，其余患者可能早期死亡或出现持续性左心功能不全和慢性心衰或需要进行心脏移植。

有围产期心肌病病史的妇女再次妊娠时复发率高，而且病残率和死亡率高，虽然多见于残留有左室功能不全的那些患者，但也可以出现于左室功能恢复正常的那些患者中。因此需要与患者商讨再次妊娠的风险和可能性。

围生期心肌病（PPCM）是病因不明的少见病。Virchow 首先在 1849 年描述了与妊娠有关的心力衰竭，直到 1937 年才确定了妊娠与心肌病的相关性，1971 年始逐渐确立了 PPCM 的定义。PPCM 50% 以上发生于产后 3 个月内。其发病率各家报道不一，从 1/1300 妊娠例次到 1/15000 妊娠例次不等。北京协和医院回顾性分析了 1997 年 1 月至 2004 年 12 月确诊为 PPCM 的 7 例患者的资料，就其临床特点进行分析。本组 7 例，年龄 22 ~ 32 岁，平均（27.14 ±3.24）岁，仅 1 例患者年龄 <25 岁。初产妇 6 例，经产妇（第 2 胎）1 例，双胎 1 例，单胎 6 例，4 例合并妊娠高血压综合征。分娩时孕周 34 周、38 周分别为 2 例，37 周 3 例。

结果：7 例均有气促或呼吸困难，3 例伴咳嗽；体格检查心动过速 7 例，平均心率（122 ±12）次/分，3 例闻及肺部湿啰音，1 例心尖闻及奔马律，下肢水肿 6 例。

辅助检查：心电图提示Ⅱ、Ⅲ、aVF ST 压低，T 波低平 2 例，V_4 ~ V_6 T 波低平、双向 4 例，室性早搏 1 例。超声心动图均提示左心室收缩功能减弱，左心室射血分数 26% ~ 45%，平均 35.52% ±9.71%，其中 2 例 <30%，左心室舒张末期内径 54 ~ 64mm，平均（59.50 ± 4.28）mm，二尖瓣关闭不全 4 例，7 例均未见心腔内血栓形成。

治疗和预后：6 例患者静脉用呋塞米 20 ~ 100mg/d，6 例服用 ACEI 类药物 10 ~ 20mg/d，另 1 例因血肌酐 211.2mmol/L 未用，4 例应用洋地黄类药物 0.125 ~ 0.4mg/d，3 例服用 β 受体阻断剂 25 ~ 100mg/d。住院治疗后 7 例患者临床症状均好转，长期随访（8 ~ 27 月）的 5 例患者中 3 例长时间应用 β 受体阻断剂及 ACEI，复查超声心动图显示左心室射血分数 1 例增加 30%、2 例恢复正常，另外 2 例未规律用药，心力衰竭症状持续至产后 6 个月以上。7 例患者中 1 例发病于正常分娩后。6 例患者（其中 1 例双胎）于分娩前发病，经积极控制心衰后行剖宫产终止妊娠，得 4 个活婴。该 4 例患者终止妊娠时间分别为 34 周 1 例、38 周 3 例；3 个死胎羊水均重度污染，该 3 例患者终止妊娠时间分别为 34 周、37 周、38 周。

PPCM 是在妊娠前后特定时间内出现的以心力衰竭为主要临床表现的疾病，超声心动图有确诊意义，治疗上以抗心力衰竭为主，但需考虑胎儿因素。对于高龄，多胎、多产、有妊娠高血压综合征等危险因素的孕妇需认真行产前检查，评价心脏结构及功能，一旦出现临床症状，需要积极控制心力衰竭，评价胎儿缺氧及成熟程度，选择时机及时终止妊娠。同时 PPCM 患者再次妊娠时，需评价其心脏结构及储备功能。PPCM 患者终止妊娠后症状改善明显，经及时正规的治疗，部分患者心脏的结构和功能可以明显改善。

七、心律失常

妊娠期间无论是期前收缩还是持续性心律失常均会加重。健康孕妇可以甚至会出现频发房性、室性期前收缩，但通常对孕妇和胎儿无影响。应该全面评价妊娠期间出现的心律失常，寻找并尽可能去除非心脏性因素，例如电解质紊乱、甲状腺疾病、药物、酒精、咖啡因和吸烟等。妊娠期间心律失常的急性处理与非妊娠患者相同，但长期的药物治疗应该慎重，应该权衡孕妇与胎儿之间的受益/风险比。有阵发性室上性心动过速病史的患者应该在妊娠前进行根治性消融治疗。

（一）快速性心律失常

1. 折返性室上性心律失常　可以通过迷走反射或静脉注射腺苷终止发作，如果出现血流动力学不稳定，可以考虑进行电转复。

如果心律失常发作频繁、严重或出现过明显的血流动力学异常，可以考虑长期预防药物治疗。选择性 β 受体阻滞剂是首选的预防药物。

如果药物治疗无效而且患者不能耐受症状，可以考虑在妊娠期间进行射频消融。手术应该在妊娠中 3 月进行，注意对孕妇腹部的保护以减少对胎儿的辐射。

2. 房颤或房扑　妊娠期间很少出现房颤或房扑。如果发生，应该寻找有无先天性心脏病、风湿性心脏病或甲状腺功能亢进等疾病。通常妊娠期间房颤能够自行转复，如果不能，在 48 小时内应该考虑进行转复以避免抗凝。转复过程中及之后应该即刻进行胎心监测。妊娠期间房颤的治疗主要是通过 β 受体阻滞剂或地高辛控制心室率。慢性房颤的患者如果存在血栓栓塞的高危因素，应该考虑抗凝。(具体抗凝方案见人工瓣膜抗凝一节)。

3. 室性心律失常　一旦出现血流动力学不稳定的室性心律失常，应该进行电转复。对孕妇的室性心律失常评价主要在于有无基础器质性心脏病或长 QT 综合征。最常见的是起源于右室流出道的室性心动过速，这种心律失常通常发生于无器质性心脏病的人群而且通常是良性的，一般不会对孕妇和胎儿造成损害，如果发作频繁或有血流动力学改变可以考虑服用 β 受体阻滞剂。如果患者存在长 QT 综合征，室性心动过速通常是尖端扭转性而且是致命的，在整个妊娠期间均应该服用 β 受体阻滞剂。如果有基础器质性心脏病，室性心律失常可能会引起孕妇猝死，此时应该考虑服用抗心律失常药物甚至考虑安装植入性除颤器(ICD)。安装 ICD 的孕妇如果经阴道分娩则应该开启除颤器，但如果进行剖宫产则应该关闭以防使用电凝器导致不恰当的除颤。ICD 本身不是妊娠的禁忌。

（二）缓慢性心律失常

在妊娠期间非常少见，如果无症状，无需治疗。有症状时则需安装永久起搏器。

（三）抗心律失常药物的选择

美国食品和药品管理局（FDA）按照药物对胎儿的作用制定了药物的分级系统（表 9-1)。所有常用的抗心律失常药物均可以通过胎盘，而且均非 A 级药物。鉴于在妊娠最初 8 周内致畸的危险性最高，尽可能地在妊娠晚期使用抗心律失常药物。妊娠期间药物的代谢发生改变，需要监测血药浓度以保证最大效果并避免中毒。建议使用地高辛或 β 受体阻滞剂预防室上性心律失常。而室性心律失常的预防性治疗，推荐首选 β 受体阻滞剂，如果无效可以使用胺碘酮而非索他洛尔。因为胺碘酮仅少量透过胎盘（胎儿的血浓度仅为母亲的 20%），而其抑制心室肌、致心律失常和致死性并发症的发生率均较低。但长期使用会导致胎儿甲状腺功能减低（发生率 9%）、甲状腺功能亢进和甲状腺肿，所以仅用于其他治疗无效或血流动力学不稳定时。

八、感染性心内膜炎

（一）治疗

妊娠合并感染性心内膜炎少见但却处理困难。总的处理原则与非妊娠患者相同。由于妊娠期间血容量和心排出量的增加，发热和心脏结构异常导致的心力衰竭会加重。在使用抗生素挽救孕妇生命的同时也要避免对胎儿的损伤。手术治疗应该与对胎儿造成的损伤相权衡，但如果是急性瓣膜反流或者是未闭导管、外科手术建立的分流感染，或者是治疗无效的金黄色葡萄球菌导致的毒血症时应该积极手术，而不应该等到分娩后。如果手术前胎儿仍然存活，应该先进行分娩。

（二）预防性使用抗生素

预防性抗生素的使用指征与未妊娠患者相同，主要是发生感染性心内炎的高中危患者。预防性抗生素从分娩开始使用并持续到产后第一天。抗生素的选择与未妊娠相同，尽量避免使用氨基糖甙类等对胎儿毒性大的药物。

1．高危患者 包括以下情况：

（1）人工瓣膜，包括机械瓣和生物瓣。

（2）感染性心内膜炎病史。

（3）复杂发绀型先天性心脏病。

（4）外科重建管路。

2．中危患者 包括以下情况：

（1）复杂发绀型心脏病以外的大多数其他先天性心脏病，但不包括继发性房间隔缺损、手术修复的房、室间隔缺损或动脉导管未闭。

（2）获得性瓣膜功能不全。

（3）梗阻性肥厚型心肌病。

（4）二尖瓣脱垂伴明显的瓣膜反流或/和瓣膜增厚。

九、冠状动脉疾病

妊娠合并冠状动脉粥样硬化性心脏（冠心病）少见但并非没有。除了家族性高脂血症，吸烟、肥胖、糖尿病以及高龄都是导致妊娠合并冠心病增加的原因。如果已知有冠心病，尽量在妊娠前进行评估和治疗。有冠脉旁路移植史不是妊娠的禁忌。

（一）治疗

治疗的重点在于减少孕期和围生期心血管负荷。β 受体阻滞剂是最合适的治疗药物。也可以考虑使用钙离子通道阻滞剂和硝酸酯类药物，但要注意避免导致血压过低。孕期使用大剂量阿司匹林尚有争议，因为有引起新生儿和母亲出血以及胎儿生长迟缓的报道，但小剂量阿司匹林是安全的。

妊娠期间急性心肌梗死的治疗经验有限。溶栓治疗曾成功用于妊娠合并急性心肌梗死的治疗，未发现有致畸作用，但会导致孕妇出血。经皮冠脉成形术和冠脉旁路移植术也曾成功用于治疗妊娠合并急性心肌梗死，但经验不足。

分娩中应该给予镇痛和供氧。剖宫产应该用于那些内科治疗后仍伴有急性缺血或血流动力学不稳定的患者。

（二）特殊情况的治疗

妊娠期间急性心肌梗死的发生率约 1%，冠状动脉痉挛、原位血栓形成以及夹层更多见于传统的动脉粥样硬化伴急性血栓形成。因此不能盲目进行溶栓，而是应该首先明确冠状动脉病变的情况。夹层可以发生于任何以及多根冠脉，应该根据梗死的部位和范围来决定是否进行介入治疗。川崎病所致的动脉瘤和血栓形成可能会导致心绞痛甚至心肌梗死，此时需要进行冠脉移植手术。

妊娠期间经常使用的心脏药物的可能副作用和安全性列于表 9-1。

表 9-1　妊娠期常用心脏药物的副作用与安全性

药物	可能对胎儿的副作用	妊娠期安全性
地高辛	低出生体重	安全
奎尼丁	中毒剂量可能引起早产并损伤胎儿第Ⅷ听神经	安全
普鲁卡因胺	无报道	*
双异丙吡胺	可触发宫缩	*
利多卡因	高血浓度和胎儿酸中毒时可引起中枢神经系统功能减退	安全
美西律（慢心律）	胎儿心动过缓、宫内生长迟缓、低 Apgar 评分、新生儿低血糖、新生儿心动过缓、新生儿甲状腺功能减退	*
氟卡尼（氟卡胺）	1 例胎儿死亡报道	*
普罗帕酮（心律平）	无报道	*
腺苷	无报道、只有少数患者在前 3 月使用	安全
胺碘酮	宫内生长迟缓、早产、甲状腺功能减退	不安全
甲基多巴	母亲嗜睡，对胎儿几乎无副作用	安全
拉贝洛尔	使用后未发现有胎儿发育迟缓的增加	安全
钙离子通道阻滞剂	因母亲低血压致胎儿窘迫	*
β 受体阻滞剂	宫内生长迟缓、出生时窒息、心动过缓、低血糖、高胆红素血症，完全 β_2 阻滞剂会触发宫缩	安全
硝普钠	高剂量可能导致硫氰酸盐中毒，动物试验有胎儿死亡	可能不安全
硝酸酯	胎儿心率减慢和心动过缓	*
ACEI	颅骨骨化不良、宫内生长迟缓、早产、低出生体重、羊水过少、新生儿肾衰、贫血或死亡、肢体挛缩、动脉导管未闭	不安全
利尿剂	子宫血流减少，血小板减少，黄疸、低血钠、心动过缓	可能不安全
华法林	双香豆素胚胎病：鼻骨发育不全和骨骺点状软骨发育不良、中枢神经系统发育异常、颅内出血	不安全
肝素	无报道	安全

* 只有少数资料，妊娠期安全性不肯定。

（任　彤　周　滢　田　庄）

病例 25　妊娠、心悸

病例简介：患者女性，23 岁，因孕 35 周 +5 天，心悸 3 日入院。既往无原发性高血压、糖尿病病史。否认类似家族史。患者 3 日前（2010 年 4 月 16 日）上午 8:30Am 无明显诱因出现心悸，无胸闷、胸痛、晕厥等，当时怀孕 35 周 +2 天。当地医院检查：HR 170～180 次/分，EKG 提示“室上性心动过速”，行食管调搏无效。心脏超声：左心房增大（LA 内径 40mm），左心室收缩功能减弱，EF 40%，室壁运动普遍减弱，轻度二尖瓣关闭不全。予多种抗心律失常药物效果欠佳，仍反复发作。腺苷 12mg 静推，推注过程中曾转为窦性心律，HR 105 次/分，但推注完成后再次转为房速；予维拉帕米 5mg 静推后可见窦性 p 波，Ⅱ度Ⅰ型 AVB（3:2 下传）；予心律平静推后出现血压低，最低 BP 60/40mmHg，停止推注后血压渐恢复。

入院查体： BP 90/50mmHg，HR 120 次/分，心尖抬举样搏动，心界不大，奔马律，心前区无病理性杂音。肺部及腹部查体（-）。

辅助检查： 血常规和肝肾功能未见异常。入院后即行射频消融术，术后复查超声心动：左心室壁运动正常，EF 55%，各瓣膜启闭无异常。

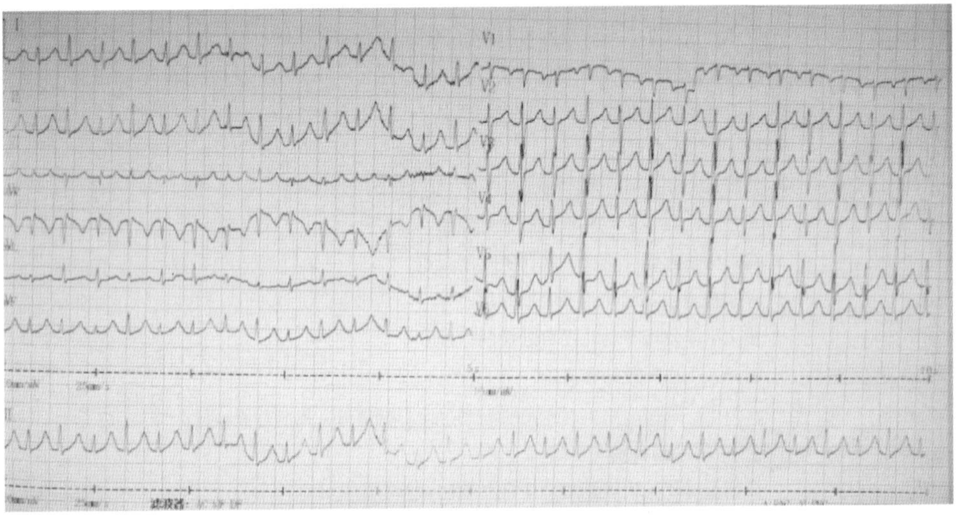

图 84　症状发作时心电图

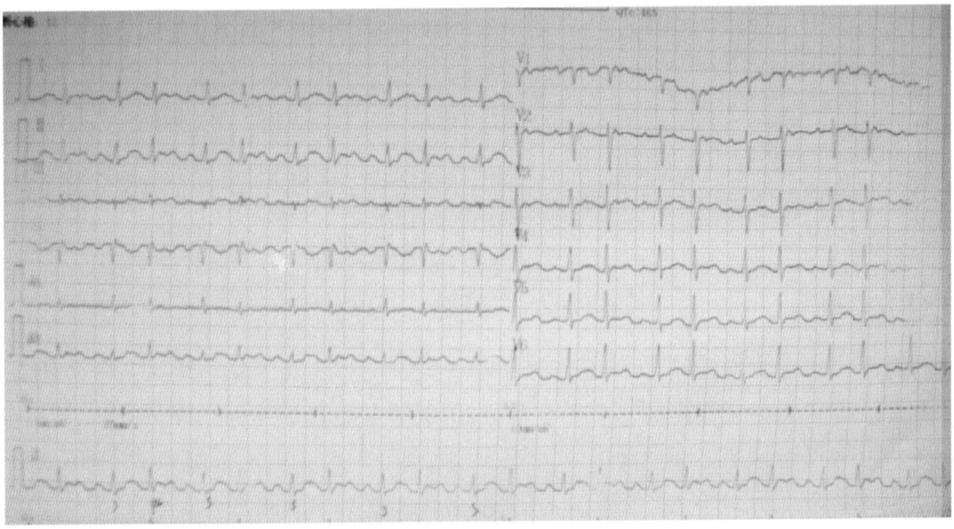

图 85　静脉注射维拉帕米之后的心电图

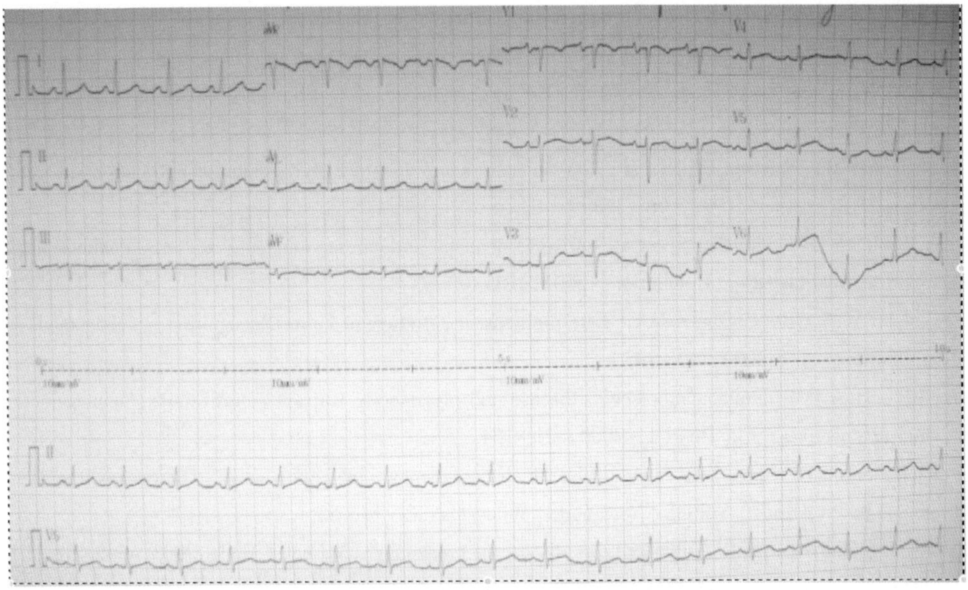

图86　射频消融术后患者的心电图

最终诊断：妊娠合并室上性心动过速，心动过速性心肌病。

病例分析：50%的孕妇在怀孕期间会出现房性早搏，但持续性室上速的患者仅占0.2%～0.3%。对于室上速的治疗包括物理动作、药物治疗、电转复、射频消融术；其中物理动作为首选，其次为药物治疗，其中腺苷为首选药物，其他可选择药物包括美托洛尔及维拉帕米。药物转复失败后可以选择电转复及射频消融术。本例患者在药物转复过程中使用了多种抗心律失常药物均失败，射频消融术最终终止了患者的室上速，同时超声心动提示有收缩功能减弱，而转复后心功能正常，提示为快速心律失常所致心肌病，从本例患者的治疗可以体现该类患者治疗的全面性和多样性。

（病例提供　韩业晨）

参　考　文　献

1. 李建军，任明保，边旭明，等. 心功能Ⅱ～Ⅳ级孕妇的妊娠结局（附70例报告）. 北京医学，2003，25（4）:245
2. Pitkin RM，Perloff JK，Koos BJ，et al. Pregnancy and congenital heart disease. Ann Intern Med，1990，112（6）:445
3. 段涛，丰有吉，等译. 威廉姆斯产科学（第21版）. 济南：山东科学技术出版社，2006，1056
4. 丰有吉，沈铿主编. 妇产科学. 北京：人民卫生出版社，2005，120
5. Whittemore R，Hobbins JC，Engle MA. Pregnancy and outcome in women with and without surgical treatment of congenital heart disease. Am J Cardio，1982，50:64
6. Poppas A，Shroff SG，Korcarz CE，et al. Serial assessment of the cardiovascular system in normal pregnancy. Circulation，1997，95:240

7. Elkayam U, Gleicher N. Hemodynamic and cardiac function during normal pregnancy and the puererium. 3rd ed. New York: Wiley-Liss, 1998, 3
8. Warnes CA, Elkayam U. Congenital heart disease and pregnancy. In: Elkayam U, Gleicher N (eds). Cardiac Problems in Pregnancy. 3rd ed. New York, Wiley-Liss, 1998, 39
9. Sin SC, Sermer M, Harrison DA, et al. Risk and predictors for pregnancy-related complications in women with heart disease. Circulation, 1997, 96:2789
10. Siu SC, Colman JM, Sorensen S, et al. Adverse neonatal and cardiac outcomes are more common in pregnant women with cardiac disease. Circulation, 2002, 105:2179
11. Therrrian J, Marx GR, Gatzoulis MA. Late problems in tetralogy of Fallot-Recognition, management and prevention. Cardiol Clin, 2002, 20:395
12. Weiss BM, Hess OM. Pulmonary vascular disease and pregnancy: Current controversies, management strategies, and perspectives. Eur Heart J, 2000, 21:104
13. Essop MR, Sareli P. Rheumatic valvular disease and pregnancy. In: Elkayam U, Gleicher N (eds). Cardiac Problems in Pregnancy. 3rd ed. New York: Wiley-Liss, 1998, 55
14. Reimold SC, Rutherford JD. Valvular heart disease in pregnancy. N Engl J Med, 2003, 349:52
15. ACC/AHA guidelines for the management of patients with valvular heart disease. A report of the American College of Cardiology/American Heart Association. Task Force on Practice Guidelines (Committee on Management of Patients with Valvular Heart Disease). J Am Coll Cardiol, 1998, 32:1486
16. Hung L, Rahimtoola SH. Prosthetic heart valves and pregnancy. Circulation, 2003, 107:124
17. 15 De Souza JA, Martinez EE, Ambrose JA, et al. Percutaneous balloon mitral valvuloplasty in comparison with open mitral valve commissurotomy for mitral stenosis during pregnancy. J Am Coll Cardiol, 2001, 7:900
18. Avila WS, de Carvalho ME, Tschaen CK, et al. Pregnancy and peripartum cardiomyopathy. A comparative and prospective study. Arq Bras Cardiol, 2002, 79:484
19. Bernstein, PS, Magriples U. Cardiomyopathy in pregnancy: A retrospective study. Am J Perinatol, 2001, 18:163-169.
20. Elkayam U, Tummala PP, Rao K, et al. Maternal and fetal outcomes of subsequent pregnancies in women with peripartum cardiomyopathies. N Engl J Med, 2001, 344:1567
21. Thaman R, Varnava A, Hamid MS, et al. Pregnancy related complications in women with hypertrophic cardiomyopathy. Heart, 2003, 89:752
22. Mark S, Harris L. Arrhythmias in pregnancy, In: Wilansky S (eds). Heart Disease in Women. Churchill Livingstone, Philadelphia, 2002, 497
23. Leung CY, Brodsky MA. Cardiac arrhythmias and pregnancy. In: Elkayam U, Gleicher N (eds). Cardiac Problems in Pregnancy. 3rd ed. New York: Wiley-Liss, 1998, 155.
24. American College of Obstetricians and Gynecologists. Diagnosis and management of preeclampsia and eclampsia. ACOG practice bulletin 33. American College of Obstetricians and Gynecologists, Washington, DC, 2002
25. Lopez-Jaramillo P, Garcia RG, Lopez M. Preventing pregnancy-induced hypertension: Are there regional differences for this global problem? J Hypertens, 2005, 23:1121
26. Sibai BM. Chronic hypertension in pregnancy. Obstet Gynecol, 2002, 100:369
27. Dajani AS, Taubert KA, Wilson W, et al. Prevention of bacterial endoc arditis. Recommendations by the American Heart Association. JAMA, 1997, 277:1794
28. 26 Ramsdale DR, Turner-Stokes L. Prophylaxis and treatment of infective endocarditis in adults: A concise

guide. Clin Med, 2004, 4:545

29. Bac DJ, Lotgering FK, Verkaaik AP, et al. Spontaneous coronary artery dissection during pregnancy and post partum. Eur Heart J, 1995, 16:136

30. Roth A, Elkayam U. Acute myocardial infarction associated with pregnancy. Ann Intern Med, 1996, 125:751

31. Sanchez-Ramos L, Chami YG, Bass TA, et al. Myocardial infarction during pregnancy: Management with transluminal coronary angioplasty and metallic intracoronary stents. Am J Obstet Gynecol, 1994, 171:1392

第十章 肾脏病与心血管疾病

第一节 慢性肾脏病与心血管疾病

慢性肾脏病（CKD）的患者特别是到达终末期肾脏病（ESRD）的病人比正常人群有着更高的心血管疾病（CVD）的发生危险，经统计终末期肾病（ESRD）患者的心血管疾病的发病率是普通人群的10～20倍，同时CVD是透析患者的最主要的死亡原因，占维持性透析患者住院原因的40%以及死亡原因的50%。Framingham心脏研究发现，CKD是CVD的独立危险因素。所以治疗或者延迟CKD人群CVD疾病的发生、了解其发生发展的决定因素并进行预防有非常重要的意义。

一、流行病学

现有的流行病学证据表明，慢性肾脏病（CKD）已经成为威胁全世界公众健康的主要疾病之一。在发达国家普通人群中约有6.5%～10%的发病率，中国初步调查结果显示，40岁以上人群慢性肾脏病的患病率约为8%～9%，并呈增长趋势。CKD常与糖尿病、高血压、冠心病、肥胖等代谢相关疾病相继发生，在病因、发病、进展中有着千丝万缕的联系，互为因果形成恶性循环（CKD可以大大加重和加速心脑血管疾病的发生发展）。进展至终末期的CKD患者不仅需要替代治疗还需治疗伴随的多种心脑血管并发症，医疗费用惊人（在美国占医疗总人群7%的慢性肾脏病和尿毒症患者却消耗了美国医疗预算总额的24%。）。

CKD是一种可预防，可治疗的疾病，但目前我国的CKD防治现状却令人担忧，有专家总结为“三高”、“三低”，即慢性肾脏病患病率高、心血管疾病合并率高和死亡率高，而公众对慢性肾脏病的知晓率低、防治率低和合并心血管疾病认知率低。1998年和1999年Foley等针对美国医疗保险5%人群的研究发现临床诊断CKD的患者中心电图异常、心力衰竭以及缺血性心脏病的发病率很高。1995～2000年的肾移植人群中，移植后3年的心梗发生率为16.7%，等待移植人群的心梗发生率为11.1%。许多患者在CKD的早期即有CVD发生的许多危险因素。CKD患者在进展成为肾衰竭之前即可出现致命性或者非致命性的CVD事件。更多的证据表明透析患者有很高的左心室肥厚、充血性心力衰竭以及缺血性心脏病的发病率。所以在CKD各个时期的患者均是CVD的最高危人群，最近很多的指南以及文献把CKD作为CVD的独立危险因素或者等危症。

二、非透析慢性肾脏患者的心血管疾病的危险因素

Framingham研究中提出普通人群中发生的心血管疾病传统危险因素，在CKD人群中也普遍存在，但是仅以此来解释CKD人群的心血管危险性是不足的，非传统危险因素同样起到重要的作用（表10-1）。

表 10-1 慢性肾脏病中传统以及非传统的心血管病危险因素

传统的危险因素	非传统的危险因素
高龄	清蛋白尿/蛋白尿
男性	高胱氨酸血症（Hcy）
高血压	脂蛋白 a 和 apo A
LDL 升高	脂蛋白残余物
低 HDL	贫血
糖尿病	钙磷代谢紊乱
吸烟	细胞外液体过负荷
缺少体育运动	氧化应激
绝经女性	炎症（CRP）
CVD 家族史	营养不良
左心室肥大（LVH）	易栓因素
	失眠
	NO/内皮素失衡

传统的 CVD 危险因素同样是 CKD 发生以及进展的危险因素，肾功能的恶化与以上传统、非传统 CVD 危险因素有关。CVD 危险因素可以形成一个促进 CVD 以及 CKD 发生发展的恶性循环。近年许多的证据（如 ARIC、Cardiovascular Health 研究和 Hoon 研究）都证明，肾功能的下降是 CVD 的独立危险因素；NHANES 研究中 GFR 小于 70ml/min 的患者发生 CVD 的危险性为 68%，显著高于肾功能正常的病人。2003 年美国心脏协会发表声明 CKD 的存在，其表现无论是蛋白尿还是 GFR 下降，均是 CVD 预后的独立危险因素。

（一）早期 CKD 中 CVD 相关的危险因素

主要包括：高血压、糖尿病、贫血、左室肥厚、钙磷代谢紊乱、高脂血症以及微量清蛋白尿（MA）。

1. MA　MA 是各种人群中心血管疾病发生率以及死亡率的独立危险因素，无论是否存在糖尿病。K/DOQI 指南中定义微量清蛋白尿为 24 小时尿清蛋白分泌（UAE）30～300mg/d。许多前瞻性的研究如 PRVESDIS、HOPES 和 LIFES 均提示，微量清蛋白尿是临床 CVD 预后的独立危险因素。在 EPIC-Norfol 研究中，在随诊 6.2～7.2 年中，MA 与 CHD 事件的相关性为 36%，与卒中的相关性为 49%。MA 也是心血管器官亚临床损伤的标志，在 LIFE 研究中，UAE 与 LVH 相关。超声波测量颈动脉中膜的厚度研究证明，MA 与血管粥样硬化的程度相关。同样 MA 是早期肾脏损伤的常见标志。

2. 高血压　高血压可以发生于 CKD 的任何一个阶段，并且血压的升高与肾功能的下降呈直线相关，所以大多数严重肾功能不全的患者都表现高血压。血压对于 CKD 患者、ESRD 以及血透患者均有重要意义。CKD 相关的高血压同多种因素相关，包括：细胞外血容量增加、交感神经兴奋、RASS 激活、内皮功能异常、甲状旁腺激素（PTH）升高以及促红细胞生成素（EPO）的应用。控制血压可以延缓 CKD 的病程，可以减少心血管疾病发生的危险性。但是最近也有研究表明低血压对于血透患者生存率有副作用。Foley 等对加拿大 432 名血液透析患者的研究表明，低血压与死亡率的升高显著相关，平均动脉压下降10mmHg与左心室向心性肥厚、心力衰竭、缺血性心脏病相关。所以，充分和合理的控制血压在CKD的早期以及晚期都非常重要。有研究表明，在透析患者中收缩压（SBP）小于120mmHg卒中的危险性增加，建议SBP应控制于120～130mmHg。在CKD的早期首选ACEI或ARB类药物控制血压，它可以有效的延缓肾功能的恶化，但在血液透析患者中尚无明确证据表明那种降压药物更好。HOPE研究表明，在透析患者中应用ACEI类药物可能会有较好的预后。

3. 糖尿病　糖尿病是导致肾功能不全的主要致病原因，糖尿病本身就是CVD的高危因素，许多研究证明，轻至中度肾功能不全的糖尿病患者，心脏病并发症危险性显著增加，可达38%。此类患者发生急性冠状动脉综合征（ACS）的危险性更大，新英格兰研究报告其死亡率为23%。在这些患者中心血管病的预防因素包括：剩余肾功能、β-受体阻滞剂和满意的HbA1c。可以进行干预的手段：ACEI类药物、阿司匹林、他汀类药物、控制血压、控制血容量、纠正贫血等。伴肾功能不全的糖尿病患者，保存剩余肾功能，应用β-受体阻滞剂，监测HbA1c等可以使糖尿病患者心脏病危险性下降。日本的研究表明糖尿病透析患者中，HbA1c >7.5%者5年生存率为12.7%，而HbA1c <7.5%者5年生存率为31.7%。

4. LVH　LVH在CKD患者中普遍存在，接近70%的血透患者经心脏彩超可以发现LVH，并且在透析治疗中进行性发展。在加拿大肾性贫血患者的多中心研究发现，在CKD早期（Ccr 50～75ml/min）LVH的发生率为30%，并且随着肾功能的下降其发生率增加。在CREATE研究中（334名CKD患者Ccr 50～75ml/min）发现向心性LVH占21%，离心性占29%，另有22%左心室扩张，仅29%正常。与LVH显著相关的因素为高血压和贫血。

5. 贫血　贫血在CKD患者中非常常见，即使在CKD早期发生率也较高，是导致心脏病变得非常重要因素。贫血是发生LVH重要的潜在危险因素，纠正贫血可改善心血管功能以及提高长期的生存率。贫血治疗的目标应为Hb 100～110g/L，尚无证据证明更高的Hb水平可以降低CVD并发症，提高生存率。

6. 冠状动脉钙化（CAC）　CAC是全身动脉粥样斑块硬化的一部分，在有临床症状以及无临床症状病人中都是心血管疾病的独立危险因素。在未透析的慢性肾脏病患者中几个重要的研究都证明了CAC的存在，其中1947年Mulligan在27例慢性肾脏病病人的尸检中发现15例存在包括冠状动脉、主动脉、肾动脉等在内的血管钙化；在另一研究中56例行血液透析以及18例未行血液透析的慢性肾脏病病人的尸检中，发现79%的血透病人以及44%的非血透病人存在动脉的钙化。在WajehY的研究中55例无症状的2型糖尿病肾病患者中早期CKD 1、2期与CKD 4、5期的平均肌酐清除率分别为79和13ml/min，CAC分别存在于38%和73%的早期以及进展期的患者中，同时外周动脉的钙化可发生于35%与85%的早期及进展期的CKD患者，由此可以得出结论：血管的钙化可以发生于CKD的早期阶段，并且可以随着肾功能的下降而进展。

（二）非透析慢性肾脏病心血管疾病治疗

目前尚无大规模的临床研究评价在CKD早期治疗非传统性危险因素的益处。HOPE study研究了ACEI类药物可以减缓肾脏病的进展，Cholesterol and Recurrent Event Study研究了心梗病人GFR小于75ml/min病人应用普伐他汀（pravastatin）是有益的。K/DOQI最近强调两个传统性危险因素的控制：高血压以及脂代谢紊乱，对于CKD患者，血压应控制在

130/80mmHg 或以下，LDH 目标值小于 100mg/dl。提倡应用 ACEI 或 ARB 类药物以及他汀类药物来预防 CKD、CVD 的进展。

ESRD 患者与普通人群相比有着更高的心血管疾病发病率（40% vs 10%）和左心室肥大发生率（75% vs 20%）。许多的临床实验证明尿毒症状态可以促进血管粥样硬化的产生。开始进行肾脏替代治疗的慢性肾脏病患者中有相当比例的患者已经存在心血管疾病，即使替代治疗开始时没有心电图异常以及临床心血管疾病症状的 ESRD 患者也存在着很高的 CVD 的危险。CKD 病人进入 ESRD 和替代治疗后，其之前存在的心血管疾病危险因素继续起作用，而透析引起的生物不相容相关的危险因素使 ESRD 患者的 CVD 进一步恶化。

三、透析患者传统和非传统的 CVD 危险因素

传统以及非传统因素对 ESRD 行替代治疗的患者发生 CVD 也有重要意义。传统的危险因素主要包括年龄、男性、绝经老年女性、吸烟史、糖尿病、高血压及血脂异常；非传统的危险因素主要包括炎症、氧化应激、血管钙化、营养不良等。

（一）血脂异常

血脂异常在 ESRD 以及透析患者中常见，通常升高的成分包括：TG、Lp（a）、apo B、IDL 及 VLDL。降低的成分包括：CHO、HDL、LDL、apo A。Tschope 等人的研究表明在透析患者中非 HDL 胆固醇升高是 CVD 发生的显著独立危险因素，在非 HDL 胆固醇中主要为 IDL 及 Lp（a）。二者的升高均在 CKD 人群中 CVD 发生起重要作用。目前尚无大规模的临床试验证明在 ESRD 患者，特别是透析患者中应用他汀类药物降脂治疗明确受益。

（二）氧化应激

氧化应激是动脉粥样硬化和 ESRD 其他并发症（如透析相关淀粉样变、营养不良、贫血）发生的机制之一，血管壁产生的活性氧（ROS）可促进血管的粥样硬化，临床的证据证明，在 ESRD 以及非肾病患者中氧化应激均可以增加心血管事件发生的危险性。ESRD 患者另一个重要的 CVD 死亡独立危险因素为慢性炎症，炎症的生物学标志包括 CRP、IL-6、血白蛋白、透明质酸、纤维蛋白原及白细胞数等。其中 CRP、IL-6 是 CVD 以及 ESRD 患者死亡率最重要的预测因子。透析相关（透析系统的生物相容性以及透析液的质量）以及非透析相关因素（感染、遗传因素、饮食、肾功能丧失）可以致 ESRD 患者慢性炎症。许多研究证明炎症生物标记物 CRP 同动脉粥样硬化的形成和发展密切相关。

（三）MIA 综合征

MIA 综合征（malnutrition inflammation atherosclerosis syndrome，营养不良炎症动脉粥样硬化综合征）为 ESRD 时，营养不良、炎症以及血管粥样硬化的总称。炎症因子在 CVD 中起到了很关键的作用，同时炎症与营养不良以及粥样硬化有关。炎症因子如 CRP、IL-6 可以直接作用于消化系统，也可以增加蛋白水解以及肌肉蛋白的分解，这种营养不良与体重下降、身体能量的消耗以及蛋白质的丢失相关，可以促进已经存在的心脏功能衰竭进一步恶化，加速动脉粥样硬化的产生，增加患者对于感染的易感性，营养不良可以严重影响患者的预后，与 ESRD 患者的高死亡率密切相关。

（四）钙磷代谢紊乱

钙和磷代谢紊乱在 ESRD 人群中更为明显。以 Lowrie 和 Lew 为首的许多试验证明，钙磷代谢紊乱是 ESRD 患者心血管疾病的独立危险因素，其中高磷血症是增加死亡危险最重要

的原因。USRDS 研究证明，在 6407 名血液透析（HD）患者中 39% 血中磷浓度 >6.5mg/dl 者，其死亡相关危险为低血磷患者的 1.27 倍，同样钙磷乘积的升高为死亡的独立危险因素。综合 2002～2005 年 Barreto 等人的研究发现，在持续维持血液透析的患者中，80% 有可检出的冠状动脉钙化（CAC），并且钙化的程度随透析的时间延长而加重。Oh 和 Raggi 所进行的有代表性的研究提示，在 ESRD 行血液透析的人群中高钙以及高磷血症与血管的钙化程度相关，与 PTH 的关系尚未明确。最近某些研究发现 PTH 的水平与 CAC 的程度呈负相关，过度的抑制 PTH 可能促进冠状动脉的钙化。

四、透析相关的 CVD 发生危险因素

透析相关的 CVD 发生危险因素包括：尿毒症状态（潜在的心脏抑制毒素、炎症的加重、氧化应激）以及透析治疗相关因素（透析前后的心脏容量的变化、血压的波动、电解质水平的波动、透析膜的不相容性、透析液中的杂质等）。肾脏替代方式不同，相关的 CVD 危险因素差别并不明显。Yilmaz 等人对血液透析（HD）以及腹膜透析（CAPD）中 CVD 危险因素的研究显示：同型半胱氨酸（Hcy）、hs-CRP、Lp（a）在 HD 以及 PD 中均明显升高，apo A-1/apo B 比均减少，但是二者之间无显著差异，Wu 等的研究发现在进行腹膜透析的患者中，透析 1 年的缺血性心脏病的发生率为 8%，第 2 年增长为 15%；Rostand 关于血液透析患者的研究发现 1 年和 2 年的缺血性心脏病分别为 12% 和 18%。这些研究说明肾脏替代治疗的方式（无论是血液透析还是腹膜透析）不能显著影响心血管疾病的致病危险因素。

五、诊断

临床上肾脏替代治疗患者的心脏病发症可有以下一种或者多种表现：慢性心力衰竭、缺血性心脏病、左心室肥厚、心脏瓣膜病以及心律失常。许多患者可有非动脉粥样硬化引起的缺血性心脏病，有典型的心绞痛症状，但是冠脉造影是正常的，这些患者常伴有严重的贫血以及 LVH。另外，这类患者的心绞痛症状可不典型，隐匿的心肌缺血发生率很高。

在肾脏替代治疗患者中无创的检查手段使用价值下降，患者身体情况差，往往使用了控制心率药物，静息心电图上非特异的 ST 和 T 波改变，使运动平板试验受限，故可以应用腺苷等药物负荷代替运动。电子束 CT（electron-beam tomography，EBT）是无创的检查手段，但只能评价冠脉以及心瓣膜钙化，筛查高危患者并确定是否需进一步造影检查。血管造影是诊断 CAD 的金标准，但造影剂可能加重肾损害；另外，尿毒症患者的凝血机制异常以及透析时肝素的应用，使出血并发症更常见，故血管造影不是常规的筛查方法，只适用于高危 CAD 和根据临床情况估计可能从血管造影中受益的患者。高危 CAD 患者指有心肌缺血症状并且药物治疗无效或无创检查提示有心肌缺血或年龄超过 45～50 岁的糖尿病患者。

六、治疗

治疗主要为控制或者去除心血管疾病发生的危险因素，包括有效的控制血压及血脂、降低甲状旁腺激素水平，纠正和预防贫血，抗心绞痛的治疗主要包括 β 受体阻滞剂、钙离通道阻滞剂、硝酸酯类等，这些药物对于缓解症状是有效的，其他药物包括阿司匹林以及氯吡格雷其益处有待于进一步证实。治疗高磷血症纠正 Car P 代谢紊乱，对预防 CAC 也是重要的措施。血液透析过程中应尽量减少过快的体液容量变化和血压的波动，在透析方式选择上应考虑患者是否存在 LVH 和心功能不全。应严格控制两次血液透析之间体重的增长，防止透析过程中的低血压，选用生物相容性好的透析器。

CKD 患者冠脉血管重建包括冠脉成形术以及冠脉旁路移植手术，都可以改善 ESRD 患者的预后。但是许多国际研究表明不仅 ESRD 病人，即使轻到中度肾功能不全的患者其冠状动脉成形术成功率和长期存活率也较低。Tobias Pinkau 等人针对 4131 名冠脉血管病变患者进行研究，其中包括 34.2% 肾功能不全患者（Ccr <60ml/min），研究表明血管成形术后的 30 天肾功能不全与肾功能正常患者相比，重复血管成形术几率无差异，但肾功能不全组死亡率高；6 个月两组患者重复 CAG 检查冠脉再狭窄无差异，术后 1 年两组患者需再次血管成形术率无差异，无论是否存在肾功能不全，约 1/6 的患者需要再次行冠脉成形术，但肾功能不全组死亡率高，心梗率高。由此可见，肾功能不全与冠脉再狭窄无关，但是这些患者死亡率以及心梗率高可能与肾功能不全和其他的危险因素有关。另外，也有研究证明 ESRD 患者血管再成形术后的再狭窄率高。这些研究结果的差异可能与更多的应用经皮血管成形术有关。Rubenstein 等人的 3334 例的研究显示血管支架成形术的应用可以提高单纯球囊成形术的成功率（84% 提高至 95%），并可以减少住院期间的不良冠脉事件的发生。

七、肾移植后的心血管疾病

肾移植患者中的 CVD 危险因素同样包括传统的以及非传统危险因素中的如炎症、Hcy 血症、贫血因素。另外免疫抑制治疗、同种异体移植、移植肾丧失均增加 CVD 危险因素。CVD 已经成为肾移植受者死亡的首要原因。其发生的病因除了慢性肾功能不全的并发症如水钠潴留、高血压、贫血等原因以外，肾移植后引起的高脂血症和糖尿病也起到重要的作用。肾移植后的 CVD 治疗主要包括降脂治疗，控制血糖，降血压达标（130/80mmHg）等。钙离子通道阻滞剂被认为是肾移植后控制血压的首选药物，ACEI 类药物为二线药物。

在肾脏移植患者中 CAC 的研究较少，Oh 等的小规模研究，26 人接受肾移植，在移植后 104 个月观察发现有 24 人存在钙化。Rosas 等研究 79 例行肾移植的患者中，移植后 4 个月发现 63% 的人存在 CAC，与进行血液透析的人群相似。所以肾移植可能并不能减少 CAC 的发生。

第二节　肾脏替代治疗患者的心血管损害

肾脏替代治疗的患者发生心血管疾病（cardiovascular disease，CVD）的危险性极高。初次行肾脏替代治疗的慢性肾脏病（chronic kidney disease，CKD）患者中约 50% 已存在 CVD，CKD 患者进入 ESRD（end-stage renal disease）和替代治疗后，之前存在的 CVD 危险因素继续发生作用，同时肾脏替代治疗相关的危险因素进一步加重了 CVD 的恶化，近年研究显示肾脏替代患者中每年慢性心力衰竭（congestive heart failure，CHF）及缺血性心脏病（ischemic heart disease，IHF）的新发患病率分别为 7% 和 5%。加拿大回顾性研究显示每年近 10% 的透析患者发生 HF 及 IHD，较普通人群患病率高。Foly RN 等对美国联邦医疗保险数据（USRDS）研究表明，2.2 年的随诊中透析患者急性冠脉综合征（acute coronary syndrome，ACS）及 CHF 的发生率分别为 10.2% 和 13.6%。

【病因和发病机制】

肾脏替代治疗患者相关的 CVD 危险因素不仅包括传统的危险因素（TRF）如高龄、吸烟、高血压、脂代谢紊乱，非传统的危险因素中尿毒症相关危险因素（URRF）也明显加重，如：潜在的心脏抑制毒素、高半胱氨酸血症、炎症的加重、氧化应激；另外替代治疗相关因素（DTRF）也在促进 CVD 的发生发展，DTRF 包括：透析前后的心脏容量的变化、血压的波动、电解质水平的波动、透析膜的不相容性、透析液中的杂质等。透析患者心血管的负担可以总结为如下公式：

心血管负担 = URRF + TRF + DTRF

近年研究表明，尿毒症状态可以影响粥样硬化斑块的数量以及构成，严重的钙化、炎症性斑块是显著的特点。Schwarz 等研究显示尿毒症患者的冠脉粥样斑块表现为中膜增厚伴明显的钙化、巨噬细胞活性增加及浸润。氧化应激以及慢性炎症是尿毒症相关的重要危险因素。尿毒症时机体处于高水平的氧化应激状态，可见氧化应激标志物活性氧（reactive oxygen species，ROS）的升高。在血管壁 ROS 生成增加是粥样硬化的一个特点。NADPH 辅酶磷酸氧化酶（nicotinamide adenine dinucleotide phosphate-oxidase）、一氧化氮合酶（NOS）、超氧化物歧化酶参与 ROS 的生成，同时这些酶在体内具有氧化低密度脂蛋白（LDL）的能力，在粥样斑块中表达。所以氧化应激可以促进粥样硬化的进程，增加粥样硬化 CVD 的患病率。ESRD 患者发生慢性炎症的原因包括透析相关（如透析系统生物膜不相容性、透析水的质量）和透析不相关因素（如感染、精神抑郁、饮食、肾功能损害），炎症的生物标志物升高（CRP、白细胞、纤维素原）在粥样硬化过程中发挥作用。ESRD 患者普遍存在营养不良及低白蛋白血症，可以加重氧化应激和炎症，故营养不良、慢性炎症以及心血管事件总称为 MIA 综合征（malnutrition inflammation atherosclerosis syndrome），为影响透析患者长期生存率的重要因素。

【临床表现及实验室检查】

（一）肾脏替代治疗患者的心脏表现

临床上可有以下一种或者多种表现：CHF、IHF、左心室肥厚（left ventricular hypertrophy，LVH）、心脏瓣膜病、心律失常及心包炎。

1. 慢性心力衰竭　CHF 是 ESRD 常见的心脏损害，来自加拿大、美国的资料显示，在进入透析时 40% 的患者存在 CHF。尽管透析技术和药物治疗手段较前明显进步，但 CHF 仍然是 ESRD 患者尤其是老年患者常见心脏损害。根据 USRDS 的数据：CHF 在透析新病人中占 1/3，为 71/1 000 人/年，CHF 患病率较高。ESRD 患者发生 CHF，约 1/3 以上是心脏舒张功能异常，导致左室充盈下降，水、盐负荷稍微过度，即可引起左室舒张末期压力明显增加，从而导致肺淤血、肺水肿。临床上呼吸困难是肾脏替代治疗患者常见的症状，另外还可以有劳动耐力下降，出现水肿等容量负荷过重表现。

2. 缺血性心脏病　研究显示，血液透析患者中 80% 可检测到冠脉钙化（coronary artery calcification，CAC），并且钙化的程度随透析时间的延长而加重，肾脏替代治疗患者中每年 ACS 的发生率为 29/1 000 人/年，AMI（acute myocardial infarction）的发生率为 50 ~ 92/1 000人/年，MI 后的死亡率为 80%，缺血性心脏病是肾脏替代治疗患者重要的死因之一。临床上患者可出现静息、劳动特别是透析过程中的胸痛，心电图 ST 段的改变，发生 ACS 或 MI 时血清中心肌酶（CK-MB）、肌钙蛋白水平可升高。

另外许多肾脏替代治疗的患者可有非动脉粥样硬化引起的 IHF，可有典型的心绞痛症状，但是冠脉造影正常，这些患者常伴有严重的贫血以及 LVH，另外这类患者中有的心绞痛症状可不典型，隐匿的心肌缺血发生率很高。

3．心律失常　尿毒症患者常见心律失常，血液透析患者中房性心律失常发生率66%~88%，室性心律失常59%~76%，10%左右血透患者不明原因猝死，可能与恶性心律失常相关，故治疗透析患者的心律失常，首先是保持电解质（血钾）平衡，积极预防和处理可能导致心律失常的基础心脏病如IHD，在伴有器质性心脏病引起心律失常的处理原则同非透析患者，要注意透析和肾小球滤过率（GFR）减低对抗心律失常药物代谢的影响。

4．心脏瓣膜病变　尿毒症患者主动脉瓣膜钙化狭窄，二尖瓣钙化和转移性钙化常见。瓣膜钙化常引起传导障碍，所以需积极纠正高磷血症、高钙血症、PTH升高等危险因素。需要换瓣手术，首选机械瓣。

5．心包炎　心包炎多出现在肾衰竭晚期，GFR＜5ml/(min·1.73m^2)，透析疗法问世之前患者可短期内死亡，目前发病率已明显降低。患者心包可有纤维素性渗出，亦可出现明显的心包积液，临床上可有胸痛、呼吸困难、心脏压塞引起的症状。纤维蛋白性心包炎特征性体征为胸骨左缘与呼吸无关的心包摩擦音，此类患者经血液透析多可好转。

（二）实验室检查

肾脏替代治疗患者的心脏损害相关的实验室检查包括血清学标志物的检查如CK-MB、肌钙蛋白，超声心动图，还包括以下几种：

1．心脏负荷试验　心脏负荷实验指通过运动或者药物作用增加心脏工作负荷，而使其心肌耗氧量增加的一种心脏功能试验，以判断冠状循环功能的一种无创性检查方法。常用的包括以下几种：运动平板实验、超声心动图运动负荷试验、铊201静息运动心肌灌注显像（表10-2）。但是许多ESRD患者身体虚弱，外周血管疾病以及严重的关节疼痛使其运动受到限制，不能达到最高目标心率。应用血管扩张药物以及正性肌力药物增加心脏负荷可以代替运动，同样可以准确评价冠状动脉疾病。常用药物有多巴酚丁胺、双嘧达莫等。单光子发射计算机断层显像（SPECT）技术的应用更是大大增加了该类检查的敏感性。

冠状动脉疾病的患者可以分为3类：高度可疑人群、中度以及低度可疑人群。低度可疑人群需具备以下特征：年龄＜50岁，不伴糖尿病，临床上无冠状动脉疾病及CHF症状；高度可疑人群则包括：临床上出现IHF或者CHF的症状，或有明确MI证据。以上两类人群行心脏负荷实验时可出现较高的假阳性和假阴性率，而中度可疑人群可以获得较高的诊断价值。

表10-2　常用几种心脏负荷试验的敏感性和特异性

试验方法	普通人群		ESRD	
	敏感性%	特异性%	敏感性%	特异性%
运动平板试验	65	85	＜50	＜50
核素心肌灌注显像	89	76	67~88	62~70
双嘧达莫－核素心肌灌注显像	85	87	40~85	37~79
多巴酚丁胺超声心动图负荷试验	82	85	52~95	74~86
双核素心肌SPECT显像	94	77	－	－

2. 电子束 CT（electron beam computed tomography，EBCT） EBCT 是无创的检查手段，可以准确的评价冠脉以及心瓣膜钙化，筛查高危患者并确定是否需进一步造影检查。

3. 冠状动脉造影以及血管内超声检查 冠状动脉造影为诊断冠状动脉疾病的金指标，ESRD 患者特别是合并 HF 时，可加重病情；另外 ESRD 患者凝血机制异常以及透析时肝素的应用，使出血并发症更常见，故该检查只适用于高度可疑人群并且估计可能从血管造影中受益的患者。冠状动脉血管内超声检查可以更精确地描述冠脉斑块，并且可以检查冠脉内膜下以及周围的病变。

【诊断】

肾脏替代治疗患者的心脏损害的诊断依据临床症状、体格检查、血清学检查以及心脏负荷试验，必要时进行冠状动脉造影术，诊断标准同普通人群。

【治疗】

（一）生活方式的改变

患者应适当进行体育锻炼，减轻体重（体重指数≤25kg/m^2），控制食盐摄入量，戒烟，遵医嘱规律用药，可以改善长期的预后。虽然吸烟在 ESRD 患者中的比率较普通人群稍低，但研究显示吸烟与肾功能损伤及 CVD 的发生相关，而且与新发 CHF、周围血管病以及死亡率相关，所以戒烟十分重要。

（二）肾脏替代治疗时与中早期 CKD 不同的危险因素

1. 高血压 ESRD 中高血压非常普遍，高于 140/90mmHg 的病人占 50%～90%，主要表现为收缩压的升高，这是血管弹性下降结果，血管弹性的指标，脉压增大也是 ESRD 患者死亡的独立危险因素。透析患者中血压特点为变化幅度较大，另外还可出现低血压，ESRD 中的低血压反映透析患者心肌的高负荷状态，与死亡率升高相关。Zager 等的研究显示，透析患者中血压以及死亡率关系呈 U 形，透析后收缩压血压≥180mmHg 以及透析前后＜110mmHg 时的危险性增加。透析病人的血压应达到怎样的目标，未有明确的结论，National Kidney Foundation Task Force（NKFTF）推荐同普通人群相似的目标值（140/90mmHg），并提出在某些病人需再高些以避免透析中低血压。高血压的治疗包括药物治疗及非药物治疗两方面，非药物治疗如：适当的体力活动、控制盐的摄入、调整至最适宜体重，药物治疗仍是首先 ACEI 类药物控制血压，同时还可以改善 ESRD 中心脏射血分数以及心衰患者的预后，余具体治疗同普通人群的用药原则。

2. 脂代谢紊乱

LDL-C 水平升高以及高密度脂蛋白（HDL-C）水平降低均是 CVD 发生的危险因素。

脂蛋白的代谢异常与 GFR 的下降有关，未行替代治疗 CKD 的血脂异常包括：HDL-C 水平下降，升高的有 TG、apo B、IDL-C、VLDL-C、Lp（a）及氧化 LDL-C。这与血透患者的血脂异常相似。但在腹膜透析时血脂代谢异常更严重，这是由于从腹透液吸收葡萄糖，胰岛素水平升高及选择性蛋白丢失均刺激促进肝脏合成脂蛋白，所以腹透病人更应强调降脂治疗。

在 CKD 时降低总胆固醇及 LDL 水平可以改善患者的生存是时间。饮食干预即可得到好的显著的结果。许多研究表明，在透析病人中他汀类药物可以减少 30%～50% 的死亡率，这在血透及腹透患者中没有区别。

3. Ca、P代谢紊乱　当 GFR < 60ml/(min · 1.73m^2)，血甲状旁腺激素（PTH）水平开始升高，并随肾功能恶化而加重，此过程中 Ca、P 水平改变，甲旁亢加重，ESRD 人群中 Ca、P 代谢紊乱最为明显。在许多研究显示 Ca、P 代谢紊乱是 ESRD 患者 CVD 的独立危险因素，其中高磷血症是死亡危险增加的最重要原因。Ca、P 水平与 CAC 的关系目前未明确。根据 K/DOQI 指南 ESRD 时 PTH 水平应控制在 130 ~ 300pg/ml，血 P 3.5 ~ 5.5mg/dl，治疗上首先应饮食控制磷的摄入 800 ~ 1000mg/d，药物可以应用磷酸盐结合剂如碳酸钙和司维拉姆（sevelamer）。

4. 氧化应激　唯有 SPACE 研究显示，在透析患者中每日口服维生素 E（800U/d）可以改善 CVD（主要是 MI）的患病率，但是维生素 E 的作用机制并不清楚，而且此研究随诊时间较短（平均 519 天），所以抗氧化剂的作用还需进一步的研究。

（三）心脏损害的治疗

目前小于 50% 的 CKD 患者应用心脏保护相关的药物如阿司匹林、他汀类、β 受体阻滞剂、ACEI 类药物，这与 CKD 患者中 CVD 的高发现实情况不符。针对 CKD 患者的大型随机研究很少，在传统的危险因素如高血压、高脂血症的治疗研究中，CKD 也应被作为危险因素，将 CKD 患者纳入研究计划中。

1. 慢性心力衰竭　CHF 治疗指南中推荐应用 β 受体阻滞剂和 ACEI（或 ARB），但在 ESRD 时只有小于 35% 的 ESRD 的 CHF 患者应用这两种药物。

只有一个小型 RCT 研究针对 ESCD 患者 CHF 的治疗，研究中 114 名血透患者随机应用卡维地洛及安慰剂，卡维地洛组 2 年死亡率低于安慰剂组，分别为 51.7% 和 73.2%，另外心血管死亡事件及入院次数明显减少。对于无 CHF 的 ESRD 患者 β 受体阻滞剂也可以降低 CHF 发生率、CVD 死亡率以及总死亡率，β 受体阻滞剂较其他降压药更能使 ESRD 患者受益。

几个回顾性研究观察了 ACEI 对非 CHF 的 ESRD 患者作用，ACEI 可以降低透析患者的死亡率 52%~81%。关于洋地黄类及螺内酯在 ESRD 患者中的证据很少。ESRD 中 CHF 的治疗目前尚无更多明确的研究证据，其治疗可以根据普通人群的治疗指南。K/DOQI 工作组推荐 β 受体阻滞剂和 ACEI（或 ARB）用于所有合并 CHF 的透析患者（除外存在禁忌证情况），洋地黄类及螺内酯可以用作二线用药。

超滤可以维持透析患者体液平衡、改善 CHF 症状，但是并不能使心脏的低心排状态明显改善。即使对于体液量控制得很好的患者，应用上述药物治疗仍十分必要。

2. 缺血性心脏病　研究表明，冠状动脉血管再成形术可以改善 ESRD 患者的预后。一项回顾性研究显示，244 名 ESRD 患者行 CABG 术 1、2 和 5 年的生存率分别为 76%、59% 和 54%。研究显示，CABG 虽然手术及住院死亡率较 PCI 高，但总体长期预后较好。ESRD 患者中冠脉的单支病变或者多支病变但无法行旁路手术时，推荐行 PCI 支架术。

CABG 和 PCI 在肾脏替代治疗患者中的手术危险性较普通人群均高，CABG 的住院死亡率为肾功能正常患者的 4.4 倍，所以应该充分评估患者的手术风险。

【预后】

肾脏替代治疗患者中每年 CVD 死亡率为 9%，约是一般人群的 30 倍，是死亡的首要原因。其中 CHF 患者的中位生存时间为 36 个月，而非 CHF 患者的为 62 个月，因 CHF 住院。

治疗的患者3年的生存率小于15%。长期行透析患者发生MI后1，2和5年的死亡率为40.8%，51.8%和70.2%，预后均较差。

（樊晓红　李　航）

参考文献

1. Zhang L, Zuo L, Xu G, et al. Community-based screening for chronic kidney disease among populations older than 40 years in Beijing. Nephrol Dial Transplant, 2007, 22 (4): 1093.
2. Foley RN, Murray AM, Li S, et al. Chronic kidney disease and the risk factor for cardiovascular disease, renal replacement, and death in the United States Medicare population 1998 to 1999. J Am Soc Nephrol, 2005, 16: 489.
3. Vlagopoulos PT, Sarnak MJ. Traditional and nontraditional cardiovascular risk factors in chronic kidney disease. Med Clin N Am, 2005, 89: 587
4. Menon V, Sarnak MJ. The Epidemiology of chronic kidney disease stages 1 to 4 and cardiovascular disease: A High-risk combination. Am J Kidney Dis, 2005, 45: 223
5. Murphy SW. Management of heart failure and coronary artery disease in patients with chronic kidney disease. Semin Dial, 2003, 16 (2): 165
6. Qunibi WY. Cardiovascular calcification in nondialyzed patients with chronic kidney disease. Semin Dial, 2007, 20: 134
7. Dikow R, Ritz E. Cardiovascular complications in the diabetic patient with renal disease: An update in 2003. Nephrol Dial Transplant, 2003, 18: 1993
8. Tonelli M, Moye L, Sacks FM, et al. Pravastatin for secondary prevention of cardiovascular events in persons with mild chronic renal insufficiency. Ann Intern Med, 2003, 138: 98
9. Remuzzi G, Ruggenenti P, Perico N. Chronic renal diseases: renoprotective benefits of renin-angiotensin system inhibition. Ann Intern Med, 2002, 136: 604
10. McAlister FA, Ezekowitz J, Tonelli M, et al. Renal insufficiency and heart failure: Prognostic and therapeutic implications from a prospective cohort study. Circulation, 2004, 109 (8): 1004
11. Foley RN, Herzog CA, Collins AJ. Smoking and cardiovascular outcomes in dialysis patients. The United States Renal Data System Wave 2 Study. Kidney Int, 2003, 63 (4): 1462
12. Sowrv SK, Kuchinke-Kiehn U, Ronco C. The cardiovascular burden of the dialysis patient: the impact of dialysis technology. Cardiovascular disorders in hemodialysis. Contrib Nephrol, 2005, 149: 230
13. Trespalacios FC, Taylor AJ, Agodoa LY, et al: Heart failure as a cause for hospitalization in chronic dialysis patients. Am J Kidney Dis, 2003, 41: 1267
14. Allan J Collins. Cardiovascular mortality in end-stage renal disease. Am J Med Sci, 2003, 325: 163
15. Diamond GA, Forrester JS. Analysis of probability as an aid to the clinical diagnosis of coronary artery disease. N Engl J Med, 1979, 300: 1350
16. Sorrell VL. Diagnostic tool and management strategies for coronary artery disease in patients with end-stage renal disease. Semin Nephrol, 2001, 21: 13
17. Murphy SW. Management of heart failure and coronary artery disease in patients with chronic kidney disease. Semin Dial, 2003, 16 (2): 165
18. K/DOQI. Clinical practice guidelines for cardiovascular disease in dialysis patients. Am J Kidney Dis, 2005, 45: S1

第十一章　消化系统疾病与心脏

第一节　急性胰腺炎

急性胰腺炎（acute pancreatitis，AP）是指多种病因引起的胰酶激活，继以胰腺局部炎症反应为主要特征，伴或不伴有其他器官功能改变的疾病。通常有上腹痛和血清胰酶升高。常见病因有胆道疾病、乙醇、高脂血症等。临床上分为轻症急性胰腺炎（mild acute pancreatitis，MAP）和重症急性胰腺炎（severe acute pancreatitis，SAP）。前者多见，占80%左右，预后良好；后者少见，但病情严重，可有多器官功能障碍综合征（MODS）和或局部并发症（胰腺坏死、胰腺脓肿、胰腺假性囊肿等）。AP好发于青壮年男性，与饮酒关系密切，而在胆源性胰腺炎中无明显性别差异。总体病死率为5%～10%。

【病因和发病原理】

胰腺炎的发病机制是胰腺各种消化酶被激活所致的胰腺自身消化。生理状态下，胰腺受机体多种防御机制的保护而避免发生自身消化。在各种病因使防御机制中某些环节破坏后，胰腺消化酶原被提前激活，才会发生胰腺自身消化的病变过程。其中起主要作用的消化酶有磷脂酶A、弹力蛋白酶、激肽释放酶或胰舒血管素、脂肪酶等。它们的共同作用造成胰实质及邻近组织的损伤和坏死，又进一步促进消化酶释出，形成恶性循环。消化酶和坏死组织液，经血循环、淋巴管途径输送到全身，则可引起全身多脏器损害。

SAP可出现休克、心衰、心肌损害、心包积液、心电图异常等表现。心肌损害的可能机制为：胰蛋白酶直接损伤心肌，或使冠脉血管内血小板凝集并血栓形成；此外，疼痛亦可引起冠脉痉挛；激活的胰蛋白酶吸收后作用于血浆蛋白，产生各种血管活性肽，如缓激肽、胰舒血管素等，这些肽类物质一方面可抑制心肌功能，另一方面可使毛细血管通透性增加，进一步使血容量减少；胰腺释放的心肌抑制因子及坏死物质对心肌有毒性作用；低血钙可减弱心肌收缩力；毛细血管通透性增加，或大量补液可使左心室壁水肿，从而发生左室壁顺应性下降。心包积液发生的机制可能与以下两方面因素有关：含有大量胰酶的血液通过奇静脉沿上腔静脉进入心包，引起心包化学性炎症；含有胰酶的淋巴液经淋巴管进入心包腔或通过胸腔淋巴管回流，引起横膈炎症，累及心包所致。SAP患者出现休克、心衰和心肌损害均可使病人出现多种心律失常以及心肌酶谱的改变。

【临床表现及实验室检查】

（一）临床表现

腹痛是AP的主要症状，位于上腹部，常向背部放射，多为急性发作，呈持续性，少数无腹痛。可伴有恶心、呕吐。发热常源于急性炎症、坏死胰腺组织继发感染或继发真菌感染。发热、黄疸者多见于胆源性胰腺炎。

AP还可伴有以下全身并发症：心动过速、低血压或休克、心力衰竭、心包积液；肺不张、胸腔积液、呼吸衰竭；有研究表明心包积液、胸腔积液的出现与AP的严重程度密切相关且提示预后不良；少尿和急性肾功能衰竭；耳鸣、复视、谵妄、语言障碍及肢体僵硬、昏迷等胰性脑病表现，可发生于起病早期，也可发生于恢复期。

（二）体征

轻症者仅为上腹轻压痛，重症者可出现腹膜刺激征、腹腔积液、Grey-Turner征、Cullen征。少数患者因脾静脉栓塞出现门静脉高压、脾脏肿大。罕见横结肠坏死。腹部因液体积聚或假性囊肿形成可触及肿块。

心脏受累的体征有：窦性心动过速；心衰时可出现呼吸困难、双肺底湿啰音、心尖区舒张期奔马律。并发休克时表现为血压下降，伴少尿或无尿，出冷汗，脉细速。

（三）辅助检查

1．实验室检查　发病早期即出现白细胞计数升高，轻型一般达（10～20）$\times 10^9$/L。早期常出现暂时性血糖升高，可能与胰岛素释放减少和胰高血糖素释放增加有关。持久的空腹血糖>10mmol/L，反映胰腺坏死严重。可出现血钙降低，低钙是由于血流经过脂肪坏死组织时，血液中的Ca^{2+}与脂肪分解后产生的脂肪酸结合成脂肪酸钙所致。低血钙与病情严重程度呈正相关，血钙<1.75mmol/L提示病情严重。血清甘油三酯的升高，见于5%～10%的患者。CRP是组织损伤和炎症反应的非特异性标志物，CRP>120 000μg/L对出血坏死型胰腺炎有诊断价值。血清淀粉酶在发病6～12h开始升高，48h开始下降，经3～5日降至正常。尿淀粉酶在发病后12～24h开始升高，但下降较慢，持续1～2周。淀粉酶测定具有很大诊断价值，但与病情无关。另外，多种疾病如胰腺癌、胆总管梗阻、ERCP术后、肠系膜动脉栓塞、胃肠道穿孔、急性酒精中毒、糖尿病酮症、肺癌、卵巢肿瘤、异位妊娠破裂、肾衰竭时均可出现淀粉酶升高。

心肌酶谱测定：SAP均有CK、CK-MB的升高。SAP与MAP在CK、CK-MB水平上存在显著差异。有临床研究显示，在SAP患者中死亡组与存活组AST、CK、CK-MB存在显著或极显著差异，说明心肌酶水平可作为判断预后的指标之一。

2．心电图和心脏超声检查　AP患者心电图改变多种多样，常见的有窦性心动过速、窦性心动过缓、ST段压低、T波异常、U波出现。还可出现各种期前收缩、室上性、室性心动过速、心房纤颤、房室传导阻滞、束支传导阻滞、一过性Q波、Q-T间期延长等不同表现。心脏超声检查可发现心包腔积液、左室射血分数下降、左室顺应性下降等改变。

3．影像学检查　在发病初期24～48小时行腹部B超检查，可以初步判断胰腺组织形态学变化，同时有助于判断有无胆管疾病，但受胃肠道积气的影响。CT扫描可作为诊断AP的标准影像学方法。根据炎症的严重程度分为A～E级。A级：正常胰腺。B级：胰腺实质改变，包括局部或弥漫的腺体增大。C级：胰腺实质及周围炎症改变，胰周轻度渗出。D级：除C级外，胰周渗出显著，胰腺实质内或胰周单个液体积聚。E级：广泛的胰腺内、外积液，包括胰腺和脂肪坏死、胰腺脓肿。A～C级：为MAP；D～E级为SAP。

【诊断】

（一）急性胰腺炎的诊断

急性胰腺炎的诊断依据为：①急性发作的上腹痛伴有上腹部压痛、肌卫和（或）反跳痛等腹膜刺激征；②血、尿淀粉酶升高3倍以上；③影像学（B超、CT）或手术发现胰腺炎症、坏死等间接或直接的改变。具有上述3项中2项以上依据，并排除其他急腹症后诊断即可成立。

对于重症急性胰腺炎，评估病情严重程度的方法，国内外常用的有Ranson标准及A-PACHEⅡ（acute physiology and chronic health evaluation Ⅱ）评分法。如果存在3项以上Ranson标准，APACHEⅡ积分为8以上，或有休克、肾功能不全、呼吸功能不全中的1项以上，即可诊断为急性重型胰腺炎。

（二）重症急性胰腺炎并发心肌损害的诊断

依据为：①清醒患者感胸闷、心悸，有不能用低血容量、发热、电解质紊乱等解释的心动过速（心率>100次/分）或心率缓慢（心率<50次/分）；②临床上出现心力衰竭、肺水肿或阿-斯综合征；③心电图多导联出现ST-T段抬高或降低，T波低平或高尖，出现异常Q波或U波；各类期前收缩，快速心律失常或传导阻滞，心脏停搏；④心肌酶学检查示LDH、CK、CK-MB及肌钙蛋白增高。

【鉴别诊断】

在急性胰腺炎的诊断过程中，应注意与具有上腹痛和血、尿淀粉酶升高的其他急腹症相鉴别。

（一）消化性溃疡合并穿孔

大多可追问到慢性、反复发作性上腹痛病史。突然起病的剧烈腹痛，始于中上腹或右上腹，以后蔓延至全腹。腹肌呈板状强直，拒按，有明显的压痛及反跳痛。立位腹平片可在横膈下见游离气体。

（二）胆总管结石所致的梗阻性胆管炎

疼痛多位于上腹或右上腹部，常向右肩部放射。出现黄疸且迅速加深。感染症状如恶寒、发热、脉速等多迅速出现。B超或CT可发现结石及胆管系统扩张。可并发急性胰腺炎。

（三）胆管蛔虫病

农村患者多见，可有呕吐或排出蛔虫的病史。腹痛部位在上腹或右上腹，异常剧烈，呈钻顶样绞痛，较胆石症者重。发作时患者常在床上打滚，但持续数分钟或十多分钟后可缓解，过一段时间后又复发作，一日内可发作数次。黄疸缺如或轻微。感染症状于发病后2~3日出现。B超可发现蛔虫影，ERCP可清楚地了解胆管内有无蛔虫及其位置。本病也可诱发急性胰腺炎。

（四）急性机械性肠梗阻

腹痛为急性发作，呈波浪式、阵发性绞痛，多位于脐周及下腹部。绞痛时伴有肠蠕动增加，常隐约可见膨胀的肠轮廓，甚至可见肠型，但通常无腹部压痛和肌紧张。在闭袢性肠梗阻时可有腹部压痛和肌紧张感。若有肠坏死、穿孔则腹膜刺激征相当明显。发病早期肠鸣音活跃、频繁，可听到高调的金属音及气过水音。X线腹部透视可见梗阻近端的肠管扩张，其中充以液体及气体，形成液气平面。

（五）异位妊娠破裂

大多可追问到停经史。80%患者有不规则阴道流血，量少。腹痛呈急性发作，大多位于全下腹，其次为右下腹与左下腹。腹部检查下腹部有明显压痛，出血量多时有移动性浊音，腹肌紧张不一定存在。阴道检查发现宫颈提痛明显，后穹隆饱满膨出及触痛明显。腹腔穿刺或后穹隆穿刺可抽到不凝固的血液。尿妊娠试验及 B 超检查有助于确诊。

（六）肠系膜动脉栓塞与血栓形成

病史中多有作为栓子来源的心肌梗死或心房纤颤病变情况，以及容易造成血栓形成的血液高凝状态、动脉硬化、腹部外伤、脱水及脾切除等病变情况。腹痛突然发生，十分剧烈，呈痉挛性绞痛。疼痛部位视病变部位而定，通常为弥漫性。腹痛数小时后出现腹胀、腹泻和血便。肠缺血坏死后腹部 X 线平片可见小肠大量积气，腹腔穿刺可抽出血性液体。选择性肠系膜上动脉造影或腹腔动脉造影可确诊。

（七）心绞痛或心肌梗死

有冠心病史；多呈发作性心前区压迫感或疼痛。个别患者疼痛可位于上腹部，酷似急性胰腺炎；血、尿淀粉酶正常，而心电图显示心肌缺血或心肌梗死改变，心肌酶如 CK、CK-MB 可明显升高。SAP 可同时并发急性心梗，临床应避免漏诊。

我们在临床工作中曾遇到 1 例患者，37 岁的女性，临床以急性左心功能不全和低血压表现在外院就诊，心电图检查提示多导联 T 波高尖，心肌酶学增高，超声检查提示左心室室壁运动普遍减低，左心室射血分数减低，诊断为急性心肌梗死，并行急诊冠状动脉造影检查提示冠状动脉血管正常。患者查体有明显的上腹压痛和肌紧张，血清学检查淀粉酶明显增高，CT 检查提示胰腺水肿坏死，最后确诊为重症胰腺炎转我院治疗。后经针对重症胰腺炎的治疗及血流动力学的支持治疗病人病情好转，复查超声心动图患者室壁运动和收缩功能完全恢复。这个病例提示我们，对于一些患者不能简单凭借惯性思维就做出诊断，还要结合患者的病史，仔细查体，才能做出正确的诊断。

【治疗】

（一）急性胰腺炎的治疗

1. 内科治疗

（1）一般治疗　监护、卧床休息、禁食。

（2）积极补充有效血容量　补液量包括基础需要量和流入组织间隙的液体量。应注意输注胶体物质和补充微量元素、维生素。

（3）营养支持　针对 SAP 患者目前主张在无肠梗阻的情况下，宜尽早过渡到空肠插管进行肠内营养，以维持肠道黏膜功能，防止肠内细菌移位引起的胰腺坏死合并感染。

（4）抗菌药物　目前认为在重症胰腺炎常规使用抗生素有预防无菌性胰腺坏死合并感染的作用，对感染性胰腺坏死则可配合手术治疗。抗菌药物宜选择常见由肠道移位的细菌敏感、且对胰腺有较好渗透性的广谱抗生素，如亚胺培南、西司他丁（泰能）、环丙沙星、氧氟沙星、三代头孢菌素等。联合应用甲硝唑对厌氧菌有效。

（5）镇痛　疼痛剧烈时在严密观察病情下可注射盐酸哌替啶（杜冷丁）。不推荐应用吗啡或胆碱能受体阻滞剂，如阿托品、654-2 等。前者会收缩 Oddi 括约肌后者可诱发或加重肠梗阻。

（6）抑制胰腺外分泌和胰酶的药物　过去提出的抑制胃酸分泌药物以及鼻胃肠减压等抑制胰液分泌的药物或手段的疗效均未得到临床研究的肯定。近年使用生长抑素及其类似物奥曲肽，临床报道不一，疗效尚未确定，但目前国内多数学者推荐使用于 SAP。蛋白酶抑制剂的临床疗效有待证实。

（7）内镜下 Oddi 括约肌切开术　可作为胆管紧急减压引流及去除嵌顿胆石的非手术治疗方法，除胆源性急性胰腺炎病因，降低病死率。应尽早施行（一般在起病 2 ~3 天内）。

2. 外科治疗　感染性胰腺坏死一经证实，应立即进行坏死清除手术。如坏死尚未继发感染，宜继续内科治疗并密切观察。胰腺脓肿可选择手术引流或经皮穿刺引流。胰腺假性囊肿可根据情况选择手术治疗、经皮穿刺引流或内镜治疗。

（二）重症急性胰腺炎心血管损害的治疗

在合并心脏疾病的急性胰腺炎的治疗中，首先应明确急性胰腺炎是原发病，是心脏疾病产生或者加重的根本原因。因此，首先需要进行规范的胰腺炎治疗。强调补液治疗的重要性。急性胰腺炎发病时有显著的血流动力学紊乱，有效循环血量下降，心脏前负荷下降，应予以大量补液，纠正心动过速、血压下降。部分患者合并心功能不全，应注意输液速度，根据患者的尿量、心率、血压以及有无口渴、乏力等症状适当补液。如果合并尿少、呼吸困难、下肢水肿等循环负荷加重的情况可酌情加用毛花苷丙（西地兰）、多巴胺等血管活性药物。

【预后】

急性胰腺炎的预后取决于病变程度以及有无并发症。MAP 预后良好，多在一周内恢复，不留后遗症。重症急性胰腺炎病情重而凶险，预后差，病死率为 30%~60%，经积极救治后可遗留不同程度的胰功能不全，少数演变为慢性胰腺炎。

有临床研究显示，SAP 合并心肌损害组平均入住 ICU 时间、机械通气、APACHE-Ⅱ评分、并发 MODS 以及死亡率均明显高于非心肌损害组，提示心肌损害的严重程度是判断 SAP 预后的因素之一。

（李　玥　姚　方）

第二节　肝　硬　化

肝硬化是指各种病因引起肝细胞弥漫性坏死、肝小叶结构破坏、再生，并诱发纤维结缔组织增生，以弥漫性纤维化、假小叶重建及再生结节形成为特征的慢性肝病。其病理学特点兼有弥漫性纤维化和结节增生。其分布遍及全世界，也是我国常见疾病和主要死亡病因之一。肝硬化占我国内科住院人数的 4.3%~14.2%，好发于男性，男女发病比例为 3.6 ~8∶1，发病高峰为 35 ~48 岁。

一、病因和发病原理

肝硬化的病因存在着地区差异，美国和欧洲等发达国家以酒精中毒多见，在我国以及非洲国家，病毒性肝炎是最常见的原因，有报道我国由病毒性肝炎导致的肝硬化占所有肝硬化的 68%，其中乙型肝炎最为常见，丙型肝炎和丁型肝炎与肝硬化的关系也日益受到重视，甲型和戊型肝炎则不会发展成为肝硬化。长期大量饮酒者，乙醇及其中间代谢产物乙醛可以导致酒精性肝炎，进一步发展成为肝硬化。其他可能导致肝硬化的病因还包括：血吸虫病、各种胆管疾患导致长期胆汁淤积、循环障碍导致肝静脉回流受阻、工业毒物和药物长期接触（四氯化碳、磷、砷、双醋酚汀、甲基多巴、四环素、甲氨蝶呤和胺碘酮等）、遗传代谢疾病（肝豆状核变性、血色病、α_1-抗胰蛋白酶缺乏症、Ⅳ型糖原贮积病、半乳糖血症、先天性酪氨酸血症、囊性纤维化、遗传性果糖不耐受等）、营养障碍、自身免疫性肝病等，部分肝硬化患者原因不明，称之为隐源性肝硬化。

目前认为，肝硬化实际上是肝脏对各种原因所致肝脏损害的创伤愈合反应过程，由于肝损伤持续存在，肝组织在修复过程中由于细胞外基质的合成、降解和沉积不平衡造成的，其发病机制涉及肝细胞坏死、结节性再生和纤维结缔组织增生 3 个过程，早期的纤维化是可逆的，后期再生结节形成后则不可逆转。依据其发生过程中细胞外基质（包括胶原和非胶原机制蛋白）增加特点及小叶结构改变，大体可以分为两个类型：①间质纤维化：发生在 Glison 束及汇管区和间质内的纤维化，仍保留小叶结构，这类患者以肝脾肿大和门脉高压表现为主，肝功能损害较轻；②肝实质纤维化：发生在肝窦周围、小叶中央静脉区和细小胆管周围的纤维化，肝小叶结构遭到破坏，伴有小叶周围炎症和坏死，肝功能损害较为明显。

1977 年世界卫生组织专家小组 Anthony 等根据病理的大体结节形态，肝硬化又可以分为 4 型，目前国际肝病学界普遍采用：①小结节性肝硬化：结节直径小于 3mm，大小均匀，最为常见，随病情进展可以发展为较大结节；②大结节性肝硬化：结节直径大于 3mm，大小不等，大者可达数厘米，结节中可能包含正常小叶；③混合结节性肝硬化：大小结节各占约一半；④再生结节不明显性肝硬化。

病因与肝硬化进程及最终的病理改变有一定关系，表 11-1 列出常见病理类型和病因的关系，但各个类型之间可能有一定的重叠，同一病因会出现不同的病理改变，不同病因也可能具有共同的病理特征。

表 11-1 肝硬化的病理类型及常见病因

病理类型	病因
弥漫性非实质性纤维化	血吸虫病、特发性门脉高压、多囊肝等
汇管区纤维化	病毒性肝炎、肉芽肿病、非酒精性脂肪肝、胆道感染、砷中毒等
小叶中央纤维化	酒精性肝病、中毒性肝炎、淤血肝等
肝窦周围纤维化或胆小管周围纤维化	病毒性肝炎、自身免疫性肝炎、酒精性肝炎、药物性肝炎、非酒精性脂肪肝、胆汁淤积、遗传代谢病等

二、肝硬化性心肌病发病原理

肝硬化可以伴有全身各个系统的损害及功能障碍，早在半个多世纪以前，Kowalski 和 Abelmann 就发现约 1/3 肝硬化患者存在高动力循环，表现为心排血量增加和外周血管扩张，全身血管阻力降低，平均动脉压减低。随着医学研究的发展，目前证实肝硬化对于心脏系统的损害是多方面的，涉及心包、心肌和心内膜等各个部分，其中对心肌的损害最为显著，称之为肝硬化性心肌病，本节将以之为重点进行阐述。

研究发现尽管肝硬化患者基础心排出量增加，但心脏对各种应激的反应能力下降，表现为应激条件下心脏的舒张和收缩功能受损，心肌的动作电位受到影响，主要为表现 Q-T 间期延长，组织学检查也证实有细微和弥漫的心肌纤维化、轻度心内膜下水肿、心肌细胞核和细胞质空泡变性乃至心室肥厚和扩大等表现，这一系列改变统称为称之为肝硬化性心肌病

（cirrhotic cardiomyopathy）。

其发病机制可能与以下因素有关：

（一）心肌细胞膜受体功能改变

肝硬化时心肌细胞膜上β-肾上腺素能受体功能受损，抑制性毒蕈碱胆碱能受体 M_2 的过度活化，导致心脏收缩功能改变。

（二）细胞膜的生化/生物物理改变

肝硬化 BDL 大鼠模型的心肌细胞膜流动性减弱，胆固醇和胆固醇/磷脂的比例增加，异常的细胞膜影响细胞内外的离子交换，包括钾离子和钙离子通道异常，导致动作电位延长和 Q-T 间期延长，这种改变与肝硬化的病因无关，但与疾病的严重程度（按照 Child-Pugh 分级）和血浆去甲肾上腺素浓度有关。

（三）心脏抑制性物质产生过多

典型代表为一氧化氮（NO）过量，NO 主要通过与β-肾上腺素能受体刺激相互作用共同调节心室收缩功能，NO 减少可以显著增强异丙肾上腺素对心脏的收缩作用，并能阻断内毒素激活巨细胞介导的心脏收缩力降低。肝硬化时原生型和诱生型 NO 合酶的活性都有显著增加，导致 NO 产生过量，抑制心脏功能。研究发现，原生型 NO 合酶的活性增加与高动力循环有关，诱生型 NO 合酶激活能够增加 IL 和 TNF-α 的水平，进一步影响心肌细胞。另外，过量 NO 产生还会导致血浆硝酸盐/亚硝酸盐的浓度显著增加，进一步对心肌造成损害。此外，血红素加氧酶-CO-cGMP 途径的激活在肝硬化性心肌病的发病中也有一定作用。

（四）血浆儿茶酚胺浓度升高

各种原因的肝硬化患者和动物模型中均发现血浆血浆儿茶酚胺浓度增加，高血浆儿茶酚胺可以引起心脏功能减弱，称之为儿茶酚胺心肌病综合征，其可能的机制包括诱导β-肾上腺素能受体下调和脱敏作用，刺激α-肾上腺素能受体导致冠状动脉收缩，抑制肌质网对钙离子摄取等。

（五）其他

高动力循环导致长时间心脏负荷过度，引起心肌肥大，导致心脏舒张功能减低，进一步损害心脏收缩功能；周围血管扩张、血压降低和肺内动静脉侧支开放、冠脉收缩导致心肌细胞缺氧等。

另外，肝硬化患者感染性心内膜的发病率显著高于非肝硬化者，心包积液和心包炎的发病率也有所增加，前者可能与肝硬化患者肠道细菌过度生长与易位、免疫功能下降及肝内外侧支循环形成导致细菌直接进入体循环有关，后者则与肝硬化的低蛋白血症和免疫功能改变有一定关系。

三、临床表现及实验室检查

肝硬化的起病大多隐匿，少数重症肝炎大面积肝坏死患者可能会在 3～6 个月之内进展为肝硬化，但大多数患者病程进展缓慢，可以达到 10 年以上。肝硬化的临床表现和肝功能受损的程度有一定关系，目前临床上常把肝硬化分为代偿期和失代偿期两个节段，但两者之间并不存在截然分明的界限。

（一）临床表现

1. 代偿期肝硬化　临床表现通常既不明显也不具备特异性，和慢性活动性肝炎类似，乏力、腹胀和食欲减退为最早的症状，相对较为突出，其他还有恶心、厌油、轻微腹泻等，体征上可以有肝脏轻度肿大、肝掌和蜘蛛痣。部分患者可能出现循环动力增高，但通常不伴有任何有意义的症状。

2. 失代偿期肝硬化　由于肝细胞功能衰竭和门脉高压而出现相应比较典型的临床表现，经常伴有累及全身多个系统和脏器的并发症。

（1）肝功能减退的临床表现　全身症状：包括不规则低热、消瘦乏力、营养不良、皮肤瘙痒等，出现特征性的肝病面容；消化系统：可以有食欲减退、腹胀、腹泻、腹痛等表现，约半数的患者可以出现不同程度的黄疸；血液系统：由于肝脏合成凝血因子减少、脾功能亢进和毛细血管脆性增加，常有鼻出血、齿龈出血、皮肤淤斑等出血倾向表现，增大的脾脏对白细胞的破坏增加，其数量下降，可以合并不同程度的贫血，多与营养不良、肠道吸收障碍、胃肠道慢性失血和脾亢有关；内分泌系统：雌激素水平增加，相应地雄激素减少，有时糖皮质激素水平也会下降；男性患者出现性欲减退、睾丸萎缩、乳房发育和毛发脱落，女性患者有月经紊乱，出现肝掌、蜘蛛痣和毛细血管扩张等体征，还可以伴随由肾上腺皮质功能减退导致的皮肤色素沉着。

（2）门脉高压的临床表现　门脉压高压是门静脉血流量增加和门脉系统的阻力增加所致，它表现为脾大、侧支循环的建立和开放及腹腔积液三大特征。重要的侧支循环开放导致食管胃底静脉曲张、腹壁静脉曲张和痔静脉曲张，并出现相应的临床症状和体征。腹腔积液是肝硬化患者最常见的临床表现，与门脉压力增高、低蛋白血症、淋巴回流障碍和继发性醛固酮增多等因素有关。部分患者还可以伴有胸腔积液，以右侧多见。

（3）全身各个系统并发症　失代偿期肝硬化经常会出现累及全身多个系统和脏器的并发症，常见者包括上消化道出血、肝性脑病、反复感染、电解质和酸碱平衡紊乱（低钠血症和低钾低氯碱中毒等），失代偿期肝硬化患者由于有效血液循环容量不足及肾内血液重新分布，出现功能性肾衰竭，被称为肝肾综合征，由于肺内血管床的开放造成异常的体循环和肺循环的分流，出现与体位相关的低氧血症，称之为肝肺综合征。另外，大结节性和大小结节混合性肝硬化患者原发性肝癌的发生率也会显著增加。

（4）失代偿期肝硬化的体征　包括肝病面容、营养不良、不同程度的黄疸、皮肤淤斑、肝掌、蜘蛛痣和（或）毛细血管扩张，可能会有发绀、贫血面容和下肢乃至全身的水肿，肺部查体可能会有胸腔积液体征，腹部体征可以发现腹壁静脉曲张，血流为离脐方向，典型者呈海蛇头样，脾大，肝脏大小不定，质地坚硬、表面结节样不平、边缘较薄，伴有腹腔积液这可见腹部膨隆、蛙状腹、移动性浊音阳性，严重者可见脐疝，部分患者有下肢乃至全身可凹性水肿，男性患者可能会出现体毛减少、乳房发育和睾丸萎缩。肝性脑病患者会出现程度不等的神经和精神障碍的表现和体征。

3. 心脏方面的临床表现和体征　肝硬化性心肌病通常缺乏特异的临床症状，由于外周血管扩张，心脏的后负荷降低，静息状态下不会出现心功能不全的表现，一旦出现感染、消化道大出血等严重并发症影响到循环功能，则会表现出以心功能不全的相应临床症状和体征。肝硬化性心肌病主要表现为心肌收缩力下降、心脏舒张功能减退、以左侧为主的心房和心室扩张及心脏传导功能障碍，可以出现左心功能不全、充血性心衰和 Q-T 间期延长，少数患者甚至有心源性猝死发生，Q-T 间期的延长和心脏功能的变化与肝硬化的严重程度密切相关，肝功能 Child-Pugh 分级 A 级者，Q-T 间期延长发生比例小于 10%，C 级患者可以达到 70%，肝移植术后随着肝功能的恢复，部分患者 Q-T 间期可以完全恢复。接受经颈静脉肝内门体分流术（trans-jugular intrahepatic portosystemic shunt，TIPS）的患者由于内脏血流直接进入体循环，可以加重肝硬化患者的心肌损害，表现为收缩和舒张功能进一步下降、Q-T 间期延长和充血性心衰。肝硬化性心肌病还是影响肝移植手术患者成功率和死亡率的重要因素，围术期心脏功能损害会进一步加重，7%~21% 的围术期死亡与之相关。有报道 56% 的患者胸片出现肺水肿，6% 的患者有急性左心功能不全的表现，患者平稳度过围术期后，长期随访发现肝硬化性心肌病能够在一定程度上逆转。体征方面有动脉血压偏低，心界向左扩大，合并感染性心内膜炎的肝硬化患者可能会有心脏杂音，有的患者因心包积液出现心底扩大、心音遥远或心包摩擦音，严重者可能有心包填塞表现，但发生率很低。

（二）实验室检查

1. 血常规　代偿期大多正常，失代偿期有程度不等的贫血，脾功能亢进时可以出现白细胞和血小板减少。

2. 尿常规和粪便常规　黄疸时可能尿中会出现胆红素和尿胆原，有时可以见到蛋白、管型和红细胞；粪便潜血可能会阳性，痔疮出血可以见到粪便中红细胞。

3. 肝功能检查　转氨酶常有轻到中度增高，一般以谷丙转氨酶增高较显著，肝细胞严重坏死时则谷草转氨酶升高更明显，胆固醇酯常低于正常，血清总蛋白正常、降低或增高，但白蛋白降低、球蛋白增高，在血蛋白电泳中，白蛋白减少，γ 球蛋白增高。凝血酶原时间在代偿期可正常，失代偿期则有不同程度延长。代偿期肝硬化的肝功能检查大多正常或仅有轻度异常，按照 Child-Pugh 肝功能分级标准多在 A 级，失代偿期患者多有较全面的损害，Child-Pugh 肝功能为 B 级或 C 级。因纤维组织增生所引起的血清Ⅲ型前胶原肽（PⅢP）、Ⅳ型胶原、透明质酸、板层素等的浓度常显著增高。肝储备功能试验如氨基比林呼气实验、吲哚菁绿（ICG）清除试验、半乳糖耐量试验等，随肝细胞受损程度不同而出现不同水平的异常。

4. 免疫功能检查　细胞免疫检查发现半数以上患者的 T 淋巴细胞数低于正常，CD3、CD4 和 CD8 细胞均有减少；体液免疫中免疫球蛋白 IgG、IgA 均可增高，而以 IgG 增高最为显著，与 γ 球蛋白的升高平行；部分患者血液中会出现非特异性自身抗体，如抗核抗体、抗平滑肌抗体、抗线粒体抗体等。

5. 腹腔积液检查　通常符合漏出液特点，SAAG（血浆腹腔积液白蛋白梯度）大于 1.1，如并发自发性腹膜炎，则腹腔积液透明度降低，比重介于漏出液和渗出液之间，白细胞数增多，以中性粒细胞为主，SAAG 可以小于 1.1，腹腔积液细菌培养可以有阳性发现。合并结核性腹膜炎时，腹腔积液中细胞以淋巴细胞为主。如果出现腹腔积液呈血性应高度怀疑癌变，可行腹腔积液肿瘤细胞学检查。

6. 影像学检查　超声显像可发现肝内回声不均匀增强，肝脏大小比例改变，通常左叶增大，尾叶也可增大，右叶萎缩，肝脏外形改变，表面不光滑呈结节样，脾脏增大，门静脉高压者门静脉主干内径 >14mm，脾静脉内径 >10mm，有时可以发现腹腔积液，超声多普勒检查还能够检测门静脉的血流速度、血流量和血流方向，肝硬化时血流速度和流量减少，严重者血流方向可以逆转。上消化道钡剂造影检查能够发现静脉曲张的征象，食管静脉曲张表现为虫蚀样或蚯蚓状充盈缺损，纵行黏膜皱襞增宽，胃底静脉曲张时可见菊花样充盈缺损。CT 和 MRI 检查可显示早期肝脏增大，晚期肝左、右叶比例失调，右叶萎缩，左叶增大，肝表面不规则，肝裂增宽，脾大，腹腔积液。放射性核素检查可见肝摄取核素稀疏，分布不均匀，肝左右叶比例失调，脾脏肿大，核素浓集。

7. 内镜检查　电子胃镜能够直接观察静脉曲张的部位和程度，同时发现门脉高压性胃黏膜病变，判断消化道出血的部位及其原因，并能进行针对性的内镜下止血治疗。腹腔镜检查不仅能准确诊断肝硬化，尤其早期患者，而且可以作出大体的病理分型，腹腔镜下肝脏活检有利于明确肝硬化的病因。

8. 肝穿刺活检　可以通过盲穿、超声引导下穿刺、CT 引导下穿刺、腹腔镜下穿刺及经颈静脉穿刺等方法获得标本，除一般的病理检查外，还能对活检标本进行特殊染色，如病原体及病毒标志物染色、免疫组化染色测定胶原含量、测定铁和铜的含量等，是判定肝硬化程度、类型及病因的最佳方法。

（三）心脏方面检查

心肌酶谱检查通常没有异常。肝硬化性心肌病患者心电图缺乏特征性改变，但近 50% 患者存在 Q-T 间期延长，其程度与肝硬化病情密切相关。多普勒超声心动图检查主要表现在二尖瓣血流频谱峰值速度 E/A 比值的降低、二尖瓣开放速率降低、舒张早期充盈 E 减速度时间减慢等，提示心脏舒张功能受损，这种改变往往与肝功能受损害程度呈正比（Child-Pugh 分级），其他可能的发现包括左心室壁肥厚、心室腔扩大、左心房扩大、心脏收缩能力降低，但发生率低、程度较轻，甚至有报道与慢性肝炎组患者检查结果没有显著差异。由于肝硬化性心肌病患者心脏对应激的反应能力减低，运动或药物应激条件下对心脏功能，尤其是心室收缩功能进行评估可能发现潜在的心脏损害。心脏磁共振显像也能发现舒张功能降低。心肌活检有可能揭示心肌纤维化、心内膜下水肿、心肌细胞核和细胞质空泡变性等细微的组织学改变。

四、肝硬化诊断

肝硬化的诊断，主要根据如下：

1. 存在病毒性肝炎、酒精中毒、自身免疫性肝病等各种可能导致肝硬化的病因。
2. 有肝功能减退和门脉高压症的临床表现。
3. 触诊或影像学检查发现肝脏比例失调、质地坚硬有结节感、肝裂增宽。
4. 肝功能检查异常。
5. 肝脏活检见到弥漫性纤维化、假小叶重建及再生结节形成。

对于失代偿期患者，肝硬化的诊断并不困难，早期肝硬化临床表现不典型，肝功能异常也不明显，肝脏的变化也很轻微，此时诊断往往需要结合病史、体格检查和实验室检查来综合判断，必要时进行肝活检检查。

五、肝硬化性心肌病诊断

目前对于肝硬化性心肌病没有统一的诊断标准，肝硬化患者心脏方面检查如果出现以下结果常提示肝硬化性心肌病的存在：

1. 尽管基础心排出量有所增加，应激试验（运动或者药物）证实心室收缩力对应激的反应能力减退。

2. 多普勒超声心动图检查存在二尖瓣 E/A 比值的降低、二尖瓣开放速率降低、E 减速度时间延长等提示舒张功能降低的特点，或者心脏磁共振显像证实舒张功能降低。

3. 心电图测量结果发现 Q-T 间期延长。

六、鉴别诊断

失代偿期肝硬化如果出现所有的临床表现及特点，诊断并不困难，如果患者突出表现为某一方面的症状和体征，需要和能够产生类似表现的其他疾病相鉴别，鉴别诊断需要综合考虑病史、症状、体征和实验室检查的特点。

（一）表现为肝脏肿大者

需要与其他引起肝大的疾病鉴别，包括慢性活动性肝炎、原发性肝癌、血吸虫病、华反睾吸虫病、肝包虫病、血液病（淋巴系统增殖性疾病）、淀粉样变和累及肝脏的代谢病等。

（二）表现为腹腔积液者

需要与其他原因的腹膜炎（尤其是结核性腹膜炎）、缩窄性心包炎、慢性肾病、腹腔肿瘤、结缔组织病和妇科疾病（卵巢囊肿等）相鉴别。

（三）以肝硬化并发症为突出表现者

上消化道出血需要和消化性溃疡、出血性胃炎、胃癌等其他常见的出血原因鉴别；肝性脑病患者需要与低血糖昏迷、尿毒症脑病、糖尿病酮症酸中毒及其他导致精神障碍的疾病鉴别；肝肾综合征需要和急慢性肾小球肾炎、急性肾小管坏死及其他原因导致的急性肾功能不全鉴别；反复感染者需要鉴别其他导致免疫力低下的病因，如丙种球蛋白缺乏、获得性免疫缺陷病（AIDS）等。

（四）肝硬化性心肌病的鉴别诊断

其他能够导致心脏舒张功能降低的各种疾病，例如肥厚性梗阻性心肌病、限制性心肌病、冠心病等。

七、肝硬化的治疗

肝硬化的治疗是综合治疗，不存在特效治疗方法，治疗的关键在于早期发现和早期诊断，针对病因进行相应治疗，同时加强一般治疗，避免进一步肝脏损害，积极处理并发症，以延缓病情进展。对于失代偿期肝硬化患者，其治疗原则为加强一般治疗和对症支持治疗，改善肝功能，积极治疗并发症。

（一）一般支持治疗

目的在于减轻肝脏负担、恢复全身情况、供给肝脏营养。包括休息、饮食（高热量、高蛋白质、富含维生素饮食，肝性脑病者低蛋白饮食）、限制钠摄入，定期评估根据患者状况，予以对症支持治疗（静脉补充白蛋白、输血、纠正酸碱失衡等）。

（二）抗纤维化治疗

目前还没有抗纤维化的肯定特效药物，秋水仙碱可以改善肝脏纤维化程度，用量 0.5mg，bid，每周口服 5 天，但长期服用会产生胃肠道反应和导致粒细胞减少，需要密切关注。其他药物目前都缺乏肯定疗效的良好证据。应用活血化淤的中药抗纤维化治疗在我国已经有很长的历史，确实能够改善患者症状和肝功能，具有很大的潜力。

（三）并发症的治疗

1. 腹腔积液的治疗

（1）一般治疗　卧床休息，低钠饮食，限制水的摄入，15%的患者通过上述措施可以出现自发性利尿；血浆白蛋白过低者可以输注白蛋白。

（2）利尿剂的使用　主要包括螺内酯（安体舒通）、氨苯蝶啶、氢氯噻嗪（双氢克尿噻）、呋塞米（速尿）等几大类，临床首选螺内酯，利尿剂的使用应该注意联合用药，剂量个体化，从中小剂量开始，避免急于求成。

（3）难治性腹腔积液的治疗　腹腔积液量大而且3个月以上不见消退，尿钠低于10mmol/24h，尿钠/尿钾小于0.5，称之为难治性腹腔积液。治疗包括：①加大醛固酮拮抗剂螺内酯或氨苯蝶啶用量；②定期输注白蛋白、血浆等提高胶体渗透压；③定期行腹腔积液引流并输注白蛋白；④应用渗透性利尿剂如甘露醇；⑤腹腔积液回输，包括腹腔颈静脉旁路术和直接浓缩回输法；⑥经颈静脉肝内门体分流术（trans-jugular intrahepatic portosystemic shunt，TIPS）。

2. 肝性脑病的治疗　为门体分流术后和肝硬化晚期的常见并发症。常见诱因为消化道大出血、感染、大量利尿、大量抽腹腔积液、电解质及酸碱平衡紊乱、镇静药使用等。治疗方面包括：

（1）去除诱因

（2）减少肠内毒素的生成和吸收

1）补充足够热量、高糖、低蛋白（最好是植物蛋白）饮食，严重者禁蛋白饮食。

2）灌肠或导泻　用醋酸、盐水、乳果糖等制剂。

3）抑制肠道细菌生长　口服新霉素、甲硝唑等药物，口服乳果糖。

（3）促进毒素的代和清除，纠正氨基酸代谢紊乱　使用谷氨酸钾、谷氨酸钠、精氨酸等药物降低血氨，输注支链氨基酸，使用GABA/苯二氮䓬受体阻滞剂，必要时可以用人工肝清除血氨和其他毒素。

3. 上消化道出血的治疗　禁食、监护、及时补充有效血容量，应用抑酸药、生长抑素类制剂止血，必要可以行急诊胃镜止血治疗（包括曲张静脉硬化治疗及套扎治疗），预防肝性脑病和肝肾综合征的发生。急性期过后为预防再次出血，可予以长期药物口服（硝酸酯类、钙离子通道阻滞剂或β受体阻滞剂）降低门脉压力或内镜下治疗曲张静脉，反复出血者可以接受TIPS或手术治疗。

4. 肝肾综合征的治疗　目前缺乏特效的治疗方法。关键在于早期预防并去除各种导致其产生的诱因，包括消化道大出血、感染、大量利尿、大量抽腹腔积液、电解质及酸碱平衡紊乱等。输注白蛋白、血浆等提高有效循环血容量，应用多巴胺等血管活性药物，合理使用利尿剂都可能对病情的逆转有一定帮助。

（四）手术治疗

包括针对门脉高压症的手术和肝移植术，前者目的在于降低门静脉系统压力和消除脾亢，手术方法包括脾脏切除和各种分流、断流术，肝功能恶化者不宜行分流术，否则术后肝性脑病的发生率会显著增加。近年来对于晚期肝硬化患者进行肝移植治疗的病例越来越多，这项技术已经十分成熟，可以有效缓解患者的临床症状，提高存活率。

八、肝硬化性心肌病的治疗

其临床表现隐匿，治疗关键首先在于早期诊断，尤其在失代偿期肝硬化患者接受TIPS

或其他外科手术包括肝移植手术之前，早期确定肝硬化心肌病的存在并预防围术期的急性心衰发生，对于降低死亡率、改善预后有重要意义。对于有显著心功能不全患者的治疗和其他非肝硬化患者心衰的治疗方法相同，包括卧床休息、吸氧、限制水钠、利尿和降低前负荷的药物治疗。针对没有明显心功能不全的表现的患者，目前还没有特效的治疗药物，临床常用的血管扩张剂，包括血管紧张素转换酶抑制剂的疗效并不肯定，反而可能会导致低血压；由于心肌细胞膜上β-肾上腺素能受体下调，β-肾上腺素能受体激动剂多巴酚丁胺的作用也很有限；β-肾上腺素能受体阻滞剂对心功能不全患者的心肌有一定的保护作用，已经证实单剂量的普萘洛尔能够短时间缩短延长的Q-T间期，但长期应用这类药物对于肝硬化性心肌病患者心肌收缩功能和电生理异常的疗效还有待进一步的研究证实；Pozzi等的研究发现，长期应用醛固酮拮抗剂（6个月）可以部分逆转左心室肥厚改变，对心脏舒张功能也有一定的改善作用，然而，相对于肝硬化患者的病程而言，6个月的治疗时间对于长期疗效的判定是远远不够的。如果能够平稳度过围术期，肝移植手术能够显著改善肝硬化性心肌病。

九、预后

肝硬化是一个慢性发展的过程，每年约有10%的代偿期患者进展为失代偿期肝硬化，决定肝硬化预后的因素包括：

（一）病因　酒精性肝硬化、淤血性肝硬化和胆汁性肝硬化在代偿期如果能够去除病因并积极治疗原发病，病变可以趋于稳定，而病毒性肝硬化预后相对较差，尤其是病毒持续复制、存在慢性肝炎患者。

（二）年龄和性别

老年男性患者相对预后较差

（三）肝功能水平

黄疸持续存在、腹腔积液难以控制、血浆白蛋白低于25g/L、凝血功能障碍者预后不良，根据Child-Pugh分级，A级患者预后最好，C级最差。

（四）并发症

肝硬化患者通常死于各种并发症，包括上消化道大出血、肝性脑病、激发感染和肝肾综合征等，存在上述并发症患者死亡率显著增加。

肝硬化性心肌病的发生与肝功能损害的程度密切相关，存在Q-T间期延长和心脏舒张功能减低的患者预后相对较差，尤其对于要接受肝移植的患者而言，这类患者围术期因心功能衰竭死亡的发生率大约在7%~21%之间，显著高于无心肌病的患者。肝硬化性心肌病可以造成肝硬化患者TIPS术后及其他应激状态下急性心功能不全，对其预后产生不良影响。

（姚　方）

病例26　肝硬化门脉高压
——心悸、气短

病例简介：患者女性，55岁，10年前因“乙肝肝硬化，门脉高压，脾功能亢进，食管胃底静脉曲张，上消化道出血”在我院住院治疗后病情好转，出院后逐渐出现活动后心慌、气短，活动耐量下降，夜间高枕卧位，无下肢水肿及尿量减少，以上症状呈进行性加重，入院前轻微活动即出现心慌、气短（NYHA心功能Ⅲ级）。

入院查体： BP 150/80mmHg，P 75 次/分，面色晦暗，肝掌，口唇发绀，颈静脉怒张，双肺查体（-），心界不大，P2 亢进，三尖瓣听诊区可闻及 3/6 级全收缩期柔和吹风样杂音，无传导。腹部膨隆，肝肋下 4cm，质地中，无压痛，双下肢轻度对称性可凹性水肿。

辅助检查： 血常规正常；生化：白蛋白 33g/L，白/球为 0.9，总胆红素 1.68mg/dl，直接胆红素 0.38mg/dl，谷草转氨酶 19U/L，谷丙转氨酶 31U/L，凝血酶原时间 13.3s；乙肝五项：HbsAg（+），HBeAb（+），HBcAb（+）；HIV（-）；肌钙蛋白（-）；抗核抗体、抗双链 DNA 抗体（-）；抗可提取核抗原抗体（-）；D 二聚体（-）；血气分析：pH 7.442，二氧化碳分压 32.9mmHg，氧分压 53.1mmHg，碳酸氢盐 23.6；心电图：窦性心律，电轴右偏，顺钟向转位；腹部 B 超：肝脏弥漫性病变；超声心动图：重度肺动脉高压（102.3mmHg），主肺动脉及右肺动脉扩张，双心房增大，轻-中度二尖瓣、三尖瓣关闭不全，左心室收缩功能正常（EF 65%）（图 87）；CTPA + CTV：未见明确肺栓塞及下肢静脉血栓；CT：双肺野未见异常，肝硬化，门脉高压。

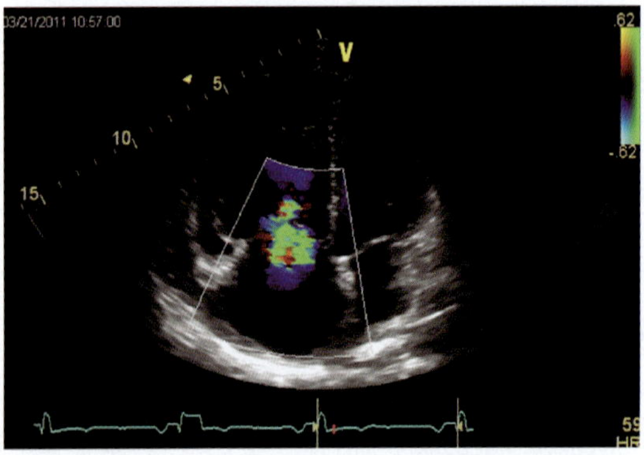

图 87　超声心动图（三尖瓣反流）

提示肺动脉高压，估算肺动脉收缩压为 102.3mmHg

最终诊断： 门脉高压相关的肺动脉高压。

病例分析： 肝硬化门脉高压的患者可以出现心脏受累，常见的表现包括心肌病变，肺动脉高压等。本例患者既往存在明确的门脉高压病史，并同时合并重度肺动脉高压，经过筛查后未发现其他肺动脉高压相关疾病的证据，故考虑为门脉高压所致。门脉高压导致肺动脉高压的原因尚不清楚，可能与肝硬化后继发的内皮源性的血管活性物质失衡及肺循环血量增多等有关。因此临床上对于肺动脉高压的患者，需要常规筛查有无肝脏疾病及门脉高压的证据。

（病例提供　叶益聪）

参 考 文 献

1. 陆星华. 急性胰腺炎. 见：陆星华、钱家鸣主编. 消化系疾病诊断与诊断评析. 上海：上海科学技术出版社，2006，344

2. Feldman. Sleisenger & Fordtran's Gastrointestinal and Liver Disease. 7th ed. Chapter 48 Acute Pancreatitis. Philadelphia：WB saunders，2002，913
3. 张喜平．重症急性胰腺炎心脏损伤临床表现与机制研究进展．世界华人消化杂志，2006，14（6）：611
4. 罗小岚、赵水平．重症急性胰腺炎的心血管表现．中国现代医学杂志，2004，14（15）：82
5. 艾宇航，等．重症急性胰腺炎并发心肌损害．中国普通外科杂志，2000，9（5）：439
6. Pitchumni CS. Systemic complications of acute pancreatitis. Am J Gastroenterol，1998，83：577
7. 王宝恩．肝硬化．见：潘国宗，曹世植主编．现代胃肠病学．北京：科学出版社，1998
8. Jemenez W，Arroyo V. Origins of cardiac dysfunction in cirrhosis. Gut，2003，52（10）：1392
9. Moller S，Henriksen JH. Cirrhotic cardiomyopathy：a pathophysiologic review of circulatory dysfunction liver disease. Heart，2002，87（1）：9
10. Gaskari SK，Honer H，Lee SS. Therapy insight：cirrhotic cardiomyopathy. Nat Clin Prac Gastroenterol Heaptol，2006，3（6）：329
11. Gasia-Estan J，Ortic MC，Lee ss. Nitrate oxide and renal and cardiac dysfunction in cirrhosis. Clin Sci Clond，2002，102（2）：213

第十二章 呼吸系统疾病与心脏

第一节 肺动脉高压

肺高血压是指肺内循环系统发生高血压，包括肺动脉高压、肺静脉高压和混合性肺高压。整个肺循环，任何系统或者局部病变而引起的肺循环血压增高均可称为肺高血压（简称：肺高压，pulmonary hypertension）。肺高压的分类目前采用国际通用的2003年威尼斯会议的分类方法（表12-1）。本章讨论的内容主要限于肺动脉高压。

肺动脉高压（pulmonary arterial hypertension，PAH）是指孤立的肺动脉血压增高，而肺静脉压力正常，主要原因是肺小动脉原发病变或其他的原发疾病而导致的肺动脉阻力增加，表现为肺动脉压力升高而肺静脉压力在正常范围内。其主要特征是肺动脉阻力进行性升高，最终导致患者因右心衰竭死亡。右心 衰竭是所有类型肺动脉高压患者致残、致死的共同途径，而肺动脉高压是右心衰竭的最主要原因。

特发性肺动脉高压（idiopathic pulmonary arterial hypertension，IPAH）是肺动脉高压的一种，指没有发现任何原因，包括遗传、病毒或药物而发生的肺动脉高压，并需排除肺静脉压力增高。在针对特异性疾病治疗（目标治疗）有可能之前，19世纪80年代中特发性PAH，诊断后的中位生存期是2.8年。PAH包括IPAH及与各种疾病如结缔组织病、先天性体肺分流、门脉高压性及HIV感染等相关的PAH。

北京协和医院资料表明，结缔组织病（conneative tissue diseases，CTD）合并肺动脉高压占肺动脉高压总数的31.1%，先天性心脏病或风湿性心脏病引起肺动脉高压占28.5%，缺氧及慢性阻塞性肺疾病（COPD）引起肺动脉高压占16.2%，慢性血栓栓塞性肺动脉高压占9%，特发性肺动脉高压为9%。

【病因和发病原理】

上述疾病都存在相同的肺微循环阻塞性病理改变，表明PAH疾病谱的病理生理过程是相同的。目前认为，导致肺血管阻力（pulmonary vascular kesistance，PVR）增加的原因主要有以下3个方面：血管收缩、肺血管壁重塑、原位血栓形成。分子水平研究提示内皮功能受损为PAH关键因素，慢性修复过程产生了一氧化氮（NO）、前列环素（PGI_2）等血管活性物质，长期过度表达的缩血管的物质如内皮素-1（ET-1）等，影响血管的张力，促进血管的重塑。上述因素单独或相互作用使肺动脉压（pulmonary artery pressure，PAP）进一步增加。

（一）血管收缩

1. 缺氧　肺血管收缩是肺动脉压增高的最主要原因。缺氧、高碳酸血症和呼吸性酸中毒引起肺小动脉持续收缩和肺血管重塑，使肺血管口径缩小，增加血液黏稠度和红细胞比容，导致PVR增加，引起PAH。缺氧可直接使肺血管平滑肌收缩，其机制可能为缺氧使平滑肌细胞膜对Ca^{2+}的通透性增高，Ca^{2+}内流增加，细胞内Ca^{2+}含量增高，肌肉兴奋－收缩耦联效应增强，引起肺血管收缩。高碳酸血症时过多的 H^+ 使局部肺血管对缺氧的收缩敏感性增强，肺动脉压增高。缺氧和高碳酸血症可刺激颈动脉窦和主动脉体化学感受器，反射性兴奋交感神经，儿茶酚胺分泌增加，肺动脉张力增加和顺应性降低。α-受体阻滞剂可减弱缺氧所致肺血管收缩，说明此反应中存在交感神经的作用。低氧性血管收缩可能是导致轻中度肺动脉高压的最常见原因。

表 12-1　2003 年威尼斯会议肺高压的临床诊断分类

1. 肺动脉高压
    - (1) 特发性肺动脉高压
    - (2) 家族性肺动脉高压
    - (3) 相关因素所致
        - 结缔组织病
        - 先天性体 - 肺分流性心脏病
        - 门静脉高压
        - HIV 感染
        - 药物和毒物
        - 其他：甲状腺疾病，糖原贮积症，Gaucher 病，遗传性出血性毛细血管扩张症，血红蛋白病，骨髓增生性疾病，脾切除
    - (4) 因肺静脉或毛细血管病变导致的肺动脉高压
        - 肺静脉闭塞病
        - 肺毛细血管瘤
        - 新生儿持续性肺动脉高压
2. 左心疾病相关的肺高压
    - (1) 主要累及左房或左室的心脏疾病
    - (2) 左心瓣膜病
3. 与呼吸系统疾病或缺氧相关的肺高压
    - (1) 慢性阻塞性肺疾病
    - (2) 间质性肺疾病
    - (3) 睡眠呼吸障碍
    - (4) 肺泡低通气综合征
    - (5) 慢性高原病
    - (6) 肺泡 - 毛细血管发育不良
4. 慢性血栓和（或）栓塞性肺高压
    - (1) 血栓栓塞近端肺动脉
    - (2) 血栓栓塞远端肺动脉
    - (3) 非血栓性肺栓塞［肿瘤、虫卵和（或）寄生虫、外源性物质］
5. 混合性肺高压
    - 类肉瘤样病，组织细胞增多症，淋巴血管瘤病，肺血管压迫（腺瘤，肿瘤，纤维性纵隔炎）

2. ET-1　内皮素-1（ET-1）主要由血管内皮细胞产生，是最强的血管收缩活性多肽，在循环系统中起保持血管张力的作用。ET-1 受 ETA 和 ETB 受体介导，ETA 和一种 ETB 受体的亚群分布在血管平滑肌细胞上产生血管收缩作用；另一种 ETB 受体亚群定位在血管内皮细胞上使血管舒张。研究发现培养的人血管内皮细胞在缺氧的条件下，分泌的 ET-1 比正常情况下多 8 倍。

缺氧使 ET-1 基因表达增强及其合成释放增加，致使肺血管长期持续收缩，刺激血管平滑肌细胞（VSMC）增生、肥大，肺血管重建，PAP 升高、PAH 形成。Oparil S 等给缺氧大鼠注入选择性 ETA 受体阻滞剂 BQ2123 后，其平均 PAP 下降，而系统动脉压和血浆内皮素水平没有改变。在所有 PAH 的动物实验中，血浆 ET-1 水平增加，肺组织内皮素肽的表达也增加；当移除内皮细胞后，肺血管收缩效应减弱，说明内皮细胞释放缩血管物质。

3. NO 和一氧化氮合酶（NOS） 内源性 NO 需要酶催化后才能释放 NO，存在于血管内皮细胞巨噬细胞等各种细胞中，是内皮依赖性舒张因子。在 NO 合成过程中，NOS 是一重要的限速酶，NOS 基因表达及其活性的改变可调控 NO 的生成。L-精氨酸与 O_2 在 NOS 的作用下生成 NO 和 L-胍氨酸。NO 对心血管系统的作用主要为调节血管张力。血管内皮细胞产生的 NO 通过细胞膜迅速弥散到血管平滑肌细胞，激活可溶性鸟苷酸环化酶，使三磷酸鸟苷酸（GTP）转化成环化鸟苷酸（cGMP），激活 cGMP 依赖性蛋白激酶，通过抑制肌质网钙离子释放、内流、胞膜超极化，促进钙摄取，降低胞内游离钙离子浓度。胞内钙浓度降低可减少 Ca^{2+}-CaM-肌球蛋白轻链激酶复合物形成肌球蛋白轻链脱磷酸化，使血管平滑肌舒张，扩张血管，调节人体血压和血流分布。正常生理情况下血管系统的缩血管物质和舒血管物质之间的动态平衡维持着血管正常的张力，血液脉冲式流动和血液对血管壁的剪切力（shear stress）是内皮细胞分泌基础 NO 的重要刺激因素。Vallance 对一组健康志愿者由前臂动脉输入 L-精氨酸类似物 NG-甲基-L-精氨酸（L-NMMA），发现内皮细胞释放的 NO 与外周动脉张力调节密切相关。Moraes 等在实验中发现，肺动脉压升高是血管平滑肌紧张性调节障碍和构型重建引起，使用血管紧张素抑制剂几分钟或几天后，平滑肌紧张性调节障碍可以扭转，但构型重建相对固定，形成这种异常状况部分的是肺动脉内皮功能失调导致 NO 分泌量减少所致 PAH 患者血浆 ET-1 水平升高，ETB 受体激动引起 NO 释放增加，血管舒张，缺氧情况下舒张型 ETB 受体也同时被激动，但是增高的 ET-1 水平并没使舒张型 ET 受体引起的舒血管效应增加，反之缺氧抑制了肺组织中舒张型 ETB 受体介导的 NO 的合成，由于减弱了对抗内皮素引起的血管收缩效应，从而加重了 PAH 的发展。NO 抑制血小板聚集和黏附于内皮细胞，防止血栓形成；另外还具有调节血管平滑肌细胞的增殖、凋亡以及细胞外基质的代谢，影响血管的结构和舒缩性能，参与血管重塑的调控，这对于慢性血管阻力改变的调节具有重要意义。常见的 eNOS 多态性预示着在成熟蛋白质中 894 位的 G-T 颠换（Glu-Asp298 突变）与 NO 生物活性受损引起的心血管疾病有关。Champion 等对小鼠肺的 eNOS 基因转移进行研究发现，体内 eNOS 转基因疗法可以选择性降低肺血管张力对 ET-1、Ang 及缺氧下的肺加压反应，增加肺的血管扩张效应，减弱由抗癌药物博来霉素引起的肺动脉高压，所以 eNOS 转基因有可能作为 PAH 的一种有效治疗方法。

4. PGI_2 PGI_2 和血栓素代谢物失衡是形成 PAH 的重要因素，Christman 等首先报道在 IPAH 和 APAH 患者的尿中缩血管物质血栓素的代谢产物增多。Hoshikawa 将选择性的肺过度表达 PGI_2 的转基因鼠暴露于低氧环境中，5 周后发现这些转基因鼠的右心室压力明显低于对照鼠，并且其小动脉结构接近正常，而对照小鼠的血管壁增厚，从而说明 PGI_2 在改变肺血管对慢性低氧的反应性方面起着主要的作用。

（二）肺血管壁重塑

慢性缺氧使肺血管收缩，管壁张力增加可直接刺激管壁增生，同时缺氧时肺内产生多种生长因子，主要表现为小于60μm的无肌层肺小动脉出现明显的肌层，大于60μm的肺小动脉中层增厚，内膜纤维增生，内膜下出现纵行肌束，以及弹力纤维和胶原纤维性基质增多，使血管变硬，管腔狭窄，血流阻力增加。细胞层面研究结果表明内皮细胞、平滑肌细胞及成纤维细胞增殖与凋亡速度失衡可导致肺动脉重构。内皮损伤不仅可引起增殖与凋亡失衡，还影响凝血过程，使生长因子、血管活性物质合成减少。缺氧、机械剪切力损伤、炎症、遗传易感者接触某些毒物或药物等因素单独或通过相互作用，参与肺血管重建过程中各种细胞由静止型向合成分泌型的转变，从而具有高度的增殖和合成分泌基质蛋白的能力。严重PAH时肺动脉发生丛样改变，非肌型小肺动脉平滑肌细胞增生，肺动脉内皮与内弹力板之间出现由肌纤维细胞及细胞外基质构成的。

（三）原位血栓形成

COPD急性发作期多发性细小动脉原位血栓形成的发生率可达89%。血栓形成及血小板功能紊乱与PAH的发生密切相关。肺血栓的形成与肺血流状态、炎症反应、凝血及纤溶功能异常有关。血小板除有抗凝作用外，还可释放引起肺血管收缩及重构的活性物质如：TXA_2、PDGF、5-HT、VEGF及TGF-β等，引起肺血管收缩和细胞增殖。PAH患者体内机械剪切力、肺血管损伤产生易栓表面，纤维蛋白肽A、D-dimer水平升高，动脉内皮的促凝及纤溶活性发生改变，进而导致血栓形成。

（四）血容量增多和血液黏稠度增加

COPD患者长期慢性缺氧，促红细胞生成素分泌增加，导致继发性红细胞增多，血液黏稠度增加，肺血管阻力增高，久之引起肺动脉高压。COPD患者因肺毛细血管床的减少和肺血管顺应性下降等因素，血管容量的代偿性扩大明显受限，因而肺血流增加时，肺血管不能相应扩张，肺动脉压升高更明显。此外，缺氧和高碳酸血症使交感神经兴奋，可增加心排出量，又使肾小动脉收缩，肾血流减少，加重水、钠潴留并增加肺血流量，从而加重肺动脉高压和右心负荷。

【临床表现及实验室检查】

（一）肺动脉高压的临床表现

1. 症状　PAH的症状缺乏特异性，最常见的首发症状是活动后气短、乏力，其他症状有胸痛、咯血、眩晕或晕厥、干咳。气短往往标志肺动脉高压患者出现右心功能不全。若发生晕厥或眩晕，则往往标志患者心排出量已经明显下降。

2. 体征　肺动脉高压的体征：因肺动脉压力升高而出现P_2亢进；肺动脉瓣开放突然受阻出现收缩早期喷射性喀喇音；三尖瓣关闭不全引起三尖瓣区的收缩期反流杂音；晚期右心功能不全时出现颈静脉充盈或怒张；下肢水肿；发绀；右室充盈压升高可出现颈静脉巨大“a”波；右室肥厚可导致剑突下出现抬举性搏动；出现S_3表示右心室舒张充盈压增高及右心功能不全，约38%的患者可闻及右室S_4奔马律。

颈静脉检查有助于帮助判断右心房压力。患者采取45°半卧位，尽量取颈静脉搏动最高点至胸骨柄之间的距离，用厘米表示，再加上5cm（代表右心房到胸骨柄的距离）即为估测的右心房压力（cm H_2O，1cm H_2O = 0.098 kPa）。右心房压力是判断患者预后的重要指标。

需要强调与肺动脉高压相关疾病的特殊体征往往可提示诊断。

（1）左向右分流的先天性心脏病出现发绀和杵状指（趾），往往提示艾森曼格综合征；差异性发绀和杵状趾（无杵状指）是动脉导管未闭合并阻力型肺高压（艾森曼格综合征）的特征性表现。

（2）反复自发性鼻出血、特异性体表皮肤毛细血管扩张往往提示遗传性出血性毛细血管扩张症。

（3）皮疹、面部红斑、黏膜溃疡、关节肿胀畸形、外周血管杂音等是提示结缔组织病的征象。

（二）实验室检查

1. 无创检查

（1）X线检查　它是最有价值的常规诊断方法之一，除发现肺胸部基础疾病如肺透亮度增加、肺纹理增粗紊乱以及膈肌下移等慢性支气管炎、阻塞性肺气肿的征象外，尚有肺动脉高压和右心增大等表现。PAH的X线征象有肺内血流的重新分布、肺门宽增加、肺动脉圆锥凸出高度≥7mm、肺动脉段基线延长，中心肺动脉扩张与外周血管细或呈残根状两者形成鲜明对比等。上肺野血管影较正常粗大，右下肺动脉扩张，横径≥15mm，其横径与气管比值≥1.07，肺动脉段突出≥3mm，中央肺动脉扩张，外周肺血管纤细。右室增大者见心尖上翘或圆突，右侧位见心前缘向前隆凸，心前间隙变小。右心衰竭时心脏面积多呈明显扩大，肺淤血加重，心衰控制后心脏扩大、肺动脉高压和肺淤血情况可有所缩小或减轻。

（2）心电图检查　肺动脉平均压>30mmHg者方出现心电图改变，常见的改变为右心室、右心房肥大等，可见肺型P波，电轴右偏，右束支传导阻滞及低电压等，有时需与心肌梗死相鉴别。阳性率为60.1%~88.2%，主要为右房室增大的表现，前者见肺型P波，形态高尖，顶角<70°，平均电轴≥90°，振幅≥2mm；后者见电轴右偏，额面平均电轴≥+90°，重度顺钟转位，$R_{V1}+S_{V5}\geq 1.05mV$，aVR呈QR型，V_{1-3}呈R型，$V_{4\text{-}6}$呈rS型。亦可见右束支传导阻滞及低电压等图型。其发生机制是由于肺动脉高压造成右室肥厚，继而心包心肌张力增加影响心肌供血。肺动脉阻力越高，增加的速度越快（所用时间越短），心电图反映心肌缺血的敏感性越高。

（3）超声心动图检查　它能反映血流的方向、速度，较准地反映PAH，成为无创估测PAH最有前途的检查方法。超声心动图检查可发现右心房、右心室内腔增大，室壁运动度减低，可探测到心内分流病变、心瓣膜病变和肺动脉压高的一些表现：左右心室内径比值变小，右心室流出道内径增宽，右心室流出道/左心房内径比值增大。室间隔运动减低，出现矛盾运动，右心室射血前期/右心室射血期比值增高，可见肺总动脉和右肺动脉内径增宽。其诊断符合率为60.6%~87%，较心电图和X线胸片的敏感性高。其表现为右室内径增大（>20mm）。左右心室内径比值变小（<2.0），右室流出道内径增宽（>30mm）。右室流出道/左房内径比值增大（≥1.5）。当右室压力过度负荷时，右室前壁振幅增强（>6mm），厚度增加（>5.5mm）。

超声心动图是筛查肺动脉高压最重要的无创性检查方法，在不合并肺动脉口狭窄、肺动脉闭锁及右室流出道梗阻时，肺动脉收缩压（sPAP）等于右室收缩压（sRVP）。可通过多普勒超声心动图测量收缩期右室与右房压差来估测RVSP。按照改良柏努力公式，右房、室压差大约等于$4V^2$，V是三尖瓣最大反流速度（m/s）。$RVSP=4V^2+RAP$（右房压），右房压可以用标准右房压 5 ~ 10mm Hg 计算，也可以用吸气末下腔静脉塌陷程度估测值。目前国际推荐超声心动图拟诊肺动脉高压的标准为：肺动脉收缩压≥40mmHg。

有些患者只有运动时才会出现肺动脉压升高，因此有必要对有危险因素的患者进行运动负荷或者药物负荷超声心动图检查（常用中心静脉泵入腺苷注射液），进行肺动脉高压的早期筛查。

总之，超声心动图在肺动脉高压诊断中的重要价值有：①估测肺动脉收缩压；②评估病情严重程度和预后：包括右房压、左右室大小、Tei 指数以及有无心包积液等；③病因诊断：发现心内畸形、大血管畸形等，并可排除左心病变所致的被动性肺动脉压力升高。

（4）血气分析　如为慢性阻塞性肺病出现呼吸衰竭，可表现为低氧血症和高碳酸血症，如为原发性肺血管疾病或肺间质病变，可仅表现为低氧血症。pH 值视酸碱平衡而定。

（5）磁共振成像（MRI）　近年来开展的心脏形态学和功能学无创检查新方法，MRA（磁共振血管成像）可清晰显示动脉及其分支。文献报道对肺动脉高压诊断 MRI（主肺动脉）明显优于彩超（主肺动脉），MRI（主肺动脉）、MRI（右下肺动脉）、胸片（右下肺动脉）均为肺动脉高压形态学诊断的较理想标，但 MRI 检查价格昂贵，难以作为临床常规检查。

（6）放射性核素肺通气/灌注扫描　肺动脉高压患者的肺通气灌注扫描可以完全正常，也可在外周发现一些小的非节段性缺损。由于肺动脉高压通气功能一般正常，所以往往会呈现 V/Q 比例失调。肺通气灌注扫描对于诊断慢性血栓栓塞性肺高压（CTEPH）有比较重要的价值。

（7）胸部 CT　主要目的是了解有无肺间质病变及其程度、肺及胸腔有无占位病变、肺动脉内有无占位病变、血管壁有无增厚、主肺动脉及左右肺动脉有无淋巴结挤压等。进行 CT 肺动脉造影可使大多数慢性血栓栓塞性肺动脉高压确诊，从而避免风险更大的肺动脉造影检查。

（8）其他　核素心血管造影有助于了解右心室功能的变化；肺功能、心房钠尿肽（心钠素）测定有助评价肺动脉压力的高低。

2. 有创检查

（1）右心导管　能最准确测定肺动脉压力，可通过氧消耗量计算出右心排血量、肺循环阻力等多项指标，为 PAH 的诊断、分级提供可靠依据。右心导管检查不仅是确诊肺动脉高压的金标准，也是指导确定科学治疗方案必不可少的手段。对病情稳定、WHO 肺动脉高压功能分级Ⅰ ~ Ⅲ级、没有明确禁忌证的患者均应积极开展标准的右心导管检查。临床诊断肺动脉高压时，肺毛细血管楔压（PCWP）必须≤15mm Hg。为测量 PCWP 和心排出量，推荐使用带有气囊的四腔或者六腔漂浮导管进行右心导管检查。

一般认为以下指标是右心导管检查过程中所必须获得的参数：①心率和体循环血压；②上下腔静脉压力、血氧饱和度和氧分压；③右心房、右心室压力和血氧饱和度；④肺动脉压力、血氧饱和度；⑤心排出量、心脏指数；⑥肺循环阻力；⑦肺动脉阻力；⑧体循环阻力；⑨PCWP。

（2）急性肺血管扩张试验　部分肺动脉高压，尤其是特发性肺动脉高压，发病机制可能与肺血管痉挛有关，肺血管扩张试验是筛选这些患者的有效手段。急性肺血管扩张试验阳性提示肺循环内有相当多的小肺动脉处于痉挛状态。研究证实，采用钙通道阻滞剂治疗可显著改善试验结果阳性患者的预后。另外，首次急性肺血管扩张试验总肺阻力指数下降>50%的患者预后优于反应相对较低的患者。因此，患者首次行右心导管检查时，行急性肺血管扩张试验尤为重要。

试验药物与方法：目前国际上公认可用于急性肺血管扩张试验的药物有3种：依前列醇（epoprostenol）、腺苷（adenosine）和一氧化氮（nitric oxide，NO）。国内主要有2种药物：吸入用伊洛前列素液（iloprost，商品名：万他维，德国拜耳先灵公司）和腺苷注射液（商品名：艾朵，辽宁诺康医药有限公司）。

吸入用伊洛前列素试验方法：在右心导管检查获取了基线血流动力学资料之后，开始进行急性肺血管扩张试验。吸入用伊洛前列素剂量是5~10μg，持续吸入约10min，吸入结束立即重复测定肺动脉平均压、心排出量等参数，观察吸入前后患者的血流动力学变化，判断患者是否试验阳性。

腺苷注射液是国际公认急性肺血管扩张试验用药。具体试验方法：在右心导管检查获取了基线血流动力学资料之后，开始从中心静脉或肺动脉泵入腺苷，起始剂量为50μg/(kg·min)，每2分钟递增25μg/(kg·min)，直至达到最大剂量［200~300/(kg·min)］或最大耐受量。

终止急性肺血管扩张试验的指征包括以下情况：①体循环收缩压下降超过30%或低于85mm Hg；②心率增加超过40%或大于100次/分；③心率低于60次/分并出现体循环低血压；④发生不可耐受的不良反应；⑤肺动脉压下降达到目标值；⑥血管扩张剂已应用至最大剂量。

急性肺血管扩张试验阳性标准：平均肺动脉压下降到40mm Hg之下；平均肺动脉压下降幅度超过10mm Hg；心排出量增加或至少不变。必须满足此3项标准，才可将患者诊断为试验结果阳性。

阳性患者可以口服钙通道阻滞剂治疗。但在治疗12个月后需复查急性肺血管扩张试验，以判断患者对钙通道阻滞剂是否持续敏感。国外研究表明，初次急性肺血管扩张试验阳性患者中仅54%能够从钙离子通道阻滞剂治疗中长期获益，另约46%的患者则变为阴性。因此建议对初次检查阳性的患者接受钙通道阻滞剂治疗1年后再次行急性肺血管扩张试验，结果仍阳性则表示该患者持续敏感，可继续给予钙通道阻滞剂治疗。

国内外的研究已经证实，特发性肺动脉高压患者中仅约10%急性肺血管扩张试验呈阳性，其他类型患者阳性率更低。但国际上仍建议对所有类型的肺动脉高压患者在行首次右心导管检查时完成急性肺血管扩张试验，以间接判断患者肺血管的病理改变严重程度和可逆性。

（3）肺动脉造影检查指征　①临床怀疑有慢性血栓栓塞性肺高压而无创检查不能提供充分证据；②慢性血栓栓塞性肺高压术前评价；③临床诊断为肺血管炎，需要了解肺血管受累程度；④诊断肺动脉内肿瘤。

需要注意的是：肺动脉造影并非肺动脉高压常规的检查项目。血流动力学不稳定的肺动脉高压患者进行肺动脉造影可能会导致右心功能衰竭加重，甚至猝死。

（4）肺活检　肺血管的结构重组在PAH的发生、发展过程中起着非常重要的作用，它包括：肺小动脉肌性化，外周肺动脉数目减少，血管壁中层厚度增加。因此，肺血管的病理学改变直接反映PAH和肺血管阻力（PVR）的改变。但肺活检风险较大，一般情况下不作为常规推荐。

【心血管系统表现】

肺动脉高压早期心排血量多正常，晚期发生右心功能不全时心排血量则下降。肺动脉高压影响右心功能的因素主要为负荷增加。右心在慢性压力负荷过重的情况下，其室壁发生肥厚，以克服增加的后负荷，从而维持正常的泵功能，过重的后负荷终将导致心肌收缩功能的下降和出现泵衰竭。

（一）右心功能的改变

慢性肺疾病患者影响右心功能的因素主要为右心前后负荷增加。前负荷的增加可能与组织缺氧引起心排出量代偿性增加有关；慢性缺氧引起的红细胞增多和血容量增加；低氧血症和高碳酸血症引起的肾血流量减少，肾小球滤过率下降，并激活肾素-血管紧张素-醛固酮系统导致水、钠潴留和血容量进一步增加。后负荷增加则主要是由于肺动脉高压。右心室后负荷增加，心室壁张力增加，心肌耗氧量增加，冠状动脉阻力增加，血流减少及肺血管输入阻抗增加，顺应性下降等损害右心功能。低氧血症对心肌有直接损害，特别在前、后负荷增加的情况下缺氧更易导致心肌的损害。右心室在慢性压力负荷过重的情况下，早期发生室壁肥厚，以克服增加的后负荷，维持正常的泵功能，过重的后负荷将导致心肌收缩功能的下降和出现泵衰竭。扩张的下肺和胸膜表面张力可致心窝外部负荷增大，也是右室肥厚、衰竭的原因之一。

（二）左心功能的改变

资料表明，肺心病可累及左心。肺心病急性加重期部分患者可出现左心室射血分数下降，左心室功能曲线异常和舒张末压升高。而左心功能不全又可加重肺动脉高压和右心负荷。

【心肺功能评价】

（一）6分钟步行距离试验

6分钟步行距离试验（6 minutes walk test）是评价肺动脉高压患者活动耐量最重要的检查方法。在西方肺动脉高压临床诊治中心，肺动脉高压患者首次入院后常规进行此项试验，而且首次住院的6分钟步行距离与预后有明显的相关性。此外，6分钟步行距离试验也是评价治疗是否有效的关键方法。

Borg呼吸困难分级指数与6分钟步行距离试验结合可用来评价肺动脉高压患者的心肺功能状态，具体分级方法见表12-2。

（二）WHO肺动脉高压心肺功能评级

1998年和2003年WHO肺动脉高压专题会议上就已经提出对肺动脉高压患者的活动耐量应该有一个统一的分级评价标准，其分级原则可根据纽约心脏病协会心功能分级标准修订，但加入了肺动脉高压症状的描述。国外研究证实，患者首次入院时的肺动脉高压功能评级与预后密切相关。国内的研究也表明，首次入院肺动脉高压功能Ⅱ级的患者预后远好于Ⅲ级或Ⅳ级的患者表12-3。

表 12-2 Borg Scale 分级

0 级	没有任何呼吸困难症状
0.5 级	呼吸困难症状非常非常轻微（刚刚能觉察到）
1 级	呼吸困难症状非常轻微
2 级	呼吸困难症状轻微（轻）
3 级	有中等程度的呼吸困难症状
4 级	呼吸困难症状稍微有点重
5 级	呼吸困难症状严重（重）
6 级	
7 级	呼吸困难症状非常重
8 级	
9 级	
10 级	呼吸困难症状非常非常严重（最重）

表 12-3 WHO 肺动脉高压患者功能分级评价标准

Ⅰ级	肺动脉高压不影响体力活动，日常体力活动不会引起呼吸困难、乏力、胸痛或晕厥等
Ⅱ级	肺动脉高压导致体力活动轻度受限，静息时没有症状，日常体力活动可引起呼吸困难、乏力、胸痛或晕厥等
Ⅲ级	肺动脉高压导致体力活动明显受限，静息时没有症状，低于日常活动的轻微活动可引起呼吸困难、乏力、胸痛或晕厥等
Ⅳ级	肺动脉高压导致体力活动极度受限，患者有右心功能不全的症状和体征，静息时有呼吸困难和（或）乏力，任何体力活动均可使症状加重

【PAH 的诊断诊断】

在肺动脉高压现代诊断策略中十分强调早期诊断。因为如能早期诊断，在症状不明显的早期发现肺动脉高压患者，及时采取正确的干预治疗，可使患者的预后明显改善。PAH 的诊断应特别注意既往病史、药物使用史、家族史以确定病因，并认真体检、进行相关实验室检查加以明确，同时行 PAH 的功能分级和全面评估。肺动脉高压的诊断应按照以下流程进行（图 12-1）。

（一）确定肺动脉高压的危险因素

目前已知结缔组织病患者、先天性心脏病患者、特发性肺动脉高压及家族性肺动脉高压患者的亲属、肝硬化患者、溶血性贫血患者、服用减肥药人群、HIV 感染患者、遗传性出血性毛细血管扩张症患者及亲属等均是肺动脉高压危险人群。多种危险因素可促进肺动脉高压的发生，对具有危险因素的高危人群应进行筛查（ECG、X 线胸片和超声心动图），以早期发现肺动脉高压。

（二）确定肺动脉高压的诊断

临床上若患者的病史（症状、危险因素和家族史）和体征，以及简单的辅助检查（胸部 X 线和 ECG）被怀疑肺动脉高压，应进行超声心动图的无创性检查。虽然心导管检查是

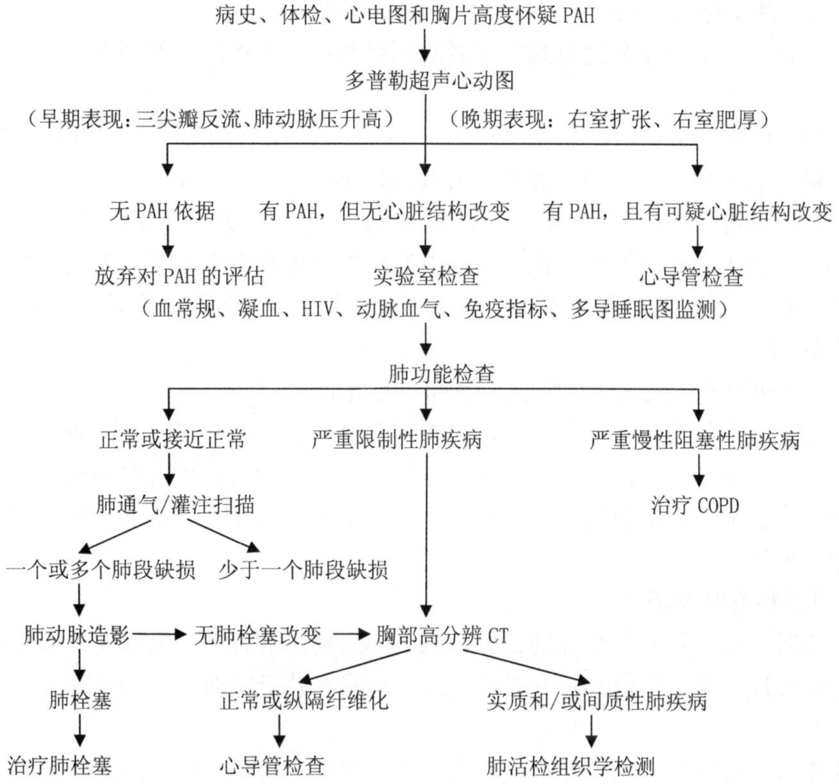

图 12-1　肺动脉高压的诊断流程

诊断肺动脉高压的金标准，但是由于超声心动图测定肺动脉压力与心导管测定的肺动脉压力密切相关，所以在无条件行心导管检查的情况下可以超声心动图测定的肺动脉压作为标准。

正常人在海平面高度静卧时平均肺动脉压为 10 ~ 14mmHg，WHO 规定肺动脉高压的诊断标准是：在海平面状态下、静息时、右心导管检查肺动脉收缩压 > 30mmHg 和（或）肺动脉平均压≥25mmHg，或者运动时肺动脉平均压 > 30mmHg。此外，诊断肺动脉高压，除了上述肺高压的标准之外，尚需包括 PCWP≤15mmHg。

（三）确定肺动脉高压的病因及类型

确诊肺动脉高压以后，应进一步明确病因及其类型。超声心动图不仅可通过估测肺动脉压明确肺动脉高压的诊断，还可判断患者是否合并左心疾病、瓣膜性心脏病或者先天性心脏病等。此外，还应进行以下检查以明确肺动脉高压的病因：

1．自身抗体、HIV 抗体及肝功能等血清学检查　判断肺动脉高压是否由风湿性疾病、HIV 感染或门脉高压所致。

2．肺通气灌注扫描和肺动脉造影　筛查有无慢性血栓性肺动脉高压。

3．肺功能及动脉血氧饱和度检查　判断是否存在慢性阻塞性肺疾病、间质性肺病等。

4．多导睡眠图监测　判断是否存在睡眠呼吸障碍。

如以上检查均未发现引起肺动脉高压的原发疾病及相关线索，则考虑 IPAH，如果右心导管检查发现肺毛细血管楔压 <20mmHg，则更支持 IPAH 的诊断。

（四）确定肺动脉高压的严重程度以及对预后的评估

明确肺动脉高压的严重程度对判定患者的预后和治疗决策的选择很重要。肺动脉高压的严重程度可根据以下几点来判断：

1. 肺动脉压力升高的程度　右心导管检查是测量肺血流动力学的金标准，是评估肺动脉高压患者的必要手段，可预测常规治疗的 IPAH 患者的生存时间。

2. 终末器官的损害程度　主要是右室功能的评价。可用超声心动图进行定性和半定量分析，包括右房扩大和右室肥厚的程度，三尖瓣反流速度和右室心肌工作能力指数等。

3. 对肺动脉高压患者进行功能评价，并采用 6 分钟步行距离评价运动耐量。

【鉴别诊断】

（一）冠状动脉粥样硬化性心脏病（简称冠心病）

肺心病和冠心病均多见于老年人，可以同时并存。冠心病有典型心绞痛、心肌梗死的病史或心电图表现，体征及辅助检查可见左心室肥大为主的征象，可有冠心病的高危因素如原发性高血压、高脂血症、糖尿病等。对肺心病合并冠心病者需仔细询问病史，并行有关心、肺功能检查以鉴别。

（二）风湿性心脏瓣膜病

风湿性心脏病应与肺心病相鉴别，尤其三尖瓣病变。前者多有风湿性关节炎和心肌炎病史，可同时多瓣膜受累，X 线、心电图和超声心动图有助于鉴别。

（三）其他

尚需与先天性心脏病、原发性心肌病及慢性缩窄性心包炎等相鉴别。

【治疗】

（一）PAH 的治疗

治疗 PAH 之前首先应对基础疾病和诱发因素进行全面评估，并进行初始治疗，即使是轻度 PAH 患者，只要有症状也应尽早治疗。

1. 长期氧疗（LOT）　低流量供氧可改善动脉低氧血症并降低肺动脉压力，氧疗时必须将动脉血氧饱和度提高到 90% 以上。体外膜氧合治疗已成为一种新型独特的有效方法，通过体外膜氧合循环代替气体交换功能，使患者自身肺组织处于休息而有利于肺功能的恢复，改善低氧血症，减轻肺血管阻力。持续严重的缺氧是并发肺动脉高压的主要原因，因此长期氧疗是极其必要的。长期氧疗可明显降低肺心病患者的患病率和死亡率。多中心研究表明，对于严重低氧和二氧化碳潴留、存在不可逆气道阻塞性肺病的患者，每日至少 15 个小时的低浓度鼻导管吸氧可明显降低患者静息和运动肺动脉压力，且 5 年病死率较对照组明显降低。长期氧疗的指征包括：

（1）静息非吸氧状态 PaO_2 <55mmHg 或 SaO_2 <88%。

（2）PaO_2 <55mmHg 或 SaO_2 <88%，有继发性红细胞增多症，右心室肥厚、有精神或认知功能异常表现者。

（3）运动时 PaO_2 <55mmHg 或 SaO_2 <88%，氧疗可明显改善其运动耐量者。

（4）睡眠时 PaO_2 <55mmHg 或 SaO_22 <88%，合并心律失常、心肌缺血或肺动脉高压者。

2. 血管扩张剂 如α受体阻滞剂、钙离子通道阻滞剂（CCB）、β受体激动剂、血管紧张素转换酶抑制剂、酚妥拉明、硝酸盐类、腺苷、茶碱类药物、内皮素拮抗剂、吸入一氧化氮、前列环素等均可扩张肺血管，有助于降低肺动脉压。目前还未发现一种选择性强的血管扩张剂，只扩张肺部血管而对体循环血管不起扩张作用，现在常用的血管扩张剂均可能有潜在的降低体循环压力的危险性。近来研究发现，在初始应用CCB的时候平均肺动脉压与肺血管阻力可下降至少20%，对于那些对CCB有治疗反应且能耐受相对较大药物剂量的病人，长期使用大剂量CCB治疗可以延长其生存时间（约占肺血管疾病监护病10%人）。

（1）钙离子通道阻滞剂 只有急性肺血管扩张试验结果阳性的患者才能从钙通道阻滞剂治疗中获益。由于钙离子通道阻滞剂有导致体循环血压下降、矛盾性肺动脉压力升高、心功能衰竭加重、诱发肺水肿等危险，故对尚未进行急性肺血管扩张试验的患者不能盲目应用钙离子通道阻滞剂。对正在服用且疗效不佳的患者应逐渐减量至停用。COPD患者合并肺动脉高压发病机制与IPAH有相似之处，理论上钙离子通道阻滞剂可以使一部分COPD患者合并肺动脉高压的肺动脉压力降低，从而提高运动耐量和延长生存期。

对急性肺血管扩张试验结果阳性的患者应根据心率情况选择钙离子通道阻滞剂，基础心率较慢的患者选择二氢吡啶类（fluazifop）；基础心率较快的患者则选择地尔硫䓬（dilitazem）。为避免并发症的发生，推荐使用短效药物，并从小剂量开始应用，在体循环血压没有明显变化的情况下，逐渐递增剂量，争取数周内增加到最大耐受剂量，然后维持应用。应用1年还应再次行急性肺血管扩张试验重新评价患者是否持续敏感，只有长期敏感者才能继续应用。多年来临床对钙离子通道阻滞剂治疗COPD合并肺动脉高压患者进行了深入而广泛的研究。结论如下：①短期应用钙离子通道阻滞剂可以降低肺动脉平均压、增加心排出量，然而由于钙离子通道阻滞剂同时抑制肺循环对缺氧的缩血管反应，使通气/血流比值失调，影响氧合；②长期（数周和数月）应用钙离子通道阻滞剂治疗，肺血流动力学改善并不明显，同时临床症状也得不到相应的改善，甚至可能会进一步恶化。因此，目前已明确规定不建议应用钙离子通道阻滞剂治疗COPD合并肺动脉高压患者。

（2）一氧化氮（NO） NO是内皮细胞衍生的一种血管舒张因子。NO吸入治疗可以选择性舒张肺循环血管，但对体循环影响不大，因为NO入血后与血红蛋白有高度的亲和力。然而，长期和高浓度吸入NO治疗可能会出现一些并发症，如因急性一氧化氮中毒而出现肺水肿、因影响血小板功能使出血时间延长、因抑制心肌功能使血压下降等。目前，NO的吸入治疗在儿科临床应用较为成熟，尤其是对新生儿持续性肺动脉高压（PPHN）和先天性心脏病相关性肺动脉高压的治疗。但是对COPD合并肺动脉高压患者应用NO的吸入治疗研究则较为局限。

NO吸入治疗，因无法监测吸入浓度，不便长期应用，因此缺乏长期应用的临床资料。国内外均不建议将其作为长期治疗药物。精氨酸是合成NO的底物，补充L-精氨酸能增加NO的合成，降低肺动脉压，是一种辅助性治疗。

（3）5型磷酸二酯酶抑制剂（西地那非） 磷酸二酯酶抑制剂有促进内皮细胞生成和释放NO和环磷酸鸟苷（cGMP）的作用。5型磷酸二酯酶抑制剂西地那非可以选择性作用于肺血管，降低IPAH患者的肺血管阻力，另外对系统性硬化相关性肺动脉高压、HIV相关性肺动脉高压以及慢性血栓栓塞性肺动脉高压也有相似作用。

目前治疗肺动脉高压的此类药物只有西地那非（sildenafil，美国辉瑞公司）正式上市，商品名为“REVATIO”。我国目前尚未批准西地那非用于肺动脉高压的适应证，也没有用于治疗肺动脉高压的专用剂型。需要注意，国内已有患者正在使用西地那非或伐地那非（vardenafil）治疗肺动脉高压，但剂量与方法较混乱。西地那非的用法建议按照国外推荐的剂量即20mg，3次/日治疗。而伐地那非治疗剂量的国内经验为5mg，1次/日持续2～4周后过渡为5mg，2次/日，略低于国外应用的剂量。

（4）内皮素受体阻滞剂（波生坦） 内皮素受体过度表达在肺血管重构中起决定性作用，因此内皮素受体阻滞剂是PAH最重要的有效治疗药物之一。尽管研究显示COPD患者并发的肺血管病变与ETA、ETB过表达有强烈相关性，但内皮素受体阻滞剂并没有用于COPD合并肺动脉高压患者的治疗。主要原因可能是内皮素受体阻滞剂对COPD患者的肝功能影响较大，易致药物性肝炎。

内皮素受体阻滞剂目前在国外已经有双重内皮素受体阻滞剂波生坦和选择性内皮素A受体阻滞剂西他生坦上市。二者都是口服治疗肺动脉高压的药物。其中波生坦是2002年正式在欧洲批准上市，目前已经有多项多中心对照临床试验结果发表，均证实该药可改善肺动脉高压患者的临床症状和血流动力学指标，提高运动耐量，改善生活质量和生存率，推迟临床恶化的时间。欧洲和美国的指南认为该药是治疗心功能Ⅲ级肺动脉高压患者首选治疗药物。西他生坦刚刚在国外上市，其疗效、不良反应及安全性需要进一步评价。

我国目前仅有波生坦（bosentan，商品名：全可利，瑞士爱可泰隆公司产）上市，其在我国注册的适应证有特发性肺动脉高压以及硬皮病相关肺动脉高压，在国外还有先天性心脏病相关肺动脉高压的适应证。目前推荐用法是初始剂量62.5mg，2次/日，连用4周后加量至125mg，2次/日 维持治疗。需要特别注意，由于具有潜在的肝脏毒性，建议治疗期间至少每月监测1次肝功能。如转氨酶增高小于等于正常值高限3倍，可以继续用药观察；3～5倍之间，可以减半剂量继续使用或暂停用药，每2周监测1次肝功能，待转氨酶恢复正常后再次使用；5～8倍之间，暂停用药，每2周监测1次肝功能，待转氨酶恢复正常后可考虑再次用药；但当达8倍以上时，需要立即停止使用，终生不再考虑重新用药。

（5）前列环素类似物（依前列醇） 前列环素是一种舒血管物质，是IPAH最重要的有效治疗药物之一。对于IPAH患者，短期应用依前列醇即可降低肺动脉压，长期应用可抑制内膜平滑肌细胞增殖、逆转肺血管重构，同时还具有抑制血小板聚集的功能。研究证实，COPD合并肺动脉高压患者体内前列环素合酶水平降低。Archer SL等在COPD合并重度肺动脉高压患者中静脉持续应用依前列醇2～12mg/(Kg·min)，开始阶段发现肺血管阻力明显降低，但24小时后出现快速耐受现象，同时伴有PaO_2明显降低。结论是COPD合并肺动脉高压患者不能从依前列醇治疗中受益。此后，少见依前列醇应用于COPD合并肺动脉高压治疗的报道。

静脉依前列醇（epoprostenol）是第一个在欧洲上市的前列环素类药物，对各类肺动脉高压患者都有明显疗效。后来依次有伊洛前列素、曲前列环素、贝前列环素等药物相继在欧洲、美国、日本等国家上市用于治疗肺动脉高压。除了贝前列环素之外，其他前列环素类药物均取得较好疗效。

目前在我国只有吸入用伊洛前列素（商品名：万他维）上市。该药可选择性作用于肺血管，其化学性质较依前列醇明显稳定。国内已经有不同类型肺动脉高压患者在使用吸入用伊洛前列素，疗程长短不一。国外研究表明，对于大部分肺动脉高压患者，该药可以快速降低肺血管阻力，增加心排出量。该药静脉注射表现为双相消除的特点，半衰期分别为3～5min以及15～30min。起效迅速，但作用时间较短。因此建议，每天吸入治疗次数为6～9次。每次吸入的剂量应该因人而异，具体需要急性肺血管扩张试验确定。根据目前国内的经验，每次吸入剂量应在5～20μg，每天吸入6次。长期应用该药，可降低肺动脉压力和肺血管阻力，提高运动耐量，改善生活质量。应强调，使用该药吸入治疗的肺动脉高压患者需接受雾化器使用培训，以避免不恰当应用而浪费药品，并确保达到最佳疗效。

3. 抗凝　由于肺心病人长期缺氧和二氧化碳潴留导致继发性红细胞增多，高黏滞血症及血液高凝状态，使微循环淤滞，血流阻力增高，导致肺动脉高压。原发性肺动脉高压患者因肺血管内皮细胞功能降低，一氧化氮（NO）和前列环素的合成降低，血小板聚集功能亢进及静脉舒缩功能障碍，容易在肺循环中形成栓塞，进一步加剧病情。因此，减轻肺动脉高压及心脏前后负荷，降低血液的黏稠度，增加心肌收缩力，改善循环是治疗肺心病心衰的关键。华法林、肝素、阿司匹林等在国内外已广泛应用于临床。但是相关实验数据尚不支持该治疗对PAH的患者有特效。为了对抗肺动脉原位血栓形成，一般使INR控制在1.5～2.0之间。

2007年中国关于肺动脉高压内科治疗的建议：

Ⅰ类：

（1）对肺动脉高压患者应给予吸氧治疗，使动脉血氧饱和度始终维持在90%以上（证据水平：C）。

（2）如果缺乏血管扩张试验阳性证据，不能仅凭借经验对肺动脉高压患者应用钙通道阻滞剂治疗（证据水平：C）。

（3）WHO功能分级Ⅲ级的肺动脉高压患者，如果不适合应用钙通道阻滞剂治疗或治疗无效，建议长期应用波生坦治疗（证据水平：A）。

Ⅱa类：

（1）特发性肺动脉高压患者应接受华法林抗凝治疗（证据水平：B）。

（2）对不合并右心功能衰竭且血管扩张试验阳性的肺动脉高压患者，给予口服钙离子通道阻滞剂治疗（证据水平：C）。

（3）WHO功能分级Ⅲ级的肺动脉高压患者，如果不适合应用钙离子通道阻滞剂治疗或治疗无效，适合长期吸入伊洛前列素治疗（证据水平：B）。

（4）WHO功能分级Ⅳ级的肺动脉高压患者，应用波生坦治疗（证据水平：A）。

Ⅱb类：

（1）对结缔组织病或先天性心脏病相关肺动脉高压患者进行急性肺血管扩张试验（证据水平：C）。

（2）对结缔组织病或先天性心脏病相关的肺动脉高压患者考虑抗凝治疗（证据水平：C）。

（3）WHO功能分级Ⅳ级的肺动脉高压患者，选择吸入伊洛前列素治疗（证据水平：C）。

(4) WHO 功能分级Ⅲ级的肺动脉高压患者，选择西地那非或伐地那非治疗（证据水平：C）。

Ⅲ类：

（1）未进行急性肺血管扩张试验，仅凭经验即对肺动脉高压患者应用钙通道阻滞剂治疗（证据水平：A）。

（2）WHO 功能分级Ⅲ级或Ⅳ级肺动脉高压患者选择前列腺素 E1 地尔治疗（证据水平：C）。

（3）WHO 功能分级Ⅲ级或Ⅳ级的肺动脉高压患者选择 ACEI 或 ARB 治疗（证据水平：C）。

（二）控制右心衰竭

利尿、强心在治疗肺动脉高压合并阵发性或慢性房颤、肺动脉高压合并左和（或）右心功能不全时应用广泛。但是，是否应用强心苷治疗单纯的右心功能不全，仍存在争议。

1. 利尿剂　适当应用利尿剂可减轻水肿、腹腔积液、肝淤血，减轻右心负荷，但需警惕降低心室灌注压力导致心排出量下降，同时密切监测血钾，使血钾维持在正常水平。

2. 强心剂　心排出量低于 4L/min 或心脏指数低于 2.5 $L/(min \cdot m^{-2})$ 是应用地高辛的绝对指征；另外，右心室明显扩张、基础心率大于 100 次/分、心室率偏快的心房颤动等均是应用地高辛的指征，可改善左室收缩功能异常，但对于单纯右心功能衰竭效果欠佳，且因低氧易出现心律失常等毒副作用。

3. 正性肌力药物　持续静脉滴注正性肌力药物可用于严重心功能衰竭者。小剂量多巴胺可改善血压、心排出量、肾脏灌注，并促进尿钠排泄，有利尿作用。是重度右心衰竭（心功能Ⅳ级）和急性右心衰竭患者首选的正性肌力药物，一般起始剂量为 3 ~ 5μg/(kg · min)，可逐渐加量到 8 ~ 10μg/(kg · min) 甚至更高。

（三）房间隔造口术

经充分上述内科治疗之后，患者症状仍无明显好转，即可推荐患者进行房间隔造口术。入选标准：重度肺动脉高压（重度肺动脉高压的标准为肺动脉收缩压 >70mmHg）患者；经过充分的内科治疗仍然反复发生晕厥和（或）右心衰竭等待肺移植或心肺联合移植；静息状态下动脉血氧饱和度 >90%，血细胞比容 >35%，确保术后能维持足够的体循环血氧运输；患者及家属同意进行治疗并签署知情同意书。排除标准：超声心动图或者右心导管证实存在解剖上的房间交通；右房压 >20mmHg。

目前，房间隔造口术国内报道较少，对于没有条件使用前列环素的发展中国家和地区，WHO 推荐开展此项技术。主要目的是减轻右心负荷，增加左心排血量而改善症状。

（四）肺移植

在国外，单侧肺移植、双肺移植、活体肺叶移植及心肺移植已较广泛应用于肺动脉高压患者的治疗，主要指征：经充分内科治疗而无明显疗效的患者。肺移植术明显延长了这些患者的寿命和生活质量，术后患者可以停止使用治疗肺动脉高压的药物。

我国已有肺移植治疗肺动脉高压的报道，建议有条件的单位，在严格掌握手术指征的前提下积极开展此项技术治疗终末期肺动脉高压。

（五）基因治疗

国外已有成功报道，但距离临床推广使用尚需时日。

【预后】

肺动脉高压症状的轻重分级与患者的生存时间有关。未经治疗的Ⅲ和Ⅳ级肺动脉高压患者的平均生存时间分别为2.5年和6个月，而Ⅰ、Ⅱ级患者的平均生存时间是5年。COPD合并肺动脉高压者预后较差，其确诊后4年的预期生存率为33%，而肺动脉压正常者为64%。尽管IPAH是一个进展性疾病，预后较差，但自然病程差异很大，一些患者在诊断数月内死亡，一些患者可生存数十年，根据美国国家卫生登记所的资料，IPAH存活期为诊断后平均2.8年。每个病人大不相同，有些病人数月内进展很快，以致死亡。有的病人可以多年保持症状不变，最近有报告钙离子通道阻滞剂能改善预后。

大量研究证明，许多参数的基线水平可预测预后不良：①PAH功能分级进展；②低6MWT距离；③心包积液者，如患者越年轻，预后更差；④平均右房压、mPAP升高、右室指数升高、心脏指数下降；⑤心脏运动试验测定最大耗氧量降低和血压最高水平下降；⑥心电图发现Ⅱ导联P波增高、V1导联为qR型、右室肥厚；⑦血浆脑钠肽升高（>大于180pg/ml）；⑧依前列醇治疗至少3个月，但PAH功能分级仍持续Ⅲ或Ⅳ级；⑨硬皮病相关的PAH患者，DLco小于45%预计值提示预后不良。

北京协和医院的资料发现，肺动脉高压患者往往在出现症状时才来就诊，肺动脉收缩压多数在40mmHg以上，平均为86mmHg。以CTD继发肺动脉高压为例，87%的患者为NYHA分级Ⅱ以上，属中晚期，随诊发现一般生存期仅为2~3年，明显低于多数恶性肿瘤患者的平均生存期。因此，对肺动脉高压易患人群的筛查、对肺动脉高压进行早期诊断是亟待解决的临床问题。

（钟　旭）

第二节　肺血栓栓塞症

肺栓塞（pulmonary embolism，PE）是来自全身静脉系统或右心的内源性或外源性栓子阻塞肺动脉或其分支，引起肺循环和呼吸功能障碍的临床和病理生理综合征。PE的栓子种类包括血栓、脂肪、羊水、空气、瘤栓和感染性栓子等，其中99%是血栓性质的，也称为肺血栓栓塞症（pulmonary thromboembolism，PTE）。深静脉血栓形成（deep venous thrombosis，DVT）和PTE在发病机制上存在相互关联，因此把它们作为整体理解，是同一种疾病病程中两个不同阶段的不同临床表现，通称为静脉血栓栓塞症（venous thromboembolism，VTE）。

VTE是继冠心病和高血压后第三位最常见的心血管疾病，DVT和PTE的年发病率分别是1.0‰（145/10万）和0.5‰（69/10万），北京协和医院的病理资料显示，PTE尸解检出率为3%。阜外心血管医院连续900例尸检材料表明，段以上肺动脉的PTE占心血管疾病的11.0%。近年来诊断PTE病例有增多趋势，增多的原因包括：①人们饮食习惯和生活方式等环境因素变化；②诊断意识和诊断水平提高，漏、误诊病例明显减少，越来越多的PTE能被正确诊断。

【病因和发病原理】

VTE 是一种受遗传和环境因素影响的多基因、多因素疾病，血栓形成的基础是 1856 年 Virchow 提出的血管内凝血三要素：血管内膜损伤，血流停滞和血液高凝状态。因机械损伤、长期缺氧及免疫复合物沉着等引起的静脉内皮细胞损伤，使内皮下组织暴露，组织因子释放或表达，与选择素 P、E 和磷酯酰丝氨酸糖蛋白配基-1（PSGL-1）结合，并刺激血小板、白细胞黏附和凝血因子聚集，激活凝血反应链，在 VTE 发病中发挥启动和维持血栓形成的作用，而血液高凝状态和血流停滞也是静脉血栓形成的重要机制。

绝大多数 VTE 患者都存在可引起血栓形成的上述病理生理改变的危险因素，他们可以是原发性的，但绝大多数是继发性的，可单独存在，也可同时存在协同作用。增强意识、常规评价、及时识别（住院）患者有无 VTE 高危险因素存在，不仅有助于诊断，也有利于采取预防措施，减少 VTE 的发生。

（一）原发性危险因素

由遗传变异引起，如一个 50 岁以下的患者，不明原因或反复发生 VTE，或呈家族性发病倾向，应进行易栓症的相关检查，包括抗凝血酶、纤溶酶原、Ⅻ因子、蛋白 S 缺陷和蛋白 C 缺陷等，人类基因突变、基因多态性和基因的差异表达是发生遗传性 VTE 的原因，它们多以常染色体显性方式遗传，有明显种族差异。在我国人群中，蛋白 S 缺乏是 VTE 发生最常见的原发性危险因素，据北京协和医院报告，发生率为 14.9%，男女均可发病。此外，在我国还可见蛋白 C 基因缺乏、抗凝血酶基因突变等引起的 VTE。

（二）外科手术与创伤

麻醉时间 30 分钟以上的大型手术，尤其当患者存在一些基础疾病（如恶性肿瘤）和其他因素（如老年）时，容易发生下肢近端 DVT 和致死性 PTE，其百分数在进行手术的 VTE 低、中危患者（定义见于 PTE 预防部分，下同）分别为 0.4、<0.01 和 2~4、0.4，而在 VTE 高危、极高危患者则分别为 4~8、0.5~1.0 和 10~20、1~5，而相当大部分发生 VTE 是无症状的。在全髋关节、全膝关节置换术、严重创伤如髋骨或骨盆骨折、下肢骨折、泌尿科和妇科等盆腔和腹部手术，脊髓损伤、头颅损伤和昏迷时，发生 VTE 的危险性增加 6~22 倍。根据国内 493 例骨科住院患者的分析，DVT 发生率 25.5%。微创手术为便于内镜进入，常用气体扩张腹腔和腹膜外间隙，从而影响外周静脉回流，同时手术性广泛内部组织损伤可能激活凝血过程，因此腹腔镜手术后，有症状 DVT 发生率 0.2%，关节镜术后 DVT 发生率可达 0.6%。在北京协和医院报道的 303 例 PTE 中，因大手术及介入手术后发生的占 16.5%，多数在术后下床活动时发生，其中妇科、腹部手术各占 16%，胸部、下肢血管手术各占 14%，泌尿科手术 10%，骨科手术 8%（发生率较低与对患者进行预防性抗凝治疗有关）。

（三）恶性肿瘤

恶性肿瘤与 VTE 存在一定的生物关系，在半数肿瘤已有转移的患者中 90% 存在 1 项或以上血液凝血指标异常。在实体肿瘤被发现前 1 年，VTE 发生率比普通人群高 30%；血栓形成可能是肿瘤的前信号，当出现不明原因的 VTE 时，要警惕已有潜在癌存在（并常于 VTE 发生 4 个月内得到诊断）或癌已存在并发生了转移。恶性肿瘤的病理类型对 VTE 发生一般无提示价值，急性髓性白血病、非霍奇金淋巴瘤、肾癌、卵巢癌、胰腺癌、胃癌、结肠癌、乳腺癌和肺癌等 VTE 发生率均较高（在癌症确诊前后时最高），恶性实体肿瘤手术患者 VTE 发生率也高，是一般手术患者的 2～3 倍，如胶质瘤多在手术后 2 个月发生 VTE；而肿瘤化疗、免疫抑制剂治疗或放疗者 VTE 发生率也可达 4%～50%。北京协和医院 20 世纪 80～90 年代有病理学确诊的 1850 例肺癌中 20 例合并 VTE，其中 DVT 有 12 例占 1.14%，PTE 有 8 例占 0.76%。

（四）其他内科疾病

内科疾病急性期住院的患者，因卧床并存在其他慢性基础疾病或/和接受增加 VTE 危险性的治疗措施，使发生 VTE 的危险性较普通人群增加 8 倍，75% 致死性 PTE 发生在内科病人。急性缺血性卒中伴瘫痪，急性心肌梗死和急性心力衰竭的住院患者，VTE 发生率分别为 25.9%、20% 和 15%；卒中后急性期的死亡原因约 25% 由 PTE 引起；急性呼吸衰竭和严重感染脓毒血症患者也可增加 VTE 的发生；肾病综合征 VTE 发生率可达 38%；系统性红斑狼疮（systemic lupus erythematosus，SLE）、贝赫切特病（Behcet，原称白塞病）等结缔组织病也是发生 VTE 的危险因素。据北京协和医院报告，SLE 患者 PTE 发生率为 2.8%（9/227 例），贝赫切特病患者 DVT 发生率为 22%，此外在 VTE 患者中，8.5%～14% 存在抗心磷脂抗体升高，而在一般人群中仅 2% 升高。

（五）妊娠和避孕药

妊娠期和产褥期妇女是 VTE 发生的高危期，发生率约 0.5‰～3‰，是非妊娠妇女的 5 倍（特别是年龄大于 40 岁、肥胖、手术性分娩尤其是剖宫产、多胎分娩或既往有 VTE 史患者发生 PTE 危险性更大）。VTE 易发生于妊娠的头 3 个月和围生期，66% 的 PTE 发生于产褥期。服用第一代、第三代避孕药的妇女深静脉血栓形成的发生率也可增加 3～4 倍，达 2～3/万人，高危期始于用药的第一年，随后逐年增加直至停用。近代研究发现含有去氧孕烯、孕二烯酮和炔诺酮的口服避孕药比含左炔诺孕酮的避孕药具有更高的风险，而仅含孕激素的避孕药风险性则较低或不明显。另外一项研究显示使用选择性雌激素受体调节药患者的 VTE 发生率可增多，而更年期激素替代治疗 VTE 发生率增加 2～4 倍。

（六）医源性和环境相关危险因素

入住 ICU 病房的危重患者人均有 4 个 VTE 危险因素，因此 DVT 和 PTE 发生率分别高达 26%～32% 和 15%（5% 是致死性 PTE），其中 10%～30% VTE 在入住 ICU 病房第 1 周内发生。中心静脉插管患者 VTE 发生率为 4%～9%，常无明显症状，在下述情况更容易发生：①插管时间 >6 天；②与插管部位有关，多寡依次为股静脉、颈内静脉、锁骨下静脉；③多部位插管；④年龄 >65 岁；⑤患者伴发恶性肿瘤、脱水、组织灌注差等情况，或进行抗肿瘤药静脉治疗。应用止血带持续超过 1h 或超过 8h 以上的长途旅行制动者和保持同一姿势久坐不动的工作人员（如司机、电话接线员、电脑信息员等）也可能发生 VTE，尤其是既往有 VTE 史患者。

（七）其他危险因素

包括：卧床、既往 VTE 史、安装起搏器、冠脉造影、射频消融术、静脉曲张、肥胖、肝素引起的血小板减少症、高血压、骨髓增生异常综合征、肠道感染性疾病、血管内凝血和纤维蛋白溶解/弥散性血管内凝血（ICF/DIC）、阵发性睡眠性血红蛋白尿、血栓闭塞性脉管炎（Buerger 病）、血栓性血小板减少性紫癜、慢性炎性肠病（Crohn 病）、韦格纳肉芽肿、高胱氨酸尿症和高胱氨酸血症。

【病理生理改变】

急性 PTE 的病理生理改变取决于肺动脉内血栓在纤溶系统作用下溶解、移位、机化和血流再通的结果，而患者的基础心肺功能和神经体液反应对发病过程也有重要影响。PTE 的栓塞部位在双肺多于单肺，多发较单发常见，右侧多于左侧，下肺多于上肺，约 70% 的栓子栓塞肺动脉主干、肺叶和肺段动脉。PTE 后在栓塞部位继发血栓形成可能也参与发病过程。肺栓塞的转归是血栓溶解或肺梗死，也可能因休克病情严重而死亡或产生慢性血栓性肺动脉高压、复发性 PTE。

（一）急性 PTE 血栓栓子的来源

DVT 通常起始于腓肠静脉，局限于小腿 DVT 的大部分血栓较小，可自溶或退缩使血流再通，因此很少因血栓脱落发生有临床意义的 PTE。如不进行治疗，33% 有症状的小腿 DVT 血栓可增大并顺血流向上延伸至腘静脉、髂静脉甚至下腔静脉，引起下肢近端 DVT，或逆血流下行使管腔阻塞下肢缺血。下肢近端 DVT 的血栓较大，很少自行发生完全溶解，因此容易使静脉管腔狭窄，局部血流停止形成新血栓，突入管腔内较大不稳定的新鲜血栓如不治疗，约 50% 可因血流冲击或下肢活动挤压脱落发生有症状的急性 PTE。DVT 未完全溶解的血栓，发生机化可引起静脉管腔狭窄或闭塞和静脉瓣功能不全，从而发生血栓栓塞后综合征，血栓反复形成约 20% 可产生复发性 VTE。上腔静脉和右心腔血栓也可是少数急性 PTE 血栓来源，而下肢浅静脉炎因静脉管壁炎增厚，血栓与管壁紧贴不易脱落，很少发生 PTE。

（二）急性 PTE 对心血管功能的影响

血栓栓子阻塞肺动脉及其分支后，因机械阻塞作用、神经因素、血栓和肺血管产生的血管收缩因子等体液因素以及低氧引起肺动脉收缩，使肺血管床横截面积减少、肺血管阻力与肺动脉压力升高，右心室后负荷增大做功增加右室扩大。右心衰竭发生与肺动脉阻塞程度和患者有否存在基础心肺疾病有关，当肺循环阻力显著增加，在右心室收缩压 >50mmHg 才能维持足够心排血量时，可迅速导致右心室扩大和运动幅度降低、右心排出量下降，发生急性肺源性心脏病（acute cor pulmonale）。右心室压力中等程度升高又可导致室间隔左移，心包的限制，使左心室舒张期充盈功能减弱和舒张末期容积减少，而右心排出量下降，左心充盈减少，使心搏量下降，其结果是体循环低血压或休克；主动脉低血压和右心房压升高，使冠状动脉灌注压下降，而同时存在的右心室室壁张力升高，导致右冠状动脉血流量进一步减少，特别是右心室内膜下心肌处于低灌注状态，加之 PTE 时右心室心肌耗氧增加，可出现心肌缺血，诱发心绞痛，甚至心肌梗死，存在冠心病的 PTE 患者更易发生右心衰竭，而心排血量急剧降低使大脑血流灌注减少，还可引起晕厥。

（三）急性 PTE 对呼吸功能的影响

急性肺栓塞部位肺组织血流量减少，肺泡无效腔增大；无肺栓塞部位的肺组织血流量增大，局部导致通气血流比值下降，相对性肺泡低通气；血栓释放的 5-羟色胺、组胺、缓激肽和肺泡低 PCO_2 可引起支气管痉挛；肺栓塞部位肺泡表面活性物质分泌减少，肺泡毛细血管膜通透性增高，间质和肺泡内液体增多或出血，导致肺顺应性下降、肺泡萎陷、肺不张；右房压升高可引起功能性闭合的卵圆孔开放，产生心内右向左分流，同时由于肺内原闭合的血管直接通路开放，产生肺内右向左分流；以上因素均可导致通气血流比例失调，引起肺泡动脉血氧分压差增大、低氧血症、代偿性过度通气（低碳酸血症），甚至呼吸功能不全。肺动脉发生栓塞后，若其支配的肺组织因血流受阻或中断可发生肺梗死（pulmonary infarction，PI），肺梗死若累及胸膜，可出现胸腔积液，由于肺组织接受肺动脉、支气管动脉和肺泡内气体弥散等多重氧气供给，当肺动脉栓塞时，阻塞部位远端的肺动脉压力降低，富含氧的肺静脉血可逆行滋养肺组织，所以急性 PTE 较少出现肺梗死，但若患者病情严重或存在基础心肺疾病，影响到肺组织的多重氧供，可能导致肺梗死。若急性 PTE 后肺动脉内血栓未完全溶解或反复发生 PTE，导致肺循环阻力和压力持续或进行性升高，可形成慢性血栓栓塞性肺动脉高压（chronic thrombembolism pulmonary hypertension，CTEPH），继而出现右心室代偿性肥厚和右心衰竭，发生慢性肺源性心脏病。

【临床表现】

（一）急性 PTE 症状和体征

1．症状　急性 PTE 是 VTE 最严重的表现，其症状多种多样，无特异性，有典型征象患者不多，其轻重不仅取决栓子机械阻塞肺动脉的程度（血栓大小、多寡、栓塞部位范围）、发病速度（血管活性物质的释放），还与发病前患者的心肺功能状态有关，因此临床表现悬殊，可从 1～2 个段肺动脉栓塞引起的呼吸频速和憋气（近 7% 患者可无症状）到十几个段肺动脉栓塞引起的急性肺源性心脏病、右心功能不全和休克，甚至猝死，此外，PTE 的症状还可与原存在的其他基础疾病症状重叠，因此应仔细鉴别。表 12-4 为“十五”期间，肺栓塞临床表现调查情况。

（1）呼吸困难　最为常见，呈劳力性呼吸困难，尤其活动后明显。迅速出现的单纯性呼吸困难是肺动脉较中心部位的 PTE 所致，因此当患者出现无其他原因解释的进行性呼吸困难应想到 PTE 可能；对既往有心力衰竭或肺疾病的病人，呼吸困难加重可能是提示 PTE 的唯一症状。

（2）胸痛　呼吸或咳嗽时胸痛加剧，多数为胸膜炎样胸痛，是由于远端肺动脉栓塞累及胸膜发生纤维素炎所致，据此可大致判断 PTE 部位。少数为胸骨下心绞痛样胸痛发作，为胸骨后压榨感，可向肩胛部和颈部放射，为冠状动脉缺血、肺动脉急性扩张所致。

（3）咳嗽　多为干咳，也可伴少许白痰或伴喘息。

（4）咯血　提示肺梗死（和充血性肺不张）。多在肺梗死后 24h 内发生，鲜红色，量不多，数日后变为暗红色。

（5）晕厥　常见于主肺动脉 PTE，系急性较大面积 PTE 导致心排血量急剧降低，引起脑供血不足所致，为时短暂。

（6）其他　因呼吸困难、过度通气和胸痛，引起患者烦躁不安、焦虑等。

胸膜炎样胸痛、咯血和咳嗽常表明靠近胸膜的远端肺血管栓塞，发生肺梗死（有此典型三联征者不足 1/3）；而呼吸困难、晕厥或发绀常表明有较大面积的肺栓塞；而发绀和低血压或休克多见于巨大血栓引起的大面积肺栓塞者。

2．体征

（1）发热　多为低热，可持续 1 周，与肺梗死坏死物质吸收有关，如表现为高热，应警惕感染或血栓性静脉炎。

（2）呼吸系统征象　呼吸急促，频率 >20 次/分，最高每分钟可达 40～50 次；肺栓塞病变部位听诊有时可闻及细湿啰音或哮鸣音，也可能闻及肺血管杂音，在吸气相时杂音增强，可有胸膜摩擦音或胸腔积液体征。

（3）心血管系统征象　心动过速或心律失常，可能有肺动脉高压和右心衰竭的表现，如 P_2 亢进，三尖瓣反流性杂音，颈静脉充盈搏动增加，下肢水肿或心包摩擦音等。危重者可出现低血压、休克或心脏骤停。

表 12-4　国人 516 例急性 PTE 临床表现

症状	%	体征	%
呼吸困难	88.6	呼吸急促	88.6
胸痛	59.9	发绀	34.5
胸膜炎样	45.2	颈静脉充盈	20.2
心绞痛样	30.0	湿啰音	25.4
咳嗽	56.2	哮鸣音	8.5
咯血	26.4	心动过速	7.8
心悸	32.9	三尖瓣区杂音	41.9
晕厥	13.0	P_2 亢进	41.9
惊恐和濒死感	15.9	单侧或双侧下肢水肿	28.9
		下肢静脉曲张	13.6

3. 按照急性 PTE 的临床表现可分为以下 4 种类型：

（1）肺梗死（肺出血）型　突然胸膜炎样胸痛、咯血和呼吸困难，有胸膜摩擦音或胸腔积液，多见于周围段肺动脉栓塞者。

（2）“不能解释”的呼吸困难型　呼吸困难和气促，活动后加重，由较小面积肺动脉血栓栓塞引起，可能是肺泡无效腔增加的唯一临床表现，此型较为常见。

（3）急性肺源性心脏病型　突然呼吸困难，发绀，有颈静脉怒张，肝脏肿痛，下肢水肿等右心衰竭表现，多见于两个以上叶肺动脉栓塞或被广泛血栓栓塞者。

（4）休克型　表现晕厥、低血压或休克和心绞痛样胸痛，严重者可猝死，多见于大面积肺栓塞患者。

另外，因肺动脉高压使卵圆孔开放，静脉血栓可经卵圆孔进入体循环发生矛盾性（动脉）栓塞（对年轻或不明原因发生脑卒中患者应想到发生矛盾性栓塞可能），但此种类型临床表现少见。

（二）急性 DVT 的症状和体征

急性 DVT 可发生在全身任何部位的静脉，但以下肢深静脉最多见也最重要，而左髂静脉受右髂动脉的骑跨压迫，故以左下肢 DVT 更多见。不同类型 DVT 临床特点不同。

1. 下肢 DVT（表 12-5）　下肢 DVT 是 VTE 最常见的临床表现，包括下肢近端（腘静脉及以上部位静脉）DVT 和小腿（腘静脉以下部位静脉）DVT 两种类型，前者静脉管腔大，叉路少，血栓大，是急性 PTE 血栓的最主要来源，后者静脉管腔小，血栓小，通常无明显症状。

（1）疼痛和压痛　疼痛一般在下肢深静脉阻塞处远端明显，久站或行走时肿痛加重，病变的深静脉周围触诊时常有局限性压痛，腓肠肌也有压痛；13%～48%病人 Homan 征阳性（足背曲时可引起腓肠肌疼痛）。

（2）肿胀　患侧小腿、踝部或股部肿胀，腓肠肌部位或股部周径（测定部位分别为胫骨粗隆下 10cm 和粗隆上 15cm）比对侧增粗超过 1cm，分别为小腿和下肢近端 DVT 的征象，表明腘静脉或腘静脉系统受阻。严重肿胀的 DVT 可致患肢动脉痉挛，患肢可剧痛、股白肿和股青肿。

（3）静脉曲张、皮下静脉突出　因深静脉受阻后浅静脉代偿引起，常发生在患侧病变深静脉周边。

（4）低热　一般不超过 38.5℃，如出现高热提示合并感染，如蜂窝织炎或淋巴管炎。

（5）患肢轻度发绀，局部皮肤温度升高，可出现红斑。

（6）束状物　邻近体表的深静脉如股静脉血栓形成时，常可在局部扪及静脉内的条索状血栓。

表 12-5　急性下肢近端 DVT 和小腿 DVT 的临床特点

下肢近端 DVT	小腿 DVT
股部或腓肠肌不适	腓肠肌疼痛
水肿	腓肠肌压痛
皮肤温度升高	组织肿胀
皮肤红斑	+/-水肿
沿受累静脉经路压痛	束状物极少见
束状物	
浅静脉扩张	
浅表侧支静脉隆起	

2. 上肢 DVT　上肢 DVT 是指腋静脉和锁骨下静脉血栓形成，约占全部 DVT 的 3%，65%的上肢 DVT 与中心静脉插管有关，其他还可以因上肢异常用力引起，近年来随着锁骨下静脉插管、血管内支架的操作增多，上肢 DVT 发生率也较前增多（少数与肿瘤压迫有关），以右侧多见，常见消瘦者，可在发病后 24h 内出现临床表现。

（1）上肢疼痛　疼痛范围与受累血管有关，如局限于腋静脉，疼痛主要表现在患侧上肢前臂和手，发生在腋-锁骨下静脉时可累及整个患侧上肢、肩和前胸壁，伴患肢麻木不适、沉重感和活动受限，上肢下垂时疼痛和肿胀加重。

（2）上肢肿胀　多在患肢疼痛后发生，呈非凹陷性，肿胀可向上方扩展，并随用力而加重。患肢抬高、伸直或休息后减轻。中心静脉插管相关性 DVT 通常只有轻度肿胀。

（3）上肢发绀　常呈轻度发绀，可伴患肢上臂和胸壁皮下浅静脉扩张，在发病初期可因伴有动脉痉挛而出现患肢皮肤温度降低，动脉搏动减弱或消失。

3. 下腔或上腔静脉血栓形成

（1）下腔静脉血栓形成　系因下肢 DVT 向上延伸所致，可表现为双下肢深静脉回流障碍，躯干浅静脉扩张。

（2）上腔静脉血栓形成　多由肺、纵隔恶性肿瘤或转移的淋巴结压迫上腔静脉所致，除双上肢静脉回流障碍表现外，头颈部肿胀、颈前胸壁和肩部浅静脉扩张，可伴有头痛和原发疾病的症状。

需要强调指出的是50%～80%的DVT并无上述临床表现（以久卧床的DVT者多见，尤其在围术期），由于近50%的下肢近端DVT可引起急性PTE，90%以上的PTE血栓来源于DVT，故DVT又被称为无声的杀手。DVT重要的远期并发症主要是血栓形成后综合征（post-thrombotic syndrome，PTS），即因静脉瓣功能不全引起的浅静脉压力升高，导致长期的患肢沉重感、疼痛、水肿、静脉曲张、皮肤色素沉着、难愈合的溃疡及静脉性跛行等。反复持续出现上述情况时，应注意是否有复发性DVT发生。

【辅助性检查】

（一）血浆D-二聚体（D-dimer，DD）测定

血浆DD是交联纤维蛋白在纤溶系统作用下产生的降解产物，是特异的纤溶过程标志物，在急性PTE或DVT时可异常增高大于500ng/ml，但血浆DD在手术、创伤、急性心肌梗死，心力衰竭、妊娠、恶性肿瘤、肺炎等时也可增加，因此特异性低，诊断急性PTE-DVT的价值有限（尤其在老年人、住院患者或手术创伤者），但在急性VTE临床低度、中度可能性者，特别是在没有合并其他基础疾病或无VTE史和出现症状时间短的较年轻患者，测定血浆DD有排除诊断价值，DD＜500ng/ml，可除外急性PTE-DVT的存在，无需再做进一步影像学检查。动态监测血浆DD还有助于对VTE病情发展的了解。酶联免疫吸附法（ELISA）、乳胶凝聚比浊法（两种测定方法敏感性和阴性预计值相似）和全血凝集测定法约可排出30%疑诊VTE患者，因此是较为可靠的检测方法。

（二）动脉血气分析（arterial blood gas，ABG）和肺功能检查

由于呼吸功能不全和代偿性过度通气，约80%急性PTE患者表现为肺泡－动脉血氧分压差〔$P_{(A-a)}O_2$〕增大，动脉血氧分压（PaO_2）和血二氧化碳分压（$PaCO_2$）降低，如果PaO_2和$PaCO_2$二者都正常有助于排除较大面积的急性PTE。此外，急性PTE肺功能检查可显示肺泡无效腔（V_D）异常增高，潮气末二氧化碳分压（$ET\text{-}CO_2$）减低，对急性PTE疑诊者，当V_D与潮气容积比值（V_D/V_T）超过0.4（正常值0.3），肺通气功能正常时，应高度疑诊急性PTE；反之，如果$ET\text{-}CO_2$（正常值31mmHg）及V_D为正常，则发生急性PTE可能性小甚至可排除，观察PTE患者的$ET\text{-}CO_2$动态变化趋势，还可评价PTE是否复发或治疗疗效，$ET\text{-}CO_2$及V_D测定为无创手段，对急性PTE患者无禁忌，因此可对急性PTE的诊断提供有价值的信息。

（三）心电图（ECG）

急性PTE患者心电图多可见异常，虽对诊断既不特异也不敏感，但EKG右心室负荷增加的征象对PTE诊断有提示作用，可与急性心肌梗死相鉴别。最常见的表现是窦性心动过速，当出现肺动脉压或右心负荷增高时可出现V_1～V_4、Ⅱ、Ⅲ、avF的T波倒置（多呈对称性类似“冠状T”改变）和ST段异常、$S_Ⅰ Q_Ⅲ T_Ⅲ$（即Ⅰ导联S波加深＞1.5mm，Ⅲ导联出现深Q波及T波倒置）、完全或不完全右束支传导阻滞、肺型P波、电轴右偏及顺钟向转位等。有时急性PTE心电图改变的程度与临床症状严重度不一致。ECG异常在发病后即可

出现，可呈一过性，随病程演变和治疗而时序性变化，因此多次心电图检查观察动态变化并结合临床进行分析，对提示 PTE 有更大意义。大约 25% 急性 PTE 患者 ECG 无异常改变。

（四）X 线胸片（CXR）

胸片在约 80% PTE 患者有提示诊断的异常表现（但缺乏特异性）。肺动脉阻塞征象：区域性肺纹理变细、稀疏或消失，肺野透亮度增加（Westermark 征）；肺动脉高压及右心扩大征象：右下肺动脉干增宽或伴截断征，肺动脉段膨隆以及右心室扩大；肺组织继发改变：肺片状阴影，尖端指向肺门的楔形阴影（hampton 征，驼峰征），肺膨胀不全或肺不张，患侧横膈抬高，或合并少至中量胸腔积液。X 线胸片可提供心肺的全面情况，既经济又便于随访，对疑诊急性 PTE 和鉴别其他胸部疾病有很大帮助，但仅凭 CXR 不能确诊或排除 PTE。

（五）超声心动图（UCG）

床旁进行经胸 UCG（TTE）或食管 UCG 是对疑诊急性大面积 PTE（特别是血流动力学不稳定或有休克）或围术期疑诊患者的首选检查，也是对急性 VTE 中度或高度疑诊患者的重要筛查。国人 520 例急性 PTE 患者 TTE 研究表明，6% 可显示主肺动脉或左右肺动脉血栓，有直接确诊价值，而经食管超声检查检出主肺动脉 PTE 的敏感性为 97%，特异性 88%。国人 248 例急性大面积或次大面积急性 PTE 患者的 TTE 检查，99.2% 可部分显示表明有右心室功能障碍，对 PTE 诊断有支持意义的下述 PTE 间接征象：右室壁局部运动幅度降低、右心室和（或）右心房扩大、右房室内血栓、室间隔左移运动异常、左室腔变小呈“D”字形、近端肺动脉扩张、三尖瓣反流速度增快（>2.8m/s）、下腔静脉扩张（吸气时不萎陷）。此外，TTE 对 PTE 临床分型和危险分层（右室功能障碍预后较差）、鉴别急性 PTE 和 CTEPH、除外疑似急性 PTE 的急性心肌梗死、主动脉夹层、心脏压塞等其他心脏危重症及指导治疗均有重要价值。

【特异性检查】

（一）PTE 相关影像学检查

1. 螺旋 CT 和电子束 CT 肺动脉造影（CTPA）　CTPA 属解剖显像，是 PTE 诊断方法上的革命，随着新一代 16 层和 64 层多排螺旋 CT（MSCT）问世（显示 1mm 层厚、0.6mm 间距重建图像对亚段肺动脉的显示率达 93%，对 5 级肺动脉的显示率达 72%），由于敏感性（80%~95%）和特异性（86%~96%）高，属无创检查安全性好（也适合肺动脉高压重症或老年患者），操作快捷，较经济，已成为最常用的急性 PTE 确诊手段和非大面积急性 PTE 首选检查，有替代肺动脉造影的趋势。CTPA 的 PTE 直接征象可显示血栓累及范围、形状、大小、与血管壁关系，肺动脉充盈缺损，管壁不规则狭窄和排空延迟，还可确定血栓的新旧，与 CTEPH 鉴别，新鲜血栓呈圆形凸出，充盈缺损常位于肺血管中心（如偏心性或附壁性充盈缺损，与管壁呈锐角），被梗阻的血管增宽（陈旧血栓呈圆凹形，常附着血管壁呈钝角，被梗阻血管变窄，管壁不规则增厚）；间接征象：肺血管、血流分布不均匀，栓塞区与正常血运区或实变肺组织与非实变组织间于灌注期可显示马赛克征（mosaic perfusion），肺动脉增宽，肺梗死或肺实变，右心房、右心室增大，胸腔或心包积液。CTPA 对亚段肺动脉栓塞诊断率约 6%，结合核素肺通气/灌注扫描可提高检出率。CTPA 能为急性 PTE 与其他肺血管病，纵隔、肺实质和胸膜疾病鉴别诊断提供依据（当 PTE 被排除时可能做出另一正确诊断），也是评估 PTE 严重度、指导治疗和评价疗效的可靠方法，而 MSCT 还可分别兼顾右心功能和下腔静脉、下肢 DVT 检查，缺点是不能得到血流动力学资料。

2. 核素肺通气/灌注显像（V/Q） 肺 V/Q 属无创检查，患者接受放射剂量小，对段或亚段肺动脉栓塞的诊断有独到价值，因此是急性 PTE 重要的诊断方法。急性 PTE 的典型征象是呈肺段分布的肺灌注缺损，与肺通气显像或 X 线胸片不匹配。肺 V/Q 扫描结果可分为 3 类：①PTE 高度可能：至少 2 个或更多肺段大小的局部肺灌注缺损而肺通气显像良好或 X 线胸片无异常，如临床 PTE 高度可疑，可诊断 PTE；②正常或接近正常：可排除 PTE；③非诊断性异常：其征象介于 PTE 高度可能与正常之间，不能诊断和排除 PTE。肺 V/Q 是功能性检查，不能够直接显示肺动脉管腔及栓子，而是依据肺动脉栓塞后继发的肺实质血流灌注缺损来间接诊断 PTE，由于任何能影响肺血流灌注的心肺疾病（如左心衰竭引起肺静脉高压、COPD、肺叶切除术后）缺氧、重度吸烟、肺血管外压等都可影响肺灌注显像，而当栓子不完全阻塞肺动脉时，核素肺灌注显像可能显示其累及范围仍存在血流灌注，出现假阴性结果，因此肺 V/Q 敏感性高，特异性低，仅能在约半数可疑患者中诊断或排除 PTE。肺 V/Q 显像可应用于既往没有严重心肺疾病或 PTE 病史，且同期 CXR 正常的疑诊 PTE 患者的诊断（否则易因假阳性造成 PTE 过诊），结合患者发生 PTE 临床可能性或进行肺 V/Q 断层显像可提高 PTE 诊断的敏感性和特异性。

3. 磁共振肺动脉造影（MRPA） 在单次屏气下（20 秒内）完成 MRPA 扫描，可确保肺动脉内较高信号强度，可直接显示肺动脉内栓子及 PTE 所致的低灌注区，对 PTE 做出诊断，对肺动脉段以上肺栓塞诊断的敏感性和特异性分别为 85% 和 96%，Gd-DTPA 增强 MRPA 有利观察外周肺动脉栓。磁共振检查虽无 X 线辐射，不使用含碘造影剂，可以任意方位成像，可重复，但扫描时间长，重症患者不易耐受，目前仅作为 PTE 诊断的二线检查方法，可用于有肾功能严重受损、碘造影剂过敏或妊娠患者。

4. 肺动脉造影（PAA） PAA 属有创性检查，诊断 PTE 的敏感性 94%，特异性 96%，是诊断 PTE 的"金标准"与参比方法。直接征象：肺动脉内造影剂充盈缺损，伴或不伴轨道征的血流阻断；间接征象：肺动脉造影剂流动缓慢，局部低灌注，静脉回流延迟。PAA 的严重并发症发生率 1.5% 和死亡率 0.5%，特别容易发生在有肺动脉高压的患者。PAA 目前仅用于其他无创检查不能确诊的 PTE 及与复杂心肺血管的鉴别诊断、或为介入手术治疗提供最佳解剖学和血流动力学资料。

（二）DVT 相关影像学检查

国人 520 例急性 PTE 和 248 例大面积或次大面积 PTE 中有下肢 DVT 的分别为 58.5%、81.6%，因此下肢 DVT 是急性 PTE 血栓栓子的主要来源，而大多数下肢 DVT 无明显临床症状和体征，对每例疑诊 PTE-DVT 患者均应及时有针对性地选用下列检查进行筛查，任何一项阳性都可诊断 DVT，诊断手段包括：

1. 深静脉多普勒超声（DVUS） 因无创、可重复、价廉，能在床旁进行，可作为下肢 DVT 的最初筛选检查，特别适合于对有症状下肢近端 DVT 的诊断，敏感性 95%，特异性 98%，对无症状下肢近端 DVT 或小腿 DVT 敏感性低，分别是 62% 和 48%，对非完全阻塞性的和复发性 DVT 诊断的敏感性也低。对检查阴性仍疑诊 DVT 患者可在 5～7 天后重复此检查，如结果仍阴性而测定血浆 DD 也正常，可排除有临床意义需抗凝治疗的急性 DVT。

2. 下肢深静脉核素显像（RDV） 有两种显像方法：^{99m}锝（^{99m}Tc）标记人血白蛋白静

脉显像及^{131}碘（^{131}I）人血纤维蛋白原静脉显像，两者诊断 DVT 的敏感性、特异性均达 90%。静脉核素显像 DVT 征象：完全或不完全性血流梗阻，侧支循环形成，静脉功能异常，血流逆流入浅静脉和浅静脉代偿性增粗扭曲。RDV 可与肺灌注显像联合进行，以简化 VTE 诊断过程。

3. CT 静脉造影（CTV）　CTV 实际上是间接的下肢静脉造影，是在 CT 肺动脉造影即 CTPA 完成后 2～3 分钟进行下腔和双下肢深静脉扫描，无需额外注射对比剂，实现了同时了解肺动脉、下腔静脉、盆腔静脉、髂静脉和双下肢深静脉有无血栓等情况，诊断 DVT 敏感性 97%，特异性 100%，由于 CTV 还能提供除 DVT 之外腹部、盆腔脏器和下肢有无病变的依据，为诊断和鉴别诊断提供更多信息，因此优于下肢静脉超声检查，但需接触较大剂量的放射线。急性 DVT 的 CTV 征象：静脉充盈缺损、管腔狭窄及阻塞，或管腔扩张、静脉周围水肿和侧支循环（慢性 DVT 表现为血栓边缘不规则，血管壁钙化、局限性或弥散性增厚，管腔小于伴行动脉）。

4. 磁共振静脉造影（MRV）　对急性 DVT 诊断的敏感性及特异性均可高达 99%～100%，能同时显示下腔静脉、盆腔静脉、双下肢深静脉血栓情况，有潜在鉴别急、慢性血栓的功能，对无症状 DVT 诊断也具有很好的临床应用前景。MRV 使患者不接受放射线，不用造影剂，并可同时行磁共振肺动脉造影，了解肺动脉有无血栓。

5. 肢体阻抗容积图（IPG）　测定股部袖带充气前后小腿血流容量变化时电阻抗改变，评价下肢深静脉血流速度，从而间接诊断 DVT。诊断有症状下肢近端 DVT 和闭塞性下肢 DVT 的敏感性和特异性分别为 92%～98% 和 90%，诊断无症状或非闭塞性下肢近端 DVT 和小腿 DVT 敏感性低，仅 20%。当存在下列情况者，IPG 可产生假阳性：动脉血流量减少（充血性心力衰竭、休克、动脉硬化）、中心静脉压增高（如心脏压塞）、COPD、妊娠、腹部肿瘤和包块使下腔静脉受压或阻塞、下肢肌肉紧张；腹腔内压增高（大量腹腔积液、过度肥胖），此外 IPG 不适合检测上肢 DVT 及已形成侧支循环再通的慢性 DVT。

6. X 线静脉造影（CV）　可清楚显示静脉阻塞的部位、范围、侧支循环和静脉功能状态，如静脉突然中断和腔内充盈缺损，是诊断 DVT 的金标准，诊断敏感性及特异性接近 100%。本方法属有创性检查，可引起局部疼痛、过敏反应及静脉炎加重，偶致栓子脱落可发生肺栓塞，因此不宜作为筛查手段，目前主要用于经无创检查仍不能确诊的高度疑诊 DVT 者。

上述影像学检查是急性 PTE-DVT 确诊和排除的主要依据，应恰当地选择检查手段，互补各种检查方法的优劣，密切结合患者发生 PTE-DVT 临床可能性，综合分析检查结果（表 12-6）。

复杂病例的鉴别诊断应采用综合影像学检查。CTPA 联合下肢静脉多普勒超声，可作为急性 PTE-DVT 影像学最佳检查方法；下肢静脉超声检查配合 UCG 可及时发现 DVT 和右室功能障碍的存在，大大提高超声检查在急性 PTE，尤其在大面积和次大面积急性 PTE 中的诊断价值（敏感性 79.6%，特异性 100%），为在床旁及时、快速诊断血流动力学不稳定的急性 PTE，提供了可靠而便捷的手段；CTPA 和 CTV 联合扫描技术或肺 V/Q 联合 RDV 显像均可以简化 VTE 诊断流程，提高 PTE-DVT 的诊断率；下肢 DVT 的相关检查对肺栓塞 CTPA 或肺 V/Q 影像表现不典型可疑病例的确定诊断、肺动脉高压的鉴别诊断、有创导管检查及介入治疗（如下腔静脉滤器置入）方法的选择均有重要意义；有创 PAA 检查仅用于经过无创检查仍不能确诊 PTE 的疑难病例和进行介入治疗；矛盾性栓塞应重视诊断，胸部增强 CT 和 UCG 是最理想的检查方法；而规范的影像学检查技术程序，阅片医师的专业技能与经验，以及临床医师的知识经验和病史的了解对影像诊断结果有重要影响。

表 12-6　根据临床可能性确诊 PTE 的标准

诊断方法	PTE 临床可能性		
	低度	中度	高度
排除 PTE			
肺动脉造影正常	✓	✓	✓
肺灌注扫描正常	✓	✓	✓
血浆 D-二聚体 <500μg/L	✓	✓	×
肺灌注扫描非 PTE 诊断性异常及下肢近端静脉超声检查阴性	✓	×	×
螺旋 CT 检查正常及下肢近端静脉超声检查阴性	✓	✓	×
螺旋 CT 检查正常	×	×	×
诊断 PTE			
肺动脉造影提示 PTE	✓	✓	✓
肺灌注扫描 PTE 高度可能	✓	✓	✓
下肢近端静脉超声检查提示 DVT	✓	✓	✓
螺旋 CT 检查提示 PTE	✓	✓	✓

【诊断】

（一）急性 PTE-DVT 临床可能性评估

对不明原因发生呼吸困难、呼吸频速、胸痛或晕厥疑似急性 PTE 临床表现患者，首先应进行急性 PTE 临床可能性评估：①有否发生 VTE 的危险因素；②结合病史、体检和 CXR、EKG、BGA 检查，综合分析能否除外 PTE 以外的其他诊断。患者如具备上述两项情况属急性 PTE 临床高度可能，具有两项之一者属 PTE 临床中度可能，两项皆无者属 PTE 临床低度可能。急性 PTE-DVT 临床可能性评估也可采用危险分层方法（表 12-10），对评估为 PTE-DVT 临床低度可能患者，如联合血浆 D-二聚体检查 <500μg/L，则基本可排除急性 PTE-DVT 诊断。

（二）确诊急性 PTE

对评估为急性 PTE 临床高度可能患者或经上述评估仍不能排除的可疑 PTE 患者，应及时选择 CTPA、肺 V/Q、超声心动图和下肢静脉超声、MRPA 或 PAA 检查，其中一项阳性即可确诊，对仍难于确定者，可进行多项确诊措施以求相互印证。对血流动力学不稳定的可疑急性大面积 PTE 患者可在床旁首选 UCG（和下肢静脉超声检查）、应在就诊后 1 小时内完成。CTPA 检查已被广泛应用，可作为急性 PTE 一线检查，宜在 24 小时内完成。对不能进行 CTPA（如肾功能不全、孕妇）或对碘造影剂过敏患者可进行肺 V/Q 显像或 MRPA。对经上述无创检查仍不能确诊的可疑 PTE 患者才考虑进行 PAA 确诊（或排除）PTE，急性 PTE（无休克）的诊断流程见图 12-1。

（三）划分急性 PTE 临床类型

可根据临床表现、CTPA、UCG 检查结果（如右心漂浮血栓、卵圆孔未闭提示预后差），血浆肌钙蛋白、血清 N 末端脑钠肽（NT-proBNP）水平（异常增高提示预后差），对急性 PTE 进行临床分型和危险分层：

1．大面积 PTE（massive PTE）　发生率 5%，临床以休克和低血压（收缩压 <90mmHg 或较患者基础值下降≥40mmHg，持续时间 >15min，除外新发生的心律失常、低血容量、感染中毒等其他原因所致血压下降）为主，或表现为心跳呼吸骤停。住院病死率为 30%。

2．次大面积 PTE（submassive PTE）　发生率 30%，不符合大面积肺栓塞的诊断标准，但超声心动图有右心室功能障碍表现或右室运动幅度 <5mm，右室舒张末期前后径/左室舒张末期前后径比值 >0.6 或右室横径/左室横径比值 >1.0；或临床上出现右心功能不全的表现。住院病死率 5%~10%。

3．非大面积 PTE（non-massive PTE）　发生率 65%，不符合以上情况者为非大面积肺栓塞。住院病死率 <4%。

（四）寻找急性 PTE 的成因

DVT 和 PTE 是不可分割的整体，是 PTE 最主要血栓的来源及 PTE 发生的主要标识，因此应有 VTE 观，对每个疑诊或已确诊急性 PTE 患者，需同时寻找 PTE 成因，均应进行下肢 DVT 检查（不管患者有无 DVT 症状体征），这对于确诊 PTE 及明确栓子来源有重要价值（反之，当患者有 DVT 时也应该同时检查有无 PTE），对指导治疗评价预后也有重要意义。应对 DVT 的类型、严重程度、病程以及与 PTE 发病的联系作出评价，对经积极寻找仍不能明确由已知易栓症或其他继发性 VTE 危险因素引起的 PTE-DVT 称为特发性 VTE（idiopathic venous thrombembolism，IVTE），它是一种慢性疾病状态，对其中反复发生 VTE 和双侧下肢同时发生急性 DVT 者应警惕有否潜在恶性肿瘤发生，需注意认真筛查，对未发现恶性肿瘤的患者要定期随诊，观察时间至少 2 年。

【鉴别诊断】

急性 PTE 容易与其他疾病相混淆被漏诊与误诊，也可能将其他疾病过诊为 PTE，因此应详细询问病史，注意症状发作方式、体征，认真加以鉴别，需要鉴别的主要疾病包括：

（一）肺炎

当急性 PTE 患者有咳嗽、咯血、呼吸困难、胸膜炎样胸痛，X 线胸片出现肺部阴影，尤其合并发热时，极容易误诊为肺炎。肺炎有相应的全身和肺部表现，如高热、寒战、咳脓性痰，外周血白细胞计数增高、痰涂片及培养病原体阳性，抗感染治疗有效。而急性 PTE 患者有发生 VTE 的危险因素，可发现下肢 DVT 和呼吸循环系统的相应异常表现。

（二）冠状动脉硬化性心脏病（心绞痛或心肌梗死）

19% 的肺梗死者可合并心绞痛，而部分急性 PTE 患者的 EKG 因肢体导联出现 ST-T 改变，T 波倒置或胸前导联呈“冠状 T”，同时存在气短、胸痛，并向肩背部放射，在血清心肌酶不升高或轻度升高时，因此容易被误诊为冠心病心绞痛。急性 PTE 和急性心肌梗死的临床表现也相似，可剧烈胸痛、休克，甚至猝死，32% 患者血浆肌钙蛋白升高，或血清 CK、CK-MB 升高，而且常出现类似急性非 Q 波性心肌梗死心电图图形，含服硝酸甘油症状不能缓解，所以极易被误诊为急性非 Q 波性心肌梗死，但心绞痛或心肌梗死患者多有冠心病或高血压病史，年龄较大，心肌梗死的 EKG 呈特征性动态演变过程，即面向梗死区导联出现异常 Q 波、ST 段抬高、T 波倒置，胸前各导联 T 波倒置的程度多从右向左逐渐加深（急性 PTE 的 Tv_{1-4}倒置是从右向左逐渐变浅），而且 S_I 加深，不完全右束枝传导阻滞或 $S_{V1,2}$，V_{5R} 挫折、粗钝者少见，此外，呼吸困难不一定明显。

（三）血管神经性晕厥

急性 PTE 发生晕厥常被误诊为血管神经性晕厥或其他原因所致晕厥。单纯性晕厥多见于体质瘦弱的女性，多有诱因及前期症状，容易在炎热拥挤的环境疲劳状态下发生；排尿性晕厥多见于年轻男性，发生在排尿时或排尿后；咳嗽性晕厥多见于存在慢性肺病的中老年男性；心源性晕厥多有心脏病史，晕厥发生突然，发作时心电图呈心动过缓、室扑或室颤甚至停搏。对不明原因晕厥者应注意询问有无发生 VTE 的危险因素，有无下肢 DVT 和低氧血症，应警惕急性 PTE 的发生。

（四）主动脉夹层

多有高血压史，起病急骤，呈刀割样或撕裂样胸背痛，较剧烈，与呼吸无关，可向腹部或下肢放射，发绀不明显，病变部位有血管杂音和震颤，周围动脉搏动消失或两侧脉搏强弱不等，胸片常显示纵隔增宽，心血管超声和增强螺旋 CT 扫描可见主动脉夹层征象。

（五）急性心脏压塞

症状与急性 PTE 相似，但体格检查有颈静脉怒张、心浊音界扩大、心音遥远、肝颈静脉反流征阳性；ECG 呈低电压、普遍性 ST 段弓背向下抬高、T 波改变；UCG 见心包积液。

（六）其他原因所致胸腔积液

急性 PTE 患者胸腔积液需与其他原因胸腔积液鉴别，如结核性、细菌性、恶性肿瘤及心功能衰竭。结核引起胸腔积液者常有低热、盗汗、结核菌素皮肤试验呈强阳性；细菌性胸液白细胞计数增多，常伴肺炎；恶性肿瘤性胸液可找到癌细胞，多伴有原发性肿瘤。急性 PTE 胸液多为血性渗出液（少数也可因为右心功能不全引起的漏出液）、少或中等量、1～2 周内可自然吸收，胸片有吸收较快的肺部浸润阴影或肺动脉高压征象，有胸痛、咯血、呼吸困难或下肢 DVT，一旦考虑到急性 PTE，就不难与胸腔积液的其他原因鉴别。

（七）肺血管炎

有时累及肺动脉的大动脉炎（约占 50%）和贝赫切特病可出现疑似肺栓塞的临床表现，前者多发生在肺动脉的单侧，右侧多于左侧（右上叶多发）。后者有时可引起肺动脉瘤样局部扩大或同时在其他任何部位引起大中动脉炎（表现瘤样的局部扩大或狭窄），和大中静脉炎，核素肺灌注显像呈节段性肺灌注缺损，CTPA 检查肺动脉可显示血管壁增厚，受累肺动脉狭窄变细或闭塞，类似肺栓塞的缺损，下肢超声有血栓形成，极易被误诊为 PTE-DVT。大动脉炎的其他病变如无脉和贝赫切特病的复发性口腔溃疡、眼炎、外阴溃疡和针刺试验阳性等表现有助于鉴别诊断。

（八）特发性肺动脉高压

多见于生育期女性，可有 PTE 相似症状，但多呈慢性病程，亦无下肢 DVT，CTPA 检查主肺动脉及左右分支明显扩大，管壁光滑，无充盈缺损狭窄或缺支改变，也无肺动脉截断征象，肺灌注显像一般正常或缺损区呈弥漫性稀疏，肺动脉造影显示肺动脉呈“剪枝”样改变，UCG 检查可显示右心室肥厚、扩大。

（九）高通气综合征

又称焦虑症，多见于年轻女性，一般情况好，无器质性病变，常有精神心理障碍，情绪紧张为诱因，表现为发作性呼吸困难，全身不适，过度通气，$PaCO_2$ 降低，呈呼吸性碱中毒，心电图有时可有 T 波低平或倒置等，症状可自行缓解，但可反复发生。

（十）非血栓性（脂肪、羊水、空气、感染性栓子等）肺栓塞

患者有非血栓性肺栓塞的相关病史和临床表现，如脂肪栓塞主要发生在严重创伤特别是长骨骨折者，临床表现为呼吸困难、脑功能障碍及皮肤淤斑，CTPA 检查显示肺动脉腔内有小圆形或连续充盈缺损，移动快可嵌顿于相应末梢肺血管。

（十一）先天性肺动脉发育异常

先天性一侧肺动脉缺如：多发生在右肺动脉，患侧肺纹理稀疏（健侧肺血管增粗、肺血流增多），肺容积减小，在肺动脉分嵴部呈现截断征，盲端光滑，右心房室增大，可单独发生，也可合并其他心血管畸形，患者幼年起病，活动后气短，反复肺部感染，咯血等。先天性肺动脉狭窄：多发性外周肺动脉分支狭窄，呈粗细不均串珠样改变，有肺动脉高压征象。

（十二）肺动脉肿瘤

原发性肺动脉肿瘤：胸片显示肺门呈“三叶草”征或 CTPA 在肺动脉腔内呈结节或分叶样充盈缺损，呈膨胀性生长，增强后不均匀强化，X 线影像改变与患者症状不平行，也无下肢 DVT。子宫平滑肌瘤病引起肺动脉肿瘤：见于有子宫肌瘤手术病史成年女性患者，CTPA-CTV 检查可在下腔静脉 - 右房 - 右室腔内有占位性病变（有包膜），呈现连续条索状充盈缺损。

（十三）其他

急性肺栓塞还需与急性呼吸窘迫综合征、CTEPH 或 CTEPH 急性加重、甲状腺功能亢进、支气管哮喘、癫痫、肺动脉外肿物压迫或结核缩窄性心包炎或钙化灶引起的肺动脉扭曲变形、心肌炎、自发性气胸、肋软骨炎、纵隔气肿和术后肺不张等疾病鉴别。

【治疗】

（一）一般处理

急性 PTE 和 DVT 共属于内科疾病，具有相似的疾病过程，二者治疗方案相似，绝大多数急性 PTE 是可以治疗的，治疗目的是度过危险期，缩小或消除肺栓塞和深静脉血栓，缓解栓塞引起的心肺功能紊乱和防止慢性血栓栓塞性肺动脉高压以及 PTE 复发，预防血栓栓塞后综合征和 DVT 复发。急性 PTE 的治疗不仅取决于其临床类型，也决定于 DVT 的类型。及时治疗者死亡率为 5%~8%，不治疗死亡率高达 25%~30%。对高度疑诊或确诊急性 PTE 的患者，应进行严密监护，监测呼吸、心率、血压、心电图及血气的变化，对血流动力学不稳定的急性大面积 PTE 患者可收入 ICU 病房，如果准备溶栓治疗应尽量避免有创检查及穿刺；对于高度疑诊或确诊下肢近端 DVT 的患者，为防止栓子脱落，要求绝对卧床约 2 ~ 3 周，保持排便通畅，避免用力；对于有焦虑和惊恐症状的患者应予安慰并可适当使用镇静剂及小剂量抗焦虑药，对于胸痛者可给予镇痛剂吗啡、哌替啶；对于发热、咳嗽等症状可给予对症治疗。下肢或上肢 DVT 伴有持续水肿或疼痛可抬高患肢，或用芦丁、弹力绷带或梯度压力袜缓解症状。为预防肺部感染和治疗静脉炎可用抗生素。

（二）急救措施

对低氧血症患者，可采用经鼻导管或面罩吸氧纠正，对存在低心排出量者，应给予持续面罩或鼻导管吸氧，吸入氧浓度应使血氧饱和度在90%以上为宜；当合并严重的呼吸衰竭时，可使用经鼻/面罩无创性机械通气或经气管插管机械通气治疗，应避免气管切开，以免在抗凝或溶栓治疗过程中局部大量出血。应用机械通气治疗需注意尽量减少正压通气对循环的不利影响。对于临床表现急性肺源性心脏病合并低血压或休克的患者，可给予有肺血管扩张作用和正性肌力作用的多巴酚丁胺3.5～10μg/(kg·min）和多巴胺5～10μg/(kg·min)；若出现血压下降，可增大剂量或使用其他血管加压药物，如间羟胺、去甲肾上腺素0.2～2.0μg/(kg·min)、或肾上腺素，迅速纠正引起低血压的心律失常，如心房扑动、心房颤动等。维持动脉平均血压大于80mmHg，心脏指数>2.5L/(min·m^2）及尿量>50ml/h，同时积极进行溶栓或抗凝治疗。急性PTE80%死亡在发病后2小时内发生，因此对危重者应及时紧急抢救，争取病情缓解。

（三）抗凝治疗

抗凝治疗适用于绝大多数急性PTE和DVT，出血发生率仅是溶栓治疗的1/4（7%对26%），医疗费用较低廉，因此是急性PTE和DVT的基本治疗方法。

抗凝治疗能加速内源性纤维蛋白溶解，防止纤维蛋白及凝血因子的沉积，使已经存在的血栓缩小，防止急性VTE患者新血栓形成和VTE复发。主要抗凝药物有普通肝素、低分子肝素和华法林；单纯抗血小板药物的抗凝作用，尚不能满足PTE或DVT的抗凝要求。非类固醇抗炎药治疗VTE疗效也证据有限。抗凝治疗适应证是非大面积急性PTE-DVT和临床高度疑诊急性PTE等待诊断性检查结果前（诊断明确后继续治疗），或已经确诊急性DVT者，如无抗凝治疗禁忌证，均可立即开始抗凝治疗。对于有溶栓治疗适应证的确诊急性大面积PTE或DVT者，在溶栓治疗后仍需序贯抗凝治疗以巩固加强溶栓效果避免栓塞复发。

抗凝治疗的主要禁忌证：近期有活动性出血、凝血机制障碍、难以控制的严重高血压、严重肝肾功能不全及近期手术史或严重创伤、感染性心内膜炎、心包积液、动脉瘤以及活动性消化道溃疡者。在妊娠头3个月及产前6周不用华法林（可选用普通肝素或低分子肝素)。当确诊有急性PTE时，上述情况大多属于相对禁忌证。

应依据急性PTE-DVT患者病情及出血风险，选择下述抗凝治疗方案：静脉泵入或皮下注射普通肝素约5～7天，然后过渡为口服华法林；或皮下注射低分子肝素约5～7天，然后过渡为口服华法林；或整个疗程一直皮下注射低分子肝素。

1. 普通肝素（unfractionated heparin，UFH） 普通肝素是一硫化的糖胺聚糖，是间接凝血酶抑制剂，主要通过与血浆中抗凝血酶（AT）结合形成复合物，从而增强后者抗凝作用，AT能使以丝氨酸为活性中心的凝血因子Ⅱa（凝血酶)、Ⅸa、Ⅹa、Ⅺa、Ⅻa失活，是治疗急性PTE-DVT的有效药物。肝素的抗-Ⅹa：抗-Ⅱa活性比例与多糖链的长短和分子量的大小有关，对因子Ⅱa的灭活有赖于肝素、抗凝血酶、因子Ⅱa三联复合物的形成，起模板作用的肝素多糖单位必须达到18个。因子Ⅹa的灭活无需与肝素结合，少于18个糖单位的肝素仍可使因子Ⅹa灭活。

UFH起效迅速，能快速有效肝素化，作用较强，持续静脉泵入法较间断滴注法更安全(出血发生率少)，是首选的起始治疗方法之一。对于需快速达到抗凝效果的急性大面积

PTE 患者、肥胖者（>120kg）、已进行创伤手术或肾功能不全出血风险高的患者、可能需紧急使用鱼精蛋白中和终止抗凝治疗的患者，推荐普通肝素抗凝治疗（但对无上述特殊情况的一般 PTE 患者，虽 LMWH 或 UFH 都可以作为初始治疗，两者疗效相似，但更推荐 LMWH）。UFH 生物利用度为 30%，抗凝效应个体差异大，治疗窗窄，不易达到稳态血药浓度，必须常规进行部分活化凝血时间（APTT）监测以确保最佳治疗效果和安全。首剂负荷量 80U/kg（或 5 000U 静推）继之以 18U/(kg·h）速度泵入，然后按照 Raschke 计算表（表 12-7）根据 APTT（静脉滴注 6h 后进行测定）调整肝素剂量，在最初 24h 内每 4~6h 测定 APTT。

表 12-7　根据 APTT 调整静滴肝素用量表

APTT（秒）	肝素剂量调整
<35（<1.2 倍正常对照值）	追加 80U/kg 静脉注射，继之泵入速度增快 4U/(kg·h)
35~45（1.2~1.5 倍正常对照值）	追加 40U/kg 静脉注射，继之泵入速度增快 2U/(kg·h)
46~70（1.5~2.3 倍正常对照值）	无需调整
71~90（2.3~3.0 倍正常对照值）	泵入速度减慢 2U/(kg·h)
>90（>3 倍正常对照值）	暂停用药 1h，继之泵入速度减慢 3U/(kg·h)

尽快使 APTT 达到并维持于正常对照值的 1.5~2.5 倍（此后可每天测定一次 APTT），由于血浆 APTT 水平是波动的，一次结果不能预示 24h 内的情况，应进行动态检测，特别在治疗初期调整肝素剂量，应尽量使 APTT 在正常对照值 2 倍以上，否则可因抗凝强度不够血栓延伸肝素需用量增加，使达到 APTT 治疗水平时间延长，静脉血栓复发率明显增高。在维持有效抗凝至少 5 天临床情况平稳后可过渡到口服抗凝治疗。大多数患者的足够肝素抗凝量为 1 000~2 000U/h，但在大面积 PTE，可因体内肝素半衰期短清除增加而使每日肝素用量增大，甚至在大于 4 000U/h 时 APTT 值仍达不到目标治疗范围（肝素抵抗），此时 APTT 和肝素的浓度之间失去相关性，应监测抗Xa 因子浓度调节肝素剂量，治疗范围应相当于肝素抗Xa 因子浓度为 0.2~0.4U/ml（鱼精蛋白硫酸盐测定方法）或 0.3~0.6U/ml（酰胺分解测定法）。在急性大面积 PTE、复发 PTE 或髂股深静脉血栓形成，UFH（或 LMWH）抗凝疗程至少 10 天或更长，使临床情况平稳。总之，肝素用药原则应快速、足量（因抗凝剂量不足不能阻止血栓扩大）和个体化。皮下注射 UFH 使用方法是：第一天，首次 5 000U，iv，随后 17 500IU，2 次/日，皮下注射，用后 6h 测定 APTT，调整 UFH 剂量，维持 APTT 在正常对照值 1.5~2.5 倍治疗范围。

肝素诱导的血小板减少症（HIT）发生率约为 1.5%~3.0%，常发生在开始用普通肝素后的前 5 天，峰值在第 10~14 天，轻型 HIT 是肝素直接引起血小板聚集而导致的，可在用药 3 天内发生，停药后很快恢复，如果血小板不低于（70~100）$\times 10^9$/L 范围，不必停药能自行恢复。重型 HIT 常由依赖肝素的抗血小板 IgG 抗体引起血小板聚集，肝素初用者在用药后 4~15 天内发生，再次用药者在用药后 2~9 天内出现，血小板常降低至 50×10^9/L 以下，或是较基础值减少 1/2。临床上表现由血栓形成而产生的动脉或静脉综合征（如肢体缺血、心肌梗死或 PTE-DVT 的进展或复发），同时有出血倾向或肝素注射部位出现皮肤损伤。HIT 预后不良，一旦确诊，必须立即停用肝素，改用凝血酶直接抑制剂如阿加曲班、水蛭素、比伐卢定或戊糖和其他衍生物（不能用华法林治疗，也不建议输注血小板），直到血小板计数正常。低分子肝素与肝素有交叉反应，也应避免使用。血小板计数一般在停用肝素后 10 天内开始恢复。当恢复到 $100\times10^9/L$（最好 $150\times10^9/L$）时再开始应用维生素 K 拮抗剂（双香豆素）。为防止 HIT 发生，在肝素使用前和以后的第 3～5 天必须动态观察血小板变化，若长时间使用肝素尚应在第 7～10 天和 14 天复查。肝素半衰期 1～6h，平均 1.5h，通常在停药后凝血功能很快恢复。当肝素过量导致出血需要紧急终止其抗凝作用时可用硫酸鱼精蛋白，在 15 分钟内 1mg 鱼精蛋白能中和普通肝素约 100U。此外，长期大量使用肝素可能引起骨质疏松，多见于不孕妇女。

2. 低分子肝素（low molecular weight heparin，LMWH） LMWH 是肝素的短链剂，也是间接凝血酶抑制剂，糖单位数目少于 18 个，不能灭活因子Ⅱa，但可灭活因子Ⅹa，因此抗Ⅹa 因子：抗Ⅱa 因子比例增大。与肝素相比，LMWH 具有药物吸收完全、生物利用度高（>90%）、半衰期较长 3～6h（因与巨噬细胞和内皮细胞结合较少，被细胞灭活少），抗凝剂量 - 效应关系好（因与血浆蛋白结合率低）、血小板减少、大出血发生率（<1%）及骨质疏松发生率低（与成骨细胞结合率差，使破骨细胞不易被激活），根据体重皮下注射（超过 120kg 肥胖者可导致过量，此时应监测抗Ⅹa 因子水平），一般不需要常规监测凝血指标，使用简便，对 PTE 疗效至少与 UFH 相当，急性 DVT 的初始治疗应用 LMWH 优于 UFH，特别是降低死亡和出血风险，还可应用于 PTE 和 DVT 的院外治疗，因此从临床抗凝易化角度来讲，已成为临床广泛应用的抗凝药。各种 LWMH 抗Ⅹa：抗Ⅱa 比值不同，药代动力学存在一定差异，推荐治疗剂量各不相同，但疗效和安全性没有差异，应注意个体化评价，一般可根据体重确定剂量每日 2 次或 1 次皮下给药，至少 5 天，各种 LMWH 应视为独立的产品，最好不要替换，使用方法需参照不同厂家制剂产品说明（表 12-8）。

表 12-8 各种 LMWH 推荐使用方法

LMWH 药品名	剂 量	使用方法	最短治疗用药时间（天）
那屈肝素钙（nadroparin，速碧林）	<50kg，0.4ml	q12h，sc	5
	50～59kg，0.5ml	q12h，sc	5
	60～69kg，0.6ml	q12h，sc	5
	70～79kg，0.7ml	q12h，sc	5
	80～89kg，0.8ml	q12h，sc	5
	>90kg，0.9ml	q12h，sc	5
依诺肝素钠（enoxaparin，克赛）	100 anti-XaU/kg	q12h，sc	10
达肝素钠（dalteparin，法安明）	200 anti-XaU/kg	Qd，sc	5
瑞肝素钠（reviparin）	35～45kg，3500 anti-XaU/kg	q12h，sc	5
	46～60kg，4200 anti-XaU/kg	q12h，sc	5
	>60kg，6300anti-XaU/kg	q12h，sc	5
亭扎肝素钠（tinzaparin）	175anti-XaU/kg	Qd，sc	5

注：sc 皮下注射，依诺肝素钠 100 anti-XaU/kg 相当于 1mg/kg

LMWH 在无禁忌证情况下对绝大多数患者使用安全，不需常规监测血浆抗 Xa 因子浓度，在重度肥胖者、孕妇、出血高风险者和肾功能不全者，特别是肌酐清除率低于 30ml/min 或 LMWH 用量较大时，出血危险性增加，应监测血浆抗Ⅹa 因子活性，并据以调整剂量，皮下注射 LMWH 后 4 小时是测定抗Ⅹa 因子最合理时间，LMWH 一天两次用药的抗Ⅹa 因子靶目标值是 0.6～1.2U/ml，每日 1 次是 1.0～2.0U/ml。APTT 受 LMWH 的影响小，不能以 APTT 代表 LMWH 的活性。LMWH 的分子量较小，HIT 发生率较普通肝素低，在疗程 >7 天时每隔 2～3 天检查血小板计数。LMWH 对有肝素或 LMWH 诱导的血小板减少症病史、对肝素或 LMWH 过敏患者禁用，对有出血性脑卒中史、糖尿病性视网膜病变和需要进行神经麻醉患者应慎用；对肾功能不全患者也不适合（LWMH 经肾排泄），宜选用普通肝素。鱼精蛋白只能中和 LMWH60% 的抗Ⅹa 因子活性（如在 LMWH 给药 8 小时内，可按每 100 抗Ⅹa 因子单位给予 1mg 鱼精蛋白）。

3. 维生素 K 拮抗剂（VKA）　为体内间接抗凝血药物，可抑制肝脏环氧化酶，使无活性氧化型维生素 K 不能成为有活性还原型维生素 K，干扰维生素 K 依赖性凝血因子Ⅱ、Ⅶ、Ⅺ、Ⅹ的羧化，使这些凝血因子停留在无活性的前体阶段，因此 VKA 被作为静脉血栓栓塞症长期抗凝维持阶段治疗的首选药物。

常用的维生素 K 拮抗剂方案：①华法林（warfarin）：起始剂量 5mg 口服（对于高龄、体弱、营养不良、慢性心衰或肝脏疾病患者起始剂量 <5mg），维持量 2.5～5.0mg/d；②新抗凝：第 1 天 2～4mg，维持量 1～2mg/d；③双香豆素：第一天 200mg，第二天 100mg，维持量 25～75mg/d。华法林抑制凝血因子Ⅱ、Ⅶ、Ⅸ、Ⅹ的合成，但对已活化的凝血因子无抑制作用，因此起效缓慢，此外华法林还可抑制蛋白 C 和蛋白 S（生物半衰期较凝血因子Ⅱ等短）的羧化作用，在最初 3～5 天内有一定促凝作用，因此应在使用肝素（或 LMWH）治疗第一天后即开始口服华法林，并与肝素（或 LMWH）至少合用 5 天，而不直接单独应用华法林（否则 VTE 复发率增加 3～4 倍）以达到最大的抗栓效果，防止血栓形成和 VTE 复发。华法林由于治疗剂量范围窄和个体差异大，应根据国际标准化比值（INR）或血浆凝血酶原时间（PT）常规调整剂量（对调整 INR 困难的患者可选择 LWMH 治疗），在用药初期要注意 INR 测定值和变化趋势，以 5mg/d 起始举例，如服药后第 5 天，INR <1.4，则继续维持原剂量；如 1.4≤INR <1.8 则减量至 4mg/d；如 1.8≤INR≤2.4，则减量至 3mg/d。应当指出，华法林剂量调整后数天 INR 才会变化，故剂量调整不要太频繁。当 INR 稳定在 2.5（2～3）或 PT 延长至 1.5～2.5 倍时可停用肝素或 LMWH，单独口服华法林治疗。INR 一般用药后第 3 天开始测定，在达到治疗水平前，应每日测定 INR，待 INR 达到治疗目标并至少维持 2 天后每 1～2 周监测 1 次，若行长期治疗可每 4 周测 1 次，并调整华法林剂量。INR 高于 3.0 无助于提高疗效，却使出血现象增加，对 INR 在 3～4 者平均需停药 2 天（停药后作用可维持 2～5 天），对 INR >4 者，需停药 4～5 天。而 INR 低于 2.0 达不到抗凝效果。对有出血倾向患者应尽量将 INR 控制在有效抗凝治疗水平的低限。口服抗凝剂在 PTE-DVT 确诊后方可使用，其疗程根据 VTE 危险因素决定：因一过性（可逆性）危险因素（如手术创伤）首次发生的 VTE 患者抗凝 3 个月；初次发病的特发性 VTE 者，至少抗凝治疗 6～12 个月；VTE 合并恶性肿瘤患者长期抗凝治疗或直至癌症去除，起始治疗 3～6 个月应用 LMWH，复发性 VTE 者建议长期抗凝；因抗凝血酶、蛋白 C、蛋白 S 缺乏，凝血因子Ⅴ Leiden

或凝血酶原 20210 基因突变、高同型半胱氨酸血症、凝血因子Ⅷ水平增高而首次发生的 VTE 抗凝治疗 12 个月；至少发生过 2 次 PTE 或 DVT、抗磷脂抗体阳性或具有 2 个以上易栓危险因素患者应该长期甚至终生抗凝治疗（对慢性血栓栓塞性肺动脉高压和深静脉血栓后综合征者，放置腔静脉滤器者也需终生抗凝）。总之，临床医师要充分考虑延长抗凝治疗时间的获益、出血风险和患者的选择。停用抗凝药物应逐渐减少用量，以避免发生血凝度增加，病情反复。

年龄、食物、药物和伴随的基础疾病等许多因素都能影响华法林的代谢作用，老年人、肝病及甲状腺功能亢进者对华法林敏感性增高；保泰松、苯磺唑酮能使华法林从血浆蛋白结合部位置换出来，增加其浓度；头孢菌素抑制肠道产生维生素 K 的细菌，使维生素 K 吸收减少，妨碍凝血酶原合成；西咪替丁（甲氰咪胍）、甲硝唑（灭滴灵）抑制华法林的代谢，考来烯胺（消胆胺）在肠道内与华法林结合，降低华法林吸收和生物利用度，巴比妥类、利福平、灰黄霉素使华法林代谢加快。此外华法林口服吸收完全，入血后几乎全部与血浆蛋白结合，所以患急性病、手术创伤后等血浆蛋白水平低的患者对华法林更敏感。总之，当患者存在加强华法林抗凝作用因素时，华法林宜减量，反之用量可略增加，应复查 INR 或凝血酶原活性。长期服用华法林（尤其老年患者）的常见不良反应是出血（或服用华法林期间发生其他出血性疾病如颅内出血），应用维生素 K_1 10mg 皮下或静脉注射治疗，能在 6～12h 内终止抗凝作用，也可以输注凝血酶原复合物，使用华法林也可能发生皮肤坏死，多在治疗后第 1 周发生，可出现斑丘疹，血管性紫癜，随后迅速发生溃疡和坏死，常见于蛋白 C 或蛋白 S 缺乏，恶性肿瘤或抗磷脂抗体综合征者，此外，在长期服用 VKA 发生骨质疏松性骨折的危险性增加（≥1 年），男性患者多见。

4．新型抗凝药物

（1）磺达肝葵钠（fondaparinax） 又称戊聚糖钠，是一种新型生物合成的戊糖，属选择性间接凝血因子Ⅹa 抑制剂，磺达肝葵钠与抗凝血酶结合后，使其抑制凝血因子Ⅹa 活性的作用增强（约 300 倍），减少凝血酶生成，防止血栓形成和发展。磺达肝葵钠自 2002 年在美国上市后已成为急性 PTE-DVT 抗凝治疗（和骨科手术、高危腹部手术预防 VTE）的新型抗凝药，优点是起效快（2h），不经肝脏代谢，不与非特异蛋白结合，生物利用度高达 100%，药代动力学稳定，可固定剂量 7.5mg 皮下注射 1 次/日，无需常规凝血指标监测，使抗凝治疗更加易化，疗效更为优越至少与 LMWH 相似；由于不引起血小板减少，出血并发症较少，安全性更加优化；此外非动物源性，无病原污染的危险。磺达肝葵钠的抗凝作用不能被硫酸鱼精蛋白逆转，目前也尚无方便有效的其他拮抗剂，因此对可能进行有创检查或/和有出血高风险的患者应慎用。磺达肝葵钠由肾排泄，对有明显肾损害者也应慎用，对使用者可通过测定血浆抗Ⅹa 因子水平来监测。

（2）Idraparinux 它是一种长效的戊糖，间接凝血因子Ⅹa 抑制剂，可每周给药 1 次，idraparinux 无剂量-效应关系，不同剂量的 idraparinux 与华法林相比，疗效相似，而出血发生率则有明显的剂量－反应关系，目前推荐使用最小固定剂量 2.5mg，sc，qw。Idraparinux 已应用于 VTE 预防和 DVT 治疗。

（3）Ximelagatran 它是口服的直接凝血酶抑制剂，可直接抑制凝血酶活性而发挥抗凝作用。一项 279 个中心的随机双盲 THRIVE 研究比较了 ximelagatran（36mg，2 次/日）与华法林治疗 2489 例 DVT 的疗效和安全性，结果显示两组 VTE 复发率相似，但严重出血率 ximelagatran 组低于华法林组（1.3% 对 2.2%），但 ximelagtran 组肝转氨酶异常（发生率 7%）高于华法林组，因此影响其临床推广，目前国外已停止使用。

（4）水蛭素（hirudin）、阿加曲班（argatroban）　均为凝血因子Ⅱa 直接抑制剂，前者是强效的二价直接凝血酶抑制剂，抗凝作用不需要血浆 AT 的存在，也不引起外周血液血小板减少，出血不良反应少，主要经肾脏清除，半衰期为 60 分钟，抗凝作用优于 UFH。对合并血小板减少的 VTE 和 HIT 患者，可使用重组复合物水蛭素，一般先予重组复合物水蛭素抗凝，待血小板升至 100×10^9/L 时再给予华法林治疗。阿加曲班又称诺保思泰，是精氨酸衍生的小分子肽，经肝脏代谢生产多种活性中间产物，能选择性地与血栓的凝血酶活性部位直接结合，抑制纤维蛋白生成，对凝血酶诱导的血小板聚集有抑制作用，不引起血小板功能障碍和数量减少，抗凝作用迅速（约 30 分起效），半衰期短，可用于 HIT 和不能耐受肝素的患者，但对孕妇或哺乳期妇女慎用。

（5）其他　作用于 TF/Ⅶa 复合体的药物：组织因子途径抑制剂、线虫抗凝肽、因子Ⅶa 活性位点阻滞剂等。因子Ⅸa 抑制剂和直接因子Ⅹa 抑制剂：如 apixaban、rivaroxaban、BAY-597939、YM-150、DU-1766 等；因子Ⅷa 和Ⅴa 抑制剂：蛋白 C，活性蛋白 C，可溶的凝血调节因子等；作用因子Ⅱa 的药物：比伐卢定（bivalirudin）、达比加群（dabigatran）以及可口服的肝素类等。直接凝血酶抑制剂：美拉加（melagatran）。

5．特殊情况下抗凝治疗

（1）妊娠期　双香豆素类药物可通过胎盘，有潜在的致畸危险，因此对长期 VKA 治疗的育龄妇女需注意避孕，对准备妊娠的女性应经常进行妊娠试验监测，在妊娠 6～12 周时服用华法林，10%～25% 的胎儿可发生鼻、骨骼和肢体发育不良，以及中枢神经系统和眼部异常（视神经萎缩、小眼），而 UFH、LMWH 不能通过胎盘对胎儿无影响，因此在妊娠头 3 个月可用 UFH 或 LMWH 替代华法林。华法林会导致胎儿出血（包括颅内出血）、胎盘早期剥离、甚至死亡，因此在产前 6 周也应禁用 VKA。在整个妊娠期间，采用 UFH 5～14 天持续静脉泵入，然后皮下注射 UFH 直至分娩前 24 小时，治疗期间使 APTT 维持在治疗范围（因妊娠时Ⅷ因子增加，APTT 可靠性下降，有条件者可测定抗Ⅹa 因子浓度）。妊娠期间也可给予调整剂量 LMWH（根据体重调整剂量如达肝素 200U/kg，qd 或 100U/kg，q12h 皮下注射）。产褥期发生 VTE 危险性较高，因此一旦产科出血停止即应给予 UFH 或 LMWH 充分抗凝，在分娩后第 1 天开始口服华法林，按规定抗凝治疗，疗程至少 6 周。华法林和 UFH 在母乳中分泌极少，因此对哺乳期妇女可应用。

（2）恶性肿瘤　恶性肿瘤合并 VTE 者的病死率要高于无 VTE 恶性肿瘤者（7.98% 对 14.85%），因此须积极治疗 VTE。推荐初始治疗应用 LMWH（优于泵入 UFH 和华法林），疗程 3～6 个月，必要时可无限期治疗，直到癌症治愈。两项随机研究比较了 LMWH（克赛和法安明）与华法林（标准抗凝强度）治疗各 336 例癌症 VTE 患者的疗效和安全性（疗程分别为 3 个月和 6 个月），结果显示 LMWH 治疗组 VTE 复发率仅为华法林治疗组的一半（10.5% 对 21% 和 8.0% 对 15.7%），严重出血率约 3%～6%。LMWH 还有调节肿瘤生长、增殖、浸润、转移和瘤血管生成等抗癌作用，因此对实体肿瘤不管有无转移，化疗和 LWMH（如法安明）联合治疗较单纯化疗效果更好，可延长患者生存期。

（3）围术期　为避免 UFH、LMWH 发生最大抗凝作用时间出现在手术后 6～8h，抗凝治疗可在大手术后 12～24h 进行，为便于调节剂量和控制抗凝强度，一旦发生出血可用鱼精蛋白有效中和，推荐首选 UFH 抗凝治疗（普通肝素不使用首剂负荷量，4h 后检查 APTT）。如果手术部位有出血应推迟抗凝治疗。手术后使用肝素剂量宜比常规剂量略小，抗凝强度较小，治疗中应密切观察患者血压、血小板、血红蛋白以及有无出血情况，尤其是手术部位。危险期后如必需溶栓治疗应延缓，必要时采用导管碎栓、取栓、局部溶栓介入治疗方法，适应证：①在术后 2 周内；②有出血潜在危险。此外，可放置腔静脉滤器，但应慎重。

6. 抗凝治疗期间手术或其他侵入性治疗　为了避免在华法林抗凝治疗期间进行手术可能引起的大出血，防止因手术而减弱或停止抗凝治疗可能引起的发生血栓栓塞的危险，在手术前暂停华法林，实施 LWMH/UFH 的过渡抗凝疗法（bridging anticoagulant therapy）。对发生 VTE 低、中危患者，均在术前 4 天停用华法林，低危患者手术前预防性皮下注射 UFH，5 000U，并鼓励患者做腓肠肌运动，中危患者在术前 2 天推荐给予预防剂量的 UFH（见 VTE 预防），而对发生 VTE 高危患者，术前 4 天也停用华法林，LMWH 须在术前第 2、3 天给予 200U/kg，sc，qd，术前 1 天 100U/kg，在术前 10h 停用 LMWH，使 INR≥1.8。无继续出血的患者可在术后晚上服用华法林，术后 12～24h 谨慎使用小剂量 LMWH 或 UFH，但需要密切监测，此后按规定单独华法林治疗。对于一般性皮下组织手术（如皮下静脉或动脉穿刺，皮肤治疗）和介入性治疗（如无创伤性内镜检查、小型外科手术）出血低中危患者，不需采用过渡抗凝疗法，华法林在术前 4d 可减低剂量继续抗凝治疗（手术时 INR 在 1.3～1.5），术后恢复原剂量治疗。对需要紧急手术，术前需快速逆转较高抗凝强度 INR 者（如妇女生产），可尽快用维生素 K_1（≤5mg 口服）中和 VKA 抗凝剂，只有当 INR＜1.5 时才考虑手术：如要立即重建正常止血效果，可补充新鲜血浆，输入浓缩凝血酶原复合物 500～1 500U，或重组因子Ⅶa，可每隔 12 小时重复给予维生素 K_1。

（四）溶栓治疗

溶栓疗法是通过内源性或外源性纤溶酶原激活剂，直接或间接将血浆蛋白纤溶酶原转化为纤溶酶迅速降解纤维蛋白，使肺动脉内血栓溶解、恢复肺组织再灌注、减少肺动脉阻力、降低肺动脉、改善右室功能，减少急性大面积（尤其是血流动力学不稳定）PTE 患者的病死率、病残率和复发率（表 12-9）。理想的溶栓药物应具备：迅速纠正心功能不全；出血风险低；使用方便和价格低廉。对于大多数急性 DVT-PTE 患者不推荐常规全身溶栓治疗。

1. 常用溶栓药物

（1）链激酶（streptokinase，SK）　是从 β-溶血性链球菌分离纯化的非酶蛋白，可与纤溶酶原非共价结合，形成激活型复合物，使其他纤溶酶原分子转变成纤溶酶，使血栓的纤维蛋白降解。SK 具有抗原性，循环抗体可灭活药物，引起严重的过敏反应，因此至少 6 个月内不能重复使用，而重组链激酶（recombinant streptokinase，r-SR）虽抗原性较弱，但 3 个月内有链球菌感染者也不能重复使用。

表 12-9　大面积和非大面积急性 PTE 抗凝溶栓治疗比较

	大面积 PTE			非大面积 PTE		
	溶栓治疗 n/N（%）	抗凝治疗 n/N（%）	OR (95% CI)	溶栓治疗 n/N（%）	抗凝治疗 n/N（%）	OR (95% CI)
PTE 复发	5/128 (3.9)	9/126 (7.1)	0.61 (0.23～1.62)	5/246 (2.0)	7/248 (2.8)	0.76 (0.28～2.08)
死亡	8/128 (6.2)	16/126 (12.7)	0.47 (0.20～1.10)	8/246 (3.3)	6/248 (2.4)	1.16 (0.44～3.05)
大出血	28/128 (21.9)	15/126 (11.9)	1.98 (1.00～3.92)	6/246 (2.4)	8/248 (3.2)	0.67 (0.24～1.86)

（2）尿激酶（urokinase，UK）　是从人尿或人胚肾细胞培养液分离的类胰蛋白酶，有高、低两个分子量型，直接激活纤溶酶原转化成纤溶酶发挥溶解纤维蛋白作用，UK 无抗原性。

（3）重组组织型纤溶酶原激活剂（recombinant human tissue-type plasminogen activator，rt-PA）是一种糖蛋白，用各种细胞系重组 DNA 技术生产，无抗原性，可直接激活纤溶酶原转化成纤溶酶，导致纤维蛋白降解。rt-PA 具有高度血栓蛋白亲和力和选择性，较少激活血循环系统其他纤溶酶原，因此比 SK 或 UK 更具有特异性。

2. 适应证

（1）PTE 的溶栓治疗　①急性大面积 PTE，血流动力学不稳定，无出血倾向；②急性次大面积 PTE 者也可进行，尚有争议，需进一步研究证实溶栓是否优于抗凝治疗；③急性 PTE 伴有难治性低氧血症或严重呼吸衰竭也可尝试进行，但目前尚无循证医学证据。

（2）深静脉血栓形成（DVT）的溶栓治疗　对下肢有大血栓的髂股静脉急性 DVT，虽经足量肝素治疗，但仍存在严重肿胀或发绀并可因静脉闭塞继发肢体坏疽危险时可使用溶栓治疗，可使血栓部分或完全溶解，以减少致命性 PTE 发生、DVT 的加重和复发以及 PTS 的发生，而对于某些急性上肢 DVT，如新近出现症状，出血风险低，建议溶栓治疗。因溶栓治疗可能使下肢近端深静脉血栓栓子脱落发生 PTE 或复发 PTE，为预防必要时可于溶栓治疗前植入可回收的下腔静脉滤器。

3. 禁忌证

（1）绝对禁忌证　①活动性内出血；②近期自发性颅内出血。（对危及生命的大面积急性 PTE，绝对禁忌证也应视为相对禁忌证）

（2）相对禁忌证　①难以控制的重症高血压（收缩压 > 180mmHg，舒张压 > 110mmHg）；②近期（10 天内）外科大手术，不能用压迫止血部位的血管穿刺、器官活检或分娩；③两个月内的缺血性脑卒中；④10 天内的胃肠道出血；⑤15 天内的严重创伤；⑥1 个月内的神经外科或眼科手术；⑦近期心肺复苏；⑧感染性心内膜炎；⑨妊娠；⑩糖尿病并发视网膜出血；⑪肺栓塞并发咯血；⑫高龄 >70 岁；⑬血小板计数小于 $100 \times 10^9/L$。

4. 投药方案的选择　溶栓治疗应该采取因人而异，通则停的原则。只要严格按照适应证、禁忌证，现代溶栓治疗是有效安全的。急性 PTE 多数采用中等或大剂量、高浓度、较短时间内静脉滴入方法优于长时间静脉滴注，不推荐常规使用局部肺动脉内导管引导溶栓治疗，因为注射部位出血危险性增加，除非联合局部机械碎栓术。不论选用 rt-PA、UK 或者是 SK，都能达到改善血流动力学的效果，但 rt-PA 的溶栓即刻效果可能更好，对于高危患者尤为合适，而急性 DVT 可采用患肢皮下局部静脉给药或经导管溶栓治疗（但该方法是否能常规应用，尚需积累病例观察）。

（1）溶栓治疗方案　常用给药方案①UK2 万 U/kg，2 小时静脉滴注，或者 4 400U/kg 10 分钟静注，随后 2 200U/(kg·h)，12 小时持续静滴，两种给药方法、疗效、安全性相似；②SK150 万 U 2 小时内静脉输入，或 SK 负荷量 250 000U 30 分钟内静点，继以 100 000U/h持续静点 24 小时，链激酶具有抗原性，用药前需肌注苯海拉明或地塞米松以防止过敏反应；③rt-PA 50 ~ 100mg，2 小时静脉滴注。我国 30 个研究中心的结果推荐 rt-PA50mg 为国人标准方案，疗效与 rt-PA100mg 相似，但安全性更好；④瑞替普酶（reteplase，rPA），新型溶栓药，在国外已开始应用，血栓溶解迅速。用法：10U 负荷量静推，30 分钟后重复 10U。使用 UK、SK 溶栓期间勿使用 UFH，对于 rt-PA 溶栓治疗时是否使用 UFH 无特殊要求，溶栓后应注意对临床及相关检查进行动态观察评价溶栓效果。

（2）溶栓治疗最佳时间窗　因肺组织氧供丰富，肺梗死发生率仅 10%，即使发生也相对比较轻。肺栓塞溶栓治疗的目的是溶解血栓疏通血管，而不完全是保护肺组织（急性心肌梗死溶栓治疗要挽救濒临坏死的心肌组织）。溶栓治疗应在急性 PTE 确诊的前提下慎重进行，对有溶栓治疗指征的病例，溶栓治疗越早越好，一般为发病 14 天内，症状 2 周以上溶栓也有一定疗效。但鉴于可能存在血栓动态形成过程，对溶栓治疗时间窗不作严格限定。溶栓治疗结束后，应每 2 ~ 4h 测定 APTT 或 PT，若其水平低于正常值的 2 倍，即应开始规范的抗凝治疗。

（3）溶栓治疗疗效评价　应注意观察患者的呼吸困难症状是否好转，心率、血压、脉压等血流动力学指标及动脉血气分析指标是否改善，急性右心室扩张表现是否减轻，尤其是具有确诊性质的技术与方法的参数变化，如超声心动图、核素肺灌注显像、CTPA、肺动脉造影等栓塞直接征象是否有显著改善，如果各种指标变化不明显甚至有恶化可能，应考虑再次溶栓可能。

5. 特殊情况下的溶栓治疗

（1）肺栓塞二次溶栓问题　通常急性大面积肺栓塞溶栓治疗只需进行 1 次。如溶栓后原正常肺组织新出现较大面积肺栓塞，在无出血并发症时，可进行第二次溶栓。而对初次溶栓治疗无反应，即有持续血流动力学不稳定和右心功能不全者（约占 8%），特别是肺动脉主干或主要分支被栓子阻塞的，目前多推荐介入治疗，经静脉导管碎解和抽取血栓或外科肺动脉血栓摘除术（病死率和 PTE 复发率均低于二次溶栓治疗）。对发病时间较长（有时病程难以确定）的肺栓塞（多伴肺动脉高压、DVT，通常是 CTEPH），如一次溶栓治疗无效无需进行第二次，否则不仅可加重病情，还可能引起出血的危险。重复溶栓治疗应在首次溶栓复查后（通常在第二天）出现上述情况时进行，溶栓药的剂量通常小于首次剂量，药物种类可与首次相同，但 SK 例外。

（2）咯血患者的溶栓治疗　大约 1/3 急性 PTE 患者发生咯血，可来源于肺梗死出血，也可能是肺组织坏死后支气管动脉血溢流。因咯血多发生在外周较细肺动脉栓塞患者，病情较轻，血流动力学稳定，一般抗凝治疗即可。当急性大面积 PTE 并发咯血，或溶栓抗凝治疗后 PTE 复发伴咯血，是否溶栓治疗应权衡利弊，并征求家属同意，原则上具备以下几点可以考虑进行溶栓治疗：①大面积 PTE 伴血流动力学改变者；②原有心肺疾病的急性次大面积 PTE 有右心功能不全者；③无其他溶栓禁忌证或潜在性出血疾病者。但经验证明，肺栓塞咯血患者经溶栓治疗后，仅少数咯血量增多，多数变化不大，但检验血型，准备新鲜冷冻血浆和对抗纤溶酶原活性的药物仍是必需的。

（3）妊娠期合并急性 PTE 的溶栓治疗　溶栓治疗在妊娠期是相对禁忌证，一般仅用于合并血流动力学不稳定的急性大面积 PTE 者。在分娩时，也不主张溶栓治疗，除非患者濒临死亡而又不能立即进行外科手术取栓，溶栓药物不能通过胎盘，使用方法与非妊娠者相同。经溶栓和抗凝治疗后能否继续妊娠应根据以下方面综合评估：①溶栓和抗凝治疗后的效果；②肺动脉压力高低；③患者的心功能状态；④能否耐受继续抗凝治疗。对于经溶栓治疗后肺动脉压仍高、心功能较差，不能长期耐受抗凝治疗的孕妇应终止妊娠。

（4）右心血栓的溶栓治疗　多位于右心房的右心血栓也被称为迁移性栓子（embolic in transit），因 UCG 检查在 PTE 诊断的普及，使右心血栓检出率增加，发生率达3%~23%。右心血栓的病死率27.1%，经多变量分析表明，溶栓疗法优于抗凝疗法，溶栓治疗病死率可下降到11.3%，差异比值比（OR）为0.33（95%的 CI 为0.11~0.98）。

（5）心脏骤停的溶栓治疗　约4.8%的心脏骤停由急性 PTE 引起，临床表现心脏无收缩，心电波活动消失。心肺复苏过程中进行溶栓治疗可提高心肺复苏术成功率。最近一个回顾材料显示，约70%的急性 PTE 发生的心脏骤停可在生前被临床诊断，经溶栓治疗（rt-PA100mg）能使约81%的病人恢复心跳和血液循环，病情稳定长期成活。因此，对因 PTE 心脏骤停患者除常规进行心肺复苏外（机械作用可促进血栓破碎），应在复苏15分钟后立即给予 rt-PA50mg 和5 000UUFH，如在30min 内无自主循环可追加同等剂量的 rt-PA 和 UFH（而采用其他治疗方法，仅43%的病人有较好效果）。其他可选的溶栓治疗方案为 UK100万~300万 U，或 SK25 000~75 000IU 静注。

6．溶栓治疗并发症　不论采用那种溶栓治疗方案、应用何种溶栓药物，凡接受溶栓治疗者可能有不同程度出血并发症，因此应慎重评价出血的危险，如有无颅内病变、近期手术史，创伤等，根据各家报告，出血发生率5%~7%（腹膜后出血隐匿，多表现为不明原因的休克），致死性出血发生率1%，颅内出血发生率1.2%，约半数死亡。随机对照研究往往低估出血发生率，而注册研究能真实地反映临床情况，在涉及7个国家52个医院，2454例急性 PTE 患者的调查结果（ICOPTER）显示，304例溶栓治疗者总体出血发生率22%，其中12%需要输血，颅内出血发生率3%，高龄、高血压、体重指数增高及肺血管造影是出血的危险因素。国人246例 PTE 溶栓治疗出血发生率较低，仅8.86%，多数为穿刺部位皮肤出血，颅内出血发生率0.41%。尽管如此，仍要警惕溶栓治疗后出血的风险，尤其老年和低体重的高血压患者，可增加颅内出血风险。溶栓治疗前宜留置外周静脉套管针，以避免反复穿刺血管，有效降低局部出血的发生和方便溶栓中取血监测。溶栓治疗的其他并发症包括发热、过敏反应、低血压、恶心、呕吐、肌痛、头痛。

（五）其他治疗

1．外科治疗　肺动脉血栓清除术：适用于危及生命伴有休克的急性大面积肺栓塞，或肺动脉主干或主要分支完全堵塞，而有溶栓治疗禁忌证或溶栓等内科治疗失败者。手术成功率70%左右，手术死亡率与患者术前循环状态有关，80%存活的患者能保持正常肺动脉压和活动耐量，也较少复发肺栓塞。血栓清除术应在主肺动脉和叶肺动脉内进行，而不要在段肺动脉中进行。一旦血流动力学改善即应中止操作，而不要一味追求血管造影的结果。

2. 介入治疗　有经皮导管血栓切除术、导管碎栓术及导管引导下的溶栓治疗。用猪尾旋转导管破裂巨大血栓或抽吸取栓，并用局部溶栓药，48小时后肺动脉平均压明显下降，有效率为60%，死亡率20%。经导管血栓清除术可迅速恢复肺血流，改善血流动力学状态，具有简便、易行、比手术安全、创伤小等优势。介入治疗的适应证为：①动脉低血压（收缩压<90mmHg或较基础血压下降>40mmHg；②伴周围低灌注和低氧的休克；③需心肺复苏的循环虚脱（晕厥）；④超声心动图示右心室后负荷增加和（或）肺动脉高压；⑤毛细血管前肺动脉高压；⑥肺泡-动脉血氧分压差增大（>50mmHg）；⑦临床重症肺栓塞溶栓、抗凝治疗禁忌者。介入治疗存在一定并发症，包括心血管结构的穿孔或破裂，心脏压塞，肺出血和致命性栓塞，以及失血、心律失常、造影剂所致肾病、过敏、血肿、假性动脉瘤和动静脉瘘等。

3. 腔静脉滤器（vena caval filter，VCF）　在放置VCF后的12天内PTE发生率下降（但有作者观察在植入滤器2~5年内PTE发生率并没有减少或稍减少），但发生复发性DVT的长期危险性却较未放置VCF增加几乎1倍，因此对于多数急性DVT患者，不推荐在抗凝基础上常规使用VCF。最常用的下腔静脉滤器是Greefield和Rutherford滤器。VCF适应证是：①急性下肢近端（或上肢）DVT而存在全剂量抗凝治疗禁忌证或有出血抗凝并发症的患者；②下肢近端大块DVT溶栓治疗前以及经充分抗凝治疗后仍反复发生肺血栓栓塞症的患者；③PTE复发高危患者存在全剂量抗凝治疗禁忌证或并发症；④因CTEPH进行肺动脉血栓内膜剥离术者。植入VCF的禁忌证包括静脉解剖异常、妊娠和欲植入VCF部位近端有血栓栓子。应慎重使用VCR，严格掌握指征，尽可能置入可回收的VCF。植入滤器后，如无禁忌证需长期口服华法林抗凝治疗，定期检查滤器周围有无血栓形成。

【预防】

VTE起病隐匿，约50%~80% DVT无临床表现，PTE发病凶险，病死率极高，致死性PTE发生前常无先兆采用规范预防措施，近2/3的VTE是可以预防，是常见且可预防的院内死亡原因。但在需要预防PTE-DVT的内科住院患者中，仅有28%采取了预防措施。在外科等有关科室因顾虑抗凝药物引起出血风险、对PTE-DVT发生的危险重视不够，预防措施也不规范。规范医疗行为，识别高危患者，建立合理的立体化预防体系，建立以“防”为主和多学科观念，统一诊治是降低PTE-DVT发生的关键，2005年中华医学会骨科分会发布了《预防骨科大手术后深静脉血栓形成的专家建议》，这在国内为首次，为我国外科手术预防DVT开创了良好的先例。

（一）VTE危险性评估

VTE高危患者广泛分布于临床多个学科（骨科、外科、内科、神经科、肿瘤科、老年病科、妇产科和各科危重症病房），对可能发生VTE的患者进行危险分层（表12-10）。

（二）物理预防

可增加静脉血流流速，减少下肢静脉淤血，促使血管内皮纤维蛋白溶解，防止血栓形成，方法包括梯度加压弹力袜（graduated compression stocking，GCS）、间歇充气压力泵（intermittent pneumatic compression，IPC）和静脉足泵（venous foot pumps，VFPs），物理预防可即时起效，没有出血并发症，因此可首先用于有高出血风险患者预防血栓（直至出血危险下降）或作为在药物抗凝基础上的辅助预防措施（极高危患者单独应用疗效较差），并应尽可能在双腿应用。GCS 还可预防下肢血栓栓塞后综合征发生，应在下肢近端 DVT 诊断后 1 个月时常规使用，时间可用至确诊后 1～2 年。对同时合并下肢动脉供血不足或因心力衰竭引起下肢严重水肿和有皮炎、坏疽的患者慎用 GCS 预防 VTE。荟萃分析显示，使用 IPC 和 GCS，能使下肢静脉排血量增加 23%，血流速度增加 77%，可较有效预防发生 DVT 的危险，对普通外科等患者 DVT 的发病率从 20%～24% 降至 9%，对急性心肌梗死患者，使用 GCS 侧下肢纤维蛋白原摄取扫描异常率为 0，未使用侧下肢为 10%（差异显著），因此物理方法预防 DVT 已越来越引起临床医师的重视。

表 12-10　外科患者 VTE 危险分层及预防措施

危险分层	预防措施
低危	
年龄 <40 岁，外科小手术，无其他危险因素	早期活动
中危	
外科小手术有其他危险因素	LDUH 5 000U，q12h；LMWH
年龄 40～60 岁，无其他危险因素	<3 400U/d；GCS 或 IPC
高危	
年龄 >60 岁	LDUH 5000U，q8h
年龄 40～60 岁，有其他危险因素	LMWH >3 400U/d 或 IPC
极高危	
多重危险因素	LMWH >3 400U/d
膝关节、髋关节成形术	戊糖
髋关节骨折手术	口服维生素 K 拮抗剂（INR2-3）
严重创伤	IPC 或 GCS 联合 LDUH 或 LMWH
脊髓损伤	

（三）药物预防

预防 PTE-DVT 应以抗凝血酶的药物为主，LMWH 一般优于 UFH，对严重肾功能不全者宜用 UFH，不主张单独使用抗血小板药物如阿司匹林预防 PTE-DVT。大量荟萃分析证实，不仅几乎不增加有临床意义出血并发症的危险，还能改善患者的预后，降低住院总费用。国际多中心试验显示 2045 例大手术使用低剂量肝素（low dose unfractionated heparin，LDUH）者 PTE 发病率 0.097%，而对照组为 0.77%（$P<0.005$）。

对外科手术患者 VTE 预防措施是：低危患者，推荐早期活动，不需特殊预防措施。中度危险患者，推荐 LDUH 皮下注射 5 000U，2 次/日或 LMWH≤3 400U，1 次/日。对于高危患者，推荐使用 UFH5 000U，3 次/日或 LMWH >3 400U，1 次/日；对极高危患者，推荐选用磺达肝葵钠 2.5mg，1 次/日，sc 或 UFH5 000U，3 次/日或 LMWH >3 400U，1 次/日，sc 或维生素 K 拮抗剂；联合 GCS 或 IPC。预防用药总的原则是用药至患者恢复活动或出院即可，总疗程至少10天；对某些进行大手术高危患者如癌症手术，年龄>60岁或既往有VTE病史者建议出院继续应用LMWH2~4周；对大型骨科手术预防性抗凝治疗可延长至术后4~5周。研究显示，在预防抗凝4周组DVT发生率4.8%（8/165），而抗凝治疗1周发生率为12%（20/167），差异具有显著性。预防性抗凝治疗开始时间受手术和出血危险的影响：一般普外科、妇产科和泌尿外科手术可在术前1~2h皮下注射UFH；对大多数中危、高危创伤者，一旦控制出血后即可开始（绝大多数在创伤后36小时）LMWH预防；对矫形外科（如全髋关节置换术）在术前12小时或术后12~24小时给予LMWH；髋部骨折建议术前即开始短效抗凝剂UFH或LMWH，而对有出血高危因素患者，建议推迟至术后12~24小时给予LMWH，即确认手术部位出血基本停止。对一般内科患者伴有危险因素，推荐使用GCS或IPC，因充血性心力衰竭、严重呼吸系统疾病住院的急性期需要卧床的患者有≥1项危险因素（包括进展期恶性肿瘤、既往VTE史、败血症、急性神经性疾病等）时，推荐使用LDUH5 000U，q8h，sc或LMWH，如法安明5 000U，qd，sc预防PTE-DVT，疗程一般为2周。对进入ICU患者，尤其中心静脉置管者，应评估PTE-DVT发生风险，大多数ICU患者都需要LDUH或LMWH进行预防性抗凝。对长途旅行者静脉血栓栓塞症预防的建议：如果飞行时间超过8小时，无论有无PTE-DVT危险因素，旅行者都应经常进行腓肠肌伸缩，避免穿使下肢和腰部紧身的衣裤，避免脱水，对有PTE-DVT危险因素者应考虑使用GCS或旅行前预防性皮下注射一剂LMWH，不建议使用阿司匹林作为预防用药。静脉血栓栓塞的预防不再推荐的抗凝药物包括：达那肝素（danaparoid）、重组水蛭素和低分子右旋糖酐等，也不主张采用调整剂量的UFH进行预防性抗凝治疗，此外，也不建议用华法林预防术后VTE（因剂量个体差异大，达到良好稳定抗凝状态时间长约需2周）。

（施举红　陆慰萱）

病例27 肺 栓 塞

病例简介：患者女性，62岁，因“左下肢肿痛10天，憋气2天”入院，既往有高血压病史。

入院查体：BP 115/70mmHg，HR 80bpm，双肺呼吸音清，P2亢进，左小腿可凹性水肿，皮温升高，皮肤发红。

辅助检查：血常规及肝肾功能未见异常。血气分析pH 7.40，二氧化碳分压36mmHg，氧分压62mmHg，碳酸氢盐24.5mmol/L。肌酸肌酶（CK）49U/L，肌酸肌酶异型（CKMB）0.7μg/L，肌钙蛋白Ⅰ（cTnⅠ）0.32μg/L。凝血酶原时间（PT）、活化部分凝血活酶时间（APTT）、纤维蛋白原（Fbg）、国际标准化比值（INR）未见异常，D二聚体1470μg/L。蛋白C、蛋白S、抗凝血酶Ⅲ、活化蛋白C抵抗未见异常。抗核抗体、抗双链DNA抗体、抗可提取性核抗原（ENA）抗体、抗中性粒细胞胞质抗体（ANCA）均为（－），抗心磷脂抗体（Acl）（－），抗β2-糖蛋白1抗体（抗β2-GP1抗体）（－），狼疮抗凝物（LA）37.3秒。癌抗原－242、癌抗原－199、癌抗原－125、癌抗原－153、癌胚抗原、甲胎蛋白均正常。下肢深静脉超声：左下肢大隐静脉血栓形成。心电图提示窦性心律，不完全右束支传导阻滞（图88）。超声心动图提示心脏结构及功能未见异常。胸部CT（增强+肺动脉重建）提示左下肺动脉、左上肺动脉栓塞。（图89~91）。

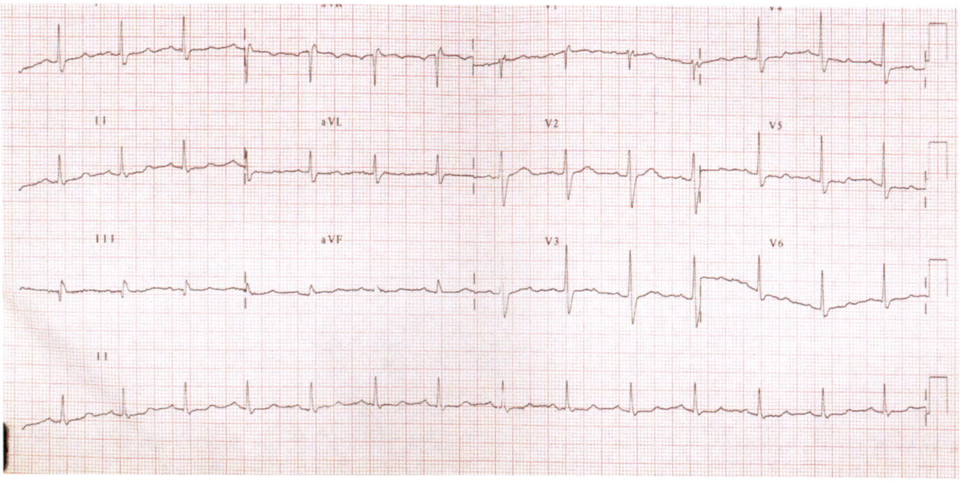

图 88　心电图提示窦性心律，不完全右束支传导阻滞

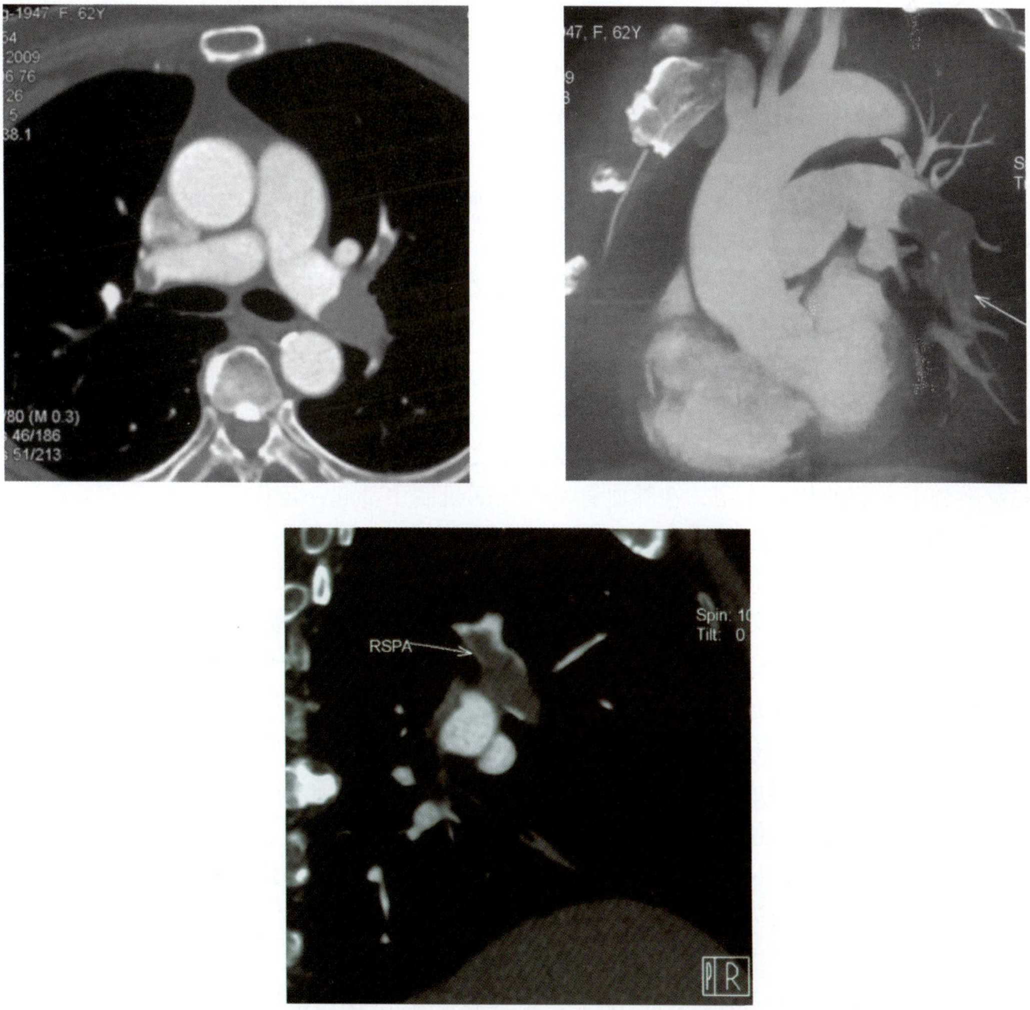

图 89～91　胸部 CT（增强＋肺动脉重建）提示左下肺动脉、左上肺动脉栓塞

最终诊断： 肺栓塞。

病例分析： 本例病人为老年，在出现下肢肿痛后，突发不能解释的呼吸困难，心电图提示有右束支传导阻滞，应考虑肺栓塞的可能。查体肺动脉瓣区第二心音亢进，实验室检查D二聚体升高，血气分析氧分压降低，均高度提示肺栓塞的可能，应及时行肺动脉CT重建等检查明确诊断。临床应该注意与心功能不全、急性冠脉综合征、主动脉夹层等急性病相鉴别。

（病例提供　杨德彦）

第三节　肺血管炎

肺脏富含血管，在血管炎中常受累，发生于肺血管壁的炎症（炎性细胞浸润和血管壁坏死）被称之为肺血管炎（pulmonary vasculitis）。肺血管炎最常见于原发的系统性小血管炎，尤其是ANCA相关的小血管炎，包括韦格纳肉芽肿（WG）、显微镜下多血管炎（MPA）和Churg-Strauss综合征（CSS）。肺血管炎的临床表现复杂多样，且单纯孤立的肺血管炎临床少见，多与其他脏器的损害并存，因此肺血管炎是跨学科、专业的疾病，临床上易造成漏诊、误诊及误治，是值得临床医师重视的疾病之一。

【病因和发病机制】

肺血管炎是系统性血管炎的一部分或者由其他相关疾病引起，其发病机制和系统性血管炎相同，病因和发病机制的研究进展却相对缓慢，具体病理机制仍不十分清楚。

目前认为发病机制主要为感染源对血管的直接损害和免疫异常介导的炎症反应所致。因为抗炎治疗以及免疫抑制治疗能够控制肺血管炎的病情，所以推断免疫机制在血管炎的发病中起重要作用，包括病理性免疫复合物在血管壁的形成和沉积、抗中性粒细胞胞质抗体、抗内皮细胞抗体、细胞免疫反应、肉芽肿形成、由病原微生物、肿瘤以及毒物导致的血管内皮细胞功能受损。越来越多的证据显示，免疫细胞之间、淋巴细胞与内皮细胞之间以及细胞因子和黏附分子之间的相互作用，在肺血管炎的发病机制中都起一定作用。

（一）免疫复合物与血管炎

免疫复合物并非引起组织损伤的直接原因，但它是引起组织损伤的始动因素。免疫复合物的致病机制为：①免疫复合物激活补体后，释放血管活性胺类物质（如C3a，C5a）和趋化因子（如C3a，C5a和C567），吸引中性粒细胞，使后者聚集于免疫复合物周围，进而沉积于内皮细胞之间，或穿过内皮细胞间隙而沉积于基底膜；②吞噬细胞可由于反向吞噬或吞噬反流而将其溶酶体释放出细胞外，从而引起血管壁、基底膜病变；③由于内皮基底膜暴露，可使血小板凝集，形成血栓，从而导致局部组织缺血、淤血和出血。

（二）抗中性粒细胞胞质抗体（ANCA）的病理作用

ANCA在血管炎中的发病机制可能为以下：其一，由中性粒细胞颗粒或单核细胞溶酶体释放的PR-3和MPO作为ANCA的靶抗原和血管壁发生非特异的离子结合，形成原位免疫复合物导致血管壁损伤。其二，ANCA通过激活中性粒细胞直接导致血管内皮细胞损伤，出现血管病变。在肿瘤坏死因子存在的情况下，中性粒细胞和ANCA相互作用后能在其表面表达PR-3和MPO。ANCA和中性粒细胞相互作用后导致相应的中性粒细胞发生呼吸爆炸和变性，黏附于血管壁造成内皮细胞损伤而发生血管炎。目前认为，C-ANCA 与韦格纳肉芽肿的发病关系密切。

（三）抗内皮细胞抗体的病理作用

抗内皮细胞抗体（antiendothelial cell antibodies，AECA）可见于韦格纳肉芽肿、显微镜下多血管炎、大动脉炎、川崎病，以及伴有血管炎的系统性红斑狼疮和类风湿关节炎，AECA 的检出率约在 59%～87% 之间，其中以川崎病的检出率最高。而动脉粥样硬化等心血管疾病却很少检测出此抗体。因此推测 AECA 在血管炎的发病机制中起一定作用。AECA 通过补体介导的细胞毒作用或抗体依赖性细胞介导的细胞毒作用（ADCC）导致内皮细胞的破坏和溶解。AECA 能结合于内皮细胞，通过 NF-κB 途径诱导 EC 的活化，促进其表达黏附分子，如选择素 E（CD62E）、细胞间黏附分子 1（ICAM-1，CD54），以及上调细胞因子的分泌，包括 IL-1β、IL-6、IL-8 以及趋化因子 MCP-1（monocyte chemotactic protein 1）等，从而使得白细胞易于在该部位募集并黏附于内皮细胞表面造成细胞损伤。用静脉用丙种球蛋白（IVIG）治疗肺血管炎的理论基础与此有关。

（四）病原微生物对血管的直接损伤

在人类，可直接引起血管炎发生的病原体包括：普通细菌、分枝杆菌、螺旋体、支原体以及病毒。常见的病毒有水痘－带状疱疹病毒、单纯疱疹病毒、巨细胞病毒、人 T 细胞白血病病毒-1（HTLV-1）。在部分由病毒引起的血管炎病变部位可检测到病毒包涵体。

微生物和异物刺激都能通过免疫反应引起血管的损伤，包括：①细菌及其降解产物参与免疫复合物（IC）的形成，IC 介导血管损伤；②细菌 DNA 中的 CpG 序列的免疫刺激作用；③超抗原（SAg）作用；④部分病原微生物可以直接引起血管内皮细胞损伤，导致血管炎的发生。

（五）肿瘤细胞介导的血管损伤

淋巴瘤及骨髓增生性疾病可出现血管炎，主要为白细胞破碎性血管炎，其中毛细胞白血病最常与血管炎相关，血管病变处可见肿瘤细胞的浸润。其机制为免疫复合物形成、内皮损伤以及引起肿瘤的病原微生物有关。

（六）血管炎中细胞介导的免疫反应以及肉芽肿的形成

韦格纳肉芽肿以及 Churg-Strauss 综合征中的肉芽肿形成提示系统性血管炎中有淋巴细胞和巨噬细胞的激活，可能是循环或血管壁中的抗原激活了 $CD4^+$ 细胞，导致细胞因子和趋化因子的释放，单核细胞在病变部位积聚。单核细胞在局部转化为巨噬细胞后释放溶酶体酶导致血管内皮的损伤。在韦格纳肉芽肿患者的上呼吸道和下呼吸道以及肾脏的活检标本中，可检测到活化的 $CD4^+$ 细胞。而且在系统性的韦格纳肉芽肿中可溶性的 IL-2 受体（sIL-2R）水平增高。

（七）肺血管炎的病理表现

肺血管炎通常累及血管壁的全层，除支气管中心性肉芽肿病外，病变均以血管为中心，炎症起源于血管壁，同时累及周围组织，病理特征为：①肺动脉、肺静脉有多种成分及特征性细胞浸润，引起进行性的血管破坏、栓塞及闭塞；②肺实质也有类似细胞浸润，并伴有广泛的组织坏死和空洞形成；③邻近肺组织可以产生非特异性的病变反应，如闭塞性细支气管炎，内源性脂质性肺炎及肺间质纤维化。

【肺血管炎的临床表现】

肺血管炎可发生于任何年龄。肉芽肿血管炎常发生于50～60岁成人；胶原性血管炎性疾病及坏死性结节样肉芽肿病常见于女性；韦格纳肉芽肿、淋巴瘤样肉芽肿病、变应性肉芽肿血管炎多见于男性。

多数患者有全身非特异性症状，长期发热是突出的表现，可伴乏力、关节痛及皮肤损害等。肺血管炎患者常有多器官系统受损的表现，呼吸道症状无特异性，咯血有提示意义；咳嗽、呼吸困难常发生于肉芽肿性血管炎；鼻窦炎、鼻出血等支持韦格纳肉芽肿及淋巴瘤样肉芽肿病的诊断；变应性肉芽肿血管炎具有哮鸣及发作性呼吸困难。皮肤损害表现为充血、出血性皮疹、皮下结节、皮肤溃疡、紫癜、黏膜溃烂、网状青斑；胃肠道损害表现有厌食、恶心、呕吐、腹痛、便血等；心脏损害表现为心肌缺血、心力衰竭、心律失常、心包积液等；肾损害表现为血尿或急进性肾衰竭；神经系损害表现为末梢神经炎、神经根炎、神经根性疼痛、脑神经损伤、脑梗死、脑出血；其他还可有鼻窦炎、虹膜睫状体炎、巩膜炎、中耳炎、视神经炎、关节炎、关节肌肉疼痛等。表12-11列举了肺血管的主要临床特点。

表12-11　肺血管炎的临床特点

	WG	MPA	CSS
肺	很常见，见于70%～95%患者，包括咳嗽、胸痛、呼吸困难和咯血；支气管疾病和支气管内膜病变也较常见(10%～50%)	比较常见，约10%～30%患者，其中多数表现为肺泡出血	哮喘是主要的表现，部分患者还出现嗜酸性粒细胞浸润性肺炎
肾	50%～90%可有RPGN	PRGN疾病的主要表现	10%～50%患者可有RPGN
上呼吸道	很常见，70%～95%患者受累。呼吸道溃疡和结构破坏性改变对诊断有提示意义	表现不一	20%～70%可见鼻窦炎，罕见WG患者的结果破坏性病变
系统表现	常见，包括易疲劳、乏力、发热和体重下降	很常见，经常在RPGN之前出现	常见
骨骼肌肉	约50%患者出现关节痛，关节炎和肌痛	>50%患者出现关节痛和肌痛	约50%患者出现关节痛和肌痛
眼	常见，25%～50%患者，包括对视力有威胁的葡萄膜炎和眼部溃疡，以及其他相关病变	少见，<30%	不常见
心	5%～15%	10%～20%	常见，30%～50%，是CSS的主要死亡原因之一，包括传导阻滞、心脏收缩和舒张功能障碍，冠状动脉可以受累
胃肠	不常见	常见，35%～45%患者	常见，30%～60%患者，是CSS的另一个主要死亡原因，包括出血、腹痛、梗阻和穿孔
皮肤	常见，包括可触及的紫癜、也可见溃疡、结节	常见	常见

续　表

	WG	MPA	CSS
神经系统	可表现为中枢神经系统受累和外周神经系统上受累	多发性单神经根炎可见于10%~50%患者	>50%患者出现多发性单神经根炎
X线胸片	很常见，>85%患者可见胸像异常，包括肺泡、间质或者混合性浸润影，也可见结节和空洞	10%~30%有肺部浸润	肺部浸润常见，约40%~70%患者，也可见和哮喘相一致的病变
ANCA	全身活动性患者：>90% ANCA阳性，其中>85%患者C-ANCA阳性	50%~75%患者ANCA阳性，其中多数为P-ANCA	45%~70%患者ANCA阳性，其中多数为P-ANCA

【肺血管炎的心脏表现】

北京协和医院肺血管炎心肌受累患者中，全部患者出现不同程度呼吸困难，颈静脉充盈38.5%，心脏扩大53.8%，出现奔马律7.7%，下肢水肿38.5%，肝脾大30.8%；纽约心功能分级Ⅱ级30.8%，Ⅲ级7.7%，Ⅳ级6例61.8%。

（一）变应性肉芽肿性小血管炎心肌受累

心脏是CSS的主要靶器官之一，嗜酸性粒细胞浸润心肌及冠状动脉，引起急性缩窄性心包炎、心力衰竭、心肌梗死及二尖瓣脱垂等。早期检查可及心包摩擦音或房性奔马律，心电图异常。心外膜肉芽肿结节可导致心室功能障碍。近一半的CSS患者死于心脏受累（心衰、心肌梗死、心脏骤停）。北京协和医院2例CSS心肌受累患者，1例尸检发现广泛的嗜酸性粒细胞性心内膜心肌炎，没有明显的慢性纤维化。1例存在心室舒张功能障碍提示可能心内膜受累；临床上主要表现为严重的心肌病变和收缩功能不全，患者心功能严重降低可能与坏死性血管炎导致的心肌局灶性坏死、嗜酸性粒细胞心肌浸润导致心肌僵硬度增加、嗜酸性粒细胞脱颗粒释放的蛋白质对心肌细胞的毒性作用，以及血管内皮细胞受损后心肌血管内血栓形成等有关。

（二）显微镜下多动脉炎心肌受累

MPA心肌受累少见，北京协和医院资料：MPA合并严重心肌受累发病率约为1.3%。与国外报道相似，MPA合并严重心肌受累，可出现胸痛和心衰症状，临床可见心肌梗死和心包炎。

（三）WG心肌受累

尸检报道30%的患者心脏受累，但与心脏肉芽肿和血管炎损伤相关的临床表现不常见。可出现心包炎和心肌炎，由于心律失常、冠状动脉炎引起死亡的病例已有报道。北京协和医院WG患者中，呼吸道受累87%，目前临床尚未发现心脏受累患者。

【实验室检查】

（一）常规检查

肺血管炎时见白细胞增多，其中Churg-Strauss综合征患者嗜酸性粒细胞可增多。如果出现弥漫性肺泡出血则可见血红蛋白和血细胞比容降低。肺血管炎往往是病情活动的临床指标之一，反应炎症程度的ESR和CRP常显著增高。累及肾脏时则可出现蛋白尿、镜下血尿、管型尿，血清肌酐、血尿素氮增高，以及内生肌酐清除率异常等。

（二）免疫学检查

临床考虑肺血管炎的患者应进行免疫学检查，包括自身抗体（ANA）、ENA、ACL 抗 GBM（肾小球基底膜）抗体和 ANCA 等，其中 ANCA 必须进行免疫荧光的核型检测和相关抗原（PR3、MPO 等）的检测。结缔组织病患者可以出现疾病特异的抗体谱，而小血管炎患者可以出现 ANCA 的阳性。肺出血肾炎综合征患者抗 GBM 抗体阳性。部分患者类风湿因子阳性，补体 C3 则随不同疾病变化很大，可正常、降低甚至升高。其他自身抗体（包括 ANA、ENA 等）的临床意义可参见相关章节，不在此赘述。

（三）心电图检查

可出现窦性心动过速，非特异性的 ST-T 改变；一过性Ⅲ度 AVB；右束支传导阻滞和房性期前收缩；V1 ~ V3 呈 QS 波。

（四）超声心动图检查

心肌收缩或舒张功能减退，左室射血分数下降。

（五）影像学检查

影像学检查包括常规的 X 线检查和高分辨 CT（HRCT）检查，影像学的异常可先于临床表现。肺血管炎的影像学呈多样性，经常不具备特异性，表现为弥漫性肺间质改变、弥漫性肺泡炎、间质水肿、片状浸润影、结节状影、空洞形成、胸腔积液等，病变具有迁徙性；后期可呈肺气肿或肺间质纤维化征象。

（六）肺功能

肺功能呈阻塞性或限制性通气功能障碍，一氧化碳弥散量增高（常较基值增高 >30%）提示弥漫性肺泡出血。肺毛细管炎（pulmonary capillaritis）是坏死性的中性粒细胞浸润的间质性肺炎和小血管的血管炎，引起肺间隔的破坏，从而导致肺泡毛细血管基底膜的破坏，致使红细胞进入肺泡，表现为弥漫性肺泡出血。

（七）病理学检查

包括常规的外科获取病变组织，和支气管肺泡灌洗（BAL）、纤支镜和胸腔镜（VATS）等检查。支气管肺泡灌洗液检查发现血性液体可提示诊断。组织学检查是确诊依据，常用活组织检查部位是皮肤、肌肉、肺脏、肾脏。

【诊断与鉴别诊断】

系统性血管炎需根据临床表现、实验室检查、病理活检资料以及影像学资料包括 X 线胸片、血管造影、CT、MRI 等综合判断，以确定血管炎的类型及病变范围。如出现无法解释的下列情况时，应考虑血管炎的可能：①多系统损害；②进行性肾小球肾炎或血肌酐和尿素氮进行性升高；③肺部多变阴影或固定的阴影/空洞；④多发性单神经根炎或多神经根炎；⑤不明原因发热；⑥缺血性或淤血性症状；⑦紫癜性皮疹或网状青斑；⑧结节坏死性皮疹；⑨无脉或血压升高；⑩不明原因的耳鼻喉或眼部病变；⑪ANCA、AECA 阳性。此外，在作出血管炎诊断时应除外感染、肿瘤以及弥漫性结缔组织病，如系统性红斑狼疮、类风湿关节炎、干燥综合征等。

在肺血管炎诊断方面，首先应明确肺血管炎是一综合征，许多疾病出现肺血管炎的临床表现。第二，在考虑病因时应注意感染性疾病，如结核、真菌、细菌及寄生虫等感染；肺军团菌、革兰阴性杆菌、病毒、立克次体感染，常累及小血管和毛细血管的内皮。虽然肺血管炎的病因较多，但常见的仍为小血管炎，如 WG、MPA 和系统性结缔组织病，淋巴瘤样肉芽肿也有报道。第三，明确抗中性粒细胞胞质抗体对诊断的重要性，抗中性粒细胞胞质抗体的发现提高了肺血管炎的诊断水平。C-ANCA/PR3-ANCA 阳性对韦格纳肉芽肿有诊断意义，P-ANCA/MPO-ANCA 阳性对显微镜下多血管炎诊断有意义。第四，积极获取病理学证据，尽管有些疾病可以通过临床表现确诊，但是病理活检仍是确诊的基础。活检组织常来自取材容易部位，比如皮肤和上呼吸道的破损。经支气管镜肺活组织检查（活检）的阳性率不到 10%，因此必要时及时行开胸肺活检或胸腔镜（VATS），以明确诊断。经皮肾活检常用于评估急性肾小球肾炎。尽管针对血管炎的特点（炎性肉芽肿和血管坏死）不易发现，但是无/少免疫复合物沉积的局灶节段性坏死性肾小球肾炎常提示系统性血管炎。对于活检标本需做常规组织病理、免疫荧光检查，必要时需做电镜检查。临床出现肺受累时，外科肺活检常能发现肯定的病理改变。

对于明确诊断的肺血管炎，患者短期内出现明显的心脏扩大、心力衰竭，除外合并冠心病、高血压性心肌肥厚、瓣膜性心脏病、肺心病、肥厚性心肌病后，考虑存在心肌受累。糖皮质激素和免疫抑制剂治疗后心脏结构和功能在短期内明显改善有助于诊断。

【治疗】

血管炎的治疗原则是早期诊断早期治疗，以防止不可逆的损害。患者一旦确诊为血管炎，就应积极治疗，即使尚未明确分型，以免因分型而延误病情，贻误治疗时机。血管炎的常用治疗药物为糖皮质激素和免疫抑制剂，后者以环磷酰胺最为常用。用 IVIG（静脉用丙种球蛋白）具有良好效果。其他还可试用血浆置换。

血管炎的治疗分为诱导期和缓解期维持治疗。诱导期首选激素加环磷酰胺联合治疗。泼尼松开始应用 1mg/(kg·d)，共服 4～8 周，以后逐渐减量至 5～10mg/d，维持 2 年或更长。环磷酰胺可口服，2mg/(kg·d)，共 12 周，或环磷酰胺冲击治疗，每月 1 次，每次 0.5～1.0g/m^2，共 6 个月，重者每半个月冲击 1 次。以后每 3 个月 1 次，至病情稳定 1～2 年可停药。缓解期可停用环磷酰胺，改用硫唑嘌呤或甲氨蝶呤，或麦考吗酸酯维持。

肺血管炎根据病情的活动度决定治疗方案，疾病的严重程度和预后和多个因素相关，其中最为重要的是根据器官受累的数目判定的疾病活动度、肾脏受累、以及弥漫性肺泡出血的表现。因此，其大的治疗原则同系统性血管炎。同时应积极寻找病因，采取有效措施消除各种致病因素。对于感染引起者则应行特异性抗感染治疗。系统性血管性累及肺血管出现弥漫性肺泡出血、咯血时常提示病情危重，需要积极治疗、联合治疗，包括甲基泼尼松龙 500～1 000mg/d×3d 冲击治疗，IVIG 400mg/(kg·d)×5d，必要时应考虑血浆置换及血液透析。近年来有试用干细胞移植治疗血管炎以及相关的肺血管炎，近期疗效安全可行，远期疗效仍有待继续观察。

【预后】

CSS 出现心肌受累常提示预后不佳，死亡常发生在激素治疗前，对环磷酰胺治疗反应不佳。对于 MPA 患者，激素冲击合并环磷酰胺治疗后心功能改善效果良好。

（施举红）

第四节 阻塞性睡眠呼吸暂停低通气综合征

阻塞性睡眠呼吸暂停低通气综合征（obstructive sleep apnea hypopnea syndrome，OSAHS）是由于睡眠时反复发生的部分或完全上气道阻塞，导致反复急性低氧、睡眠片段以及白天过度嗜睡的一类常见睡眠呼吸障碍（sleep-disordered breathing，SDB）。威斯康星睡眠人群研究发现，9%中年男性和4%中年女性的呼吸暂停/低通气指数（apnea-Hypopnea Index，AHI）>15次/每小时睡眠；如果将夜间和白天症状包括在睡眠呼吸暂停的定义之内，则4%的中年男性和2%的中年女性符合OSAHS。OSAHS的主要危险因素包括肥胖、男性、年龄增加及颅面解剖异常。

【病因和发病原理】

（一）阻塞性睡眠呼吸暂停低通气综合征的发病机制

OSAHS的发病机制包括解剖和神经两个因素。即使在清醒时，OSAHS患者上气道也可能存在解剖上的狭窄如增大的软组织结构（舌体增大、软腭或咽侧壁的大小）或骨性结构异常（下颌后缩、小下颌）。这样的狭窄在睡眠期间易于使上气道塌陷。清醒时OSAHS患者的上气道口径多小于正常人，其上气道的形状也不同于正常人。正常人的上气道的主要轴向是水平向两侧；而呼吸暂停患者的上气道两侧直径相对减少，前后径相对不变。因此，呼吸暂停患者的上气道在轴向上更倾向于前后径。呼吸暂停的上气道结构逆向影响上气道肌肉的活动，使得在睡眠期间气道易于闭合。

睡眠呼吸暂停患者在清醒期，通过增加上气道扩张肌的活动来补偿气道的解剖缺陷。而这种补偿在睡眠期间丧失。在非快眼动睡眠（NREM）期，吸气相上气道扩张肌的张力性和周期性活动减少。气道解剖缺陷补偿的丧失，周围反射的改变也起了一定的作用。在清醒期间，气道内负压可通过反射性机械受体反馈环激活上气道扩张肌。而在NREM由于睡眠呼吸暂停患者上气道扩张肌活动的减少，此反射显著减少甚至丧失。上气道扩张肌活动的这些改变在快眼动睡眠（REM）期更加显著，和周期性快眼动睡眠事件相关的上气道扩张肌的活动能够完全被抑制。因此，这些问题在睡眠呼吸暂停患者的REM期更突出。

总之，睡眠时上气道扩张肌活动减少可导致正常人及睡眠呼吸暂停患者的气道变窄。气道变窄是由于前后以及侧面面积的减少，后者的减少更大。睡眠期间呼吸时气道形状的动力学改变不同于清醒时。尤其是，在吸气相维持气道形状相对不变的神经力学机制可能在睡眠期间丧失，导致呼吸周期的吸气相气道变窄。因此，睡眠期间气道的狭窄可能出现在呼吸周期的吸气相和呼气相的后半部分。

（二）OSAHS导致心血管疾病的发病机制

OSAHS常与可导致胰岛素抵抗及心血管危险因素如高血压、肥胖及糖尿病等密切相关，即使是轻度的OSAHS，其肺动脉高压、体循环高压及心律失常的发生率也明显升高，心脑血管疾病的发病率及死亡率也都明显增高。SDB/OSA可通过多种机制增加心血管疾病的发病率及死亡率。

1. 正常睡眠对心血管的作用　正常人的生理性睡眠的不同睡眠期与相应的心血管调制改变有关。NREM期与交感神经活性（sympathetic nerve activity，SNA）降低、副交感神经活性增加有关，使得心率、血压降低、心脏的电稳定性增加。输出至心率、血压、心排出量、肌肉以及全身血管阻力的交感神经活动随着 NREM 期越深而进行性地减少。总之心血管系统处于一个血流动力学及自主神经系统静息状态，因此心肌的工作负荷减少。与清醒相比，NREM 期副交感神经活性增加及 SNA 降低导致压力反射敏感性增加正常人在进入一期 NREM 睡眠时也可出现显著的窦性心律失常，尤其是在年轻人自主神经通常是稳定的。在二期睡眠开始时，伴随 K 综合波可出现交感神经活性的爆发而导致短暂的心率增快、血压升高。三、四期 NREM 睡眠，同样也称为慢波睡眠（slow wave sleep，SWS）是最稳定的心血管状态。在 SWS 期，肌肉、SNA 以及心率和血压均逐渐降低。有可能就是此睡眠期导致血压清晨低谷现象（指血压在清晨清醒时较睡眠中要降低）。SWS 是发生缓慢房室结传导、心脏复律周期延长及心动过缓发生的典型时间。窦性心律失常及窦性心动过缓都可在正常睡眠中见到，尤其是在其他睡眠期向 SWS 转变时。室性期前收缩的发生高峰在早上 6∶00 至 11∶00之间，而室性心动过速及室颤的发生高峰似乎在清醒时。β 受体阻滞剂可消除这种室性心律失常的昼夜节律，表明其为交感神经所介导。

然而，在 REM 期伴随有交感神经冲动激增，可使血压升高、心率增快及心律失常出现。REM 睡眠期的血压和心率非常的不稳定，一般与在放松清醒状态下记录到的水平差不多。在 REM 期开始经常可见到短暂的窦性停搏。

除了睡眠时发生的神经化学介导的改变，机械性因素同样也发挥着作用。如仰卧位可增加右心静脉回流、使心脏充盈压增加，反射性地增加交感神经张力；仰卧位同样还可使上气道水肿，加重上气道塌陷趋势。

2. OSA 的急性心血管作用

（1）低氧血症、高碳酸血症及呼吸暂停　反复的呼吸暂停事件打断了睡眠与心血管系统间的正常生理性关系。阻塞性呼吸暂停事件的急性血流动力学结果包括交感神经介导的血管收缩及其后的体肺循环压力升高，左心室（left ventricular，LV）后负荷增加以及呼吸相关的心排出量改变。多个因素，包括低氧血症、CO_2 潴留（二者都可激活化学发射）以及胸膜腔内压的突然改变和从睡眠中觉醒，都可影响神经及循环系统对呼吸暂停事件的反应。OSAHS 患者心率和血压反复激增与正常睡眠状态下的情况相反，被认为导致了其负面心血管结果。OSA 3 个关键的病理生理特点产生了不正常的心血管波动：胸腔内负压加重、低氧血症和睡眠中的微觉醒。

（2）胸腔内负压　吸气努力增加是 OSA 对抗上气道阻塞的一个主要特点，可导致胸腔内负压降低至 $-80cmH_2O$，从而可影响胸腔内血流动力学。胸腔结构的形态变化也可改变心脏的充盈及心功能，左心室的跨壁压会增加，使得后负荷增加，胸腔内负压还会损害 LV 的舒张，从而阻碍 LV 充盈。LV 后负荷增加以及 LV 前负荷降低可导致每搏量以及心排出量减少。胸腔内负压还可影响主动脉压力导致主动脉壁的扭曲并激活主动脉壁上的主动脉压力感受器，从而间断抑制反复呼吸暂停所致的交感神经输出。呼吸恢复时，静脉回流增加可使右心室膨胀，使室间隔左偏，因此 LV 的顺应性及 LV 舒张期充盈降低。

（3）低氧血症　在呼吸暂停时，低氧血症的交感兴奋作用可被呼吸暂停及 CO_2 潴留加强，从而导致交感神经血管张力增加。但这种交感兴奋作用直到呼吸暂停数秒钟后才介入。而且由于肺脏与外周化学受体间的循环延迟，在呼吸暂停末期发生于肺脏的最低 SaO_2 直到数秒后才被颈动脉体感知到，因此与低氧血症相关的OSA的最大缩血管作用发生于呼吸暂停后的通气期，与BP和HR的激增相关。这些作用增加了心肌代谢需求，而且阻塞性呼吸暂停中的间断低氧血症有可能直接抑制了心肌收缩力或由于肺血管收缩及肺动脉压力增加而间接降低了心脏功能。每次呼吸暂停导致的低氧程度直接与呼吸暂停之后血压升高的幅度相关。虽然在主动屏气中（mueller maneuver）这些作用可部分被吸氧抑制，但吸氧对OSAHS患者呼吸暂停后的BP激增基本没有作用，这说明除了低氧血症，高碳酸血症及睡眠微觉醒等因素也同样对呼吸暂停后的BP激增起了一定作用。

低氧血症对HR的影响根据有无气流及其交感副交感平衡而不同。在没有气流时，低氧血症对颈动脉体的刺激是迷走性的，可导致心动过缓；相反在有气流时（如低氧性重复呼吸）由于肺脏扩张抑制迷走输出到心脏而允许心脏交感兴奋，低氧血症可导致心动过速。总之，个体间HR对呼吸暂停的反应是非常不一样的。这种HR反应的差异可能是由于低氧血症严重程度、内源性低氧性化学敏感性及低氧血症对迷走及交感神经输入至窦房结的影响等不同所致。不过在呼吸暂停结束、气流恢复时，由于低氧血症调节的心脏迷走神经输出和心脏交感神经输出的不一致性，HR则是毫无例外地会增快。

呼吸暂停时化学反射介导的交感神经活动逐渐增加，最后引起血管收缩。而在呼吸恢复时，静脉回流的恢复以及随后的心排出量增加与显著收缩的外周循环一起导致血压的急剧升高。在呼吸暂停结束时，交感性血管收缩被包括呼吸恢复及血压激增等机制所抑制。OSAHS患者反复发生的低氧血症同样也可导致肺动脉压力升高。

（4）觉醒　睡眠中阻塞性呼吸事件中/后的脑电觉醒非常常见。觉醒可激活上气道扩张肌、防止过长的呼吸暂停。觉醒也可在呼吸暂停结束时导致血压升高。频繁觉醒可导致睡眠片段而引起OSAHS的白天过度嗜睡及其他主要症状。

频繁觉醒的结果导致睡眠剥夺，而后者则和神经认知功能受损及易发职业伤害和交通事故有关。睡眠剥夺还和代谢及炎症紊乱有关，可导致细胞因子水平增加、糖耐量降低及血压增高。睡眠呼吸暂停相伴的睡眠片段如何最后影响心血管病变仍然不清楚。

（三）OSA导致慢性心血管疾病的可能机制

OSAHS患者中许多明确的神经、体液、血管及炎症异常在心血管疾病的发生、发展中都有相应作用，但每个机制在特定心血管疾病中的相对重要性尚不明确。

1. 交感激活　OSA与睡眠及清醒状态下心血管自主神经调节的慢性异常有关，其特点为SNA增加、压力反射敏感性及HR变异降低而血压变异增加。许多研究已证实，OSAHS患者在睡眠及清醒状态下其SNA均较正常对照高，通过气管切开或CPAP治疗可使夜间及白天SNA降低，而后者往往需要数月的CPAP治疗才能见效。这种改善作用可能与OSA、夜间低氧血症及睡眠觉醒的消除有关。

OSA导致持续交感激活的机制尚不十分清楚，但多认为与低氧血症的作用有关。OSAHS患者尿肾上腺素水平与夜间最低SaO_2成反比。另外，短期持续及间断低氧血症和高碳酸血症的联合刺激可导致肌肉交感神经活性（muscle sympathetic nerve activity，MSNA）在刺激解除后至少升高20分钟。这种长时间交感影响似乎主要是因为低氧血症而非高碳酸血症。

颈动脉体可能是SNA持续升高与间断低氧刺激之间重要的中间步骤。如OSAHS患者对低氧血症的周围化学反射敏感性及压力反应增加，其机制可能是因为每天短时间的低氧血症刺激可增加外周低氧性化学敏感性。正常情况下，BP 反射性升高激活颈动脉窦和主动脉弓压力受体可抑制交感神经输出、增加心脏迷走神经输出并降低心率，而 BP 降低则可导致相反的改变。因此抑制压力受体敏感性可导致交感神经激活及副交感神经抑制。在 OSAHS 患者，反复夜间 BP 激增可下调压力受体并抑制其敏感性。

另外，OSA 中的频繁觉醒可导致睡眠剥夺，北京协和医院对 18 例健康年轻男性研究证实，整夜完全睡眠剥夺可导致心血管交感神经调制增加以及心脏副交感神经调制降低。

与无睡眠呼吸暂停但年龄、性别及体重指数均匹配的对照相比，OSAHS 患者的心率较快、心率变异降低而血压变异增加。这些心血管变异异常与心血管疾病危险性增加有关。特别是血压正常者如果心率变异降低则将来患高血压得可能性会升高。心率变异降低的心衰患者的死亡率会明显增高。血压变异增加与靶器官受损几率增加明确相关。

2. 血管内皮功能受损　伴随 OSA 事件的低氧血症、高碳酸血症及血压激增都可能是导致血管内皮功能受损的血管活性物质释放的强有力的刺激因素。有可能由于睡眠呼吸暂停中的低氧血症导致内皮素水平升高，从而引起持续的血管收缩及其他心血管改变。无任何明显心血管疾病的 OSAHS 患者同样存在内皮功能受损。内皮功能受损在高血压、高血脂、糖尿病及吸烟者中也很常见，与心血管事件危险性增加相关。不但与 OSAHS 共存的病变可导致内皮功能受损，OSA 本身也是内皮功能受损的独力危险因素。

3. 氧化应激　反复发生的夜间呼吸暂停导致的间歇低氧血症和再灌注可产生高活性的氧自由基，加上缺血性再灌注对血管壁的损害，可导致动脉粥样硬化的危险性增加。低氧分压可触发中性粒细胞的激活、黏附在内皮上并释放氧自由基。在未治疗的 OSAHS 患者中，反复而周期性的动脉血氧降低及呼吸暂停之后的高通气导致的再氧化可导致血管氧化应激升高，而通过 CPAP 治疗防止 OSA 可降低超氧化物的产生。

4. 炎症　炎症也已被证实是心血管疾病进展中（特别是在缺血性心脏病及心衰）的一个重要成分。高海拔的低氧血症可刺激炎性细胞因子的产生，还会使及 C 反应蛋白（CRP）水平升高。睡眠剥夺同样与细胞因子产生有关。低氧血症和睡眠剥夺合并存在是 OSAHS 患者的特点，可导致炎性标志物水平升高。OSAHS 患者的白介素 6（IL-6）、肿瘤坏死因子（TNF）及 C 反应蛋白（CRP）的水平明显升高。CRP 本身即可通过抑制一氧化氮酶并增加细胞黏附分子表达而导致血管病变及功能受损。循环中白细胞黏附在内皮细胞上被认为是动脉粥样硬化的起始步骤之一。OSA 导致的低氧性应激可直接对黏附分子的表达进行调节。循环中黏附分子的水平在中重度 OSAHS 患者中会升高而在 CPAP 治疗后可降低。

5. 凝血机制　血小板在缺血性心血管病中具有重要作用，而 OSAHS 患者的血小板聚集性及活化都有增加，其部分原因是由于夜间肾上腺素水平升高。在早晨起床不久血浆肾上腺素水平有一个激增，同时导致血小板聚集性升高达到高峰，使得此时的心脑血管事件的发生率也达到高峰。血细胞比容、夜间及白天纤维蛋白原水平及血液黏稠度升高可能同样可使 OSAHS 患者容易形成凝血块及动脉粥样斑块。通过 CPAP 治疗消除 OSA 后可降低夜间肾上腺素水平而降低血小板的聚集性，同时也可改善上述某些异常并降低Ⅶ因子的凝血活性，表明 OSA 可导致凝血活性增加。

6. 代谢紊乱　OSAHS 患者常合并代谢异常，后者可导致体重增加及容易合并心血管疾病。瘦素（leptin）是一种脂肪细胞来源的激素，可抑制食欲，产生饱腹感。肥胖者中瘦素水平升高，提示对瘦素的代谢作用产生了抵抗。瘦素还可促进血小板聚集，已被证实是心血管疾病危险因素增加的独立标志物。男性 OSAHS 患者的瘦素水平较无 OSA 的体重相同者要高，表明其对瘦素的抵抗要高于肥胖者。OSAHS 患者在诊断前体重容易显著增加，因此 OSAHS 患者对瘦素的抵抗可能表明对体重增加有易感性。CPAP 治疗可降低瘦素水平，同样也可减少内脏脂肪堆积。

阻塞性睡眠呼吸暂停同样也可损害糖耐量。OSAHS 患者的空腹血糖、胰岛素及糖化血红蛋白的水平升高，且与体重无关。睡眠呼吸暂停的严重程度似乎与胰岛素抵抗的程度相关。重度 OSAHS 患者显性糖尿病的危险性要高 5 倍。OSAHS 患者中与肥胖作用无关的糖耐量减低可能与睡眠剥夺、交感激活及瘦素抵抗有关。

7. 循环激素 OSAHS 中，除了肾上腺素，其他一些循环激素如肾素、醛固酮、血管紧张素的水平也参与 BP 和血容量的调节，所有这些激素均有加压或水钠潴留的作用，可导致高血压。OSAHS 患者中心房钠尿肽浓度的升高与低氧血症导致的肺动脉压力升高及胸腔内负压摆动的程度成正比。心房钠尿肽可促进利尿、利钠及血管扩张，因此与加压素及上述激素的潴水作用相反，结果是高夜间心房钠尿肽水平可能导致夜尿增多，这是 OSAHS 的常见特征。而 CPAP 治疗可降低夜间心房利钠肽水平及减少尿的产生。

【临床表现及实验室检查】

OSAHS 的诊断并不困难，患者主要的危险因素相对明显，而且往往症状典型多有明显的白天和夜间的症状，见表 12-12。

表 12-12 阻塞性睡眠呼吸暂停低通气综合征的临床表现

大声、习惯性打鼾
目击的呼吸暂停
夜间唤醒
睡眠期间的窒息发作
夜尿增多
不能恢复精力的睡眠、晨起头疼
过度白天嗜睡
交通或和工作相关的事故
易激惹、记忆力差、性格改变
性欲减退

确诊分型、了解患者病情轻重和治疗效果，需进行多导睡眠图（polysomnography，PSG）检查，整夜监测记录睡眠时脑电图（EEG C3-A1A2，C4-A1A2）、眼动图（OCG）、口、鼻气流、胸腹式呼吸，心电图（EKG）、颏肌肌电图（EMG）及 SaO_2。PSG 检查价格较贵，临床上对可疑患者可先进行口、鼻呼吸和 SaO_2 初筛监测，检查费用较低廉，也较为简便，与 PSG 检查敏感性和特异性基本上可满足临床诊断的需要。

因 OSAHS 患者白天清醒时用力呼吸并伴有咽部肌肉颤动，作容量流速环检查时，在呼气、吸气时均可出现锯齿波，亦能粗略提示患者 OSAHS 的可能。

X 线头颅、咽结构测量可显示后气道的宽度，颅底角度，下颌骨和甲状舌骨的位置等，可为外科手术的治疗提供确切的依据。上气道 CT 断层扫描和磁共振（MRI）检查可测定咽腔的横断面积或了解咽周围软组织的结构。

可用多次小睡潜伏时间试验（multiple sleep latency test，MSLT）检查评估 OSAHS 患者嗜睡的严重程度，并与其他嗜睡疾患如发作性睡病相鉴别。

睡眠时由于下肢痉挛或抽动而引起睡眠障碍的患者，在 PSG 监测时增加对胫前肌电的监测，并注意与不宁腿综合征的鉴别。

【OSAHS 相关的心血管疾病】

OSAHS 与多种心血管疾病如高血压、缺血性心脏病、心力衰竭、卒中、心律失常及肺动脉高压相关。大部分情况下仅仅有间接证据能证实 OSA 与心血管疾病的发生、发展相关，其原因包括在许多流行病学研究中对 OSA 的检测是很花时间的，在某种程度上在大样本研究中要明确 OSA 的诊断则是考虑经费的结果。另外，OSAHS 患者通常已合并肥胖、高血压及糖耐量低减等情况，而 OSA 对心血管疾病危险因素的独立作用均有可能被这些并发症所掩盖。无论如何，对易发心血管疾病的较小样本的纵向研究以及 CPAP 治疗的干预作用的研究已强烈证实 OSAHS 与多种心血管疾病间存在因果关系。

（一）高血压

成年人中高血压的发病率为 20% 左右，而通常情况下 OSAHS 患者较年龄和性别均匹配的对照的血压要高。根据标准规定约有 40% OSAHS 患者在清醒状态下合并高血压，而 40% 顽固性高血压患者可检测到 OSAHS。

证实 OSAHS 与高血压的发生、发展相关的最有说服力的数据来自威斯康星睡眠人群研究的发现。开始研究 4 年后，在该研究人群中 AHI 大于或等于 15 者发生新发高血压的危险性要高 3 倍，这种相关性独立于其他已知的危险因素如基础血压高、体重指数、年龄、性别及酒精摄入和吸烟等，这些数据表明通常认为是原发性高血压中有一部分实际上是继发于未经诊治的 OSAHS。在药物抵抗性高血压中 OSAHS 的发生率特别高。在一个研究中发现即使同时服用两三种降压药高血压仍未控制的患者其 OSAHS 的发生率高达 83%。对高血压诊治的共识指南反映了提示 OSAHS 与高血压之间的关系的证据也越来越多。美国 1997 年关于高血压预防、诊断、评价及治疗的全国联合会议第六次报告建议取消将 OSAHS 作为顽固性高血压的原因而首次明确了睡眠呼吸暂停的重要性；2003 年的建议将 OSAHS 列为高血压可明确原因中的第一位。

夜间血压无相应降低的高血压患者或“无谷值者（non-dippers）”是心血管损害的危险因素。SDB 患者的血压随着呼吸暂停事件会反复升高，有可能表现为典型的无谷值模式。高血压的危险因素是多方面的，而高血压可导致心血管疾病的发生率及死亡率增加。同样，OSAHS 的危险因素也是多方面的。高血压危险增加与睡眠呼吸暂停的危险增加相关。而且，即使在目前不能诊断 OSAHS 的 AHI 水平也有可能导致高血压发生率增加，研究证实，单纯打鼾与高血压危险增加相关。

OSAHS 导致高血压的机制是多方面的。夜间低氧血症和高碳酸血症导致化学反射激活、随之交感神经系统激活及血压升高，可能导致白天交感神经系统过度激活及血压偏高。化学受体重置及张力性化学受体激活有可能同样导致白天交感神经活性及血压升高。OSAHS 患者同样存在内皮功能紊乱、内皮素水平升高及一氧化氮水平较低，所有这些都可加强血管收缩作用。

传统治疗手段对 OSAHS 患者的高血压较非 OSAHS 高血压更难控制。而在顽固性高血压患者中 OSAHS 非常常见（高达 40%）。如果高血压患者对最大的药物治疗没有反应，则 87% 的患者有 OSAHS，因此 OSAHS 合并高血压者对降压药相对反应差。北京协和医院研究证实，OSAHS 合并高血压者即使其白天血压在联合降压药治疗时能控制到正常，但如果 OSAHS 未能有效治疗，则其夜间血压仍会反复升高。而有效治疗 OSAHS 对顽固性高血压以及相对较轻高血压的白天血压均有显著降低效果。研究证实，CPAP 治疗可使高血压的 OSAHS 患者血压降低约 10mmHg。这种效果在 4 ~ 8 周内即可迅速发生，对夜间及白天血压都有作用，但清晨血压降低最明显。血压在治疗前夜间低氧血症较严重、每晚至少使用 CPAP4 ~ 5 小时的患者中更容易下降，而 AHI 仅仅降低 50%（亚治疗水平 CPAP）并不能降低血压，即使能改善缺氧和白天嗜睡。平均血压降低 10mmHg 可降低冠心病的风险 37% 及卒中的风险 56%。Logan 证实即使在接受两三种治疗量降压药治疗但血压仍不能控制的高血压患者在 CPAP 治疗后血压可有降低，其中夜间收缩压可迅速降低，而在两个月后白天及夜间血压可持续降低。与白天血压或舒张压相比，夜间收缩压更难控制，是心血管疾病发病率及死亡率的较好指征，因此 CPAP 治疗对夜间收缩压的作用特别重要。

（二）缺血性心脏病

对照研究已证实，睡眠呼吸暂停与心肌梗死危险增加之间存在相关性。在 62 例已知患有冠心病的患者中，在对重要危险因素如年龄、体重及吸烟史进行控制后其 5 年间因心脏病死亡的几率 AHI > 10/h 者要远远高于 AHI < 10/h 者（分别为 37.5 和 9.3%）。Mooe 等在对 408 例证实有冠心病的患者进行 5 年前瞻性随诊后证实，低氧指数（oxygen desaturation index，ODI）> 5 预示其死亡、脑血管事件及心肌梗死要相对增加 70%，在 AHI > 10/h 的患者中的结果也相同，其相关性最强者是和脑血管事件。

睡眠心脏健康研究（SHHS）证实，AHI 与冠心病危险包括心肌梗死间存在直线相关性，而且 AHI > 1/h 的任何程度的 SDB 都与大多数心血管疾病结果相关，且随着 SDB 的严重程度增加其心血管疾病的危险也逐步增加。

OSAHS 在缺血性心脏病中的临床意义主要有两方面。第一，流行病学证据支持 OSAHS 在病因学上与动脉粥样硬化的发生存在相关性这一观念。在冠心病中 OSAHS 的发病率非常高，多个对照及前瞻性研究均提示，OSAHS 是冠心病的独立危险预兆。虽然 OSAHS 导致粥样斑块形成的确切机制尚不明确，一个极大的可能就是炎症过程的介入。CRP 为系统性炎症的生物标志物，是冠脉事件发生率升高的危险因素，同样可能对动脉粥样斑块形成有直接作用。OSAHS 中 CRP 水平升高，表明炎症作为 OSA 相关的动脉粥样斑块形成的机制。而氧化应激升高在 OSAHS 中也同样被注意到。第二，有证据表明，无论有没有冠心病的病史，OSAHS 都可促发急性 ST 段压低的夜间急性心肌缺血，且通常对常规治疗没有反应。多个 OSA 相关机制如低氧血症、高交感神经活性、心脏需氧增加（由于心动过速及系统血管阻力增加）以及前凝血状态都可促进这些缺血性事件的发生。这些机制是否同样导致了冠状动脉斑块破裂及急性冠脉事件发生尚不明确。

阻塞性睡眠呼吸暂停可产生触发睡眠中心肌缺血的急慢性应激。急性方面，显著的低氧血症、CO_2 潴留、交感激活及血压激增都可引起心肌缺血。慢性方面，白天高血压的发展、血管活性及营养物质如内皮素的生成、炎性及凝血前机制的激活均可促进缺血性心脏病的发生和进展。在睡眠心脏健康研究中，OSAHS 被证实是冠状动脉疾病（CAD）的独立危险因素。

与心肌缺血一致的夜间 ST 段改变在没有临床明显 CAD 的 OSAHS 患者中非常明显。ST 段压低在较重度 OSAHS 或曾有夜间心绞痛发作的患者中更为常见，这与低氧明确相关。CPAP 治疗可显著降低 OSAHS 患者 ST 段压低的总时间。

流行病学研究进一步支持 OSAHS 或打鼾与心肌梗死（myocardial infarction，MI）之间的关系。OSAHS 在曾有 MI 的患者中非常常见。MI 后心脏功能的改变可预示 OSAHS 的发展，或可影响到 OSAHS 的严重程度。OSAHS 在 CAD 患者中同样可作为预后指标。对 62 例明确诊断 CAD 患者的 5 年随诊表明，在对混淆因素进行校正后与无 OSAHS 患者（9%）相比，患有 OSAHS 患者的死亡率要明显增高（38%）。

Milleron 等在一个对已知患有冠心病（冠状动脉狭窄 >70%）的患者 CPAP 治疗效果的前瞻性研究中证实，与配对未接受治疗的 SDB 患者相比，25 例接受治疗的 SDB 患者心血管死亡率、急性冠脉综合征、心衰住院或需冠脉再通的几率明显降低。

（三）脑血管疾病

研究证实，卒中康复患者中睡眠呼吸暂停的发生率高达 80%。在一个新近诊断卒中的对照研究中证实，其中 71% 以上为经 PSG 证实的睡眠呼吸暂停，大多数均为阻塞性睡眠呼吸暂停。SHHS 也已证实即使在较低水平的 SDB，其卒中的发生率也明显增加。AHI 与卒中危险之间存在相关性，尤其是在 AHI < 10/h。多个研究在对重要混淆因素进行校正后也证实，打鼾与卒中危险增加之间存在相关性。

Parra 等在一个 161 例首次短暂缺血发作（transient ischemic attack，TIA）或卒中患者严格的前瞻性研究中发现，SDB 的严重程度并不随卒中的类型或部位的不同而不同，而且从卒中住院后即刻直到 3 个月后其 SDB 的严重程度没有变化。在初始评价时有 26% 患者存在潮式呼吸（中枢性睡眠呼吸暂停），而在 3 个月之后只有 7%，而在两次评价中 OSAHS 的发生率是一样的，因此认为阻塞性睡眠呼吸暂停是在脑血管事件之前，有可能是其危险因素，而中枢性睡眠呼吸暂停则可能是其结果。

合并睡眠呼吸暂停及卒中的患者往往有早期神经系统退化、抑郁、认知障碍，以及住院康复时间较长。目前尚无关于治疗睡眠呼吸暂停可预防卒中的前瞻性研究，早期的一个研究证实气管切开可降低睡眠呼吸暂停患者卒中的风险。在合并睡眠呼吸暂停及卒中的病人中，CPAP 治疗似乎有助于降低血压、改善情绪，但未显示对认知有何改善。

导致 OSAHS 患者卒中风险增加的因素包括每次呼吸暂停事件时血流减少（由于胸腔内负压及颅内压升高所致）、血栓前状态、动脉粥样硬化及高血压。

（四）充血性心衰

OSAHS 在慢性心力衰竭（CHF）患者中非常常见。另外，作为 SDB 的另一种形式，中枢性睡眠呼吸暂停（CSA）在 HF 患者中也常能见到。流行病学研究结果表明，OSA 和 CSA 与充血性心衰之间都存在关系，充血性心衰及舒张功能受损的患者特别容易合并 OSA—在一个小样本研究中舒张功能受损的患者约有一半 AHI 大于 10。

OSAHS 合并 CHF 的发生率高达 11%。软组织水肿（在仰卧位睡眠时会加重）及随之的上呼吸道阻力增加可导致吸气力增加及上呼吸道塌陷，从而增加新发 OSAHS 的危险。相反，流行病学资料提示独立于其他危险因素，OSAHS 也与 CHF 风险增加相关。OSA 可通过其对交感驱动、内皮素、内皮功能、高血压及缺血性心脏病等已知是 CHF 的重要危险因素的作用而导致 CHF。另外，OSA 还可通过增加跨壁压及心室壁应激而加强急性心室功能紊乱。因此 OSA 与 CHF 的合并存在就产生了导致 CHF 进行性发展的恶性循环，OSA 可使心功能恶化，而后者随后又会加重 OSA。

一个睡眠呼吸暂停发生率研究证实 SDB 在心衰患者中非常常见，睡眠心脏健康研究证实在 AHI > 11 的 OSAHS 患者中其 OSA 严重程度与 CHF 之间存在很强相关性。CHF 中 40% 以上合并有 OSAHS，虽然最一致的比例多为 10%。HF 患者中合并 OSAHS 的危险因素包括男性中的肥胖及女性大于 60 岁。特别是 CSA，而且 CSA 往往提示患者预后较差。CSA 在左室功能降低中也很常见，即使没有明显的心衰。

CHF 中 CSA 的发生率为 40%～63%，在目前大多数文献中，CHF 中的 CSA 多指潮式呼吸，后者以呼吸增强－减弱并可被中枢性呼吸暂停间隔的呼吸为特点。CHF 合并 CSA 的危险因素包括男性、低碳酸血症、房颤及年龄大于 60 岁。CHF 中的 CSA 可使死亡率增加。与 OSAHS 患者一样，CPAP 治疗对 CSA 也有益处，可改善左室射血分数、降低死亡率及增加非移植的生存率。

OSA 可能直接导致患者收缩及舒张功能失调的发展。睡眠中的低氧血症、肾上腺素水平激增、血压升高以及白天高血压一起可能使其易于发展至高血压性心衰。而这既可表现为收缩功能失调也可表现为舒张功能失调。收缩功能失调同样也可由影响心肌收缩性的炎性细胞因子导致，以及由于 OSA 事件过程中所产生的胸腔内负压可引起的心室跨壁压差迅速改变而引起的后负荷及心肌壁应激也可影响心肌收缩性。高血压以及内皮素与肾上腺素等心肌营养物质一起可导致影响舒张功能的心脏结构性改变。

充血性心衰本身也可影响 OSA 的发展。患有充血性心衰的患者容易出现周期性呼吸。在周期性呼吸时，呼吸驱动及到达咽扩张肌的驱动减少，导致上呼吸道的塌陷。充血性心衰患者的水肿也可累及颈咽部的软组织，特别是在仰卧位时，也可进一步导致上呼吸道狭窄、上呼吸道阻力增加，因而使上呼吸道更容易塌陷。

睡眠呼吸暂停过程中交感系统及炎性激活及其他机制可使心衰及 OSAHS 患者的预后恶化。对合并心衰的 OSA 或 CSA 患者进行治疗会有很显著的益处。在一个心衰合并 OSAHS 患者的小样本研究中，在 CPAP 治疗后射血分数及心功能级别确实有很肯定的改善。而其中一些患者中止治疗后上述指标再次恶化。在合并 OSAHS 和心衰的患者中，CPAP 可改善左室射血分数和生活质量、并可降低血压及交感神经活性。在一项澳大利亚人的研究中，其平均 CPAP 压力为 8.8cmH_2O，平均夜间使用时间是 5.6 小时。在 Kaneko 的研究中平均 CPAP 使用时间为每晚上 6.2 小时。尚不清楚 CPAP 对极轻度 OSA 或舒张功能的作用。Roebuck 等报道，虽然 OSA 经常合并甚至可能导致心衰，虽然 OSA 合并 SDB 者的短期死亡率有增加，但长期死亡率（>4 年）并不增加。而 OSA 合并心衰的患者通过传统方法（如 Epworth 评分）评价多并不嗜睡，这也可能是导致其对 CPAP 治疗顺应性较低的原因。

与 OSA 不同，CSA 更多的是 HF 发展的结果而非其原因。CSA 是由于 $PaCO_2$ 在呼吸暂停域值上下波动而引起的。HF 合并 CSA 多为低碳酸血症，因为 HF 多有肺淤血，从而刺激迷走兴奋受体、增加中枢及外周化学敏感性并增加睡眠中的微觉醒。而除了在呼吸暂停时不会产生胸腔内负压，CSA 对心脏功能恶化的作用与 OSA 是相同的。虽然 CSA 多非 HF 的原因，但针对 CSA 的治疗也有益处，合并 CSA 的 HF 患者在接受 CPAP 治疗后可改善其左室射血分数及死亡率。CPAP 治疗 CSA 合并心衰患者效果的研究结果表明 CSA 的治疗似乎也可改善非移植存活率。

（五）心律失常

正常睡眠中由于交感神经活性降低，发生心律失常的可能性降低。OSAHS 患者的夜间心律失常较正常人明显增多，其中房性及室性期前收缩非常常见，但最常见的心律失常是重度窦性心动过缓、窦房阻滞及房室传导阻滞，窦性停搏及心动过缓可发生于 5%~50%（通常为 20%）SDB 患者中。其他快速型心律失常如持续室上性心动过速、房颤或房扑、室性心律失常特别是持续或非持续室性心动过速更多发生于已有结构性心脏病变的患者。

Guilleminault 证实，OSAHS 患者夜间睡眠中心律失常的发生率是 48%，其中包括持续性的室性心动过速 2%、窦性停搏 11%、Ⅱ度房室阻滞 8% 以及频繁室性期前收缩 19%。Hoffstein 等也发现，OSAHS 患者睡眠时发生心律失常的比例高达 58%，发生心律失常患者的夜间低氧血症更严重。显著的窦性心律失常在显著睡眠呼吸障碍中非常常见，也已被证实是 PSG 监测有阳性发现的强烈指征。还有研究证实，OSA 也可与室上性及室性心动过速有关，虽然后者更可能发生于其他心脏病如缺血性心脏病或心衰中。

北京协和医院也证实，OSAHS 病人心律失常的发生率较非 OSAHS 患者显著升高（56.2% 比 36.4%），146 例 OSAHS 患者中 82 例发生心律失常（56.2%），包括期前收缩或心动过速、传导阻滞或二者均有。对其中 19 例严重的 OSAHS 合并心律失常患者采用经鼻持续气道内正压通气治疗（nCPAP）7 小时，其中 14 例（73.7%）治疗后心律失常完全消失。研究证实，心律失常发生率与低氧及夜间呼吸暂停严重程度呈正相关。nCPAP 有效治疗 OSA 同时可逆转或改善心律失常。

OSAHS 患者夜间过缓性心律失常通常是呼吸暂停及低通气的“潜水反射”的反应结果，即迷走神经张力反射增加。过缓性心律失常甚至经常在没有任何心脏传导系统异常的情况下发生，而在有效 OSAHS 治疗后可消失。

Gami 等发现，选择性电复律的 AF 患者中 49% 合并明显的 SDB，该发生率较一般心脏病患者的发生率（32%）要高，而这些患者在电复律后如果能接受 CPAP 治疗则其窦性心律能维持。阻塞性呼吸暂停事件中的低氧血症、交感系统激活、血压激增及心脏扭曲均可导致房颤易于发生。在有过房颤患者中，合并未治的睡眠呼吸暂停的患者 12 个月内复发房颤的可能性是接受 CPAP 治疗的 OSAHS 患者的两倍。因此，任何包括长期心房起搏的治疗手段需要弄清楚 OSAHS 与房颤之间潜在的关系，如果患者存在 OSAHS，则应该首先试用 CPAP 治疗。由于 OSAHS 患者白天有时也会入睡，所以白天的心动过缓也可能来源于 OSAHS。心律失常在 CPAP 治疗后可显著降低且在治疗 4 个月后完全消失。

【OSAHS 的诊断标准】

OSAHS 的诊断并不困难，患者主要的危险因素相对明显，而且往往症状典型多有明显的白天和夜间的症状。除了临床特点，诊断 OSAHS 的金标准是多导睡眠图（PSG），即记录患者睡眠时的各种生理信号，包括脑电、眼动、肌电、呼吸气流、呼吸努力、动脉氧饱和度、鼾声、心电图、下肢肌电。根据此记录，评测呼吸暂停、低通气、和鼾声相关的微觉醒等。

呼吸暂停的定义为气流停止至少10秒，根据胸腹式呼吸的存在与否可分为阻塞性或中枢性。芝加哥共识会议提出低通气的定义包括3个特点：气流明显减少大于50%；气流中度减少小于50%并伴有氧减大于3%；或气流中度减少小于50%，伴有脑电图出现微觉醒。呼吸暂停低通气指数是指每小时睡眠中呼吸暂停加上低通气的次数。以前，AHI增加并伴有嗜睡的患者，才被诊断为阻塞性睡眠呼吸暂停综合征。但因为阻塞性睡眠呼吸暂停综合征已经显示为增加心血管疾患的危险因素。许多研究者把无嗜睡但有高AHI的患者也归类为这类疾患。美国睡眠医学学会于1999年对成人阻塞性睡眠呼吸暂停低通气综合征推荐了下列诊断标准：必须满足标准A或B，加标准C

A. 没有其他原因解释的过度嗜睡。

B. 具有下面两项或以上，且不能被其他原因解释：

（A）在睡眠中窒息或憋气。

（B）睡眠中反复唤醒。

（C）不能恢复精力的睡眠。

（D）日间疲劳。

（E）注意力受损。

C. 整夜PSG监测证实每小时睡眠有5次或更多的阻塞性呼吸事件。这些事件可能包括阻塞性呼吸暂停、低通气或和呼吸努力相关的微觉醒（respiratory effort related arousals，RERA）。

OSAHS的严重程度包括两个方面，白天嗜睡的严重程度和夜间监测的严重程度（AHI）：

1. 嗜睡

轻度：在需要一点注意力的活动中，出现不想要的嗜睡或不自主睡眠事件。如看电视，读书或乘车旅行。症状仅产生轻微的社会或职业功能损害。

中度：在需要一些注意力的活动中，出现不想要的嗜睡或不自主睡眠事件。如音乐会，会议或演出。症状产生中度的社会或职业功能损害。

重度：在需要注意力集中的活动中，出现不想要的嗜睡或不自主睡眠事件。如吃饭，说话，行走或驾车。症状产生显著的社会或职业功能损害。

2. 睡眠相关阻塞性呼吸事件

轻度：5~15次/小时

中度：15~30次/小时

重度：>30次/小时

【鉴别诊断】

OSAHS应与下列疾病鉴别：

1. 单纯鼾症　它几乎没有呼吸气流阻塞发作，没有睡眠破裂或日间功能受损。

2. 慢性低通气综合征　OSAHS可能在某些患者中存在有清醒时的$PaCO_2$升高，但是有别于慢性低通气综合征，在持续正压通气解除了上气道阻塞后$PaCO_2$可以恢复到正常水平。

3. 中枢性呼吸暂停和潮式呼吸 OSAHS 有持续的呼吸努力存在，而中枢性呼吸暂停和潮式呼吸没有。

4. 如果 OSAHS 患者伴有嗜睡，注意同引起嗜睡的其他疾病，如发作性睡病、睡眠不足、周期性腿动、非呼吸性觉醒紊乱、或使用酒精或药物等进行鉴别。

【治疗】

包括原发疾病的治疗与心脏受累的特殊治疗。

（一）OSAHS 的治疗

导致 OSAHS 的原发病的治疗十分重要，如甲状腺功能减低者，逐步补充甲状腺素纠正甲状腺功能低下；肢端肥大症患者，手术切除垂体分泌生长激素的肿瘤或药物抑制肿瘤分泌生长激素，可缓解该症并发的 OSAHS 症状。除外原发病以后，OSAHS 的治疗主要是综合治疗：

1. 保守治疗

（1）减肥 大多数 OSAHS 患者是肥胖者，肥胖尤其是颈部肥胖是 OSAHS 的主要危险因素。对于肥胖患者包括合并代谢综合征者，减肥是治疗的关键，不仅仅可降低 OSAHS 的严重程度（虽然很少可降至正常），还可改善血压、脂代谢及胰岛素抵抗。

（2）戒酒及禁用呼吸抑制剂 酒精可选择性地抑制上气道扩张肌活性，从而增加吸气阻力易于发生呼吸暂停。即使少量酒精也会加重 OSAHS 的呼吸暂停的频率、延长呼吸暂停的时间及低氧血症程度。地西泮（安定）等呼吸抑制剂也有相同作用。

（3）戒烟 吸烟是打鼾及 OSAHS 的危险因素，因为吸烟会导致鼻黏膜炎症水肿而增加上气道吸气阻力，所以经常吸烟的 OSAHS 患者应戒烟，但要提醒他们戒烟有可能导致体重增加。

（4）养成好的睡眠卫生习惯 睡眠剥夺会降低对低氧及高二氧化碳的通气反应、选择性地抑制上气道肌肉的活性，从而会加重打鼾及 OSAHS。因此，要养成良好的睡眠卫生习惯，如避免使用咖啡及其他呼吸刺激剂、规律作息时间、保持睡眠环境舒适安静。

（5）侧卧睡 OSAHS 患者仰卧睡时，上气道的塌陷性比侧卧睡时要高，因此侧卧睡可减轻 OSAHS 的严重程度。

（6）减轻鼻腔阻塞 慢性鼻腔阻塞往往是 OSAHS 的一个常见主诉，由于解剖结构异常或鼻黏膜充血导致的鼻腔阻塞会增加上气道的吸气阻力而加重 OSAHS。采用缩血管剂或手术减轻鼻腔阻塞并不能减轻 OSAHS 的严重程度，但可改善 CPAP 或口腔矫治器治疗的舒适程度因而可加强后者的治疗效果。

2. CPAP 治疗 CPAP 是 1981 年由 Sullivan 引入到 OSAHS 的治疗中，取得了神奇的效果，从此成为中重度或有明显并发症的 OSAHS 患者的首选治疗。CPAP 治疗的原理非常简单，就是将一定水平的正压通过鼻腔（有时是鼻腔和口腔）施加于上气道，等于给上气道形成一个气垫，从而避免上气道的狭窄和塌陷，稳定上气道壁，因此可防止呼吸暂停的产生。CPAP 治疗对于 OSAHS 本身及其相关症状如白天嗜睡等的治疗效果是非常肯定而显著的。

3. 口腔矫治器 口腔矫治器是 OSAHS 的二线治疗方法，该方法也可减少 AHI，但没有 CPAP 治疗效果明显。主要用于轻中度或不能耐受 CPAP 治疗的 OSAHS 患者，但在采用这些治疗手段前要慎重，因为呼吸暂停多不能完全消除，而且对其效果也并不太清楚，特别是对合并 HF 者。口腔矫治器治疗睡眠呼吸暂停也可使清醒时血压有一定降低（收缩压降低 3. 3mmHg，舒张压降低 3. 4mmHg），效果出现在 4 个星期时。

4. 上气道手术　各种各样的手术方式包括腭咽成形术（UPPP）、激光辅助腭咽成形术（LAUP）等曾用于 OSAHS 的治疗，但治疗效果都比 CPAP 要差，因此并不推荐首选于 OSAHS 的治疗。目前手术治疗仅在以下情况建议使用：

（1）CPAP 或口腔矫治器治疗失败。

（2）患者无明显并发症。

（3）有明确上气道局部阻塞　对于扁桃体肥大者，简单的扁桃体摘除术效果很好，有时可完全消除症状而避免长期使用 CPAP 治疗。

在极端情况下，如果 OSAHS 非常严重而又不能耐受 CPAP 治疗，为了迅速缓解上气道塌陷，可行气管切开治疗 OSAHS。

5. 其他治疗方法　除了以上方法，在过去几年里还出现了许多治疗 OSAHS 的新手段，其中包括对患有慢性肾衰者进行透析治疗减轻 OSAHS 的严重程度；心脏起搏器也可能对减轻 OSAHS 的严重程度有潜在但尚不清楚的作用，资料表明以房性驱动起搏过度为特点的心律调节可减缓 OSA 以及 CSA 的严重程度；也有猜想认为阿司匹林等可降低炎性指标的药物对 OSAHS 患者可能也有益处，尤其是对那些不能耐受传统治疗手段的患者。

（二）OSAHS 合并心血管损害的治疗

对于已发生的心血管疾病如高血压、心律失常、心力衰竭以及缺血性心脏病者，应及时给予相应常规治疗。在常用降压药中，β 受体阻滞剂对降低 OSAHS 高血压患者的白天血压最有效，这也和 OSAHS 导致的高血压的发病机制是因为交感神经过度激活的假说相一致。但所有降压药对 OSAHS 的夜间血压无任何作用，可能是因为并不能缓解 OSAHS 的缘故。不过北京协和医院研究发现，虽然降压药对 OSAHS 患者的夜间血压没有作用，但在各种降压药中，钙离子通道阻滞剂可以抑制因为反复呼吸暂停、低氧血症及觉醒导致的动脉内皮功能受损的情况，对其心血管疾病的进展有一定减缓作用。因此，我们建议在给 OSAHS 合并高血压的患者处方降压药时首选 β 受体阻滞剂及钙离子通道阻滞剂。

OSAHS 诊断后即应积极采取针对性综合治疗，以减少日后心血管病变的发生率。对于已合并心血管疾病的 OSAHS 患者，积极有效治疗 OSAHS 也可改善其心血管疾病的预后。短期有效的 CPAP 治疗即可降低体肺循环压力、预防夜间 ST 段压低，改善左室射血分数及心功能级别，以及减少 CHF 患者的心律失常。

北京协和医院研究证实，OSAHS 合并高血压者，即使在联合降压药治疗白天血压克控制正常，如 OSAHS 未能治疗，则其夜间仍会随着每次阻塞性呼吸事件发生血压反复激增及动脉内皮功能受损的情况，因此在常规心血管药物治疗同时，积极有效的 OSAHS 治疗才能真正控制心血管疾病疾病的发展、改善预后。

【预后】

流行病学调查表明，心血管病患者，早 4 ~ 8 点死亡较高，此时也正是 OSAHS 患者快速眼动睡眠（REM）出现最多、呼吸暂停时间最长和低氧血症最严重时，与 OSAHS 患者夜间睡眠病死率增高也可能是一个重要原因。Thorpy 等报告，OSAS 269 例，平均随诊 6. 8 年，死亡 43 例，占 16%。Kryger 等报告，治疗与未治疗各 142 例 OSAS 患者，5 年后，AHI > 20 者，死亡率明显低于 < 20 者，未经治疗的 OSAS 患者，5 年病死率为 11%~13%，AHI > 20 的 OSAS 患者，8 年的病死率为 37%，比 AHI < 20 的 OSAS 患者 4% 的病死率明显增高，而经气管切开术或 CPAP 治疗后的死亡率明显降低，因此，重视 OSAS 患者的早期诊治，应引起临床工作的高度重视。

（钟　旭）

第五节　COPD 和慢性肺源性心脏病

慢性肺源性心脏病简称慢性肺心病，是肺、胸廓或肺动脉血管慢性病变造成肺动脉高压而引起的右心室结构或功能改变的心脏病。原发于左心疾患或先天性心脏病导致的右心疾患则不归于此病。该病在我国为常见病，根据 20 世纪七八十年代我国抽样调查显示，本病的患病率为 0.46%。近年≥15 岁人群的抽样调查结果为 0.70%。一般来说，其患病率，寒冷地区较温暖地区为高，高原山区比平原地区为高，农村地区较城市地区为高，吸烟者比不吸烟者为高。患者年龄多在 40 岁以上，患病率随年龄增长而增高，男女无明显差别。从肺部基础疾病发展到肺心病，一般需要 10~20 年的过程。本病在各种住院病人器质性心脏病的构成中，占 5%~35%，在东北、西南等高发地区，肺心病已取代风湿性心脏病成为器质性心脏病中的首位疾病。

慢性阻塞性肺疾病（COPD）是慢性肺心病的最常见病因。COPD 是一种具有气流受限特征的可以预防和治疗的疾病，气流受限不完全可逆、呈进行性发展，与肺部对香烟烟雾等有害气体或有害颗粒的异常炎症反应有关。COPD 的发病机制尚未完全明了。目前普遍认为 COPD 以气道、肺实质和肺血管的慢性炎症为特征，在肺的不同部位有肺泡巨噬细胞、T 淋巴细胞和中性粒细胞增加，部分患者有嗜酸性粒细胞增多。激活的炎症细胞释放多种介质，包括白三烯 B_4（LTB_4）、白介素 8（IL-8）、肿瘤坏死因子 α（TNF-α）和其他介质。这些介质能破坏肺的结构和（或）促进中性粒细胞炎症反应。除炎症外，肺部的蛋白酶和抗蛋白酶失衡、氧化与抗氧化失衡以及自主神经系统功能紊乱（如胆碱能神经受体分布异常）等也在 COPD 发病中起重要作用。

【病因】

COPD 是慢性肺心病最常见的病因，我国 20 世纪 70 年代调查资料显示，COPD 占所有病因的 84.01%。根据病变的部位和功能的变化，可将慢性肺心病的病因分为以下四大类。

（一）支气管、肺疾病

以慢支合并肺气肿最为多见，约占 80%~90%，其次为支气管哮喘、支气管扩张症、重症肺结核、慢性弥漫性肺间质纤维化、结节病、硅沉着病（矽肺）、结缔组织病等。

（二）胸廓运动障碍性疾病

较少见，严重的脊椎后、侧凸、脊椎结核、类风湿性关节炎、胸膜广泛粘连及胸廓成形术后造成的严重胸廓或脊椎畸形，可引起胸廓活动受限、肺受压、支气管扭曲或变形，导致肺功能受限，肺泡通气不足，动脉血氧降低，肺血管功能性收缩，从而发生肺高压和慢性肺心病。

（三）肺血管疾病

甚少见。结节性多动脉炎、广泛或反复发生的多发性肺小动脉栓塞及肺小动脉炎，以及原发性肺动脉高压症，均可引起肺小动脉内膜增厚管腔狭窄、阻塞，从而发生肺动脉高压和右心室负荷加重，发展成肺心病。

（四）神经肌肉疾病

较罕见，如脑炎、脊髓灰质炎、急性炎症性脱髓鞘性多神经病（格林－巴利综合征）、重症肌无力、肌营养不良等，由于呼吸中枢兴奋性降低，或呼吸肌驱动障碍，呼吸活动减少，导致肺泡通气不足。

【发病机制】

肺心病患者由于肺毛细血管床面积减少，缺氧和呼吸性酸中毒引起的肺小动脉痉挛，慢性缺氧所致的继发性红细胞增多和血黏稠度加大等因素均可导致肺循环阻力增加、肺高压、右心负荷增加、发生右心室肥厚扩大，并发展为肺心病。

（一）肺循环的病理生理改变

1．结构性改变　COPD 患者的肺血管会发生显著的结构性改变。缺氧和慢性肺泡通气不足导致肺小动脉的内膜增厚、中层增生肥厚。血管平滑肌细胞在内膜下形成纵行肌束，并与中层平滑肌一起进行性增生。除此之外，尚可发生原位血栓形成，导致肺血管床面积减少。在这些肺血管的结构性改变与缺氧性肺血管收缩的共同作用下，肺血管阻力显著增加，结果导致肺动脉高压，而肺动脉高压则进一步造成肺小血管损伤、刺激肺小动脉中层增生肥厚和较大动脉分支的扩张，形成恶性循环。这种恶性循环长期发展下去，尚可导致主肺动脉及其主要分支的动脉硬化性改变。

肺气肿时，肺泡破裂、融合形成大疱，肺毛细血管随之破坏，导致毛细血管床横断面积减少。随着肺气肿的加重，毛细血管床的面积将进一步减少。另外，肺间质纤维化和肺实质病变均可导致毛细血管破坏，导致肺循环阻力增加。

在 COPD 病程的早期阶段，肺动脉的静息压往往是正常的。只有当毛细血管床总面积减少超过 70% 时，肺动脉压力才会明显增高。

弥漫性肺实质疾病，特别是特发性肺间质纤维化引起的血管周围纤维增生，降低血管弹性；可导致通气/灌注不匹配；也可直接损害肺血管床，从而损害气体交换功能导致肺毛细血管的缺氧和肺高压。

2．缺氧性肺血管收缩　在引起肺血管收缩的各种因素中，最强的也是最重要的因素是肺泡缺氧，任何引起原发低通气的疾患，不论是中枢性的还是外周呼吸肌的问题，均可导致继发于肺泡通气不足的肺高压。肺泡 PO_2 和肺动脉压力之间的量效曲线呈现为双曲线的关系。当动脉 PO_2 低于 75mmHg 时，肺动脉压力变化明显增快。而高碳酸血症存在时，通过增加血氢离子浓度，使得血管对缺氧收缩的敏感性增高，从而加重肺高压。

目前认为，引起缺氧性肺血管收缩的主要因素有：

（1）神经内分泌　缺氧和高碳酸血症可刺激颈动脉窦和主动脉体化学感受器，反射性引起交感神经兴奋，导致儿茶酚胺分泌增加，激活肾素－血管紧张素－醛固酮系统。导致肺动脉张力增加和顺应性降低。

（2）体液因素　缺氧时，肺部炎症可激活肥大细胞、嗜酸性粒细胞、嗜碱性粒细胞和巨噬细胞并使血管内皮细胞受损伤，释放一系列的炎症介质，如组胺、血管紧张素Ⅱ（AT-Ⅱ）、5-羟色胺（5-HT）以及花生四烯酸代谢产物，均可作用于血管壁导致血管收缩。NO合酶合成减少和血红蛋白介导的失活作用增强，导致组织最重要的扩血管物质一氧化氮的水平降低。内皮素水平增加，刺激血管平滑肌收缩和增生。

（3）组织因素　缺氧可导致血管平滑肌细胞膜的电压门控钾离子通道的α亚基甚或整个蛋白合成减少，导致膜静息电位改变，从而导致钙离子内流增加，肌肉兴奋收缩耦联效应增强，引起肺血管收缩。

3. 血容量增多和血液黏稠度增加　慢性缺氧产生继发性红细胞增多，血液黏稠度增加，血流阻力随之增高。缺氧可使醛固酮增加，使水、钠潴留；缺氧使肾小动脉收缩，肾血流减少也加重水钠潴留，血容量增多。血液黏稠度增加和血容量增多，更使肺动脉压升高。

（二）心功能的改变

1. 右心结构功能改变　早期COPD患者，其静息时肺动脉压力、右心室舒张末期压力多正常，但运动后压力可升高。随着病情发展，低氧血症和高碳酸血症加重，静息状态即可出现肺动脉高压，当超过右心室的负荷，右心失代偿，右心排血量下降，右室舒张末压增高，促使右心室扩大和右心室功能衰竭。

随着肺动脉高压的加重，一方面，为了纠正组织缺氧，右心排出量代偿性增加；另一方面，为了对抗缺氧性肺血管收缩，右心室逐渐均匀性肥厚和扩大，导致右心室心肌耗氧显著增加，同时，心室壁的增厚和舒张末期压的增高又导致冠脉供血阻力增加，进一步加重右心室心肌对氧气的供需失衡，损害右心功能。在低氧血症和高碳酸血症存在的情况下，右心功能曲线右移，心肌收缩能力下降，进一步导致右心功能受损，因此在感染和劳累等诱因下，易发生右心功能衰竭。

2. 左心的改变　慢性肺心病是否会出现左心功能衰竭长期存在争论。早期研究的结果显示部分患者出现左心衰竭可能是由于入组患者多为年龄较大且吸烟的患者，同时合并冠心病造成左心功能损害。心导管和超声心动的研究显示，左心舒张功能障碍，可能是右心室肥厚和扩大导致室间隔向左室膨出，从而干扰了检查结果所致。

【临床表现】

本病发展缓慢，临床上除原有肺、胸疾病的各种症状和体征外，主要是逐步出现肺、心功能衰竭以及其他器官损害的征象。往往表现为急性发作期和缓解期交替出现。

（一）肺、心功能代偿期（包括缓解期）

代偿期肺心病的临床表现轻微且不特异，主要仍是COPD的表现。患者可出现慢性咳嗽、气短、发绀、活动后心悸、呼吸困难、乏力，甚至活动后昏厥。患者尚可出现典型劳力型心绞痛症状，原因不明，可能与低氧和跨壁压增高引起右室心内膜下缺血有关。查体主要为明显肺气肿体征，听诊多有呼吸音低，偶有干、湿性啰音，下肢轻微水肿。心浊音界因肺气肿而减小。心音遥远，但肺动脉瓣区可有第二心音亢进，提示肺动脉高压。三尖瓣区出现收缩期杂音或剑突下示心脏搏动，多提示有右心肥厚、扩大。肺气肿使胸膜腔内压升高，阻碍腔静脉回流，可见颈静脉充盈。又因膈下降，使肝上界及下缘明显地下移。

（二）肺、心功能失代偿期（包括急性加重期）

1. 呼吸衰竭　主要表现为缺氧和CO_2潴留所引起的一系列症状。患者发绀明显，呼吸困难加重，重度呼吸衰竭可引起肺性脑病表现，如头痛、嗜睡，严重者神志淡漠、精神恍惚、谵妄、抽搐甚至昏迷。

2. 心力衰竭　以右心衰竭为主，患者心悸、气短明显，颈静脉怒张，肝淤血肿大，并有触痛，还可出现腹腔积液和重力依赖性水肿。患者常出现窦性心动过速，房性或室性的心律失常也较常见。听诊胸骨左缘二、三肋间可闻及一高调收缩期喷射样杂音，之后在局部还可闻及一柔和的收缩期杂音，该杂音是由右心射血到扩张的肺动脉腔中而产生的。胸骨左缘三、四肋间尚可闻及第三心音奔马律。出现第四心音奔马律则提示右室肥厚，顺应性下降导致右房收缩做功增加。右心室扩大导致三尖瓣相对关闭不全，可在三尖瓣区闻及全收缩期吹风样杂音，吸气时增强。当出现严重的肺高压时，或可闻及肺动脉瓣相对关闭不全引起的舒张期吹风样杂音，亦即 Graham-Steell 杂音。

虽然严重 COPD 患者可因右心衰竭导致水肿，但是相当一部分出现水肿的患者并无明显的右心衰竭的血流动力学证据，甚至肺动脉压力和血气情况也保持稳定。这类患者出现水肿的原因尚不明确。目前看来，水肿主要发生在高碳酸血症的患者，提示肺心病患者的水钠潴留可能主要是由高 PCO_2 而非右心衰竭引起。高碳酸血症刺激近端肾小管重吸收碳酸氢根离子增加，以纠正血 pH 的下降，但同时也增加了 NaCl 和水的被动重吸收，导致水肿形成。

【实验室检查】

（一）X 线检查

除肺、胸基础疾病及急性肺部感染的特征外，尚可有肺动脉高压征，如右下肺动脉干扩张，其横径≥15mm；其横径与气管横径之比值≥1.07；肺动脉段突出≥3mm；中央肺动脉扩张，外周肺血管纤细。右前斜位肺动脉圆锥突出≥7mm；右心室增大征。个别病人心力衰竭控制后可见心脏外影有所缩小（图 12-1）。

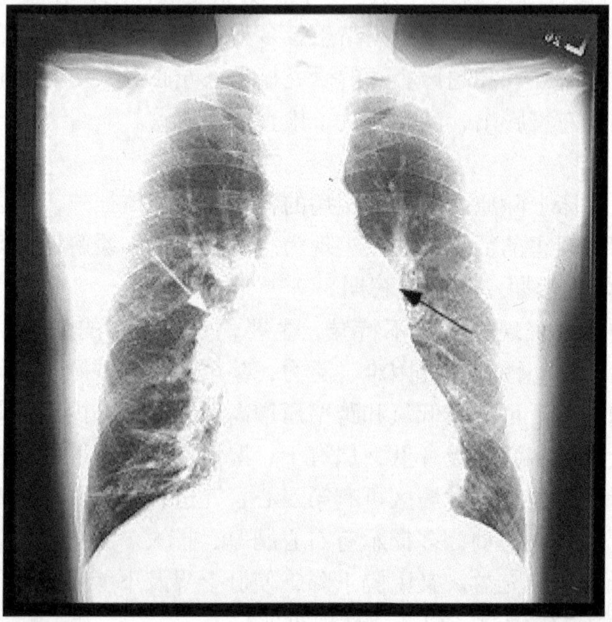

图 12-1　胸片（后前位）显示肺高压导致的肺动脉扩张（箭头所指）

（二）心电图检查

主要表现有右心房、室肥大的改变，前者表现为肺型 P 波，形态高尖，顶角 <70°，平均电轴≥90°，在Ⅱ、Ⅲ、aVF 振幅≥2.5mm；后者见电轴右偏，额面平均电轴≥ +90°，重度顺钟向转位，Rv_1 + Sv_5 ≥1.05mV，aVR 呈 QR 型，V_{1-3}呈 R 型，V_{4-6}呈 rS 型，也可见右束支传导阻滞及低电压图形。在 V_{1-3}可出现酷似陈旧性心肌梗死图形的 QS 波，应注意鉴别（图 12-2）。

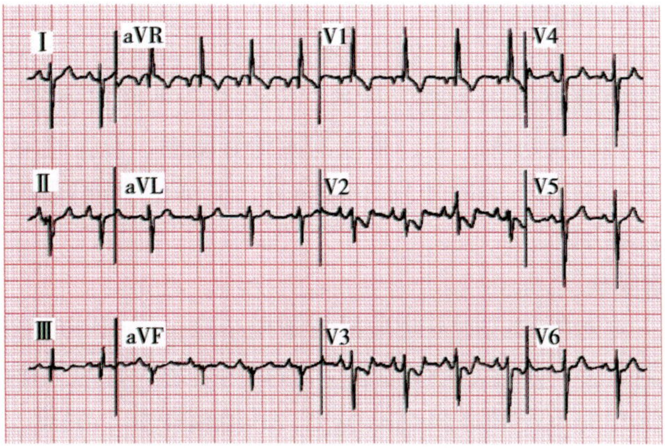

图 12-2　右心室肥厚的 ECG 表现

目前制定的用以判断右室肥厚的心电图标准大多特异性高而敏感性低，特别是在存在双侧心室肥厚或 COPD 的患者。但是，如出现特异的心电图改变则多提示预后不佳。

（三）超声心动图检查

超声心动检查有助于排除导致继发性肺高压的非肺源性因素，如冠心病导致的左心室功能障碍、扩张性心肌病、主动脉瓣或二尖瓣病变，和左向右分流的先心病等。超声心动也可直接用以评价 COPD 患者。多普勒超声是目前估测肺动脉压力的最可靠的无创技术，通过测量三尖瓣反流束的最大流速，根据修正的伯努利方程，即可估算肺动脉收缩压力。超声心动也可测定房室内径和右心室搏动幅度。

COPD 患者肺部过度充气干扰多普勒检查是一个常见问题。但是研究表明，此时有经验的操作者使用二维多普勒超声仍然可以达到 80%～85% 的准确率。当肺部过度充气妨碍超声心动检查时，尚可考虑经食管超声检查。

（四）右心导管检查

右心漂浮导管一直以来被认为是诊断、评价肺动脉高压的金标准。右心导管属于有创性检查，仅用于无法通过超声心动检查获得所需信息时。目前认为右心导管检查的适应证包括：

1. 通过超声心动检查无法检测三尖瓣反流束，又不能除外肺动脉高压时。
2. 出现与活动相关症状时，同时还应评价左心压力情况。
3. 治疗要求精确测量肺血管阻力和对血管扩张剂的反应时。

【诊断】

肺心病患者一旦出现肺心功能衰竭，诊断一般不难，但对早期患者，则需结合病史、体征及实验室检查结果综合判断。详细询问病史，对于肺心病诊断具有重要意义。在慢性心肺疾患的基础上，一旦发现有肺高压、右心室肥大或右心功能不全的征象，同时排除引起右心疾患的其他心脏病的可能，即可诊断本病。若出现呼吸困难、发绀或神经精神症状，为肺心病呼吸衰竭表现；如有全身水肿、腹胀、肝区不适，提示肺心病右心衰竭。

【鉴别诊断】

（一）冠状动脉粥样硬化性心脏病

肺心病与冠心病均多见于老年人，有许多相似之处，而且常有两病共存。冠心病有典型的心绞痛、心肌梗死病史或心电图表现，体检、X 线及心电图检查呈左心室肥厚为主的征象，出现心律失常者以持久性房颤、Ⅱ、Ⅲ度房室传导阻滞、复发性室性心动过速多见，可与肺心病鉴别。肺心病合并冠心病时鉴别多有困难，应详细询问病史，体格检查和有关的心、肺功能检查，加以鉴别。

（二）风湿性心瓣膜病

肺心病患者常于三尖瓣听诊区闻及吹风样收缩期杂音，或因肺动脉瓣关闭不全于肺动脉瓣区闻及吹风样舒张期杂音，加之右心室肥厚和肺高压表现，易与风湿性心脏病相混淆。但风心病患者往往有风湿性关节炎和心肌炎的病史，其他瓣膜如二尖瓣、主动脉瓣常有病变，X 线、心电图、超声心动图可资鉴别。

（三）原发性心肌病

原发性心肌病可出现右心扩大、右心衰竭，与肺心病相似。但原发心肌病患者多为中青年，无明显呼吸系统疾患病史和临床表现，无明显肺高压征象。心电图无明显顺时针方向转位和电轴右偏，心脏扩大多为全心普大，超声心动检查提示各心室腔明显增大，二尖瓣开放幅度减低，室间隔和左室后壁运动幅度减低，可资鉴别。

【治疗】

（一）控制原发肺部基础疾患

治疗慢性肺心病患者，特别是急性加重期患者，应着重控制原发肺部疾患。如果临床医师仅仅着眼于单纯使用利尿剂、洋地黄、ACEI 控制心力衰竭，而不通过改善肺泡通气和氧供来纠正低氧血症和高碳酸血症，则临床收效往往甚微。由于肺心病多由 COPD 引发，本节主要讲述 COPD 的防治。对于 COPD 来说，主要的治疗应包括：

1. 稳定期治疗

（1）治疗目的　①减轻症状，阻止病情发展；②缓解或阻止肺功能下降；③改善活动能力，提高生活质量；④降低病死率。

（2）教育与管理　通过教育与管理可以提高患者及有关人员对 COPD 的认识和自身处理疾病的能力，更好的配合治疗和加强预防措施，减少反复加重，维持病情稳定，提高生活质量。

（3）控制职业性或环境污染　避免或防止粉尘、烟雾及有害气体吸入。

（4）药物治疗　药物治疗用于预防和控制症状，减少急性加重的频率和严重程度，提高运动耐力和生活质量。根据疾病的严重程度，逐步增加治疗，如果没有出现明显的药物不良反应或病情的恶化，应在同一水平维持长期的规律治疗。根据患者对治疗的反应及时调整治疗方案（表 12-13）。

表 12-13　稳定期慢性阻塞性肺疾病的推荐治疗方案

分级	特征	推荐治疗方案
Ⅰ级（轻度）	$FEV_1/FVC < 70\%$，FEV_1 占预计值百分比 ≥80%	避免危险因素；接种流感疫苗；按需使用短效支气管扩张剂
Ⅱ级（中度）	$FEV_1/FVC < 70\%$，$50\% \leq FEV_1$ 占预计值百分比 <80%	在上一级治疗的基础上，规律应用一种或多种长效支气管扩张剂，康复治疗
Ⅲ级（重度）	$FEV_1/FVC < 70\%$，$30\% \leq FEV_1$ 占预计值百分比 <50%	在上一级治疗的基础上，如存在反复急性发作，可吸入糖皮质激素
Ⅳ（极重度）	$FEV_1/FVC < 70\%$，FEV_1 占预计值百分比 <30%，或伴有慢性呼吸衰竭	在上一级治疗的基础上，如有呼吸衰竭，长期氧疗，可考虑外科治疗

1）支气管扩张剂　支气管扩张剂可松弛支气管平滑肌、扩张支气管、缓解气流受限，是控制 COPD 症状的主要治疗措施。短期按需应用可缓解症状，长期规则应用可预防和减轻症状，增加运动耐力。主要的支气管扩张剂有：

β_2 受体激动剂　主要有沙丁胺醇、特布他林等，为短效定量雾化吸入剂，数分钟内开始起效，15 ~ 30min 达到峰值，持续疗效 4 ~ 5h，每次剂量 100 ~ 200μg（每喷 100μg），24h 内不超过 12 喷。主要用于缓解症状，按需使用。长效定量吸入剂有：福莫特罗，作用持续 12h 以上，吸入后 1 ~ 3min 起效，常用剂量为 4.5 ~ 9μg，每日 2 次；沙美特罗，常用剂量 50μg，每日 2 次。

抗胆碱能药物　主要品种有异丙托溴铵气雾剂，可阻断 M 胆碱受体。定量吸入时开始作用时间比沙丁胺醇等短效 β_2 受体激动剂慢，但持续时间长，30 ~ 90min 达最大效果。维持 6 ~ 8h，剂量为 40 ~ 80μg（每喷 20μg），每天 3 ~ 4 次。噻托溴铵选择性作用于 M_3 和 M_1 受体，为长效抗胆碱药，作用长达 24h 以上，吸入剂量为 18μg，每天 1 次。长期吸入可增加深吸气量（IC），减低呼气末肺容积（EELV），进而改善呼吸困难，提高运动耐力和生活质量。

茶碱类药物　可解除气道平滑肌痉挛，广泛用于 COPD 的治疗。缓释型或控释型茶碱每天 1 次或 2 次口服可达稳定的血浆浓度，对 COPD 有一定效果。茶碱血浓度监测对估计疗效和不良反应有一定意义。血茶碱浓度 >5mg/L 即有治疗作用；>15mg/L 时不良反应明显增加。

2）糖皮质激素　COPD 稳定期长期应用糖皮质激素吸入治疗并不能阻止其 FEV_1 的降低趋势长期规律的吸入糖皮质激素较适用于 FEV_1 <50% 预计值（Ⅲ级和Ⅳ级）并且有临床症状以及反复加重的 COPD 患者。这一治疗可减少急性加重频率，改善生活质量。联合吸入糖皮质激素和 β_2 受体激动剂，比各自单用效果好，目前已有布地奈德/福莫特罗、丙酸氟替卡松/沙美特罗两种联合制剂。对 COPD 患者不推荐长期口服糖皮质激素治疗。

3）其他药物　①祛痰药（黏液溶解剂）：COPD 气道内可产生大量黏液分泌物，可促使继发感染，并影响气道通畅，应用祛痰药似有利于气道引流通畅，改善通气，但是除少数有黏痰患者获效外，总的来说其疗效并不确切。常用药物有盐酸氨溴索、乙酰半胱氨酸等；②抗氧化剂：COPD气道炎症使氧化负荷加重，加重COPD的病理、生理变化。应用抗氧化剂如N-乙酰半胱氨酸可降低疾病反复加重的频率。但目前尚缺乏长期、多中心临床研究结果，有待今后进行严格的临床研究考证。

（5）氧疗　具有慢性呼吸衰竭的COPD稳定期患者，进行长期家庭氧疗，可提高其生存率。长期家庭氧疗应在Ⅳ级即极重度COPD患者应用，具体指征是：①$PaO_2 \leq 55mmHg$或动脉血氧饱和度（SaO_2）$\leq 88\%$，有或没有高碳酸血症；②PaO_2 55~60mmHg，或$SaO_2 < 89\%$，并有肺动脉高压、心力衰竭水肿或红细胞增多症（血细胞比容>55%）。长期家庭氧疗一般是经鼻导管吸入氧气，氧流量1.0~2.0L/min，吸氧持续时间>15h/d。长期氧疗的目的是使患者在海平面水平，静息状态下，达到$PaO_2 \geq 60mmHg$和（或）使SaO_2升至90%，这样才可维持重要器官的功能，保证周围组织的氧供。

（6）康复治疗　对于存在进行性气流受限、严重呼吸困难且很少活动的COPD患者，康复治疗有助于改善其活动能力、提高生活质量，是一项重要的治疗措施。它包括呼吸生理治疗，肌肉训练，营养支持、精神治疗与教育等多方面措施。

2. COPD急性加重期的治疗

（1）确定COPD急性加重的原因　引起COPD加重的最常见原因是气管-支气管感染，主要是病毒、细菌感染。部分病例加重的原因难以确定，环境理化因素改变可能有一定作用。

（2）COPD急性加重的诊断和严重性评价　COPD加重的主要症状是气促加重，常伴有喘息、胸闷、咳嗽加剧、痰量增加、痰液颜色和（或）黏度改变以及发热等，当患者出现运动耐力下降、发热和（或）胸部影像异常时可能为COPD加重的征兆。气促加重，咳嗽痰量增多及出现脓性痰常提示细菌感染。

与加重前的病史、症状、体征、肺功能测定、动脉血气检测和其他实验室检查指标进行比较，对判断COPD加重的严重程度甚为重要。

（3）控制呼吸道感染　呼吸道感染为COPD肺心病患者急性加重的主要诱因，故抗感染治疗在COPD加重期治疗中具有重要地位。若患者呼吸困难加重，咳嗽伴有痰量增多及脓性痰，应根据COPD严重程度及相应的细菌分层情况，结合当地区常见致病菌类型及耐药流行趋势和药物敏感情况尽早选择敏感抗生素。如对初始治疗方案反应欠佳，应及时根据细菌培养及药敏试验结果调整抗生素。通常Ⅰ级或Ⅱ级COPD患者急性加重时，主要致病菌多为肺炎球菌、流感嗜血杆菌及卡他莫拉菌。属于Ⅲ及Ⅳ级COPD急性加重时，除以上常见细菌外，尚可有肠杆菌科细菌、铜绿假单胞菌及耐甲氧西林金黄色葡萄球菌。抗菌治疗应尽可能将细菌负荷降低到最低水平，以延长COPD急性加重的间隔时间。长期应用广谱抗生素和糖皮质激素易继发深部真菌感染，应密切观察真菌感染的临床征象并采用防治真菌感染措施。

（4）纠正缺氧和二氧化碳潴留

1）控制性氧疗　目的在于提高PaO_2，降低呼吸肌做功和肺高压，减轻右室负荷。但吸入氧浓度不宜过高，需注意可能发生潜在的CO_2潴留及呼吸性酸中毒，给氧途径包括鼻导管或Venturi面罩，其中Venturi面罩更能精确地调节吸入氧浓度。氧疗30min后应复查动脉血气，以确认氧合满意，且未引起 CO_2 潴留及（或）呼吸性酸中毒。

2）机械通气　可通过无创或有创方式给予机械通气，根据病情需要，可首选无创性机械通气。机械通气，无论是无创或有创方式都只是一种生命支持方式，在此基础上，通过药物治疗消除 COPD 加重的原因使急性呼吸衰竭得到逆转。进行机械通气病人应有动脉血气监测。呼吸兴奋剂虽能改善缺氧和促 CO_2 排除，由于存在较多副作用，而且对于呼吸衰竭来说机械通气无疑是目前最有效的改善通气的手段，故目前并不建议在 COPD 患者中使用。

（二）降低肺动脉压

1. 长期氧疗　长期氧疗能够有效改善缺氧性肺高压患者的生存率。其原因目前尚不清楚，可能主要与氧疗改善缺氧性肺血管收缩，降低肺循环阻力，因而提高右心排出量有关。另一方面，氧疗提高了动脉氧含量，因而重要器官的氧输送量得以增加。

2. 血管扩张剂　以往对肺血管扩张剂的研究主要集中于其对原发性肺高压的短期疗效上，而对各种原因引起的继发性肺高压则少有研究。虽然部分研究显示血管扩张剂有短期轻度降低肺高压的作用，但是并未观察到长期的、显著的改善作用。可能与以下原因有关：

短期研究未能显示患者活动能力和功能状态获得改善，提示此类患者的功能受限可能更多与肺部基础疾病，而非肺高压相关。

药物对肺血管的扩张作用持续时间短暂，无法达到持久应用的目的。对 COPD 患者使用血管扩张剂可能导致 PaO_2 下降及体循环血压降低。因此，肺血管扩张剂目前并非治疗肺心病的常规用药。不过，对重度肺高压持续存在，使用常规氧疗和支气管扩张剂不能缓解时，可考虑使用血管扩张剂治疗。此时，建议首先使用右心漂浮导管进行药物作用和副作用的评价。药物有效的标准是肺循环阻力增降低 $>20\%$（假设心排出量不降低，肺动脉压力不增高），同时不应出现 PaO_2 和体循环血压明显降低的副作用。

目前研究较多的血管扩张剂包括 ACEI 和 AT-Ⅱ、钙离子通道阻滞剂、α 受体阻滞剂、肼苯达嗪、吸入 NO、前列环素，以及磷酸二酯酶 4 抑制剂如西地那非。

（三）右心衰竭的治疗

多数肺心病右心衰竭的患者通过去除感染诱因、改善呼吸功能以后，右心衰竭即可得以缓解。对上述治疗无效的患者可适当选用利尿、强心药物治疗。

1. 利尿剂　有减少血容量减轻右心负荷，消除水肿的作用。但利尿剂不宜长期大剂量应用，以免利尿过快过猛造成电解质紊乱、血液浓缩、痰液黏稠不易排出。原则上宜选用作用轻，小剂量的利尿剂。如氢氯噻嗪 12.5～25mg，1～3 次/日，氨苯蝶啶 50～100mg，1～3 次/日口服；重度而急需行利尿的病人可用呋塞米 20mg 口服或肌注。可通过监测血清肌酐、尿素氮水平来掌握利尿尺度，如果肌酐、尿素氮水平维持稳定，说明肾脏及其他器官灌注良好，相反，如果出现不明原因的升高，则应停止利尿。

2. 强心剂　研究表明，对左心室功能正常的 COPD 患者使用洋地黄制剂并不能改善右室射血分数和患者的活动能力，因此，若非同时合并左心衰竭，并不建议使用强心药物来控制右心衰竭。缺氧会加重洋地黄的毒性，因此使用洋地黄制剂时应注意减量使用，尽量选择半衰期短的制剂（如毛花苷丙 0.2～0.4mg），同时还应注意积极补钾，以防出现洋地黄中毒。肺心病患者的心率增快主要与其肺功能不全有关，故不能以心率减慢作为洋地黄用量是否足够的唯一指标。

【预后】

由于慢性支气管炎和肺气肿是导致肺心病最主要的原因，因此肺心病的自然病程实际上体现的是COPD的自然病程。不论是何种原发疾病，出现肺高压和肺心病往往是提示预后不良的一个重要指标。出现周围性水肿的患者5年生存率不到30%，而肺循环阻力超过550dyn-s/cm^5的患者很少存活超过3年。值得注意的是，出现肺心病本身并非直接影响病死率的因素，而仅仅是提示原发肺部阻塞性疾病的严重程度及其对病死率的影响。因此，积极地预防与治疗COPD，防止其出现肺动脉高压，才是防治肺心病的根本。

（邵 池 张 弘 蔡柏蔷）

参 考 文 献

肺动脉高压

1. Bauldoff GS, Housten-Harris T, Nunley DR. Cardiovascular consequences of pulmonary hypertension. Nursing Clinics of North America, 2008, 43 (1):17
2. Rosenkranz S. Pulmonary hypertension: current diagnosis and treatment. Clinical Research in Cardiology, 2007, 96 (8):527
3. Golbin JM, Somers VK, Caples SM. Obstructive sleep apnea, cardiovascular disease, and pulmonary hypertension. Proceedings of the American Thoracic Society 2008, 5 (2):200
4. Schannwell CM, Steiner S, Strauer BE. Diagnostics in pulmonary hypertension. Journal of Physiology & Pharmacology, 2007, 58 (Suppl 5):591
5. Hegewald MJ, Markewitz B, Elliott CG. Pulmonary hypertension: clinical manifestations, classification and diagnosis. International Journal of Clinical Practice, 2007, 156 (Suppl):5
6. Heresi GA, Dweik RA. Pulmonary hypertension: evaluation and management. Comprehensive Therapy, 2007, 33 (3):150
7. Ramakrishna H. Recent advances in pulmonary hypertension therapy. Recent Patents on Cardiovascular Drug Discovery, 2008, 3 (1):28
8. Shujaat A, Minkin R, Eden E. Pulmonary hypertension and chronic cor pulmonale in COPD. International Journal of Copd, 2007, 2 (3):273
9. Oudiz RJ. Pulmonary hypertension associated with left-sided heart disease. Clinics in Chest Medicine, 2007, 28 (1):233
10. Tuder RM, Marecki JC, Richter A, et al. Pathology of pulmonary hypertension. Clinics in Chest Medicine, 2007, 28 (1):23
11. Robert Naeije. Pulmonary Hypertension and right heart failure in chronic obstructive pulmonary disease. proceedings of the ATS, 2005, 2:20
12. John H. Pulmonary hypertension. Am J Respir Crit Care Med, 2005, 172:1072
13. Robyn J, Barst Michael McGoon, Adam Torbicki, et al. Diagnosis and differential assessment of pulmonary arterial hypertension. J Am Coll Cardiol, 2004, 43:40S
14. Lewis JR. Pulmonary arterial hypertension proceedings of the ATS, 2006, 3:111

肺血栓栓塞症

15. Segal J, Eng J, Tamariz L et al. Review of the evidence on diagnosis of deep venous thrombosis and pulmonary embolism. Ann Fam Med, 2007, 5:63

16. Segal J, Streiff MB, Hoffman LV, et al. Management of venous thromboembolism: a systematic review for a practice guideline. Ann Intern Med, 2007, 146:211
17. Amir Qaseem, Vincenza S, Patricia B, et al. Current diagnosis of venous thromboembolism in primary care: A clinical practice guideline from the American academy of family physican an the American college of physicians. Ann Fam Med, 2007, 5:7-62
18. Vincenza S, Amir Q, Patricia B, et al. Management of venous thromboembolism: A clinical practice guideline from the American college of physicians and the Americian academy of family physicians. Ann Fam Med, 2007, 5:74
19. 中华医学会呼吸病学会. 肺血栓栓塞症的操作规范. 中华结核和呼吸杂志, 2005, 12:594
20. 中华医学会骨科分会. 预防骨科大手术后深静脉血栓形成的专家建议. 中华骨科杂志, 2005, 10:25
21. 陆慰萱, 张伟华. 肺血栓栓塞症与深静脉血栓形成的诊断和防治进展. 中华结核和呼吸杂志, 2005, 12:652
22. 陆慰萱. 溶栓治疗用于急性肺栓塞的临床评价. 中国医院用药评价与分析, 2004, 5:262

肺血管炎

23. Ostanek L, Plonska E, Peregud-Pogorzelska M, et al. Cardiovascular abnormalities in systemic lupus erythematosus patients in echocardiographic assessment. Pol Merkur Lekarski, 2006, 20:305
24. Selamet U, Kovaliv YB, Savage CO, et al. ANCA-associated vasculitis: new options beyond steroids and cytotoxic drugs. Expert Opin Investig Drugs, 2007, 16:689
25. Schreiber J, Knolle J, Kachel R, et al. Differential diagnosis of diffuse pulmonary haemorrhage. Pneumologie, 2006, 60:347
26. Vignaux O, Marmursztejn J, Cohen P, et al. Cardiac imaging in ANCA-associated vasculitis. Legmann P. Presse Med, 2007, 36:902
27. 孟晓梅, 赵岩, 方里刚, 严晓伟. 抗磷脂综合征的心脏病变. 中华内科杂志, 2007, 46:1
28. 祁莉萍, 施举红, 曾学军, 严晓伟. 全身小血管炎合并严重心肌受累病例分析. 中华内科杂志, 2008, 47:10
29. 张文, 刘晓敏. 变应性肉芽肿性血管炎 11 例临床分析. 医学临床研究, 2004, 21:111

【阻塞性睡眠呼吸暂停低通气综合征】

30. Robert W, Tomas K, Virend KS. Somers sleep-disordered breathing and cardiovascular disease. circulation, 2003, 108:9
31. Phillips B. Sleep-disordered breathing and cardiovascular disease. Sleep Med Rev, 2005, 9 (2):131
32. Abu SM, Shamsuzzaman BJ Gersh, and Virend K. Somers obstructive sleep apnea: Implications for cardiac and vascular disease. JAMA, 2003, 290:1906
33. Robinson GV, Pepperell JCT, Segal HC, et al. Circulating cardiovascular risk factors in obstructive sleep apnoea: Data from randomised controlled trials. Thorax 2004, 59:777
34. Lyle J Olson, Eric J Olson, Virend K. Somers obstructive sleep apnea and platelet activation: Another potential link between sleep-disordered breathing and cardiovascular disease. Chest, 2004, 126:339
35. Peretz Lavie Pro. Sleep apnea causes cardiovascular disease. Am J Respir Crit Care Med, 2004, 169:147
36. J. o-Dee L Lattimore, David S. Celermajer, Ian Wilcox. Obstructive sleep apnea and cardiovascular disease. J Am Coll Cardiol, 2003, 41:1429
37. Murat C, Serefden A, Görkem M, et al. Serum cardiovascular risk factors in obstructive sleep apnea. Chest, 2006, 129:233
38. Bradley TD, Floras JS. Sleep apnea and heart failure part Ⅰ: Obstructive sleep apnea. Circulation, 2003,

107:1671

39. Bradley TD, Floras JS. Sleep apnea and heart failure part Ⅱ: Central sleep apnea. Circulation, 2003, 107: 1822

COPD 和慢性肺源性心脏病

40. Rabe KF, Hurd S, Anzueto A, et al. Global strategy for the diagnosis, management, and prevention of chronic obstructive pulmoary disease: GOLD executive summary. Am J Respir Crit Care Med, 2007, (176):532

41. 中华医学会呼吸病分会慢性阻塞性肺疾病学组. 慢性阻塞性肺疾病诊治指南（2007 年修订版）. 中华结核和呼吸病杂志, 2007, 30:7

42. Voelkel NF, Cool CD. Pulmonary vascular involvement in chronic obstructive pulmonary disease. Eur Respir J, 2003, (22):28

43. Hirano T, Yamagata T, Gohda, et al: Inhibition of reactive nitrogen species production in COPD airways: comparison of inhaled corticosteroid and oral theophylline. Thorax, 2006, 61 (9):761

44. Celli BR, Barnes PJ, Exacerbations of chronic obstructive pulmonary disease. Eur Respir J, 2007, 29:1224

45. Lee-Chiong Jr TL, Matthay RA. Pulmonary hypertension and cor pulmonale in COPD. Semin Respir Crit Care Med, 2003, 24 (3):263

46. Klinger JR, Hill NS. Right ventricular dysfunction in chronic obstructive pulmonary disease. Evaluation and management. Chest, 1991 99 (3):715

第十三章 感染性疾病与心脏

第一节 川 崎 病

川崎病（Kawasaki disease）又称皮肤黏膜淋巴结综合征（mucocutaneous lymph-node syndrome），主要是以皮肤黏膜出疹、淋巴结肿大和多发性动脉炎为特点的急性发热性疾病，病程自限，病因不明。约15%~20%未经治疗的患儿出现冠状动脉瘤或扩张，可以造成心肌梗死、猝死和缺血性心肌病。1967年日本川崎富作医师首先报告。1979、1982、1985年日本曾有过3次大流行，每次持续6个月；在美国和韩国的一些城市每隔2~4年也流行1次。该病在欧美及亚洲不同种族的儿童中均有发生，陆续有该病发生报道，但在日裔儿童中流行率最高。我国也有川崎病流行，但流行情况未见详细报道。绝大多数患儿年龄在2个月~5岁，但也有成年患者。男女比例1.3~1.5∶1，复发率2%~3%。在我国和美国，川崎病已取代风湿热成为儿童后天性心脏病的首要病因。

【病因】

病因尚未明确。根据临床表现和流行病学特征推测与感染有关，病原体感染或感染触发所致。但是常规的细菌、病毒培养，血清学检查和动物接种均未能发现病原体。目前有几种假设。普通的病原体造成显性感染，在某些特殊人群引发川崎病，新生儿因为来自母亲的被动免疫，成人由于免疫系统发育完全，因此很少患病，但是遗传学基础还不清楚。细菌的超抗原毒素能刺激Vβ2和Vβ8T细胞受体增殖，因此推测细菌的超抗原与发病有关，但是前瞻性多中心研究发现，川崎病患者和发热患者的产毒素菌株的流行情况并无差异。最近的研究发现，川崎病的免疫反应是寡克隆，而非多克隆，IgA浆细胞起中心调控作用。该病可能是感染诱发的免疫反应所致，多种不同的感染均可触发同样的免疫反应。目前的研究没有发现该病与药物、毒物、杀虫剂、重金属和化学物质有关。

【发病机制】

近年研究表明本病在急性期存在明显的免疫失调，在发病机制上起重要作用。急性期外周血T细胞亚群失衡，$CD4^+$T细胞增多，$CD8^+$T细胞减少，CD4/CD8比值增加。此种改变在病变3~5周最明显，至8周恢复正常。同时还存在明显的细胞因子瀑布反应和内皮细胞显著活化。内皮细胞活化、$CD68^+$单核巨噬细胞、$CD8^+$T细胞和单克隆IgA浆细胞可能都与冠状动脉炎有关。基质金属蛋白酶等多种酶损伤血管壁，与动脉扩张有关。血管内皮舒张因子、单核细胞趋化活化因子、肿瘤坏死因子-α等多种细胞因子在血管炎的发生起重要作用。现今多认为川崎病是一定易患宿主对多种感染病原触发的一种免疫介导的全身性血管炎。

【流行病学】

本病在婴儿及儿童均可发病，但80%~85%患者在5岁以内，好发于6~18个月婴儿。男∶女为1.3~1.5∶1。5岁以下的儿童占80%~85%，病死率0.08%，复发率2%~3%。儿乎都死于心脏并发症，多发生在起病后15~45天，此时冠状动脉血管炎达到高峰，伴随血小板升高和高凝状态。日本儿童以及日裔儿童发病率最高。5岁以下儿童年发病率大约为112/100 000。日本至1990年已有川崎病约10万例。并于1979、1982年及1986年发生3次流行，流行期间4岁以内儿童发病率为172~194/10万。2000年美国共有川崎病病例约4248例，亚裔和太平洋群岛裔儿童发病率最高（32.5/100 000），其次是非西班牙裔非洲人（16.9/100 000）和西班牙裔儿童（11.1/100 000），白人儿童的发病率最低（9.1/100 000）。世界各地虽报告例数不如日本多，但北至瑞典，荷兰，美国，加拿大，英国，韩国；南达希腊，澳大利亚，新加坡等都有发病。我国首先自1978年京、沪、杭、蓉及台湾等地报告少数病例。1989年《实用儿科杂志》综合220例，来源遍及全国各地。1983~1986年全国主要儿童医院及医学院附属医院的通信调查，共有住院病例965例。1987~1991年第二次调查，住院病例增至1969例，并有每年增加趋势。4岁以内患者占78.1%，男: 妇女1.6∶1。在日本的研究发现，约1%的患儿有家族史，家庭内首例发病1年内，同胞的患病风险是2.1%，是其他儿童的10倍，约一半病例是在首例发病10日内发病，双生儿的患病风险大约是13%，提示遗传易感性、病原感染和环境因素相互作用，在发病中起重要作用。

【临床表现】

川崎病以发热为主要表现，伴随皮肤、黏膜和淋巴结改变。发热通常持续5~11天或更久（2周至1个月），体温常达39℃以上，抗生素治疗无效。发热后迅速出现双侧球结膜充血，很少有睑结膜充血，通常不伴随结膜水肿和角膜溃疡。可以出现一过性轻度的虹膜睫状体炎。口唇黏膜潮红、干燥、皲裂或出血，可见杨梅舌，口咽部黏膜弥漫充血，无分泌物和口腔溃疡。手掌呈硬性水肿，手掌和足底早期出现潮红，部分患者的手足出现痛性硬结，发热后2~3周出现特征性趾端大片状脱皮，最早出现于甲床，约65%的患儿出现颈部非化脓性淋巴结肿大，以前颈部最为显著，直径约1.5cm以上，大多在单侧出现，稍有压痛，于发热后3天内发生，数日后自愈。发热后5日左右常出现斑丘疹或多形红斑样皮疹，偶见痱疹样皮疹，但无疱疹及结痂，皮疹分布广泛，多见于躯干和四肢。20%病例出现会阴部、肛周皮肤潮红和脱屑，约一周左右皮疹消退。

心脏损害是川崎病最主要的并发症，也是急性期和慢性期死亡的最主要的原因。在急性期心包、心肌、心内膜和瓣膜均可受累。患者脉搏加速，听诊时可闻心动过速、奔马律、心音低钝。收缩期杂音也较常有。可发生瓣膜关闭不全及心力衰竭。作超声心动图和冠状动脉造影，可查见多数患者有冠状动脉瘤、心包积液、左室扩大及二尖瓣关闭不全。X线胸片可见心影扩大。

患者可以有关节炎或关节痛，咳嗽、流涕、腹痛、轻度黄疸或无菌性脑脊髓膜炎的表现。1~2月后指甲可见横沟。

病程长短不一。病程的第一期为急性发热期，一般病程为1~11天，主要症状于发热后即陆续出现，可发生严重心肌炎。进入第二期为亚急性期，一般为病程11~21天，多数体温下降，症状缓解，指趾端出现膜状脱皮。重症病例仍可持续发热。发生冠状动脉瘤，可导致心肌梗死、动脉瘤破裂。大多数病人在第4周进入第三期即恢复期，一般为病程21~60天，临床症状消退，如无明显冠状动脉病变即逐渐恢复；有冠状动脉瘤则仍可持续发展，可发生心肌梗死或缺血性心脏病。少数严重冠状动脉瘤患者进入慢性期，可迁延数年，遗留冠状动脉狭窄，发生心绞痛、心功能不全，缺血性心脏病，可因心肌梗死而危及生命。

川崎病的临床特征见表 13-1。

表 13-1　川崎病的临床特征

典型的临床特征
发热持续 5 天以上
至少具有下列 4 个特征：
四肢改变
急性期：手掌、足底红斑；手足水肿
亚急性期：2～3 周指（趾）甲床蜕皮
多形性红斑
双结膜充血，无分泌物
口唇改变：红斑、口唇皲裂、草莓舌，口轻黏膜弥漫充血
非化脓性颈部淋巴结肿大（>1.5cm）
除外其他疾病
其他临床和实验室表现
心脏表现
心力衰竭、心肌炎、心包炎、瓣膜反流
冠状动脉异常
非冠状动脉的动脉瘤
雷诺现象
运动系统
关节炎、关节痛
消化系统
腹泻、呕吐、腹痛
肝功能异常
胆囊积水
中枢神经系统
无菌性脑膜炎
感觉神经性聋
易激惹易怒
泌尿生殖系统
尿道炎/尿道口炎
其他
卡介苗接种部位红斑
前葡萄膜炎
腹股沟脱屑
急性期实验室异常
白细胞增多，以粒细胞为主，核左移
血沉增快
C 反应蛋白增高
贫血
血脂异常
低清蛋白血症
低钠血症
1 周后血小板增多
无菌性脓尿
转氨酶升高
γ-谷氨酰转肽酶升高
脑脊液淋巴细胞增多
关节液白细胞增多

【心血管并发症】

由于心血管的病变既是本病自身的症状，又是可致死亡的并发症，此节将详述其经过情况，以期早期发现，及时适当治疗。

（一）冠状动脉病变

冠状动脉瘤在急性期发生，根据日本 1009 例川崎病观察结果，提示一过性冠状动脉扩张占 46%，冠状动脉瘤占 21%。应用二维超声心动图检查发现冠状动脉扩张在发病第 3 天即可出现，平均 5.4 天。30 天后开始消退。组织学研究发现动脉炎最先从动脉中层的外膜开始，逐渐向内膜延伸。γ 球蛋白治疗能减少急性期动脉瘤形成。大多数冠状动脉瘤呈自限性经过，冠状动脉造影发现多数于 1 ~2 年内自行消退。

冠状动脉瘤血栓形成主要见于中型和巨大动脉瘤，造影发现 16% 患者在随诊中发生动脉瘤血栓，78% 发生在急性期后 2 年内。临床可表现为猝死，但是 2/3 的病例为无症状性冠脉阻塞。大多数病例由于阻塞血管再通或侧支循环形成，心肌缺血得以缓解。新生血管形成是梗阻后发生节段性狭窄再通的标志，14.8% 存在冠状动脉病变患者发生血管再通。90% 的节段性狭窄发生在右冠状动脉，右冠状动脉易发生闭塞和再通。即便急性期没有动脉瘤性的患者，也能发现内膜增厚，提示川崎病史是动脉硬化的危险因素。

冠状动脉瘤根据病变的直径分为小动脉瘤或扩张、中等动脉瘤和巨大动脉瘤。冠状动脉病变的严重程度分为 5 级（表 13-2）。有冠状动脉病变者应密切随访定期复查超声心动图。通常在发病 4 周内每周检查 1 次，以后 2 月、半年复查，然后根据病变程度至少每年复查 1 次。对有症状的病人及冠状动脉严重受累者应作冠状动脉造影检查。造影检查可准确评估冠状动脉狭窄及闭塞程度及远端病变。冠状动脉造影的适应证为：①有心肌缺血症状；②持续心脏瓣膜病变；③X 线平片示冠状动脉钙化；④超声心动图显示持久的冠状动脉瘤。

表 13-2　急性冠状动脉瘤的分类

小动脉瘤（ANs）或扩张（Dil）：病损直径≤4mm，5 岁以上儿童，病损直径超过正常冠状动脉内径的 1.5 倍
中等动脉瘤（ANm）：病损直径 >4mm，且≤8mm，5 岁以上儿童，病损直径是正常冠状动脉内径的 1.5 ~4 倍
巨大动脉瘤（ANl）：直径 >8mm，5 岁以上儿童，病损直径超过正常冠状动脉内径的 4 倍以上
严重度分级
根据超声心动图或冠状动脉造影检查结果，冠状动脉瘤分为 5 级：
Ⅰ级：没有冠状动脉扩张性病损，包括急性期在内
Ⅱ级：急性期一过性轻度扩张，30 天内恢复正常
Ⅲ级：消退：遗留的冠状动脉瘤同住院 30 日时相当或进一步扩张，两支病变，在 1 年后完全恢复正常，且不符合Ⅴ级者。
Ⅳ级：遗留冠状动脉瘤：1 年以后冠状动脉造影仍能发现单支或双支冠状动脉瘤，且不符合Ⅴ级者。
Ⅴ级：冠状动脉狭窄：冠状动脉造影证实存在冠状动脉狭窄。①无缺血表现；②有缺血表现

（二）心肌损害

川崎病还能引起心肌损害，包括在急性期引起心肌炎和瓣膜炎，以及动脉瘤引起的心肌缺血。在急性期常伴有左室收缩功能减低，一过性心包积液，通常没有临床症状或轻微症状，重症患者罕见。起病后第 2 周起，由于严重的冠状动脉炎导致的动脉瘤阻塞，可以导致心肌梗死。阻塞通常发生在直径≥6mm 的动脉瘤，特别是直径≥8mm 动脉瘤。在急性期炎症损害也能累及传导系统，导致一过性房室传导阻滞（Ⅰ度和Ⅱ度房室传导阻滞常见）、室性期前收缩、室上性心动过速和室性心动过速。

（三）瓣膜损害

川崎病也可造成瓣膜损害，在急性期常见二尖瓣关闭不全、三尖瓣关闭不全和肺动脉瓣关闭不全，主动脉瓣关闭不全少见。急性期由于心肌炎和瓣膜炎造成反流，在慢性期主要由于瓣膜增厚变形所致，缺血诱发的乳头肌功能不全也能造成关闭不全。

（四）动脉硬化

川崎病能引起血管内皮增厚和内皮舒张功能下降，特别是存在动脉瘤、狭窄和动脉瘤消退的患者，有可能造成成年后动脉硬化进展，可以预测有冠状动脉病变的患者动脉硬化进展的可能性大。但是没有证据表明所有川崎病患者都动脉硬化加速的危险，目前尚不清楚川崎病与动脉硬化间的直接关系。对于患川崎病的儿童，特别是婴儿，在急性期存在持续性冠状动脉损害，从儿童期开始要对动脉硬化的危险因素给以高度重视，例如肥胖、高脂血症和吸烟。

【其他并发症】

胆囊积液多出现于亚急性期，可发生严重腹痛，腹胀及黄疸。在右上腹可摸到肿块，腹部超声检查可以证实。大多自然痊愈，偶可并发麻痹性肠梗阻或肠道出血。

关节炎或关节痛发生于急性期或亚急性期。起病 1 周内出现的关节炎累及指间关节和大的负重关节，10 天以后出现的关节炎主要累及膝关节或踝关节。约见于 20% 病例，随病情好转而痊愈。

神经系统改变包括无菌性脑脊髓膜炎、面神经麻痹、感觉神经性听力丧失、急性脑病和高热惊厥等，是血管炎引起，临床多见，恢复较快，预后良好。其中无菌性脑脊髓膜炎最常见，发生率约 25%，多发生于病初 2 周内。部分患儿颅压增高，表现前囟隆起。少数患儿颈项强直，可有嗜睡、双眼凝视、昏迷等意识障碍。脑脊液淋巴细胞轻度增多，糖、氯化物正常，蛋白质含量绝大多数正常。临床症状多在数日内消失，面神经麻痹多见于严重患者，常为外周性麻痹，可能是由于血管炎性反应波及面神经，或邻近部位血管病变，如动脉瘤形成、动脉扩张等，一过性压迫面神经所致。恢复期大脑中动脉狭窄或闭塞引起的肢体瘫痪，则容易遗留后遗症，较为少见。

肺血管炎在 X 线胸片显示肺纹增多或有片状阴影，偶有发生肺梗死。急性期可有尿道炎，尿沉渣可见白细胞增多及轻度蛋白尿。虹膜睫状体炎较少见。约 2% 患者发生体循环动脉瘤，以腋、髂动脉多见。偶见指/趾坏疽。

【辅助检查】

急性期白细胞总数及粒细胞增多，中性粒细胞核左移。过半数病人可见轻度贫血。血沉明显增快，可达 100mm/h 以上。C 反应蛋白增高。血清蛋白电泳显示球蛋白升高，尤以 α_2 球蛋白增多显著。血白蛋白减少。IgG、IgA、IgA 增高。血小板在第 2 周开始增多。血液呈高凝状态。抗链球菌溶血素 O 效价正常。类风湿因子和抗核体均为阴性。血清补体正常或稍高。尿沉渣可见白细胞增多和（或）蛋白尿。在出现无菌性脑膜炎的病例，脑脊液中淋巴细胞可高达 50～70/μl。部分病例可见血清胆红素或谷丙转氨稍高。细菌培养和病毒分离均为阴性。

【诊断】

川崎病主要发生在5岁以下的儿童，2002年日本循环协会关节研究组（Japanese Circulation Society Joint Research Group）提出此病诊断标准，诊断标准包括主要临床表现和其他重要表现。主要临床表现包括：①发热持续5天以上（包括经治疗体温在第5天恢复正常者）；②双侧结膜充血；③唇发红及干裂，杨梅舌，口咽部黏膜弥漫充血；④多形性皮疹；⑤发病初期手足硬肿和掌跖发红，恢复期指端出现片状脱皮；⑥颈部非化脓性淋巴结肿大。具有5项临床表现就可以诊断，但如超声心动图或冠状动脉造影发现冠状动脉瘤或扩张，则4条主要表现也可确诊。

不典型病例约占10%，不具有5条上述主要症状，需除外其他疾病，但有典型的冠状动脉瘤或扩张。典型病例多发生于婴儿。典型病例与不典型病例的冠状动脉瘤发生率相近。一旦疑为川崎病，应尽早做超声心动图检查。由于川崎病没有特异性临床表现，为能早期诊断、早期治疗，美国心脏病协会建议按照图13-1所示流程进行诊断和鉴别诊断。

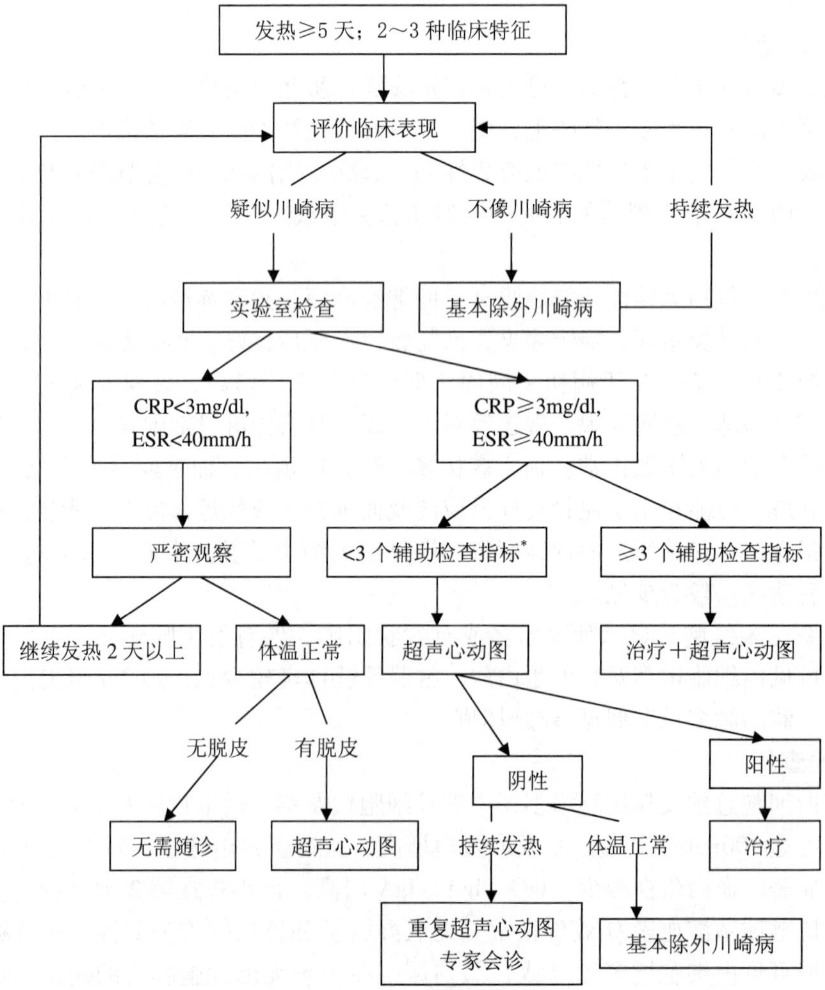

图13-1 川崎病的诊断流程

【鉴别诊断】

应与各种病毒感染（麻疹病毒、腺病毒、肠道病毒和 EB 病毒）、猩红热、葡萄球菌性烫伤样皮肤综合征、中毒性休克综合征、细菌性化脓性淋巴结炎、青少年类风湿性关节炎、Stevens-Johnson 综合征、病毒性心肌炎、风湿性心脏炎互相鉴别。

【治疗】

（一）急性期治疗

1. 丙种球蛋白　近年研究已证实早期静脉输入丙种球蛋白（IVIG）加口服阿司匹林治疗可降低川崎病冠状动脉瘤的发生率。丙种球蛋白的作用机制不清楚。丙种球蛋白的疗效呈现剂量效应关系，大剂量单次静脉注射的疗效最好。必须强调在发病后 10 天之内用药，如果有可能，应该在 7 天以内用药。起病 5 天以内给药似乎并不能减少冠状动脉瘤的发生率。用法为单次静脉滴注丙种球蛋白 2g/kg。若病程已经超过 10 天，但是患儿仍有不能解释的持续发热、动脉瘤形成和全身炎症反应，也应该给予丙种球蛋白治疗。

2. 阿司匹林　阿司匹林具有抗炎和抑制血小板聚集的作用，但急性期使用并不能降低冠状动脉瘤的发生率。服用剂量每天 80～100mg/kg，分 4 次口服。服用 14 天，热退后减至每日 3～5mg/kg，一次顿服。

3. 糖皮质激素　糖皮质激素尽管可以用于系统性血管炎的治疗，具有较强的抗炎作用。在使用 IVIG 治疗川崎病以前，糖皮质激素用于该病的治疗。糖皮质激素可缓解症状，缩短发热病程，但对动脉瘤形成的影响还不明确，目前在川崎病的治疗地位还不确定。为控制川崎病的早期炎症反应一般不单用皮质激素。除非并发严重心肌炎或持续高热重症病例，可联合应用泼尼松和阿司匹林治疗，或泼尼松联合 IVIG 治疗。

大约 10% 的患者对初始的 IVIG 治疗无效，表现为仍持续发热或输注 IVIG 36 小时后再度发热。多数学者推荐此时可再次给予 IVIG（2g/kg）。也可以 IVIG 联合糖皮质激素，常用的治疗方案是：甲基泼尼松龙 30mg/kg 静脉滴注 2～3 小时，随后单剂量口服 1～3 天。IVIG 治疗无效的病例也可以采用血浆置换治疗。

（二）恢复期的治疗和后期治疗

慢性期的尸检研究发现，冠状动脉狭窄主要由内膜增厚引起，血栓形成是缺血性心脏病造成死亡的主要原因。因此，治疗慢性心肌缺血的基本原则包括：增加冠状动脉血流、预防冠状动脉痉挛、抑制血栓形成和血小板聚集、降低心肌耗氧量。

1. 抗血小板治疗　急性期血小板轻度下降，恢复期升高，血小板聚集能力增高至少持续 3 个月，甚至数月到 1 年。没有冠状动脉后遗症的患者推荐抗血小板治疗 3 个月。存在冠状动脉扩张或动脉瘤的患者，需长期进行抗血小板治疗，预防缺血性心脏病，预防血小板活化诱发的血栓形成。具体药物见表 13-3。

2. 抗凝治疗　巨大动脉瘤形成、急性心肌梗死病史和扩张冠状动脉内血栓样超声回声的患者推荐使用华法林抗凝治疗，预防血栓形成。巨大动脉瘤形成患者推荐华法林联合抗血小板药物治疗。

表 13-3 抗血小板和抗凝药物

药 物	剂 量	不良反应和注意事项
阿司匹林	急性期：30～50mg/kg，分3次口服 退热后：3～5mg/kg，单次口服	肝功能损害、胃十二指肠溃疡、Reye综合征
氟比洛芬	3～5mg/kg，分3次口服	严重阿司匹林肝脏毒性、肝功能不全和胃十二指肠溃疡时应用
双嘧达莫	2～5mg/kg，分3次口服	严重冠状动脉狭窄患者诱发心绞痛、窃血综合征
噻氯匹啶	5～7mg/kg，分2次口服	白细胞减少、血栓性血小板减少性紫癜，注意肝毒性
华法林	0.05～0.12mg/kg，单次口服	调整INR在1.2～1.5，注意出血的不良反应

3. 抗心肌缺血治疗

（1）钙离子通道阻滞剂　鉴于63%川崎病引起的急性心肌梗死发生在睡眠和休息时，存在冠状动脉痉挛、梗死后心绞痛和心肌缺血的患者推荐使用钙离子通道阻滞剂（表13-4）。

（2）β受体阻滞剂　用于预防再梗死、猝死，以及降低梗死后的长期病死率，但是可能增加冠状动脉痉挛的危险（表13-4）。

（3）硝酸盐类药物　急性心肌梗死时可以舌下或口服给药，扩张冠状动脉，减轻心肌缺血（表13-4）。

（4）血管紧张素转换酶抑制剂（ACEI）/血管紧张素受体阻滞剂（ARB）　梗死后左室收缩功能减低（LVEF≤40%）的患者推荐使用ACEI/ARB，降低心血管事件和病死率。目前还没有ACEI/ARB对川崎病的长期疗效的研究结果。

4. 溶栓治疗　对发生心肌梗死6小时以内的患者可以采用静脉溶栓或经皮导管冠状动脉内溶栓，促进冠脉再通，心肌再灌注。下列药物没有标准的儿童剂量，参考成人剂量给予，需根据每个病例的具体情况仔细调整。静脉溶栓：尿激酶10 000U/kg 30～60分钟内静脉注射，最大剂量960 000U；组织纤维蛋白溶酶原激活剂（替来激酶）290～435 000U/kg，10%的剂量作为负荷量静脉推注，余下的剂量在1小时内静脉注射；冠脉内溶栓：尿激酶10 000U每10分钟冠脉内注射。静脉溶栓1小时内输入尿激酶20 000U/kg，继之以每小时3 000～4 000U/kg输入。冠状动脉给药1小时内输入尿激酶1 000U/kg。也可用链激酶，静脉溶栓1小时内输入链激酶10 000U/kg，半小时后可再用1次。以上药物快速溶解纤维蛋白，效果较好，无不良反应。

5. 介入治疗　川崎病造成的冠状动脉病变以钙化和纤维增厚为主，与成人的动脉硬化不一样，因此不能套用成人介入治疗的适应证。当患儿需要介入治疗时，儿科医师和心脏科医师应密切合作。介入治疗的适应证包括：①缺血症状持续；②无缺血症状，但心肌负荷试验阳性；③虽然多种无创检查方法没有发现缺血，但是存在冠状动脉严重狭窄患；④狭窄≥75%。严重左心功能不全、多支病变、对角支严重狭窄或阻塞、主干病变和病变节段过长是介入治疗的禁忌证。

6. 外科治疗　冠状动脉旁路移植术的适应证为：①左主干严重病变；②严重的多支血

管病变；③左前降支近段严重狭窄；④有再梗死危险的患者；⑤虽然冠状动脉再通或侧支循环形成，但心肌缺血持续存在。幼儿冠状动脉旁路移植术必须慎重考虑移植血管长期开放，如果药物治疗有效，可以通过冠状动脉造影观察病变的进展，密切随诊，手术可以推迟到患儿长大以后进行。对于危重患者，任何年龄段的患儿都可以进行冠状动脉旁路移植术，甚至2岁以下的儿童，此时推荐采用带蒂的胸廓内动脉作为移植血管。慢性持续性重度二尖瓣关闭不全，内科治疗通常无效，可行瓣膜成形术或瓣膜置换术。日本报道接受冠状动脉分流术的62例川崎病患者，其中7例同时做二尖瓣手术。术前70%病人有心绞痛、心力衰竭或其他症状。术后4年存活率87%，10年存活率45%，大多数死于后期心肌梗死或猝死。

表13-4　抗心绞痛、心力衰竭和心血管事件的药物

药　物	剂　　量
氨氯地平	0.1~0.3mg/kg，每天1~2次，最大剂量0.6mg/(kg·d) 成人剂量：5mg/d，单次口服
地尔硫䓬	1.5~2mg/(kg·d)，分3次口服，最大剂量6mg/(kg·d) 成人剂量：90mg/d，分3次口服
美托洛尔	从0.1~0.2mg/(kg·d)开始，分3~4次口服，逐渐加量至1mg/(kg·d) 成人剂量：60~120mg/d，分2~3次口服
卡维地络	从0.08mg/(kg·d)开始，最大维持剂量0.46mg/(kg·d) 成人剂量：10~20mg，每日1次
依那普利	0.08mg/kg，每日1次 成人剂量：5~10mg，每日1次
西拉普利	0.02~0.06mg/(kg·d)，分1~2次口服 成人剂量：从0.5mg/d开始，根据效果逐渐加量
硝酸异山梨酯	舌下含服每次1/3~1/2片（5毫克/片），0.5mg/(kg·d)，分3~4次口服 成人剂量：5~10mg舌下含服，40mg，口服每日1次
硝酸甘油	舌下含服每次1/3~1/2片（0.3毫克/片）

【预后和随访】

绝大多数患儿预后良好，呈自限性经过，适当治疗可以逐渐康复。但15%~30%的川崎病患者可发生冠状动脉瘤。由于冠状动脉瘤，血栓闭塞或心肌炎而死亡者占全部病例的1%~2%，甚至在恢复期中也可猝死。后遗缺血性心脏病为数甚少。约2%左右出现再发。病死率近年已下降为0.5%~1.0%。冠状动脉瘤有自发消退的倾向，与自发消退密切相关的是小血管瘤，其他相关因素包括：<1婴幼儿发病、梭状血管瘤和冠状动脉远端血管瘤。血管瘤消退的同时，肌内膜细胞显著增殖造成狭窄，狭窄的发生率随时间几乎呈线性增高。大的血管瘤发生狭窄的比率增高，特别是超过8mm的巨大血管瘤。血管瘤内常发生血栓，血管瘤的近端和远端形成狭窄。血管瘤内血栓性闭塞导致心肌梗死和冠状动脉狭窄是川崎病造成死亡的主要原因。对遗留冠状动脉慢性病变的患者，需长期服用抗凝药物并密切随访，定期检查心脏情况，包括心肌灌注扫描、运动试验、冠状血管造影等，并考虑介入治疗或外科治

疗。美国心脏病协会根据冠状动脉病变的严重程度进行危险度分级，指导药物治疗、运动和随诊（表13-5）。

表13-5 预后危险度分层和随访

危险分层	药物治疗	体育活动	随 诊	介入检查
Ⅰ级（病程中无冠状动脉异常改变）	治疗6～8周	6～8周后不限制	每5年随访1次，评估心血管危险因素	不推荐
Ⅱ级（暂时性冠状动脉扩张，6～8周内消失）	治疗6～8周	6～8周后不限制	每3～5年随访1次，评估心血管危险因素	不推荐
Ⅲ级（1个小～中等冠状动脉血管瘤/主要冠状动脉）	小剂量阿司匹林，至少到动脉瘤消退以后	<11岁的儿童，6～8周后不限制；11～20岁的青少年，根据每2年进行的运动试验或者心肌灌注扫描指导运动；服用抗血小板药物的患者不鼓励接触性和大运动量运动	每年随诊1次，包括超声心动图、心电图、危险因素评估，每2年进行运动试验或心肌灌注扫描	如果非侵入性检查发现心肌缺血，建议行冠状动脉造影
Ⅳ级（≥1个大的、或巨大冠状动脉瘤，同一冠状动脉上多发或复杂血管瘤，无闭塞）	长期抗血小板治疗，巨大血管瘤应联合华法林或低分子肝素	由于出血的风险，避免接触性和大运动量运动；根据运动试验或心肌灌注扫描的结果指导运动	每半年随诊1次，包括超声心动图、心电图。每年进行1次运动试验或心肌灌注扫描	6～12月时进行第一次冠状动脉造影，如果临床有指征应尽早做；如果非侵袭性检查、临床或实验室检查发现缺血，应重复冠状动脉造影；某些临床情况择期行冠状动脉造影
Ⅴ级（冠状动脉闭塞）	长期小剂量阿司匹林，如果合并巨大血管瘤应联合华法林或低分子肝素；考虑使用β受体阻滞剂减低心肌耗氧量	由于出血的风险，避免接触性和大运动量运动；根据运动试验或心肌灌注扫描的结果指导运动	每半年随诊1次，包括超声心动图、心电图。每年进行1次运动试验或心肌灌注扫描	推荐行冠状动脉造影指导治疗

病例28 感染性疾病与心脏
——川崎病

病例简介：患儿女性，2岁，因“发热1周”入院，既往体健，生长发育正常。

入院查体：双侧眼睑结膜充血，右侧颌下可触及一枚肿大淋巴结，直径1.5cm×1.5cm，质地韧，活动好，右侧颈部未触及包块。口唇发红，咽部充血，双侧扁桃体Ⅰ度大。双手指端甲床与皮肤交界处膜状脱皮。

辅助检查：血常规提示白细胞 $25.78\times10^9/L$，中性粒细胞百分比 75.9%，血红蛋白 98g/L，血细胞比容 30.4%，血小板 $262\times10^9/L$；尿常规提示尿蛋白 0.3g/L，其余正常；肝肾功能基本正常；血白蛋白 32g/L；血沉 92mm/第 1 小时；C 反应蛋白 <1mg/L；免疫球蛋白 G 35.1g/L，免疫球蛋白 A 1.53g/L，免疫球蛋白 M 2.08g/L；肌酸肌酶（CK）、肌酸肌酶异型（CKMB）、肌钙蛋白Ⅰ（cTnⅠ）均正常。腹部 B 超提示：肝、胆、胰、脾及双肾未见明显异常。超声心动图提示：左右冠状动脉扩张，少量心包积液，右冠状动脉（内径 5mm）及左主干近段扩张（内径 5mm）（图 92、图 93）；房室间隔回声未见失落，各房室内径正常，各瓣膜形态结构及启闭未见异常（图 94）。

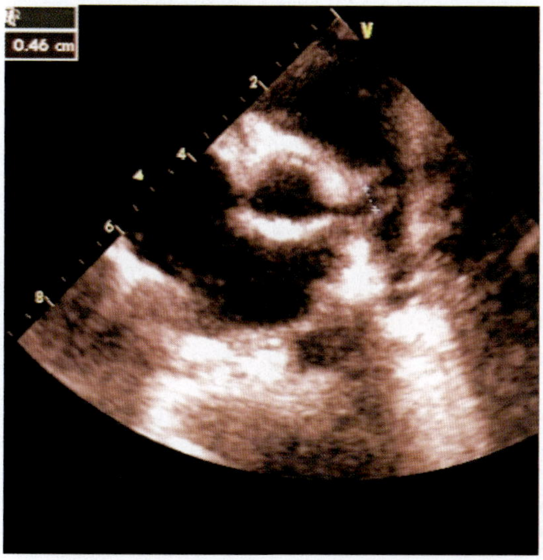

图 92　超声心动图显示左冠状动脉扩张

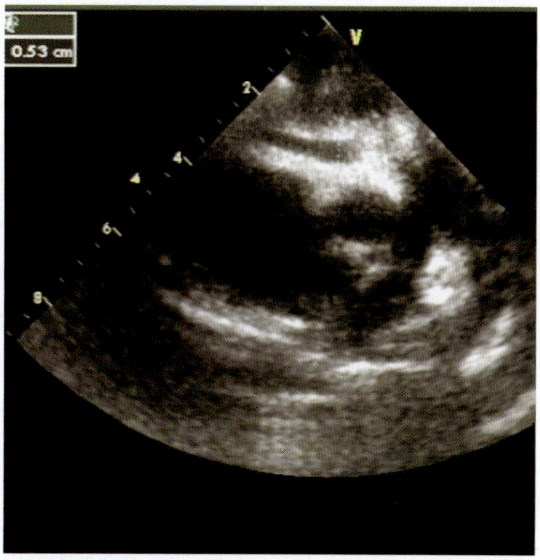

图 93　超声心动图显示右冠状动脉扩张

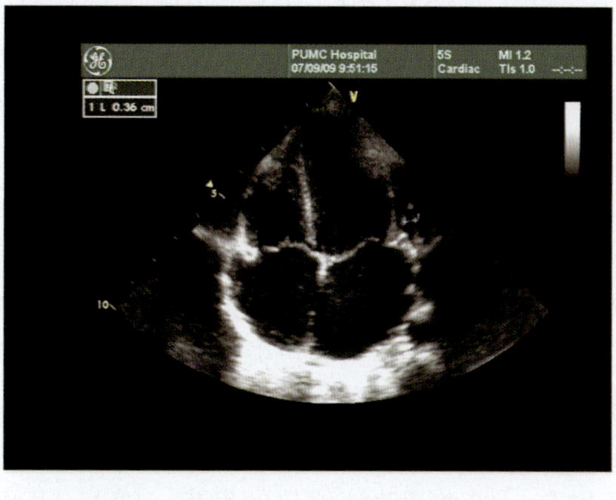

图 94　超声心动图提示心脏结构及功能未见明显异常

最终诊断：川崎病，冠状动脉扩张。

病例分析： 川崎病以发热为主要表现，伴随皮肤、黏膜和淋巴结改变。严重的心血管系统损害是其主要并发症，尤其是冠状动脉瘤形成，是患儿致死的主要原因。15%～25%的未经治疗的川崎病患儿会出现冠状动脉瘤或扩张，病死率为1%～2%。一旦疑为川崎病，应该尽早做超声心动图检查。Harada 评分有助于预测冠状动脉瘤的发生，包括：①年龄 <1 岁；②男性患者；③血浆白蛋白 <35g/L；④血细胞比容（HCT）≤35%；⑤C 反应蛋白（cRP）≥+++；⑥外周血白细胞（WBC）计数 $\geq 12\times10^9/L$；⑦血小板计数 $<35\times10^9/L$。满足以上 7 项中的 4 项（即 4 分以上）为高危人群。川崎病患者早期应用大剂量静脉丙球治疗，可能对降低冠状动脉病变的发生率有临床意义。

（病例提供　杨德彦）

第二节　艾　滋　病

1985 年美国疾病控制中心首次报道了 5 例男性同性恋者以肺孢子菌肺炎（PCP）合并细胞免疫功能严重低下为特征的病例，这是首次对获得免疫缺陷综合征（AIDS，艾滋病）的描述。1983 年法国巴斯德研究所的 Barre-Sinoussi 等从 1 名持续性淋巴腺病综合征患者的淋巴结中分离出含反转录酶的病毒。1984 年美国学者在 AIDS 患者体内发现了人 T 细胞白血病病毒Ⅲ型。1986 年正式命名为人类免疫缺陷病毒（HIV）。1984 年发现 HIV 能够与 $CD4^+$ 辅助 T 淋巴细胞特异性结合，抑制 T 淋巴细胞增殖并杀死 T 淋巴细胞，从而导致严重的免疫功能缺陷。通过对已知药物的筛选，1985 年发现核苷类似物齐多夫定具有抗 HIV 反转录酶的作用，用于晚期 AIDS 患者的治疗，拉开了 AIDS 治疗的序幕。但是由于齐多夫定严重的药物不良反应和病毒迅速产生耐药性，单药治疗不能达到治疗的效果。随后几年不断有新药问世，但是都没有能取得良好的治疗效果。1995 年美籍华人学者何大一的研究揭示 HIV 病毒和被病毒感染的淋巴细胞的生活周期在 2 天左右，表明每天有大量的新病毒产生和淋巴细胞被感染。从此，联合治疗开始走上舞台，高效抗反转录病毒治疗（HAART）应运而生，也就是所谓的鸡尾酒疗法。自从 HAART 用于治疗 AIDS 以后，AIDS 患者的生存期明显延长，病死率下降。1997 年法国的 Autran 教授率先报告，在有效的三联抗病毒治疗以后，被 HIV 破坏的 AIDS 患者的免疫功能能够成功重建，患者可以长期存活，从而改变了 AIDS 免疫功能破坏是不可逆转的传统观点，AIDS 不再是无法治疗的不治之症，是可以医治的慢性传染病。抗病毒治疗还不能治愈 AIDS，疫苗是最终治愈 AIDS 的关键，目前 HIV 疫苗还在研发中。

艾滋病临床表现多种多样，主要表现为各种机会性感染和恶性肿瘤，累及肺、消化道和中枢神经系统等，也可以累及心脏，表现为心包炎、心肌炎、扩张性心肌病、心内膜炎肺动脉高压、心脏肿瘤和药物的心脏毒性等。文献报道心脏事件的发生率在 28%～73% 不等。HAART 治疗之后，上述并发症的发病率明显下降，但是由于 HAART 引起的脂肪分布异常、高脂血症、糖尿病等显著增高，加速了动脉硬化的发生，随着 AIDS 患者生存期的延长，冠心病的发病率增加。

【病原学和发病机制】

人免疫缺陷病毒（human immunodeficiency virus，HIV）属反转录病毒科，包括 HIV-1

和 HIV-2。HIV-1 型分为 M、O 和 N 亚型组。HIV-2 型有 A、B、C、D、E、F、G 亚型，HIV-2 型主要集中在非洲西部和西欧。在我国流行的病毒株主要是 HIV-1，仅在沿海地区有报道个别 HIV-2 感染者。

HIV 呈球形，直径约 100～120nm，由核心和包膜两部分组成。核心包括病毒 RNA、结构蛋白和复制必需的酶。HIV-RNA 为两条相同拷贝的正链 RNA，全长约 9.8kb，含有 gag、pol 和 env3 个结构基因、2 个调节基因和 4 个辅助基因。病毒辅助必需的酶包括反转录酶（p66 和 p51）、整合酶（p32）和蛋白酶。核酸外面是病毒衣壳蛋白（p24 和 p17）。病毒的最外层为包膜，其中嵌有 gp120 和 gp41 两种特异性糖蛋白。

HIV 对外界的抵抗力很弱，一旦离开宿主在外界环境中的生存能力很快消失。高温、酒精、漂白粉、次氯酸钠等可以迅速杀灭病毒。

HIV 主要感染含有 CD4 受体的靶细胞，病毒进入人体后，选择性地吸附在靶细胞的 CD4 受体上，gp120 的 V3 区与宿主细胞的辅助受体 CCR5 和 CXCR4 结合，病毒包膜和宿主细胞膜融合，病毒衣壳进入宿主细胞。HIV RNA 在 p24 的辅助下出胞，利用自身的反转录酶合成病毒基因组的双链 DNA（cDNA）。cDNA 在环化酶的作用下形成共价和非共价的环状 DNA。共价结合的环状 DNA 以游离形式保存在细胞质中，它没有转录作用，但是有致病理变化作用，抗病毒药物对中形式存在的病毒有效，可以使病毒载量下降。非共价结合的环状 DNA 整合到宿主细胞染色体上，这种整合的环状 DNA 即前病毒，造成感染持续存在。当前病毒被活化进行自身转录时，病毒 DNA 在转录酶的作用下形成 RNA，部分 RNA 经拼接形成病毒的 mRNA，部分 RNA 经加帽加尾修饰后形成子代基因组 RNA。病毒 mRNA 利用宿主细胞的核糖体进行翻译，合成病毒所需要的蛋白质，gag 蛋白与 RNA 装配成核壳体，病毒颗粒通过芽生的方式从细胞膜释放时获得病毒的包膜。

HIV 感染人体后，宿主产生体液和细胞免疫反应，其中以 HIV 特异性细胞毒 T 淋巴细胞最重要，在一定时间内可以控制 HIV 增殖。但是由于免疫反应不能清除病毒，造成 $CD4^+$ T 淋巴细胞数量进行性减少，细胞免疫功能逐渐减退，最后导致各种机会性感染和恶性肿瘤。HIV/AIDS 主要的免疫病理改变包括 $CD4^+$T 淋巴细胞数量进行性减少、$CD4^+$T 淋巴细胞功能受损和异常免疫激活。引起 $CD4^+$T 淋巴细胞减少的机制尚不完全清楚，目前认为是多因素所致，如破坏增加、产生减少和淋巴组织扣留等。过去认为 HIV/AIDS 引起的免疫功能缺陷是不可逆转的，但是由于 HAART 的应用，艾滋病的发病率和病死率均明显下降，研究证实 HAART 不仅能控制 HIV 的复制，还能使艾滋病患者的免疫功能得以重建。

【流行病学】

人是 HIV 唯一的传染源，包括 AIDS 患者和无症状的 HIV 感染者。从 HIV/AIDS 患者的血液、精液、宫颈分泌物、脑脊液、泪液、乳汁和尿液中均能分离出病毒。从流行病学调查结果看，主要通过血液、精液和宫颈分泌物，经破损的皮肤或完整的黏膜传播，其他体液中病毒含量很低，目前认为不具有传染性。HIV 主要传播途径包括性接触、输血和母婴垂直传播。人群对 HIV 普遍易感。

1981 年首次报告艾滋病以来，该病已经在全球范围内流行，引起全世界的高度关注。2006 年联合国报告全球共有 HIV 感染者 3950 万，2006 年新增 HIV 感染者 430 万，艾滋病死亡人数 290 万。95% 的 HIV/AIDS 患者生活在发展中国家，只有 7% 需要抗病毒治疗的患者能得到抗病毒药物。

1985年我国报道首例输入性艾滋病患者以来，经历了散发期、局部流行期，目前处于全国低流行、局部高流行的状况。吸毒和性传播以及经既往采供血途径传播并存，经性途径感染艾滋病呈上升趋势，符合国际上艾滋病传播的规律；艾滋病群体已从高危人群向一般人群扩散；对男性同性恋人群的调查数据显示，目前该人群艾滋病病毒感染率在1%~4%；部分高发地区的孕产妇和婚检人群监测表明，艾滋病病毒感染率已经达到或超过1%，达到较高流行水平。艾滋病疫情仍呈上升趋势，存在疫情进一步蔓延的危险。截至2007年底，全国现有HIV感染者和艾滋病病人约70万人（55万~85万人），其中艾滋病病人约8.5万人（8万~9万人）。全人群感染率平均为0.05%（0.04%~0.07%）。2007年新发生的HIV感染者约5万人（4万~6万人），因艾滋病死亡约2万人（1.5万~2.5万人）。

【临床表现】

大部分病人在HIV感染急性期，没有任何症状。仅有少部分病人在感染数天至3个月，出现流行性流感冒样或传染性单核细胞增多症综合征样症状，如发热、寒战、关节痛、肌肉痛、呕吐、腹泻、喉痛等。

在急性期后，没有临床症状，为无症状的HIV感染者。无症状感染期之后，出现与艾滋病有关的症状和体征，称之为艾滋病相关综合征，也有人称之为持续性全身性淋巴结病等。主要表现在：持续性的淋巴结肿大，开始于颈部，其次为腋、腹股沟淋巴结等。一般少有两处以上淋巴结肿大者。体重减轻10%以上。周期性发热（38℃左右），常持续数月。夜间盗汗。发生单纯疱疹病毒、白色念珠菌等各种感染。

艾滋病期由于免疫系统被严重破坏，各种致命性机会感染、肿瘤等极易发生。病变可表面在肺、口腔、消化系统、神经系统、内分泌系统、心脏、肾脏、眼、关节、皮肤等等。

【艾滋病的心血管系统并发症】

（一）心包积液

心包积液是HIV/AIDS最常见的心脏并发症之一，AIDS患者心包积液的发病率大约是20%。大多数患者为少量心包积液，没有临床症状，大量心包积液少见，引起心脏压塞罕见。AIDS患者心包积液的发生率明显高于HIV感染者。同没有心包积液的HIV/AIDS患者比较，合并心包积液者$CD4^+$淋巴细胞计数低，预后差，6个月内的病死率高，心包积液的量与此无关。约1/4的患者通过心包积液的培养或者心包活检，能明确心包积液的病因，包括化脓性心包炎（金黄色葡萄球菌、肺炎球菌）、结核分枝杆菌、淋巴瘤、心肌梗死、心内膜炎等。在结核严重流行的非洲，结核性心包炎是主要原因，但是在欧美国家，结核性心包炎少见。心包积液是AIDS进展期常见的并发症，但是患者很少死于心包积液。

（二）心肌病

前瞻性研究发现，HIV/AIDS患者存在亚临床性左心功能不全，同正常人比较，HIV感染者和接受HAART治疗2年以上的患者的左心室舒张功能和收缩功能均减退。扩张性心肌病是HIV感染另一主要的并发症。1986年首先报告HIV感染者死于扩张性心肌病。最新的前瞻性研究发现，HIV感染者中扩张性心肌病的年发病率为15.9/1 000例。扩张性心肌病与$CD4^+$细胞计数低于400/μl和齐多夫定治疗有关。通过心内膜下心肌活检发现，83%的患者存在心肌炎。心肌炎在HIV感染者的心脏功能不全起一定作用，艾滋病患者尸检发现约

1/3 有心肌炎，但是只有不到 20% 的患者可以发现特异的病原体。艾滋病患者心肌炎的常见病原体包括弓形虫、结核杆菌、新型隐球菌，也有报道由鸟分枝杆菌、白色念珠菌、组织胞浆菌、球孢子菌、巨细胞病毒和单纯疱疹病毒引起心肌炎。HIV 病毒本身也能引起心肌炎。药物也能引起心肌病，有报道干扰素、齐多夫定、两性霉素 B 和膦甲酸钠可引起心肌病。扩张性心肌病提示患者预后不佳。

（三）心内膜炎

HIV 感染者的内膜炎包括感染性心内膜炎和无菌性血栓性心内膜炎。感染性心内膜炎主要发生在静脉药瘾者，病原菌包括白色念珠菌、曲菌、草绿色链球菌和新型隐球菌，最常累及三尖瓣。通常 HIV 影响感染性心内膜炎的预后，但是 HIV 感染晚期患者的死亡率比无症状 HIV 感染者明显增加。艾滋病患者无菌性血栓性心内膜炎的发生率大约是 3%～5%。无菌性血栓性心内膜炎通常没有临床症状，偶然发现，罕见栓子脱落引发栓塞和缺血。栓塞可以在脑、肺、脾、肾和冠状动脉。尽管有超声心动图检查，无菌性血栓性心内膜炎生前很难诊断，所幸，无菌性血栓性心内膜炎很少危及生命，造成死亡。

（四）肺动脉高压

1987 年就已经报道与 HIV 有关的肺动脉高压。前瞻性研究发现，无心血管症状的 HIV 感染者和接受 HAART 治疗 2 年以上的患者，多普勒超声测定平均肺动脉压高于正常人。HIV 相关的肺动脉高压的发病率为 1/200，远高于非 HIV 人群。前瞻性研究发现 HIV 感染者的肺动脉压明显高于正常对照人群。肺动脉高压主要见于男性和年轻人。呼吸困难是最主要的临床表现。患者主要死于右心功能不全和呼吸衰竭。患者对血管扩张剂和抗病毒治疗的疗效不确定。HIV 合并肺动脉高压患者的中位生存期为 6 个月，约一半患者在 1 年内死亡。发生肺动脉高压与机会性感染和 $CD4^+$ 细胞计数无关。肺动脉高压的发生机制还不清楚，采用电子显微镜、免疫化学、聚合酶链反应等方法，未能在肺动脉内皮细胞内发现 HIV，提示 HIV 通过间接的机制引起肺动脉高压。诊断肺动脉高压必须除外 talc 肉芽肿（特别是静脉药瘾者）、门静脉高压、血栓栓塞和气道疾病。

（五）恶性肿瘤

非霍奇金淋巴瘤是 HIV 感染者常见的恶性肿瘤，但是心脏的非霍奇金淋巴瘤罕见，主要见于男同性恋者，多数患者心脏非霍奇金淋巴瘤是首发艾滋病相关疾病。临床表现不特异，包括呼吸困难和心动过速，一旦出现临床表现，病情迅速恶化，出现心力衰竭，多数患者就诊时病情已经播散，预后很差。随着 HAART 应用，Kaposi 肉瘤的发病率明显下降，但是能够累及心脏。心包积液的鉴别诊断必须考虑。

（六）心脑血管事件

HAART 治疗之后，心包炎、心肌病、心内膜炎和恶性肿瘤的发病率明显下降，但是由 HAART 引起的脂肪分布异常、高脂血症、糖尿病等显著增高，加速了动脉硬化的发生，随着 AIDS 患者生存期的延长，冠心病的发病率增加。脂肪再分布综合征包括脂肪萎缩、脂肪堆积和混合型，脂肪萎缩主要发生在颜面和四肢的皮下脂肪，脂肪堆积发生在躯干部位，表现类似库欣综合征，混合型两者兼而有之。脂肪再分布综合征的发生率在 11%～83%，不同的研究得到的结果差异很大。脂肪再分布综合征与核苷类反转录酶抑制剂、蛋白酶抑制剂、年龄、病程、$CD4^+$ 细胞计数有关。HAART 以后，高脂血症的发病率明显增加，特别是含有蛋白酶抑制剂的治疗。不同的研究高脂血症的发病率28%~80%，以高甘油三酯血症为主（40%~80%），其次是高胆固醇血症（10%~50%）和混合型（10%~40%）。前瞻性研究发现，HAART治疗5年以后，高甘油三酯血症和高胆固醇血症的发病率分别为19%和24%，总胆固醇和低密度脂蛋白胆固醇升高，高密度脂蛋白胆固醇降低。高脂血症与脂肪再分布综合征不一定平行。高脂血症与目前所有的蛋白酶抑制剂均有关，高甘油三酯血症与利托那韦、利托那韦/沙奎那韦、利托那韦/洛匹那韦有关，特别是利托那韦，使用利托那韦抗病毒治疗可以使甘油三酯显著升高，可以高达1 000mg/dl以上。抗病毒治疗也能影响糖代谢，包括胰岛素抵抗、糖耐量减低和糖尿病。胰岛素抵抗通常在抗病毒治疗后发生中心脂肪堆积和周围脂肪萎缩的患者，估计发生率在30%~40%。男性糖尿病的发病率为14%，糖尿病的危险因素包括蛋白酶抑制剂、斯塔夫定和依非韦伦。HIV/AIDS患者HAART后出现内皮细胞功能障碍，动脉舒张功能减低，动脉血流下降，加速动脉硬化。新近报道HIV/AIDS患者心血管事件发生率增加，也印证了HIV/AIDS患者存在内皮细胞功能障碍。

1998年首次报道联合抗病毒治疗后急性心肌梗死。抗病毒治疗能引起高脂血症、糖代谢异常和内皮细胞功能障碍，使HIV/AIDS患者心血管危险因素增加，推测心血管疾病的发病率高于正常人群，特别是使用蛋白酶抑制剂治疗的人群。回顾性和前瞻性研究结果不一致，但是多数研究发现HIV/AIDS患者抗病毒治疗以后急性心急梗死和脑血管病的发病率增加，尤其是长期使用含蛋白酶抑制剂的治疗方案。

【治疗】

艾滋病的治疗包括抗病毒治疗、机会性感染的预防和治疗、并发症的治疗以及心理支持等综合治疗措施，以达到抑制病毒复制，重建免疫功能，减少机会性感染和恶性肿瘤的发生率，延长患者的生命，提高生活质量，减少传播的危险。

目前艾滋病抗病毒药物有核苷类反转录酶抑制剂（NRTI）、非核苷类反转录酶抑制剂（NNRTI）、蛋白酶抑制剂（PI）、融合抑制剂和整合酶抑制剂。开始抗病毒治疗的时机非常重要，症状期的艾滋病患者、$CD4^+$ T淋巴细胞<200/μl的无症状期患者要给予HAART治疗，$CD4^+$ T淋巴细胞在200~350/μl的无症状患者可以密切观察，暂时不治疗，若$CD4^+$ T淋巴细胞下降速度大于80/μl/y，也要考虑开始抗病毒治疗，$CD4^+$ T淋巴细胞>350/μl的无症状者暂时不治疗。HAART方案建议都应该包括两种NRTI的至少三联药物，例如2NRTI+NNRTI、2NRTI+PI，具体用药方案应根据患者的病情、既往用药史、能获得的药物品种、患者的经济能力以及患者对治疗的认知程度来决定。治疗过程中除定期评估病毒学疗效外，还需密切观察不良反应和患者的顺应性。

HAART相关的高脂血症的治疗措施包括改变生活方式和饮食治疗、调整抗病毒药物、降脂药物。他汀类药物是目前治疗高胆固醇血症的一线药物，大多数他汀类药物经细胞色素P450 3A4代谢，与PI和NNRTI存在相互作用。由于PI或NNRTI抑制细胞色素P450的活性，抑制他汀类药物代谢，使他汀类药物浓度显著升高，增加他汀类药物的肝脏毒性和肌肉毒性，其中辛伐他汀和洛伐他汀主要经细胞色素P450 3A4代谢，要避免使用。氟伐他汀主要经细胞色素P450 2C9代谢，普伐他汀不经细胞色素P450代谢，因此，这两种药物与抗病毒药物的相互作用少，可以考虑应用。PI引起的高胆固醇血症可选用普伐他汀20~40mg/d，阿托伐他汀 10mg/d，或者氟伐他汀 20～40mg/d。甘油三酯超过 500mg/dl 时选用吉非罗齐 1200mg/d，非诺贝特 200mg/d，或苯扎贝特 400mg/d。

（范洪伟）

病例 29 感染性疾病与心脏 ——艾滋病

病例简介：患者女性，57 岁，因“呕吐、腹泻、呼吸困难 5 天”入院。既往 HTN、DM 均未规律治疗；20 年前因胆囊切除术有输血史。

入院查体：HR86 次/分、律齐、心界不大，右下肺可闻及湿啰音，腹部查体无阳性发现，颈抵抗可疑阳性、右足巴氏征（+）。

辅助检查：血常规 WBC10×10^9/L、Ly% 13.5%；肝肾功能大致正常；HIV-Ab（+）；CXR 示右下肺纹理增粗模糊；T 细胞亚群示 T 细胞计数下降（148/mm^3）、CD4/CD8 比例倒置；ECG 示窦性心律、不完全右束支传导阻滞、T 波低平（图 95）；超声心动图示左心室舒张功能下降二尖瓣血流（E/A0.8）、EF73%、二尖瓣及三尖瓣少量反流束、轻度肺动脉高压（肺动脉收缩压 42mmHg）（图 96）。诊断“获得性免疫缺陷综合征、肺部感染、高血压”。抗感染治疗后症状好转，后患者并未进行抗 HIV 治疗自动出院。

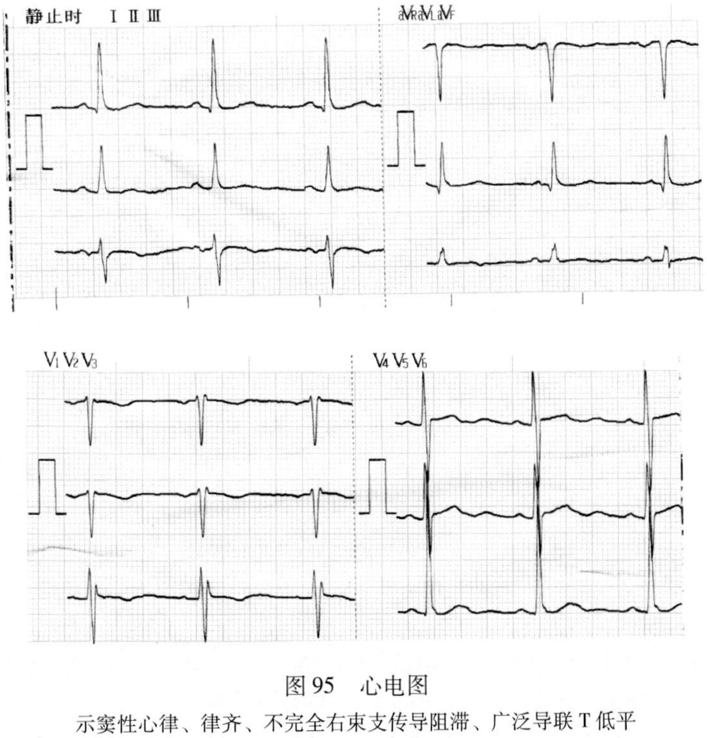

图 95 心电图

示窦性心律、律齐、不完全右束支传导阻滞、广泛导联 T 低平

最终诊断：获得性免疫缺陷综合征，轻度肺动脉高压。

病例分析：艾滋病（AIDS）是由 HIV 感染引起的疾病，病死率高，可造成呼吸、心脏、

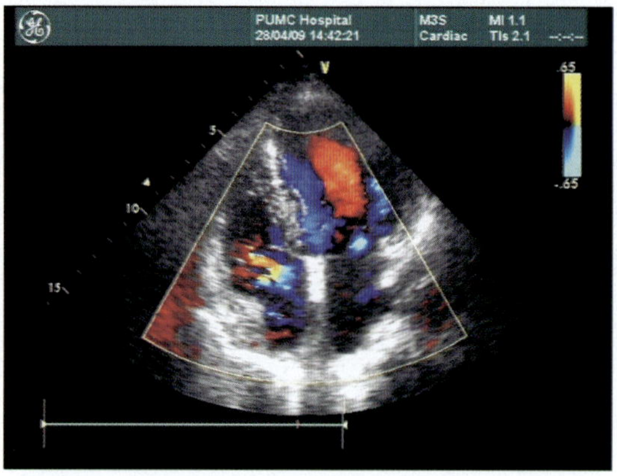

图96 超声心动图

示左心室舒张功能下降（E/A0.8），左心室收缩正常、EF73%，二尖瓣及三尖瓣少量反流束、轻度肺动脉高压（PASP42mmHg）

肾脏、消化、血液、神经等多系统和组织的病变。HIV相关心脏并发症表现多样，目前机制尚不明确，可能是病原直接侵犯心肌、自身免疫反应、应激物质如儿茶酚胺不良刺激等多种因素综合作用所致。可表现为扩张型心肌病，心肌炎、心包积液、心肌梗死、心内膜炎、心功能障碍、肺动脉高压、传导系统异常、心脏肿瘤等。研究显示很多无心脏临床表现的AIDS患者具有心脏组织学的异常改变或无症状性心功能不全，而AIDS也可因自身临床症状突出而使心脏病变被忽略。考虑此例患者无明显临床心功能不全表现，但ECG示不完全右束支传导阻滞，ECHO示舒张功能下降、轻度肺动脉高压，尽管均不太具有特异性，但仍应警惕AIDS心脏受累。对于无心脏症状的AIDS患者也要警惕HIV累及心脏的可能，心电图、胸片、超声心动图有助于早期诊断及评估心脏病情，治疗上除原发病治疗外，积极处理并发症减轻心脏负荷、加强对症支持是治疗的关键。

（病例提供 赖晋智）

参 考 文 献

1. Newburger JW, Takahashi M, Gerber MA, et al. Diagnosis, Treatment, and long-Term management of Kawasaki disease: A statement for health professionals from the committee on rheumatic fever, endocarditis and Kawasaki disease, council on cardiovascular disease in the young, American Heart Association. Circulation, 2004, 110:2747
2. Japanese Circulation Society Joint Research Group. Guidelines for diagnosis and management of cardiovascular sequelae in Kawasaki disease. Pediatrics International, 2005, 47:711
3. Kawasaki T. Acute febrile mucocutaneous lymph node syndrome with accompanying specific peeling of the fingers and the toes. Allergy, 1967, 16:178
4. Barron K. Kawasaki Disease: Etiology, pathogenesis and treatment. Cleve Clin J Med, 2002, 69 (Suppl Ⅱ): SII69

5. Bell DM, Brink EW, Nitzkin JL, et al. Kawasaki's syndrome: Description of two outbreaks in the United Stated. New Engl J Med, 1981, 304:1568
6. Adeyemi O. Cardiovascular risk and risk management in HIV-infected patients. Top HIV Med, 2007, 15:159
7. Paula B, Benita Y, Katherine VH, et al. Interventional cardiovascular procedures among HIV-infected individuals on antiretroviral therapy 1995-2000. AIDS, 2003, 17:2071
8. Dubé MP, Sprecher D, Henry WK, et al. Preliminary guidelines for the evaluation and management of dyslipidemia in adults infected with human immunodeficiency virus and receiving antiretroviral therapy: Recommendations of the adult AIDS clinical trial group cardiovascular disease focus group. Clin Infect Dis, 2000, 31:1216
9. Sudano I, Spieker LE, Noll G, et al. Cardiovascular disease in HIV infection. Am Heart J 2006, 151:1147
10. Katz AS, Sadaniantz A. Echocardiography in HIV Cardiac Disease. Progress in Cardiovascular Diseases, 2003, 45:285
11. Calza L, Manfredi R, Pocaterra D, et al. Risk of premature atherosclerosis and ischemic heart disease associated with HIV infection and antiretroviral therapy. www. elsevierhealth. com/journals/jinf.
12. Reid A, Stohr W, Walker AS, et al. Severe renal dysfunction and risk factors associated with renal impairment in HIV-infected adults in africa initiating antiretroviral therapy. Clinical Infectious Diseases, 2008, 46:1271

第十四章 麻醉与心血管

在人体各大系统中，心血管系统和麻醉的关系甚为密切。维持稳定的循环，保证重要脏器的血供和功能，确保生命安全是围术期首要考虑的问题。

随着社会发展和老龄化，心血管疾病发病率逐年增加，此类患者接受非心脏手术的机会日益增多。心脏手术一般术前重视程度高，准备相对充分；和非心脏手术相比较，最关键的差别是心脏手术纠正了心脏大血管病变，循环功能获得了改善，有利于术后恢复；而对心血管疾病患者的非心脏手术，疾病本身可能加重心脏循环负担，手术创伤及应激反应使病情进一步恶化，麻醉和机械通气也给循环呼吸功能带来一定程度的抑制；且上述影响往往不能在术后短时间内恢复，故心脏病患者非心脏手术麻醉可能比心脏手术麻醉更具挑战性。本章主要讨论心血管病人行非心脏手术时麻醉管理特点。

第一节 麻醉前评估

术前正确评估麻醉手术带来的心血管风险对降低围术期心血管并发症意义重大。该风险不仅与原发心血管疾病的严重程度相关，也与并存疾病，外科疾病、手术创伤及麻醉医师的处理水平等密切相关。临床应根据多种因素综合评价危险性。

一、原发疾病严重程度评估

（一）心力衰竭

术前存在心力衰竭是最危险的因素。对心衰患者，非心脏手术的死亡率随着心功能分级增高而增高，重度心衰病人围术期死亡率可超过60%。因此，非急症情况均应在控制心衰、改善心功能后1～2周才行择期或限期手术。射血分数（ejection fraction，EF）小于40%可能预后不良。

研究证实，心力衰竭增加围术期发生心脏事件的风险。非心脏手术的死亡率随着心功能分级的增高而增高。术前通过超声心动图（UCG）、核素显像和左心室造影等检查发现，左心室射血分数（LVEF）<35%的患者，围术期心衰加重和死亡的风险均明显增加。心力衰竭的患者术前除了评价心肌收缩功能和舒张功能之外，更应该明确引起心衰的基础心脏疾病，因为基础心脏疾病的不同，围术期的治疗不同，预后也不同。例如，冠心病导致的心力衰竭比高血压引起的心力衰竭预后差。

（二）冠状动脉粥样硬化型心脏病

1. 对冠状动脉粥样硬化性心脏病进行评估　围术期急性心梗发生率约0.1%～0.4%，心梗后死亡率超过10%。心梗后3个月内接受手术者，再次心梗率为20%～37%（死亡率>6%）；3～6月内接受手术再发心梗率为10%～16%（死亡率>2%）。心梗后是否可行非心脏手术，需综合考虑心肌梗死的面积、临床症状、有无其他并发症及经治疗后心功能恢复状况。若患者心绞痛仍未得到满意控制，ECG 示 ST 段下移（≥0.2mV）或左室射血分数低下（<0.4），应在临床情况允许的前提下尽可能延期手术。

冠心病诊断的依据为有典型的心绞痛症状，心肌梗死病史，冠状动脉旁路移植术后，经皮冠状动脉成形术后，或冠脉造影证实冠状动脉狭窄≥50%。对于已经确诊冠心病的患者，术前主要的问题是：①心肌受损的面积有多大；②心肌缺血的阈值是多大？比如，多大的活动量可诱发心肌缺血；③心室功能如何；④冠状动脉粥样斑块是否稳定？通过术前病史、体格检查和辅助检查来明确上述问题，用以判断围术期心脏事件发生的风险。其中冠状动脉粥样斑块是否稳定非常重要。

陈旧心肌梗死患者的围术期风险与手术距心肌梗死的时间有关。大量的研究证实，心肌梗死后 6 个月内接受非心脏手术，再次发生心肌梗死的风险较大。但是随着冠心病治疗方法的进展和围术期监护严密程度的提高，这个时间跨度已经缩短。心肌梗死 6 周之内是冠状动脉粥样斑块和梗死心肌的恢复期，6 周之后再次心肌梗死的风险与冠状动脉的稳定程度有关（例如是否仍有活动性缺血）。如果无心肌缺血的症状和证据，至少在心肌梗死 6 周之后方可行非心脏手术。但还与是否存在心肌缺血症状、手术的紧迫性、手术本身的风险有关。例如，为了安全，择期手术可以等到 6 个月以后，而恶性肿瘤这类限期手术，则应权衡利弊，在积极治疗冠心病的后尽快手术。

2. 成功经皮冠状动脉介入治疗（PCI）术后的非心脏手术　目前尚不能确定成功经皮冠状动脉介入治疗（PCI）术后多长时间可以行非心脏手术。血管回缩和急性血栓形成多出现在经皮冠状动脉内球囊成形术（PTCA）后数小时或数天之内。PTCA 治疗部位的血管恢复至少需要 1 周，所以理论上讲 PTCA 1 周之后 6～8 周之内手术比较合适。再狭窄一般在 PCI 后 6～8 周出现，故理论上此时围术期心肌缺血或心肌梗死的风险增加。

目前大部分的 PCI 术使用支架，支架置入术后行非心脏手术可能需要更长的时间。急性血栓形成多发生在裸支架置入术后 2 周之内，2～4 周之后血管内皮开始覆盖支架，急性血栓形成的发生率小于 0.1%。所以裸支架置入术后 2～4 周手术比较理想，但不要超过 8 周，因为 6～8 周后开始出现再狭窄。裸支架置入术后需要使用 2～4 周的噻氯匹定或氯吡格雷，同时联合阿司匹林抗血小板治疗以减少血栓形成的风险。抗血小板药物可增加围术期的出血风险。裸支架置入术后需要使用 2～4 周抗血小板药物，停药后 5～7 天才能做手术。对需要限期手术患者，可考虑植入裸支架而非药物涂层支架，后者需 12 个月以上的氯吡格雷抗血小板治疗。

支架内再狭窄一般发生在 PCI 术后 8～12 个月之内，所以 8～12 个月以后如果无心肌缺血的症状或证据，理论上围术期非心脏手术发生心脏缺血时间的风险不高，但是目前尚无大规模的临床研究证实。

总之，从目前的资料分析，冠状动脉支架置入术后 2 周以后 8 周之内或 1 年之后行非心脏手术相对安全。

（三）心律失常

可通过病史询问和体格检查得到初步判断，必要时行动态心电图检查。有研究认为，无论是室上性心律失常还是室性心律失常都是围术期冠脉事件的独立危险因素。术前心律失常患者必须注意进一步寻找潜在心脏病的可能或药物中毒、代谢紊乱等因素。

有一些心律失常，即使是良性的也会加重原有的心脏病，如快速室上性心律失常会使原有冠心病患者心肌缺血加重。室性心律失常，无论是单个期前收缩还是非持续性室性心动过速，如果没有症状，一般不会增加围术期的心脏风险。除非存在持续或严重的心肌缺血或左心功能不全，一般不需要治疗，但应该积极寻找有无基础心脏病。持续性或有症状的室性心律失常应该在手术前得到控制，可选择的药物有利多卡因、普鲁卡因胺、胺碘酮，并且彻底寻找病因予以治疗。

一些研究证实，β 受体阻滞剂能降低围术期心律失常的发生率，降低术中和术后 2 年内的心血管并发症和死亡率，所以对于高风险的患者可以优先考虑使用 β 受体阻滞剂。

置入起搏器和 ICD 的患者的注意事项

置入起搏器的患者应注意术中电烙引起的电磁反应。电烙术是使用射频电流进行组织切开和凝血。一般使用的是单极装置。电烙对起搏器的影响与电流大小以及和起搏器的距离有关系。如果近距离的大电流可引起以下反应：①起搏模式的转化，例如双腔起搏器可能转化成固定起搏频率的 VVI 模式；②起搏电流受到临时或永久的抑制；③激活频率应答感受器增加起搏频率；④引起 ICD 放电；⑤引起电极尖端的心肌损伤，导致感知和放电失败。双极电烙装置的电磁反应较弱，引起上述副作用的几率较小，所以建议使用双极电烙。

置入起搏器和 ICD 的患者术前、术后应该进行检测。检测内容包括患者的潜在起搏频率，起搏器或 ICD 的程序设定和电量。术前应该关闭心率应答装置。置入 ICD 的患者在术前关闭，术后重启。

（四）心脏瓣膜病变

瓣膜性心脏病患者行非心脏手术时可能面临心力衰竭、感染性心内膜炎、心动过速和栓塞的风险。体力活动不受限制或轻度限制的患者（心功能Ⅰ级或Ⅱ级），可以很好地耐受麻醉和手术，可能仅需要围术期严密监护和预防感染性心内膜炎。而轻微体力活动即出现喘憋或不能平卧的患者（心功能Ⅲ级或Ⅳ级），则手术的耐受性较差，需要术前仔细评估和治疗。可通过超声心动图对瓣膜狭窄和关闭不全的程度进行较准确的评价。

严重主动脉瓣狭窄的患者围术期风险很大，死亡率接近 10%。有症状（包括心绞痛，晕厥和心力衰竭）的严重主动脉瓣狭窄的患者，应该取消或推迟手术。有许多主动脉瓣狭窄的患者可能没有症状，所以如果术前查体发现主动脉瓣听诊区有收缩期杂音，应仔细询问病史和进一步检查明确有无主动脉瓣狭窄。

对于轻、中度二尖瓣狭窄的患者，围术期心室率控制非常重要。因为心动过速时，心室舒张期缩短会导致严重的肺淤血。严重二尖瓣狭窄的患者，围术期心功能衰竭的风险较大。

（五）高血压

高血压多伴冠心病、左室功能不全、肾衰竭或其他异常情况。未控制的高血压易产生剧烈的血流动力学波动而导致多种心脑血管意外，如动脉瘤破裂，颅内血管破裂出血、颅内血肿及脑疝，心肌缺血或急性心肌梗死，急性左心衰竭、肺水肿，术野出血增多等。

研究证实，1 级和 2 级高血压（收缩压 $<$ 180mmHg，舒张压 $<$ 110mmHg），无严重靶器官损害的患者，不增加围术期的心脏风险。但由于高血压的患者血管硬化，调节功能下降术中容易出现低血压而引起器官灌注不足，所以术中应密切监测血压，把血压维持在接近术前的水平。体格检查和简单的实验室检查可以排除一些重要的继发性高血压。术前一般不需要

进一步的检查，但是对于新出现的高血压和严重的高血压，应该适当推迟手术寻找可治疗的原因。如果高度怀疑嗜铬细胞瘤，应推迟手术进一步检查。1 级和 2 级高血压不伴有心脏异常的患者，没有必要推迟手术。3 级高血压（收缩压≥180mmHg，舒张压≥110mmHg）在术前必须得到控制。

高血压的危险程度不仅取决于血压水平，还取决于靶器官的损害以及心血管危险因素。临床上依据危险程度将病人分为 4 级：①低危组为Ⅰ级高血压且无心血管疾病的危险因素；②中危组为Ⅰ级高血压伴 1 ~ 2 个危险因素或Ⅱ级高血压无（或伴）1 ~ 2 个危险因素；③高危组为Ⅰ级或Ⅱ级高血压伴糖尿病或靶器官损害且有≥3 种危险因素，或为Ⅲ级高血压；④极高危组为Ⅲ级高血压伴 1 种以上危险因素，或并存心血管疾病或肾病者。高血压病人的危险因素见表 14-1。

表 14-1　影响高血压病人预后的危险因素

心血管疾病
（1）男性 >55 岁，女性 >65 岁
（2）吸烟
（3）总胆固醇 >6.5mmol
（4）糖尿病
（5）早发心血管疾病家族史（男 <55 岁，女 <65 岁）
靶器官损害
（1）左心肥厚（心电图、超声心动图或 X 线胸片）
（2）蛋白尿和血浆肌酐 >106 ~ 177μmol/L
（3）超声或 X 线证实有大动脉粥样硬化斑块
（4）视网膜动脉狭窄
并存临床情况
（1）脑血管疾病（缺血性卒中、脑出血、短暂性脑缺血发作）
（2）心脏疾病（心梗、心绞痛、冠脉血运重建、充血性心衰）
（3）肾脏疾病（糖尿病肾病、肾衰竭）
（4）血管疾病（夹层动脉瘤等）
（5）高血压性视网膜病变（出血、渗出、视盘水肿）

（六）先天性心脏病

先天性心脏病行非心脏手术围术期的主要并发症有感染、出血、低血压和栓塞，其发生率与病变类型和治疗情况有关。如果患者存在肺动脉高压和艾森曼格综合征，应该避免脊髓和硬膜外麻醉，以避免交感神经阻滞后加重血液分流。如存在明显的心功能不全，增加手术风险，应予相应的对策。

先心病临床症状较轻者，一般心功能尚可，手术风险相对较小。凡有肺内反复感染、严重发绀、晕厥或脑栓塞史、心脏扩大（心胸比 >0.5）、严重肺动脉高压、严重的主动脉瓣狭窄，PaO_2 <60mmHg、Hct >0.5、流出道梗阻、左室射血分数 LVEF <0.4、伴器官功能障碍以及心脏复杂畸形者均为重症，麻醉危险性较大。

肺动脉高压、严重的主动脉瓣或瓣下狭窄及未根治的法洛四联征，应注意近期有无充血性心衰、心律失常、晕厥和运动量减少等。心功能不全的严重程度主要取决于畸形的程度和心功能不全的持续时间。

（七）心肌病

心肌病患者围术期发生心衰的危险性增加。麻醉中心律失常和心衰是常见的严重并发症。有心衰病史、心功能较差（NYHA 评级）和术前未能诊断者是围术期的危险因素。麻醉前主要从以上三方面进行评估，EF 和麻醉危险性不一定正相关（如扩张型心肌病），而心脏储备功能是首要考虑因素。

二、术前心脏评估

Lee 制定出了“简单指数”，来评价患者围术期的心脏事件风险，共有 6 个独立危险因素。①缺血性心脏病（包括心肌梗死病史，平板运动负荷试验阳性，使用硝酸甘油，近期出现的心绞痛，心电图有病理性 Q 波）；②充血性心力衰竭（心力衰竭病史，肺水肿，阵发性夜间呼吸困难，外周水肿，双肺啰音，第三心音，X 线胸片出现肺血管再分布）；③脑血管病（短暂性脑缺血发作，卒中）；④高风险手术（腹主动脉瘤，其他血管手术，胸部、腹部、矫形手术）；⑤术前胰岛素治疗的糖尿病；⑥术前血清肌酐 > 176. 8μmol/L。危险因素越多，围术期发生心脏事件的风险越大。

具有心血管高危因素、体能状态较差和（或）经历高危手术的病人，围术期心脏事件发生率和死亡率较高。2002 年美国心脏病协会（American College of Cardiology/American Heart Association，ACC/AHA）将围术期心血管危险因素分为 3 级（表 14-2），并采用 Duke 运动耐力指数（MET 分级）对运动耐力进行量化（4 级以下心血管风险明显增高，表 14-3），提出心脏病人是否可施行非心脏手术的 8 项步骤。

表 14-2 围术期心血管危险因素

高危 围术期心脏事件发生率 10%~15%， 心源性死亡 >5%	1. 不稳定型冠脉综合征：急性（7 天）或近期（1 月）心肌梗死，不稳定型或严重心绞痛 2. 失代偿心力衰竭及严重心律失常，重度房室传导阻滞及心脏病伴症状明显的室性心律失常，心室率不能控制的室上性心律失常
中危 围术期心脏事件发生率 3%~10% 心源性死亡 <5%	1. 轻度心绞痛（加拿大分级 Ⅰ ~ Ⅱ） 2. 心肌梗死病史或 Q 波异常 3. 代偿性心力衰竭或有心衰病史 4. 糖尿病（胰岛素依赖型） 5. 肾功能不全
低危 围术期心脏事件发生率 <3% 心源性死亡 <1%	1. 高龄 2. ECG 示左室肥大，左束支传导阻滞，ST-T 异常 3. 非窦性心律（房颤） 4. 心脏功能差（不能上楼） 5. 脑血管意外史 6. 不能控制的高血压

表 14-3　Duke 运动耐力指数（MET 分级）1～4 级

1～4MET
吃饭、穿衣、如厕
室内走动
以 3.2～4.8km/h 速度平地行走
屋子周围做轻活

术前心脏评估的步骤

通过临床危险预测因素、运动耐力和手术本身可能造成心脏风险的大小三个方面指标制定出术前心脏评估的步骤。

第一步：首先明确手术的急缓，很多情况下手术的急缓决定了术前评估方案，比如急诊手术就不允许过多的术前检查和处理。

第二步：患者是否在 5 年内接受过冠状动脉重建治疗。如果患者在 5 年接受过冠状动脉旁路移植手术或 6 个月至 5 年之内接受过 PCI，并且无心脏缺血的症状和证据，则围术期的心脏风险很低，一般不需要进一步的心脏检查。

第三步：是否在 2 年内接受过冠状动脉评估。如果 2 年内接受过无创性或有创性冠脉评估，结果正常，一般没有必要重复检查。但如果患者出现缺血症状，则应该重新评估。

第四步：是否存在不稳定冠脉综合征或主要的高危临床预测因素。如果拟行择期手术，存在以下情况时，手术应该取消或推迟，直到心脏问题得到解决：①不稳定的冠状动脉疾病；②失代偿的心力衰竭；③导致血流动力学不稳定的心律失常（高度房室传导阻滞、有症状的室性心律失常伴有基础心脏病、未控制心室率的室上性心律失常）；④严重瓣膜疾病。不稳定的冠状动脉疾病包括：陈旧心肌梗死伴有心肌缺血症状，不稳定或严重心绞痛，新出现的或难以控制的心肌缺血性心力衰竭。这些患者往往需要冠状动脉造影指导进一步治疗。

第五步：是否存在中度临床预测危险因素。包括轻度心绞痛（加拿大分级Ⅰ级或Ⅱ级），陈旧心肌梗死或心电图有病理性 Q 波，既往心力衰竭病史或代偿的心力衰竭，糖尿病（特别是胰岛素依赖性糖尿病），肾功能不全（血清肌酐 >176.8μmol/L）。同时考虑运动耐力和手术本身的风险分层。活动耐力分为良好（>10METs）、好（7～10METs）、中等（4～7METs）、差（<4METs）。如果患者活动耐力达不到 4METs，围术期心脏风险较大。

手术本身的风险与 2 个因素有关，①外科疾病本身提示患者存在基础心脏病的可能，典型的例子是血管病，相当一部分拟行血管手术的患者并存冠状动脉粥样硬化性心脏病；②手术过程对心脏和循环带来的应激反应的程度。某些手术可能导致心率、血容量、疼痛、出血、凝血倾向、氧饱和度、神经体液激活等改变。这些应激反应的程度决定了围术期心脏风险的大小。这些因素在急诊手术尤为突出。手术本身所带来的风险可分为高危、中危、低危 3 类。高危手术（心脏事件风险≥5%）包括急诊大手术，尤其是老年人；主动脉或其他大血管手术外周血管手术；预期时间较长的手术，伴有大量液体和（或）血液丢失。中危手术（心脏事件风险<5%）包括颈动脉内膜剥脱术、头颈部手术、腹腔内或胸腔内手术、矫形手术、前列腺手术。低危手术（心脏事件风险<1%）包括内镜手术、表皮手术、白内障

手术和乳腺手术。

第六步：存在中度临床预测危险因素的患者，如果运动耐力良好或中等一般可接受中度危险的手术。如果运动耐力差或中度拟接受高危手术，则需要进一步无创检查。

第七步：不管手术本身风险，如果患者没有或只有低度临床预测危险因素，或运动耐力中度至良好，则围术期心脏方面比较安全。而运动耐力差的患者接受高危手术，则需要进一步检查。低度临床预测危险因素包括高龄、心电图异常（左心室肥厚，左束支传导阻滞，ST-T 改变）、非窦性心律（例如心房纤颤）、活动耐力下降（例如不能负重上一层楼）、卒中病史和未控制的高血压。

第八步：根据无创检查的结果制定进一步方案。如果无创检查结果提示冠状动脉风险较低，可以按计划进行手术。如果提示心脏风险较高，可能需要强化药物治疗，或冠状动脉造影检查。根据造影检查结果和其他临床情况决定是否行血管重建术。

三、并存疾病的影响

并存其他重要脏器，特别是肺部疾病使肺功能受损或行肺手术时风险剧增，术前需综合评价心肺功能。另外，并发甲亢、嗜铬细胞瘤、库欣综合征等其他易引起血流动力学波动的疾病时风险增加。糖尿病因全身性血管损害，易发生静息心肌缺血和心梗。围术期应对血糖进行积极控制，使血糖维持在4.4～7.0mmol/L，术前不宜超过11mmol/L。高龄不仅使伴随的心脑血管疾病增加，而且机体代偿能力下降，代偿心血管不良事件的能力降低。

四、手术影响

（一）急诊手术

一般病情较重且缺乏充分的术前准备，较择期手术风险更高。如急诊腹主动脉瘤手术死亡率可高达42%，远高于择期手术的3.5%。

（二）手术种类和方式

外科手术本身带来不同的危险性（表14-4）。

（三）术者的影响

研究表明，经常做特定手术的医师比那些一年只做1～2次的医师会大大降低手术带来的风险。熟能生巧，娴熟的外科技术可减少出血，减轻术中牵拉和对脏器的损伤，缩短手术时间，促进早期恢复，从而降低围术期心血管并发症。

表14-4 手术风险分级及可能导致的围术期心脏不良事件发生率

高风险手术（发生率>5%）
急诊大手术
主动脉及大血管手术
外周血管手术
可能的长时间手术（>3h）
可能有大量液体丢失的手术
中度风险手术（发生率<5%）
头颈部手术
腹腔或胸腔手术
矫形手术
前列腺手术
低风险手术（发生率<1%）
内镜手术
表浅手术
白内障手术
乳腺手术

五、术前准备

（一）术前检查

1．心电图　心电图是临床诊断心脏疾病最基本和最常用的检查方法。所有手术患者均应行十二导心电图检查，部分患者可行24小时动态心电图（Holter）检查，有助于判断日常情况下心律失常、心肌缺血的情况。有研究表明：对无临床症状的患者，术前24h心电图监测显示有心肌缺血时，术后心脏意外事件发生的阳性预测值为38%；而无心肌缺血者，围术期心脏意外事件的发生率很小。对一些亚临床症状的心脏病患者，运动心电图比静息心电图能更敏感地反映心肌缺血，对判断围术期心肌缺血事件具有良好的预测价值：S-T段下移≥0.1mV是心脏事件发生的独立预测因子。但运动心电图需要患者具有一定的活动能力，下肢血管病变引起跛行等疾病时，患者可能无法完成运动心电图试验。美国心脏病学会推荐：对于非血管疾病的患者，常规心电图正常而又能正常活动者，运动心电图试验应作为围术期心脏并发症术前评估的首选筛选试验。但对于很多高危患者因为病情不稳定，或有禁忌证，不能行运动试验，如外周血管病或腹主动脉瘤的患者，而合并冠心病的可能性又比较大。因此，在这种情况下药物负荷试验更有价值。

心电图简便易行，已经成为大部分患者术前的常规检查。心电图异常往往是外科提请心内科会诊原因。引起心电图异常的原因很多，如代谢和电解质紊乱，药物作用，颅内病变等引起的束支传导阻滞、Ⅰ°房室传导阻滞等一般不会增加围术期的心脏风险。常规十二导联心电图可以发现慢性心肌缺血、陈旧心肌梗死、心脏增大、心律失常等常见心脏疾病，所以心电图是最基本的心脏辅助检查。

2．超声心动图及超声心动图负荷试验　超声心动图可以从心脏的形态、结构、功能和血流动力学等方面对患者进行综合评价。左心射血分数是评价心脏收缩功能的重要指标，但对于预测患者的心肌缺血程度意义不大，故不能很好地预测术后早期的心血管意外事件。超声心动图及超声心动图负荷试验很有价值。它的优点是随着心率和心肌收缩力的增加，能动态观察心肌缺血。如果心率较低时即出现新的室壁运动异常，是围术期心脏风险的重要预测因子。大面积的室壁运动异常也是预后不好的预测因素之一。负荷超声心动图用于检测心肌缺血的准确性和安全性已得到广泛验证，其中多巴酚丁胺超声心动图（DSE）对围术期心脏意外事件预测的临床价值最高：对中高度风险病人，其阴性预测值达到100%，阳性预测值为38%，尤其适用于存在左心功能不全和瓣膜病变的患者。研究表明：若患者出现负荷诱导的心肌缺血、多处心肌灌注缺损及短暂的缺血性左室功能不全等，都易发生围术期心血管事件。

3．冠状动脉造影　冠状动脉造影仍然是诊断冠心病的金标准。非心脏手术围术期术前冠状动脉造影的指征如下：①怀疑或确诊冠心病的患者无创检查的结果提示围术期发生心脏事件的风险很高；②充分的药物治疗不能稳定的心绞痛；③Ⅲ级和Ⅳ级心绞痛；④不稳定心绞痛，特别是拟行中、高危手术的患者；⑤有高危临床预测因素拟行高危手术的患者，无创检查结果不能排除冠心病的；⑥有多个中危临床预测因素，拟行血管手术者（应优先考虑无创检查）；⑦无创检查提示中到大面积心肌缺血；⑧无创检查提示中危临床预测因素，拟行高危非心脏手术的患者；⑨急性心肌梗死恢复期拟行急诊非心脏手术；⑩围术期心肌梗死。

不建议行非心脏手术围术期术前冠状动脉造影的情况：①已知冠心病，但无创检查无高危结果，拟行低危手术；②冠状动脉重建后无症状，活动耐力良好（≥7METS）；③轻度不稳定的心绞痛，左心室功能正常，无创检查无高危结果；④因为其他合并疾病而不能行冠状动脉重建，严重左心室功能不全（例如LVEF<20%），或患者拒绝血管重建。

冠状动脉CT有助于明确或排除冠心病，但对于严重钙化的病变、支架置入术后患者的评估有局限性。

4. 其他检查 常规进行血液生化学检查。并存其他系统性疾病者应完善相应脏器功能的检查评估，特别是肺部疾病患者，术前应做肺功能、血气分析等，以指导围术期处理。

（二）专科会诊

心脏病患者在接受非心脏手术前，往往经过了一段时间的内科治疗，甚至接受了冠脉血运重建术（冠脉旁路移植、经皮冠状动脉腔内成形、支架置入）。麻醉科医师应听取心脏内科医生对患者目前心血管功能状态的分析、对心血管风险的评估及药物治疗情况，综合各种信息，并根据手术方案选取对患者最为合适、安全有效的麻醉方法和药物。

（三）药物准备

一般主张维持患者术前病情稳定时的用药至术晨。术前应用洋地黄制剂者最好能监测药物浓度。使用利尿药时间较长者应特别注意防治低血钾，一般主张术前 2 天停药；同时注意维持合适的前负荷，防止麻醉前低血容量。大量研究表明：围术期 β 受体阻滞剂可抑制心动过速和心血管应激反应，降低心肌氧耗，降低围术期心血管并发症，近年来备受推崇。围术期应用他汀类降血脂药对降低心血管事件的益处正成为研究热点。β 受体阻滞药和钙离子通道阻滞药合用时应警惕对心肌的过度抑制，尤其是长效钙离子通道阻滞剂如氨氯地平（络活喜），术前可考虑调整剂量或换成同类短效药物。

第二节 麻醉药物及方式的选择

一、麻醉前用药

（一）镇静药

苯二氮䓬类如咪达唑仑具有良好的镇静、抗焦虑作用，对心血管系统影响较小。冠心病患者酌情增加药量，防止因紧张焦虑而增加心肌耗氧。可考虑于术前晚甚至术晨给药。

（二）镇痛药

具有镇静、镇痛作用，可减轻应激反应，降低心肌氧耗，使循环稳定。吗啡还可扩张外周小静脉，降低前负荷，缓解心衰肺水肿。

（三）抗胆碱药

东莨菪碱有镇静效应，与阿托品相比，对腺体作用强而对心脏、肠道和支气管平滑肌作用弱，因而对心率影响小，常与吗啡合用。有心脏疾病患者慎用阿托品。

二、麻醉方式选择

按照麻醉药作用部位和机制，可将麻醉方法分为两大类：即通过全麻药作用于高级神经中枢大脑（及脊髓）的全身麻醉和通过局麻药作用于部分脊髓、脊神经及外周神经的局部麻醉。后者按局麻药作用部位从中枢到外周依次包括：蛛网膜下腔麻醉，硬膜外麻醉，神经丛阻滞，神经干阻滞，周围神经分支阻滞，局部浸润阻滞和表面麻醉。理论上，若各种不良刺激均可被所采用的局麻完全阻断于外周，则高级中枢对此无感知，对整个机体内环境影响小，且阻滞部位越靠外周，阻滞范围越小，局麻本身对机体的影响也越小。而全麻只能部分阻断伤害性感受的传入，虽然大脑皮层的意识和记忆被抑制，但皮层下中枢、脑干基本生命中枢等对气管内插管、切皮、锯骨、内脏牵拉等伤害性刺激的反应和调控依然活跃，交感副交感系统、神经内分泌系统及心血管系统等相应改变使心脏负荷显著增加，易发生心肌缺血缺氧及由此而导致的一系列并发症。而局麻的劣势在于，一旦阻滞范围、阻滞效果不能满足手术需要，则伤害性刺激传入带来的后果比全麻下的影响更严重；且失去了全麻下控制呼吸道，保证充分氧供的优点。

因此，麻醉方式的选择应根据患者具体情况，手术具体方案和要求仔细斟酌，权衡利弊，在和术者充分交流的同时，也需参考患者的意见，取得患者的支持和配合。一般来说，①神经丛、神经干阻滞主要用于单个肢体手术；②椎管内麻醉主要用于凝血功能正常患者的下腹部以下手术，且应严格控制阻滞范围，减小对血压的影响；术后可保留导管进行镇痛，以利于减少术后心、肺并发症；③全身麻醉用于局麻不能满足手术要求的情况，如手术范围大、手术时间长、出血多、有特殊体位要求等情况，如颅脑、胸、腹腔手术。应选择对循环功能抑制轻的全麻药，术中确保充通气氧合良好，镇痛充分，既合理抑制应激反应，又避免过度深麻醉；④全麻和硬膜外阻滞联合应用可减少全麻药用量，镇痛充分，减轻应激反应，麻醉恢复快且平稳。

当然，就心肌保护而言，目前尚无足够证据表明哪种麻醉方式将使患者获得更好的术后结局，所有的麻醉技术都有一定的风险和益处。而且，麻醉医师对特定麻醉技术的熟练程度也在一定程度上产生影响。

三、麻醉药物的选择

（一）吸入麻醉药

1. 氧化亚氮（N_2O）　虽然吸入呼出快、镇痛效果好，但可抑制蛋氨酸合酶，增高血中同型半胱氨酸（homocysteine），引起血管平滑肌舒张功能障碍，增加术后心肌缺血的发生率，因此不推荐用于有心血管疾病特别是冠心病患者的手术麻醉。

2. 安氟醚　增加心肌对儿茶酚胺的敏感性。随吸入浓度增加减弱心肌收缩力，并舒张血管，降低外周阻力，降低动脉血压，可引起冠脉血流量下降。

3. 异氟醚　对心肌收缩力抑制比安氟醚轻，但扩血管作用较强，一般情况下可扩张冠脉，增加冠脉血流量；但可引起“冠脉窃血”。

4. 地氟醚　吸入浓度升高较快时引起交感神经兴奋，导致血压升高，心率增快。

5. 七氟醚　对心肌抑制较轻，扩血管作用弱于异氟醚，心动过速发生率低于异氟醚。

（二）静脉麻醉药

1. 异丙酚　降低外周血管阻力，抑制心肌收缩力，减慢心率，可导致低血压，尤其是老年和容量不足患者。注射给药需注意速度，用于心脏病患者推荐输注给药以减轻对血流动力学的影响。

2. 硫喷妥钠　抑制心肌收缩力，但可引起反射性心动过速；扩张血管，降低外周血管阻力。

3. 依托咪酯　对心血管系统影响轻微。轻度扩张冠脉血管，在增加心肌灌注量的同时略降低冠脉血管阻力，降低心肌氧耗，适用于心功能较差的患者。

4. 咪达唑仑（咪唑安定）　对心肌收缩力有轻微抑制，可降低外周阻力，引起一定程度的血压下降；因扩张外周静脉引起心率反射性增加。使冠脉血流量稍下降的同时降低心肌氧耗。与芬太尼联用时注意对呼吸和循环的抑制。

5. 氯胺酮　镇痛作用强。可通过兴奋交感而引起体循环及肺循环血管收缩，血压升高，心率增快。

（三）阿片类镇痛药

常用药物包括芬太尼、舒芬太尼、阿芬太尼、瑞芬太尼、吗啡。它们均抑制呼吸，减慢心率，对心肌收缩力和血压无明显影响。瑞芬太尼由于其独特的血浆非特异性酯酶水解途径，代谢清除快，与再分布无关，更适合用于静脉输注给药；停药后必须更换其他药物镇痛。

（四）肌松药

1. 潘库溴铵（pancuronium）　因阻断心肌毒蕈碱样受体及阻断神经末梢对去甲肾上腺素重摄取使血压升高，心率增快，易诱发心肌缺血。也有引起组胺释放作用。

2. 阿曲库铵（attracuronium，卡肌宁）　通过血浆酯酶代谢，适用于肝肾功能障碍患者；但可引起组胺释放导致低血压。

3. 维库溴铵（vecuronium）、罗库溴铵（rocuronium）和哌库溴铵（pipecuronium）　无明显心血管不良反应和组胺释放作用，推荐用于心血管麻醉。

四、麻醉处理总则

1. 麻醉方式应结合患者的具体病情、手术方案、手术医师及麻醉医师的经验和本单位的医疗条件等综合考虑。

2. 根据病情需要和条件尽可能完善围术期监测，如麻醉气体浓度，有创动脉压，中心静脉压，动脉血气及电解质，心排血量等均可提供有效的参考信息，然后根据监测合理调整各种治疗用药。

3. 围术期根据不同心血管疾病的病理生理学特点，维持针对个体最适宜的血流动力学目标。包括合适的麻醉深度和充分镇痛，减轻全身应激反应；维持循环稳定及心肌氧供需平衡，避免缺氧和水电解质、酸碱平衡紊乱。

4. 重视肺功能保护对心脏病人的意义，调整合理呼吸参数，尽量减少机械通气对肺功能的损伤，预防术后肺部感染。

5. 术后保证完善的镇痛；重视血栓预防，保持适宜的血糖水平和液体平衡。

第三节　心血管相关疾病的麻醉处理

一、心力衰竭

（一）心力衰竭围术期处理

如果术前存在失代偿的心力衰竭，应该充分治疗以后再行手术，一般需要1周左右。心力衰竭治疗方案里通常包括利尿剂，利尿剂容易引起低血容量和低钾血症。低血容量的患者容易在麻醉早期出现低血压，而术中和术后输液过多也容易出现心衰加重，所以对于心力衰竭患者，血容量的控制非常重要。

洋地黄会增加术中发生缓慢心律失常的风险，一般不主张术前洋地黄化，但是慢性心力衰竭长期服用地高辛的患者术前也不宜停药。

有报道约2%的40岁以上既往无心力衰竭的患者在大的非心脏手术期间发生心源性肺

水肿。其中大部分是因为输液过多引起，尤其是老年人和儿童。心力衰竭常在停止正压通气后不久以及术后约24～48小时发生，此时围术期补充的液体由血管外移至血管内。治疗此类心力衰竭以使用静脉利尿剂为主，一般不需要洋地黄。

（二）麻醉处理要点

心衰患者在前负荷增加时，每搏量减少，且由于增加每搏量的能力有限，当前负荷增加时，只能靠增加心率来代偿，而心率过快可导致心肌缺血。因此，心衰患者麻醉要点同样遵循心衰的治疗原则：

1. 维持合适的前负荷 心衰患者对前负荷非常敏感，应在中心静脉压甚至肺毛细血管楔压的监测下指导容量治疗。也可通过经食管超声（TEE）观察。

2. 维持心肌收缩力 由于麻醉药对心肌的抑制作用，心衰患者在全麻状态下一般需要正性肌力药物支持。

3. 降低后负荷 即适度扩血管，有利于减轻心脏后负荷，增加心排出量。

二、冠状动脉粥样硬化型心脏病

（一）围术期冠心病处理原则

稳定型心绞痛的患者应判断其心肌缺血的阈值和程度，如果较大体力活动才引起轻度心绞痛，提示冠状动脉狭窄不严重，左心室功能正常，适当的药物治疗就能稳定病情，尤其是使用β受体阻滞剂。相反，轻度的体力活动就引起心绞痛和气短的患者，提示冠状动脉病变严重，围术期风险很大，容易出现心功能不全、心肌缺血，甚至心肌梗死。这些患者往往需要进一步的检查和治疗。

急性冠脉综合征的患者接受非心脏手术显然十分危险。这些患者需要进一步评价（例如冠状动脉造影）和充分的治疗。如果手术非常紧急，可以在充分药物治疗的基础上，使用主动脉内球囊反搏（IABP）短时间保护心肌灌注。

关于术前冠状动脉旁路移植桥术（CABG），到目前为止尚无随机试验评价在非心脏手术前预防性CABG的益处。多数研究认为严重的冠状动脉狭窄不一定出现心肌梗死，而冠状动脉内血栓的形成多数出现在狭窄相对较轻的部位，故由此推断术前严重冠脉狭窄的再血管化治疗不一定能降低围术期心脏事件的风险。但国外一些报道认为，术前CABG可以降低围术期心脏事件的风险。Fleisher报道：心脏负荷试验阳性的冠心病患者术前行CABG可以降低主动脉手术患者围术期的心脏风险。许多回顾性研究证实非心脏手术前接受CABG的患者其围术期死亡率降低，接近没有冠心病的患者。

对于拟行非心脏手术的冠心病患者，如果有CABG的指征，CABG时机的选择取决于非心脏手术的紧迫性和冠心病的稳定程度。只有非常高危的患者才考虑为了非心脏手术的安全而行CABG。对于冠状动脉病变严重而CABG能改善长期预后的患者，应该考虑在中、高危非心脏手术前行CABG。

关于术前PCI，目前尚无大规模随机研究探讨非心脏手术前PCI与围术期发生心脏事件风险的关系。只有一些小样本的研究报道术前行PCI的患者，围术期心衰和心绞痛的发生率降低1倍。

心肌梗死是术后严重的心脏事件，是围术期死亡的重要原因。大部分术后发生心肌梗死的患者，在术前即有冠状动脉病变，手术应激（缺血、缺氧等）诱发心肌梗死。术后心肌梗死的高峰约在术后第三天。在治疗上很棘手，因为心肌梗死的重要治疗手段包括抗凝、抗血小板、溶栓等会增加手术范围出血的风险，即使是急诊 PCI，也需要肝素抗凝治疗。所以术后心肌梗死的死亡率高。因此术前仔细评估冠状动脉很重要。

另外，术后心肌梗死可能是无痛性的。如果患者有冠心病的危险因素，或术后出现心力衰竭、低血压、室性心律失常等情况，应该警惕心肌梗死的可能，做心电图和心肌酶检查。

（二）麻醉处理要点

冠心病患者麻醉的关键是保证心肌氧供/氧耗平衡，避免降低氧供的因素如低血压、心动过速、冠脉痉挛、贫血、动脉氧分压低、氧离曲线左移等，还需避免心肌氧耗增加的因素如高血压，心肌收缩力增强、心室壁张力高、前负荷过高等。相关因素见表 14-5。

表 14-5 影响心肌氧供和氧耗的因素

氧 供	氧 耗
心率	心率
舒张期时间	
冠脉灌注压	心室壁张力
主动脉舒张压	前负荷
心室舒张末压	后负荷
动脉氧含量	心肌收缩力
动脉氧分压	
血红蛋白浓度	
冠状动脉内径	

围术期心肌缺血的诱因见表 14-6。

表 14-6 围术期心肌缺血的诱因

术 前	术 中	术 后
紧张焦虑	心动过速	缺氧、酸中毒
疼痛	血压过高或过低	疼痛
血容量不足	麻醉药物抑制	贫血
药物疗效不佳	应激反应	低体温，寒战
		高凝状态

对缺血性心脏病患者，麻醉处理原则如下：

1. 病情越重，患者所能耐受的血流动力学波动越小，对麻醉医师调控血压等的能力要求越高。因此，对危重病人给药应缓慢、小剂量分次，留有充分的观察反应时间，防止剧烈波动。

2. 心功能越差，越难耐受麻醉药产生的副作用，包括抑制心肌收缩力，降低外周血管阻力等；麻醉给药方案宜选用对循环影响轻微的药物，并加大芬太尼类镇痛药的比重。

3. 心动过速是引起术中缺血发作的首要原因，和持续时间正相关；围术期应重视β受体阻滞剂对心肌缺血的预防作用。心动过速合并低血压时，处理应在保证合适血容量的同时选用苯肾上腺素提高灌注压，同时反射性减慢心率。

4. 前负荷过多易被忽视。高血容量使心室壁张力增加，既增加心肌耗氧又减少心肌血供。硝酸甘油降低前负荷和室壁张力，扩张心外膜冠状动脉，增加心内膜下心肌血供，可预防性用药。

5. 重视术后完善的镇痛和预防血栓形成。除阿片类强效镇痛药外，非甾体类抗炎药兼具镇痛和抗血小板、减少冠脉血栓形成作用，特别是新一代选择性COX-2抑制剂如塞来昔布，应予以考虑联合用药。

6. 吸氧是预防术后心肌缺氧最简单有效的手段。

三、高血压

（一）围术期高血压的用药原则

1级和2级高血压不伴有心脏异常的患者，围术期应继续使用降压药，应尽量将长效药物改换为短效药物，以便于药物调整和使用。特别注意不能停用β受体阻滞剂和可乐定，防止血压和心率反弹。对于新近诊断的轻度高血压可等术后再治疗，以免术中血压和心率不稳定。

3级高血压，术前合理的降血压治疗一般需要数天到数周。对于急诊手术的患者可使用起效快的降压药在数分钟或数小时内控制血压。

β受体阻滞剂近来颇受重视。术前使用β受体阻滞剂能有效地控制血压波动和围术期心脏缺血事件的发生。β受体阻滞剂还能降低术后心房纤颤的发生率。

术后高血压很常见，诱因可能有：停用正压通气后液体负荷过重、低氧血症、疼痛、焦虑。应该以对症治疗为主，包括吸氧、镇痛、利尿等。一般等应激反应消除后血压会降低，严重的高血压可考虑静脉使用硝普钠、拉贝洛尔和硝酸甘油。

（二）麻醉处理要点

围术期的主要风险在于对手术、麻醉操作刺激和药物反应异常，导致血压剧烈波动，引发心脑血管并发症，麻醉处理要点包括：

1. 调控血压，维持血压于合适的范围。该范围应视患者术前基础血压个体化，最好稍低于或接近基础血压水平，保证心、脑、肾等重要脏器的灌注。

2. 熟悉麻醉及手术操作过程，对刺激强、可能引起血流动力学波动的步骤如气管内插管、椎管内给药、搬动头颈部、切皮、锯胸骨、出血或夹闭大血管、体位变动等之前做预防性处理。应在发现血压有升降趋势时提早处理。

3. 熟悉各种血管活性药物的特性，血压波动时，可根据具体情况联合采用多种方法灵活处理，方案最佳化，符合病理生理改变；剂量个体化，避免药物副作用。例如腰麻引起血压下降时，可予麻黄碱、苯肾上腺素等收缩外周血管，同时加快输液保证充足的血管内容量：若患者年青心功能好，可以输液为主，缩血管药为辅；若患者年老心功能差，应以缩血管药多次小剂量反复给药为主，输液为辅，避免加重心脏负担。再如全麻术中血压升高时，首先应分析原因，对因处理。麻醉深度不够可加深麻醉（包括镇痛、镇静、肌松），给药时兼顾不影响麻醉苏醒；麻醉深度足够时，对心率快血压高者可用β受体阻滞剂，心率慢血压高者可用硝酸甘油；以收缩压高为主用钙离子通道阻滞剂或压宁定，舒张压高为主用硝酸甘油。

4. 麻醉恢复期应注意充分镇痛，没拔管者警惕其他原因引起的高血压，如尿潴留和二氧化碳潴留、寒战等。

四、心律失常

（一）围术期心律失常的处理原则

如果围术期心律失常导致血流动力学不稳定或产生症状，建议行电生理检查和经导管消融术，尤其是室上性心律失常的患者。如果心律失常导致血流动力学不稳定或产生症状，则需要电复律或药物复律。如果无法复律可选择洋地黄、β受体阻滞剂或钙离子通道阻滞剂控制心室率。在这3种药物中β受体阻滞剂控制房颤患者心室率的效果最好，洋地黄效果最差。有证据显示β受体阻滞剂有助于手术后恢复窦性心律，而地尔硫草没有此作用。

围术期心房纤颤会增加卒中的发生率，因此应该尽早恢复窦性心律，或控制心室率+抗凝治疗。有学者报道静脉使用艾司洛尔可以在2小时之内转复为窦性心律。手术前口服抗凝治疗的房颤患者，应该停药数天。如果时间紧急可使用非口服的维生素K或新鲜血浆纠正华法林的作用。

高度房室传导阻滞会增加手术风险，一般需要安装临时或永久起搏器。室内传导阻滞，包括左、右束支传导阻滞，如果没有症状，在围术期很少会发展为严重的传导阻滞。

术后心律失常可以是心脏疾病的表现，例如心肌缺血、心力衰竭等，治疗上以处理基础心脏病为主。更常见的原因是非心脏疾病所导致，例如出血、感染、疼痛刺激、缺氧、酸碱平衡失调、电解质紊乱、贫血、血容量过多或过少、肺栓塞等，应该以治疗诱因为主。

窦性心动过速是术后最常见的心律失常。一般不需特殊治疗，应寻找诱因并加以纠正。洋地黄对窦性心动过速疗效差并且容易出现中毒反应，不建议使用。如果心率过快，症状明显，可以在积极纠正诱因的同时，试用小剂量β受体阻滞剂（心力衰竭引起的心动过速避免使用）。有些房室结折返引起的窄QRS波心动过速，可以通过刺激迷走神经终止发作（Vasalva动作或颈动脉窦按摩），或使用静脉腺苷。

（二）术中心律失常的防治要点

术中新发的心律失常，应积极寻找和处理原发诱因。处理原则如下：

1. 诱因一般为血流动力学的波动，如麻醉诱导和苏醒期应激过强，手术操作牵拉（眼球、颈动脉、胆囊、前列腺等），出血过多，代谢性酸中毒，电解质紊乱，低体温及药物副作用等。危重病人应常规监测血气及电解质。

2. 快速型心律失常中，窦速，室上速，快速房颤、房扑等一般可依次选用短效β受体阻滞剂如艾司洛尔，钙离子通道阻滞剂维拉帕米；需强心时选用毛花苷C；较顽固的心律失常可考虑普罗帕酮和胺碘酮。有预激综合征最好术前做射频消融，洋地黄和维拉帕米会使其恶化。室速一般少见，如发作属紧急严重情况，需使用利多卡因或胺碘酮并同步电除颤。

3. 防治缓慢型心律失常，首先应保证足够的冠脉灌注压和氧供，然后视具体情况可给予阿托品、山莨菪碱（颠茄，654-2）、麻黄碱；同时须提高灌注压可考虑麻黄碱，多巴胺；对阿托品反应较差时可换用异丙肾上腺素。对术前诊断为莫氏Ⅱ型Ⅱ度及Ⅲ度房室传导阻滞，或 Holter 发现频发的室性期前收缩、逸搏及长间歇停搏患者，麻醉前应安装起搏器。频发室早首选利多卡因，无显效时可用胺碘酮；术中新发的室性期前收缩应警惕低血钾，尿少且 T 波变高尖时排除高血钾。

4. 装有心脏起搏器的患者，术前请心内科检查起搏器工作状况。应尽可能使用双极电刀，必须使用单极电刀时，应使电流方向垂直于起搏器电极连线以减少干扰信号，电刀接头不在起搏电极 15cm 内使用，患者不接触任何导体，用最小电流，电凝时间越短越好。

五、瓣膜性心脏病

（一）瓣膜性心脏病处理原则

严重主动脉瓣狭窄的患者围术期风险很大，应该首先接受主动脉瓣置换术。如果患者不同意主动脉瓣置换术或不适合手术，可考虑主动脉瓣球囊成形术，但主动脉瓣球囊成形术长期效果不好（再狭窄率高）。

对于轻、中度二尖瓣狭窄的患者，需控制围术期心室率。对于拟行高危手术的严重二尖瓣狭窄的患者，应该首先接受二尖瓣球囊成形术或外科修补手术。对于拟行中低危手术的患者，是否需要干预，应根据二尖瓣狭窄病变的情况需要，而不能仅仅因为手术而定。

主动脉瓣反流的患者围术期需要预防性使用抗生素，预防感染性心内膜炎。术中术后严格控制容量和后负荷。与二尖瓣狭窄相比，主动脉反流的患者降低心室率反而加重反流，所以不强调控制心室率。

二尖瓣反流的原因很多，常见的有乳头肌功能失调和二尖瓣脱垂。二尖瓣脱垂的患者，如果有症状或超声心动图检查有二尖瓣增厚应预防性使用抗生素预防感染性心内膜炎。对于二尖瓣反流严重的患者（临床可表现为心尖部全收缩期杂音），应在高危手术前通过使用利尿剂获得稳定的容量控制，降低后负荷也有帮助。如果有条件建议右心导管监测肺动脉压。应特别注意二尖瓣反流患者的左室射血分数（LVEF），因为轻微的 LVEF 降低，意味着左心室储备功能降低。

对于机械瓣置换术的患者，应注意预防感染性心内膜炎和抗凝治疗。一般的经验是术前 3 ~5 天停抗凝剂，使 INR 降到 1.5 以下，术后 1 天恢复抗凝剂。

对于出血风险较大的手术，而停抗凝药后又易形成血栓的患者（例如二尖瓣机械瓣置换术后，1 年内有血栓形成病史，心房纤颤，高凝状态，LVEF <30%）建议围术期停口服抗凝药后使用肝素或低分子肝素，一般手术前 4 ~6 小时停肝素（低分子肝素需要在术前 12 小时停用），术后 36 ~48 小时恢复肝素使用，2 ~5 天后改用华法林。

目前关于非心脏手术前瓣膜修补或置换的研究很少。临床经验是如果心脏瓣膜疾病本身有手术指征，则应该在非心脏手术之前先行瓣膜手术。最近有研究提出，患有严重二尖瓣或主动脉瓣狭窄的患者如果需要急诊手术，比如胃肠道严重出血需要胃肠切除术，可以在手术前行急诊经导管球囊瓣膜成形术。

（二）麻醉处理要点

麻醉的关键是必须熟悉各种瓣膜病变造成的病理生理改变，从而在围麻醉期尽量避免加剧已有的生理紊乱，最终维持满意的心排出量。采用“逆行分析法”可以很好地理解和记忆心脏瓣膜病变造成的病理生理改变：即任何一个局部结构病变的结果都会影响从该点起的前向血流，同时因代偿作用逆行性逐渐影响血流通路上的其他结构，时间越长，代偿越强，失代偿后再由上一级结构来代偿。当然，虽然4个心腔在通路上是依次串联，但由于相互之间只隔着很薄的肌壁，腔室之间由于结构变化带来的相互影响不完全依从“逆行”法则。

1. 主动脉瓣狭窄　左心室血液进入主动脉受阻，由此导致左心室血液淤滞，容量负荷过大引起压力负荷增加，代偿一定时间后左心肥厚，进一步导致心肌缺血。易因心肌缺血导致心律失常、左心衰。因此，术前有胸痛的患者应该充分给氧而避免用硝酸酯类药物处理，因为硝酸酯类药物会扩张外周血管并减少左室充盈量。麻醉中应维持正常血容量和偏慢的窦性节律，避免心动过速（左心充盈减少）和血压波动，慎用血管扩张药（冠脉灌注不足，加重心肌缺血）。

2. 主动脉瓣关闭不全　主动脉瓣关闭不全导致左心收缩期进入主动脉的血液在舒张期又回流至左心室，使左心舒张末压力增加，心脏做功及耗氧增加，而同时体循环灌注和冠脉本身灌注不足。麻醉中应维持稍偏快的心率，稍偏低的外周阻力（降低后负荷减少反流）和适度的前负荷。扩血管应以不降低冠脉灌注为宜。防止严重的低血压和心动过缓。

3. 二尖瓣狭窄　狭窄使左房血液进入左室受阻，左室前负荷太少而左房血液淤滞，压力增加，逆行导致肺淤血，肺动脉高压，右心肥厚，三尖瓣关闭不全，右心功能不全。手术前可以用地高辛和短效的β-受体阻滞剂控制心率。麻醉中应维持较慢的心率（50～70bpm），延长左室舒张期灌注，控制房颤心室率，增加左心灌注，严防液体超负荷导致肺水肿。任何能增加肺循环阻力的临床因素如缺氧、高碳酸血症、肺过度膨胀或使用氧化亚氮等都将会使右心衰恶化。使用多巴酚丁胺和肾上腺素类药物必须谨慎，注意避免心动过速。肺动脉高压时可轻度扩血管降低肺动脉压。如采用局部麻醉，需警惕残余抗凝剂引起的出血危险。

4. 二尖瓣关闭不全　因总的每搏量包括前向的每搏量和反流量，射血分数可能会高估左心室的收缩功能。左心室收缩时血液从心室回流左心房，因而增强收缩力、减轻后负荷（适度降低体循环阻力）和维持稍快的心率（心动过速使每分钟反流量减少）有利于减少反流。麻醉下后负荷减少伴轻度的前负荷增加将增加心排出量。

六、心肌病

（一）肥厚性心肌病

特点是左室肥厚，室间隔不对称性肥厚，心肌僵硬，左室顺应性下降；因二尖瓣前叶过度前移，收缩期主动脉瓣下和左室流出道压力梯度增大；使梗阻加重的因素如心肌收缩力增加，以及前负荷下降、血管扩张等使心室内容量减少的因素均导致二尖瓣前叶更向室间隔贴近，射血减少而诱发严重低血压。早期主要表现为左室舒张功能障碍和肺淤血，晚期由于二尖瓣反流逐渐影响右心功能。房颤可能继发于二尖瓣反流引起的心房扩大。血容量过低、正压通气、呼吸末正压和心动过速可使梗阻的程度恶化从而减少左心室容积。心肌收缩力增加或外周血管扩张将促进心室射血，使收缩末期容量更低，从而恶化梗阻程度。

麻醉要点为：①维持窦性心律（心室顺应性差时由心房收缩可以提供30%～40%左心室舒张末期容量）和左室前负荷，防止低血容量；②维持左室后负荷；③减弱心肌收缩力；④发生低血压时，在扩容的基础上加用外周纯α受体激动剂；正性肌力药物应予以避免；⑤左室流出道痉挛时可选用β受体阻滞剂（控制心率和减轻流出道梗阻）和钙离子通道阻滞剂（提高心室充盈度和减少心室纤颤）。

（二）扩张型心肌病

主要的特点是心室壁变薄，心肌收缩力减弱，最典型的表现是射血分数明显降低，病人容易猝死。有心衰病史、心功能较差和术前未能诊断者是围术期的危险因素，易并发严重心律失常和心衰而猝死。患者对洋地黄类药物治疗不敏感，且易出现中毒，但对麻醉药敏感，易造成严重的循环抑制。因此，麻醉药物应尽可能选择对心肌抑制轻微的药物。麻醉中如气管插管、切皮和拔管时应避免出现严重应激反应。

（三）限制性心肌病

心内膜及内膜下心肌纤维化、增生，附壁血栓形成，心腔缩小或闭塞。以心室充盈受限导致心室舒张功能异常，并引起心室舒张末压增高和心房扩大，而不伴心室肥厚和心腔扩大为特征。收缩功能保持正常或轻度受损。由于心内膜的损害和血流速度的缓慢，加上手术本身激活凝血系统，易形成动脉血栓。对舒张功能衰竭治疗的原则是改善心室顺应性，增加心室的充盈，从而改善舒张功能。多采用利尿剂、β受体阻滞剂、钙离子通道阻滞剂及ACEI类。患者术前准备与心衰的患者处理原则一样，只是这类患者以左心室充盈功能障碍为主，临床表现酷似缩窄性心包炎，术中和围术期出现心衰症状主要用利尿剂。

七、先天性心脏病

解剖结构的异常造成体循环和肺循环血液混杂。麻醉管理的核心内容在于维持和麻醉前相似的体肺循环压力比，避免扰乱已经适应了的体肺平衡。左向右分流者（如房缺、室缺、动脉导管未闭）一般无发绀，肺循环血流量增多，无严重肺动脉高压者风险降低。体循环阻力降低（如吸入麻醉药）或肺循环阻力增加（如正压通气）可降低左向右分流。麻醉中可轻度降低体循环阻力，改善肺淤血。同时需防止容量负荷过多及体循环阻力过高/过低。右向左分流者肺循环血流减少，部分未经氧合的血进入体循环，一般患者发绀明显。麻醉中应尽量降低肺循环阻力（如降低机械通气压力，吸入一氧化氮等），避免降低体循环阻力，如使用α肾上腺素能阻滞剂、吸入麻醉药及组胺释放等。麻醉诱导使用氯胺酮能增加体循环阻力，减少右向左分流，增加肺血流而增加氧合。多用于法洛四联征、艾森曼格综合征等小儿的麻醉。

体肺循环血流量的改变可导致依靠肺血流的吸入麻醉药及依靠体循环血流的静脉麻醉药的起效速度和作用强度发生相应改变，临床给药时需引起重视。如房间隔、室间隔缺损患者，体循环阻力增加或肺循环阻力降低会使左向右分流增加，因而对吸入麻醉药以及正压通气相当耐受；如果此时采用常规患者一样的高浓度吸入麻药进行快速吸入麻醉诱导，那么在中枢神经系统被抑制之前心功能可能已受到过度抑制。而在右向左分流的患者，静脉药物起效迅速，应注意给药速度和剂量。

另外，存在右向左分流的情况下需特别警惕静脉输液中的空气导致的体循环栓塞。

对于术前已经明确是肺动脉高压的患者，如要行手术治疗，术前必须评价患者原发疾病的情况。对于肺动脉高压的治疗目前比较困难，可以服用5型磷酸二酯酶抑制剂（西地那非）、内皮素受体阻滞剂（波生坦）或前列环素类似物（依前列醇）。目前在我国只有吸入用伊洛前列素（商品名：万他维）上市。该药可选择性作用于肺血管，其化学性质较依前列醇明显稳定。对于肺动脉高压患者手术麻醉可以通过吸入伊洛前列素，有效降低肺动脉压后再进行麻醉。

北京协和医院曾成功治疗1例妊娠合并特发性肺动脉高压患者的患者，使用伊洛前列素成功分娩健康儿的病例。患者为38岁女性（G4，P0），诊断为特发性肺动脉高压合并妊娠，超声心动图显示肺动脉收缩压102mmHg，左室室壁运动及收缩功能正常，未见有心内分流性疾病或瓣膜病变。为减少患者继续妊娠的风险，心内科、产科以及麻醉科多科会诊认为目前终止妊娠，新生儿已经可以存活，建议全麻下进行剖宫取子术。患者于孕32周进行剖宫取子手术。麻醉前吸入伊洛前列素10μg约10分钟，全麻后气管插管并呼吸机辅助呼吸。麻醉10分钟后剖宫取出一名重1 800g的健康男婴。整个手术过程中患者血流动力学稳定，手术结束后进入重症监护病房，清醒后很快拔除气管插管并继续吸入伊洛前列素。患者临床症状平稳，分娩后10周时患者NYHA心功能Ⅰ～Ⅱ级，肺动脉收缩压85mmHg。患者母子至今健康存活。

（陈绍辉　黄宇光　沈建中）

参 考 文 献

1. Eagle KA, Berger PB, Calkins H, et al. ACC/AHA guideline update for perioperative cardiovascular evaluation for noncardiac surgery-executive summary. A report of the American College of Cardiology/American Heart Association task force on practice guidelines. Anesth Analg, 2002, 94 (5): 1052
2. Chassot PG, Delabays A, Spahn DR. Preoperative evaluation of patients with, or at risk of, coronary artery disease undergoing non-cardiac surgery. Br J Anaesth, 2002, 89 (5): 747
3. Ashley EA, Vagelos RH. Preoperative cardiac evaluation: Mechanisms, assessment, and reduction of risk. Thorac Surg Clin, 2005, 15 (2): 263
4. Devereaux PJ, Goldman L, Yusuf S, et al. Surveillance and prevention of major perioperative ischemic cardiac events in patients undergoing noncardiac surgery: A review. CMAJ, 2005, 173 (7): 779
5. Auerbach A, Goldman L. Assessing and reducing the cardiac risk of noncardiac surgery. Circulation, 2006, 113 (10): 1361
6. Flood C, Fleisher LA. Preparation of the cardiac patient for noncardiac surgery. Am Fam Physician, 2007, 75 (5): 656 Review

第十五章　非动脉粥样硬化所致的心肌梗死

【病因和发病原理】

心血管事件是目前我国居民重要的死亡原因之一，而冠状动脉粥样硬化是造成这些心血管事件的最主要的原因。然而，并非所有的心血管事件都与动脉粥样硬化相关。随着冠状动脉造影术的普遍应用，许多心脏科医师发现部分心肌梗死患者的冠状动脉并没有明确的动脉粥样硬化病变，甚至是接近正常或完全正常。有学者称之为非动脉粥样性冠状动脉疾病（nonatherosclerotic coronary artery diseases，non-ASCD）。

众所周知，心肌的氧需求量及冠状动脉血流之间发生矛盾时，即冠状动脉血流量不能满足心肌代谢需要时，即可出现心肌缺血，引起冠状动脉事件。因此除了动脉粥样硬化外，其他任何可以引起冠状动脉血流量减少和（或）心肌耗氧量增多的疾病均可导致心肌梗死的发生。临床上常见非动脉粥样性冠状动脉疾病有：冠状动脉栓塞、冠状动脉炎、冠状动脉夹层、血管痉挛、冠状动脉肌桥、冠状动脉先天畸形等。此外，一些系统性疾病如嗜铬细胞瘤、甲状腺功能亢进等可以在冠状动脉血流相对正常的情况下，通过增加心肌的耗氧量而导致心肌缺血、梗死（表 15-1）。

表 15-1　非动脉粥样硬化性心肌梗死的常见病因

冠状动脉栓塞
感染性心内膜炎、空气栓塞、无菌性心内膜炎、左室、人工瓣膜、左房黏液瘤内血栓
反常栓塞
冠状动脉夹层
医源性夹层（经皮冠状动脉介入术）、主动脉夹层、自发冠状动脉夹层
冠状动脉痉挛
变异性心绞痛、雷诺病、硬皮病
冠状动脉炎
大动脉炎、结节性多动脉炎、巨细胞动脉炎、川崎病
冠状动脉肌桥
冠状动脉瘘
冠状动脉原位血栓形成
高凝状态、高黏滞血症、红细胞增多症
心肌耗氧量增加
嗜铬细胞瘤、甲状腺功能亢进、破伤风
心肌氧供应下降
长时间低血压、CO 中毒

【临床表现及实验室检查】

（一）冠状动脉栓塞

Virchow 早在 1956 年报道了首例因冠状动脉栓塞导致的心肌梗死，自此之后，冠状动脉的栓塞事件逐渐等到人们的重视。冠状动脉栓子的主要来源为心脏瓣膜，包括自体及人工瓣膜，也来自其他部位，如左心室、心房黏液瘤、右心系统（反常栓塞）。感染性心内膜炎导致的感染性菌栓曾经是冠状动脉栓塞的主要原因，但随着有效的抗生素的使用及心脏瓣膜手术的开展，人工瓣膜导致的无菌性栓子已经成为目前冠状动脉栓塞的最主要的原因。此外，随着经皮冠状动脉介入技术和其他有创性手术操作的应用，空气栓塞逐渐成为医源性冠状动脉栓塞的最主要原因之一。

冠状动脉栓塞主要发生的部位是左前降支，左冠状动脉系统栓塞发生率为右冠状动脉的 3 ~4 倍，这可能与主动脉瓣形态造成的血流易于流向左侧冠状动脉有关。冠状动脉栓塞的后果及临床表现与栓子的大小有关，如果为微血管栓塞，患者可能没有任何症状，相反，如果冠状动脉的大分支出现栓塞，则可以出现致死性心肌梗死。

（二）冠状动脉炎

血管炎是一类累及全身各种大、中、小血管的系统疾病，冠状动脉也是其受累的靶血管之一，常见于川崎病、结节性多动脉炎、巨细胞动脉炎及大动脉炎。其发病机制主要为冠状动脉炎症导致血管壁增厚，血管阻塞，另外，动脉炎导致血管壁变薄，有利于动脉瘤或夹层的形成，最终导致心肌梗死的发生。

（三）冠状动脉夹层

冠状动脉夹层一般是近端主动脉夹层的扩张、冠状动脉介入术、心肺复苏术、胸部钝性外伤或自发引起所致。轻微的血管内膜撕裂患者临床上可无任何症状，而沿着整个冠状动脉的螺旋式撕裂可出现致命性冠状动脉阻塞。文献报道约 88% 的左侧冠状动脉夹层患者临床上出现心肌梗死的表现，而右侧冠状动脉夹层者仅有 55% 左右出现心肌梗死。经皮冠状动脉介入术导致的夹层一般在术中可以发现。而自发性冠状动脉夹层较为罕见，但最近文献报道年轻女性急性心肌梗死 80% 是由于自发性冠状动脉夹层所致，并且死亡率较高。自发夹层形成的原因目前尚不清楚，有学者认为与冠状动脉血管壁的胶原组织退行性变有关。另外，由于女性，尤其产后女性多见，提示可能与雌激素有关。70% 患者临床上表现为猝死且尸检时才明确诊断，因此在没有心血管危险因素的产后年轻女性发生心肌梗死时应该考虑冠状动脉夹层的可能。冠状动脉造影是鉴别冠状动脉夹层和冠状动脉粥样硬化的唯一手段，造影上夹层的特征性表现为血管腔内的充盈缺损和管腔外造影剂滞留以及扩张部位继发的内膜撕裂片。美国国立心肺血液病研究所（NHLBI）根据冠状动脉损伤的形态学特点将冠状动脉内膜撕裂分为 6 型：①管腔内有 X 线可透区少量或无造影剂滞留；②由透 X 线区分开 2 个平行管腔，少量或无造影剂滞留；③冠状动脉管腔外有造影剂滞留；④冠状动脉管腔呈螺旋形造影剂充盈缺损；⑤内膜撕裂伴持续的造影剂充盈缺损；⑥内膜撕裂伴冠状动脉闭塞。

（四）冠状动脉痉挛

冠状动脉痉挛可以引起变异型心绞痛、心肌梗死、室性心律失常甚至猝死。冠状动脉痉挛通常与其他血管痉挛性疾病如雷诺病、偏头痛、硬皮病等相关。其发病机制可能与冠状动脉的血管神经张力异常有关。在国外，可卡因的使用是冠状动脉痉挛的主要原因之一，其主要机制是可卡因导致弥漫性的冠状动脉收缩，同时通过增高心率及血压而增加心肌耗氧量。另外，大剂量的可卡因对心脏有直接的毒性作用，导致心肌细胞死亡。冠状动脉的痉挛通常引起血管内皮损伤，血小板聚集，从而导致血栓形成，同时血小板活化后释放的缩血管物质进一步加重血管痉挛，最终导致心肌梗死。对于怀疑冠状动脉痉挛的患者应该积极寻找有无偏头痛、雷诺病、滥用可卡因的病史。

一过性的冠状动脉痉挛通常临床上表现为变异性心绞痛，通常发生在夜间，心电图上出现 ST 段上抬，使用硝酸甘油后胸痛症状缓解、心电图恢复正常。而持续性冠状动脉痉挛及后续血栓形成可导致持续胸痛、心电图 ST 段抬高、硝酸甘油治疗无效，最终出现心肌梗死。冠状动脉造影可以出现完全正常的结果，血管内注射麦角新碱可以诱发血管痉挛，有助于明确诊断。

（五）冠状动脉肌桥

多数情况下，冠状动脉位于心脏表面，如部分冠状动脉位于心肌内，则称为冠状动脉肌桥。文献报道其发生率 0.5%~33%，冠状动脉肌桥是一种解剖上的变异，其在心脏收缩期时可出现暂时性管腔狭窄，而这种短暂的狭窄一般很少引起临床症状。但在心动过速时舒张期相对缩短，而收缩期相对延长，对于收缩期已有严重狭窄的冠状动脉肌桥可出现心肌缺血、甚至心肌梗死。另外对于合并存在有内皮功能障碍的肌桥，可在原有收缩期狭窄的基础上出现冠状动脉痉挛及血栓形成，从而导致心肌梗死或心源性猝死。

（六）冠状动脉瘘

冠状动脉瘘指左右冠状动脉与心脏或大血管存在先天性异常交通，多为先天畸形。右冠状动脉瘘多见，约占 50%~60%。冠状动脉瘘可进入心脏和大血管的任何部位，以右心系统最为常见，依次为右室、右房、肺动脉、冠状静脉窦。多数患者临床上没有症状，尤其对于年轻、动脉瘘较小的患者，甚至可以自行闭合。但对于分流量较大者，临床上可出现劳力后心悸、气短，部分患者可以出现心律失常。冠状动脉面对高阻力的心肌血管床转向低阻力瘘道而直接回流入连接的心腔，导致远端冠状动脉血流量减少，造成冠脉窃血，临床上出现心肌缺血，另外瘘管内血栓形成也是这些患者发生心肌梗死的重要原因之一。升主动脉或选择性冠状动脉造影有确诊意义：冠状动脉扩大、曲张，并可根据造影剂进入心腔的部位，明确瘘的位置。

北京协和医院回顾性分析了 1 200 例心肌梗死并接受冠状动脉造影的患者，共有 40 例（3.3%）冠状动脉造影正常，其中 29 例患者是冠脉痉挛所致，4 例患者为结缔组织病，1 例冠脉畸形，6 例冠状动脉肌桥。

【诊断及鉴别诊断】

无论是动脉粥样硬化性还是非动脉粥样硬化导致的心肌梗死，其诊断标准按 2006 年 ESC/ACC 最新心肌梗死的诊断标准：

（一）心肌梗死定义

以下任何一项标准均可诊断急性、进展性心肌梗死：

1. 心肌坏死生化标志物典型的升高，至少伴有下述情况之一：

（1）心肌缺血症状。

（2）心电图病理性 Q 波形成。

（3）心电图 ST 段改变提示心肌缺血。

（4）冠状动脉介入治疗，如血管成形术。

2. 病理发现急性心肌梗死。

（二）陈旧性心肌梗死定义

1. 系列心电图检查提示新出现的病理性 Q 波，患者可有或可不记得有任何症状，心肌坏死生化标志物可已降至正常。

2. 病理发现已经或正在愈合的心肌梗死。

对于确诊心肌梗死的患者，如果临床上没有明确的心血管危险因素和（或）有其他临床症状提示有非动脉粥样硬化冠状动脉的可能时，应行相关检查明确诊断，以指导进一步的治疗。（表 15-2）

表 15-2 常见非动脉粥样硬化性心肌梗死的临床特点及辅助检查

临床疾病	临床特点	辅助检查
冠状动脉栓塞		
感染性心内膜炎	发热、心脏杂音、外周血管栓塞	心脏彩超、血培养
空气栓塞	近期有冠状动脉介入史	
无菌性心内膜炎	有系统性红斑狼疮、恶性肿瘤、抗磷脂抗体综合征等病史	心脏彩超
反常栓塞	下肢深静脉血栓、心脏杂音	下肢静脉彩超、心脏彩超
冠状动脉夹层		
主动脉夹层相关	胸痛、双侧血压、脉搏不对称	增强 CT
医源性	近期有冠状动脉介入史	
自发性夹层	年轻女性、分娩后	冠状动脉造影
冠状动脉痉挛	使用可卡因、硬皮病、雷诺病	冠状动脉内注射麦角新碱
冠状动脉炎		
巨细胞动脉炎	颞侧头痛、间歇性下颌运动障碍、视力障碍	颞动脉活检
结节性动脉炎	网状青斑、睾丸疼痛、周围神经炎、肌痛、肌无力	ANCA、血管造影
大动脉炎	多发大血管狭窄	血管造影或血管彩超
川崎病	发热、黏膜充血、淋巴结肿大、手足硬肿	心脏彩超、冠状动脉造影
冠状动脉肌桥	无	冠状动脉造影
冠状动脉瘘	活动后心悸、气短、心脏杂音	冠状动脉造影

【治疗】

动脉粥样硬化性心肌梗死和非动脉粥样硬化所致的心肌梗死发病机制不同，前者的常规治疗方案并不一定完全适用于后者，因此对于这些患者应根据其原发病选择相应的治疗方案：

（一）冠状动脉栓塞

起始治疗和动脉粥样硬化性心肌梗死并没有太大的区别，包括抗血小板药物、β 受体阻滞剂、血管紧张素转换酶抑制剂（ACEI）等。但感染性心内膜炎患者应避免抗凝及溶栓治疗，人工瓣膜患者应避免溶栓治疗，以免出现脑栓塞及脑出血。冠状动脉造影如果发现明确的栓子则应尝试移除栓子或考虑冠状动内溶栓治疗，但治疗效果往往不佳。临床上有部分患者栓子栓塞后自行溶解，因此冠状动脉造影可能出现基本正常或完全正常的结果。对于冠状动脉内的空气栓塞则可使用高压氧治疗。

（二）冠状动脉炎

冠状动脉炎的治疗方案主要是针对原发病系统血管炎的治疗，常规治疗应予扩张冠脉、减少心肌梗死耗氧量，如果出现血栓则应加用阿司匹林及低分子肝素抗凝。冠状动脉夹层：主要取决于夹层的严重程度，如果撕裂较小且无任何症状，则一般可自行愈合，无需特殊处理。如果夹层导致冠状动脉的阻塞、患者出现胸痛、心电图上 ST 段抬高，则需要积极处理，予放置冠状动脉内支架并加强抗血小板、抗凝治疗。溶栓治疗可导致夹层范围进一步扩大，故因避免使用。

（三）冠状动脉痉挛

钙离子通道阻滞剂、硝酸酯类药物均可有效地缓解冠状动脉痉挛并可预防痉挛发生，而 β 受体阻滞剂应避免使用，因其可导致 α 肾上腺素能受体激活，进一步加重痉挛。如效果不佳，可加用 ACEI 或 ARB 类药物。对于极少数药物治疗效果不佳患者，可考虑外科手术治疗处理反复痉挛的血管。

（四）冠状动脉肌桥

对于有症状的冠状动脉肌桥患者可予药物治疗，钙离子通道阻滞剂及 β 受体阻滞剂通过其负性肌力及负性变时作用，导致改善肌桥收缩期受压情况，延长舒张期灌注时间，从而改善心肌供血。部分学者认为肌桥患者的心肌缺血的发作可能与冠状动脉痉挛有关，而 β 受体阻滞剂本身可加重冠状动脉的痉挛，因此不推荐使用。对于药物治疗效果不佳患者则可考虑心肌松解术。

（五）冠状动脉瘘

对于出现冠状动脉窃血、心肌梗死的冠状动脉瘘患者应予积极治疗，包括有手术治疗和介入治疗。外科手术一般采用在瘘管的远端（心室/房端或静脉端）结扎并封闭瘘管，手术并发症包括心肌梗死、瘘管复发等。目前认为介入治疗是一个相对安全、有效的治疗手段。同样，介入栓塞部位一般在窦口的远端，避免因为栓塞导致冠状动脉分支血流阻断而引起心肌梗死。如栓塞部位太靠近窦口的远端，且远端没有明显的狭窄时，容易出现栓塞物的移位，甚至掉入肺循环中，导致严重后果。

【预后】

许多学者曾经认为冠状动脉造影大致正常的非动脉粥样硬化性心肌梗死的患者预后良好，小规模的前瞻性研究表明这些患者预后明显优于动脉粥样硬化性心肌梗死的患者。北京协和医院对 40 例冠状动脉造影基本正常的非动脉粥样硬化性心肌梗死患者进行临床随诊，平均随诊时间 25 ± 17 月，所有患者在随诊期间均无心绞痛发作，无 1 例患者出现急性心肌梗死、严重心律失常、心力衰竭、死亡等终点事件。

然而，最近的APPROACH研究表明，这些患者的预后和普通动脉粥样且冠状动脉有明显狭窄的患者相比，并没有明显的差别。而且应该注意的是，以上患者的非动脉粥样硬化患者的冠状动脉造影均为正常或大致正常情况，而部分冠状动脉栓塞、夹层的患者临床上可直接表现为猝死，且没有经过尸检明确诊断，另外部分非动脉粥样硬化患者冠状动脉造影并非完全正常，或同时合并有动脉粥样硬化存在，这些患者并没有包括在以上的研究中，因此对于非动脉粥样硬化性心肌梗死患者的预后是否优于动脉粥样硬化性者，目前尚无最终定论。

作者在工作中曾遇到1例22岁患者，心电图和心肌酶明确诊断为急性心肌梗死，并给予静脉溶栓治疗。既往患者在本次发病前1年余在拔牙后数天开始出现发热（热型不详），体温波动在38～38.9℃，午后发热为主，在外院先后予静脉头孢拉定，头孢氨苄抗感染治疗2周，体温下降至正常水平，此后曾有间断出现发热，但体温可自行下降至正常水平。随后1个月后患者突发意识障碍，外院CT诊断右侧颞叶脑出血，行开颅血肿清除及去骨瓣减压术，脑血管造影未见血管瘤。无高血压、糖尿病、血脂异常病史；无吸烟；否认有冠心病、家族性高脂血症病史。体格检查：心界不大，心率80bpm，律齐，心尖部可闻及2/6级收缩期杂音，无震颤及传导。入院后超声心动图：二尖瓣脱垂，轻度二尖瓣关闭不全，二尖瓣前叶赘生物（5mm×6mm）；节段性室壁运动异常（左室间隔下段，心尖部）；冠状动脉造影：左前降支中远端局限性狭窄，约70%，左回旋支、右冠状动脉未见狭窄及斑块，未予处理。术后予青霉素（480万单位静脉滴注q8h），阿司匹林，美托洛尔（倍他乐克），卡托普利治疗。患者无再出现胸痛症状。

患者为年轻男性，本次因胸痛就诊，心电图下壁、前壁导联ST段抬高，心肌酶动态变化，急性心肌梗死诊断明确。对于本例患者，年轻男性，无任何冠心病危险因素及家族史，故冠心病可能性不大。另外，患者血脂正常，无高脂血症家族史，家族性高脂血症已经排除。同时冠状动脉造影除外了冠状动脉畸形，故本例患者高度怀疑冠状动脉栓塞。结合患者一年前曾有颅内出血的病史，患者无高血压病史，头颅CT、血管造影除外颅内肿瘤或动静脉畸形的可能，血液成分及凝血功能均在正常水平。继续追问病史，患者回忆颅内出血前曾有持续2个月的发热史。发热、脑出血、冠状动脉栓塞——高度怀疑感染性心内膜。随后超声心动图发现元凶——二尖瓣前叶赘生物。至此，根据Duke标准感染性心内膜炎诊断基本明确。

对于一般冠心病患者我们会积极对犯罪血管的进行血流重建，然而对于感染性心内膜炎所致冠状动脉栓塞的患者而言，冠状动脉支架置入存在支架感染问题，进一步可导致致命性并发症如感染性动脉瘤，血管破裂，感染播散，全心炎等。单纯的球囊扩张术也有很大的风险，Herzog等人报道过1例感染性冠状动脉栓塞所致心肌梗死，在起病12小时内行单纯球囊扩张术，结果在球囊扩张部位出现感染性动脉瘤，而栓子本身迁移到动脉远端。传统治疗方法——溶栓，对于新鲜的血栓可能有效，而对于已经机化的血栓效果不佳，而且对于感染性心内膜炎患者，有潜在脑出血的危险。抗凝治疗不能预防感染性心内膜炎患者的栓塞事件，而且有颅内出血的风险，尤其近期有脑梗死或感染性动脉瘤者。溶栓和抗凝治疗均非感染性心内膜炎合并栓塞的治疗指针。本例患者起病时曾在外院溶栓治疗，但是未成功，入院时虽然已无菌血症迹象，但从本例冠状动脉造影结果示远段血流TIMI Ⅱ级，提示看，栓塞部位在动脉远端，远端血流 TIMI Ⅱ级，所以不予干预处理，同时患者已有脑出血史，不予抗凝治疗，予阿司匹林，β 受体阻滞剂，血管紧张素转换酶抑制剂保守治疗。患者一直在门诊随诊，病情平稳，无心绞痛发作及新的栓塞事件发生。

（叶益聪）

病例 30　非动脉粥样硬化所致的心肌梗死——血栓栓塞

病例简介：患者女性，55 岁，因“突发腹痛、双下肢发凉麻木 1 天”入院，既往：1 周前诊为“风湿性心脏病、二尖瓣狭窄伴关闭不全、房颤”，未进一步诊治。

入院查体：心律绝对不齐，心前区未闻及杂音；双肺（-）；腹软，上腹部压痛，无反跳痛；双下肢发白、皮温较低，双下肢股动脉、腘动脉、足背动脉搏动消失。

辅助检查：血管造影示腹主动脉于肾动脉开口下约 3cm 处无显影，考虑“腹主动脉闭塞”。遂急诊行双股动脉切开取栓术，手术顺利，术后腹痛好转，下肢动脉搏动恢复。术后当天患者即出现前胸后背不适，行 ECG 示呈动态演变，表现为 Tv1-3 双向并逐渐倒置加深（图 97）；心肌酶上升，最高 cTn Ⅰ 3.28μg/L、CKMB7.9μg/L。考虑“急性冠脉综合征、非 ST 段抬高心梗”，予以抗凝、抗血小板、扩冠、降脂等保守治疗后症状逐渐好转，心肌酶渐降至正常。后行超声心动图显示符合风湿性心脏病，联合瓣膜病变，二尖瓣中度狭窄并中度关闭不全，主动脉瓣轻度狭窄并轻度关闭不全（图 98）；食管超声心动图显示左心房心耳缓慢血流，未见血栓（图 99）；CAG 示冠状动脉粥样硬化，未见明显狭窄（图 100）。结合患者病史，风心病合并房颤未正规抗凝，有体循环栓塞，冠脉造影提示无冠状动脉明显狭窄和堵塞，应考虑心梗为血栓栓塞所致。予以充分抗凝治疗症状好转后出院。

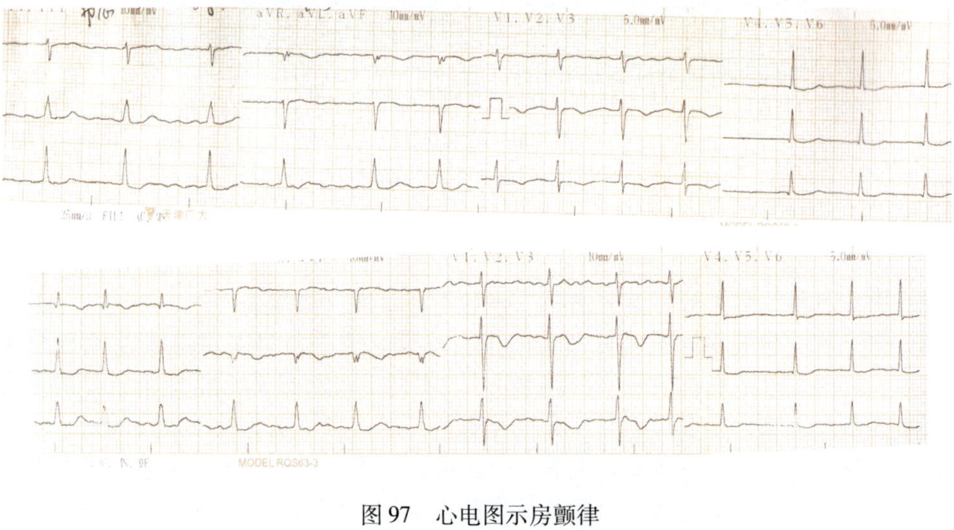

图 97　心电图示房颤律

TV1-3 呈双向并逐渐倒置加深演变，STV2-3 压低约 0.05mv

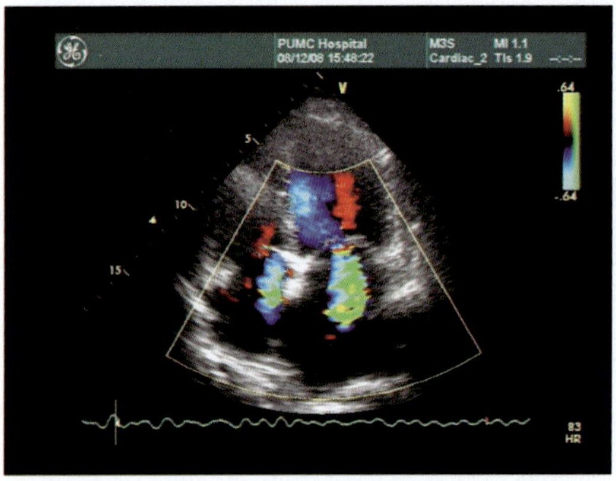

图 98　体表超声心动图

符合风心病、二尖瓣中度狭窄伴中度关闭不全、主动脉瓣轻度狭窄伴轻度关闭不全、三尖瓣中度关闭不全（相对性），LVEF59%

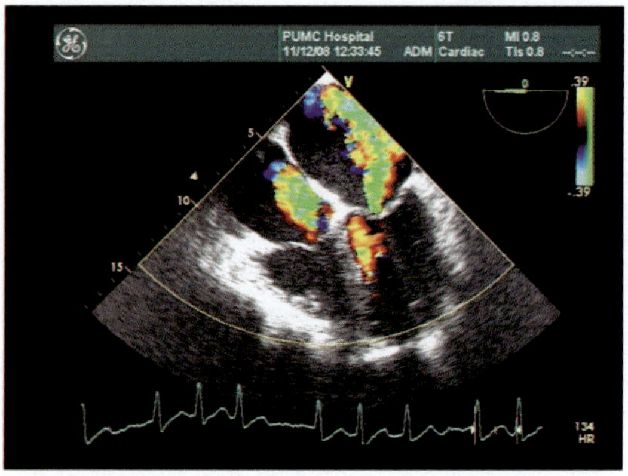

图 99　经食管超声心动图

风心病联合瓣膜病变，左心房左心耳缓慢血流、未见明确血栓回声。

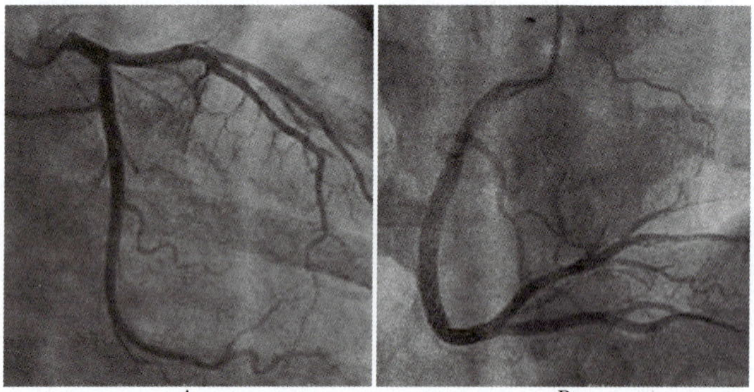

A　　　B

图 100　冠脉造影

LAD、LCX、RCA 未见明显狭窄。

最终诊断： 风湿性心脏病，二尖瓣狭窄，房颤，急性心肌梗死。

病例分析： 风心病瓣膜病变（特别是二尖瓣狭窄）合并房颤患者是发生血栓栓塞事件的高危患者，应该给予正规抗凝治疗（华法林）。而对于未能接受正规抗凝治疗的患者，应注意心腔有无附壁血栓，并警惕体循环血栓栓塞的可能；当出现急性心肌梗死时，如果冠状动脉造影未发现有明确的斑块堵塞和破裂，也应考虑到冠脉血栓栓塞的可能。治疗上如无禁忌应予以积极、长期抗凝治疗以减少血栓栓塞的发生。

（病例提供　赖晋智）

病例31　非动脉粥样硬化所致心肌梗死
——感染性心内膜炎合并心肌梗死

病例简介： 患者男性，39岁，因“间断高热、皮疹1周，胸痛、喘憋1天”入院，既往心律不齐史10年，长期吸烟，平时工作压力大。

入院查体： 查体心、肺（-）。四肢紫红色斑丘疹，部分指尖出血和坏死。

辅助检查： 入院后ECG示STⅠ、aVL、$V_2 \sim V_6$抬高0.1～0.8mv（图101），考虑AMI，行急诊PCI示LAD中段100%闭塞，于病变处植入支架2枚后血流再通，（图102）症状好转。次日再次突发胸痛，伴有血压下降，ECG示STⅠ、aVL、$V_2 \sim V_6$再次抬高0.1～0.8mv，复行PCI示急性支架内血栓形成，支架内完全闭塞（图103），予以抽吸及反复球囊扩张无复流，术后辅以IABP、多巴胺、扩冠、抗血小板、抗凝等治疗后症状缓解，ECG示ST段回落。患者仍持续高热，体温最高41℃，血常规WBC19.51×10^9/L、N91%；血培养4次均提示为甲氧西林敏感的金黄色葡萄球菌；超声心动图示主动脉瓣赘生物，轻度主动脉瓣关闭不全（图104）。结合患者发热、肢体末端坏死的症状，血常规及血培养结果，心电图，超声心动图和冠脉造影结果，考虑诊断为急性感染性心内膜炎合并急性ST段抬高性心梗，先后予以多种抗生素控制体温不理想，并逐渐出现端坐位等心衰表现并发现主动脉瓣第二听诊区舒张期杂音。复查超声心动图示主动脉瓣赘生物，主动脉瓣中重度反流，主动脉瓣周脓肿（图105）。心外科急诊行主动脉瓣置换术，术后继续抗生素治疗。

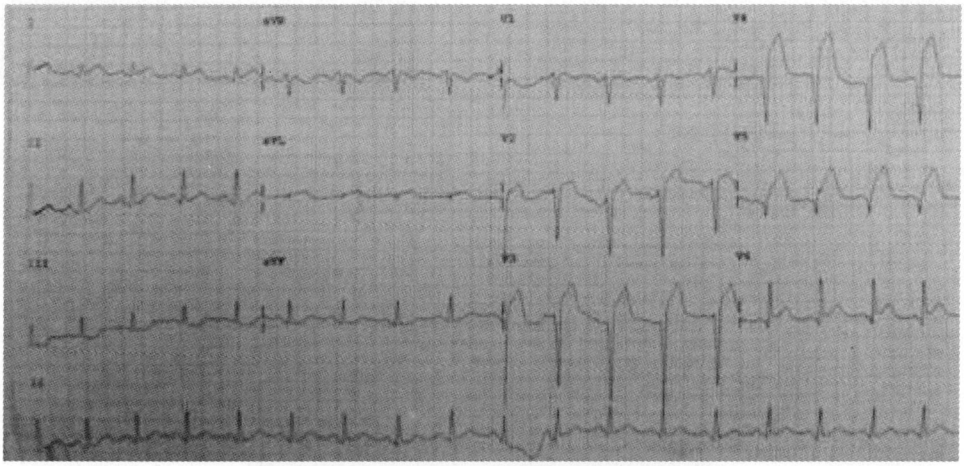

图101　心电图

窦性心律、律齐，STⅠ、aVL、$V_2 \sim V_6$抬高0.1～0.8mv。

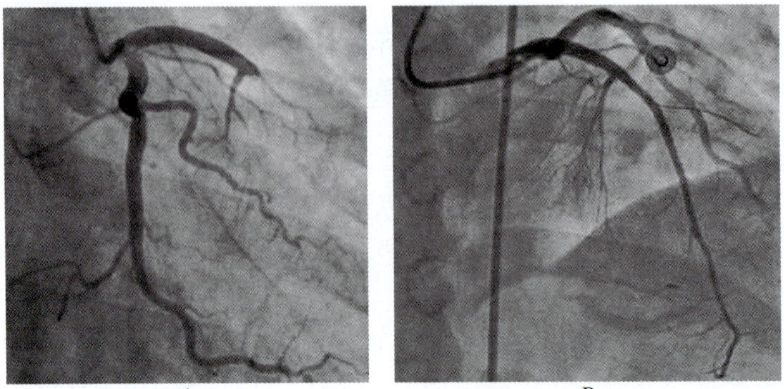

图 102　冠脉造影

A 图示 LAD 中段 100% 闭塞（箭头处）；B 图示支架植入血后血管血流再通

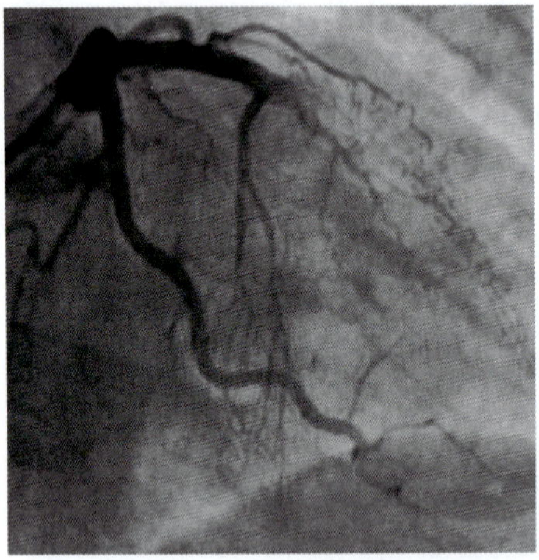

图 103　冠脉造影

LAD 中段支架内血栓，完全闭塞，TIMI 血流 0 级

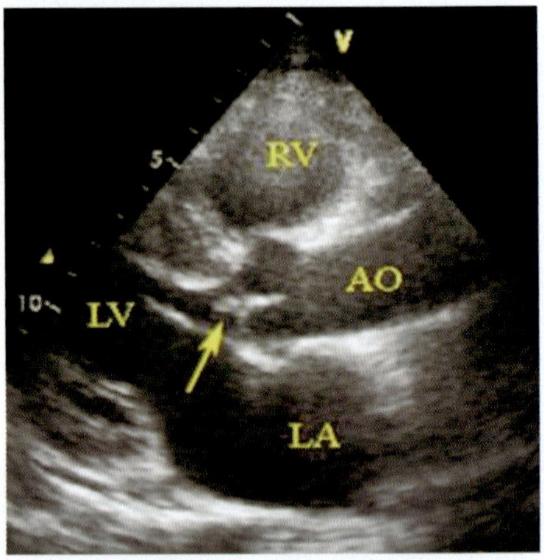

图 104　超声心动图

左心室长轴切面，主动脉瓣赘生物、轻度主动脉瓣关闭不全

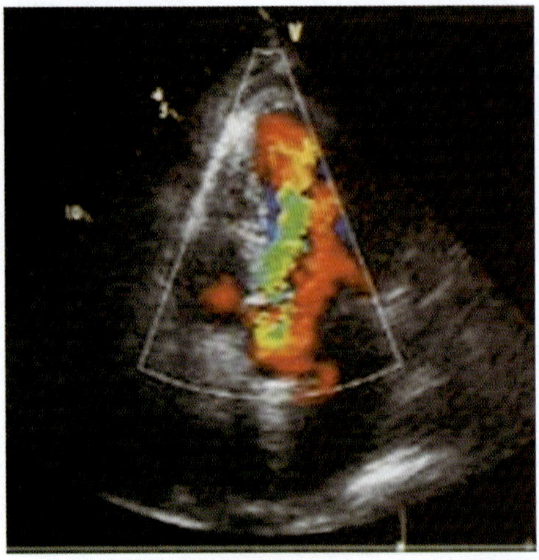

图 105　超声心动图心尖五腔心切面提示主动脉瓣大量反流

最终诊断： 感染性心内膜炎，急性心肌梗死。

病例分析： 感染性心内膜炎容易并发血栓栓塞性事件，但导致冠状动脉栓塞合并心肌梗死则比较少见。对于出现急性心肌梗死同时合并发热的患者，应警惕感染性心内膜炎、冠脉菌栓栓塞的可能，特别是当患者同时出现其他动脉栓塞的表现时。因为此类患者的治疗与冠状动脉粥样硬化性心脏病所致心肌梗死的治疗原则完全不同，溶栓、抗凝等治疗会导致颅内出血等严重后果，不建议在此类患者中使用。介入治疗的效果目前不确定，加强抗感染治疗、正确把握瓣膜手术时机对预后可能至关重要。本例患者最初并没有考虑其他原因所致心肌梗死，而可能直接行急诊介入治疗，在患者病情进一步变化后才做出最终诊断，最终行外科手术更换瓣膜。对于此类患者一定要综合临床症状，仔细查体，结合辅助检查。在明确诊断后最好不采用介入治疗。

（病例提供　赖晋智）

病例32　其他病例
——应激性心肌病（Tako Tsubo 综合征）

病例简介： 患者女性，59 岁，因“反复心悸、胸闷 20 年，胸痛 10 年并加重 1 天”入院。其症状发作多与情绪激动、劳累相关，此次因明显劳累后再发加重。既往有高血压、糖尿病、高血脂病史；否认类似疾病家族史。

入院查体： 生命体征平稳，心、肺、腹部（-）。

辅助检查： 血常规、肝肾功能未见明显异常；CK 正常，肌钙蛋白Ⅰ最高升至 1.22μg/L，之后逐渐降至正常；ECG 示胸前导联 T 波双向（图 106）后逐渐广泛导联 T 波深倒（图 107）；CAG 示 LAD、LCX、RCA 散在斑块，LAD 远段、PL 远段 50%~60% 狭窄（图 108）；左心室造影示左心室心尖部运动减弱，收缩末心尖呈球形改变（图 109）。考虑虽然患者存在冠心病，但此次急性冠状动脉事件可能性不大，予以阿司匹林、他汀类降脂药物、β 受体

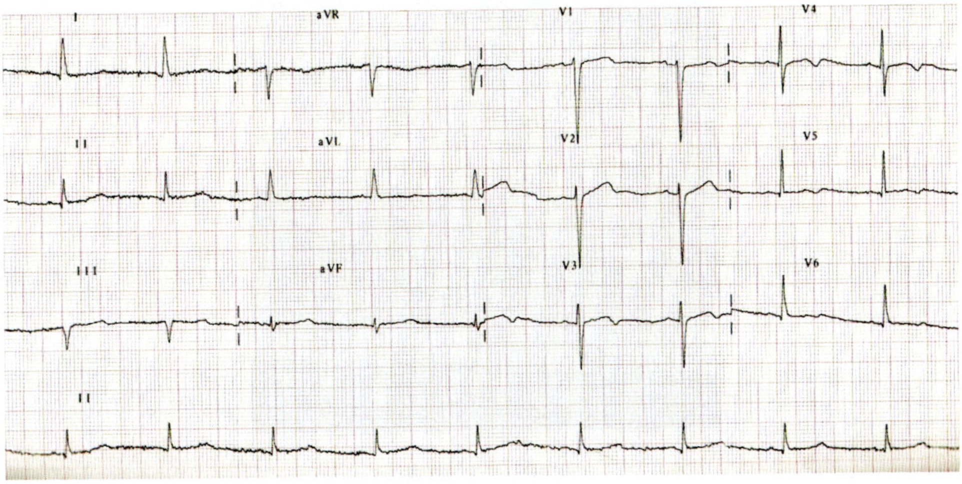

图 106　心电图

窦性心律、律齐、胸前导联 T 波呈双向

阻断剂、ACEI 以及对症支持后症状好转，2 日后复查超声心动图显示室壁运动正常，心尖部未见异常。结合患者年龄、性别、冠脉造影心尖球形样变及一过性左心室收缩功能下降等表现，考虑应激性心肌病（Tako-Tsubo 综合征）的可能性大。

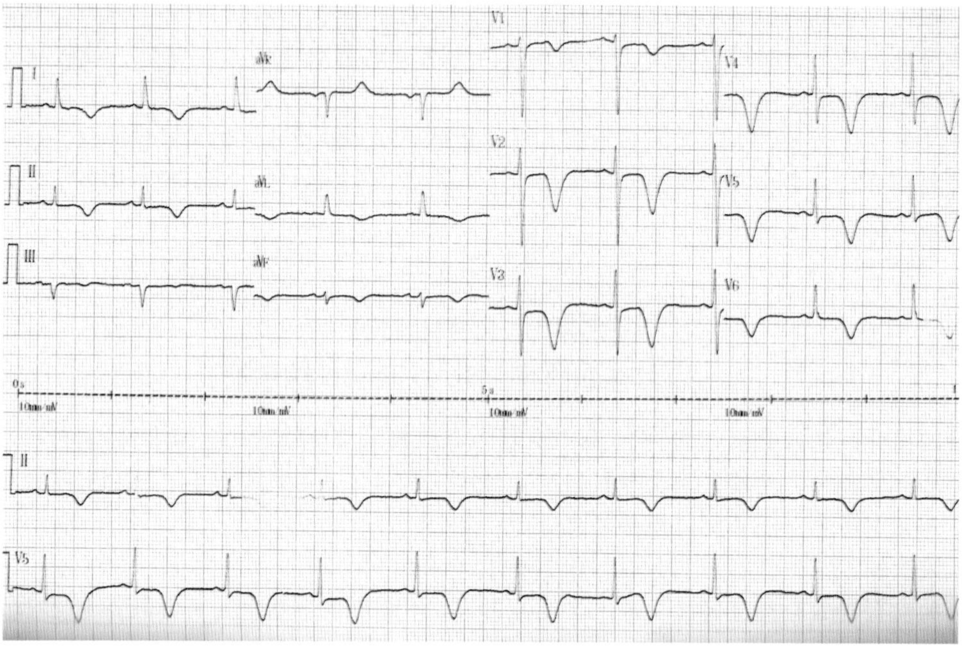

图 107　心电图

窦性心律、律齐，广泛导联 T 波深倒

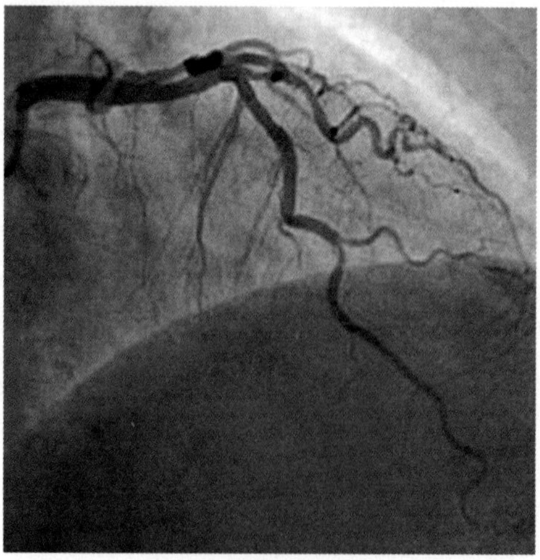

图 108　冠脉造影

LAD 远段局限狭窄 50%，LCX 未见明显狭窄

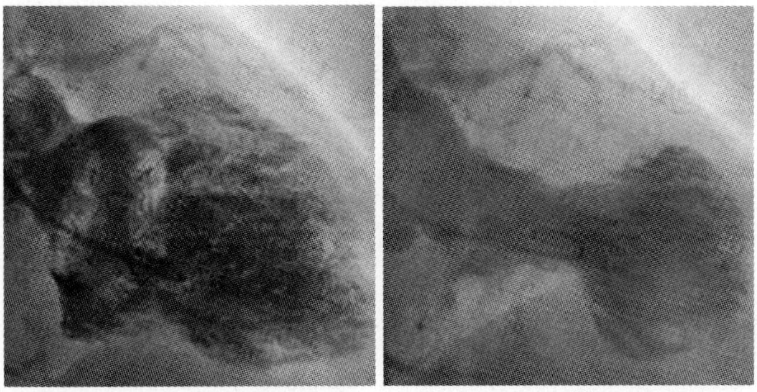

A　　　　　　　　　　B

图109　左心室造影

A图为舒张末期影像，B图为收缩末期心尖部呈球形改变（箭头处）

最终诊断：应激性心肌病。

病例分析：Tako-Tsubo综合征多见于绝经后女性，多在应激后出现，表现为心尖部球形扩张、一过性左心室收缩功能减弱，临床有类似急性冠状动脉综合征的表现，包括剧烈胸痛，心电图、心肌酶的改变，但是冠状动脉造影未发现有斑块的破裂和堵塞，临床应该首先排除心肌炎、肥厚性心肌病、嗜铬细胞瘤、颅内出血等疾病。目前此病发病机制尚不明确，认为可能是应激状态下儿茶酚胺分泌增多从而导致心肌顿抑；而心尖部对儿茶酚胺敏感，故气球样变多出现在心尖部；绝经女性雌激素水平下降，对心肌保护作用减弱，故此病常见于老年女性。治疗主要以β受体阻断剂、ACEI以及对症支持为主，预后通常良好，2～4周内左心室功能异常会恢复。临床上对于有应激诱因，表现为急性冠脉综合征的老年女性，冠状动脉无明显病变时要警惕应激性心肌病的可能。

（病例提供　赖晋智）

病例33　其他病例
——冠状动脉瘤致心绞痛

病例简介：男性，52岁，主诉因间断胸痛、胸闷1个月入院。患者1个月前休息时出现胸闷及胸骨后钝性疼痛，持续约2～3min后自行缓解。查心肌酶大致正常，心电图提示“Ⅱ、Ⅲ、aVF T波低平、倒置，V_1～V_4 ST段弓背向上抬高”。予硝酸甘油静脉输注治疗后，患者无胸痛、胸闷发作。2天后患者再次发作胸痛及胸闷，性质大致同前，伴大汗及四肢乏力，自服硝酸甘油片2～3min后症状缓解。外院查Echo未见明显异常。予阿司匹林、波立维、欣康、美托洛尔（倍他乐克）、雷米普利（瑞泰）、立普妥药物治疗，患者无胸痛、胸闷发作。既往史：高血压病史20余年，BP最高值160/100mmHg，未正规诊治。个人史：吸烟30余年，每日40支；饮酒30余年，每日1斤；已戒烟酒1个月。入院后冠脉造影提示：冠状动脉粥样硬化性心脏病，双支病变（累及LAD、LCX），LAD近中段动脉瘤（图110）。冠脉OCT检查见LAD近中段自发夹层形成动脉瘤（图111）。在LAD狭窄处植入一药物涂层支架（3.4mm×24mm），术后复查OCT提示LAD病变处支架贴壁良好（图112），自发夹层及动脉瘤消失（图113）。

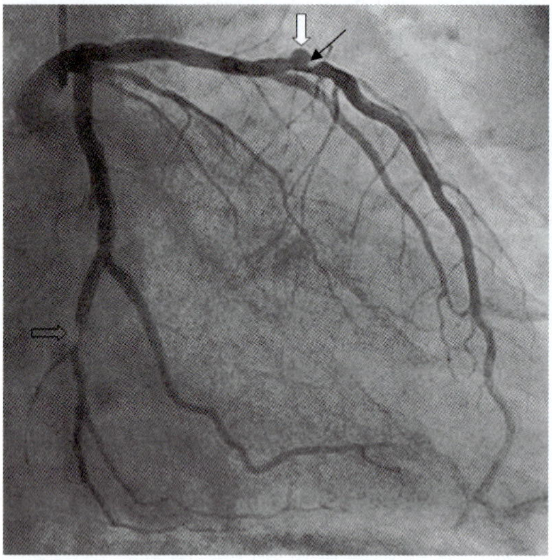

图 110　冠状动脉造影

前降支近中段动脉瘤（白箭头）以及动脉瘤后的严重狭窄病变（黑箭头）回旋支远段可见严重狭窄病变（黑空箭头）。

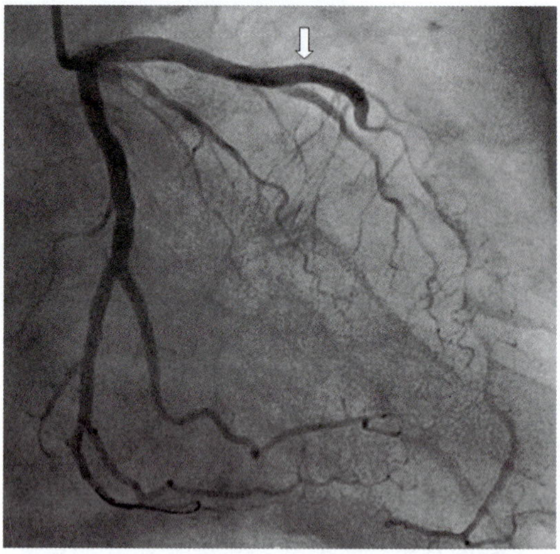

图 111　冠状动脉 OCT 检查

光学干涉成像显示 LAD 动脉瘤（大箭头）以及冠脉自发夹层（小箭头）。

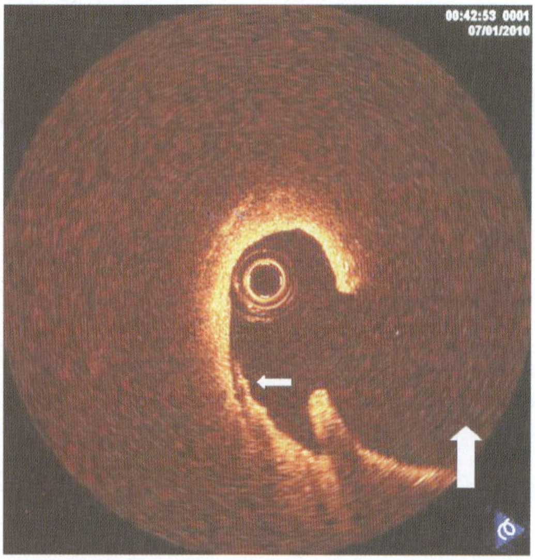

图 112　支架植入后造影显示 LAD 近中段动脉瘤消失（白箭头）

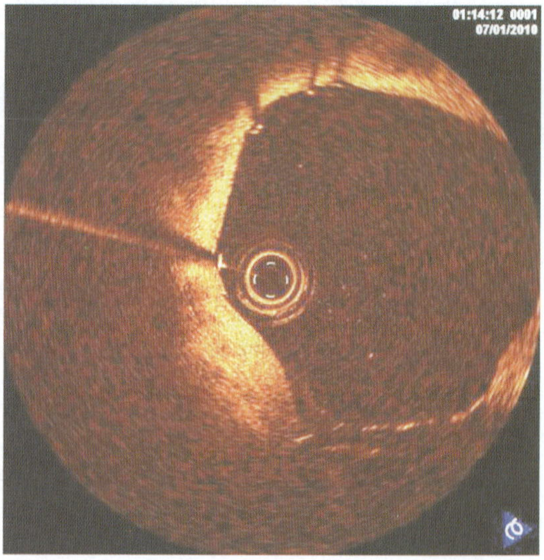

图 113　光学干涉成像显示 LAD 支架贴壁良好，自发夹层消失

冠状动脉瘤是指冠状动脉扩张大于正常冠脉的 1.5 倍。多发生于冠脉粥样硬化的患者，少数为先天性或继发于炎症及结缔组织疾病，尤其是大动脉炎。感染、外伤、药物以及经皮冠脉介入治疗也与冠状动脉瘤的发生有关。冠状动脉瘤引起血流缓慢、淤滞，可以导致临床

出现心绞痛、心肌梗死甚至猝死。

自发性冠脉夹层是冠状动脉瘤的罕见原因，更多表现为心源性猝死。自发性冠脉夹层需要排除以下继发原因：胸部外伤、主动脉夹层、冠脉造影以及冠脉介入治疗。自发性冠脉夹层与妊娠、产后、胶原病、可卡因滥用、严重高血压、吸烟、口服避孕药、剧烈运动以及血管痉挛有关。本患者冠脉造影显示 LAD 近中段动脉瘤，经 OCT 检查进一步证实为自发冠脉夹层，考虑与长期大量吸烟有关。本患者置入药物涂层支架后复查造影显示动脉瘤完全消失，OCT 检查提示支架贴壁良好，自发夹层完全消失。关于冠状动脉瘤的治疗尚无明确指南，应用覆膜支架、裸金属支架以及外科手术切除或结扎，冠脉搭桥手术治疗冠状动脉瘤均有报道。

（病例提供　杨　明）

参 考 文 献

1. Kardasz I, De Caterina R. Myocardial infarction with normal coronary arteries: A conundrum with multiple etiologies and variable prognosis: An update. J Intern Med, 2007, 261:330
2. Robicsek F. Myocardial infarction with angiographically normal coronary arteries. J R Soc Med, 2002, 95:398
3. Akdemir R, Gunduz H, Emiroglu Y, et al. Myocardial bridging as a cause of acute myocardial infarction: A case report. BMC Cardiovasc Disord, 2002, 2:15
4. Kiernan TJ, Flynn AM, Kearney P. Coronary embolism causing myocardial infarction in a patient with mechanical aortic valve prosthesis. Int J Cardiol, 2006, 112:e14
5. Qureshi SA. Coronary arterial fistulas. Orphanet J Rare Dis, 2006, 1:51
6. Greig LD, Leslie SJ, Denvir MA. Paradoxical coronary embolism in a young woman. Int J Cardiol, 2007, 115:e17
7. Manzano MC, Vilacosta I, San Román JA, et al. Acute coronary syndrome in infective endocarditis. Rev Esp Cardiol, 2007, 60:24
8. 黄超联，曾勇，朱文玲等. 冠状动脉造影正常的心肌梗死患者的病因分析. 中华心血管病杂志，2004，32 (10):897

索　引

国家执业医师资格考试用书

临床执业助理医师资格考试

采分点必背

INCHUANG ZHIYE ZHULI YISHI
ZIGE KAOSHI
CAIFENDIAN BIBEI

丁淑贞　石芳鑫　主编

中国协和医科大学出版社

国家执业医师资格考试临床执业助理医师资格考试采分点必背

中国协和医科大学出版社

ISBN 978-7-81136-169-8
9 787811 361698 >
定价：26.00元